Rudolf Schneider

Intensivkurs

Heilpraktiker für Psychotherapie

mit 160 einprägsamen Fallgeschichten

2. Auflage

ELSEVIER

Elsevier GmbH, Hackerbrücke 6, 80335 München, Deutschland
Wir freuen uns über Ihr Feedback und Ihre Anregungen an kundendienst@elsevier.com

ISBN 978-3-437-58353-7
eISBN 978-3-437-09971-7

2. Auflage 2021

Wichtiger Hinweis für den Benutzer
Die medizinischen Wissenschaften unterliegen einem sehr schnellen Wissenszuwachs. Der stetige Wandel von Methoden, Wirkstoffen und Erkenntnissen ist allen an diesem Werk Beteiligten bewusst. Sowohl der Verlag als auch die Autorinnen und Autoren und alle, die an der Entstehung dieses Werkes beteiligt waren, haben große Sorgfalt darauf verwandt, dass die Angaben zu Methoden, Anweisungen, Produkten, Anwendungen oder Konzepten dem aktuellen Wissenstand zum Zeitpunkt der Fertigstellung des Werkes entsprechen.
Der Verlag kann jedoch keine Gewähr für Angaben zu Dosierung und Applikationsformen übernehmen. Es sollte stets eine unabhängige und sorgfältige Überprüfung von Diagnosen und Arzneimitteldosierungen sowie möglicher Kontraindikationen erfolgen. Jede Dosierung oder Applikation liegt in der Verantwortung der Anwenderin oder des Anwenders. Die Elsevier GmbH, die Autorinnen und Autoren und alle, die an der Entstehung des Werkes mitgewirkt haben, können keinerlei Haftung in Bezug auf jegliche Verletzung und/oder Schäden an Personen oder Eigentum, im Rahmen von Produkthaftung, Fahrlässigkeit oder anderweitig übernehmen.

Für die Vollständigkeit und Auswahl der aufgeführten Medikamente übernimmt der Verlag keine Gewähr.
Geschützte Warennamen (Warenzeichen) werden in der Regel besonders kenntlich gemacht (®). Aus dem Fehlen eines solchen Hinweises kann jedoch nicht automatisch geschlossen werden, dass es sich um einen freien Warennamen handelt.

Bibliografische Information der Deutschen Nationalbibliothek
Die Deutsche Nationalbibliothek verzeichnet diese Publikation in der Deutschen Nationalbibliografie; detaillierte bibliografische Daten sind im Internet über https://www.dnb.de abrufbar.

26 27 28 29 7 6 5 4

Um den Textfluss nicht zu stören, wurde bei Patienten und Berufsbezeichnungen die grammatikalisch feminine Form gewählt. Selbstverständlich sind in diesen Fällen immer alle Geschlechter gemeint.

Planung: Ingrid Puchner, München
Projektmanagement: Nicole Kopp, München
Redaktion: Karin Beifuss, Ohmden
Satz: Thomson Digital, Noida/Indien
Druck und Bindung: Rodona Industria Gráfica, S.L., Pamplona/Spanien
Umschlaggestaltung: SpieszDesign, Neu-Ulm
Titelbild: © colourbox.com

Aktuelle Informationen finden Sie im Internet unter **www.elsevier.de**

R. Schneider

Intensivkurs

Heilpraktiker für Psychotherapie

Vorwort zur 2. Auflage

Die Rückmeldungen zur 1. Auflage des Buchs haben gezeigt, dass bei vielen Lernenden das im 1. Vorwort beschriebene Prinzip des erlebnisorientierten Lernens gut angenommen wurde. Hierbei hat sich gezeigt, dass die meisten Leser das Buch als „Kurzlehrbuch“ für die Ausbildung und Prüfungsvorbereitung zum Heilpraktiker für Psychotherapie verwendet haben. Viele Teilnehmer unserer HPP-Ausbildung benutzen „Psychiatrie leicht verstehen“ überdies als Begleitbuch zu den jeweiligen Lerneinheiten des Vorbereitungskurses zur HPP-Prüfung.

Um dem Anspruch eines Lehrbuchs noch besser gerecht zu werden, wurde für die Neuauflage ein Titel gewählt, der dies klarer zum Ausdruck bringt. Zudem wurde das Buch in vielen Bereichen erweitert. Da in den letzten Prüfungen z. B. Fragen zu den Sexualstörungen aufgetaucht sind, habe ich ein neues Kapitel zu diesem Thema eingefügt, ebenso eine Überarbeitung der Diagnosekriterien für Autismusstörungen, die in Anlehnung an das DSM-5 und die demnächst erscheinende ICD-11 nun als „Autismus-Spektrum-Störungen“ detailliert beschrieben werden.

Da bei Erscheinen des Buchs die Systemische Therapie (ST) als viertes Richtlinienverfahren mit Kassenleistung zugelassen sein wird, wurde im Kapitel Psychotherapie eine ausführliche Beschreibung der ST eingefügt. Auch das Achtsamkeitstraining (MBSR/MBCT) und verschiedene Entspannungsverfahren wurden in die Lerneinheit „Psychotherapie“ aufgenommen, da sie in vielen psychotherapeutischen Verfahren ergänzend eingesetzt und deshalb in der Prüfung häufig gefragt werden.

Ich wünsche allen, die sich mit diesem Buch gezielt auf die HPP-Prüfung vorbereiten, ein gewinnbringendes Arbeiten und natürlich viel Glück und Erfolg in der schriftlichen und mündlichen Überprüfung.

Gilching, im Dezember 2020
Rudolf Schneider

Vorwort zur 1. Auflage

Als ich im Jahr 1995 meine Ausbildung zum „Kleinen Heilpraktiker“ begann, war das Thema des ersten Kurstages der „Psychopathologische Befund“, der bei mir als „Einsteiger“ massive Verwirrung stiftete – zum einen durch die vielen Fremdwörter, zum anderen durch die Bezüge zu Krankheitsbildern, die wir noch gar nicht durchgenommen hatten. *„Die Bewusstseinstrübung“* – so das Skript von damals – *„findet sich bei organischen psychischen Störungen, zum Beispiel beim Delir oder auch beim Delirium tremens.“*– Was ist ein Delir, fragte ich mich. Und: Wie verhält sich ein Patient im Delirium tremens? So jemanden hatte ich noch nie in meiner Beratungspraxis gesehen. Schon eher Menschen, die viel über ihre Probleme redeten und kaum zu einem Themenwechsel zu bewegen waren – handelte es sich da um „Gedankendrängen“, um „Ideenflucht“ oder um „Zerfahrenheit“? Jedenfalls erfuhr ich, dass es sich hierbei um formale Denkstörungen handelte, aber warum die Bezeichnung „formal“? Ach ja, es gab ja auch noch die inhaltlichen Denkstörungen, Wahn zum Beispiel. *„Wahn findet sich bei der Schizophrenie, aber auch bei der wahnhaften Störung, manchmal auch bei akuten Psychosen oder einer Manie/Depression mit psychotischen Symptomen“*, las ich da. Was sind denn wohl „psychotische Symptome“, überlegte ich. Und überhaupt: Die wahnhafte Störung kannte ich noch nicht, ebenso wenig die Schizophrenie, die Manie, die Borderline-Persönlichkeitsstörung, die posttraumatische Belastungsstörung, die depressive Episode, die generalisierte Angststörung usw. usf.

In den gängigen Psychiatriebüchern fand ich keine Hilfe: Auch da erfolgte der Einstieg in die Psychiatrie meist über den „psychopathologischen Befund“ bzw. die „Elementarfunktionen“. Die Absicht war klar: Um die Symptome einer Angststörung, einer schizophrenen Erkrankung, einer Manie oder Depression zu erkennen, sollte man die hierfür nötigen Symptome und Fachbegriffe kennen, um sie den entsprechenden Krankheitsbildern zuordnen zu können. Das klang eigentlich vernünftig, und so beschloss ich, in meinen ersten Vorbereitungskursen zum Heilpraktiker für Psychotherapie als erste Lektion mit dem psychopathologischen Befund zu beginnen.

Den Kursteilnehmern ging es allerdings ähnlich wie mir damals: Reihenweise kamen sie in den Pausen und nach dem Kurs zu mir und klagten darüber, dass in ihrem Hirn alles durcheinandergehe – sie seien wie erschlagen von den Fremdwörtern und abstrakten Informationen, die sie nur in wenigen Fällen mit persönlichen Erlebnissen verbinden konnten. Einige brachen deshalb schon am ersten Kurstag ihre Ausbildung mit der Begründung ab, sie fühlten sich völlig überfordert.

Ich konnte die Teilnehmer verstehen und dachte über Alternativen nach. Als Gymnasiallehrer war ich es ja gewohnt, den „Stoff“ so aufzubereiten, dass die Schüler schrittweise an das neue Thema herangeführt wurden und sich so nicht überfordert fühlten. Es müsste doch möglich sein, die pädagogischen Lernprinzipien des Schulunterrichts auf einen HP-Vorbereitungskurs zu übertragen, mit einem methodisch-didaktischen Vorgehen, wie ich es im Rahmen meiner Lehrerausbildung gelernt hatte:

- Erlebnisorientiertes Lernen z. B., mit Fallbeispielen, welche die Krankheitsbilder vor dem inneren Auge lebendig werden lassen.
- Ein schrittweises Vorgehen vom Bekannten, leicht Verständlichen, zum Unbekannten, Schwierigen.
- Die Verwendung einer Sprache, die keine Latein- oder Griechischkenntnisse voraussetzt und Fachausdrücke beim ersten Auftauchen so erklärt, dass auch Einsteiger sie verstehen.
- Fallgeschichten, welche die Neugier auf all die Themen wecken, die im Verlauf des Kurses noch kommen werden.
- Und nicht zuletzt: Lernhilfen, Merkwörter, „Eselsbrücken“, die helfen sollen, das Gelernte nicht nur im „stillen Kämmerlein“ zu Hause, sondern auch in der Aufregung der Prüfungssituation problemlos abzurufen.

Ich stellte also die Lerneinheiten um und begann mit Störungsbildern, die jeder bei sich oder anderen kennt: Angststörungen, Phobien, Zwangsstörungen, Belastungsstörungen, vegetativ bedingten körperlichen Störungen, Essstörungen, Persönlichkeitsstörungen. Fallgeschichten aus dem persönlichen Erfahrungsbereich sollten helfen, die Symptome bestimmter Krankheitsbilder mit lebendigen Menschen zu verknüpfen – Berichte über Menschen, an die man sich später leichter erinnern kann als an die abstrakten Beschreibungen der ICD-10. Erst später – vom Bekannten zum Unbekannten gehend – kamen Krankheitsbilder wie Manie, Depression, Schizophrenie und noch viel später dann die organisch bedingten psychischen Störungen hinzu, die zum Alltag des Klinikers gehören, in einer psychotherapeutischen Praxis jedoch kaum gesehen werden. Den Abschluss bildete – als Zusammenfassung des bisher Gelernten – dann der „psychopathologische Befund“ mit nun bereits bekannten Fachbegriffen und Verknüpfungen zu Krankheitsbildern, unter denen jeder sich konkret etwas vorstellen konnte.

In meinen Vorbereitungskursen zum Heilpraktiker für Psychotherapie hat sich dieses Lernprinzip bewährt. Sollte es deshalb nicht auch möglich sein, die oben genannten Grundprinzipien – erlebnisorientiertes Lernen, schrittweises Vorgehen vom Bekannten zum Unbekannten, Wecken von Interesse und Neugier – auch in Buchform umzusetzen? Das Ergebnis ist das hier vorliegende Buch, das Sie hoffentlich gern zur Hand nehmen werden, um sich effektiv auf die Heilpraktikerprüfung vorzubereiten oder auch einfach nur, um über die zahlreichen Fallgeschichten ihr bereits vorhandenes Wissen aufzufrischen und zu vertiefen.

Gilching, im März 2017
Rudolf Schneider

Abkürzungen

Abb.	Abbildung
AChE	Acetylcholinesterase
AD	Alzheimer-Demenz
AD(H)S	Aufmerksamkeitsdefizit(-/Hyperaktivitäts)störung
AT	Autogenes Training
BES	Binge-Eating-Störung
BGB	Bürgerliches Gesetzbuch
BMI	Body-Mass-Index
BVerwG	Bundesverwaltungsgericht
bzgl.	bezüglich
CT	Computertomografie
d. h.	das heißt
DBT	Dialektisch-behaviorale Therapie
DD	Differenzialdiagnose
DSM	Diagnostic and Statistical Manual of Mental Disorders
EEG	Elektroenzephalografie
EKT	Elektrokonvulsions-/-krampftherapie
EMDR	Eye Movement Desensitization and Reprocessing
engl.	englisch
evtl.	eventuell
GAS	generalisierte Angststörung
G-BA	Gemeinsamer Bundesausschuss
ggf.	gegebenenfalls
griech.	griechisch
HDL	high density lipoprotein
HIV	humanes Immundefizienzvirus
i. Allg.	im Allgemeinen
i. d. R.	in der Regel
i. m.	intramuskulär
i. v.	intravenös
ICD	International Classification of Diseases and Related Health Problems
IQ	Intelligenzquotient
J.	Jahre
Jh.	Jahrhundert
Jt.	Jahrtausend
Kap.	Kapitel
KiTa	Kindertagesstätte
KVT	kognitive Verhaltenstherapie
lat.	lateinisch
LDL	low density lipoprotein
Lj.	Lebensjahr
LRS	Lese-Rechtschreib-Störung
LSD	Lysergsäurediethylamid
MAO	Monoaminoxidase
MBCT	Mindfulness-Based Cognitive Therapy
MBSR	Mindfulness-Based Stress Reduction
MDMA	3,4-Methylendioxy-*N*-methylamphetamin
Mio.	Million
MRT	Magnetresonanztomografie
MS	multiple Sklerose
o. g.	oben genannt
PME/PMR	Progressive Muskelentspannung/Muskelrelaxation
PS	Persönlichkeitsstörung
PsychK(H)G	Psychisch-Kranken-(Hilfe-)Gesetz
PsychThG	Psychotherapeutengesetz
PTBS	posttraumatische Belastungsstörung
RET	Rational-emotive Therapie
SGB	Sozialgesetzbuch
SNRIs	selektive Noradrenalin-Wiederaufnahmehemmer
sog.	sogenannt
SSRIs	selektive Serotonin-Wiederaufnahmehemmer
ST	Systemische Therapie
StGB	Strafgesetzbuch
Tab.	Tabelle
THC	Tetrahydrocannabinol
TIA	transitorische ischämische Attacke
TZA	trizyklische Antidepressiva
u. a.	unter anderem
u. U.	unter Umständen
UAW	unerwünschte Arzneimittelwirkungen
ugs.	umgangssprachlich
VT	Verhaltenstherapie
WHO	World Health Organization (Weltgesundheitsorganisation)
XTC	Ecstasy
z. B.	zum Beispiel, beispielsweise
z. T.	zum Teil, teilweise
ZNS	zentrales Nervensystem

Abbildungsnachweis

Der Verweis auf die jeweilige Abbildungsquelle befindet sich bei allen Abbildungen im Werk am Ende des Legendentextes in eckigen Klammern. Alle nicht besonders gekennzeichneten Grafiken und Abbildungen: © Elsevier GmbH, München

L138	Martha Kosthorst, Borken
L141	Stefan Elsberger, Planegg
L143	Heike Hübner, Berlin
L157	Susanne Adler, Lübeck
L190	Gerda Raichle, Ulm

Fehler gefunden?

An unsere Inhalte haben wir sehr hohe Ansprüche. Trotz aller Sorgfalt kann es jedoch passieren, dass sich ein Fehler einschleicht oder fachlich-inhaltliche Aktualisierungen notwendig geworden sind.

Sobald ein relevanter Fehler entdeckt wird, stellen wir eine Korrektur zur Verfügung. Mit diesem QR-Code gelingt der schnelle Zugriff.

Wir sind dankbar für jeden Hinweis, der uns hilft, dieses Werk zu verbessern. Bitte richten Sie Ihre Anregungen, Lob und Kritik an folgende E-Mailadresse: kundendienst@elsevier.com

https://else4.de/978-3-437-58353-7

Inhaltsverzeichnis

Zum Umgang mit diesem Buch

Lernen einmal anders

Mit „Geschichten" lernen

Aus der Lernforschung weiß man, dass Dinge sich umso stärker einprägen und umso länger erinnert werden, je mehr wir beim Lernen emotional beteiligt sind. Bei Dingen, die uns gefühlsmäßig stark berühren, genügt oft sogar ein einmaliges Erleben, damit sich das Ereignis lebenslang einprägt. Auch Romane, Kurzgeschichten, Zeitungsartikel und Geschichten, die man uns erzählt hat oder die wir in einem Internetforum gelesen haben, bleiben oft so lange im Gedächtnis haften, dass wir uns nach Wochen noch daran erinnern.

Auch Geschichten über Personen, die psychische Probleme haben oder psychiatrisch auffällig sind, finden viele Menschen spannend zu lesen. So erklärt sich u. a. der Erfolg der Bücher von Oliver Sacks („Der Mann, der seine Frau mit einem Hut verwechselte", 1990), die so geschrieben sind, dass sie auch Laien in ihren Bann ziehen. Vor diesem Hintergrund entstand die Idee zu diesem Buch, dessen wichtigster Teil die 150 Fallgeschichten sind.

Methodisches Vorgehen

Um Einsteigern den Umgang mit dem Buch zu erleichtern, wurde ein methodisches Vorgehen gewählt, das den Grundprinzipien der Lernpsychologie und Schulpädagogik entlehnt ist:

- Verwendung einer verständlichen Sprache, die keine Latein- oder Griechischkenntnisse voraussetzt und Fachausdrücke beim ersten Auftauchen so erklärt, dass auch Laien sie verstehen.
- Schrittweises Vorgehen vom Bekannten, leicht Verständlichen zum Unbekannten, Schwierigen: Dies spiegelt sich nicht nur in der Sprache, sondern auch in der Reihenfolge der vorgestellten Krankheitsbilder wider: Menschen mit Ängsten, Zwängen, Reaktionen auf Belastungssituationen oder psychisch bedingten körperlichen Symptomen hat fast jeder schon erlebt – diese Störungen werden in den Kapiteln 1 bis 5 vorgestellt, gefolgt von Persönlichkeitsstörungen (➢ Kap. 6) und Essstörungen (➢ Kap. 7), die im Alltag oder aus den Medien bekannt sein dürften. Erst ab ➢ Kap. 8 (Schizophrenie) folgen Erkrankungen, für deren Diagnose ein breites Hintergrundwissen notwendig ist, das in den vorausgehenden Kapiteln Schritt für Schritt vermittelt wurde.
- Mehrfaches Wiederholen von Fachbegriffen, Symptomen und Diagnosekriterien, die weiter unten erläutert werden.
- Und nicht zuletzt: Überblicksgrafiken, Lernhilfen, Merkwörter und „Eselsbrücken", die helfen sollen, das Gelernte nicht nur im „stillen Kämmerlein", sondern auch in der Aufregung der Prüfungssituation problemlos abzurufen.

Beschreibung der einzelnen Störungsbilder

Bei den Beschreibungen der einzelnen Störungsbilder wurde durchgehend eine Vorgehensweise in drei Schritten gewählt.

1. Nach einer allgemeinen Einführung finden Sie eine Zusammenfassung der Diagnosekriterien der ICD-10, manchmal ergänzt durch wichtige Zusatzsymptome aus dem amerikanischen Diagnosehandbuch DSM-5.
2. Daran schließt sich eine einprägsame Fallgeschichte an, in der die wichtigsten Merkmale der psychischen oder psychiatrischen Störung in eine lebendige Erzählung umgesetzt werden. Die in der Fallgeschichte auftauchenden Symptome und Auffälligkeiten sind farbig hervorgehoben, sodass für den Leser hier schon der Bezug zu den vorher aufgeführten Diagnosekriterien erkennbar ist.
3. In einem dritten Schritt („Typische Symptome in der Fallgeschichte") werden die in der Fallgeschichte beschriebenen Merkmale herausgegriffen und den unter 1. aufgelisteten Diagnosekriterien zugeordnet.

Auf diese Weise werden die Diagnosekriterien dreimal wiederholt und prägen sich allein dadurch schon verstärkt ein. Dazu kommt die Kopplung mit einem „lebendigen Menschen", an dessen Geschichte – oft durch einen einprägsamen Titel eingeleitet – sich die Lernenden leichter erinnern können als an die abstrakten Krankheitsbeschreibungen der ICD-10 oder des DSM-5.

Weiterführende Informationen zum Krankheitsbild

Nachdem der Leser die wichtigsten Diagnosekriterien der zuvor beschriebenen psychischen Störung kennengelernt hat, folgen unter der Überschrift **„Wichtig zu wissen"** Zusatzinformationen zum jeweiligen Krankheitsbild, meist in folgender Reihenfolge:

- Hinweise zur Auftretenshäufigkeit (Prävalenz)
- Hinweise zur Entstehungsgeschichte (Ätiologie)
- Evtl. gleichzeitig auftretende Erkrankungen (Komorbidität)
- Differenzialdiagnostische Überlegungen
- Möglichkeiten der Therapie.

Die in dieser Einteilung benutzten Fachbegriffe finden sich in der gesamten Fachliteratur wieder; deshalb wurden sie bewusst nicht übersetzt, sondern als wichtige Termini mit aufgenommen. Dadurch, dass sie bei jedem Krankheitsbild wieder auftauchen, prägen sie sich nach einiger Zeit so ein, dass die Lernenden sie später selbst aktiv verwenden können. Was die Fachbegriffe genau bedeuten, ist nachstehend erläutert.

Häufig benutzte Fachbegriffe

- **Prävalenz:** die Auftretenswahrscheinlichkeit einer psychischen Störung in der Allgemeinbevölkerung. Eine Prävalenz von 5 % bedeutet, dass die Wahrscheinlichkeit groß ist, dass Menschen mit dieser Störung Sie in Ihrer Praxis aufsuchen könnten. Eine Lebenszeitprävalenz von 0,1 % beinhaltet, dass Personen mit der betreffenden Erkrankung eher selten in die Praxis eines Heilpraktikers für Psychotherapie kommen.
- **Ätiologie:** eine Fachrichtung der Medizin und der klinischen Psychologie, die sich damit beschäftigt, welche Ursachen die Entstehung einer Erkrankung hat. Das Wort leitet sich von griech. *aitía* (Ursache) und griech. *logos* (Lehre) ab.
- **Komorbidität:** Im Wort „Komorbidität" steckt lat. *morbus* (Krankheit). Die Vorsilbe „co-/ko-" bedeutet „zusammen mit". Bei „komorbiden Störungen" handelt es sich somit um (psychische) Störungen, die häufig zusammen mit der Haupterkrankung auftreten. Viele psychisch erkrankte Menschen leiden oft gleichzeitig noch an einer oder mehreren anderen Störungen. Bei Patienten mit Magersucht finden sich z. B. häufig Depressionen oder Angsterkrankungen als „komorbide Störungen", Menschen mit einer posttraumatischen Belastungsstörung (PTBS) haben oft begleitend („komorbid") auch eine Suchtproblematik, bei Personen mit einer Borderline-Störung finden sich im Bereich „Komorbidität" oft Depressionen, Bulimie oder Drogen- und Alkoholmissbrauch. Es ist also wichtig, im Anamnesegespräch gezielt nach etwaigen Begleiterkrankungen (Komorbidität) zu fragen und diese in das Behandlungskonzept einzubeziehen.
- **Differenzialdiagnose** (abgekürzt: DD): die Gesamtheit aller Diagnosen, die alternativ als Erklärung für die vorliegenden Symptome in Betracht zu ziehen sind. Da viele Symptome bei ganz verschiedenen psychischen Erkrankungen auftreten, gehört es mit zu den wichtigsten Aufgaben des Therapeuten, die verschiedenen Diagnosemöglichkeiten zu kennen, durch Zusatzfragen ähnlich erscheinende Diagnosen auszuschließen und auf diese Weise seine diagnostischen Überlegungen in eine Enddiagnose münden zu lassen.
- **Therapie:** Den Schluss bilden meist Vorschläge zur Therapie oder Erfahrungen mit Therapie: Ist eine medikamentöse Therapie Mittel der Wahl? Oder eine Psychotherapie? Falls ja: Welche psychotherapeutischen Verfahren haben sich im vorliegenden Fall bewährt? Sehr häufig finden sich hier auch Hinweise zur klassischen oder zur kognitiven Verhaltenstherapie (➤ Kap. 17.2).

Zur Verwendung der Diagnosehandbücher

Die aufgeführten Diagnosekriterien stammen z. T. wörtlich aus dem *Taschenführer zur ICD-10-Klassifikation psychischer Störungen* (8. Aufl., hrsg. von H. Dilling und H.-J. Freyberger; Bern: Hogrefe 2015). Häufig wurden allerdings schwierige Fachbegriffe in verständliches Deutsch übersetzt, manchmal wurde auch die Auflistung zwecks besserer Übersichtlichkeit verändert. Der Hinweis „nach ICD-10" ist deshalb oft gleichbedeutend mit „in Anlehnung an die ICD-10, aber nicht wörtlich zitiert".

Ergänzend zu den Diagnosekriterien finden sich manchmal auch Hinweise auf die *Internationale Klassifikation psychischer Störungen: ICD-10 Kapitel V (F) Klinisch-diagnostische Leitlinien* (10. Aufl., hrsg. von H. Dilling, W. Mombour und M. H. Schmidt; Bern: Hogrefe 2015; zitiert als „Klin.-diagn. Leitlinien" + Seitenangabe).

Zusätzliche Diagnosekriterien oder Zitate aus dem amerikanischen DSM-5 sind folgenden Werken entnommen:

- American Psychiatric Association (APA) (2013). *DSM-5-TM. Diagnostic and Statistical Manual of Mental Diseases.* Washington DC, London: American Psychiatric Publishing.
- Falkai P, Wittchen H-U et al. (Hrsg.) (2014). *Diagnostisches und Statistisches Manual Psychischer Störungen DSM-5®*. Dt. Ausgabe des DSM-5. Göttingen: Hogrefe.

Ergänzend zu den Diagnosekriterien der Diagnosehandbücher wurden unter „Zusatzsymptome" manchmal Merkmale oder Auffälligkeiten aufgenommen, die in der Fachliteratur (und auch in Prüfungsfragen) häufig vorkommen, aber in die ICD-10 bzw. das DSM-5 nicht aufgenommen wurden. Auch aus dem Englischen falsch oder missverständlich ins Deutsche übertragene Formulierungen wurden zum besseren Verständnis neu übersetzt oder zumindest so erklärt, dass auch Nichtmediziner verstehen, was damit gemeint ist.

KAPITEL

1 Angst- und Zwangsstörungen

1.1 Fachbegriffe

1.1.1 Realangst oder pathologische Angst?

Evolutionsgeschichtlich hat die Angst eine wichtige Funktion: Sie ist ein Schutzmechanismus, eine Art „Alarmanlage", die es uns ermöglicht, in Gefahrensituationen so zu reagieren, dass unser Überleben gesichert ist. Diese normale Angst, die jeder von uns kennt, wird auch als **Realangst** bezeichnet. Die „normale Angst" verschwindet i. d. R., wenn die Gefahr vorüber ist.

1.1.2 Merkmale von Angst

Viele Angstsymptome sind normale physische Reaktionen, die bei einer Realangst auf eine Kampf- oder Fluchtsituation (engl. *fight or flight*) vorbereiten sollen oder – wenn Kampf oder Flucht nicht möglich sind – den Totstellreflex (Schreckstarre) auslösen (> Abb. 1.1).

- **Verstärkung der Energiezufuhr:** erhöhte Herzfrequenz, erhöhter Blutdruck, schnellere Atmung. Die Blutgefäße der Haut verengen sich, die Skelettmuskeln hingegen werden stärker durchblutet und spannen sich an, sodass wir für Kampf oder Flucht bereit sind.
- **Verringerte Blutversorgung der inneren Organe** und der Geschlechtsorgane (kein Hunger, evtl. Übelkeit, kein sexuelles Verlangen, Hemmung der Blasen-, Darm- und Magentätigkeit).
- **Erhöhte Alarmbereitschaft:** erhöhte Muskelspannung, erhöhte Reaktionsgeschwindigkeit, geschärftes Sehen und Hören (Pupillen weiten sich, Seh- und Hörnerven werden empfindlicher).
- **Ausschalten des Verstands:** Intellektuelle Funktionen wie das Analysieren der vermeintlichen Gefahr („Ist das überhaupt gefährlich?" – „Wie reagiere ich am sinnvollsten?") werden ausgeschaltet, da Nachdenken und Analysieren die Reaktion unweigerlich verzögern.
- **Totstellreflex:** In einer gravierenden Gefahrensituation, in der weder Kampf- noch Fluchtverhalten möglich sind, reagiert unser Körper zunächst mit Lähmung, Erstarrung, Gefühllosigkeit (engl. *freeze*). Diese „Schreckstarre" ist ein angeborener Mechanismus, der in frühen Entwicklungsstufen der Menschheit dazu führte, dass Raubtiere ihr Opfer nicht bemerkten und es so auch nicht angreifen konnten (denn viele Raubtiere reagieren auf Bewegung). In den meisten Fällen löst sich die Schreckstarre nach einiger Zeit und wird von Flucht- oder Angriffsverhalten abgelöst.

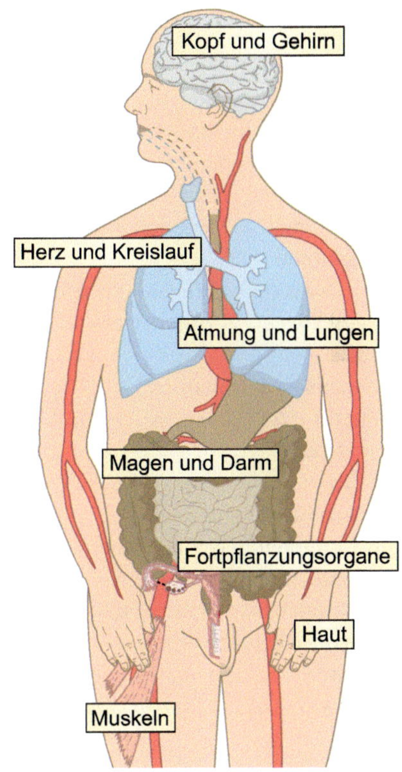

Abb. 1.1 Von Angstsymptomen betroffene Körperorgane/-systeme [L138]

1.1.3 Irrationale Ängste

Viele Menschen leiden allerdings an Ängsten, auch wenn eine real vorhandene Gefahrensituation nicht oder nicht mehr besteht: Manche haben z. B. unerklärliche, oft panikartige Ängste vor Menschenansammlungen, Plätzen, engen Räumen, hohen Gebäuden, Spinnen, Hunden, Vögeln, Mäusen, spitzen Gegenständen. Andere wiederum leiden an unvorhersehbaren **Panikattacken** (→ Merke-Kasten) oder haben Angst vor Bloßstellung in sozialen Situationen. Wieder andere befürchten ständig, ihnen oder ihren Eltern/Kindern/Verwandten könne etwas Schlimmes zustoßen. Bei all den hier genannten Beispielen – und davon gibt es noch viele mehr – ist die z. T. panikartige Angst nicht real begründbar, sondern irrational, krankhaft, pathologisch. Früher bezeichnete man diese **„pathologische Angst"** in Anlehnung an Freud auch als „neurotische" Angst.

MERKE

Was ist eine Panikattacke?

- Es handelt sich um eine einzelne Episode intensiver Angst.
- Der Angstanfall beginnt abrupt.
- Die Panikattacke erreicht in wenigen Minuten ein Maximum und ebbt dann innerhalb kurzer Zeit wieder ab.
- Dauer: einige Minuten bis maximal 20–30 Minuten.
- Mindestens vier der in ➤ Kap. 1.2 aufgeführten Angstsymptome müssen vorliegen, davon mindestens ein vegetatives Symptom (1–4).

1.2 Angstsymptome im Überblick (nach ICD-10)

Um nach ICD-10 eine Phobie oder sonstige Angststörung zu diagnostizieren, müssen von den nachstehend aufgeführten Angstsymptomen meist mindestens zwei, manchmal auch vier oder mehr nachweisbar sein. In einigen Fällen – z. B. bei der sozialen Phobie – werden sie durch zusätzliche Merkmale ergänzt.

A. Vegetative Symptome:

1. Palpitationen (= bewusste Wahrnehmung des eigenen Herzschlags) mit Herzklopfen, Herzrasen, Herzstolpern etc.
2. Schweißausbrüche
3. Fein- oder grobschlägiger Tremor
4. Mundtrockenheit

B. Sonstige Symptome:

1. Atembeschwerden
2. Beklemmungsgefühl, Kloß im Hals
3. Schmerzen/Missempfindungen im Brustbereich
4. Übelkeit/Missempfindungen im Magen-/Darmbereich
5. Gefühl von Schwindel, Benommenheit, Schwäche
6. Hitzewallungen oder Kälteschauer
7. Gefühllosigkeit oder Kribbelgefühle
8. Angst vor Kontrollverlust (z. B. verrückt zu werden oder „auszuflippen")
9. Angst zu sterben
10. Derealisation: Gefühl, dass die Umwelt unwirklich, fremd, weit entfernt ist
11. Depersonalisation: Gefühl, selbst weit entfernt, nicht wirklich hier zu sein

Auf die in dieser Liste aufgeführten Symptome wird in der Folge immer wieder Bezug genommen, ebenso auf die Merkmale einer Panikattacke, falls dies für die Diagnose wichtig ist. Panikattacken „wie aus heiterem Himmel" sind z. B. ein wesentliches Merkmal der in ➤ Kap. 1.3 beschriebenen (anhaltenden) Panikstörung.

1.3 Panikstörung

1.3.1 Typische Merkmale der Panikstörung

Das wesentliche Kennzeichen der Panikstörung sind wiederholte Panikattacken, die nicht – wie bei einer Phobie – durch eine bestimmte Situation oder ein spezifisches Objekt ausgelöst werden, sondern sich „aus heiterem Himmel" einstellen. Die Panik tritt meist anfallsartig (griech.: paroxysmal) auf, daher auch die Bezeichnung „episodisch paroxysmale Angst". Sie ist mit ausgeprägten körperlichen Symptomen verbunden. Meist entwickelt sich relativ schnell eine Erwartungsangst („Angst vor der Angst") mit daraus resultierendem Vermeidungsverhalten.

NICHT VERWECHSELN

Eine Panikstörung ist nicht dasselbe wie eine Panikattacke

- Eine **Panikattacke** ist ein **Symptom** und kann z. B. auch im Zusammenhang mit einer Phobie, Depression, Zwangsstörung, Schilddrüsenüberfunktion oder generalisierten Angststörung auftreten.
- Eine (anhaltende) **Panikstörung** hingegen ist eine **psychische Erkrankung** mit dem Hauptmerkmal „wiederholt auftretende **nicht vorhersehbare** Panikattacken"!

1.3.2 Diagnosekriterien nach ICD-10

A.1. Wiederholte Panikattacken (→ Merke-Kasten), die nicht durch eine spezifische Situation oder ein spezifisches Objekt ausgelöst werden und oft spontan auftreten, d. h., die Panikattacken sind nicht vorhersehbar.

A.2. Die Panikattacken sind nicht verbunden mit besonderer Anstrengung, gefährlichen oder lebensbedrohlichen Situationen.

B. Mindestens vier der in ➤ Kap. 1.2 aufgeführten Angstsymptome müssen vorliegen, davon eines der vegetativen Symptome 1 bis 4.

C. Ausschlussvorbehalt: Die Panikattacken sind nicht Folge einer körperlichen Störung, einer organischen psychischen Störung oder einer anderen psychischen Störung wie z. B. einer Schizophrenie oder einer depressiven Störung.

D. Um eine Panikstörung zu diagnostizieren, müssen innerhalb von 4 Wochen mindestens vier Panikattacken aufgetreten sein.

1.3.3 Fallgeschichte

Panikattacken wie aus heiterem Himmel

Maria G. (23) kommt in die Praxis, weil sie in der letzten Zeit mehrmals einen „Nervenzusammenbruch" mit Herzklopfen, Zittern, Schweißausbrüchen, Übelkeit, Schwindel und einem Gefühl des Weggetretenseins hatte.

Der erste Anfall hatte sich etwa 6 Wochen zuvor während eines Besuchs bei ihrem Vater ereignet. Als sie den Tisch für das gemeinsame Abendessen deckte, sei wie aus heiterem Himmel Angst in ihr hochgekommen und innerhalb weniger Minuten panikartig angestiegen. Sie habe in Todesangst nach Atem gerungen. „Ich war überzeugt davon: In den nächsten Minuten knalle ich auf den Boden und sterbe", berichtet sie. Ihr Vater habe sofort den Notarzt gerufen, doch da sei die Angst schon abgeebbt gewesen. Der Arzt habe nichts Organisches feststellen können.

Seit damals habe sie sechs weitere Anfälle gehabt, und dies bei ganz verschiedenen Anlässen: einmal morgens beim Aufwachen, ein paar Tage später in der Küche beim Frühstücken, dann ohne erkennbaren Anlass bei einem Treffen mit Freundinnen, beim Einkaufen im Supermarkt, im Auto auf dem Weg ins Büro. Vor 2 Tagen schließlich sei sie mitten in der Nacht in Panik hochgeschreckt. Gottseidank sei ihr Freund bei ihr gewesen, habe sie beruhigt und sofort den Notarzt gerufen. Der habe ihr eine Beruhigungsspritze gegeben, aber sonst nichts feststellen können. Auch mehrere Untersuchungen in der Klinik seien ohne Befund geblieben.

„Seitdem ist die Angst mein ständiger Begleiter", ergänzt Maria G. Sie habe ständig Angst vor einem neuen Anfall und gehe deshalb – soweit möglich – nur noch in Begleitung ihres Freundes aus dem Haus. Der habe ihr geraten, sich psychotherapeutische Hilfe zu suchen.

Ergänzend erzählt die Klientin, ihre an Depressionen leidende Mutter habe sich vor 2½ Jahren mit Schlafmitteln das Leben genommen. Im Anamnesegespräch finden sich bei der Klientin keine Hinweise auf eine depressive Störung.

Typische Symptome in der Fallgeschichte

▶ In der Fallgeschichte finden sich weit mehr als vier der in ➤ Kap. 1.2 aufgeführten Angstsymptome: Herzklopfen, Zittern, Schweißausbrüche, Übelkeit, Schwindel, Atembeschwerden, Depersonalisation („Gefühl des Weggetretenseins") und Todesangst (→ B).

▶ Die Panikattacken sind nicht vorhersehbar (→ A.1), sie treten „wie aus heiterem Himmel" auf: beim Tischdecken, beim Frühstücken, beim Autofahren, im Supermarkt, bei einem Treffen mit Freundinnen, im Schlaf oder morgens beim Aufwachen.

▶ Die Panikattacken sind weder mit besonderer Anstrengung noch mit gefährlichen oder lebensbedrohlichen Situationen verbunden (→ A2).

▶ Die Panikattacken sind nicht Folge einer körperlichen Störung oder einer anderen psychischen Störung. Untersuchungen in der Klinik ergeben keinen Befund. Da Panikattacken häufig im Zusammenhang mit einer **depressiven Störung** auftreten, sollte nach ICD-10 eine depressive Episode ausgeschlossen werden. Dies ist hier geschehen: Trotz einer evtl. vorhandenen genetischen Disposition (die Mutter litt an schweren Depressionen) kann das Vorhandensein einer depressiven Störung ausgeschlossen werden (→ C).

▶ Maria G. hatte innerhalb von 6 Wochen insgesamt sieben Panikattacken. Das Zeitkriterium für eine Panikstörung ist deshalb erfüllt (→ D).

▶ Zusatzkriterium: Erwartungsangst und Vermeidungsverhalten. Maria G. hat ständig Angst vor einem neuen Anfall, weshalb sie sich nicht mehr mit Freunden trifft, nicht mehr mit dem Auto zur Arbeit fährt und das Haus nur noch in Begleitung ihres Freundes verlässt.

Diagnose **Panikstörung (F41.0).**

1.3.4 Wichtig zu wissen

Prävalenz

3–4 % aller Menschen erkranken im Laufe ihres Lebens an einer Panikstörung. Frauen sind häufiger betroffen als Männer. Die Störung bricht häufig zwischen dem 15. und 24. Lebensjahr (Lj.) aus, kann jedoch – insbesondere bei Frauen – auch erst im 3. oder 4. Lebensjahrzehnt auftreten.

Ätiologie

Die Ursachen von Panikstörungen sind nicht vollständig geklärt. Bei Menschen mit Angststörungen findet sich i. d. R. ein Ungleichgewicht von Botenstoffen, die den Abbau von Angstreaktionen regulieren. Diese Fehljustierung in bestimmten Regelkreisen des Gehirns kann auf eine genetische Disposition zurückgehen, aber auch durch traumatische Erlebnisse – oft in der Kindheit oder auch im späteren Lebensalter – verursacht sein. Auch Substanzen wie Alkohol, Koffein, Nikotin und verschiedene Medikamente können das Auftreten von Panikattacken im Rahmen einer psychischen Erkrankung wie z. B. der Panikstörung begünstigen.

Differenzialdiagnostische Überlegungen

Bevor die Diagnose einer Panikstörung gestellt werden kann, müssen körperliche Ursachen ausgeschlossen werden. Diagnostisch abzugrenzen sind hier vor allem Panikattacken im Zusammenhang mit einer Erkrankung des Herzens, der Schilddrüse, der Nebennieren oder des zentralen Nervensystems (ZNS).

Bei Missbrauch, Überdosierung oder Entzug von Drogen kommt es häufig zu massiven Angstzuständen, die sich bis zu Panikattacken steigern können. Besonders bei jungen Menschen sollte deshalb der Konsum von Drogen (Amphetamine, Kokain, Ecstasy, Cannabis, LSD, halluzinogene Pilze etc.) hinterfragt werden.

Panikattacken treten auch häufig im Zusammenhang mit Phobien auf, bei denen es konkrete Auslöser für die Angstanfälle gibt. Differenzialdiagnostisch sollte deshalb eine phobische Störung (z. B. eine Agoraphobie oder spezifische Phobie) ausgeschlossen werden.

Die Diagnose „Panikstörung" sollte überdies *„nicht als Hauptdiagnose verwendet werden, wenn der Betroffene bei Beginn der Panikattacken an einer depressiven Störung leidet. Unter diesen Umständen sind die Panikattacken wahrscheinlich sekundäre Folge der Depression"* (ICD-10, F41.0, Einleitung).

Therapie

Bei Panikstörungen steht die **kognitive Verhaltenstherapie (KVT)** im Vordergrund der Behandlung. Der Patient lernt in der Therapie, seine Katastrophengedanken (z. B. „Ich sterbe", „Das ist ein Herzinfarkt") so zu ändern, dass er beim Nahen einer erneuten Panikattacke mit angemesseneren Gedanken reagiert („Es ist ein Angstanfall, das kenne ich schon"). Ein Angsttagebuch kann helfen, den Zusammenhang zwischen Gedanken, Stress oder minimalen äußeren Auslösern zu erkennen. Auch das Einüben von Strategien zur Selbsthilfe bei akuten Angstgefühlen (z. B. Atemzählen, Entspannungstechniken, Gedankenstopp) wird häufig eingesetzt.

In manchen Fällen kann es auch hilfreich sein, eine Situation aufzudecken, welche die Panikattacken ausgelöst haben könnte.

In unserer Fallgeschichte wäre das der Suizid der Mutter 2½ Jahre zuvor, der möglicherweise ursächlich dafür ist, dass die Tochter in Situationen, die sie an die Mutter erinnern (gemeinsames Abendessen mit dem Vater; Frühstück; Aufwachen am Morgen etc.), einen Angstanfall erleidet.

In schweren Fällen können **Medikamente** eingesetzt werden. Bewährt haben sich Antidepressiva, die ein Ungleichgewicht im Hirnstoffwechsel ausgleichen und die Angst reduzieren. Manchmal werden auch Benzodiazepine verabreicht, die wegen ihres Abhängigkeitspotenzials allerdings nur kurzzeitig (höchstens 4 Wochen) eingenommen werden sollten.

1.4 Agoraphobie

Als Agoraphobie fasst man heute Erkrankungen zusammen, bei denen die Angst nicht nur auf Plätzen auftritt (griech. *agora*, „Marktplatz"), sondern auch ganz allgemein in Situationen, in denen die Betroffenen das Gefühl haben, bei Gefahr nicht entkommen zu können. Als Folge davon entwickelt sich oft ein Vermeidungsverhalten. Typisch ist z. B. die Angst, das Haus zu verlassen oder zu verreisen.

1.4.1 Diagnosekriterien nach ICD-10

A. Deutliche und anhaltende Furcht vor oder Vermeidung von mindestens zwei der folgenden Situationen:
1. Menschenmengen (Geschäfte, U-Bahn-Station, Bus)
2. Öffentliche Plätze
3. Alleinreisen (z. B. allein in Auto, Bus, U-Bahn)
4. Reisen an weit von zu Hause entfernte Ziele (z. B. Bahn- oder Flugreisen).

B. Von den typischen Angstsymptomen (➤ Kap. 1.2) müssen für die Diagnose mindestens zwei aus der Gruppe der vegetativen Symptome vorhanden sein.

C. Die Betroffenen haben die Einsicht, dass die Angstsymptome übertrieben und unvernünftig sind.

1.4.2 Fallgeschichte

„Ich weiß nicht, wie ich zur Arbeit kommen soll"

Gregor W. (33) kommt in Begleitung seiner Frau in die Praxis, weil er nicht mehr weiß, wie er zur Arbeit kommen soll. „Ich kann nur mit dem Auto fahren, wenn meine Frau mich begleitet. Das ist allerdings keine Dauerlösung, denn sie kümmert sich um unsere beiden Kinder und arbeitet auch noch halbtags im Kindergarten." Er habe es schon einmal mit öffentlichen Verkehrsmitteln versucht: einmal mit der U-Bahn, einmal mit dem Bus. Bei der Fahrt mit der U-Bahn habe kurz nach dem Einsteigen sein Herz wie verrückt geschlagen. „Das ging blitzschnell: Ich spürte ein Stechen in der Brust, Atemnot, Kribbelgefühle im linken Arm, dann kam die Angst – panikartige Angst. Ich fing an zu schwitzen und zu zittern, und mir war übel. „Ich will nicht in einer U-Bahn sterben", dachte ich. „Ich muss hier raus." Bei der nächsten Station stieg ich sofort aus. Als es mir einige Minuten später besser ging, rief ich mit dem Handy meine Frau an. Sie fuhr mich in die Notaufnahme der Klinik, doch die Ärzte konnten nichts feststellen.

Als ich es einige Tage später mit dem Bus versuchte, bat ich meine Frau, mich zu begleiten. Als die Angst kam, nahm sie meine Hand und redete beruhigend auf mich ein. Ich bekam zwar keine Panikattacke, aber die körperlichen Symptome – Herzrasen, Hitzewallungen, Zittern, Schwindel – waren trotzdem so massiv, dass wir den Bus an der nächsten Haltestelle verließen und zu Fuß zurück nach Hause gingen."

Auf Nachfragen berichtet Gregor W., dass er nur noch selten das Haus verlässt und inzwischen alle Orte meidet, an denen er das Gefühl hat, bei Gefahr nicht schnell genug entkommen oder Hilfe holen zu können. Wenn er z. B. zur Bank geht, achtet er darauf, dass dort kaum Kunden sind. Und immer trägt er zur Sicherheit sein Handy mit eingespeicherten Notrufnummern bei sich. Ergänzend fügt er hinzu, er wisse, dass seine Angst übertrieben und unvernünftig sei – er könne jedoch nichts dagegen tun.

Typische Symptome in der Fallgeschichte

▶ Gregor W. hat Angst vor Menschenmengen (im Bus, in der U-Bahn, in öffentlichen Gebäuden wie z. B. der Bank) und Angst vorm Alleinreisen (z. B. Auto, Bus). Er verlässt deshalb nur noch selten das Haus und meidet Orte, an denen er wieder einen Angstanfall erleiden könnte (→ A. 1+3).
▶ Das Vermeidungsverhalten steht im Zusammenhang mit der Angst, „bei Gefahr nicht schnell genug entkommen oder Hilfe holen zu können".
▶ Das Vermeidungsverhalten nimmt ab, wenn seine Frau ihn begleitet oder er sein Handy „mit eingespeicherten Notrufnummern" bei sich trägt. Das ist typisch für viele phobische Störungen.
▶ Die in der U-Bahn auftretenden Angstsymptome erfüllen weit mehr als zwei der in der ICD-10 genannten Kriterien für Angst (→ 2.2): Herzklopfen, Schweißausbrüche, Zittern, Atemnot, Übelkeit, Kribbelgefühle, Angst zu sterben („Ich will nicht in einer U-Bahn sterben") (→ B).
▶ Der Angstanfall in der U-Bahn erfüllt die Diagnosekriterien einer Panikattacke: Der Anfall beginnt kurz nach dem Einsteigen „blitzschnell", erreicht innerhalb weniger Minuten ein Maximum und dauert nur wenige Minuten (als Gregor W. die U-Bahn verlässt, geht es ihm „einige Minuten später" schon besser).
▶ In Begleitung einer Person seines Vertrauens fühlt Gregor W. sich sicherer, sodass sein Angstpegel sich nicht bis zu einer Panikattacke steigert. Bei der Fahrt im Bus erleidet er aufgrund der Anwesenheit seiner Frau zwar keine Panikattacke, die Angstsymptome (Herzrasen, Hitzewallungen, Zittern, Schwitzen) sind jedoch so belastend, dass er den Bus sofort verlassen muss. Bei der täglichen Autofahrt zur Arbeit scheint die Anwesenheit seiner Ehefrau die Angst so zu reduzieren, dass er diese Situation bewältigt.

Diagnose **Agoraphobie (F40.0).**

Agoraphobie mit Panikstörung

Häufig findet sich in der Vorgeschichte einer Agoraphobie eine Panikstörung, bei der die Betroffenen zunächst unvermittelt und ohne äußeren Anlass Panikattacken erleiden, die häufig im Zusammenhang mit den o. g. Situationen stehen und dann aus Angst vor einem neuen Anfall gemieden werden. Jemand hat z. B. seine erste Panikattacke zur Hauptverkehrszeit in einer U-Bahn-Station, wenig später an der Kasse im Supermarkt oder im Auto auf dem Weg zur Arbeit. In der Folge werden diese oder ähnliche Situationen aus Angst vor einem erneuten Anfall gemieden.

Im DSM-IV war deshalb – anders als in der ICD-10 – die Agoraphobie nicht als eigenständiges Störungsbild, sondern als Unterform der Panikstörung (Diagnose: Panikstörung mit Agoraphobie) klassifiziert. Im aktuellen DSM-5 hat man dies korrigiert: Agoraphobie und Panikstörung stellen dort – wie in der ICD-10 – jeweils eigenständige Krankheitsbilder dar. Wenn jemand also Ängste vor typisch agoraphobischen Situationen aufweist, hat er eine Agoraphobie, ganz gleich, ob er hierbei Panikattacken erleidet oder seine Ängste durch Vermeidungsverhalten kontrollieren kann. Hat jemand allerdings gleichzeitig unvermittelt auftretende Panikattacken in Situationen, die nicht „agoraphobisch" sind (z. B. nachts im Schlaf, am Schreibtisch, beim Besuch von Freunden, bei einem Spaziergang im Park etc.), wird nach ICD-10 eine „Agoraphobie mit Panikstörung" (F40.01) diagnostiziert.

1.4.3 Wichtig zu wissen

Prävalenz

Rund 5 % aller Deutschen erkranken mindestens einmal im Leben an einer Agoraphobie. Frauen sind etwa doppelt so häufig betroffen wie Männer. Jeder zweite Betroffene leidet zusätzlich an einer depressiven Störung. Auch eine Kombination mit anderen Angsterkrankungen (z. B. soziale Phobie) ist häufig. Viele Betroffene leiden überdies an psychisch bedingten körperlichen Symptomen.

Differenzialdiagnostische Überlegungen

Auch Patienten mit einer ausgeprägten sozialen Phobie meiden den Kontakt mit Menschen, allerdings nicht – wie bei der Agoraphobie – Menschenmengen, sondern kleinere Gruppen. Deshalb sollte im Explorationsgespräch eine soziale Phobie differenzialdiagnostisch ausgeschlossen werden.

Ähnlich wie bei Panikstörung und der sozialen Phobie sollte nach Symptomen einer Depression gefragt werden, denn Depressionen gehen nahezu immer mit großen Ängsten einher. Überdies ziehen sich viele Menschen mit Depressionen von ihrer Umwelt zurück. Anders als oft jahrelang andauernde Angststörungen verlaufen Depressionen in Phasen, was differenzialdiagnostisch die Diagnose erleichtert.

Therapie

Meist werden zur Behandlung der Agoraphobie Methoden der **klassischen Verhaltenstherapie** (Exposition mit Reaktionsverhinderung) eingesetzt. Ähnlich wie bei der psychotherapeutischen Behandlung der Panikstörung finden ergänzend oft Techniken der KVT Anwendung (Angsttagebuch, Strategien zur Eindämmung der Angst, Veränderung verzerrter Kognitionen etc.).

In schweren Fällen können **Medikamente** eingesetzt werden. Mittel der Wahl sind Antidepressiva, die ein Ungleichgewicht im Hirnstoffwechsel ausgleichen und die Angst reduzieren. Manchmal werden auch Benzodiazepine verabreicht, die wegen der Gefahr der Abhängigkeit allerdings nur kurzzeitig (höchstens 4 Wochen) eingenommen werden sollten.

1.5 Soziale Phobie

Als soziale Phobie bezeichnet man eine psychische Störung, bei der die Betroffenen unter Angst vor sozialen Situationen leiden (z. B. Sprechen oder Essen in der Öffentlichkeit, Besuch einer Party, Umgang mit Autoritätspersonen oder Kontaktaufnahme mit Personen des anderen Geschlechts). Ursache für die soziale Phobie ist eine *„deutliche Furcht, im Zentrum der Aufmerksamkeit zu stehen oder sich peinlich oder erniedrigend zu verhalten"*.

Die sozialen Ängste können sich auf eine spezielle Situation beziehen oder als „generalisierte soziale Phobie" eine Furcht vor ganz verschiedenen sozialen Situationen beinhalten. Die Angstsymptome (z. B. Herzklopfen, Schweißausbrüche, Übelkeit oder Mundtrockenheit) können sich bis zu Panikattacken steigern. Besonders typisch sind: Erröten, Zittern, Angst zu erbrechen und der Drang, eine Toilette aufzusuchen. Die Folge ist oft ein Vermeidungsverhalten, das in schweren Fällen Probleme am Arbeitsplatz und soziale Isolierung zur Folge haben kann.

1.5.1 Diagnosekriterien nach ICD-10

1. Deutliche Furcht, im Zentrum der Aufmerksamkeit zu stehen oder sich peinlich oder erniedrigend zu verhalten. Die phobischen Situationen werden vermieden.
2. Die Ängste treten in sozialen Situationen auf, z. B. Essen oder Sprechen in der Öffentlichkeit, Verabredungen, Hinzugesellen zu kleineren Gruppen (Partys, Konferenzen etc.).
3. Mindestens zwei der in ➤ Kap. 1.2 aufgeführten Angstsymptome müssen vorhanden sein.
4. Zusätzlich muss mindestens eins der folgenden Symptome vorliegen:
   a) Erröten
   b) Zittern
   c) Angst zu erbrechen
   d) Vermeidung von Augenkontakt
   e) Harn- oder Stuhldrang

Angst vor dem Gartenfest des neuen Chefs

Christoph H. (34) hat seit 3 Monaten einen neuen Job, der ihm großen Spaß macht. Nun wurde er zu einem Gartenfest eingeladen, bei dem nicht nur der Chef mit seiner Frau, sondern auch einige Mitarbeiter der Firma anwesend sein werden. „Anfangs habe ich mich sehr darüber gefreut und die Einladung als Auszeichnung empfunden", meint er. „Aber inzwischen geht es mir damit nicht mehr so gut: Ich kenne die meisten Leute nicht, weiß auch nicht, worüber ich mich unterhalten soll, und überhaupt: Was soll ich da? Ich habe Angst, mich dort zu blamieren. Das Fest findet nächsten Samstag statt. Das sind noch 3 Tage! Ich kann inzwischen kaum mehr schlafen, wache nachts schweißgebadet auf, und wenn ich nur an das Gartenfest denke, wird mir schwindelig und übel und mein Herz schlägt bis zum Hals. Ich glaube, ich melde mich übermorgen krank, dann fällt es nicht auf, wenn ich am Tag danach nicht dabei bin."

Auf Nachfragen ergänzt er, dass er normalerweise kein Problem hat, an Familienfesten teilzunehmen, in seiner Arbeitsgruppe neue Vorschläge zu diskutieren oder mit Freunden zu feiern. „In meiner Jugend hatte ich allerdings Probleme, zu einer Party zu gehen, auf der ich kaum jemanden kannte. Da habe ich mir oft vorher Mut angetrunken. Inzwischen habe ich damit kein Problem mehr, auch wenn ich zugegebenermaßen bei Festen oft einen über den Durst trinke." Christoph H. ist unverheiratet, hat auch keine Freundin, obwohl er sich eigentlich eine Beziehung wünscht. „Schon als Jugendlicher hatte ich Probleme, mich zu verabreden. Wenn ein Mädchen mich nur anschaute, lief ich rot an, stammelte dummes Zeug oder brachte kein Wort heraus. Ich bin einfach zu schüchtern."

Typische Symptome in der Fallgeschichte

- Christoph H. will nicht zum Gartenfest gehen, weil er Angst hat, sich in den Gesprächen und durch sein Verhalten dort zu „blamieren" (→ 1).
- Schon der Gedanke an das Gartenfest ruft in ihm Angstsymptome hervor: Übelkeit, Herzklopfen, Schwindel, Schweißausbrüche, Schlaflosigkeit (→ 3).
- Auch früher schon hatte er Probleme, wenn es darum ging, mit ihm unbekannten Menschen Kontakt aufzunehmen oder sich mit einer Frau zu verabreden (Erröten; dummes Zeug stammeln). Dies ist ein Hinweis auf eine schon lange vorhandene ängstliche (vermeidende) Persönlichkeitsstörung, die einer sozialen Phobie oftmals vorausgeht.
- Christoph H. hat offensichtlich auch heute noch Probleme mit dem anderen Geschlecht, denn er ist unverheiratet, hat keine Freundin, obwohl er sich eigentlich eine Beziehung wünscht (→ 2).
- Die sozialen Ängste treten vermehrt im Zusammenhang mit Autoritätspersonen auf (hier: der Chef und seine Frau). Im Zusammensein mit Menschen, die er gut kennt (Arbeitsgruppe, Familienfeste, Freunde), gibt es keine Probleme.
- Um der gefürchteten Kritik durch andere auszuweichen, entwickelt Christoph H. ein Vermeidungsverhalten. Das geht so weit, dass er mit dem Gedanken spielt, sich einen Tag vor dem Fest krankschreiben zu lassen (→ 1).
- In der Vergangenheit hat er überdies gelernt, sich durch Alkohol Mut anzutrinken oder in Gesellschaft mehr als normal zu trinken. Dies ist typisch für Menschen mit einer sozialen Phobie.

Diagnosen

1. Soziale Phobie (F40.1)
2. Ängstliche (vermeidende) Persönlichkeitsstörung (F60.6)

1.5.2 Wichtig zu wissen

Prävalenz

Die soziale Phobie ist eine sehr häufig vorkommende psychische Störung: Etwa 13 % der Menschen in Deutschland erkranken im Laufe ihres Lebens daran. Damit liegt die Erkrankung hinter der Alkoholabhängigkeit und den depressiven Störungen an dritter Stelle der psychischen Störungen. Die soziale Phobie – vor allem in ihrer generalisierten Form – tritt in ¾ der Fälle schon im Jugendalter (14–18 J.) auf, manchmal auch schon in der ausgehenden Kindheit.

Ätiologie

Ähnlich wie bei anderen Angststörungen findet sich bei der sozialen Phobie i. d. R. ein Ungleichgewicht von Botenstoffen, die den Abbau von Angstreaktionen regulieren; die Folge ist ein generell erhöhtes Angstniveau. Eine genetische Disposition kann bei der Entstehung dieser Fehlregulation von Botenstoffen eine Rolle spielen. Auch einschneidende Erlebnisse in der frühen Kindheit oder Erfahrungen mit sozialer Ausgrenzung oder Zurückweisung sind häufig an der Entstehung einer sozialen Phobie beteiligt.

Komorbidität

Soziale Phobien gehen in über 50 % der Fälle – wie in obiger Fallgeschichte – mit einer ängstlichen (vermeidenden) Persönlichkeitsstörung einher. Viele Betroffene leiden gleichzeitig an einer depressiven Störung. Als Folge der Selbstmedikation durch Alkohol oder psychotrope Substanzen entwickeln viele Sozialphobiker eine Alkohol- oder Drogenabhängigkeit.

Differenzialdiagnostische Überlegungen

In schweren Fällen verlassen Menschen mit einer sozialen Phobie kaum noch das Haus. Dies könnte zu Verwechslungen mit dem Vermeidungsverhalten beim Krankheitsbild der Agoraphobie führen. Durch Nachfragen sollte geklärt werden, ob die Betroffenen den Kontakt mit kleineren sozialen Gruppen meiden (→ soziale Phobie) oder ob sie Angst vor größeren Personengruppen haben (→ Agoraphobie).

Differenzialdiagnostisch sollte auch geklärt werden, ob die Symptome so ausgeprägt und belastend sind, dass eine ängstliche (vermeidende) PS ausgeschlossen werden kann oder als Zweitdiagnose zu stellen ist.

Soziale Phobien und depressive Störungen weisen eine Reihe von Parallelen auf: Sie betreffen vor allem die soziale Vermeidung und das negative Selbstbild. Bei depressiven Patienten treten die sozialen Rückzugstendenzen allerdings phasenhaft auf, kongruent mit der depressiven Stimmung, begleitet vom typischen Spektrum der Symptome einer depressiven Episode. Bei Sozialphobikern ist hingegen eine durchgängige Vermeidung von sozialen Situationen zu beobachten.

Prinzipiell ist jedoch die Komorbidität mit depressiven Störungen sehr häufig, sodass oftmals beide Diagnosen zutreffen.

Therapie

Psychotherapie Zur psychotherapeutischen Behandlung einer sozialen Phobie hat sich die **kognitive Verhaltenstherapie** bewährt. Sie konzentriert sich i. d. R. auf drei Bereiche:

1. Kognitive Umstrukturierung negativer Glaubenssätze wie „Ich bin unattraktiv" – „Wenn man mich näher kennenlernt, mag man mich nicht" – „Ich bin im Umgang mit anderen dumm und ungeschickt"
2. Einüben sozialer Umgangsformen im Rollenspiel (Training sozialer Kompetenzen, Selbstsicherheitstraining)
3. Bewusste Konfrontation mit angstbesetzten sozialen Situationen, z. B. Fremde nach dem Weg fragen; sich in einem Geschäft über die Vor- und Nachteile einer Kamera informieren; eine Kollegin, die man gut kennt, zum Kaffee einladen etc.

In manchen Fällen ist die soziale Phobie durch belastende oder traumatische Erlebnisse im Kindesalter verursacht (Erziehungsstil der Eltern; Erfahrungen von körperlicher oder sexueller Gewalt). Hier kann eine aufdeckende Psychotherapie den Betroffenen helfen, ihr von Angst geprägtes Verhalten besser zu verstehen.

Psychopharmakotherapie In schweren Fällen können unterstützend Antidepressiva eingesetzt werden. Mittel der 1. Wahl sind **selektive Serotonin-Wiederaufnahmehemmer** (SSRIs, z. B. Paroxetin).

1.6 Spezifische (isolierte) Phobien

Angst vor Spinnen, Hunden, Schlangen, Mäusen, Höhenangst, Flugangst, Furcht vor Spritzen oder Blut werden zu den spezifischen Phobien gezählt. Viele dieser Ängste, vor allem die Furcht vor Tieren oder engen Räumen, haben einen evolutionären Hintergrund. Sie beziehen sich auf Situationen, Objekte oder Tiere, die in der Geschichte der Menschheit oft mit Gefahr assoziiert waren. Deshalb sind primitive Ängste dieser Art auch wesentlich weiter verbreitet als z. B. die Angst vor Autos oder vorm Autofahren.

1.6.1 Diagnosekriterien nach ICD-10

A. Menschen, die an einer spezifischen Phobie leiden, haben eine ausgeprägte Angst

1. vor bestimmten Tieren oder Objekten (➤ Box 1.1, Punkt 1) oder
2. vor bestimmten Situationen (➤ Box 1.1, Punkt 2) (außer Agoraphobie und soziale Phobie).

B. Die Betroffenen haben in den gefürchteten Situationen ausgeprägte Angstsymptome, die sich bis zu einer Panikattacke steigern können.

C. Die phobischen Situationen werden i. d. R. gemieden, sodass die Betroffenen sich mit ihrer Angst arrangieren und Außenstehende sie oft nicht bemerken.

D.1. Deutliche emotionale Belastung durch die Symptome oder das Vermeidungsverhalten.

D.2. Einsicht, dass die Angst übertrieben und unvernünftig ist.

BOX 1.1

Typische spezifische Phobien

1. Angst vor Tieren oder Objekten:
- Angst vor Spinnen (Arachnophobie)
- Angst vor Schlangen
- Angst vor Mäusen, Hunden, Insekten etc.
- Angst vor Spritzen
- Angst vor spitzen Gegenständen
- Angst vor Blut

2. Angst vor bestimmten Situationen:
- Angst vor Höhe (Akrophobie)
- Angst vor engen Räumen (Klaustrophobie)
- Flugangst (Aviophobie)
- Angst vor Ärzten oder Zahnärzten
- Angst vor Wasser
- Angst vor Sturm, Unwetter, Gewitter
- Angst vor Dunkelheit

Obwohl Menschen mit einer spezifischen Phobie unter ihren Ängsten bzw. ihrem Vermeidungsverhalten leiden und erkennen, dass ihr Verhalten übertrieben und unvernünftig ist, können sie es nicht kontrollieren. Dies kann zu Problemen mit Angehörigen, Freunden, Kollegen oder Vorgesetzten führen, die z. B. nicht verstehen können, dass jemand mit Höhenangst nicht ins Gebirge zum Wandern geht oder jemand mit Flugangst wichtige Geschäftstermine nicht wahrnehmen kann.

Nachfolgend finden sich zwei typische Beispiele für die unter 1) und 2) genannten unterschiedlichen Formen einer spezifischen Phobie.

1: Angst vor Spinnen

Als Jenny S. (26) die Praxis betritt, schaut sie sich als Erstes prüfend im Raum um, dann erst nimmt sie Blickkontakt mit dem Therapeuten auf. „Ich habe Angst vor Spinnen", erklärt sie ihr Verhalten, „deshalb prüfe ich schon beim Betreten eines Zimmers, ob sich irgendwo eine Spinne eingenistet hat." Seit sie sich erinnern kann, hat sie panikartige Angst vor Spinnen. „Einmal – ich war ungefähr 16 – bin ich nachts aufgewacht, und da war über mir an der Zimmerdecke eine Spinne! Da habe ich echt einen Nervenzusammenbruch gehabt mit Zittern, Schwitzen, heftigem Herzklopfen, Übelkeit und Todesangst. Ich habe laut geschrien, bis meine Mutter kam. Beruhigt habe ich mich erst, als sie die Spinne mit einem Glas nach draußen befördert hat."

Inzwischen gebe es wegen ihrer Spinnenangst Probleme im Zusammenleben mit ihrem Mann Eddie und ihrer 1½ Jahre alten Tochter Marie. „Mein Mann kann meine Spinnenangst nicht nachvollziehen: Es nervt ihn einfach, wenn er unser

Schlafzimmer jeden Abend nach Spinnen absuchen muss. Das tötet jede Erotik!" Und als sie neulich morgens Marie wecken wollte, „war da eine winzige Spinne draußen vor der Fensterscheibe. Ich habe hysterisch geschrien, am ganzen Körper gezittert und in Panik das Zimmer verlassen", erzählt sie. „Marie ist erschrocken, hat ebenfalls geschrien, doch mir war so übel und schwindelig, dass ich ihr Zimmer nicht betreten konnte und mit Tränen in den Augen hilflos in einer Ecke saß. Gottseidank war Eddie noch im Haus. Er hat sich sofort um Marie gekümmert und zu mir gesagt: ‚Das geht zu weit. So kann es nicht weitergehen.' – Ich weiß selbst, dass mein Verhalten übertrieben und unvernünftig ist, aber ich kann es nicht ändern."

Typische Symptome in der Fallgeschichte

▶ Jenny S. hat eine deutliche Furcht vor einem bestimmten *Objekt,* hier: Spinnen (→ A.1).
▶ Sie meidet das Zusammentreffen mit Spinnen, indem sie z. B. schon beim Betreten eines Raums prüft, „ob sich irgendwo eine Spinne eingenistet hat" (→ C).
▶ Sie hat massive Angstsymptome (➤ Kap. 1.2): Zittern, Schwitzen, Herzklopfen, Schwindel, Übelkeit, die sich bis zu einem „Nervenzusammenbruch" (Panikattacke) steigern können (→ B).
▶ Die Symptome und das Vermeidungsverhalten sind emotional sehr belastend (→ D.1).
▶ Jenny S. weiß genau, dass ihre Reaktionen „übertrieben und unvernünftig sind", kann aber nichts dagegen tun (→ D.2).
▶ Zusatzkriterium: Jennys phobisches Verhalten führt zu Problemen mit ihrer Umwelt, hier ihrem Ehemann, der ihr Verhalten nicht nachvollziehen kann und ihr droht: „So kann es nicht weitergehen!"

Diagnose **Spezifische Phobie (F40.2).**

2: Angst vor Aufzügen

Die 35-jährige Sekretärin Ella H. arbeitet in einem Büro im 6. Stock eines Hochhauses. Jeden Tag geht sie die sechs Stockwerke zu Fuß hoch, aus Angst, sie könne im Aufzug eingeschlossen werden. Auch wenn sie sich an kein traumatisches Ereignis in einem Aufzug erinnern kann, hat sie seit ihrer Kindheit große Angst vor Aufzügen.

„Einmal – da war ich schon 20", erzählt sie, „hat mein Freund mich im Urlaub in ein schickes Restaurant im 10. Stock unseres Hotels zum Abendessen eingeladen. ‚Komm, wir fahren mit dem Aufzug', meinte er. Ich wollte mir nichts von meiner Angst anmerken lassen, doch als ich oben ankam, hatte ich schweißnasse Hände, mein Herz klopfte bis zum Hals, mir war schwindelig und übel. An Essen war in diesem Augenblick nicht mehr zu denken."

Typische Symptome in der Fallgeschichte

▶ Ella H. hat eine deutliche Furcht vor einer bestimmten *Situation,* nämlich Aufzugfahren (→ A.2).
▶ Ihr Vermeidungsverhalten geht so weit, dass sie die vielen Treppen bis in den 6. Stock zu Fuß geht. Dadurch gelingt es ihr im Alltag, ihren Ängsten auszuweichen (→ C).
▶ In der Vergangenheit sind die Symptome (Herzklopfen, Schwindel, Übelkeit, schweißnasse Hände) zum ersten Mal in einer konkreten Situation aufgetreten: im Aufzug auf dem Weg in ein Restaurant im 10. Stock eines Hotels.
▶ Der tägliche Weg zur Arbeit ist für Ella H. sicher eine Belastung. Ihr dürfte auch bewusst sein, dass ihr Vermeidungsverhalten übertrieben und unvernünftig ist, obwohl in der Geschichte nichts darüber gesagt wird (→ D.1+2).

Diagnose **Spezifische Phobie (F40.2).**

1.6.2 Wichtig zu wissen

Prävalenz und Ätiologie

Die spezifische Phobie gehört zu den häufigsten Angststörungen. Fast jeder Zehnte leidet mindestens einmal im Leben daran. Spezifische Phobien wie Dunkelangst, Angst vor Tieren, Angst vor Gewitter etc. treten oft im Kindesalter auf und verschwinden meist beim Übergang ins Erwachsenenalter. Andere Arten von Phobien persistieren bis ins Erwachsenenalter und nehmen meist einen chronischen Verlauf. Frauen sind etwa doppelt so häufig betroffen wie Männer.

Die Furcht vor bestimmten Tieren (Schlangen, Spinnen) oder Situationen (Höhe, enge Räume, Dunkelheit) ist z. T. evolutionsgeschichtlich bedingt und hat der Menschheit in Vorzeiten das Überleben gesichert. Viele Menschen lernen, im Laufe ihres Lebens damit sinnvoll umzugehen, ohne hierbei eine Phobie zu entwickeln. Für das Entstehen einer Phobie muss zu den angeborenen biologischen Reaktionen eine erhöhte Angstbereitschaft hinzukommen, die nach augenblicklichem Stand der Forschung z. T. genetisch bedingt sein kann. Aber auch belastende oder traumatische Life Events können dazu beitragen, dass die Betroffenen ein übersteigertes „Angstpotenzial" entwickeln und so für Angststörungen aller Art anfälliger werden.

Differenzialdiagnose

Vermeidungsverhalten kann auch infolge einer posttraumatischen Belastungsstörung (PTBS) auftreten. Wenn jemand z. B. einen Flugzeugabsturz überlebt, beim Schwimmen beinahe ertrunken oder bei einem Diskothekenbrand fast zu Tode gekommen wäre, stellt die anschließende Angst vor dem Fliegen, vor Wasser, vor engen Räumen keine spezifische Phobie, sondern die Folge einer PTBS dar.

Therapie

Bei der Therapie von isolierten Phobien hat sich die klassische Verhaltenstherapie bewährt. Am häufigsten wenden Verhaltenstherapeuten hier die **graduierte Exposition** an: Bei einer Spinnenphobie z. B. beginnt die Exposition mit dem Foto einer kleinen Spinne, dann einer großen Spinne, einem „Spinnenvideo" am Fernseher, einer lebenden Spinne in größerer Distanz, als letzter Schritt dann evtl. das Berühren einer Spinne. In manchen Fällen kommt auch das sog. Flooding zur Anwendung (z. B. bei Höhenangst oder Angst vor engen Räumen). Die früher häufig angewandte **systematische Desensibilisierung** nach Wolpe (➤ Kap. 17.2.2) wird zwar heute nur noch selten angewandt, in Prüfungen aber immer noch gefragt.

Bei isolierten Phobien können in schweren Fällen **SSRIs** hilfreich sein. Eine alleinige Pharmakotherapie wird jedoch nicht empfohlen.

1.7 Generalisierte Angststörung

1.7.1 Allgemeine Hinweise

Typisch für die generalisierte Angststörung (GAS) sind Sorgen und Befürchtungen, die sich auf viele verschiedene Bereiche ausgeweitet („generalisiert") haben. Freud sprach in diesem Zusammenhang von „frei flottierender" (wörtlich: frei umhertreibender) Angst, im Gegensatz zu den situations- oder objektgebundenen Ängsten der Phobien.

Eine GAS beginnt meist langsam und schleichend. Charakteristisch sind Sorgen, die sich zunächst auf wirkliche Gefahren beziehen (z. B. dass es den Kindern in der Schule nicht gut geht oder das Geld nicht reichen könnte), sich nach und nach dann auf viele Bereiche ausweiten und schließlich den Alltag bestimmen (➤ Abb. 1.2). Menschen mit einer GAS neigen dazu, sich über z. T. völlig belanglose Dinge zu sorgen, und entwickeln hierbei oft „Sorgenketten" oder „Katastrophenszenarien", die sie gern abstellen würden, aber dazu nicht imstande sind.

1.7.2 Diagnosekriterien nach ICD-10

A.1. Anspannung, Besorgnis und Befürchtungen in Bezug auf alltägliche Ereignisse.
A.2. Häufig wird die Befürchtung geäußert, der Betroffene selbst oder ein Angehöriger könne demnächst erkranken oder einen Unfall haben.
A.3. Dauer: mindestens 6 Monate.
B. Als Folge der ängstlichen Anspannung sind mindestens **vier** körperliche Symptome aus den Bereichen 1–4 nachweisbar:

1. Unfähigkeit zu entspannen, Nervosität, Schreckhaftigkeit, Reizbarkeit, Muskelverspannungen, akute oder chronische Schmerzen (z. B. Kopfschmerzen, Muskelschmerzen), Einschlafstörungen, Konzentrationsprobleme als Folge der ständigen Sorgen und Befürchtungen
2. Herzklopfen, Herzrasen, Zittern; Schwindel, Schweißausbrüche, Hitzewallungen, Kloßgefühl im Hals, Schluckbeschwerden, Mundtrockenheit
3. Atembeschwerden, Schmerzen im Brustbereich, Übelkeit, Appetitlosigkeit, Kloßgefühl oder Missempfindungen im Bauch- und Magenbereich
4. Symptomverschlechterung bei Stress, Aufregung oder zusätzlicher Belastung

C. Die Störung ist nicht zurückzuführen auf eine organische Krankheit (z. B. Hyperthyreose), eine organische psychische Störung oder eine durch psychotrope Substanzen bedingte Störung.

NICHT VERWECHSELN

Panikattacken sind **nicht typisch** für die GAS, können in seltenen Fällen aber vorkommen.
Auch Symptome wie „Angst vor Kontrollverlust/verrückt zu werden/auszuflippen" oder die „Angst zu sterben" (ICD-10, B11+12) finden sich eher bei der Panikstörung oder phobischen Störungen als bei der GAS.

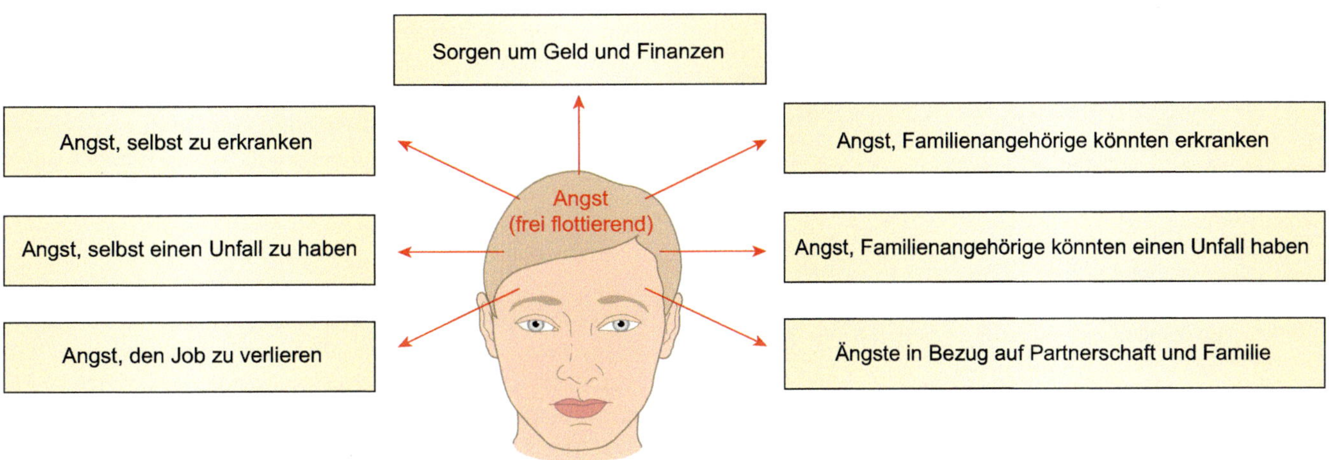

Abb. 1.2 Generalisierte Angststörung: typische zukunftsbezogene Ängste [L138]

1.7.3 Fallgeschichte

Ängste seit der Beförderung

Der Bankangestellte Frank M. (44) kommt in Begleitung seiner Frau in die Praxis, weil er seit seiner Beförderung vor 2 Monaten unter Appetitlosigkeit und Kopfschmerzen leidet, abends wegen Herzklopfens nicht einschlafen kann, am Morgen oft schweißgebadet aufwacht und aufgrund seiner ständig kreisenden Gedanken massive Konzentrationsprobleme hat.

Er lebt in der ständigen Sorge, seine Vorgesetzten hätten mit der Beförderung einen Fehler gemacht und würden bald merken, dass er für den Job nicht der Richtige sei. Wenn sie ihm dann vielleicht kündigen würden, könne er seine Rechnungen nicht mehr bezahlen und müsse Privatinsolvenz anmelden. Was wäre dann mit seiner Frau? Würde sie ihn vielleicht verlassen?

Auf Nachfragen gibt er zu, dass er sich immer schon Sorgen um alles Mögliche gemacht habe: um seine Gesundheit, seine alleinstehende Schwester oder seine beiden Kinder (10 und 13 J.), dass sie trotz ihrer guten Noten das Gymnasium nicht schaffen oder auf dem Weg zur Schule verunglücken könnten. Oder um seine 72-jährige Mutter: Was wäre, wenn sie an Demenz erkranken und in einem Heim betreut werden müsste – die immensen Kosten, die da auf ihn und seine Familie zukämen. „Früher konnte ich mit solchen Befürchtungen einigermaßen gut umgehen", meint er. „Ich war auch mehrmals wegen meiner Kopf- und Magenschmerzen, meiner Schlafstörungen und Verdauungsprobleme – ich leide an Durchfall – bei meinem Hausarzt. Der hat mir Medikamente verschrieben, die aber nicht helfen."

Typische Symptome in der Fallgeschichte

▶ Frank M. hat seit mehr als 6 Monaten Ängste, Sorgen und Befürchtungen in Bezug auf alltägliche Dinge (→ A.1):
- seine alleinstehende Schwester
- seine Kinder
- seine 72-jährige Mutter
- seine Finanzen
- seine eigene Gesundheit

▶ Seit seiner Beförderung plagen ihn überdies Ängste in Bezug auf seine Qualifikation für den neuen Job und die Beziehung zu seiner Frau (→ A.1).

▶ Als Folge seiner ständigen Sorgen und Befürchtungen leidet Frank M. an diversen körperlichen Symptomen (→ B.1–4):
- Kopfschmerzen
- Magenschmerzen
- Palpitationen (Herzklopfen)
- Schweißausbrüche
- Verdauungsprobleme
- Appetitlosigkeit
- Schlafstörungen
- Konzentrationsstörungen

▶ Die Störung ist nicht auf eine organische Krankheit (z. B. Hyperthyreose), eine organische psychische Störung oder eine durch psychotrope Substanzen bedingte Störung zurückzuführen (→ C).

▶ Zusatzmerkmal: Wie viele Betroffene sucht Frank M. wegen der körperlichen Symptome mehrmals Hilfe beim Hausarzt, der ihm Medikamente verschreibt, „die aber nicht helfen".

Diagnose **Generalisierte Angststörung (F41.1).**

1.7.4 Wichtig zu wissen

Prävalenz und Ätiologie

Etwa 5 % der Menschen erkranken im Laufe ihres Lebens an einer GAS. Die Störung beginnt meist zwischen dem 20. und 30. Lj., oft im Zusammenhang mit belastenden Lebensumständen. Frauen sind häufiger betroffen als Männer (Verhältnis 2 : 1). Zusätzlich findet sich bei etwa 90 % der Betroffenen eine weitere psychische Erkrankung (z. B. Panikstörung, soziale Phobie, depressive Störung).

Ähnlich wie bei der Panikstörung und den Phobien dürfte eine erhöhte, multifaktoriell bedingte Angst- und Alarmbereitschaft an der Entstehung einer GAS beteiligt sein. Als Folge des erhöhten Angstlevels setzt der Körper u. a. das Stresshormon Adrenalin frei, das für viele der weiter oben aufgeführten körperlichen Symptome verantwortlich ist.

Viele Menschen, die an einer GAS leiden, suchen wegen ihrer körperlichen Beschwerden zunächst den Hausarzt oder Internisten auf. Da die Betroffenen ihre Symptome meist nicht mit ihren Ängsten in Verbindung bringen, berichten sie dem Arzt auch nicht über ihre Sorgen und Befürchtungen, sodass die Störung oft monate- oder jahrelang unerkannt bleibt.

Differenzialdiagnose und Komorbidität

Viele depressive Störungen (depressive Episode, rezidivierende depressive Störung, Dysthymia) gehen mit Ängsten und Befürchtungen aller Art einher. Deshalb sollte durch weitere Fragen eine depressive Störung ausgeschlossen werden. Falls sich herausstellt, dass jemand die Kriterien für eine GAS erfüllt und gleichzeitig an einer depressiven Episode oder einer Dysthymia leidet, sollten beide Diagnosen gestellt werden.

Auch Schilddrüsen- und Herzerkrankungen oder der Missbrauch bzw. Entzug psychotroper Substanzen können länger andauernde Angstsyndrome verursachen und sind deshalb differenzialdiagnostisch auszuschließen. Da viele Betroffene ihre Sorgen und Befürchtungen mit Alkohol, Drogen oder Beruhigungsmitteln zu reduzieren versuchen, sollte dies im Explorationsgespräch genau erfragt werden.

Therapie

Psychotherapie Bei der Behandlung der GAS hat sich die KVT als psychotherapeutisches Verfahren der 1. Wahl erwiesen. Ziel des kognitiven Ansatzes ist es, angstauslösende Gedankenmuster und unrealistische Befürchtungen zu erkennen, die dahinterstehenden verzerrten Kognitionen zu verändern und das neue Denken und Handeln im Alltag einzuüben (➤ Kap. 17.2.3). Auch Achtsamkeitsübungen (➤ Kap. 17.7) und Entspannungstechniken (➤ Kap. 17.8),

Gedankenstopp (➤ Kap. 17.2.3) und die sog. „Sorgenkonfrontation in sensu" (➤ Kap. 17.2.2) können helfen, die Gedanken zu „entkatastrophisieren" und auf diese Weise Ängste und Sorgen zu reduzieren.

Psychopharmaka Unterstützend zur Psychotherapie können Antidepressiva, bevorzugt SSRIs, gegeben werden, in Krisensituationen evtl. auch Benzodiazepine, die wegen ihres Abhängigkeitspotenzials allerdings nur kurzzeitig verschrieben werden sollten.

1.8 Zwangsstörungen

1.8.1 Allgemeine Hinweise

Leichte zwanghafte Gedanken oder Handlungen kennen die meisten Menschen: Wer hat nicht schon mal überprüft, ob der Herd wirklich ausgeschaltet oder die Tür wirklich abgeschlossen ist, obwohl man eigentlich weiß, dass man den Herd gerade erst ausgeschaltet oder die Tür soeben abgeschlossen hat. Von einer Zwangsstörung (oder Zwangserkrankung) spricht man erst, wenn derartige Verhaltensweisen sich über einen längeren Zeitraum andauernd wiederholen und den Alltag so sehr dominieren, dass die Betroffenen darunter leiden, sich jedoch nicht dagegen wehren können. In schweren Fällen kommt es zu großen Problemen in Beruf und Partnerschaft.

Zwangsstörungen sind nahezu immer mit Angstgekoppelt: Vor allem, wenn Zwangshandlungen oder Zwangsrituale nicht durchgeführt werden können, reagieren die Betroffenen mit Angst, z. T. sogar massiven Angstanfällen. Da auch die psychotherapeutischen Verfahren für Zwänge (meist Verhaltenstherapie) denen für Angststörungen ähneln, wurden die Zwangsstörungen in die Lerneinheit für Angststörungen aller Art aufgenommen.

Bei den meisten Zwangskranken lassen sich Zwangsgedanken nachweisen, die in manchen Fällen nicht oder nur in geringem Maße von Zwangshandlungen begleitet sind: z. B. wenn der Betroffene immer wieder daran denken muss, dass er jemanden überfahren, an Krebs erkranken oder sein Kind vor ein Auto stoßen könnte. In den meisten Fällen jedoch lösen die Zwangsgedanken so große Ängste aus, dass die Betroffenen versuchen, sie durch Zwangshandlungen oder Zwangsrituale zu neutralisieren.

1.8.2 Diagnosekriterien nach ICD-10

A. Vorhandensein von
1. Zwangsgedanken (Ideen, Vorstellungen, Impulse) oder
2. Zwangshandlungen oder
3. Zwangsgedanken und Zwangshandlungen gemischt.

B. Dauer: mindestens 2 Wochen

C. Die Zwangsgedanken (➤ Abb. 1.3) und Zwangshandlungen zeigen folgende Merkmale:
1. Sie werden als eigene Gedanken/Handlungen empfunden (nicht als von außen eingegeben wie z. B. bei der Schizophrenie).
2. Die Zwangsgedanken/-handlungen wiederholen sich dauernd und werden als unsinnig erkannt.
3. Die Betroffenen versuchen vergeblich, dagegen Widerstand zu leisten.
4. Die Zwangsgedanken oder Zwangsimpulse lösen große Angst aus. Zwangsimpulse aggressiven Inhalts werden deshalb nie in die Tat umgesetzt.
5. Um die Angst vor den eigenen Gedanken zu verringern oder zu neutralisieren, fühlen sich die Betroffenen gezwungen, bestimmte Handlungen oder Rituale auszuführen, z. B. zu beten, zu zählen, Dinge zu kontrollieren, übertriebene Ordnung zu halten oder sich übermäßig oft die Hände zu waschen.
6. Zwangsgedanken und Zwangshandlungen neigen dazu, sich auszubreiten und immer größere Bereiche des Alltags zu besetzen. Zwangshandlungen können sich hierbei zu komplexen Zwangsritualen zusammenfügen, die in einer festgelegten Reihenfolge durchlaufen werden müssen.
7. Die Betroffenen leiden unter ihren Zwangsgedanken und/oder Zwangshandlungen.
8. Häufig kommt es zu einer Beeinträchtigung der sozialen oder beruflichen Leistungsfähigkeit, meist durch den besonderen Zeitaufwand.

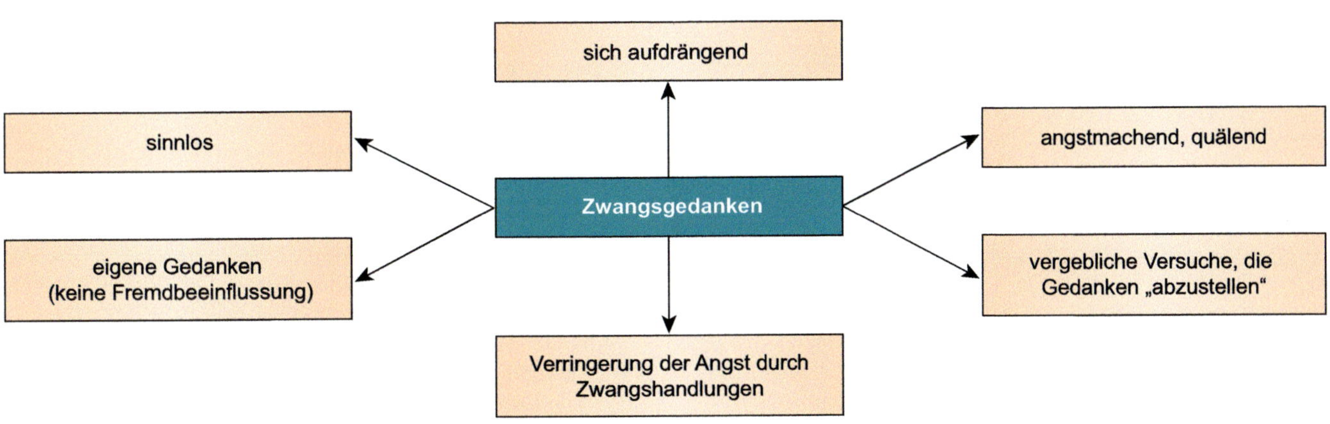

Abb. 1.3 Typische Merkmale von Zwangsgedanken [L143]

1

1.8.3 Fallbeispiele

1: Zwangsgedanken

Angst vor spitzen Gegenständen

Die 22-jährige Carolin M., Studentin der Tiermedizin, kommt in die Praxis, weil sie unter massiven Schlafstörungen leidet. Das Schlafmittel, das ihr der Hausarzt verschrieben habe, würden ihr zwar nachts helfen, tagsüber leide sie aber unter massiven Ängsten. Begonnen habe das Ganze vor ½ Jahr. „Mein Freund und ich waren in der Küche, um zu frühstücken. Irgendetwas hat ihn an meinem Verhalten gestört; ein Wort ergab das andere, schließlich drohte er, mich zu verlassen. Ich war gerade dabei, Brot zu schneiden. Plötzlich verspürte ich in mir den Impuls, mit dem Brotmesser auf ihn loszugehen – es war wie ein inneres Bild, das ich nicht abstellen konnte. Ich bin furchtbar erschrocken, habe das Messer fallen lassen, bin in Tränen ausgebrochen und habe unter einem Vorwand die Küche verlassen. Wir haben uns danach zwar wieder versöhnt, aber einige Wochen später ist unsere Beziehung in die Brüche gegangen. Seitdem meide ich alle spitzen Gegenstände – aus Angst, ich könnte jemanden damit verletzen. In verschiedensten Situationen drängen sich mir immer wieder Bilder auf, in denen ich Menschen mit einem spitzen Gegenstand angreife. Ich kann nichts dagegen tun. Inzwischen gehe ich nicht mehr an die Uni und treffe mich auch nicht mehr mit Freunden. Auch da könnte ja irgendwo ein Messer, eine Schere oder ein Schraubenzieher herumliegen und ich wieder den Impuls verspüren, jemanden damit zu verletzen."

Typische Symptome in der Fallgeschichte

► Im Vordergrund der Fallbeschreibung stehen Zwangsgedanken (hier: gedankliche Bilder und Impulse), welche die Studentin durch Vermeidungsverhalten neutralisieren möchte. Typische Zwangshandlungen sind in der Schilderung nicht zu erkennen (→ A.1).
► Die sich aufdrängenden Gedanken und Bilder (der Impuls, mit einem spitzen Gegenstand auf einen anderen Menschen loszugehen) werden zwar als eigene Gedanken (→ C.1), jedoch als **ich-dyston** empfunden, d.h., die Gedanken stehen im Widerspruch zum normalen Denken der Betroffenen.
► Obwohl die Zwangsgedanken als unsinnig erkannt werden (→ C.2), lösen sie große Angst aus (→ C.4).
► Um die Angst vor den eigenen Gedanken zu reduzieren, meidet Carolin M. seitdem spitze Gegenstände jedweder Art. Das Vermeidungsverhalten entspricht nur z.T. den Kriterien der üblichen Zwangshandlungen: Carolin M. versucht z.B. nicht, gegen die Handlungen Widerstand zu leisten, und das Vermeiden von spitzen Gegenständen wird auch nicht als unsinnig erkannt. Sie leidet demzufolge in erster Linie an Zwangsgedanken (A.1).
► Durch ihr Vermeidungsverhalten kommt es allerdings zu einer Beeinträchtigung ihrer beruflichen Leistungsfähigkeit (sie geht nicht mehr an die Uni) und zu einer Einschränkung ihrer sozialen Kontakte (→ C.8).
► Carolins Zwangsstörung wurde offensichtlich durch den Streit mit dem Freund ausgelöst. In der Fachliteratur finden sich diverse Hinweise, dass eine Zwangsstörung durch ein belastendes oder traumatisches psychosoziales Erlebnis ausgelöst werden kann.

Diagnose **Zwangsstörung, vorwiegend Zwangsgedanken (F42.0).**

NICHT VERWECHSELN

Angst vor spitzen Gegenständen: Zwang oder Phobie?

- **Phobie:** Jemand hat **Angst, von anderen verletzt zu werden,** und hat deshalb Angst vor spitzen Gegenständen.
- **Zwangsgedanken:** Jemand hat **Angst, andere Menschen zu verletzen,** und meidet deshalb spitze Gegenstände.

2: Zwangshandlungen

„Ich muss alles kontrollieren"

Jan S., ein 27-jähriger Bankangestellter, kommt in die Praxis, weil er seine Wohnung nicht mehr verlassen kann, ohne vorher mehrmals alle Lichtschalter, den Elektroherd, die Spülmaschine und das Türschloss kontrolliert zu haben. Auch beim Parken des Autos braucht er 15–20 Minuten, um Autoradio und Licht mehrmals ein- und auszuschalten, 5- bis 10-mal die Handbremse anzuziehen, zu lösen, wieder anzuziehen und nach dem Aussteigen wiederholt zu kontrollieren, ob das Auto wirklich abgeschlossen ist. Wegen des großen Zeitaufwands kommt er oft zu spät zur Arbeit. Sein Chef hat ihn deshalb schon abgemahnt. Nun hat Jan S. Angst, seinen Job zu verlieren. Auch in seinen Beziehungen zu Frauen gebe es Probleme: „Die halten es nach kurzer Zeit nicht mehr mit mir und meinen Kontrollzwängen aus. Auch Freunde und Bekannte besuchen mich wegen meiner Macken kaum noch."

Typische Symptome in der Fallgeschichte

► Jan S. leidet vorwiegend unter Zwangshandlungen, die als Kontrollzwänge einzuordnen sind (→ A.1).
► Ob die Zwangshandlungen durch Zwangsgedanken ausgelöst werden, ist aus der Fallgeschichte nicht zu ersehen.
► Wie in Fallgeschichte 1 werden die Zwangshandlungen als unsinnig empfunden. Jan S. kann sie trotzdem nicht willentlich abstellen (→ C.2+3).
► Unter seinem Zwangsverhalten leiden seine sozialen Kontakte, vor allem seine Beziehungen zu Frauen. Überdies beeinträchtigt der große Zeitaufwand seine berufliche Leistungsfähigkeit: Jan S. kommt oft zu spät zur Arbeit und befürchtet, seinen Job zu verlieren (→ C.8).

Diagnose **Zwangsstörung, vorwiegend Zwangshandlungen (F42.1).**

3: Zwangsgedanken und Zwangshandlungen gemischt

Angst vor Viren und Bakterien

Anja B. (28) arbeitet als Büroangestellte in einer Arztpraxis. Seit 10 Jahren leide sie an einem Ordnungs- und Waschzwang. „Damals bin ich bei meinen Eltern ausgezogen, habe mir in einer anderen Stadt eine eigene Wohnung eingerichtet und meinen ersten Job in einer Heilpraktikerschule angenommen. Erst im Nachhinein ist mir aufgefallen, dass ich schon beim Einrichten der Wohnung auf Ordnung und Sauberkeit großen Wert gelegt habe und dass ich mir öfter als normal, denke ich, die Hände wasche und dusche." Inzwischen habe sie auch Angst, sich in der Arztpraxis eine ansteckende Krankheit zu-

zuziehen. Wenn ihr Chef ihr die Krankenakten von Patienten auf den Schreibtisch lege, habe sie immer ein ungutes Gefühl. „In Abständen stehe ich dann immer wieder auf und wasche mir die Hände. Zu Hause werfe ich meine gesamte Kleidung in die Waschmaschine." Inzwischen habe sie auch bei vielen anderen Anlässen Angst, sich zu infizieren: im Bus, beim Berühren von Türklinken, beim Händeschütteln, wenn sie im Urlaub in einem fremden Bett schlafe oder Freunde zu Besuch kämen.

Auf Nachfragen erinnert sie sich, dass sie schon im Alter von 5–8 Jahren mit einem Wasch-, Bet- und Zählritual von sich und ihren Eltern Unheil abwenden wollte. Das sei aber im Alter von etwa 10 Jahren völlig verschwunden. Inzwischen muss sie sich allerdings jeden Tag zwingen, zur Arbeit zu gehen; sie war auch schon mehrmals krank und hat sich ernsthaft überlegt, sich bei einer Bank, einer Versicherung oder einem Reiseunternehmen einen neuen Job zu suchen. „Aber wer weiß", meint sie. „Vielleicht entwickle ich dann andere Arten von Zwängen."

Typische Symptome in der Fallgeschichte

- Anja B. leidet seit 10 Jahren an Zwangshandlungen in Form eines Ordnungs- und Waschzwangs (A.1).
- Sie hat gleichzeitig auch Zwangsgedanken, die ihr Angst machen: Sie denkt z. B. ständig daran, dass sie sich eine schwere Infektion zuziehen könnte; und in der Kindheit hatte sie Angst, der Familie könne etwas Schlimmes zustoßen.
- Um ihre Gedanken an Ansteckung zu neutralisieren, wäscht sie sich ständig die Hände, später auch die Kleidung; in der Kindheit versuchte sie, durch Zählen und Beten Unheil von ihrer Familie abzuwenden (→ C.5).
- Inzwischen haben sich die Zwangsgedanken auf viele Bereiche ausgeweitet (Bus, Türklinken, Händeschütteln, fremde Betten, Besuch von Freunden) (→ C.6).
- Wie die Betroffenen in den Fällen 1 und 2 leidet Anja B. unter ihren Zwängen, kann sie jedoch nicht willentlich unterdrücken (C.3+7).
- Die Zwangshandlungen und ihr ausgeprägtes Vermeidungsverhaltens beeinträchtigen ihre berufliche Leistungsfähigkeit: Sie ist öfter krank und muss sich zur Arbeit zwingen (→ C.8).

Diagnose **Zwangsstörung, Zwangsgedanken und Zwangshandlungen gemischt (F42.2).**

Ergänzende Hinweise Die Tatsache, dass Anja schon im Alter zwischen 5 und 8 Jahren Zwangssyndrome entwickelt hat, kann in ihrem Fall auf eine familiäre Disposition hinweisen oder auf belastende Situationen, die durch Wasch-, Bet- und Zählrituale unschädlich gemacht werden sollten. Ritualisierte Ess- und Waschgewohnheiten, Einschlaf- und Vorleserituale sowie magisches Denken (durch Zählen/Beten Unheil abwenden) sind in dieser Entwicklungsphase allerdings typisch und nicht als krankhaft einzuordnen. Solche „passageren" (vorübergehenden) Zwangssyndrome verschwinden i. d. R. im Übergang zur Adoleszenz. Dies ist auch bei Anja B. der Fall. Erst die Zwangsgedanken und -handlungen, die im Alter von 18 Jahren bei ihr auftretend, zählen von der Symptomatik und vom Schweregrad her zu den Zwangsstörungen.

1.8.4 Wichtig zu wissen

Prävalenz

Die Zwangsstörung ist die vierthäufigste psychische Störung. Im Laufe ihres Lebens sind davon 2–3 % der Bevölkerung betroffen. Im deutschsprachigen Bereich sind dies mehr als 1–2 Mio. Menschen. Erste Symptome treten z. T. schon in der ausgehenden Kindheit oder im Jugendalter auf. Eine Häufung der Erkrankung findet sich im Alter von 12–14 Jahren und 20–22 Jahren. Bei 85 % aller Betroffenen beginnt die Zwangserkrankung vor dem 30. Lj. Männer und Frauen sind in etwa gleich häufig betroffen. Da viele Betroffene ihre Störung selbst in den Griff bekommen wollen, sich dafür schämen und sie deshalb vor der Umwelt verbergen, vergehen bis zur ersten Konsultation im Schnitt 7–8 Jahre.

Ätiologie

Das Entstehen einer Zwangsstörung wird vermutlich durch ein Zusammenspiel von genetischen, neurobiologischen und lebensgeschichtlichen Faktoren beeinflusst. Der Erziehungsstil der Eltern (z. B. übertriebene Erziehung zu Ordnung und Sauberkeit) kann hier ebenso eine Rolle spielen wie belastende Life Events in der Kindheit oder im späteren Lebensalter (z. B. Tod oder schwere Erkrankung eines geliebten Menschen).

Auch eine Störung der Hirnchemie in der Reizübertragung zwischen Frontalhirn und Teilen der Basalganglien (evtl. genetisch bedingt) scheint an der Entstehung einer Zwangsstörung beteiligt zu sein. Diese neuronale Überaktivität bewirkt, dass bestimmte Gedanken nicht mehr „heruntergeregelt" werden können und sich so ständig wiederholen. Man vermutet, dass ein Mangel des Botenstoffs Serotonin hierfür verantwortlich ist. Diese Theorie wird u. a. dadurch gestützt, dass Medikamente, welche die Konzentration von Serotonin erhöhen, in der Therapie von Zwängen häufig erfolgreich eingesetzt werden.

Komorbidität

Ähnlich wie bei anderen Angststörungen findet sich bei der Zwangserkrankung häufig eine depressive Symptomatik. Rund 80 % der Betroffenen weisen depressive Symptome auf, die aber nicht immer die Diagnose „Depression" rechtfertigen. In manchen Fällen allerdings kann es notwendig sein, als Zweitdiagnose eine depressive Episode zu diagnostizieren. Auch andere Arten von Angststörungen treten oft begleitend auf, besonders häufig soziale Phobien oder hypochondrische Störungen wie die Dysmorphophobie (körperdysmorphe Störung).

Bei 50 % der Betroffenen liegt gleichzeitig eine Persönlichkeitsstörung (PS) vor, besonders häufig eine abhängige PS und eine ängstlich-vermeidende (selbstunsichere) PS. Eine komorbide zwanghafte PS hingegen ist meist nicht mit einer Zwangserkrankung vereinbar: Zwangskranke leiden ja unter ihrer Störung, Menschen mit einer zwanghaften PS hingegen sind normalerweise stolz auf ihre Ordnungs- und Sauberkeitsgrundsätze (→ DD).

Differenzialdiagnose

Die Abgrenzung der Zwangsstörung von depressiven Störungen ist oft nicht einfach, denn auch depressive Patienten leiden häufig unter zwanghaftem Grübeln und Kontrollzwängen. Deshalb sollte bei der Diagnosestellung das Vorhandensein einer depressiven Störung ausgeschlossen werden.

Da Zwangserkrankungen immer mit Angst gekoppelt sind, sollte im Explorationsgespräch eine Angststörung ebenso ausgeschlossen werden wie eine Erkrankung aus dem schizophrenen Formenkreis. Auch bei Patienten mit Schizophrenie findet man häufig sich wiederholende Ideen, die auf den ersten Blick wie Zwangsgedanken anmuten können. Bei schizophrenen Erkrankungen sind die Betroffenen allerdings von der Richtigkeit ihrer „Zwangsgedanken" überzeugt und empfinden sie, anders als Menschen mit einer Zwangserkrankung, nicht als unsinnig.

Eine wichtige Differenzialdiagnose zur Zwangsstörung stellt die zwanghafte (anankastische) Persönlichkeitsstörung dar. Von ihrem Umfeld werden die Betroffenen häufig als beharrlich, ordnungsliebend, kontrollierend und unflexibel empfunden. Im Gegensatz zu Menschen mit einer Zwangserkrankung empfinden sie ihre zwanghaften Gedanken und Handlungen jedoch nicht als unsinnig und leiden auch nicht unter ihren Zwängen – im Gegenteil: Viele Menschen mit einer anankastischen PS sind sogar stolz auf ihren Ordnungssinn, ihr Verständnis von Moral und ihre Vorliebe für Listen aller Art.

Häufig kommen Zwänge zusammen mit neurologischen Störungen vor, z. B. bei Ticstörungen oder beim Gilles-de-la-Tourette-Syndrom. Sie sollten durch weitere Fragen differenzialdiagnostisch ausgeschlossen werden.

Therapie

In der psychotherapeutischen Behandlung von Zwangsstörungen spielt die Verhaltenstherapie eine wichtige Rolle. Bei Patienten, die (wie in Fallgeschichte 2) vorwiegend unter Zwangshandlungen leiden, hat sich die klassische **Verhaltenstherapie** (Technik der Exposition mit Reaktionsverhinderung) bewährt. Beim Vorherrschen von Zwangsgedanken (wie in Fallgeschichte 1) hilft die KVT den Betroffenen, verzerrte Gedankenmuster zu erkennen und mithilfe des Therapeuten so zu verändern, dass sie von ihrem Vermeidungsverhalten ablassen und wieder Freude am Leben empfinden können. Da Zwangsgedanken und Zwangshandlungen in den meisten Fällen miteinander gekoppelt sind, werden in der Praxis oft Techniken der klassischen und der kognitiven VT kombiniert.

Da man festgestellt hat, dass Menschen mit einer Zwangserkrankung einen Mangel des Botenstoffs Serotonin aufweisen, lassen sich durch Medikamente, die den Serotoninspiegel erhöhen, in vielen Fällen die Symptome reduzieren. Besonders bewährt haben sich SSRIs, wie sie auch bei depressiven Erkrankungen gegeben werden. Anders als bei der Behandlung von Depressionen müssen die SSRIs bei Zwangsstörungen in einer höheren Dosierung und über einen längeren Zeitraum eingenommen werden, damit eine Wirkung eintritt. Das bedeutet, dass die Betroffenen oft 6–12 Wochen warten müssen, bis sich ihre Zwangssymptomatik bessert. Meist führen die Medikamente allerdings nicht zum völligen Verschwinden der Symptome, sondern verringern sie nur um etwa 40–50 %.

Prognose

Auch wenn Verhaltenstherapie mit Antidepressiva kombiniert wird, kommt es nur selten zu einem vollständigen Verschwinden der Zwangsgedanken und Zwangshandlungen. Langzeitstudien zeigen, dass sich der Zustand bei etwa zwei Drittel der therapierten Patienten auch noch 2–6 Jahre nach Behandlungsende im Vergleich zu früher gebessert oder sehr gebessert hat. Meist verläuft die Erkrankung trotz teilweiser Besserung der Symptomatik chronisch; eine vollständige Heilung der Zwangsstörung ist sehr selten.

KAPITEL

2 Dissoziative Störungen

2.1 Allgemeine Hinweise

Erlebnisse werden in unserem Gehirn an vielen verschiedenen Orten verarbeitet: Was wir sehen, hören, riechen, schmecken, wie wir uns bewegen, was wir in einer bestimmten Situation denken und sagen – all das wird normalerweise mit den daran beteiligten Gefühlen und Körperempfindungen verknüpft, mit Raum und Zeit koordiniert und anschließend ganzheitlich abgespeichert. In der Regel werden diese unterschiedlichen Prozesse vom Individuum als Einheit erlebt. Bei belastenden Erlebnissen oder inneren Konflikten kann es allerdings passieren, dass zwei oder mehr Prozesse oder Inhalte sich nicht miteinander vernetzen: dass z. B. die Gefühle nicht wahrgenommen werden, die Erinnerung an massiv belastende Erlebnisse blockiert ist, dass Sehen, Hören, Sprechen und Bewegungsabläufe in bestimmten Situationen nicht mehr „wie sonst" funktionieren, dass sich evtl. sogar das Ich-Bewusstsein in verschiedene Ichs aufspaltet. In Fällen wie diesen kommt es bei der Speicherung und Verarbeitung eines belastenden Erlebnisses zu einer Abspaltung einzelner Elemente. Der Fachausdruck für diese psychisch bedingte „Abspaltung" lautet **Dissoziation** (lat. *dissociare*, „trennen").

Im Alltag sind dissoziative Phänomene nichts Ungewöhnliches. „Weggetreten sein", „sich wegträumen", „neben sich stehen", „nicht wirklich hier sein", „einen Blackout haben" – solche Redewendungen beziehen sich auf dissoziative Zustände, die jeder schon einmal erlebt hat, z. B. beim Lesen eines spannenden Buchs, bei einem intensiven Gespräch mit einem geliebten Menschen, beim Meditieren, bei der Arbeit am Computer oder im Zustand extremer Übermüdung. Das Bewusstsein ist in solchen Momenten nicht in der Lage, die Gesamtsituation in einem kontinuierlichen zeitlichen Kontext und unter Erfassung aller Sinneswahrnehmungen zu integrieren. Dies ist ein normales Phänomen ohne Krankheitswert. Länger andauernde dissoziative Zustände können aber auch als psychische Störungen auftreten, die man traditionsgemäß in zwei große Bereiche einteilen kann (➤ Abb. 2.1):

1. Dissoziative Störungen, die sich auf den **Körper** beziehen: In Anlehnung an Freud findet sich hierfür auch die Bezeichnung „Konversionsstörung". Typisch hierbei ist in vielen Fällen, dass ein psychischer Konflikt in ein körperliches (somatisches) Symptom umgewandelt wird (lat. *convertere*, „umwandeln").
2. Dissoziative Störungen, die sich auf die **Psyche** beziehen: Typisch hierfür ist z. B. ein Abspalten der Erinnerung (Amnesie), das Gefühl, dass sich das Ich fremd anfühlt oder dass sich – in seltenen Fällen – Teile des Ichs als „Alter Egos" abgespalten haben.

Voraussetzung für die Diagnose sind die in der ICD-10 unter G1 und G2 aufgeführten Merkmale, die bei allen in der Folge beschriebenen dissoziativen Störungen erfüllt sein müssen (➤ Kap. 2.1.2).

2.1.1 Seltene Sonderformen

Ganser-Syndrom „Dissoziative Pseudodemenz" – „Scheinblödsinn". Vorbeiantworten in einer psychisch belastenden Situation, begleitet von weiteren dissoziativen Phänomenen.

Psychogener Dämmerzustand Psychisch bedingter Dämmerzustand, ausgelöst durch einen Schock oder ein traumatisches Erlebnis.

2.1.2 Allgemeine diagnostische Kriterien für eine dissoziative Störung nach ICD-10

G1. Kein Nachweis einer körperlichen Krankheit, welche die für diese Störung charakteristischen Symptome erklären könnte (es können jedoch körperliche Störungen vorliegen, die andere Symptome verursachen).
G2. Überzeugender zeitlicher Zusammenhang zwischen den dissoziativen Symptomen und belastenden Ereignissen, Problemen oder Bedürfnissen.

In den Klin.-diagn. Leitlinien zu F44 findet sich in diesem Zusammenhang auch der Hinweis auf eine *„nahe zeitliche Verbindung mit traumatisierenden Ereignissen, unlösbaren oder unerträglichen Konflikten oder gestörten Beziehungen"* (S. 212).

2.2 Dissoziative Bewegungsstörungen

Dissoziative Bewegungsstörungen äußern sich häufig in einem „kompletten oder teilweisen Verlust der Bewegungsfähigkeit" von Körperteilen, die normalerweise der willkürlichen Kontrolle unterliegen. Am häufigsten finden sich in dieser Kategorie Lähmungserscheinungen oder ein Schwächegefühl in Armen oder Beinen. Da auch die Sprechwerkzeuge willentlich gesteuert werden, zählt ein psychisch bedingter Sprachverlust ebenfalls zu den dissoziativen Bewegungsstörungen. Der Fachausdruck hierfür ist „Aphonie".

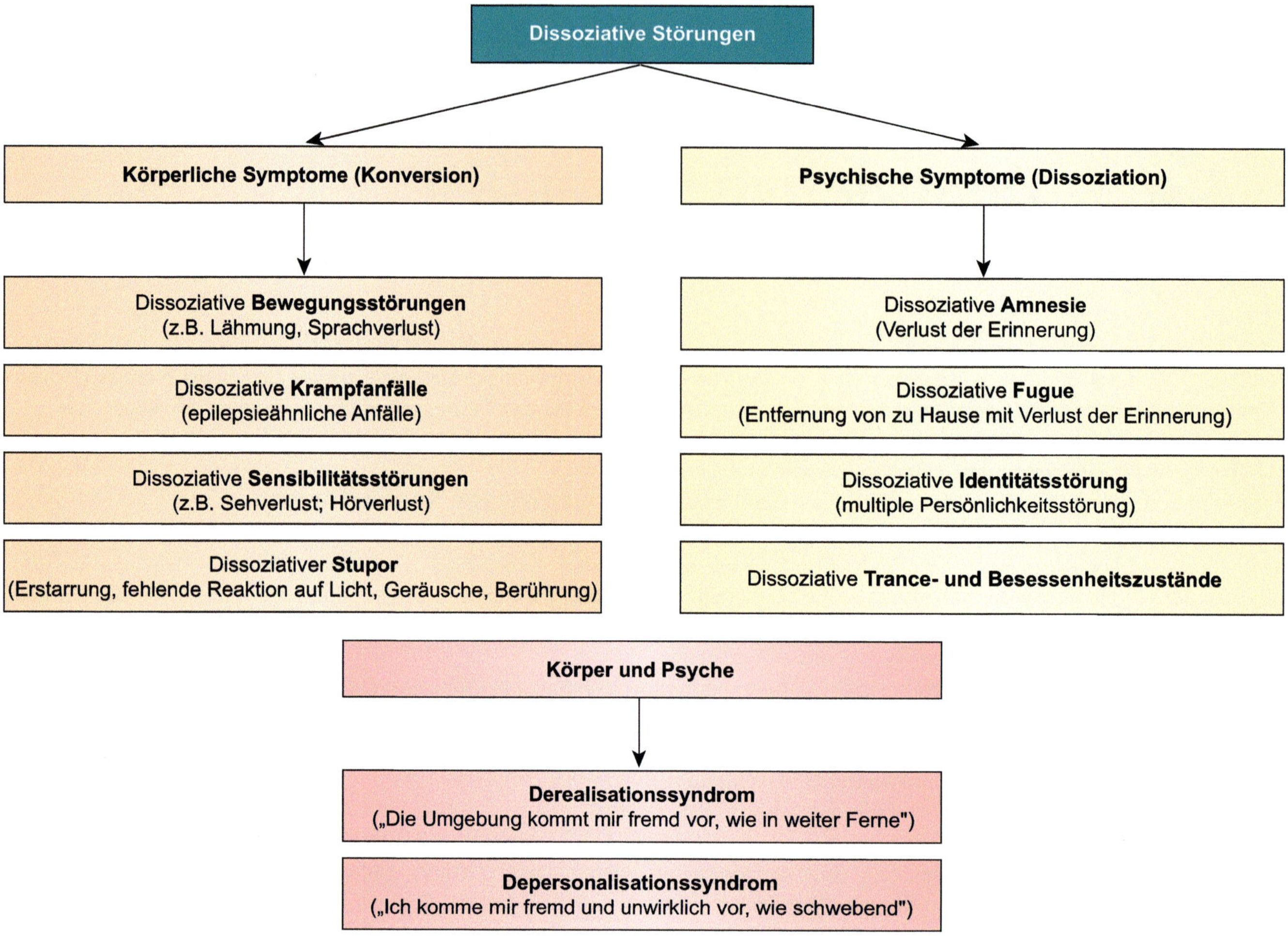

Abb. 2.1 Dissoziative Störungen im Überblick [L143]

2.2.1 Diagnosekriterien nach ICD-10

A. Die allgemeinen Kriterien für eine dissoziative Störung müssen erfüllt sein (Kriterien G1 + G2, ➤ Kap. 2.1.2).

B. Entweder 1. oder 2:

1. Kompletter oder teilweiser Verlust der Bewegungsfähigkeit („Lähmung"). Dies betrifft Bewegungen, die normalerweise der willkürlichen Kontrolle unterliegen (einschließlich der Sprache).
2. Koordinationsstörungen, Ataxie (z. B. unsicherer oder kleinschrittiger Gang), Unfähigkeit, ohne Hilfe zu stehen.

2.2.2 Fallbeispiel

Sprachlos und gelähmt

Die Serbin Lidija M. (35) wird mit Lähmungserscheinungen der Arme und Beine in die Notaufnahme einer Klinik eingeliefert. Ein sofort erstelltes CT ergibt keinen Hinweis auf einen Schlaganfall oder einen anderen organischen Befund. Weil sie nicht spricht, wird sie über Nacht zur Beobachtung in der Klinik behalten. Am nächsten Morgen kann Lidija M. ihre Arme und Beine wieder normal bewegen, sodass sie mit dem Hinweis entlassen wird, die Ursache sei wahrscheinlich psychischer Art. Daraufhin sucht Lidija M. auf eigenen Wunsch psychotherapeutische Hilfe.

Sie kommt mit einem Schreibblock in die Praxis und kommuniziert schriftlich mit der Therapeutin. „Beziehung zerbrochen… 2 Jahre sehr glücklich mit Zlatko … andere Frau … Zlatko 6 Wochen verschwunden … ich gesucht …" steht da auf dem Zettel. Sie habe ihn zur Rede gestellt, er habe sie beschimpft, beleidigt und sogar geschlagen. Als er sie verließ, wollte sie ihm nachlaufen, doch da spürte sie ihre Beine nicht mehr, brach wie gelähmt zusammen. „Schlimm … seitdem… nicht sprechen". – „Haben Sie so etwas schon einmal erlebt?", fragt die Therapeutin. – „Ja … Kosovo … Mutter tot … Vater verschwunden … ich allein … Männer brutal … schlimm … Flucht."

Über weitere Details will sie sich nicht äußern. Sie hofft, dass die Therapeutin ihr helfen kann, ihre Sprache wiederzufinden, damit sie bei ihrer täglichen Arbeit – sie arbeitet augenblicklich in der Altenpflege – wieder mit den von ihr betreuten Menschen reden kann.

Typische Symptome in der Fallgeschichte

► Es gibt keinen körperlichen Befund, der die Symptome erklären könnte (→ G1).
► Es gibt eine enge zeitliche Verbindung zwischen den körperlichen Symptomen und dem Verlassenwerden durch ihren Freund (→ G2).
► Sie hat Symptome von Sprachverlust (Aphonie) und leidet unter einem Verlust der Bewegungsfähigkeit (sie bricht wie gelähmt zusammen, → B.1).
Diagnose Dissoziative Bewegungsstörung (F44.4).

Ergänzende Informationen Das Verlassenwerden durch ihren Freund und die damit verbundene Demütigung haben offensichtlich **Flashbacks an traumatische Erlebnisse** im Kosovokrieg ausgelöst (Alleingelassenwerden durch Vater und Mutter, brutale Erlebnisse mit Männern, Flucht nach Deutschland). Dies erklärt z. T. die massiven körperlichen Reaktionen: Bei einem schweren Schock setzt oft die Sprache aus, und die Betroffenen sind in einer Art Totstellreflex wie gelähmt. Aus psychoanalytischer Sicht könnte sich hinter den dissoziativen Symptomen ein Ambivalenzkonflikt verbergen: Einerseits möchte sie dem Mann, den sie liebt, folgen und ihn rufen, mit ihm sprechen; andererseits hat sie Angst vor seinen Demütigungen und seiner Gewalt. Wenn sie stumm und gelähmt ist, ist der scheinbare Konflikt gelöst. Die Lähmungserscheinungen und der Sprachverlust haben also „symbolischen Ausdruckscharakter".

2.3 Dissoziative Krampfanfälle

Dissoziative Krampfanfälle erwecken den Eindruck, dass es sich um epileptische Anfälle handelt. In der Regel fehlen jedoch Symptome, die für einen Grand-Mal-Anfall typisch sind (Zungenbiss, Einkoten, Einnässen etc.). Ferner fehlen die – normalerweise auch zwischen den Anfällen feststellbaren – typischen EEG-Muster (Spikes, Sharp Waves).

2.3.1 Diagnosekriterien nach ICD-10

A. Die allgemeinen Kriterien für eine dissoziative Störung müssen erfüllt sein (➤ Kap. 2.1.2).
B. Plötzliche und unerwartete krampfartige Bewegungen, die sehr an verschiedene Formen epileptischer Anfälle erinnern, aber nicht mit einem Bewusstseinsverlust einhergehen.
C. Die krampfartigen Bewegungen gehen nicht mit Zungenbiss, Urininkontinenz, Verletzungen beim Sturz oder schweren Hämatomen einher.

2.3.2 Fallbeispiel

Krampfanfälle ohne „Spikes"

Angelika S. (27) kommt auf Anraten ihres behandelnden Neurologen in die Praxis, weil sie in Abständen immer wieder an epileptischen Anfällen leidet, für die es keine somatische Ursache gibt. „Ich war mehrmals beim Neurologen, der hat mich hyperventilieren lassen, mich an ein EEG angeschlossen und mit Flickerlichtreizen bombardiert – ohne Befund. Auch ein EEG nach Schlafentzug und zuletzt sogar ein EEG während eines Anfalls zeigten keine sog. Spikes, wie sie für einen epileptischen Anfall typisch wären."

Der Ehemann berichtet, in den letzten Tagen habe sie bis zu vier Anfälle pro Tag gehabt. Das vom Arzt verschriebene Medikament (Valproat) wirke nicht. Der Mann macht sich große Sorgen um seine Frau, vor allem, weil er in 2 Wochen für mehrere Monate nach Shanghai fliegen muss, um dort wichtige Geschäftstermine wahrzunehmen.

Typische Symptome in der Fallgeschichte

► Es lässt sich keine körperliche Erkrankung nachweisen, welche die Symptome erklären könnte (→ G1).
► Es gibt eine enge zeitliche Verbindung zwischen den Krampfanfällen und der bevorstehenden Geschäftsreise des Ehemanns (→ G2).
Diagnose Dissoziative Krampfanfälle (F44.5).

Ergänzende Informationen Angelika S.s dissoziative Krampfanfälle sind wohl ein körperlicher Ausdruck von Angst und Verzweiflung, aber auch ein unbewusster Versuch, ihren Mann zum Bleiben zu bewegen. Was sie nicht mit Worten sagen kann, wird auf den Körper „verschoben", der seine eigene Sprache spricht, nach dem Motto: „Wenn der Mund verstummt, spricht der Körper."

2.4 Dissoziative Sensibilitäts- und Empfindungsstörungen

2.4.1 Begriffsklärung

Als **Sensibilität** bezeichnet man in der Medizin und Psychologie die Fähigkeit, Sinnesreize zu empfangen und zu verarbeiten. Bei einer derartigen Störung der Sinneswahrnehmungen kann es dazu kommen, dass Berührungs-, Temperatur- oder Schmerzempfindungen anders als normal wahrgenommen werden oder die Reizverarbeitung von Augen, Ohren und Nase gestört ist. Sensibilitätsstörungen sind oft die Folge einer neurologischen Erkrankung, sie können aber auch psychisch verursacht sein und zählen dann zu den dissoziativen Störungen, die früher – in Analogie zu Freuds Abwehrmechanismus der „Konversion" – zu den Konversionsstörungen gezählt wurden.

2.4.2 Diagnosekriterien nach ICD-10

Die ICD-10 unterscheidet hier zwei Gruppen von Sensibilitätsstörungen.

Entweder müssen die Symptome unter 1 oder die Symptome unter 2 vorhanden sein:

1. Teilweiser oder vollständiger **Verlust der normalen Hautempfindungen,** entweder an Körperteilen (z. B. Füße oder Hände) oder am ganzen Körper. Hierzu zählen z. B. eine Veränderung des Kälte-, Wärme- oder Schmerzempfindens und Körpermissempfindungen wie Kribbeln oder Taubheitsgefühle (Parästhesien).
2. Teilweiser oder vollständiger **Verlust von Sehen, Hören oder Riechen.** Häufig findet sich – ähnlich wie bei anderen dissoziativen Störungen – ein Zusammenhang zwischen den Symptomen (z. B. Blind- oder Taubheit) und einer spezifischen Belastungssituation oder einem für den Betroffenen unlösbaren Konflikt. Welche Sinnesreize hierbei gestört sind, hat oft symbolischen Charakter.

2.4.3 Fallbeispiel

Seh- und Hörstörungen

Kathrin S. (32) wird vom Neurologen in die psychotherapeutische Praxis geschickt, weil sie unter Seh- und Hörstörungen leidet. Die Probleme begannen vor etwa 3 Jahren während eines gemeinsamen Urlaubs mit ihrem 18 Jahre älteren Mann. „Als er mir beim Frühstücken gegenübersaß, seltsam lächelte und mit seinen Augen signalisierte, wie sehr er mich liebt und sexuell begehrt, gingen bei mir plötzlich alle Gefühle weg. Gleichzeitig schob sich etwas wie eine dunkle Wolke vor meine Augen, ich konnte sein Gesicht nur mehr verschwommen wahrnehmen, und seine Stimme kam mir ganz weit weg vor." Diverse Untersuchungen beim Neurologen und beim Augen- und Ohrenarzt waren ohne Befund.

Im Explorationsgespräch fragt der Therapeut Kathrin S., ob die Seh- und Hörstörungen bis zum augenblicklichen Zeitpunkt gleichgeblieben seien oder sich verschlechtert hätten. „Die Störungen verschwinden fast vollständig, wenn mein Mann längere Zeit auf Geschäftsreisen ist. Da kann ich problemlos Fernsehen, Autofahren, Einkaufen gehen, meinen Job als Gesundheitsberaterin ausüben. Wenn er dann wieder zurück ist oder wir gemeinsam ein Wochenende verbringen, verschlechtert sich mein Zustand jedoch abrupt. Was ist nur los mit mir? Ich liebe meinen Mann doch!"

Nach mehreren Sitzungen gesteht Kathrin S. dem Therapeuten, dass ihr Mann im Aussehen ihrem Stiefvater ähnele, der sie im Alter von 4 bis 8 Jahren wiederholt sexuell missbraucht habe.

Typische Symptome in der Fallgeschichte

► Es gibt keinen Nachweis einer körperlichen Erkrankung, der die Symptome erklären könnte (→ G.1).
► Es gibt einen „überzeugenden zeitlichen Zusammenhang zwischen den Seh- und Hörstörungen" (→ B.1) und Kathrin S.s Erinnerungen an traumatisierende Kindheitserlebnisse, die durch die Ähnlichkeit des Ehemanns mit dem missbrauchenden Stiefvater ausgelöst werden (→ G.2).
Diagnose **Dissoziative Sensibilitätsstörung (F44.6).**

Ergänzende Informationen Das seltsame Lächeln, der Augenausdruck, die sexuelle „Schwingung" ihres Ehemanns lösen Flashbacks an Missbrauchserfahrungen durch ihren Stiefvater aus, bei denen die Klientin aus Gründen des Selbstschutzes ihre Gefühle und auch das Hören und Sehen „abgeschaltet" hat. In der aktuellen Situation hat die „psychogene Blindheit" auch die Funktion, ihre Erinnerungen „unter Verschluss" zu halten: Wenn sie das Gesicht ihres Mannes nicht mehr sieht, seine Stimme nicht mehr hört, wird sie nicht dauernd an die traumatisierenden Erlebnisse ihrer Kindheit erinnert.

2.5 Dissoziativer Stupor

Unter **Stupor** (lat., „Starrheit") versteht man in der Medizin eine Erstarrung des ganzen Körpers bei wachem Bewusstsein. Oft besteht eine Unfähigkeit zur Nahrungs- und Flüssigkeitsaufnahme. Obwohl die Betroffenen Umweltreize wahrnehmen und verarbeiten, reagieren sie nicht auf Ansprache.

Ein Stupor kann bei der katatonen Schizophrenie auftreten, bei schweren Depressionen oder auch bei organisch bedingten psychischen Störungen. Ein psychogener Stupor entsteht aufgrund einer heftigen emotionalen Reaktion: Der Betroffene ist gewissermaßen „starr vor Schreck".

2.5.1 Diagnosekriterien nach ICD-10

1. Beträchtliche Verringerung oder Fehlen willkürlicher Bewegungen, der Sprache und der normalen Reaktion auf Licht, Geräusche und Berührung.
2. Der normale Muskeltonus, die aufrechte Haltung und die Atmung sind erhalten. Die Koordination der Augenbewegung ist mit Einschränkungen erhalten.

2.5.2 Fallbeispiel

Erstarrt nach Suizid des Ehemanns

„Mein Mann hat sich erhängt", sagt die Frau am Telefon. „Bitte kommen Sie." Der herbeigerufene Notarzt findet die Haustür halb offen und Frau P. regungslos auf dem Sofa. Sie reagiert nicht auf seine Fragen, auch nicht auf Berührung, starrt mit weit geöffneten Augen aus dem Fenster. Auch der inzwischen eingetroffenen Kriminalpolizei antwortet sie nicht; sie scheint auch nicht mitzubekommen, wie der Leichnam abtransportiert wird. Um eine körperliche Verursachung auszuschließen, wird die Frau von den Sanitätern in die nächste Klinik gebracht. Eine sofort veranlasste Untersuchung (Muskeltonus, Atmung, Augenreaktionen) erbringt keinen Befund.

Am Abend löst sich langsam die Erstarrung: Frau P. beginnt zu weinen, kann sich aber nur noch erinnern, wie sie ihren Mann gefunden hat – für die restlichen Stunden hat sie massive Erinnerungslücken. Sie bittet den diensthabenden

Arzt, nach Hause gehen zu dürfen. Mit dem Rat, sich psychotherapeutische Hilfe zu suchen, wird Frau P. entlassen. Als sie wiederholt nachts aufwacht und sich im Bett plötzlich nicht mehr bewegen kann, sucht sie psychotherapeutische Hilfe auf. „Ich träume augenblicklich immer wieder davon, wie ich meinen Mann erhängt im Badezimmer finde. Ich fühle mich dann wie erstarrt, bin unfähig, mich zu bewegen oder das Licht anzumachen", erzählt sie.

Typische Symptome in der Fallgeschichte

- Es gibt keinen Nachweis einer körperlichen Erkrankung, der die Symptome erklären könnte (G.1).
- Es gibt einen „überzeugenden zeitlichen Zusammenhang" zwischen dem traumatischen Ereignis (Suizid des Ehemanns) und den für einen Schock typischen Erstarrungszustand (→ G.2).
- In der Geschichte finden sich viele der für die Störung typischen Merkmale: beträchtliche Verringerung oder Fehlen willkürlicher Bewegungen; Verringerung oder Fehlen der Sprache; Verringerung oder Fehlen der normalen Reaktion auf Licht, Geräusche und Berührung (→ 1).
- Der normale Muskeltonus, die aufrechte Haltung und die Atmung sind erhalten: Es gibt keinen Hinweis darauf, dass Frau P. schläft oder bewusstlos ist (→ 2).
- Häufiges Zusatzsymptom: Für die Zeit des Stupors besteht eine vollständige oder teilweise Amnesie.

Diagnose **Dissoziativer Stupor (F44.2).**

Ergänzende Informationen Die Symptome des dissoziativen Stupors erinnern an den Zustand der Erstarrung (engl. *freeze*), der in Gefahrensituationen ausgelöst wird, wenn weder Kampf *(fight)* noch Flucht *(flight)* möglich sind. Traumatische Erlebnisse wie das im obigen Fall geschilderte Auffinden des erhängten Ehemanns haben nahezu immer dissoziative Symptome zur Folge, die – wie in der Traumaforschung beschrieben – das Ziel haben, unerträgliche Gefühle, Körperempfindungen, Erinnerungen und Wahrnehmungsinhalte abzuspalten, um in einer extremen Gefahrensituation überleben zu können. Deshalb finden sich bei allen dissoziativen Störungen – insbesondere auch beim dissoziativen Stupor – dissoziative Phänomene, die in der ICD-10 u. a. im Zusammenhang mit der akuten Belastungsreaktion (➤ Kap. 3.2) und der posttraumatischen Belastungsstörung (PTBS) (➤ Kap. 3.4) beschrieben werden. Bei der Beschreibung der akuten Belastungsreaktion (F43.0) z. B. heißt es hierzu:

„Die Symptomatik zeigt typischerweise ein gemischtes und wechselndes Bild, beginnend mit einer Art von ‚Betäubung' mit einer gewissen Bewusstseinseinengung und eingeschränkten Aufmerksamkeit, einer Unfähigkeit, Reize zu verarbeiten, und Desorientiertheit. Diesem Zustand kann ein weiteres Sichzurückziehen aus der Umweltsituation folgen bis hin zu dissoziativem Stupor."

ICD-10, S. 171–172

Ähnlich wie bei der PTBS können bestimmte „Trigger" (Auslösereize) die Erinnerung an das Trauma und die damit verknüpften Reaktionen wieder aktivieren. Trigger dieser Art können auch Albträume sein, die in unserer Fallgeschichte Symptome des dissoziativen Stupors erneut hervorrufen. Sollten die Albträume weiterhin bestehen, müsste durch weiteres Befragen das Vorliegen einer PTBS abgeklärt werden.

2.6 Dissoziative Amnesie

2.6.1 Allgemeine Hinweise

Der Begriff **Amnesie** kommt aus dem Griechischen; er setzt sich zusammen aus der Vorsilbe *a-* („ohne", „Fehlen von") und *mnesis* („Erinnerung"). Eine „fehlende Erinnerung" an bestimmte Ereignisse oder eine längere Zeitspanne kann hirnorganisch bedingt sein, z. B. bei einem Schädel-Hirn-Trauma, bei epileptischen Anfällen oder demenziellen Erkrankungen. Sie kann aber auch eine psychische Ursache haben und wird dann als „dissoziative Amnesie" bezeichnet. Die dissoziative Amnesie bezieht sich meist auf traumatische Ereignisse und hat in diesem Fall, wie Traumaexperten herausgefunden haben, die Funktion, das Individuum kurzfristig vor überwältigenden körperlichen und psychischen Reaktionen zu schützen. Bei der akuten Belastungsreaktion z. B. *„kann eine teilweise oder vollständige Amnesie für das belastende Ereignis vorliegen"* (Klin.-diagn. Leitlinien, S. 206). Bei der PTBS ist die *„teilweise oder vollständige Unfähigkeit, einige wichtige Aspekte der Belastung zu erinnern"* ein wichtiges und typisches Merkmal der Erkrankung. In beiden Fällen ist die dissoziative Amnesie ein Symptom unter vielen.

Es gibt allerdings auch scheinbar eigenständige Formen der dissoziativen Amnesie, bei denen die Betroffenen in Bezug auf kürzlich zurückliegende Belastungssituationen Erinnerungslücken aufweisen, ohne dass Symptome einer PTBS oder einer akuten Belastungsreaktion erkennbar wären. In vielen Fällen lassen sich nach ausgiebiger Befragung traumatische Erlebnisse aus der frühen Kindheit ins Gedächtnis rufen, in denen die Betroffenen offensichtlich gelernt haben, extrem belastende Life Events zum Selbstschutz auszublenden. Im späteren Leben wenden sie „Amnesie als Bewältigungsstrategie" auch bei weniger einschneidenden Erlebnissen oder bei unbewussten Flashbacks an ein zurückliegendes Trauma an, sodass der zeitliche Zusammenhang zwischen dem Erinnerungsverlust und einem belastenden oder traumatischen Ereignis für Außenstehende zunächst nicht erkennbar ist.

2.6.2 Diagnosekriterien nach ICD-10

1. Teilweise oder vollständige Amnesie für vergangene Ereignisse oder Probleme, die traumatisch oder belastend waren oder es noch sind.
2. Die Amnesie ist zu ausgeprägt und zu lange anhaltend, um sie mit normaler Vergesslichkeit oder bewusster Simulation erklären zu können.

2.6.3 Fallbeispiel

Gedächtnislücken

Vera K. (42) bittet um Hilfe, weil sie seit einem Autounfall vor 4 Wochen Erinnerungslücken habe, die sie sich nicht erklären könne. Bei dem Unfall sei ihr Lebensgefährte auf dem Beifahrersitz schwer verletzt worden. „Ich weiß z. B. bis heute nicht, ob die Ampel grün war oder rot; auch nicht, wer sich um mich gekümmert hat und wie mein Freund in die Klinik gekommen ist."

Auch im Alltag gebe es Situationen, die sie vor ein Rätsel stellten: So habe sie vor einigen Tagen ihr Auto nicht mehr gefunden. Sie hatte es auf einer befahrenen Straße abgestellt. Und gestern habe sie auf dem Beifahrersitz eine ihr unbekannte braune Lederhandtasche entdeckt. Sie könne sich nicht erinnern, eine Handtasche gekauft zu haben; sie wisse auch nicht, wie sie auf den Beifahrersitz gekommen sei. Und neulich habe sie sich, als sie ihren Freund in der Klinik besuchen wollte, schon auf dem Hinweg verfahren; im Krankenhaus sei sie umhergeirrt und habe sein Zimmer erst nach mehrmaligem Fragen gefunden.

Sie selbst sei bei dem Unfall bis auf einige blaue Flecken unverletzt geblieben. Alle im Anschluss an den Unfall durchgeführten Untersuchungen waren ohne Befund.

Typische Symptome in der Fallgeschichte

- Es gibt keinen Nachweis einer körperlichen Erkrankung, der die Symptome erklären könnte; alle Untersuchungen in der Klinik waren ohne Befund (→ G.1).
- Es gibt einen direkten Zusammenhang zwischen den Gedächtnislücken und dem Unfall vor 4 Wochen (→ G.2).
- Vera K. hat eine vollständige Amnesie in Bezug auf den Unfall, gleichzeitig auch Gedächtnislücken für Ereignisse der Gegenwart (z. B. beim Besuch des verletzten Freundes in der Klinik, der Erinnerungen an den Unfall wachruft) (→ 1+2).
- Ergänzende Info: Die Gedächtnislücken in Bezug auf ihr geparktes Auto und die unbekannte Handtasche auf dem Beifahrersitz (wo ihr Freund gesessen hatte) sind offensichtlich die Folge unbewusst auftretender Erinnerungen an den Unfall, die als Reaktion eine Amnesie auslösen.

Diagnose **Dissoziative Amnesie (F44.0).**

2.7 Dissoziative Fugue

2.7.1 Begriffserklärung

Das französische Wort *fugue* bedeutet „von zu Hause weglaufen". Der Ausdruck *faire la fugue* wird im Französischen im Zusammenhang mit Jugendlichen verwendet, die von zu Hause ausreißen und erst nach Stunden oder Tagen zurückkehren. Auch bei der „dissoziativen Fugue" verlässt jemand abrupt und unerwartet seine Umgebung, kehrt dann jedoch nicht nach Hause zurück, sondern kommt Tage oder Wochen später an einem ihm unbekannten Ort wieder zu sich und kann sich an die zurückliegende Zeit der Fugue nicht erinnern. In manchen Fällen kommt es sogar – wie im DSM-IV (S. 580) beschrieben – zu einem Verlust der persönlichen Erinnerungen bis hin zur Annahme einer neuen Identität. Für Außenstehende verhält sich der Betroffene unauffällig, kann sich selbst versorgen und ist auch zu einfachen sozialen Interaktionen mit Fremden fähig (z. B. Fahrkarten kaufen, Erkundigungen einholen, Essen bestellen).

Im DSM-5 stellt die dissoziative Fugue keine eigene Kategorie mehr dar, sondern wird als Sonderform der dissoziativen Amnesie klassifiziert.

2.7.2 Diagnosekriterien nach ICD-10 und DSM-5

1. Eine unerwartete, gleichwohl äußerlich normal organisierte Reise mit Entfernung von zu Hause/gewohntem Arbeitsplatz/normalen sozialen Aktivitäten. In dieser Zeit bleibt die Selbstversorgung weitgehend erhalten.
2. Teilweise oder vollständige Amnesie für die zielgerichtete Reise (dissoziative Amnesie).
3. In manchen Fällen: Verlust der persönlichen Erinnerungen (Alter, Beruf, Wohnort, Familienstand).
4. In manchen Fällen: Verlust der eigenen Identität; Annehmen eines neuen Namens.
5. Auslöser für die dissoziative Fugue ist manchmal eine Belastungssituation oder ein als traumatisch empfundenes Ereignis. Häufig allerdings ist auf den ersten Blick keine spezifische Auslösesituation erkennbar.

2.7.3 Fallbeispiel

Verlust der persönlichen Erinnerung

Ein Mann mittleren Alters wird nach einer gewalttätigen Auseinandersetzung in einer Hotelbar mit einer 30 cm langen Stichwunde am Oberarm von der Polizei in die Notaufnahme gebracht. Er trägt keine Ausweispapiere bei sich und behauptet, sein Name sei Leonhard Schuster. Er kann nicht sagen, wie alt er ist, wo er wohnt, ob er verheiratet ist, welchen Beruf er hat. Als die Polizei die Beschreibung des Patienten mit den Vermisstenanzeigen vergleicht, stößt sie auf Ähnlichkeiten mit einem Gerhard Keller, der vor etwa 2 Wochen von seiner Ehefrau als vermisst gemeldet wurde. Sie lebt in einer Kleinstadt, ca. 200 km entfernt vom Auffindungsort des Mannes. „Ja, er ist es! Ich komme sofort!", gibt sie als Antwort, als sie das Vermisstenfoto per E-Mail erhält.

Als der Mann sie sieht, erkennt er sie wieder. Gleichzeitig kehren Zug für Zug auch die Erinnerungen an seine persönliche Vergangenheit zurück. Die Frau berichtet, kurz vor seinem Verschwinden habe er mit seinem Chef eine heftige Auseinandersetzung gehabt. „Daheim kam es anschließend zu einem schlimmen Streit, in dem er mich beleidigte und ich ihm im Gegenzug vorwarf, beruflich und privat ein Versager zu sein. Ich habe ihm auch gedroht, mich scheiden zu lassen. Als ich am nächsten Morgen aufwachte, war er weg. Später fanden wir sein Auto am Bahnhof."

Eine ausführliche Befragung der Frau und eine medizinische Untersuchung des Mannes ergeben keinen Hinweis auf eine psychiatrische oder organische Erkrankung oder einen längeren Missbrauch von Alkohol oder Drogen.

Typische Symptome in der Fallgeschichte

- Es gibt keinen Nachweis einer körperlichen Erkrankung, der die Symptome erklären könnte (→G.1).
- Es gibt einen direkten Zusammenhang zwischen der Fugue und den massiven Streitigkeiten mit dem Chef und der Ehefrau (→ 5 + G.2).
- Es gibt eine vollständige Amnesie für die zielgerichtete „Reise mit Entfernung von zu Hause" (→ 2).
- Gerhard Keller kann nicht sagen, wie alt er ist, wo er wohnt, ob er verheiratet ist, welchen Beruf er hat – es besteht eine komplette Amnesie in Bezug auf seine persönliche Vergangenheit (→ 3).
- Gerhard Keller kann sich nicht einmal mehr an seinen Namen erinnern (Leonhard Schuster). Im Zusammenhang mit seiner Fugue hat er eine neue Identität und einen neuen Namen angenommen. Ausweispapiere trägt er nicht bei sich (→ 4).

Diagnose **Dissoziative Fugue (F44.1).**

2.7.4 Prävalenz

Mit einer Auftretenswahrscheinlichkeit in der Allgemeinbevölkerung von etwa 0,2 % ist die dissoziative Fugue eine sehr seltene psychische Erkrankung. Im Kontext besonders belastender Ereignisse wie Kriegszeiten oder Naturkatastrophen kann die Prävalenz ansteigen.

2.8 Dissoziative Identitätsstörung (multiple Persönlichkeitsstörung)

Die dissoziative Identitätsstörung oder multiple Persönlichkeit(sstörung) ist dadurch gekennzeichnet, dass bei den Patienten in bestimmten Momenten ein anderes Ich (lat./engl. *alter ego*) die Kontrolle übernimmt. Bei einigen Betroffenen finden sich nur zwei oder drei Alter Egos, bei anderen 5, 10 oder mehr. Die verschiedenen Persönlichkeiten wissen i. d. R. nichts voneinander, haben manchmal sogar verschiedene Namen. „*Die Übergänge zwischen den Identitäten werden häufig durch psychosoziale Belastungen ausgelöst. Es dauert gewöhnlich nur Sekunden, um von einer Identität zur anderen zu wechseln*" (DSM-IV, S. 584).

Typisch für die Störung sind Gedächtnislücken, die oft Zeiten beinhalten, in denen ein anderer Ich-Anteil die Kontrolle übernommen hat. Die fehlenden Erinnerungen sind manchmal mit einer Ortsveränderung im Sinne einer dissoziativen Fugue verknüpft, sodass die Betroffenen des Öfteren nicht wissen, wie sie an einen bestimmten Ort gelangt sind. Typisch ist auch, dass sie sich an längere Zeitspannen ihres Lebens (oft der Kindheit) nicht erinnern können. Das DSM-IV spricht hier von „*einem gesamten Verlust der biografischen Erinnerung an einen umfassenden Zeitraum in der Kindheit, der Jugend oder sogar des Erwachsenenalters*" (DSM-IV, S. 584).

2.8.1 Diagnosekriterien nach ICD-10

1. Zwei oder mehr unterschiedliche Persönlichkeiten innerhalb eines Individuums, von denen zu einem bestimmten Zeitpunkt nur eine nachweisbar ist.
2. Jede Persönlichkeit hat ihr eigenes Gedächtnis, ihre eigenen Vorlieben und Verhaltensweisen und übernimmt zu einer bestimmten Zeit – auch wiederholt – die volle Kontrolle über das Verhalten der Betroffenen.
3. Unfähigkeit, wichtige persönliche Informationen zu erinnern, die für eine einfache Vergesslichkeit zu ausgeprägt ist (Gedächtnislücken).
4. Häufig können die Betroffenen sich an längere Zeitspannen ihres Lebens (meist der Kindheit) nicht erinnern (biografische Lücken).
5. Die Übergänge zwischen den Identitäten werden oft durch psychosoziale Belastungen ausgelöst.
6. Ausschlussvorbehalt: Die Störung ist nicht durch eine organische psychische Störung (F0) oder durch psychotrope Substanzen (F1) bedingt.

2.8.2 Fallbeispiel

Fremde Kleider im Kleiderschrank

Bettina M. (32) kommt in Begleitung ihres Mannes in die Praxis, weil sie unter Gedächtnis- und Konzentrationsstörungen leidet und – wie ihr Mann ergänzend hinzufügt – sich des Öfteren sehr seltsam verhält. „Manchmal fragt sie mich mit kindlicher Stimme um Rat; in anderen Momenten verführt sie mich wie aus heiterem Himmel und wird zur leidenschaftlichen Liebhaberin, die mich wenig später wegstößt und mir wütend vorwirft, nur Sex im Kopf zu haben." – „Das stimmt nicht", meint die Frau, „ich habe dich noch nie weggestoßen!" – „Doch, hast du. Du verwandelst dich dann in eine Furie, die nach mir schlägt. In solchen Momenten kann ich nur noch die Flucht ergreifen."

Der Mann macht sich Sorgen, weil es auch noch andere Dinge gibt, die ihm seltsam vorkommen. „Ihre Essgewohnheiten ändern sich von heute auf morgen. Neulich hat sie behauptet, sie esse kein Fleisch und trinke auch keinen Alkohol: Ich müsse mich daran gewöhnen, dass sie für uns beide nur vegetarisch koche. Wenige Tage später serviert sie mir ein fettes Steak und bittet mich, zur Feier des Tages eine Flasche Rotwein zu öffnen. Und noch etwas: Neulich stand sie vor ihrem Kleiderschrank und hat mich gefragt, ob ich die rote Jeans und das bunte Kleid gekauft habe, das sei überhaupt nicht ihr Stil. Und vor ein paar Wochen war sie plötzlich verschwunden. Am nächsten Tag haben Freunde mich angerufen: Bettina war am

Tag zuvor bei ihnen aufgetaucht und hatte darum gebeten, bei ihnen übernachten zu dürfen. Ich habe Bettina gefragt, ob irgendetwas Schlimmes passiert sei. Sie meinte, sie wisse nicht, wie sie dorthin gekommen sei; auch nicht, welchen Grund es dafür gab. „Die Stunden davor fehlen mir einfach", erklärte sie. „Wir waren inzwischen bei verschiedensten Ärzten: Keiner konnte eine organische Ursache feststellen."

Auf Nachfragen erklärt Bettina M., es gebe auch in anderen Situationen immer wieder Zeitspannen, an die sie sich nicht erinnern könne. „Einmal saß ich mit einem fremden Mann in einem Café, wusste jedoch nicht, wie ich dorthin gekommen war. „Hey, Biggie, was ist los mit dir?", fragte der Mann. „Wir waren uns doch einig!" – „Nimm deine Pfoten weg", habe ich gesagt und fluchtartig das Café verlassen. Ich wundere mich noch heute, warum er mich Biggie genannt hat: Ich heiße doch Bettina."

Als der Therapeut sie nach ihrer Kindheit befragen will, meint sie: „Ich weiß nur, dass ich mit 8 Jahren über das Jugendamt zu Pflegeeltern kam. Man hat mir später erzählt, mein Vater sei gewalttätig und übergriffig gewesen, meine Mutter Alkoholikerin. Mehr kann ich Ihnen nicht erzählen: Bis zum Alter von 8 Jahren habe ich keine Erinnerungen an meine Kindheit."

Typische Symptome in der Fallgeschichte

► Es gibt keinen Nachweis einer körperlichen Erkrankung, der die Symptome erklären könnte.
► Es gibt zwar keinen direkten Zusammenhang zwischen den dissoziativen Symptomen und einer aktuellen Belastungssituation. Allerdings finden sich Hinweise auf traumatische Erfahrungen in der Kindheit, die für die multiple Persönlichkeitsstörung typisch sind. In Bettinas Geschichte ist es die Zeit bis zum 8. Lj., in der sie unter einem gewalttätigen, sexuell übergriffigen Vater und einer alkoholsüchtigen Mutter litt (→ 5).
► Jede von Bettinas Teilpersönlichkeiten hat ihre eigenen Verhaltensweisen und Vorlieben: In bestimmten Momenten verhält die Ehefrau sich wie ein kleines Mädchen, dann wieder wird sie zur leidenschaftlichen Liebhaberin, die sich wenig später in eine Furie verwandelt und ihren Mann wegstößt und schlägt. Die verschiedenen Identitäten haben überdies unterschiedliche Essgewohnheiten und einen unterschiedlichen Geschmack, was Kleidung und Mode betrifft (→ 2).
► Jede von Bettinas Teilpersönlichkeiten hat ihr eigenes Gedächtnis. Dies hat zur Folge, dass die verschiedenen Teilpersönlichkeiten nichts voneinander wissen und z. T. sogar verschiedene Namen haben (→ 2).
► Typisch sind auch Bettinas Gedächtnislücken, die nicht durch einfache Vergesslichkeit erklärbar sind: Sie kann sich nicht daran erinnern, ihren Mann beschimpft, weggestoßen und geschlagen zu haben; und sie weiß z. B. auch nicht, wie sie in das Café gekommen ist, wo sie zunächst mit einem Mann flirtet, um wenig später fluchtartig das Lokal zu verlassen (→ 3).
► Überdies hat sie keine Erinnerung an die Zeit vor dem 8. Lj. (→ 4).

Diagnose **Multiple Persönlichkeitsstörung (dissoziative Identitätsstörung) (F44.81).**

Ergänzende Informationen Bettinas Beschreibung ihrer Kindheit ist typisch für die Entstehung einer dissoziativen Identitätsstörung: Gewalterfahrungen, sexueller Missbrauch, Alkoholabhängigkeit der Mutter mit daraus resultierender Vernachlässigung haben offensichtlich dazu geführt, dass das Mädchen über das Jugendamt zu Pflegeeltern kam. Bei Befragungen von Patienten mit der Diagnose einer dissoziativen Störung gaben 96,8 % an, physische Gewalt, sexualisierte Gewalt und Vernachlässigung erlebt zu haben.

Hinweis zur ICD-11

Sich wiederholende traumatisierende Kindheitserfahrungen dieser Art werden in der ICD-11, die ab 2022 in Kraft treten soll, als eigenständige Diagnose („komplexe PTBS") aufgeführt.

2.9 Trance- und Besessenheitszustände

Leichtere Formen von tranceartigen Zuständen hat jeder von uns schon einmal erlebt, etwa beim Tagträumen, beim Einschlafen, bei Übermüdung, beim Tanzen in der Disco oder beim Meditieren. Die Betroffenen sind für Außenreize nur eingeschränkt empfänglich und i. d. R. kaum oder gar nicht ansprechbar, so als lebten sie in einer anderen Welt. Bei einem Teil der Betroffenen ist das Bewusstsein im Zustand der Trance weitgehend klar, das Erlebte ist größtenteils erinnerbar. Bei einem anderen Teil der Betroffenen ist das Bewusstsein auf das Tranceerleben eingeengt, später können sie sich nicht an die Erlebnisinhalte erinnern. In diesem Zustand können persönlichkeitsfremde Äußerungen und Verhaltensweisen auftreten; manchmal auch haben die Betroffenen das Gefühl, von einer fremden Macht oder Energie ganz oder teilweise besessen zu sein. In anderen Kulturkreisen gibt es viele Rituale, mit denen Trance- oder Besessenheitszustände bewusst herbeigeführt werden. Auch in der westlichen Welt gibt es inzwischen Techniken wie Meditation, Fantasiereisen, Trommelrituale, schamanistische Erfahrungen oder natürlich die Hypnotherapie, in denen Trancezustände zur Bewusstseinserweiterung willentlich ausgelöst werden. Zu einer dissoziativen Störung zählen laut ICD-10 nur Zustände von Trance oder Besessenheit, die ungewollt und belastend sind und im normalen Alltagsleben auftreten. Eine übermäßige Beschäftigung mit Esoterik oder Okkultismus kann z. B. zu Trance- und Besessenheitszuständen führen, die bei den Betroffenen große Angst auslösen.

2.9.1 Diagnosekriterien nach ICD-10

A. Trancezustand: Vorübergehende Bewusstseinsveränderung mit Einengung des Bewusstseins auf die unmittelbare Umgebung bzw. eingeengte Fokussierung auf Reize (Stimuli) aus der Umgebung.
B. Besessenheitszustand: Überzeugung, von einem Geist, einer Macht, einer Gottheit oder einer anderen Person beherrscht zu werden.
Weitere typische Symptome für Trance oder Besessenheit:

1. Verlust des Gefühls der persönlichen Identität.
2. Die Betroffenen sprechen, fühlen, verhalten sich anders als im Normalzustand.
3. Der Trance- oder Besessenheitszustand ist ungewollt und belastend und darf nicht im Rahmen von religiösen oder anderen kulturell akzeptierten Ritualen oder Situationen auftreten.

4. Die Symptome treten nicht im Zusammenhang mit psychotischen Erkrankungen auf, die durch Halluzinationen oder Wahngedanken charakterisiert sind.

2.9.2 Fallbeispiel

„Eine fremde Energie ergreift manchmal Besitz von mir"

Laura S. (17) kommt in Begleitung ihrer Freundin in die Praxis, weil sie glaubt, sie werde von einer fremden Energie verfolgt, die manchmal Besitz von ihr ergreife und bewirke, dass sie wie jemand anders denkt und fühlt und sich auch anders verhält als im Normalzustand. Meist passiere das, wenn sie durch äußere Umstände in eine Art Trance verfalle – bei Übermüdung, beim Einschlafen, beim Aufwachen am Morgen oder wenn sie eine bestimmte Musik hört. Manchmal, so die Freundin, verändere sich plötzlich ihr Gesicht, sie rede dann seltsam esoterisches Zeug. „Wenn ich sie laut anspreche oder an den Schultern packe, wird sie wieder normal, kann sich aber oft nicht daran erinnern, was sie gesagt und getan hat."

Laura berichtet, dass ihr Freund ihr gedroht habe, sich von ihr zu trennen, wenn sie ihm z. B. morgens, wo er Lust auf sie habe, plötzlich eröffne, sie spüre eine fremde Energie neben dem Bett, die sie beide beobachte. „Da kann ich keinen Sex haben, verstehen Sie? Ich liebe meinen Freund, aber in so einem Moment habe ich einfach nur Angst."

„Das Ganze begann vor einigen Wochen auf unserer letzten Klassenfahrt", erzählt sie. „Wir haben uns zu viert in unser Zimmer eingeschlossen und Gläserrücken gemacht. ‚Geist, komm zu mir', haben wir im Chor mehrmals geflüstert. Dann begann das Glas sich auf dem Blatt mit Buchstaben zu bewegen, nannte meinen Namen und ergänzte: ‚Du bist ausersehen.' ‚Ausersehen zu was?', fragte ich. ‚Ausersehen, meine Botschafterin zu sein.' Als ich diese Nachricht aus den einzelnen Buchstaben zusammengesetzt hatte, wurde mir ganz seltsam. Ich spürte ein unangenehmes Kribbeln in der Wirbelsäule, ein ‚Grisseln' in den Augen, und hatte das Gefühl, dass eine fremde Energie Besitz von mir ergreift. Ich bekam Angst, sprang auf und verließ die Runde. Seitdem habe ich wiederholt das Gefühl gehabt, dass eine fremde Energie neben mir steht oder sich gegen meinen Willen über mich stülpt. Mein Freund meinte, ich sei nicht mehr normal und solle zum Arzt gehen. Der konnte aber nichts feststellen."

Typische Symptome in der Fallgeschichte

- ▶ Es gibt keinen Nachweis einer körperlichen Erkrankung, der die Symptome erklären könnte (G.1).
- ▶ Es gibt einen Zusammenhang zwischen Lauras Trance- und Besessenheitszuständen und einem auslösenden Ereignis: dem Gläserrücken (G.2).
- ▶ Laura S. ist davon überzeugt, dass eine „fremde Energie" sie verfolgt und zeitweise von ihr Besitz ergreift (→ B).
- ▶ Im Zustand der Trance bzw. Besessenheit kommt es bei Laura zu einem teilweisen Verlust ihrer persönlichen Identität (sie denkt, spricht, fühlt, verhält sich anders, als es ihrem Wesen entspricht, → 2).
- ▶ Die Zustände von Trance und Besessenheit sind „ungewollt" und „belastend". Sie treten im normalen Alltag auf, nicht im Zusammenhang mit religiösen Riten oder anderen kulturell akzeptierten Ritualen oder Situationen (→ 4).

Diagnose **Trance- und Besessenheitszustände (F44.3).**

Ergänzende Informationen Mehr als die Hälfte aller Jugendlichen interessiert sich für esoterische oder okkulte Praktiken, 5–10 % haben sich schon mehrmals aktiv an Pendeln, Gläserrücken, Kartenlegen etc. beteiligt. Die „Sekten-Information NRW" berichtet auf ihrer Internetseite www.sekten-info-nrw.de davon, dass in ihre Beratungsstelle häufig Menschen kämen, bei denen Trance- und Besessenheitsphänomene erstmals nach dem Ausüben esoterischer oder okkulter Praktiken auftraten, z. B. „Pendeln", „Botschaften aus dem Jenseits empfangen", „Kontakt mit Verstorbenen herstellen" oder „einen Blick in die Zukunft werfen". Auch im DSM-IV ist davon die Rede, dass Menschen, die sich bewusst *„kulturell akzeptierten Trance- oder Besessenheitszuständen unterziehen"*, Symptome entwickeln können, *„die zu Leiden und Beeinträchtigungen führen und so für diese vorgeschlagene Störung in Betracht kommen"* (S. 856).

2.10 Depersonalisations- und Derealisationssyndrom

Das Begriffspaar **Depersonalisation** und **Derealisation** beschreibt Erlebnisweisen mit veränderter Wahrnehmung in Bezug auf die eigene Person oder die Realität der uns umgebenden Welt. Von „Depersonalisation" sprechen wir, wenn das eigene Ich, das eigene Denken, Fühlen und Handeln als fremd und unwirklich wahrgenommen wird und die Betroffenen sich als vom eigenen Körper losgelöst empfinden. Bei der „Derealisation" wird die Umwelt als fremd, unwirklich wahrgenommen, wie eine Bühne, auf der die Menschen zu Schauspielern werden, die in einem Theaterstück ihre Rollen spielen.

Die **ICD-10** klassifiziert die Depersonalisation und Derealisation nicht als dissoziative Störungen, vielmehr finden sie sich am Ende von F4 unter dem Oberbegriff „andere neurotische Störungen" (F48). Im **DSM-IV und DSM-5** hingegen zählen beide Störungsbilder zu den dissoziativen Störungen – in Anlehnung an neuere Forschungsergebnisse zu Traumafolgestörungen, bei denen Entfremdungserlebnisse als Folge von Schockerlebnissen häufig zu beobachten sind. Nicht ohne Grund wurde deshalb in das DSM-5 ein dissoziativer Subtyp der PTBS *(dissociative subtype of PTSD)* mit den Hauptmerkmalen „Depersonalisation" und „Derealisation" neu aufgenommen.

Aus den o. g. Gründen und in Anlehnung an andere psychiatrische Lehrwerke (z. B. Möller et al. 2013: 276) wird das Depersonalisations- und Derealisationssyndrom hier im Zusammenhang mit weiteren dissoziativen Störungen aufgeführt.

Das Depersonalisations- und Derealisationssyndrom tritt selten allein auf, meist finden sich die oben beschriebenen Empfindungen von Fremdheit und Unwirklichkeit im Zusammenhang mit anderen psychischen Störungen, auch wenn diese – wie z. B. frühkindliche

Traumatisierungen oder extrem belastende Ereignisse im späteren Leben – auf den ersten Blick nicht mit den dissoziativen Symptomen in Zusammenhang gebracht werden können.

2.10.1 Diagnosekriterien nach ICD-10 und DSM-5

A. Depersonalisation: Die eigene Person kommt den Betroffenen fremd vor. Beispiele:
1. Gefühl des Losgelöstseins vom eigenen Ich
2. Gefühle, Handlungen, eigenes Denken kommen einem fremd und unwirklich vor
3. Gefühl, den eigenen Körper nicht mehr zu spüren
4. Schwindelgefühl
5. Verlust von Emotionen und Körpergefühl
6. Emotionen, Gedanken, Bewegungen scheinen jemand anderem zu gehören
7. Gefühl, ein Schauspieler in einem Theaterstück oder Film zu sein
8. Gefühl, sich und seine Handlungen wie ein Beobachter aus der Distanz zu betrachten
9. Gefühl, wie auf Autopilot zu sein oder wie ein Roboter zu agieren

B. Derealisation: Die Außenwelt kommt den Betroffenen fremd vor. Beispiele:
1. Die Umgebung kommt den Betroffenen fremd und unwirklich vor.
2. Gefühl des Weggerücktseins („Alles ist so weit weg").
3. Die Außenwelt ist wie eine Bühne, auf der die anderen Menschen spielen.
4. Die Umgebung erscheint verschwommen, verzerrt, wie durch Watte betrachtet.
5. Gefühl, von der Umwelt durch eine Glaswand getrennt zu sein.
6. Geräusche oder Stimmen erscheinen weit weg, wie durch Watte gehört.

C. Im Gegensatz zur Schizophrenie oder zu einer Intoxikation mit Rauschmitteln bleibt die Realitätsprüfung intakt, d. h., die Betroffenen sind sich ihres Zustands bewusst und wissen, dass die Veränderungen nicht durch andere Personen oder Kräfte verursacht werden.

D. Symptome von Depersonalisation und Derealisation treten im Verlauf vieler psychischer Störungen auf und werden dann am besten als Zweit- oder Zusatzdiagnose bei einer anderen Hauptdiagnose verschlüsselt.

2.10.2 Fallbeispiel

Mein Körper kommt mir fremd und unwirklich vor

Der Medizinstudent Philipp M. (22) kommt in die Praxis, weil er Lernprobleme hat und sich in den Vorlesungen und Seminaren nicht konzentrieren kann. „In Stresssituationen kann es sogar passieren, dass mir schwindelig wird und ich mich nicht mehr spüre. Mein Körper, mein Denken und Fühlen kommen mir dann seltsam fremd vor, aber auch die Welt um mich herum erscheint mir dann fremd und unwirklich. In meinen Vorlesungen, Seminaren und praktischen Übungen habe ich z. B. öfter das Gefühl, wie im Theater zu sein, in dem der Professor und meine Kommilitonen wie Schauspieler agieren. Ich werde dann zum distanzierten Beobachter, der nichts mehr vom Lernstoff mitbekommt. Ich war schon bei meinem Hausarzt, beim Neurologen, beim Psychiater – die konnten weder eine organische noch eine psychiatrische Erkrankung feststellen."

Auf Nachfragen berichtet der junge Mann, er habe vor 3 Jahren eine komplizierte Zahn-OP gehabt. „Zwei Weisheitszähne machten Probleme, mussten beide zerstückelt werden – und das bei örtlicher Betäubung: Das Knirschen der Zahnknochen, das Desinfektionsmittel, das grelle Licht und das Taubheitsgefühl im Gesicht – all das hat mir riesige Angst gemacht. Mein Körper war stocksteif angespannt, ich konnte kaum atmen. Plötzlich hatte ich das Gefühl, ich sehe den Zahnarzt und die Zahnarzthelferin von oben an mir hantieren. In diesem Moment setzte dann auch dieses Fremdheitsgefühl ein … ja, damals habe ich mich ganz ähnlich gefühlt wie jetzt an der Uni, in der Pathologie, beim Lernen zu Hause, in den Zwischenprüfungen, manchmal inzwischen auch in der Disco oder morgens beim Aufwachen."

Typische Symptome in der Fallgeschichte

- ▶ Philipp M. weist diverse Depersonalisationssymptome auf: In Stresssituationen spürt er sich z. B. nicht mehr, ihm wird schwindelig, sein Körper, sein Denken und Fühlen kommen ihm seltsam fremd vor (→ A.2, 3, 4, 5).
- ▶ Er wird dann zum distanzierten Beobachter, der Probleme hat, den Lernstoff aufzunehmen und zu verinnerlichen (→ A.8).
- ▶ Begonnen hat das Ganze bei einem zahnärztlichen Eingriff, bei dem er riesige Angst hatte und sich für einige Zeit von oben sah, so als hätte er seinen Körper verlassen (→ 8).
- ▶ Gleichzeitig kommt Philipp M. die Außenwelt fremd und unwirklich vor. Oft hat er das Gefühl, dass die Menschen um ihn herum wie Schauspieler agieren, denen er aus der Distanz zusieht (→ 3).
- ▶ Philipp M. ist sich der Unwirklichkeit der Veränderungen bewusst (Realitätsprüfung intakt → C).
- ▶ Eine organische oder psychiatrische Erkrankung wurde durch diverse Untersuchungen ausgeschlossen.

Diagnose **Depersonalisations- und Derealisationssyndrom (F48.1).**

Ergänzende Informationen In vielen Fällen von Depersonalisation und Derealisation findet sich in der Anamnese ein Erlebnis, bei dem die Betroffenen erstmals hierfür typische Symptome entwickelt haben. In der obigen Fallgeschichte ist es eine komplizierte Zahn-OP, bei der Philipp M. so große Angst hatte, dass er sich und den Zahnarzt von oben sah und die Zahnarztpraxis als fremd und unwirklich wahrnahm. Dies ist nichts Ungewöhnliches. Nach Ansicht von Traumaexperten wie Bessel van der Kolk (2000) findet sich überzufällig häufig ein Zusammenhang zwischen dem Depersonalisations- und Derealisationssyndrom und vorausgegangenen (z. T. nicht erinnerbaren) traumatischen Erfahrungen. Nach van der Kolk et al. (2000: 242 und 244) *„bedienen sich viele traumatisierte Personen, wenn sie* *während der traumatischen Situation in einen dissoziierten Zustand gegangen sind, auch später weiterhin der Dissoziation als Methode, um traumabezogene Intrusionen*", aber auch „*aktuell belastende Lebenssituationen*" zu bewältigen. [...] „*Dissoziation tritt sowohl zur Zeit des traumatischen Ereignisses als auch posttraumatisch als Langzeitfolge der Traumatisierung auf.*"

2.11 Wichtig zu wissen

2.11.1 Prävalenz

Meist treten dissoziative Störungen erstmals vor dem 30. Lj. auf. Die statistischen Angaben zur Auftretenswahrscheinlichkeit im Verlauf des Lebens sind sehr unterschiedlich. Dies liegt u. a. daran, dass viele Betroffene wegen ihrer Symptome ausschließlich Hilfe beim Hausarzt, Internisten oder Neurologen suchen und ihre Störungen so nicht in die Statistik eingehen. Man schätzt heute, dass etwa 3–7 % der Bevölkerung einmal im Leben an einer dissoziativen Störung leiden. Frauen sind drei- bis fünfmal so häufig betroffen wie Männer. Die dissoziative Amnesie tritt hierbei mit ca. 1–2 % am häufigsten auf, gefolgt von Konversionsstörungen (0,6 %), der dissoziativen Identitätsstörung (0,5–1 %) und den seltenen Störungsbildern der dissoziativen Fugue, dem Depersonalisations- und Derealisationssyndrom und den Trance- und Besessenheitszuständen.

2.11.2 Komorbidität

Bei etwa 90 % der Patienten finden sich komorbide psychische Störungen: PTBS, Depressionen, Angststörungen, Essstörungen, somatoforme Störungen, Missbrauch psychotroper Substanzen und Persönlichkeitsstörungen (besonders häufig: histrionische PS, Borderline-PS).

2.11.3 Ätiologie

Zur Entstehung dissoziativer Störungen gibt es zwei verschiedene Erklärungsansätze, die je nach der Symptomatik Einfluss auf die Art der Therapie haben:

- Bei den dissoziativen Störungen mit dem Schwerpunkt **„Störungen des Bewusstseins"** sehen Experten einen engen Zusammenhang mit akuten traumatischen Einzelereignissen (dissoziative Amnesie, dissoziative Fugue) oder komplexen Traumatisierungen mit Gewalterfahrungen, sexuellem Missbrauch oder Vernachlässigung in der Kindheit (dissoziative Identitätsstörung; Tendenz zu Derealisation und Depersonalisation).
- Bei den Konversionsstörungen im engeren Sinne, den dissoziativen Störungen mit vorwiegend **neurologischer Symptomatik,** findet sich oft ein Zusammenhang mit einer aktuellen Belastungs- oder Konfliktsituation, welche die Betroffenen symbolhaft über den Körper ausdrücken, z. B. über Lähmungserscheinungen, epilepsieähnliche Anfälle, Sprachverlust oder Störungen der Sinneswahrnehmung. In manchen Fällen gibt es auch hier einen Zusammenhang mit früheren traumatischen Erfahrungen. Die neurologischen Symptome sind dann Rückerinnerungen des Körpers *(body flashbacks),* die durch aktuelle Erlebnisse ausgelöst („getriggert") werden.

Diese Differenzierung ist insofern wichtig, als auch der Ansatz für eine psychotherapeutische Behandlung davon abhängt, ob die Symptome symbolhaft einen Lösungsversuch für eine aktuelle Belastungssituation darstellen oder als Teil einer Traumafolgestörung einzuordnen sind.

Für Psychiater des 19. Jh. wie Freud, Breuer und Charcot waren übrigens dissoziative Phänomene typisch für das Krankheitsbild der „Hysterie" bzw. der „hysterischen Neurose". Die hysterische Neurose gibt es heute nicht mehr; Teile der Symptomatik finden sich in den Diagnosehandbüchern bei den Merkmalen der „histrionischen Persönlichkeitsstörung", die mit ihrer Tendenz zu „*dramatischer Selbstdarstellung*" (ICD-10, S. 242) das Auftreten von dissoziativen Phänomenen begünstigen kann.

2.11.4 Differenzialdiagnose

Dissoziative Phänomene treten oft im Zusammenhang mit anderen psychischen Erkrankungen auf, z. B. bei der PTBS, der Borderline-PS, bei depressiven Episoden oder als Folge des Missbrauchs psychotroper Substanzen. Erkrankungen dieser Art sollten vor der endgültigen Diagnose ebenso ausgeschlossen werden wie körperliche oder neurologische Erkrankungen, die vor allem bei den Konversionsneurosen übersehen werden könnten.

2.11.5 Therapie

Der Schwerpunkt der Therapie liegt auf psychotherapeutischen Verfahren. Psychopharmaka sind bei den meisten Formen dissoziativer Störungen wenig wirksam; sie sollten nur in Ausnahmefällen und dann auch nur vorübergehend eingesetzt werden. Bei Krankheitsbildern, die als Folge einer Traumatisierung in der Kindheit oder im späteren Lebensalter auftreten, bieten sich Techniken der Traumatherapie an, z. B. EMDR nach Francine Shapiro, psychodynamische Traumatherapie nach Reddemann, dialektisch-behaviorale Therapie (DBT) nach Marsha M. Linehan oder verhaltenstherapeutische Vorgehensweisen zum besseren Umgang mit den traumatischen Erinnerungen (> Kap. 17.2.3).

Bei körperlichen Symptomen, die symbolhaft einen Konflikt oder eine aktuelle Belastungssituation zum Ausdruck bringen, können Gesprächstherapie (> Kap. 17.5) oder Focusing (> Kap. 17.6) helfen, die mit dem Problem verknüpften Emotionen zu erkennen und zu verbalisieren. In Fällen, in denen dies nicht möglich ist, können nonverbale Techniken (z. B. Kunst-, Musik- oder Bewegungstherapie) dem Klienten helfen, die zugrunde liegende Belastung auf andere Weise als über den Körper auszudrücken.

KAPITEL

3 Belastungsstörungen

3.1 Allgemeine Hinweise

Jeder Mensch erfährt in seinem Leben Veränderungen, die eine erhebliche Belastung darstellen. Viele solcher Belastungen können die Betroffenen aus eigener Kraft verarbeiten. Andere Veränderungen überfordern ihre Anpassungsfähigkeit dermaßen, dass sie mit Angst, Depression, Betäubung, Aggression, Abspalten der Gefühle oder zeitweiliger Amnesie reagieren. Die Fähigkeit, Belastungen dieser Art zu verarbeiten, hängt zum einen von der Schwere der Belastungssituation ab, zum anderen aber auch von den Bewältigungsstrategien (Copingmechanismen), die jemand im Laufe seines Lebens erlernt (oder auch nicht erlernt) hat. Beim Umgang mit einschneidenden Lebensereignissen (Life Events) spielen deshalb viele Faktoren eine Rolle: Persönlichkeitsstruktur, genetische Disposition, belastende Kindheitserfahrungen, manchmal auch psychische Erkrankungen in der Vergangenheit.

Die Reaktionen auf schwere Belastungen können – abhängig von der Dauer und dem Schweregrad der Störung – in vier Störungsbilder eingeteilt werden (➤ Tab. 3.1).

Ergänzend dazu wurde auch das Erschöpfungssyndrom (Neurasthenie) in dieses Kapitel aufgenommen, das ebenfalls durch eine länger andauernde Belastung gekennzeichnet ist. Im Klassifizierungssystem der ICD-10 findet sich die Neurasthenie unter „Andere neurotische Störungen" (F48).

3.2 Akute Belastungsreaktion

3.2.1 Allgemeine Hinweise zur Symptomatik

Die **akute Belastungsreaktion** ist die Folge einer extremen psychischen Belastung, für die Betroffene keine geeignete Bewältigungsstrategie besitzen. Umgangssprachlich findet sich hierfür die Bezeichnung „Nervenzusammenbruch". Gemäß ICD-10 beginnen die Symptome nach 8 bis maximal 48 Stunden abzuklingen. Im DSM-5 hat man statt „Belastungs**reaktion**" die Bezeichnung „Belastungs**störung**" gewählt. Da eine „Störung" i. d. R. länger andauert als eine kurze „Reaktion", finden sich im DSM-5 andere Zeitkriterien. Dort beginnen die Symptome *„meist direkt nach dem Trauma, müssen aber mindestens 3 Tage und höchstens 1 Monat andauern"* (S. 384).

Tab. 3.1 Einteilung der Belastungsstörungen nach ihrer Dauer

Störungsbild	Dauer
Akute Belastungsreaktion	maximal 2 Tage
Anpassungsstörung	6 Monate, in Ausnahmefällen auch 2 Jahre
Posttraumatische Belastungsstörung	meist viele Jahre
Andauernde Persönlichkeitsänderung nach Extrembelastung	meist lebenslang

Als erste Reaktion auf eine extreme psychische Belastung sind die Betroffenen meist wie betäubt, verkennen die aktuelle Situation, sind z. T. desorientiert und führen Handlungen durch, die völlig sinnlos erscheinen. Für Außenstehende besonders auffällig sind die starken emotionalen Schwankungen: Ausgeprägte Trauer kann innerhalb kurzer Zeit in Wut, Aggression oder Teilnahmslosigkeit übergehen. Meist finden sich begleitend vegetative Symptome wie Schwitzen, Herzrasen oder Übelkeit.

3.2.2 Diagnosekriterien nach ICD-10

A. Auftreten von Schocksymptomen, die unmittelbar nach dem Erleben einer außergewöhnlichen psychischen oder physischen Belastungssituation auftreten.

B. Wenn die Belastung vorübergehend ist, beginnen die Symptome nach spätestens 8 Stunden abzuklingen. Hält die Belastung an, beginnen die Symptome nach spätestens 48 Stunden nachzulassen.

C. Die Merkmale der akuten Belastungsreaktion setzen sich aus zwei Symptomgruppen zusammen:

1. Symptome von Angst und vegetativer Anspannung, wie in ➤ Kap. 1 beschrieben (Panikstörung, generalisierte Angststörung). Hierbei besonders häufig:
   a) Schwindel
   b) Übelkeit
   c) Zittern
   d) Herzrasen
   e) Atemnot
   f) Hypervigilanz (Schreckhaftigkeit)
   g) Panikattacken
   h) Depersonalisation und Derealisation
   i) Angst zu sterben
2. Schocksymptome
   a) Kurzzeitige Desorientiertheit
   b) Verzweiflung oder Hoffnungslosigkeit
   c) Einengung der Aufmerksamkeit
   d) Rückzug von erwarteten sozialen Aktivitäten
   e) Sinnlose Überaktivität

f) Unkontrollierbare Trauerreaktionen
g) Verbale Aggression
h) Häufige Zusatzsymptome: emotionale Betäubung, Erstarrung (dissoziativer Stupor), völlige oder partielle Amnesie für das belastende Ereignis, Suizidgedanken, Verleugnung („Sie müssen sich täuschen" – „Das kann so nicht sein" – „Das muss ein Traum sein!")

3.2.3 Fallbeispiel

Unfalltod des Verlobten

Die 22-jährige Studentin Anja B. lebt noch bei ihren Eltern. Sie kommt in Begleitung ihres älteren Bruders morgens um 8:00 Uhr in die Notaufnahme der Psychiatrie, weil sie am Tag zuvor versucht hatte, sich durch einen Sprung vom Balkon das Leben zu nehmen. Auslöser war der Unfalltod ihres Verlobten. Ihr Bruder war gerade zu Besuch, als ein Polizeibeamter die Nachricht überbrachte.

„Anja reagierte wie betäubt", erzählt der Bruder. „Sie irrte im Haus umher und fing an, sinnlose Dinge zu tun, z. B. ihre Pullover und T-Shirts aus dem Schrank zu nehmen, zu falten, zu entfalten, wieder zu falten; oder die Bücher in ihrem Regal sinnlos zu ordnen. Als sie plötzlich die Balkontür öffnete und Anstalten machte zu springen, habe ich sie zu Boden gerissen. ‚Lass mich', hat sie mich angebrüllt und mich weggestoßen. Dann war sie still, lag wie erstarrt auf dem Boden. Nach einiger Zeit begann sie zu zittern und zu weinen und flüsterte dabei immer wieder den Namen ihres Verlobten. Dann hat sie sich in ihr Zimmer eingeschlossen."

Auf Nachfragen erzählt Anja B., sie könne sich nur noch an die Todesnachricht erinnern. Für das, was nachher passiert ist (ihr Umherirren im Haus, das sinnlose Ordnen von Dingen wie auch ihren Suizidversuch) hat sie keine Erinnerung. „Heute Morgen beim Aufwachen erinnerte ich mich zwar noch an die Todesnachricht, aber sie erschien mir so weit weg … auch meine Familie kam mir so seltsam fremd vor, und ich selbst bin immer noch in einer Art Schwebezustand."

Anja B. bleibt für eine Nacht zur Beobachtung in der Klinik. Am nächsten Morgen ist sie normal ansprechbar. Sie bricht zwar immer noch unvermittelt in Tränen aus, versichert dem diensthabenden Arzt aber, dass sie auf keinen Fall mehr an Suizid denke. „Ich werde doch gebraucht. Ich muss dafür sorgen, dass mein Verlobter ein ehrenvolles Begräbnis bekommt."

Typische Symptome in der Fallgeschichte

▶ Anjas Symptome treten unmittelbar nach einer extremen psychischen Belastungssituation auf (→ A).
▶ Die Symptome sind 48 Stunden später – am Morgen nach ihrer Einlieferung in die Klinik – weitgehend abgeklungen (→ B).
▶ Anja weist einige der unter C.1 beschriebenen Symptome auf (Zittern, Depersonalisation, Derealisation).
▶ Überdies hat sie diverse Symptome, die oft bei schockartigen Erlebnissen auftreten: Sie ist kurzzeitig desorientiert (→ 2a), reagiert „wie betäubt" (→ 2h), tut völlig sinnlose Dinge (→ 2e), brüllt ihren Bruder an (→ 2 g), um anschließend „still und wie erstarrt" auf dem Boden zu liegen (→ 2h).
▶ Anja bricht häufig unvermittelt in Tränen aus (→ 2 f.) und kann sich nur bruchstückhaft an das traumatische Erlebnis erinnern (dissoziative Amnesie, → 2h).
▶ Besonders zu beachten ist ihr suizidales Verhalten. Nach etwa 2 Tagen versichert Anja B. allerdings glaubhaft, keine Suizidgedanken mehr zu haben, sodass sie aus der Klinik entlassen werden kann.

Diagnose **Akute Belastungsreaktion, schwer (F43.02).**

Klingen die Symptome nach wenigen Stunden oder Tagen nicht ab, ist nach ICD-10 eine andere Diagnose zu stellen.

- Bei anhaltendem Vorherrschen psychotischer Symptome: *akute vorübergehende psychotische Störung* (➤ Kap. 9.10.5)
- Bei anhaltendem Auftreten von Flashbacks, Betäubung und dissoziativen Phänomenen: *posttraumatische Belastungsstörung* (➤ Kap. 3.4)
- Bei Vorherrschen von depressiver Verstimmung, Angst, evtl. auch einer Störung des Sozialverhaltens: *Anpassungsstörung* (➤ Kap. 3.3)
- Bei schweren depressiven Symptomen, die länger als 2 Wochen andauern: *depressive Episode* (➤ Kap. 8.3)

3.3 Anpassungsstörung

3.3.1 Allgemeine Hinweise

Im Laufe des Lebens sind Menschen einer Reihe von Veränderungen oder belastenden Lebensereignissen ausgesetzt, die i. d. R. so verarbeitet werden, dass die Betroffenen sich an die neue Lebenssituation anpassen können. Gefühle von Ärger, Trauer, Niedergeschlagenheit, Hilflosigkeit, Reizbarkeit, aggressive Verhaltensweisen sind hierbei normale Reaktionen, die sich im weiteren Verlauf der „Anpassung" zurückbilden.

3.3.2 Symptomatik

Zu Symptomen einer Anpassungsstörung werden die oben beschriebenen Merkmale erst, wenn die Betroffenen nicht imstande sind, sich an die neue Lebenssituation anzupassen oder sie zu akzeptieren. Die Folgen sind dann häufig Beeinträchtigungen oder Störungen in den Bereichen Affektivität (z. B. depressive Verstimmungen), Sozialverhalten (z. B. sozialer Rückzug; Reizbarkeit) und berufliche Leistungsfähigkeit.

Auslösende Belastungssituationen können familiäre Probleme sein, Trennungserlebnisse, Verlust des Arbeitsplatzes oder der Heimat, Diagnose einer schweren Erkrankung, Organverlust, Geburt eines Kindes, Krankheits- oder Todesfälle in der Familie, Verlust des Vermögens etc. (→ Fallgeschichte 1). Auch die frühere abnorme Trauerreaktion wird inzwischen als Anpassungsstörung diagnostiziert (→ Fallgeschichte 2).

3.3.3 Diagnosekriterien nach ICD-10

A.1. Identifizierbare psychosoziale Belastung von einem nicht außergewöhnlichen oder katastrophalen Ausmaß.
A.2. Beginn der Symptome innerhalb von 1 Monat.
A.3. Dauer. maximal 6 Monate, ausgenommen die „Anpassungsstörung mit längerer depressiver Reaktion" (höchstens 2 Jahre).
B. Die Symptome ähneln den Störungen, wie sie bei einer depressiven Episode, bei Angststörungen, somatoformen Störungen oder Störungen des Sozialverhaltens vorkommen. Die Kriterien einer einzelnen Störung werden aber nicht erfüllt. Die Symptome können in ihrer Art und Schwere variieren.
C. Folgende Symptome sind – je nach Typ der Anpassungsstörung – häufig zu beobachten:

1. Depressive Verstimmung
2. Verminderter Antrieb
3. Sozialer Rückzug
4. Verlust von Freude und Interesse
5. Zeitweiliger Verlust der Emotionen
6. Ängste und Sorgen
7. Konzentrations- und Gedächtnisstörungen
8. Schlafstörungen
9. Libidostörungen
10. Verändertes Sozialverhalten (vor allem bei Jugendlichen)
11. Überforderung durch die Anforderungen des Alltags
12. Vegetative Störungen

D. Einteilung in verschiedene Erscheinungsbilder:

1. Anpassungsstörung mit kurzer depressiver Reaktion (maximal 6 Monate)
2. Anpassungsstörung mit längerer depressiver Reaktion (maximal 2 Jahre)
3. Anpassungsstörung, Angst und depressive Reaktion gemischt
4. Anpassungsstörung mit vorwiegender Störung von anderen Gefühlen (Angst, Depression, Anspannung, Ärger, Gereiztheit, Besorgnis etc.)
5. Anpassungsstörung mit Störung des Sozialverhaltens, z. B. Aggressivität, Streitsucht, rücksichtslosem oder destruktivem Verhalten (vor allem typisch für Jugendliche)
6. Anpassungsstörung gemischt: mit Störung von Gefühlen und Störung des Sozialverhaltens

3.3.4 Fallbeispiele

1: „Ich habe mein gesamtes Vermögen verloren"

Michael G. (56) ist freischaffender Architekt. Er kommt in die Praxis, weil er seit etwa 2 Wochen von Ängsten heimgesucht wird und Probleme hat, seine Arbeit zu erledigen. Er fühle sich erschöpft, habe keine Lust mehr auszugehen, und auch die Beziehung zu seiner Freundin sei in eine Krise geraten. „Sie wirft mir vor, dass ich in vielen Situationen gereizt und gefühllos reagiere und sie sexuell nicht mehr begehre! Das stimmt irgendwie auch, aber was soll ich tun? Meine Sorgen um die Zukunft holen mich immer wieder ein. Nachts wache ich oft schweißgebadet auf mit der Vorstellung, im Alter von Hartz IV leben zu müssen. Ich, ein erfolgreicher Architekt!"

Ob vor 2 Wochen irgendetwas Außergewöhnliches passiert sei, will der Therapeut wissen. „Ich habe mein gesamtes Vermögen – 100.000 Euro – auf einen Schlag verloren! Das war für meine Rente gedacht. Ich hatte das Geld in den Kauf von Seecontainern investiert – nach Aussage meines Finanzberaters eine absolut sichere Geldanlage mit 5–8 % Jahresrendite. Vor 2 Wochen hat man mir dann mitgeteilt, dass das Unternehmen Insolvenz beantragt hat und ich alles verloren habe. Alles ist weg, auch meine Altersversorgung! Ich frage mich, ob mein Leben und meine Arbeit als Architekt mit diesen Zukunftsaussichten noch einen Sinn haben."

Typische Symptome in der Fallgeschichte

▶ Michael G.s Veränderungen treten infolge einer Krisensituation auf, die subjektiv zwar als sehr belastend empfunden wird, jedoch nicht – wie bei der PTBS – als „lebensbedrohliches Ereignis" einzustufen ist, das „bei nahezu jedem eine tiefgreifende Verzweiflung auslösen würde". Es handelt sich im Sinne der ICD-10 also um eine psychosoziale Belastungssituation (→ A.1).
▶ Die Symptome haben kurz nach dem Ereignis begonnen, das Zeitkriterium „Beginn innerhalb von 1 Monat" ist also erfüllt (→ A.2).
▶ Infolge des finanziellen Verlusts leidet Michael G. unter diversen depressiven Symptomen: Er fühlt sich erschöpft (→ C.2), hat keine Lust mehr auszugehen (→ C.4), hat Probleme, seine Arbeit als Architekt zu erledigen (→ C.11). Seine Freundin beklagt sich überdies darüber, dass er oft gereizt und gefühllos reagiere (→C.5) und sie sexuell nicht mehr begehre (→ C.9).
▶ Zur depressiven Symptomatik gesellen sich auch Symptome von Angst: Seit der Nachricht von seinem finanziellen Verlust wird er „von Ängsten heimgesucht", seine „Sorgen um die Zukunft" holen ihn immer wieder ein, er wacht nachts „schweißgebadet" auf mit der Vorstellung, „im Alter von Hartz IV leben zu müssen" und hat Zweifel, ob sein Leben bei diesen Zukunftsaussichten noch einen Sinn hat (→ C.6).
Wenn differenzialdiagnostisch eine depressive Episode ausgeschlossen werden kann, lautet die wahrscheinlichste Diagnose:
Diagnose **Anpassungsstörung, Angst und depressive Reaktion gemischt (F43.22).**

2: Stundenlang am Grab des Mannes

Heike W. (49) kommt in Begleitung ihrer Tochter Lena M. in die Praxis. Lena M. klagt, dass ihre Mutter sich seit dem Tod des Vaters vor 8 Monaten so verändert habe: „Jeden Tag sitzt sie stundenlang an seinem Grab und ist nicht bereit, Dinge in der Wohnung zu verändern. Seine Hemden und Anzüge braucht doch niemand mehr, sie weigert sich aber, den gemeinsamen Kleiderschrank auszuräumen oder Möbel umzustellen. Sie trägt sogar Papas Armbanduhr, seine Brille und seine Brieftasche ständig mit sich herum." Bei diesen Worten bricht Heike W., die vorher immer nur zu Boden geschaut hatte, in Tränen aus, sagt jedoch kein Wort.

An ihrer Tochter und den beiden Enkeln habe die Mutter jegliches Interesse verloren. Auch mit ihrem Haushalt komme sie nicht mehr zurecht, esse nur noch ganz wenig und gehe nicht ans Telefon, wenn man sie anruft. „Dabei war sie immer ein so fröhlicher, lebenslustiger Mensch!"

3

Typische Symptome in der Fallgeschichte

- Heike W. leidet an einer Trauerreaktion, die von den Mitmenschen nicht als „normal", sondern als „abnorm" empfunden wird.
- Laut ICD-10 sollten „Trauerreaktionen jeglicher Dauer, die wegen ihrer Form oder wegen ihres Inhalts als abnorm betrachtet werden," als Anpassungsstörung eingestuft werden. Je nach Symptomatik ist eine der oben unter D.1–6 aufgelisteten Formen der Anpassungsstörung auszuwählen.
- Im Fall von Heike W. wird die Trauerreaktion von depressiven Symptomen beherrscht und dauert länger als 6 Monate. Deshalb lautet die wahrscheinlichste Diagnose:

Diagnose **Anpassungsstörung mit längerer depressiver Reaktion (F43.21).**

3.3.5 Wichtig zu wissen

Abnorme Trauerreaktion und Anpassungsstörung

Die Anpassungsstörung mit depressiver Reaktion hieß früher reaktive Depression. Die reaktive Depression und auch die früher häufig diagnostizierte abnorme Trauerreaktion (→ Fallgeschichte 2) sind in der ICD-10 in der Anpassungsstörung aufgegangen. Wie bei jeder Art von Depression sind bei der Anpassungsstörung mit depressiver Reaktion oft Suizidgedanken vorhanden.

Manche Patienten reagieren auf eine psychosoziale Belastung mit Essanfällen (Binge-Eating im Rahmen einer Anpassungsstörung). Die Kodierung erfolgt in der ICD-10 unter F50.4: Essattacken bei anderen psychischen Störungen, z. B. im Zusammenhang mit Trauerfällen, Unfällen, Geburt eines Kindes etc.

Differenzialdiagnose

Differenzialdiagnostisch ist es nicht immer leicht, eine Anpassungsstörung von einer depressiven Episode (➤ Kap. 8.3) zu unterscheiden. Ein Unterscheidungsmerkmal ist der Schweregrad der Symptome: Im Zusammenhang mit einer Anpassungsstörung definiert die ICD-10 die kurze oder längere depressive Reaktion als „leicht depressiven Zustand", der „vorübergehend" ist. Im Gegensatz zu einer depressiven Episode gibt es bei der Anpassungsstörung keinen „wellenförmigen" Verlauf mit einem Wechsel zwischen depressiven Phasen und Phasen der Remission. Überdies bilden sich bei der Anpassungsstörung die Symptome meist langsam von allein zurück. Wenn dies nicht der Fall ist, kann eine Psychotherapie hilfreich sein.

Psychotherapie

Wenn eine Anpassungsstörung länger als normal anhält oder die Symptome so ausgeprägt sind, dass sie den Alltag beeinträchtigen, ist es oft hilfreich, den Betroffenen die Möglichkeit zu geben, ihre Gefühle verbal oder nonverbal zum Ausdruck zu bringen und ihnen so zu helfen, aus dem Zustand des Schocks und der Hilflosigkeit herauszufinden und ihr „neues Leben" in die Hand zu nehmen.

Hierbei kann es hilfreich sein, den Betroffenen zu erklären, dass im Zuge der Neuorientierung verschiedene Phasen durchlaufen werden. Bestimmte Formen der Psychotherapie (z. B. Gesprächstherapie) können den Betroffenen helfen, nicht übertrieben lange in einer Phase „stecken zu bleiben" und ihren persönlichen Weg der Neuorientierung so schneller zu durchlaufen. Vor allem bei Trennungssituationen oder bei der Trauer um einen geliebten Menschen hat sich das Wissen um die in ➤ Box 3.1 beschriebenen Trauerbewältigungsphasen als hilfreich erwiesen.

BOX 3.1

Die vier Phasen der Trauerverarbeitung (nach Verena Kast und John Bowlby)

Phase 1: Betäubung oder Verleugnung (Schocksymptome)
In dieser ersten Phase wollen die Betroffenen den Verlust nicht wahrhaben. Typische Reaktionen: „Es ist nicht wahr", „Sie müssen sich irren", „Das glaube ich nicht". Lange Zeit nach einer Trennung glauben manche Betroffene z. B. immer noch nicht, dass der Partner/die Partnerin sich wirklich getrennt hat und warten täglich, dass er/sie zurückkommt.

Phase 2: Aufbrechen widersprüchlicher Emotionen
Um die Phase der Betäubung hinter sich zu lassen, gilt es, die Trauer über das „Verlorene" zuzulassen und die hierbei auftauchenden Gefühle zu achten – sie sind ein Teil der Verarbeitung. Typisch hierbei ist z. B. ein plötzliches Umschlagen der normalen Gefühlslage in Weinen, Wut, Angst oder depressive Verstimmung. Auch bei Verlust der Heimat, des Arbeitsplatzes, des Vermögens oder eines Organs (z. B. Verlust eines Auges, Fußes/Beins; Brustamputation; Entfernung der Gebärmutter etc.) gilt es, die Trauer über den Verlust zuzulassen.

Phase 3: Loslassen und Akzeptieren
Wenn es um den Verlust eines geliebten Menschen geht – sei es durch Tod, Trennung, Scheidung – ist es heilsam, wenn die Betroffenen einerseits schöne Erinnerungen zulassen, gleichzeitig aber bereit sind loszulassen, um sich in einem vierten Schritt neu zu orientieren. Veränderungen im Außen (z. B. umziehen; Wohnung neu gestalten; sich von Möbel- oder Kleidungsstücken trennen; Bilder, die an die frühere Situation erinnern, abhängen) können ein äußeres Zeichen dafür sein, dass die Person oder Situation jetzt in die Vergangenheit rücken kann, sodass im Bewusstsein des Trauernden neue Menschen, Dinge und Situationen Platz finden.

Phase 4: Neuorientierung
Die Trauer um das, was man verloren hat (Verstorbener, Partner, Heimat, Beruf etc.) ist abgeschlossen. Manchen hilft in diesem Zusammenhang das Bild einer Tür, die sich hinter einem geschlossen hat. Anstatt die Tür, die in die Vergangenheit führt, immer wieder zu öffnen, steht nun die Aufgabe an, den Blick nach vorn anstatt nach hinten zu richten und die sich bietenden Chancen des „neuen Lebens" zu ergreifen.

3.4 Posttraumatische Belastungsstörung (PTBS)

3.4.1 Hinweise zur Diagnose

Ein zentrales Charakteristikum für eine posttraumatische Belastungssituation findet sich in der ICD-10 unter Punkt A der Diagnosekriterien:

„Die betroffene Person war einem kurz oder lang anhaltenden Ereignis oder Geschehen von außergewöhnlicher Bedrohung oder mit

katastrophalem Ausmaß ausgesetzt, das nahezu bei jedem tiefgreifende Verzweiflung auslösen würde."

ICD-10, S. 174

Beispiele für traumatische Ereignisse dieser Art sind z. B. Naturkatastrophen, das Erleben von körperlicher oder sexueller Gewalt, Gefangenschaft, Überfall, Entführung, Geiselnahme, Folter, Terroranschlag, Krieg, Flucht, Vertreibung, Flugzeugabsturz etc. Je nach Art und Schwere des Erlebens kann evtl. auch ein schwerer Verkehrsunfall, die Diagnose einer schweren Erkrankung oder der qualvolle Tod eines Angehörigen ein Trauma verursachen. Auch wenn jemand ein Trauma nicht am eigenen Leib, sondern z. B. als Helfer vor Ort (Notarzt, Rettungssanitäter, Polizist) miterlebt hat, kann er dadurch traumatisiert werden (sekundäre Traumatisierung).

Ein zweites Merkmal der PTBS ist das Zeitkriterium: Die typischen Symptome treten häufig mit zeitlicher Verzögerung, spätestens jedoch 6 Monate nach dem Belastungsereignis auf (ICD-10, Kriterium E).

Die PTBS stellt einen Versuch des Organismus dar, eine traumatische, mitunter lebensbedrohliche Situation zu überstehen. Daher handelt es sich ursächlich nicht um eine Störung (Fehlfunktion), sondern um eine gesunde und zweckdienliche Reaktion, die u. a. dazu dient, die Panik, evtl. auch den körperlichen Schmerz „herunterzufahren", um auf diese Weise besser auf die Bedrohung reagieren zu können. Auch der für eine PTBS typische Zustand ständiger Alarmbereitschaft (Hypervigilanz) ist ursprünglich sinnvoll: Er soll dazu dienen, weitere Gefahrenmomente frühzeitig zu erkennen, um ihnen adäquat begegnen zu können.

3.4.2 Drei Symptomgruppen

Normalerweise lassen die Schockreaktionen nach, wenn die Gefahr vorüber ist. Bei einem Erleben extremer Bedrohung allerdings bleiben die Symptome bestehen, der Organismus signalisiert „Lebensgefahr", obwohl die bedrohliche Situation längst vorüber ist. Die hierbei auftretenden Symptome lassen sich in drei Symptomgruppen („Cluster") zusammenfassen, die alle wichtigen Symptome der PTBS beinhalten. Als Lernhilfe hat sich die Buchstabenfolge **W-V-V** bewährt:

- Cluster 1: **W** = Wiedererleben
- Cluster 2: **V** = Vermeidungsverhalten
- Cluster 3: **V** = Vegetative Übererregtheit

3.4.3 Diagnosekriterien nach ICD-10

Cluster 1 – W = Wiedererleben des Traumas

1. Bei vielen Menschen mit PTBS kommt es zu einem Wiedererleben des Traumas in sich wiederholenden **Albträumen,** in denen die Betroffenen die Panik, Todesangst und Hilflosigkeit von damals nochmals erleben und darauf entsprechend reagieren.
2. Viele Betroffene werden auch im Wachzustand von Erinnerungsbildern, Schuldgedanken oder unerklärlichen Emotionen „überrollt". Fachleute sprechen hier von **Flashbacks,** Nachhallerinnerungen oder **Intrusionen.** Das Wort **„**Intrusion**"** wurde aus den DSM-5-Diagnosekriterien unverändert ins Deutsche übernommen und bedeutet wörtlich „Eindringen", im erweiterten Sinn dann: in die Psyche eindringende, sich aufdrängende Bilder, Gedanken und Emotionen, gegen die sich die Betroffenen nicht wehren können.
3. Flashbacks bzw. Intrusionen werden oft durch banale Alltagssituationen ausgelöst, die unbewusst an das belastende Ereignis erinnern. Diese Auslöse- oder Schlüsselreize werden im Englischen **Trigger** genannt. In der Fallgeschichte in ➤ Kap. 3.4.4 **triggert** z. B. das Schreien von Kindern die Erinnerung an die Todesschreie der Frauen und Kinder, die beim Bombenattentat umkamen.

Cluster 2 – V = Vermeidungs- und Rückzugsverhalten

1. Aktivitäten oder Situationen, die an das Trauma erinnern, werden vermieden.
2. Die Betroffenen ziehen sich von Freunden, Bekannten und oft auch der eigenen Familie zurück.
3. Um die Todesangst besser zu ertragen, werden Gefühle abgeschaltet. Die Folgen: Gefühl des Betäubtseins, emotionale Abstumpfung (engl. *numbing*), Verlust von Freude und Interesse, Verlust von Mitgefühl für andere.
4. Um die Folgen des Traumas besser ertragen zu können, werden Teile des Erlebens ausgeblendet: Es kommt zu einer dissoziativen Amnesie oder Teilamnesie der belastenden Situation.
5. Um ihre Flashbacks und die damit verbundenen Emotionen zu betäuben, greifen viele Betroffene als Selbstmedikation zu Alkohol, Beruhigungs- und Schlafmitteln oder illegalen Drogen.

Cluster 3 – V = Vegetative Übererregtheit (Hypervigilanz, engl. *hyperarousal)*

Der Organismus glaubt, dass die Gefahr noch nicht vorüber ist und bleibt deshalb in ständiger Alarmbereitschaft. Die Folgen sind:

1. Ein- und Durchschlafstörungen
2. Erhöhte Schreckhaftigkeit
3. Reizbarkeit
4. Wutausbrüche
5. Konzentrationsschwierigkeiten
6. Erhöhte vegetative Erregtheit

MERKE

Die für uns wichtigsten Diagnosekriterien für eine PTBS sind **Flashbacks** und **Albträume.** Die Symptome „vegetative Übererregtheit", „Gefühllosigkeit" und „Rückzugsverhalten" sind zwar typisch für die PTBS, finden sich aber auch bei anderen psychischen Störungen.

3.4.4 Fallbeispiel

Albträume und Schuldgefühle

Sven S. (32) kommt in Begleitung seiner Frau in die Praxis, weil er seit längerer Zeit an massiven Schlafstörungen leidet und sich auch im Alltag sehr verändert hat. Sven S. war als Berufssoldat in Afghanistan. Dort hat er miterlebt, wie sein Freund bei einem Bombenattentat getötet wurde. „Ich kann mich noch an die Explosion erinnern, das Splittern von Glas, die Todesschreie der Frauen und Kinder. Dann setzt die Erinnerung aus. Ich weiß nur noch, dass ich weggelaufen bin. Noch heute fühle ich mich deshalb schuldig."

Sven S. ist seit ½ Jahr wieder in Deutschland. Anfangs lief alles gut, doch vor etwa 2 Monaten setzten Albträume und bildhafte Erinnerungen ein, in denen er die lebensbedrohliche Situation wieder und wieder durchlebte. Hinzu kamen sich aufdrängende Gedanken, am Tod des Freundes schuld zu sein.

„Er hat sich von all unseren Freunden und Bekannten zurückgezogen – aus Angst, sie könnten ihm Fragen stellen zu dem, was er erlebt hat", ergänzt die Ehefrau. „Er kann im Fernsehen keine Krimis mehr ansehen, auch nicht die Tagesschau. Und wenn er Kinder schreien hört, gerät er außer sich. Er hat jegliche Lebensfreude verloren, interessiert sich weder für mich noch für unsere 3-jährige Tochter. Er freut sich auch nicht auf unser zweites Kind: Ich bin inzwischen nämlich im 4. Monat schwanger. Es ist, als hätte er seine Gefühle in Afghanistan zurückgelassen."

Sven S. hat früher gern und viel gelesen – wegen seiner Konzentrationsprobleme geht das nicht mehr. Auch längeren Gesprächen kann er nicht mehr folgen. Und er ist sehr schreckhaft geworden: „Wenn unsere Tochter mal die Tür laut zuschlägt, zuckt er zusammen und schreit sie an. So angespannt und reizbar kenne ich ihn von früher überhaupt nicht. Kann da Alkohol eine Rolle spielen? Sven trinkt in der letzten Zeit häufig mehr, als ihm guttut. Und zum Einschlafen schluckt er seit einiger Zeit Schlaftabletten."

Typische Symptome in der Fallgeschichte

▶ Sven S. hat ein Trauma erlebt, ein Ereignis „von außergewöhnlicher Bedrohung oder katastrophenartigem Ausmaß" (ICD-10, Kriterium A).
▶ Die Symptome treten nicht sofort nach dem Bombenattentat, sondern mit einer Verzögerung von 4 Monaten auf (ICD-10, Kriterium E).
▶ Sven S. hat Albträume, in denen er die Situation von damals nochmals erlebt (→ 1).
▶ Er leidet überdies an Intrusionen in Form von bildhaften und emotionalen Erinnerungen an das Trauma (Flashbacks), die z. B. durch das Schreien von Kindern getriggert werden (→ 2).
▶ Auch die sich wiederholt aufdrängenden Schuldgedanken werden zu den Intrusionen gerechnet. In der Fachliteratur werden sie auch als „kognitive Flashbacks" bezeichnet (→ 2).
▶ Um traumatischen Erinnerungen vorzubeugen, meidet Sven S. Filme oder Berichte im Fernsehen, die ihn an das Trauma erinnern könnten (→ 4).
▶ Auch der Rückzug von Freunden und Bekannten (→ 5) ist z. T. dadurch zu erklären, dass er Fragen vermeiden will, die Erinnerungen an das Trauma auslösen könnten.
▶ Typisch ist auch Svens Verlust von Interesse und Freude, der mit einem Mangel an Empathie, einem Gefühl von Betäubtsein und emotionaler Stumpfheit (engl. *numbing*) einhergeht (→ 6).
▶ Wie viele Betroffene hat Sven S. eine Teilamnesie in Bezug auf das belastende Ereignis: An den Anfang (die Bombenexplosion) und den Schluss (sein Weglaufen) kann er sich erinnern, für das zentrale Erlebnis besteht eine komplette Amnesie (→ 7).
▶ Sven S. weist überdies Symptome einer erhöhten vegetativen Erregtheit (→ 14) auf: Er ist schreckhaft (→ 10), leicht reizbar (11), leidet an Schlafstörungen (9) und hat Konzentrationsprobleme (→ 13).
▶ Wie viele Patienten mit einer PTBS versucht er, die vegetative Übererregtheit, die Schlaflosigkeit, die Flashbacks und die damit verbundenen Emotionen durch Selbstmedikation in den Griff zu bekommen. Zu klären wäre, wie lange er schon Schlaftabletten nimmt und Alkohol konsumiert (→ 8).

Diagnose **Posttraumatische Belastungsstörung (F43.1).**

3.4.5 Wichtig zu wissen

Prävalenz

Die Prävalenz der PTBS ist von der Art des Traumas abhängig. Nach sexuellen Gewaltdelikten (z. B. Vergewaltigung) wird die Auftretenswahrscheinlichkeit auf etwa 50 % geschätzt. Ähnlich hoch sind die Prävalenzraten bei Kriegs- und Folteropfern. Bei Opfern anderer Gewaltverbrechen tritt eine PTBS in ca. 25 % der Fälle auf, bei Opfern von Verkehrsunfällen wird die Prävalenz auf 10 % geschätzt. In Deutschland liegt die Lebenszeitprävalenz in der Allgemeinbevölkerung bei ca. 2 %, in den USA wesentlich höher.

Komorbidität

Viele Patienten mit einer PTBS entwickeln als Folge des Traumas eine depressive Symptomatik (Gefühl des Betäubtseins, Verlust von Freude und Interesse, sozialer Rückzug, Libidoverlust), welche die Diagnose einer mittelgradigen oder schweren depressiven Episode rechtfertigen kann. In diesem Fall hat eine medikamentöse Behandlung der Depression Vorrang vor einer psychotherapeutischen Behandlung der PTBS.

Therapie

Die Therapie der PTBS erfolgt meist in drei Phasen:

1. In der **Stabilisierungsphase** geht es zunächst darum, die belastenden Symptome im Alltag besser zu bewältigen. Entspannungsverfahren wie die progressive Muskelrelaxation oder das autogene Training können dazu beitragen, die vegetative Übererregtheit zu verringern. Häufig werden auch Imaginationsübungen eingesetzt. Dazu zählt z. B. das „Installieren" eines sicheren Ortes oder eines Wohlfühlortes, an den sich der Patient in seiner Vorstellung begeben kann, um die sich aufdrängenden Erinnerungen und die damit verbundenen Emotionen besser in den Griff zu bekommen. In manchen Fällen ist zusätzlich eine medikamentöse Therapie sinnvoll, z. B. bei extremen Schlafstörungen oder einer gleichzeitig bestehenden Depression.
2. In der **Verarbeitungsphase** finden augenblicklich vorwiegend zwei Therapieverfahren Anwendung: Verhaltenstherapie (graduierte Exposition, kombiniert mit kognitiven Verfahren, ➤ Kap. 17.2.2 und ➤ Kap. 17.2.3) oder die von Francine Shapiro begründete EMDR-Traumatherapie (➤ Kap. 17.2.3), bei der durch Links-rechts-Bewegungen der Augen oder leichtes Klopfen („Tapping") auf die Knie oder Hände eine Neuvernet-

zung im Gehirn angestrebt wird. Durch EMDR (engl. *eye movement desensitization and reprocessing)* sollen sich die kognitiven und die emotionalen Hirnareale letztendlich so verknüpfen, dass die Patienten nach Abschluss der Therapie z. B. sagen können: „Es war schlimm. Ich dachte, ich sterbe. Aber jetzt ist es vorbei."

3. In der sich anschließenden **Integrationsphase** geht es darum, die traumatischen Erfahrungen als Teil der eigenen Biografie anzunehmen und sie in die zukünftige Lebensplanung zu integrieren. Dazu gehört z. B. auch die Erkenntnis, dass aktuelle Erlebnisse immer noch Erinnerungen an das Trauma auslösen können, auch wenn es nicht mehr als gegenwärtig erfahren wird. Jemand, der wie Sven S. aus der obigen Fallgeschichte in Afghanistan einen Anschlag überlebt hat, sollte also möglichst Berichte, Reportagen oder Fernsehfilme zu diesem Thema meiden. Auch eine berufliche Neuorientierung, eine Veränderung der sozialen Bezüge (Familie; Partnerschaft, Freunde) oder die Wiederaufnahme früherer Hobbys oder Freizeitaktivitäten können in dieser Phase wichtig sein. In vielen Fällen ist es sinnvoll, die Betroffenen in der Integrationsphase weiterhin psychotherapeutisch zu betreuen.

3.5 Andauernde Persönlichkeitsänderung nach Extrembelastung

Eine PTBS infolge einer lang andauernden Extrembelastung katastrophalen Ausmaßes kann in eine tiefgreifende Veränderung der Persönlichkeit übergehen, die in der ICD-10 unter F62.0 als „andauernde Persönlichkeitsänderung nach Extrembelastung" verschlüsselt wird. Die Störung findet sich dort nicht unter den „Reaktionen auf schwere Belastungen" (F43), sondern unter den Persönlichkeits- und Verhaltensstörungen (F6). Voraussetzung für die Diagnose ist, dass die Veränderung der Persönlichkeit nicht auf andere Ursachen wie z. B. eine depressive oder organisch bedingte Störung zurückzuführen ist und vor der Extrembelastung keine Persönlichkeitsstörung mit gleicher oder ähnlicher Symptomatik bestand.

3.5.1 Diagnosekriterien nach ICD-10

A.1. Anhaltende und ausgeprägte Änderung in der Wahrnehmung, im Denken und in der Beziehungsgestaltung sowohl in Bezug auf sich selbst als auch in Bezug auf das soziale Umfeld. Der Nachweis der Störung kann durch Eigen- oder Fremdanamnese erfolgen.

A.2. Die Störung ist eindeutig die Folge einer lang anhaltenden Extrembelastung wie Folter, Gefangenschaft, Krieg, Flucht, Vertreibung, Geiselnahme, Konzentrationslager („KZ-Syndrom") oder anderer länger anhaltender lebensbedrohlicher Situationen.

B. Mindestens zwei der folgenden Merkmale liegen vor:

1. Feindliche oder misstrauische Haltung gegenüber der Welt.
2. Sozialer Rückzug mit Ausnahme einiger weniger Bezugspersonen, mit denen die Betroffenen zusammenleben.
3. Andauerndes Gefühl von Leere und Hoffnungslosigkeit. Dies kann mit einer anhaltenden depressiven Stimmung verbunden sein, die vor der Extrembelastung nicht nachweisbar war.
4. Gefühl von ständiger Bedrohung, das sich in einer chronischen inneren Anspannung mit Reizbarkeit und gesteigerter Wachsamkeit äußert.
5. Depersonalisation und Derealisation, die sich darin äußern, dass die Betroffenen sich selbst oder die Umwelt als verändert oder fremd wahrnehmen.
6. Dieses Gefühl der Entfremdung ist häufig mit emotionaler Betäubung verbunden, die sich darin zeigt, dass die Betroffenen unfähig sind, positive, negative oder aggressive Gefühle zu äußern.
7. Das ständige Gefühl von Bedrohung, innerer Anspannung und Hoffnungslosigkeit kann dazu führen, dass die Betroffenen zur Selbstmedikation vermehrt psychotrope Substanzen (Alkohol, Beruhigungsmittel, illegale Drogen) konsumieren.

C. Einer Persönlichkeitsänderung mit den hier aufgeführten Merkmalen ist oft eine posttraumatische Belastungsstörung (PTBS) vorausgegangen. Die Symptome dieser beiden Störungen können überlappen. Deshalb sollte eine anhaltende Persönlichkeitsänderung nur diagnostiziert werden, wenn nach einer mindestens 2 Jahre andauernden PTBS ein Zeitraum von ≥ 2 weiteren Jahren vergangen ist, in dem die o. g. Kriterien erfüllt waren.

D. Die Persönlichkeitsänderung kann nicht durch eine Schädigung oder Erkrankung des Gehirns erklärt werden. Auch eine vor der Extrembelastung vorhandene Persönlichkeitsstörung kann die Symptomatik nicht erklären.

3.5.2 Fallbeispiel

„Zwei Jahre Folterhaft"

Azmi B. kommt zusammen mit seiner Frau Zada und seiner 8 Monate alten Tochter in das Beratungszentrum für Kriegs- und Folteropfer. Er lebt seit mehr als 4 Jahren in Deutschland; sein erster Asylantrag wurde abgelehnt. „Er hat es bisher nicht geschafft, sich für einen erneuten Antrag Hilfe zu holen, er traut niemandem. Jetzt droht wieder einmal die Abschiebung. Deshalb sind wir hier: Bitte helfen Sie uns! Ich habe Angst – nicht nur um mich, sondern auch um unsere kleine Tochter", erzählt die junge Frau in gebrochenem Deutsch.

Azmi sitzt höflich lächelnd dabei – ein junger, gut aussehender Mann, dem man nicht ansieht, was die Folterknechte des syrischen Militärgeheimdienstes mit ihm gemacht haben. „Azmi war 2 Jahre in Folterhaft", erzählt Zada. 70 Mithäftlinge in einer Gemeinschaftszelle, Elektroschocks, körperliche Misshandlungen, Schlafentzug, die Todesschreie der Mitgefangenen – Azmi ist unfähig, darüber zu reden. Wie soll er so bei den Behörden beweisen, dass ihn in Syrien der Tod erwartet? Augenblicklich ist er im Besitz einer Duldung, die mehrmals verlängert wurde.

Auf Nachfragen ergänzt Azmi mit leiser Stimme, dass er sich ständig bedroht fühle und deshalb auch keine Kontakte zu anderen Menschen habe. „Nur bei meiner Frau und meiner Tochter fühle ich mich sicher, alle anderen könnten mich verraten", meint er. Er fühle sich oft innerlich leer. Die Welt um ihn herum und oft auch er selbst kämen ihm eigenartig fremd vor. Und wenn er ein Polizeifahrzeug sehe, fange er an zu zittern. „Er glaubt dann allen Ernstes, dass man ihn wieder einsperren und foltern werde", ergänzt seine Frau. Besonders schlimm sei es, dass Azmi seine Gefühle verloren habe. „Er lächelt ständig ohne Grund, geweint oder gelacht hat er seit Jahren nicht mehr. Und ob er mich und unsere Tochter liebt, kann ich nicht sagen – auch liebevolle Gefühle kann er nicht zeigen. Ich kenne Azmi schon lange. Vor seiner Verhaftung war er ganz anders!"

3

Typische Symptome in der Fallgeschichte

▶ Azmi B. hat in Syrien eine lang andauernde Extrembelastung mit Gefängnis, Folter und ständiger Todesangst erlebt (→ A.2). Diese Extrembelastung hat sein gesamtes Denken und Fühlen verändert (→ A.1).
▶ Im Vordergrund der Symptomatik stehen nicht – wie bei einer PTBS – Flashbacks, sondern über 4 Jahre anhaltende Veränderungen der Persönlichkeit, die nicht durch eine Schädigung des Gehirns erklärt werden können (→ C+D).
▶ Bei Azmi B. finden sich nahezu alle der unter B.1–6 aufgeführten Symptome: Er traut niemandem, hat Angst, dass andere Menschen ihn verraten könnten (→ B.1), weshalb er soziale Kontakte meidet und sich nur bei seiner Frau und seiner Tochter sicher fühlt (→ B.2).
▶ Er fühlt sich ständig bedroht und gerät in Panik, wenn er ein Polizeifahrzeug sieht (→ B.4).
▶ Er fühlt sich innerlich leer (→ B.3), kommt sich eigenartig fremd vor (Depersonalisation → B.5) und nimmt seine Umwelt anders wahr als andere Menschen (Derealisation → B.5).
▶ Azmis Gefühl der Entfremdung ist mit einem Gefühl emotionaler Betäubung verbunden: Durch die lange Folterhaft hat er gelernt, seine Gefühle abzuspalten. Die Folge: Er hat seit Jahren nicht mehr geweint oder gelacht, kann keine liebevollen Gefühle zeigen und lächelt ständig ohne Grund (→ B.6).
▶ Die Auffälligkeiten im Denken, Fühlen und Verhalten bestehen erst seit seinem Gefängnisaufenthalt, sind also nicht durch eine schon vorher vorhandene Persönlichkeitsstörung zu erklären. Auch eine durch die Folter verursachte Hirnschädigung ist aus den Erzählungen von Azmi und Zada nicht zu erschließen (→ D).

Diagnose **Andauernde Persönlichkeitsänderung nach Extrembelastung (F62.0).**

3.5.3 Wichtig zu wissen

Hinweis zur ICD-11

Die „andauernde Persönlichkeitsänderung nach Extrembelastung" ist in der ICD-11 nicht mehr enthalten. Stattdessen findet sich dort die Bezeichnung *„komplexe posttraumatische Belastungsstörung" (kPTBS)* mit folgender Beschreibung:

„Die komplexe posttraumatische Belastungsstörung (komplexe PTBS) ist eine Störung, bei der jemand einem Ereignis oder einer Abfolge von Ereignissen von extremer Bedrohung ausgesetzt war. Meist handelt es sich um lang anhaltende oder sich häufig wiederholende Ereignisse, bei denen eine Flucht schwierig oder unmöglich ist, z. B. Folter, Sklaverei, Völkermord (Genozid), lang anhaltende häusliche Gewalt, wiederholter körperlicher oder sexueller Kindesmissbrauch."

ICD-11: 6B41 (Übers. d. Autors)

Ein wichtiges zusätzliches Symptom der kPTBS ist in der ICD-11 neben den in ➤ Kap. 3.5.1 genannten Symptomen eine ausgeprägte *Störung der Affektregulation* mit Symptomen wie Affektlabilität, Reizbarkeit, Stimmungsschwankungen, mangelnder Impulskontrolle und niedriger Frustrationstoleranz.

Prävalenz

Die andauernde Persönlichkeitsänderung nach Extrembelastung wurde in Deutschland erstmals bei überlebenden KZ-Opfern diagnostiziert und als „KZ-Syndrom" bezeichnet. Ähnliche Symptome fanden sich auch bei Folteropfern und in neuester Zeit bei vielen Flüchtlingen, die in ihrer Heimat Gefängnis, Folter, Krieg, Tod und Zerstörung ausgesetzt waren. Schätzungsweise 40–50 % der Flüchtlinge leiden an einer PTBS, von denen etwa ein Drittel eine chronische Traumafolgestörung entwickelt.

Komorbidität

Viele Opfer von lang anhaltenden Traumatisierungen (z. B. Flüchtlinge) leiden unter zusätzlichen psychischen Störungen. Besonders häufig sind Depressionen, Angststörungen, dissoziative und somatoforme Störungen oder Missbrauch von psychotropen Substanzen.

Therapie

Die psychotherapeutische Arbeit mit komplex traumatisierten Menschen ist eine große Herausforderung. Viele Betroffene fühlen sich ständig bedroht und haben zu niemandem Vertrauen – auch nicht zum Therapeuten. Deshalb ist der Aufbau eines Vertrauensverhältnisses zwischen Klient und Therapeut ein zentraler erster Schritt, der oft viel Zeit und Geduld erfordert. In dieser Phase gilt es, den Patienten so weit zu stabilisieren, dass in einem zweiten Schritt eine vorsichtige Begegnung mit den traumatischen Erlebnissen stattfinden kann. Traumatherapeutische Verfahren können helfen, die Symptome zu reduzieren und die Lebensqualität der Betroffenen zu verbessern. Psychotherapie kann die traumatisierenden Erlebnisse von Flüchtlingen nicht ungeschehen machen, sie kann jedoch dabei helfen, dass diese Erlebnisse im Gedächtnis als Teil der individuellen Geschichte eingeordnet werden und die Betroffenen Strategien entwickeln, um das Gefühl der Kontrolle und Handlungskompetenz z. T. zurückzugewinnen.

3.6 Neurasthenie (Erschöpfungssyndrom)

Der Begriff „Neurasthenie" setzt sich zusammen aus griech. *neuron* („Nerv") und *asthenes* („schwach"). Hauptsymptome der „Nervenschwäche" sind Erschöpfung und Ermüdung, die durch eine reduzierte Belastbarkeit gegenüber äußeren Reizen und körperlichen oder geistigen Anstrengungen charakterisiert sind. Für die Diagnose müssen die Symptome mindestens 3 Monate vorhanden sein.

3.6.1 Diagnosekriterien nach ICD-10

A.1. Anhaltendes quälendes Erschöpfungsgefühl nach geringer **geistiger** Anstrengung, z. B. nach der Bewältigung oder dem Bewältigungsversuch alltäglicher Aufgaben, die keine ungewöhnlichen geistigen Anstrengungen erfordern. Oder:
A.2. Anhaltende quälende Müdigkeit und Schwäche nach nur geringer **körperlicher** Anstrengung.
B. Dazu mindestens eins der folgenden Symptome:
1. Akute oder chronische Muskelschmerzen
2. Reizbarkeit
3. Unfähigkeit zu entspannen
4. Spannungskopfschmerz
5. Benommenheit
6. Schlafstörungen

3.6.2 Fallbeispiel

Schlechte Laune

Nadine K. (34) leidet seit etwa ½ Jahr unter schlechter Laune. Immer wieder rastet sie bei Kleinigkeiten aus und schreit dann ihre 8-jährige Tochter Isabella an. Manchmal schlägt sie das Kind sogar. Nadine K. ist alleinerziehend und arbeitet ganztags im Supermarkt.

„Eigentlich fühle ich mich ständig überlastet", meint sie. Schon am Mittag sei sie völlig erschöpft, reagiere gereizt auf Kunden und leide oft unter Kopfschmerzen. Am Abend sei sie meist nicht fähig, sich liebevoll um ihre Tochter zu kümmern. „Selbst wenn ich am Wochenende frei habe, kann ich mich nicht entspannen und bin nach kurzer Zeit todmüde, wenn ich mit Isabella spazieren gehe oder versuche, ein Buch zu lesen."

Typische Symptome in der Fallgeschichte

- Nadine K. leidet seit mehr als 3 Monaten unter quälender Müdigkeit und Schwäche nach z.T. geringer körperlicher Anstrengung.
- Im Vordergrund der Symptomatik steht ihre reduzierte Belastbarkeit am Arbeitsplatz und im Zusammenleben mit ihrer Tochter, die sie bei Kleinigkeiten anschreit und manchmal sogar schlägt (→ B.2).
- Überdies hat sie oft Kopfschmerzen (→ B.4) und kann sich in ihrer Freizeit nicht entspannen (B.3).

Diagnose **Neurasthenie (F48.0).**

3.6.3 Wichtig zu wissen

Über die Prävalenz der Neurasthenie gibt es keine verlässlichen Zahlen. Der Grund hierfür dürfte darin zu suchen sein, dass die Störung nur noch selten diagnostiziert wird, während sie im ausgehenden 19. und beginnenden 20. Jh. zu den Modekrankheiten der gehobenen Gesellschaftsschicht zählte.

Die Neurasthenie wird auch als „Nervenschwäche" oder „reizbare Schwäche" bezeichnet. Damit kommt klar zum Ausdruck, dass keine organischen Veränderungen der Nerven vorliegen, womit die Neurasthenie von der Neuropathie abzugrenzen ist. Abzugrenzen ist sie auch vom Burnout-Syndrom, das meist in eine Erschöpfungsdepression mündet und insgesamt einen schwereren Verlauf zeigt (➤ Kap. 8.4.6).

Die Behandlung der Neurasthenie setzt i. d. R. bei der Lebenssituation der Betroffenen an: Welche Möglichkeiten gibt es, die alltäglichen Belastungen zu reduzieren? Gibt es negative Gedankenmuster, die das Erschöpfungssyndrom begünstigen? Sind die Betroffenen offen für Entspannungstechniken, die helfen können, die „gereizten" Nerven zu beruhigen? Auch Informationen zu einem sinnvollen, dosierten Einsatz der noch vorhandenen Energien mit bewussten Erholungspausen können helfen, die allgemeine Belastbarkeit zu erhöhen und so die Lebensqualität zu steigern.

KAPITEL

4 Somatoforme Störungen

4.1 Allgemeine Hinweise

Viele Menschen leiden unter körperlichen Störungen, die sich nicht durch organische Befunde erklären lassen. Bei einem Teil davon handelt es sich z. B. um Angst-, depressive oder Belastungsstörungen. In solchen Fällen werden die Symptome der zugrunde liegenden Erkrankung zugeordnet. Körpersymptome ohne hinreichenden medizinischen Befund finden sich auch bei den Konversionsstörungen (➤ Kap. 2), bei denen die körperlichen Symptome meist „symbolischen Ausdruckscharakter" haben. Daneben gibt es diverse psychische Störungen mit vorwiegend körperlicher Symptomatik, die nicht durch entsprechende organische Befunde erklärbar und auch nicht unter „Konversionsstörungen" einzuordnen sind. In der ICD-10 werden diese Störungsbilder unter dem Oberbegriff „somatoforme Störungen" zusammengefasst.

Der Begriff „somatoforme Störung" leitet sich ab von griech. *soma* („Körper") und lat. *forma* („Form, Gestalt, Aussehen"). Die Störung sieht also aus wie eine körperlich bedingte Erkrankung, ist aber keine. Obwohl der Arzt trotz sorgfältiger Diagnostik keine organische Ursache feststellen kann, sind die Betroffenen davon überzeugt, körperlich krank zu sein und bestehen hartnäckig auf weitergehenden medizinischen Untersuchungen.

„Auch wenn Beginn und Fortdauer der Symptome eine enge Beziehung zu unangenehmen Lebensereignissen, Schwierigkeiten oder Konflikten aufweisen, widersetzt sich der Patient gewöhnlich den Versuchen, die Möglichkeit einer psychischen Ursache zu diskutieren."

Klin.-diagn. Leitlinien, S. 224

4.2 Einteilung der somatoformen Störungen

Die somatoformen Störungen lassen sich in zwei große Gruppen einteilen (➤ Abb. 4.1):

1. Somatoforme Störungen ohne vorrangige Beteiligung des vegetativen Nervensystems: Somatisierungsstörung, Hypochondrie, somatoforme Schmerzstörung, sonstige somatoforme Störungen.
2. Vegetativ verursachte körperliche Beschwerden: Sie werden in der ICD-10 unter dem Oberbegriff „somatoforme autonome Funktionsstörungen" zusammengefasst. In diese Rubrik fallen sehr viele Störungen, die in der entsprechenden Lerneinheit detailliert aufgeführt werden.

4.3 Hypochondrische Störung

„Hypochondrie" setzt sich zusammen aus griech. *hypo-* („unter") und *chondros* („Rippenknorpel"). Unter den Rippenknorpeln vermutete man im Altertum den Sitz psychischer Störungen, u. a. der Melancholie. Im heutigen Sprachgebrauch hat sich die Bedeutung geändert: Charakteristisch für die hypochondrische Störung ist eine ausgeprägte bis zwanghafte Selbstbeobachtung des eigenen Körpers mit Ängsten in Bezug auf die eigene Gesundheit oder das körperliche Aussehen. Im Vordergrund stehen also nicht Klagen über körperliche Leiden, sondern massive krankheitsspezifische Ängste. In Fachkreisen wird

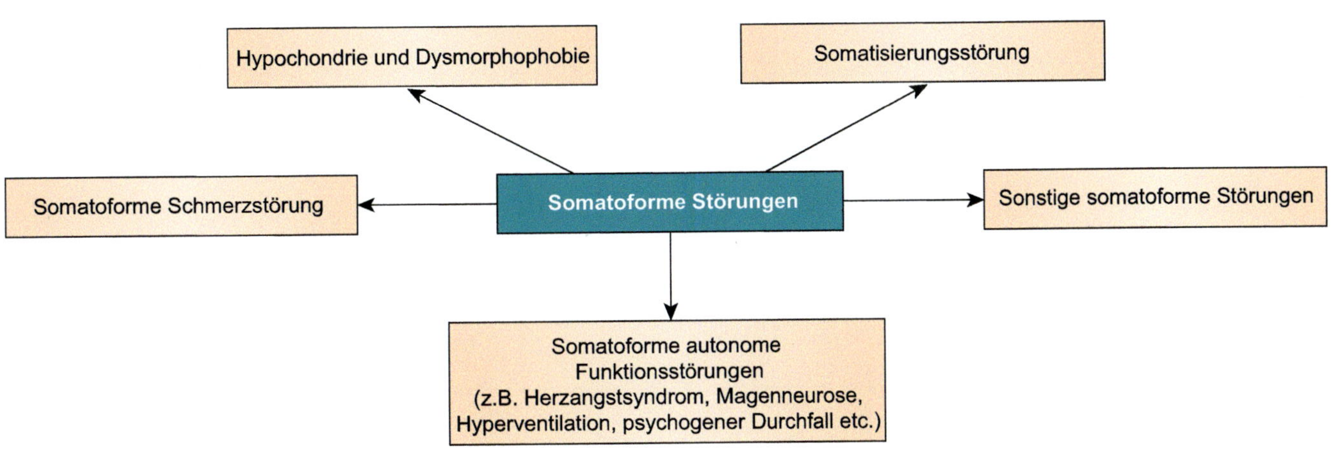

Abb. 4.1 Somatoforme Störungen im Überblick [L143]

deshalb seit Längerem darüber diskutiert, ob die hypochondrische Störung nicht eher zu den Angststörungen zu rechnen wäre. Im DSM-5 heißt sie zwar *illness anxiety disorder* (Krankheitsangststörung), findet sich aber trotzdem unter den somatoformen Störungen.

Wie in ➤ Abb. 4.2 dargestellt, lässt sich die hypochondrische Störung in zwei Gruppen von Erkrankungen einteilen:

1. Die eine Gruppe von Betroffenen hat Angst, an einer schweren organischen Erkrankung wie Krebs, Aids etc. zu leiden. Die krankheitsbesetzten Fantasien kreisen um eine mögliche Erkrankung von Magen, Darm, Herz, Lunge, Leber, Gehirn etc., evtl. auch um eine lebensgefährliche Infektion mit Bakterien oder Viren. Der „klassische" Hypochonder sucht beharrlich und angstvoll nach Symptomen der gefürchteten Krankheit und lässt sich von Fachärzten nicht vom Gegenteil überzeugen.
2. Die zweite Gruppe umfasst Personen, die davon überzeugt sind, körperlich entstellt oder missgestaltet zu sein. Besonders häufig findet sich die Vorstellung, die Nase sei hässlich, schief oder zu groß. Auch Zähne, Mund, Ohren, Gesicht oder Haut (z. B. als Folge von Akne) können von den Betroffenen als dysmorph („fehl- oder missgestaltet") empfunden werden. Das griechische Wort „dysmorph" hat dieser psychischen Störung auch ihren Namen gegeben: „Dysmorphophobie", neuerdings auch „körperdysmorphe Störung".

Wie die „klassischen" Hypochonder aus Gruppe 1 lassen sich auch diese Betroffenen von Freunden, Bekannten sowie Fachärzten nicht davon überzeugen, dass sie keinerlei Entstellung aufweisen. Viele drängen auf eine Operation, die in vielen Fällen dann auch durchgeführt wird.

Für beide Gruppen gilt ein Zeitkriterium: Um die Diagnose zu stellen, muss die hypochondrische bzw. dysmorphe Störung mindestens 6 Monate lang bestanden haben.

4.3.1 Diagnosekriterien nach ICD-10

A. Entweder 1 oder 2 liegt vor:

1. Hypochondrie: eine mindestens 6 Monate andauernde Überzeugung, an einer oder maximal zwei schweren körperlichen Erkrankungen zu leiden, welche die Betroffenen namentlich angeben können
2. Dysmorphophobie: anhaltende Beschäftigung mit einer vom Betroffenen angenommenen Entstellung oder Fehlbildung

B. Folgen der ständigen Sorge um die angebliche Erkrankung/Fehlbildung:

1. Andauerndes Leiden
2. Störung des alltäglichen Lebens
3. Beeinträchtigung der beruflichen Leistungsfähigkeit und des sozialen Zusammenlebens
4. Häufige Inanspruchnahme medizinischer Untersuchungen und Behandlungen
5. Hartnäckige Weigerung zu akzeptieren, dass keine ausreichende körperliche Ursache für die körperlichen Symptome/Entstellungen vorliegt

C. Ausschlussvorbehalt: Die Störung tritt nicht ausschließlich im Rahmen einer depressiven Episode, Schizophrenie oder wahnhaften Störung auf. In einem derartigen Fall spricht man von „sekundärer Hypochondrie", d. h., die hypochondrischen Symptome treten als Begleitsymptome einer Primärerkrankung (z. B. Depression) auf.

4.3.2 Fallbeispiele

Hypochondrische Störung im engeren Sinne

1: „Ich leide an Borreliose"

Andreas M. (36) kommt in Begleitung seiner Frau in die Praxis. Die Frau ist Krankenschwester und kümmert sich so gut wie möglich um ihren Mann, der nach eigenen Angaben an chronischer Borreliose leidet. Er fühle sich seit 2 Wochen extrem schwach, habe Kopf- und Gliederschmerzen sowie Konzentrationsprobleme. Nachts leide er unter Rückenschmerzen und „eingeschlafenen" Händen. Er ist überzeugt davon, dass es sich um die Symptome einer Lyme-Borreliose handelt, „die, wie Sie sicherlich wissen, oft in Schüben verläuft." Um ein Wiederaufflackern der Krankheit zu verhindern, achte er darauf, sich körperlich nicht zu überanstrengen und bei den ersten Anzeichen eines Rückfalls Bettruhe einzuhalten.

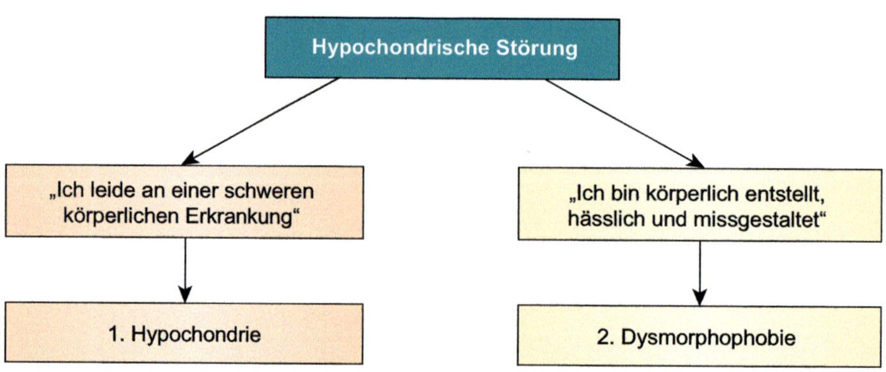

Abb. 4.2 Hypochondrische Störung [L143]

Was „sich nicht zu überanstrengen" für Andreas M. bedeutet, erläutert seine Ehefrau: „Er hat inzwischen seinen Job als Buchhalter gekündigt und arbeitet nur noch zu Hause. Die gelegentlichen Aufträge reichen aber nicht, um die Familie zu ernähren. Ich muss deshalb wieder Vollzeit in der Klinik arbeiten. Gleichzeitig habe ich einen Mann, der wie besessen seine Körperreaktionen beobachtet und mir von Symptomen erzählt, die ich nicht mit der Spätform einer Borreliose in Verbindung bringen kann – der Zeckenstich, der die Krankheit angeblich ausgelöst hat, liegt nämlich mehr als 8 Jahre zurück." Zahlreiche Bluttests seien ohne Befund gewesen, ebenso auch eine kürzlich durchgeführte Liquoruntersuchung. „Das ist kein Kriterium", meint Andreas M. „In der Fachliteratur können Sie nachlesen, dass Borrelien-Infektionen sich nicht immer im Blut nachweisen lassen."

Auf Nachfragen erzählt der Mann, er könne sich gut daran erinnern, von einer Zecke gestochen worden zu sein: „Drei Jahre später – ein halbes Jahr nach unserer Hochzeit – traten die ersten Symptome auf." In der Folge habe es immer Phasen gegeben, in denen er kaum etwas von seiner Erkrankung gespürt habe, dann allerdings auch wieder Zeiten, in denen sich sein Zustand massiv verschlechtert habe. Besonders schlimm sei es vor 2 Jahren gewesen.

„Was war denn vor 2 Jahren?", will der Therapeut wissen. Da habe seine Frau ihm mit Scheidung gedroht. „Während meiner Nachtschicht hat er eine Beziehung mit einer anderen Frau begonnen", ergänzt die Ehefrau. „Da war er offensichtlich kerngesund, ohne Anzeichen von Schwäche oder Rückenschmerzen." „Mit der anderen habe ich sofort Schluss gemacht", betont Andreas M., „aber seitdem gibt es oft Streit, und meine Frau kümmert sich nicht mehr so um mich wie früher."

Typische Symptome in der Fallgeschichte

▶ Andreas M. ist seit vielen Jahren überzeugt davon, an einer schweren körperlichen Krankheit zu leiden, die er namentlich nennen und beschreiben kann (→ A.1).

▶ Die ständige Sorge um die Symptome verursacht andauerndes Leiden: Schwächegefühl, Kopf-, Glieder- und Rückenschmerzen, Parästhesien an den Händen etc. (→ B.1).

▶ Die ständige Sorge um seine angebliche Borreliose-Erkrankung hat auch eine „Störung des alltäglichen Lebens" zur Folge: Er achtet ständig darauf, sich nicht zu überanstrengen und legt sich bei minimalen Symptomen ins Bett (→ B.2).

▶ Auch im beruflichen und privaten Bereich gibt es Probleme: Er hat seinen Job als Buchhalter aufgegeben. Um die Familie zu ernähren, muss seine Frau wieder Vollzeit in der Klinik arbeiten. In der ehelichen Beziehung gibt es Spannungen und Probleme (→ B.3).

▶ Die Überzeugung, körperlich krank zu sein, veranlasst Andreas M., diverse medizinische Behandlungen (inkl. Blut- und Liquoruntersuchungen) durchführen zu lassen (→ B.4).

▶ Andreas M. weigert sich hartnäckig, die vielfachen medizinischen Befunde zu akzeptieren (→ B.5).

▶ Bei Andreas M. gibt es keinen Hinweis auf eine Schizophrenie, eine anhaltende wahnhafte Störung oder eine schwere depressive Episode mit hypochondrischem Wahn (→ C).

▶ Zusatzkriterium: Die angeblichen Borreliosesymptome haben sich vor allem in Situationen gezeigt, in denen einschneidende Veränderungen des persönlichen Lebens eingetreten sind (Hochzeit, Eheleben) oder wenn Andreas M. unter großem Stress stand (Drohung der Frau, sich scheiden zu lassen). Auch der Krankheitsgewinn durch die Fürsorge seiner „ganz persönlichen Krankenschwester" könnte bei der Aufrechterhaltung der Symptome eine nicht zu unterschätzende Rolle spielen.

Diagnose **Hypochondrische Störung (F45.20).**

Ergänzende Informationen Bei Andreas M. traten die Symptome erst 3 Jahre nach dem Zeckenstich auf; normalerweise wären die von ihm beschriebenen Borreliosesymptome (Müdigkeit, Kopf-, Glieder- und Bandscheibenschmerzen, Ameisenlaufen etc.) schon in den ersten Wochen und Monaten nach Erkrankungsbeginn zu beobachten gewesen. Überdies müsste Andreas M. 8 Jahre nach dem Zeckenstich schwerwiegendere Symptome aufweisen, z. B. Lyme-Arthritis mit krankhaften Veränderungen am Kniegelenk, Veränderungen der Haut, evtl. auch neurologische Symptome. Zudem waren zahlreiche Blut- und Liquoruntersuchungen ohne Befund. Auch wenn Andreas M. mit der Aussage recht hat, dass es einen hundertprozentig sicheren Borreliosetest bis heute nicht gibt, handelt es sich bei den von ihm beschriebenen Beschwerden sicher nicht um eine chronische Lyme-Borreliose.

Dysmorphophobie (körperdysmorphe Störung)

2: „Ich bin hässlich und missgestaltet"

Die 19-jährige Schülerin Luisa W. kommt in Begleitung ihrer Mutter in die Praxis. „Sie will sich unbedingt ihre Nase operieren lassen. Sie ist wie besessen von der Idee, hässlich zu sein, obwohl sie doch ein hübsches Gesicht hat. Besonders schlimm ist es seit der Trennung von ihrem Freund vor etwa ½ Jahr." Tagtäglich komme es deswegen zum Streit, obwohl auch ihre Freundinnen ihr versichern, dass sie gut aussehe, und einige Jungen in der Schule sie bewundern.

„Manchmal glaube ich meiner Mutter ja, aber wenn ich dann in den Spiegel schaue, sehe ich meine zu große Nase, meine zu weit auseinanderstehenden Augen, meine schmalen Lippen – da empfinde ich mich einfach nur als hässlich und missgestaltet. Inzwischen gehe ich nicht mehr mit Freunden aus. Gottseidank mache ich in 2 Monaten Abitur, dann muss ich nicht mehr zur Schule – mit meinem Aussehen ist das für mich tagtäglich eine Qual." – Die Mutter ist ratlos und bittet die Therapeutin um Hilfe.

Typische Symptome in der Fallgeschichte

▶ Luisa W. ist seit 6 Monaten davon überzeugt, ein hässliches Gesicht mit einer zu großen Nase, weit auseinanderstehenden Augen und einem zu schmalen Mund zu haben (→ A.2).

▶ „Die ständige Sorge um diese Überzeugung und um die Symptome verursacht andauerndes Leiden": Der Besuch der Schule z. B. ist für sie eine Qual (→ B.1).

▶ Die ständige Sorge um ihr Aussehen hat auch eine „Störung des alltäglichen Lebens" zur Folge: Sie zieht sich von Freunden zurück, tagtäglich gibt es Streit in der Familie (→ B.2+3).
▶ Trotz der Beteuerungen ihrer Mutter und Freundinnen ist sie „wie besessen von der Idee, hässlich zu sein" und will sich deshalb die Nase operieren lassen (→ B.4).
▶ Bei Luisa W. gibt es keinen Hinweis auf eine Schizophrenie, eine anhaltende wahnhafte Störung oder eine schwere depressive Episode mit hypochondrischem Wahn (→ C).
Diagnose **Dysmorphophobie (F45.21).**

4.3.3 Wichtig zu wissen

Prävalenz

Befürchtungen, evtl. an einer schweren Krankheit zu leiden oder nicht gut auszusehen, finden sich bei vielen Menschen, vor allem bei Personen, die ganz allgemein an Ängsten leiden. Die „echte" hypochondrische Störung hingegen ist mit einer Lebenszeitprävalenz von 0,4–1 % eine eher seltene Erkrankung. Männer und Frauen sind gleich häufig betroffen. Der Beginn der Störung liegt oft in der Adoleszenz und im frühen Erwachsenenalter. Untersuchungen haben ergeben, dass die Störung bei etwa einem Drittel der Erkrankten schon vor dem 18. und in Einzelfällen sogar schon vor dem 14. Lj. aufgetreten ist.

Ätiologie

Bei der Entstehung einer hypochondrischen Störung spielen verschiedene Faktoren eine Rolle, deren Zusammenwirken die Erkrankung auslösen kann. Ein wichtiger Faktor ist ein gesteigertes Erregungs- und Angstniveau, das – ähnlich wie bei den Angststörungen – z. T. genetisch bedingt sein kann. Oft sind auch frühere traumatische Erlebnisse nachweisbar: Sie können eine erhöhte Alarmbereitschaft zur Folge haben, sodass die Wahrnehmungsschwelle für Körperreize herabgesetzt ist und die Betroffenen auf normale physiologische Reaktionen verstärkt mit Angst reagieren. Bei genauer Befragung von Patienten mit Hypochondrie finden sich in der Kindheit und Jugend oft Erfahrungen mit Krankheit oder Tod (in der Familie oder bei sich selbst), die einen „gesunden" Umgang mit Körperbeschwerden schwer oder unmöglich gemacht haben. Häufig berichten hypochondrische Menschen auch, dass vor dem Einsetzen der Erkrankung einschneidende Lebensveränderungen eingetreten sind oder sie unter massivem Stress standen.

Differenzialdiagnose

Wie bei allen somatoformen Störungen ist zunächst eine körperliche Ursache für die Krankheitsängste auszuschließen. Ist dies geschehen, ist im Explorationsgespräch zu hinterfragen, ob es sich bei den hypochondrischen oder dysmorphophoben Befürchtungen nicht möglicherweise um einen Wahn handelt. Differenzialdiagnostisch sind deshalb vor der endgültigen Diagnose ein hypochondrischer Wahn oder eine wahnhafte Dysmorphophobie auszuschließen. Eine wahnhafte Hypochondrie/Dysmorphophobie kann isoliert auftreten und wird dann der wahnhaften Störung (F22) zugeordnet. Häufig findet sich ein hypochondrischer Wahn aber auch im Rahmen einer schweren depressiven Episode mit psychotischen Symptomen (F33.3). Überdies können bizarre körperliche Wahnvorstellungen auch bei der Schizophrenie auftreten.

Vor der Diagnose einer Hypochondrie sollte auch ausgeschlossen werden, ob nicht evtl. Störungen vorliegen, bei denen ebenfalls hypochondrische Ängste auftreten können (z. B. Zwangsstörung, generalisierte Angststörung).

Therapie

Bei der Behandlung von schweren hypochondrischen Störungen können SSRIs verordnet werden, in den meisten Fällen allerdings ist Psychotherapie das Mittel der Wahl. Da die *Gedanken* eines Hypochonders ständig darum kreisen, körperlich krank oder entstellt zu sein, geht es im Rahmen der Psychotherapie um eine Veränderung der angst- und krankmachenden Gedanken. Deshalb sind Techniken der KVT hier am ehesten erfolgversprechend.

Wenn sich herausstellt, dass hinter den hypochondrischen Ängsten evtl. traumatische Erfahrungen mit Krankheit und Tod liegen, die durch aktuelle Ereignisse reaktiviert wurden, können aufdeckende psychotherapeutische Verfahren erfolgreich sein (z. B. Hypnotherapie, Psychoanalyse, evtl. auch Traumatherapie).

4.4 Somatisierungsstörung

Charakteristisch für die Somatisierungsstörung sind multiple und häufig wechselnde Beschwerden, die meist über Jahre bestehen, bis die Patienten sich in psychiatrische oder psychotherapeutische Behandlung begeben. Oft haben die Betroffenen eine Odyssee von Arztbesuchen, teilweise sogar von operativen Eingriffen hinter sich, ohne dass eine organische Ursache für ihre Beschwerden gefunden wurde.

4.4.1 Diagnosekriterien nach ICD-10

A.1. Eine Vorgeschichte von mindestens 2 Jahren mit anhaltenden Klagen über vielfältige und wechselnde körperliche Symptome, die durch keine diagnostizierbare körperliche Erkrankung erklärt werden können.
A.2. Eventuell bereits bekannte körperliche Krankheiten erklären nicht die Schwere, das Ausmaß, die Vielfalt und die Dauer der körperlichen Beschwerden.
A.3. Wenn einige vegetative Symptome vorliegen, bilden sie nicht das Hauptmerkmal der Störung.
B. Die Symptome können sich auf jeden Körperteil bzw. jedes Organ beziehen. Mindestens **sechs** oder mehr der folgenden Symptome aus **mindestens zwei Symptomgruppen** müssen vorliegen:
1. Magen-/Darmbereich (gastrointestinale Symptome):
   - Bauchschmerzen
   - Übelkeit

- Aufstoßen
- Erbrechen
- Durchfall
- Blähungen
- Schlechter Geschmack im Mund oder extrem belegte Zunge

2. Bereich Herz und Herzkranzgefäße (kardiovaskuläre Symptome):
   - Atemlosigkeit ohne Anstrengung
   - Schmerzen im Brustbereich
3. Genitalbereich und Blase (urogenitale Symptome):
   - Schmerzen beim Wasserlassen; Störungen der Blasenentleerung
   - Unangenehme Empfindungen oder Schmerzen im Genitalbereich
   - Klagen über ungewöhnlichen oder verstärkten vaginalen Ausfluss
   - Sexuelle oder menstruelle Störungen
4. Haut- und Schmerzsymptome:
   - Glieder- oder Gelenkschmerzen
   - Abnorme Hautempfindungen (Jucken, Brennen, Kribbel-/Taubheitsgefühle)
   - Farbveränderungen der Haut

C. Die ständige Beschäftigung mit den Symptomen führt dazu, dass die Patienten sich übermäßig häufig von Fachärzten untersuchen lassen (engl. *doctor shopping/hopping*) oder sich durch Selbstmedikation (Schmerztabletten, Tranquilizer etc.) zu heilen versuchen.
D. Die Betroffenen weigern sich zu akzeptieren, dass keine ausreichende körperliche Ursache für die Symptome nachweisbar ist.

4.4.2 Fallgeschichte

Übelkeit, Gliederschmerzen und Taubheitsgefühle

Kristin W. (32) wird vom Internisten zum Heilpraktiker für Psychotherapie geschickt, weil sie seit über 4 Jahren an Blähungen, Übelkeit, Bauchschmerzen und Durchfall leidet. Eine kürzlich durchgeführte Magen- und Darmspiegelung erbrachte keinen Befund. Im Explorationsgespräch ergänzt die junge Frau, sie leide in Abständen auch an Gliederschmerzen, häufig in Verbindung mit einem unangenehmen Taubheits- oder Kribbelgefühl in Händen und Unterarmen. „Deshalb war ich schon mehrmals beim Neurologen“, meint sie, „aber der hat ebenso wenig was gefunden wie mein Hausarzt. Ich bilde mir die Beschwerden doch nicht ein! Ich glaube, mein Krankheitsbild ist so vielgestaltig, dass die Fachärzte es in seiner Komplexität gar nicht erfassen können.“

Kristin W. ist seit 5 Jahren verheiratet. Sie wünscht sich eigentlich Kinder, aber ihr Mann ist dagegen. Seine Leidenschaft ist der Sport: Jogging, Mountainbiking, Surfen. „In seiner Freizeit dreht sich alles um seine sportlichen Aktivitäten“, ergänzt sie. „Wenn er z. B. morgens nicht 1–2 Stunden joggen kann, ist er unausstehlich. Wir haben auch kaum mehr Sex. Das ist mir übrigens ganz recht, denn seit längerer Zeit habe ich Schmerzen beim Verkehr.“

Typische Symptome in der Fallgeschichte

► Kristin W. hat eine über 2-jährige Vorgeschichte mit anhaltenden Klagen über multiple und wechselnde körperliche Symptome, die durch keine diagnostizierbare körperliche Krankheit erklärt werden können (→ A.1).
► Sie hat aufgrund ihrer dauernden Beschwerden mehrmals den Hausarzt und einen Neurologen aufgesucht, die jedoch beide keine organische Ursache für ihre Beschwerden finden konnten (→ C).
► Kristin W. weigert sich, die medizinischen Befunde zu akzeptieren, und stellt stattdessen die Kompetenz der behandelnden Ärzte infrage, die – wie sie glaubt – ihr Krankheitsbild „in seiner Komplexität gar nicht erfassen können" (→ D).
► Von den o. g. Symptomen finden sich weit mehr als sechs Symptome aus mehr als zwei Symptomgruppen: Schmerzen beim Verkehr (→ B.11), Gliederschmerzen (→ B.14) sowie Taubheits- und Kribbelgefühle (→ B.15). Überdies leidet sie an vier Symptomen aus dem Magen-/Darmbereich (→ B.1, 2, 5, 6).
► Zusatzkriterium: Die Beschwerden stehen im Zusammenhang mit einer lang anhaltenden Belastungs- und Konfliktsituation in der ehelichen Beziehung.
Diagnose **Somatisierungsstörung (F45.0).**

4.5 Anhaltende somatoforme Schmerzstörung

Manche Menschen leiden über viele Monate unter anhaltenden körperlichen Schmerzen und hören von Ärzten immer wieder, dass sie „nichts haben“. Meist besteht ein enger Zusammenhang mit psychischen Konflikten oder Belastungssituationen. Der Schmerz kann subjektiv sehr stark empfunden werden, obwohl sich keine körperliche Ursache hierfür finden lässt. Oft handelt es sich in einem derartigen Fall um eine „anhaltende somatoforme Schmerzstörung“ (Diagnosekriterien ➢ Kap. 4.5.1).

4.5.1 Diagnosekriterien nach ICD-10

1. Ein andauernder schwerer und quälender Schmerz in einem Körperteil ist mindestens 6 Monate vorhanden.
2. Der Schmerz lässt sich nicht oder nicht hinreichend durch den Nachweis einer körperlichen Störung erklären.
3. Der Schmerz steht ständig im Mittelpunkt der Aufmerksamkeit.
4. Häufig betroffen sind Rücken, Kopf oder Unterleib.
5. Das chronische Schmerzsyndrom – so die frühere Bezeichnung – tritt in Verbindung mit emotionalen Konflikten oder psychosozialen Belastungssituationen auf.
6. Die ständige Beschäftigung mit den körperlichen Schmerzen hat häufige Arztbesuche zur Folge.
7. Häufig findet sich ein Missbrauch von Schmerz- oder Schlafmitteln.
8. Ausschlusskriterium: Die Störung ist nicht Symptom einer depressiven Episode. Sie tritt nicht im Rahmen einer Somatisierungsstörung oder einer Erkrankung aus dem schizophrenen Formenkreis auf.
9. Ausschlusskriterium: Die Schmerzen sind nicht Organen oder Organsystemen zuzuordnen, die durch das vegetative (autonome) Nervensystem kontrolliert werden (z. B. Herz-, Brust- oder Magenschmerzen). Störungen dieser Art zählen zu den somatoformen autonomen Funktionsstörungen (früher: funktionelle Störungen, ➢ Kap. 4.7).

4

4.5.2 Fallgeschichte

Kaum zu ertragende Schmerzen in der Wirbelsäule

Svenja M. (32) ist alleinerziehend. Sie kommt auf Anraten ihres Hausarztes in die Praxis, weil sie seit etwa 3 Jahren unter „grässlichen, kaum zu ertragenden Schmerzen" in der Wirbelsäule leidet. Auslöser war ein Sturz von der Leiter, als sie Gardinen aufhängen wollte. „Das war ½ Jahr nach der Geburt unserer Tochter. Die Ärzte stellten eine Prellung im Beckenbereich fest. Einige Wirbel im Lendenbereich und in der oberen Halswirbelsäule waren durch den Sturz verschoben. Ich war beim Orthopäden, bei Osteopathen, Chiropraktikern und Schmerzspezialisten, aber es hat nichts geholfen. Im Gegenteil: Inzwischen strahlen die Schmerzen in die Oberarme aus, sodass ich im Büro Probleme habe, am PC zu arbeiten."

Svenja M. ergänzt, die Zeit nach der Geburt der Tochter sei sehr schwierig für sie gewesen: Die Mehrfachbelastung durch Haushalt, Kind und Beruf habe sie an die Grenzen ihrer Belastbarkeit gebracht. „Unser Eheleben hat sehr darunter gelitten. Es gab oft Streit, und ich hatte oft keine Lust mehr auf Sex. Mein Mann hat sich mehr und mehr von mir zurückgezogen und sich schließlich eine andere angelacht." Die Scheidung liege jetzt 2 Jahre zurück, doch die körperlichen Schmerzen seien geblieben. Inzwischen nehme sie Schmerz- und Schlafmittel, um die Arbeit im Büro erledigen und nachts einigermaßen schlafen zu können. Der Hausarzt habe sich geweigert, weitere aufwendige Untersuchungen zu veranlassen. „Er riet mir, mit einem Psychologen über meine Probleme zu sprechen, denn organisch gebe es keine Erklärung für meine Schmerzen."

4

Typische Symptome in der Fallgeschichte

▶ Svenja W. leidet seit mehr als 6 Monaten (hier: seit 3 Jahren) an „grässlichen, kaum zu ertragenden Schmerzen" im Wirbelsäulenbereich, für die anfangs ein Sturz von der Leiter ursächlich war. Für die in der Folgezeit auftretenden chronischen Schmerzen gibt es keine hinreichende medizinische Erklärung (→ 1 + 2).
▶ Die Rückenschmerzen stehen im Zusammenhang mit psychosozialen Belastungen in der Vergangenheit (Geburt der Tochter) und der gegenwärtigen Belastung als alleinerziehende Mutter nach ihrer Scheidung vor 2 Jahren (→ 5).
▶ Die körperlichen Schmerzen bilden den Hauptfokus ihrer Aufmerksamkeit (→ 3).
▶ Um die Ursache für ihre Schmerzen zu finden, hat Svenja M. sich vielen aufwendigen Untersuchungen unterzogen, wobei keiner der Spezialisten eine plausible Ursache finden konnte (→ 6).
▶ Um im Alltag zu funktionieren und nachts einigermaßen schlafen zu können, nimmt Svenja W. inzwischen Schmerz- und Schlafmittel in Selbstmedikation (→ 7).
▶ In der Fallgeschichte finden sich keine Hinweise auf eine Verursachung der Schmerzen durch eine affektive oder schizophrene Störung. Auch eine Somatisierungsstörung kommt differenzialdiagnostisch nicht infrage: Da müsste die Patientin unter einer Vielzahl verschiedener Symptome leiden (→ 8).

Diagnose **Anhaltende somatoforme Schmerzstörung (F45.40).**

NICHT VERWECHSELN

Somatisierungsstörung oder somatoforme Schmerzstörung?

- **Somatoforme Schmerzstörung:** Im Vordergrund steht ein schwerer und quälender Schmerz in einem Körperteil oder Organsystem.
- **Somatisierungsstörung:** Im Vordergrund steht eine Vielzahl von Beschwerden (nicht quälende Schmerzen!), die häufig wechseln.

4.6 Sonstige somatoforme Störungen

Unter der Restkategorie „sonstige somatoforme Störungen" sollten Beschwerdebilder klassifiziert werden, die nicht durch das vegetative Nervensystem verursacht sind (➤ Kap. 4.7) und nicht – wie bei der Somatisierungsstörung – häufig wechseln, sondern sich auf einen Körperteil konzentrieren. Anhaltende quälende Schmerzen dürfen hierbei nicht im Vordergrund der Symptomatik stehen. Ähnlich wie bei der Somatisierungsstörung und der anhaltenden somatoformen Schmerzstörung lässt sich häufig (aber nicht immer) eine enge Verbindung zu belastenden Ereignissen oder Problemen feststellen.

Unter einer Vielzahl von möglichen somatoformen Störungsbildern kommen in der Praxis am ehesten vor:

1. Psychogener Schwindel (Vertigo)
2. Psychogener Juckreiz (Pruritus)
3. Psychogene Kribbel-/Taubheitsgefühle (Parästhesien)
4. Psychogene Schluckstörungen (Dysphagie)
5. Kloßgefühl in der Kehle („Globus hystericus")
6. Psychogene Regelschmerzen (Dysmenorrhö)
7. Zähneknirschen

Somatoformer Schwindel

Des Öfteren kommen Patienten in die Praxis, die über Schwindel klagen. Schwindel tritt bei vielen körperlichen und psychischen Erkrankungen auf, deshalb ist hier ein ausführliches Explorationsgespräch mit konkreten Fragen zur Symptomatik, zu vorangegangenen Untersuchungen bei Fachärzten und zu möglichen Auslösesituationen besonders wichtig. Wenn eine körperliche Verursachung ausgeschlossen werden kann und die Schwindelattacken nicht im Zusammenhang mit einer Angststörung, einer PTBS, einem Herzangstsyndrom oder einer Depression auftreten, handelt es sich sehr wahrscheinlich um einen psychisch bedingten somatoformen Schwindel. Diese Verdachtsdiagnose liegt vor allem dann nahe, wenn die Symptome auf einen Schwankschwindel hinweisen, der in bis zu 90 % der Fälle psychisch bedingt ist, oft in Angstsituationen auftritt und deshalb auch als „phobischer Schwankschwindel" bezeichnet wird. Wie sich ein solcher Schwankschwindel äußern kann, ist der folgenden Fallgeschichte zu entnehmen.

„Ich habe Angst, den Boden unter den Füßen zu verlieren"

Jan S. (26) kommt auf Anraten seines Hausarztes in die Praxis, weil er seit ½ Jahr unter Schwindel leidet: „Ich fühle mich dann wie auf einem Schiff bei hohem Seegang: Alles um mich herum schwankt, ich habe Angst, den Boden unter den Füßen zu verlieren, beginne selbst zu schwanken und habe Angst zu fallen. Alle ärztlichen Untersuchungen waren bisher ohne Befund."

Ob es spezielle Auslösesituationen für die Schwindelanfälle gebe, fragt der Therapeut. – „Nicht, dass ich wüsste: Oft passiert es morgens beim Aufstehen, auf dem Weg zum Bäcker, bei dem ich immer Brötchen hole, beim Durchgehen der Stellenanzeigen oder im nahegelegenen Park, wo ich früher mit meiner Freundin oft spazieren gegangen bin." Eher habe er ganz allgemein das Gefühl, dass alles, was ihm wichtig gewesen ist, zusammengebrochen sei.

Auf Nachfragen des Therapeuten erzählt er, dass die Beziehung zu seiner langjährigen Freundin vor etwa 6 Monaten in die Brüche gegangen sei. Etwa zur gleichen Zeit sei ihm gekündigt worden, weshalb er sich einen neuen Arbeitsplatz habe suchen müssen. „Seitdem schlafe ich schlecht und muss mich zur Arbeit zwingen, weil ich den neuen Job öde und langweilig finde. Auf dem Weg dorthin habe ich im Auto schon zweimal einen Schwindelanfall gehabt."

Typische Symptome in der Fallgeschichte

▶ Jan S. leidet an einem Schwankschwindel, der mit belastenden Ereignissen der Vergangenheit (Trennung von der Freundin, Verlust des Arbeitsplatzes) in Verbindung zu stehen scheint.
▶ Die Auslösesituationen für die Schwindelanfälle haben z.T. Bezug zum Verlust des Arbeitsplatzes (Schwindel beim Lesen der Stellenanzeigen oder auf dem Weg zur Arbeit).
▶ Zudem wecken einige Alltagssituationen (Aufstehen, Brötchenholen, Spaziergang im Park) möglicherweise Erinnerungen an die gemeinsame Zeit mit der Freundin.
▶ Der Verlust der Freundin und des Arbeitsplatzes belasten ihn offensichtlich so sehr, dass es ihm „den Boden unter den Füßen wegzieht".
▶ Die Schwindelanfälle treten nicht im Zusammenhang mit einer Panikattacke oder einer Somatisierungsstörung auf. Auch eine depressive Episode mit Schwindel und Angst ist wenig wahrscheinlich.
▶ Als Zweitdiagnose kommt wahrscheinlich eine Anpassungsstörung mit depressiver Reaktion in Betracht.

Diagnose Psychogener Schwindel (Vertigo) → Sonstige somatoforme Störungen (F45.8).

4.7 Somatoforme autonome Funktionsstörungen

4.7.1 Allgemeines

Ob Atmung, Verdauung, Herztätigkeit oder Blutkreislauf – das vegetative Nervensystem steuert rund um die Uhr alle lebenswichtigen Grundfunktionen des menschlichen Körpers. Dies geschieht weitgehend „autonom", also ohne unsere willkürliche Kontrolle. Deshalb wird das vegetative Nervensystem auch als autonomes Nervensystem bezeichnet.

Störungen in Bezug auf Organe oder Organsysteme, die vorwiegend durch das autonome Nervensystem gesteuert und reguliert werden, finden sich in der ICD-10 unter der Bezeichnung „somatoforme autonome Funktionsstörung". Typisch für diese funktionellen Störungen sind vegetative Symptome, die vom Patienten so geschildert werden, als beruhten sie auf einer körperlichen Erkrankung – z. B. der Lunge, des Herz-Kreislauf-Systems oder des Magen-Darm-Trakts. Medizinisch gesehen findet sich jedoch kein Hinweis auf eine „eindeutige Störung der Struktur oder Funktion des betreffenden Systems oder Organs" (ICD-10), sodass von einer psychischen Verursachung auszugehen ist.

Die vegetativ gesteuerten Organe oder Organsysteme (➤ Abb. 4.3), die von den Patienten als körperliche Ursache ihrer Symptome angesehen werden, finden sich in den Diagnosekriterien der ICD-10 unter Punkt A.

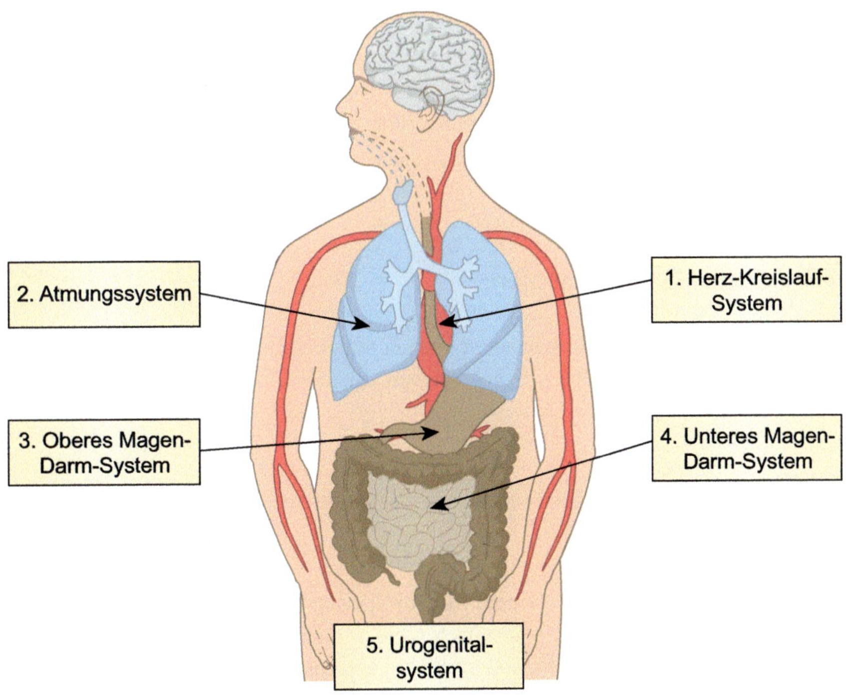

Abb. 4.3 Vegetativ gesteuerte Organsysteme [L138]

4

4.7.2 Diagnosekriterien nach ICD-10

A. Symptome autonomer (vegetativer) Erregung, die von den Patienten als Folgen einer körperlichen Erkrankung gedeutet werden. Die vermeintlichen körperlichen Erkrankungen lassen sich in fünf Gruppen einteilen, die alle vom vegetativen Nervensystem gesteuert werden:

1. Herz, Herzkranzgefäße und Herzkreislauf (kardiovaskuläres System)
2. Oberer Gastrointestinaltrakt (Magen und Speiseröhre)
3. Unterer Gastrointestinaltrakt (Dick- und Dünndarm)
4. Atmungssystem (respiratorisches System)
5. Urogenitalsystem (Blase und Geschlechtsorgane, ➤ Abb. 4.3).

B. Zusätzlich müssen mindestens zwei vegetative Symptome auftreten, z. B.:

1. Herzklopfen oder Herzrasen
2. Zittern
3. Schweißausbrüche
4. Mundtrockenheit
5. Hitzewallungen oder Erröten
6. Druckgefühl, Kribbeln oder Unruhe in der Magengegend
   Es handelt sich hierbei um vegetative Symptome von Angst, die zunächst nicht auf eine der oben aufgeführten körperlichen Erkrankungen hinweisen.

C. Dazu kommen unspezifische körperliche Beschwerden, die von den Betroffenen einem der oben aufgeführten Organe oder Organsysteme zugeordnet werden. Um die Diagnose stellen zu können, muss von den nachstehend aufgelisteten Symptomen mindestens eines vorhanden sein:

1. Brust- oder Herzschmerzen oder Druckgefühl in der Herzgegend
2. Atemnot (Dyspnoe) oder Hyperventilation
3. Außergewöhnliche Ermüdbarkeit bei leichter Anstrengung
4. Luftschlucken (Aerophagie), Schluckauf (Singultus), brennendes Gefühl im Brustkorb oder im Oberbauch (Epigastrium)
5. Häufiger Stuhlgang
6. Erschwerte, z. T. schmerzhafte Blasenentleerung oder häufiger Harndrang (erhöhte Miktionsfrequenz)
7. Gefühl der Überblähung, Völlegefühl

4.7.3 Ausgewählte Beispiele

Von den zahlreichen somatoformen autonomen Funktionsstörungen werden im Folgenden drei Beispiele beschrieben, die in Prüfungen öfter vorkommen.

Herzangstsyndrom

Allgemeines

Viele kennen die Erfahrung: In einem Augenblick starker Angst schlägt unser Herz wie wild, wir ringen nach Atem, verspüren einen unangenehmen Druck auf der Brust. Ursache ist eine Ausschüttung von Stresshormonen (u. a. Adrenalin), die den Körper in Alarm- und Handlungsbereitschaft versetzen sollen. Adrenalin aktiviert das sympathische Nervensystem am Herzen und steigert damit den Herzschlag, den Blutdruck und die Kontraktion des Herzmuskels, um so den Körper mit mehr Energie zu versorgen. Meist verschwindet der Anfall rasch wieder, doch es gibt Menschen, die in Abständen immer wieder von solchen „Herzanfällen" heimgesucht werden, ohne dass Ärzte eine organische Verursachung ausmachen können.

Wenn die Angstsymptomatik neben den Herzbeschwerden auch verschiedene andere vegetative Angstsymptome beinhaltet, handelt es sich laut ICD-10 um eine Panikattacke, die vor allem bei der Panikstörung und bei diversen Phobien auftritt. Wird die Angst allerdings vornehmlich herzbezogen erlebt (Herzstechen, Herzschmerzen, Extrasystolen, Schmerzen im linken Arm etc.), wird die Störung in der ICD-10 den somatoformen autonomen Funktionsstörungen des Herzens und der Herzgefäße („des kardiovaskulären Systems") zugerechnet. Umgangssprachlich wird die Störung als Herzangstsyndrom oder Herzneurose bezeichnet, in Arztpraxen wird häufig auch die Bezeichnung „funktionelle Herzbeschwerden" verwendet.

Im DSM-5 wird das Herzangstsyndrom nicht extra verschlüsselt, sondern stellt eine Unterform der Panikstörung dar.

Fallgeschichte

Herzanfall und Schmerzen im linken Arm

Michael K., ein 45-jähriger Immobilienmakler, wird in die Notaufnahme der Klinik eingeliefert, weil er in seinem Büro einen Herzanfall hatte, der mit einem plötzlich auftretenden Engegefühl und einem heftigen Schmerz im Brustbereich begann, in beide Arme ausstrahlte und von Erstickungsgefühl, Herzrasen und Todesangst begleitet war. Als er in der Klinik ankommt, sind die Symptome schon abgeklungen. Die Ärzte vermuten zunächst einen Herzinfarkt, evtl. auch einen Angina-pectoris-Anfall, doch alle Untersuchungen (EKG, Blutdruck, Labor) sind ohne Befund.

Wenige Tage später hat er einen zweiten, 4 Wochen später einen dritten Anfall – wieder ohne körperlichen Befund. Im Explorationsgespräch berichtet er, dass er schon seit einigen Monaten nachts mit Herzrasen und Atemnot aufwache, die von Schmerzen im linken Arm begleitet waren. Diese Schmerzen hätten z. T. noch stundenlang angehalten. Wegen der Schmerzen im linken Arm habe er schon vor längerer Zeit seinen Hausarzt aufgesucht, der jedoch nichts gefunden habe. „Er meinte, da spiele wohl die Psyche eine Rolle. Der Arzt in der Klinik sprach von funktionellen Herzbeschwerden und riet mir zu einer Psychotherapie. Vielleicht ist das gar nicht so verkehrt, denn seit dem Tod meiner Mutter vor knapp 1 Jahr geht es mir psychisch nicht gut. Sie hatte einen Herzinfarkt."

Typische Symptome in der Fallgeschichte

► Der Mann leidet an plötzlich auftretenden Schmerzen im Brustbereich (C.1) und Erstickungsgefühlen (C.2), die er mit einem Herzinfarkt in Verbindung bringt.

▶ Begleitend hat er im Vorfeld und während des Anfalls diverse vegetative Symptome wie Herzklopfen, Zittern und Schweißausbrüche (→ B.1, 2, 3).
▶ Überdies hat er Paniksymptome, die stark herzbezogen erlebt werden: Engegefühl und heftige, in die Arme ausstrahlende Schmerzen im Brustbereich, Erstickungsgefühle, Herzrasen, Todesangst (→ C.1) – Symptome, die typisch sind für ein Herzangstsyndrom.
▶ Michael K. hat aber auch seit einigen Monaten nachts lang anhaltende Schmerzen im linken Arm. Dies ist nicht typisch für ein Herzangstsyndrom, sondern eher ein Hinweis auf eine psychisch bedingte Angina pectoris (→ Kommentar zur Fallgeschichte).
▶ Auslöser der Störung ist wahrscheinlich der Herzinfarkt der Mutter vor 1 Jahr, der bei Michael K. zunächst zu einer angstbedingten Verkrampfung der Herzkranzgefäße und – damit zusammenhängend – zu den Schmerzen im linken Arm geführt hat. Später entwickelten sich daraus psychisch bedingte Herzanfälle mit Symptomen eines Herzinfarkts.

Diagnose **Somatoforme autonome Funktionsstörung des kardiovaskulären Systems:**

1. **Herzangstsyndrom (F45.30)**
2. **Angina pectoris nervosa (F45.30)**

Ergänzende Informationen Lang anhaltende Schmerzen im linken Arm können ein Hinweis auf eine psychisch bedingte Verkrampfung der Herzkranzgefäße sein. Die Störung wird oft als Angina pectoris nervosa bezeichnet. Eine psychisch bedingte Angina pectoris kann durch Aufregung, Angst, Stress oder eine längere belastende Lebenssituation verursacht werden. Sie zählt neben dem Herzangstsyndrom zu den somatoformen autonomen Funktionsstörungen des kardiovaskulären Systems, d. h. des Herzens und der Herzgefäße. Im Gegensatz zur „echten", organisch bedingten Angina pectoris, bei der die Anfallsdauer maximal 2–20 Minuten beträgt, können die Schmerzen bei der Angina pectoris nervosa einige Stunden und länger andauern. Weitere Informationen hierzu unter www.angst-selbsthilfe.de.

Wichtig zu wissen

Aus statistischer Sicht besteht für Personen mit Herzangstsyndrom kein erhöhtes Risiko, einen Herzinfarkt zu erleiden. Auslöser für die Störung sind in einem Teil der Fälle Erlebnisse von Herzerkrankung oder Herztod im Bekanntenkreis oder bei Personen des öffentlichen Lebens. Oft finden sich auch belastende Erlebnisse von Tod oder Trennung in der Kindheit oder im späteren Erwachsenenalter, die durch aktuelle Ereignisse (z. B. eine Trennung oder eine Nachricht im Fernsehen) die Reaktionen von damals wieder auslösen. Die Betroffenen neigen zu häufigerem Arztwechsel oder versuchen, ihre „Herzanfälle" durch Selbstmedikation (z. B. Beruhigungsmittel) in den Griff zu bekommen.

NICHT VERWECHSELN

Die Herzphobie ist keine Phobie!!!

- Von einer „echten" Phobie sprechen wir nur, wenn der angstauslösende Reiz im Außen liegt.
- Die Herzphobie wie auch die Dysmorphophobie zählen trotz des irreführenden (historisch bedingten) Namens nicht zu den Phobien, sondern zu den somatoformen Störungen!

Hyperventilationssyndrom

Allgemeines

Manche Menschen reagieren auf Angst, Panik, Aufregung oder Stress unbewusst mit übertrieben tiefen, hektischen Atemzügen; sie „hyperventilieren". Durch die vermehrte Abatmung des Kohlendioxids (CO_2) aus dem Blut kommt es zu einem Mangel an Kalzium (Hypokalzämie). Bei einem zu niedrigen Kalziumspiegel im Blut verkrampfen die Muskeln. Gewöhnlich merkt man dies zuerst an einem Kribbeln im Bereich des Mundes, Missempfindungen (Parästhesien) in Händen und Füßen und einem Verkrampfen der Finger, sodass die Hände wie Pfoten aussehen („Pfötchenstellung", ➤ Abb. 4.4) und im Extremfall nicht mehr bewegt werden können. Ein derartiger Anfall von Hyperventilation wird deshalb auch als „tetanischer Anfall" bezeichnet (griech. *tetanos:* „Starrkrampf").

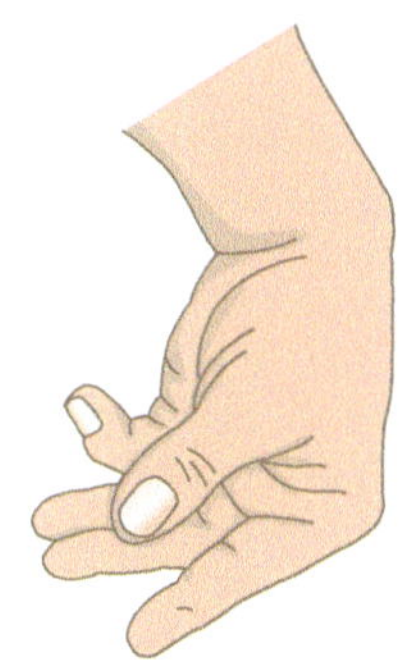

Abb. 4.4 Pfötchenstellung der Hand [L138]

Im Akutfall gilt es, den Kalziumgehalt des Blutes möglichst schnell zu erhöhen. Dies kann durch eine verstärkte Rückatmung von CO_2 geschehen, wodurch der Blut-Kalziumspiegel schnell wieder ansteigt. Bewährt hat sich hierbei, die Betroffenen in eine Tüte atmen zu lassen oder die hohle Hand vor Mund und Nase zu halten.

Fallgeschichte

Angst vor der Zahnbehandlung

Juliane M. (16) kommt mit ihrer Mutter in die Praxis. Kürzlich beim Zahnarztbesuch habe Julia krampfartig zu atmen begonnen, als sie in das Behandlungszimmer gerufen wurde. „Ich hatte vorher schon ein ungutes Gefühl in der Magengegend, einen trockenen Mund und Herzklopfen. Dann kam die Angst. Trotz des heftigen Atmens bekam ich zu wenig Luft. Gleichzeitig verkrampften sich meine Hände und Finger: Die taten richtig weh! Um den Mund herum verspürte ich ein eigenartiges Kribbeln, und mir wurde schwindelig. Ich dachte, ich werde ohnmächtig. Die Sprechstundenhilfe war sofort da, redete beruhigend auf mich ein und hielt ihre hohle Hand vor meinen Mund. ‚Ruhig atmen, ganz ruhig atmen, das ist gleich vorbei', sagte sie. Nach kurzer Zeit besserte sich mein Zustand. Die Zahnbehandlung musste ich allerdings absagen."

Auf Nachfragen gesteht Juliane, dass sie schon einmal so einen Anfall hatte: „Es war bei einem Open-Air-Konzert meines Lieblingssängers. Auch da habe ich plötzlich hyperventiliert. Meine Freundinnen haben sich sofort um mich gekümmert, deswegen habe ich mich schnell beruhigt. Aber was mach ich mit dem Zahnarztbesuch? Da muss ich ja unbedingt hin!"

Typische Symptome in der Fallgeschichte

- Juliane M. hat zweimal einen Anfall mit Hyperventilation (→ A.4): einmal verursacht durch die Angst vor dem Zahnarztbesuch, einmal als Folge der überwältigenden Emotionen bei einem Popkonzert.
- Kurz vor dem Zahnarztbesuch hatte sie bereits vegetative Angstsymptome, z. B. ein ungutes Gefühl in der Magengegend, Herzklopfen und einen trockenen Mund.
- Als Folge der Hyperventilation weist sie nahezu alle der oben beschriebenen Symptome einer Hypokalzämie (Parästhesien, Schwindel, Pfötchenstellung der Hände etc.) auf.
- Als die Sprechstundenhilfe beruhigend auf sie einwirkt und ihre hohle Hand vor Julianes Mund hält, kommt es durch das Einatmen von CO_2 zu einer Normalisierung des Kalziumspiegels im Blut, die Krämpfe lassen nach, und auch die Atmung normalisiert sich.
- Auslöser der Störung ist im einen Fall die Angst vor der Zahnbehandlung, im anderen Fall sind es die überbordenden Emotionen bei einem Popkonzert, die – anders als in der Fallgeschichte – häufig dazu führen, dass Sanitätshelfer kurzzeitig Hilfe leisten.

Diagnose **Hyperventilationssyndrom (somatoforme autonome Funktionsstörung des Atmungssystems) (F45.33).**

Wichtig zu wissen

Das Hyperventilationssyndrom ist in über 95 % der Fälle psychisch bedingt. Es tritt vor allem bei jüngeren Menschen auf, bevorzugt im Jugend- und frühen Erwachsenenalter. Die Symptomatik kommt bei Frauen dreimal so häufig vor wie bei Männern. Da viele Menschen auch bei einer Panikattacke hyperventilieren, ist vor einer endgültigen Diagnose das Vorhandensein einer Panikstörung oder einer Phobie auszuschließen. Etwa 60 % der Patienten mit Agoraphobie und 50 % der Patienten mit einer Panikstörung neigen zu Hyperventilationszuständen.

Magenneurose (Reizmagen)

Bei der Magenneurose, auch Reizmagen genannt, handelt es sich um eine Funktionsstörung des Magens, die zunächst körperlich abzuklären ist. Bei starken Magenproblemen führt der Arzt i. d. R. immer eine genaue organische Untersuchung durch, um andere Magenerkrankungen auszuschließen. Meist wird er eine Magenspiegelung empfehlen. Findet sich bei dieser körperlichen Untersuchung keine organische Ursache für die Magenbeschwerden, sind diese wahrscheinlich psychisch bedingt. Die Diagnose nach ICD-10 lautet dann „somatoforme autonome Funktionsstörung des oberen Verdauungssystems, F45.31".

Wie die meisten Patienten mit einer somatoformen Störung sind die Betroffenen i. d. R. sehr skeptisch gegenüber ärztlichen Befunden, noch skeptischer, wenn der Hausarzt oder Internist eine psychische Verursachung in Betracht zieht. Viele suchen deshalb Rat bei unzähligen weiteren Ärzten oder Spezialisten und verursachen so enorme Kosten für das Gesundheitssystem.

Fallgeschichte

Magenschmerzen auf dem Weg zur Arbeit

Mario B. (36) kommt auf Anraten seines Internisten in die Praxis. Er leidet seit mehr als 3 Jahren an Magenbeschwerden, für die sich trotz zweimaliger Magenspiegelung, einer Untersuchung auf *Helicobacter pylori* und diverser Bluttests keine medizinische Ursache finden ließ. Auf seine Beschwerden angesprochen, berichtet Mario B., er habe in Abständen immer wieder ein heftiges Druck- und Schmerzgefühl in der Magengegend, meist in Verbindung mit Übelkeit und Sodbrennen.

Ob es Situationen gebe, in denen die Beschwerden vermehrt auftreten, will der Therapeut wissen. Er habe die Beschwerden oft auf dem Weg zur Arbeit, erklärt Mario B. Vor den eigentlichen Schmerzen habe er fast immer ein eigenartig flaues Gefühl in der Magengegend. Ihm sei auch aufgefallen, dass er manchmal Herzklopfen bekomme, vor allem, wenn er wisse, dass sein Chef ihn wieder einmal sprechen wolle. „Ich spüre dann, wie mein Mund und meine Kehle austrocknen. Deshalb trinke ich im Büro immer als Erstes ein großes Glas Wasser, dann erst kann ich mich an die Arbeit machen."

Auf seinen Job angesprochen, gesteht Mario B., er müsse sich jeden Tag zwingen, zur Arbeit zu gehen. „Mit meinem Chef komme ich nicht klar, meine Arbeit ist stumpfsinnig, und von meinen Kollegen werde ich gemobbt. Aber was soll ich tun? Ich habe Familie! Ich kann doch nicht alles hinschmeißen! Bis heute habe ich keinen Job mit gleichwertiger Bezahlung gefunden."

Typische Symptome in der Fallgeschichte

- Mario B. leidet an den Symptomen einer autonomen (vegetativen) Erregung im Bereich des Magens und der Speiseröhre, die er mit einer ernsthaften Erkrankung des Magens in Verbindung bringt (→ A.2).
- Trotz vieler Untersuchungen findet sich kein Nachweis einer Organerkrankung.
- Wie viele Betroffene mit psychogenem „Reizmagen" gibt es im Außen Probleme oder Konflikte, die „unlösbar" erscheinen und als Folge davon „auf den Magen schlagen". Bei Mario B. ist es der Konflikt zwischen dem Zwang, Geld verdienen zu müssen, und dem tiefen Wunsch, alles „hinzuschmeißen", um dem täglichen Stress mit Chef, Kollegen und stumpfsinnigen Arbeitsaufträgen zu entkommen.
- Seine Jobsituation ist ihm so verhasst, dass er sich jeden Tag zwingen muss, zur Arbeit zu gehen. Auf dem Weg zu seiner Arbeitsstelle reagiert dann nicht nur sein Magen empfindlich, er bekommt auch Herzklopfen und einen trockenen Mund. Dies sind in diesem Fall weniger Symptome der Furcht vor einer ernsthaften Magenerkrankung, als vielmehr Angstsymptome in Bezug auf seine Arbeitsstelle.
- Zusatzkriterium: Im Gegensatz zu einer Gastritis oder einem Magengeschwür treten die Beschwerden nicht direkt bei oder kurz nach der Nahrungsaufnahme auf, sondern in Situationen, die Mario B. als psychisch belastend empfindet.

▶ Ausschlussvorbehalt: Die Geschichte enthält keine Hinweise auf eine Panikattacke oder eine phobische Störung, die man differenzialdiagnostisch durch weitere Fragen ausschließen sollte.
Diagnose **Magenneurose (somatoforme autonome Funktionsstörung des oberen Verdauungssystems) (F45.31).**

4.7.4 Sonstige somatoforme autonome Funktionsstörungen

Neben den drei hier vorgestellten Beispielen gibt es noch viele andere somatoforme autonome Funktionsstörungen. Die wichtigsten betreffen:

1. **Herz-Kreislauf-System:**
   - Herzangstsyndrom (Herzneurose)
   - Psychogene Angina pectoris
   - Psychisch bedingte Herz-Kreislauf-Störungen
2. **Atmungssystem:**
   - Hyperventilation
   - Psychogener Husten
3. **Oberes Verdauungssystem:**
   - Magenneurose
   - Störungen im Bereich der Speiseröhre (Schluckauf, Luftschlucken)
4. **Unteres Verdauungssystem:**
   - Psychogener Durchfall
   - Psychogene Verstopfung (Blähbauch)
   - Colon irritabile (Reizdarm)
   - Flatulenz (ungewollter Abgang von Blähungen)
5. **Urogenitalsystem:**
   - Erschwerte Harnblasenentleerung
   - Schmerzen beim Wasserlassen
   - Gesteigerte Harnblasenentleerung
   - Brennen oder Schmerzen im Genitalbereich

4.8 Wissenswertes zu den somatoformen Störungen

4.8.1 Prävalenz

Somatoforme Symptome treten kurzzeitig bei vielen Menschen auf, klingen allerdings meist von selbst ab und werden kaum beachtet. Bei einigen Personen – die Häufigkeitsangaben schwanken zwischen 4 und 20 % – können diese Beschwerden aber chronisch werden und Monate oder gar Jahre anhalten. Mit einer Lebenszeitprävalenz von 12–13 % stehen die somatoformen Störungen nach den Abhängigkeits- und Angsterkrankungen an dritter Stelle der psychischen Störungen. Sie gehören zu den häufigsten Störungsbildern bei Patienten in Allgemeinpraxen und Allgemeinkrankenhäusern. Mindestens 20 % der Patienten, die einen Hausarzt aufsuchen, leiden an einer somatoformen Störung. Die somatoforme autonome Funktionsstörung ist hierbei am häufigsten vertreten. In vielen Fällen wird die Erkrankung erst spät erkannt, und oft vergehen Jahre, bis der Patient zum Psychotherapeuten überwiesen wird. Patienten mit somatoformen Störungen verursachen im ambulanten und stationären Bereich Kosten, die um ein Vielfaches höher sind als bei der durchschnittlichen Allgemeinbevölkerung.

4.8.2 Ätiologie

Fachleute gehen davon aus, dass die Entstehung einer somatoformen Störung durch ein Zusammenwirken verschiedener Faktoren zu erklären ist. Ein wichtiges Element hierbei ist ein gesteigertes Erregungs- und Angstniveau, das dazu führt, dass Körperempfindungen verstärkt wahrgenommen werden. Auch Erfahrungen mit Krankheit im näheren Umfeld können dazu führen, dass die Betroffenen ihren körperlichen Befindlichkeiten verstärkt Aufmerksamkeit widmen und normale vegetative Reaktionen als Signale für eine körperliche Erkrankung missdeuten. Auch Modelllernen in der Familie im Umgang mit Krankheit kann zur Entstehung einer somatoformen Störung beitragen. Als weiterer Faktor für die Entstehung von somatoformen Störungen wird zudem eine genetische Disposition diskutiert.

4.8.3 Differenzialdiagnose

Grundsätzlich gilt, dass vor der Diagnose einer somatoformen Störung eine genaue **körperliche Untersuchung** der entsprechenden Organfunktionen stattfinden muss. Wenn eine körperliche Verursachung ausgeschlossen werden kann, gilt es, andere psychische Störungen in Betracht zu ziehen oder durch weitere Fragen auszuschließen, denn bei zahlreichen psychogenen und psychiatrischen Störungen treten somatoforme Beschwerden auf, die oft keine eigene Diagnose rechtfertigen.

Die schwierigste Differenzialdiagnose ist die **Depression,** weil eine hohe Komorbidität zwischen beiden Krankheitsbildern besteht. Typische somatische Beschwerden der Depression sind Magen-Darm-Beschwerden, Appetitverlust, Muskelschmerzen, Schlaf- und Libidostörungen, oft auch hypochondrische Ängste. Wenn diese Symptome nicht durchgehend, sondern ausschließlich während depressiver Phasen auftreten, sind sie als Symptome einer depressiven Episode zu klassifizieren.

Auch die **Panikstörung** geht i. d. R. mit körperlichen Beschwerden einher. Typisch dabei sind Herzklopfen, Brustschmerzen, Schwindel und weitere Zeichen einer psychophysiologischen Überaktivierung. Bei somatoformen Störungen sind die Symptome allerdings über Wochen oder Monate relativ konstant, während sie bei Panikstörungen auf einzelne Attacken beschränkt sind, die maximal 20–60 Minuten andauern.

Differenzialdiagnostisch sollte überdies eine **schizophrene Erkrankung** ausgeschlossen werden, bei der ebenfalls somatoforme Symptome bestehen können. Häufig handelt es sich hier um bizarre Leibempfindungen (Zönästhesien), die nur während der Krankheitsphasen auftreten, also nicht über Monate oder Jahre andauern.

Eine Sonderform nehmen in diesem Zusammenhang die hypochondrische und die dysmorphe Störung (➤ Kap. 4.3) ein: Oft ist bei diesen Erkrankungen der Übergang in **eine wahnhafte Störung** – einen hypochondrischen Wahn oder eine wahnhafte Dysmorphophobie – fließend, sodass sich meist erst durch Nachfragen klären lässt, ob die Betroffenen ihre Überzeugungen kurzzeitig revidieren können oder ob sie hundertprozentig und unkorrigierbar von ihrer nicht vorhandenen Erkrankung überzeugt sind.

4.8.4 Therapie

Bei der Therapie von somatoformen Störungen spielen Psychopharmaka eine eher untergeordnete Rolle. Bewährt haben sich stattdessen psychotherapeutische Verfahren, die sich nach der Art der Störung richten. In allen Fällen ist es jedoch zunächst wichtig, die Beschwerden des Klienten ernst zu nehmen und so ein Vertrauensverhältnis zwischen Therapeut und Klient aufzubauen. In einem zweiten Schritt sollten die Betroffenen langsam und vorsichtig an ein Erklärungsmodell herangeführt werden, das den Zusammenhang zwischen körperlichen Beschwerden und psychischen Vorgängen bewusst macht. Auch Entspannungsverfahren wie autogenes Training oder progressive Muskelrelaxation können in dieser Phase eingesetzt werden.

Wenn der Klient dafür offen ist, seine körperlichen Probleme psychotherapeutisch anzugehen, können je nach Störung und Lebensgeschichte verschiedene therapeutische Verfahren zum Einsatz kommen. Wenn hinter der Erkrankung verzerrte Gedankenmuster oder negative Glaubenssätze stehen, kann die KVT helfen, die krankmachenden Gedanken zu verändern. Auch operante Verfahren (Nichtbeachten von Schmerzverhalten, ➤ Kap. 17.2.2) können in manchen Fällen – z. B. bei der somatoformen Schmerzstörung – sinnvoll sein.

In anderen Fällen können Gesprächstherapie oder Focusing helfen, die hinter den Körpersymptomen stehenden Emotionen zu erkennen und in Worte zu fassen. In Fällen, in denen belastende Kindheitserlebnisse oder einschneidende Life Events an der Entstehung der körperlichen Symptomatik beteiligt sind, sind auch aufdeckende Verfahren (Psychoanalyse, Hypnotherapie, Traumatherapie) zu erwägen.

In schweren Fällen setzen Ärzte begleitend Psychopharmaka ein. Bewährt haben sich hierbei Antidepressiva aus der Gruppe der SSRIs, die helfen, die hinter den körperlichen Symptomen stehenden Ängste und Befürchtungen zu reduzieren.

KAPITEL

5 Persönlichkeitsstörungen

5.1 Allgemeine Hinweise

5.1.1 Begriffsklärung

Jeder Mensch ist eine eigenständige Persönlichkeit mit Persönlichkeitsmerkmalen, die je nach „Charakter" ganz verschieden sein können. Manche Menschen sind eher **extravertiert,** suchen Gesellschaft und Freunde und verhalten sich im Kontakt mit anderen offen und temperamentvoll; andere sind eher **introvertiert,** lesen gern und sind wählerisch, wenn es darum geht, Freundschaften zu schließen oder auf Feste zu gehen. Manche legen Wert auf Ordnung und Sauberkeit, andere haben eher das Bedürfnis, spontan zu leben. Für einige ist es wichtig, sich um andere Menschen (Mann, Kinder, Kranke etc.) zu kümmern; andere hingegen haben einen gesunden Narzissmus entwickelt, der es ihnen erlaubt, in manchen Situationen an sich zu denken und Nein zu sagen. Menschen mit mehr oder weniger ausgeprägten Charaktereigenschaften dieser Art haben noch keine Persönlichkeitsstörung (PS), sondern z. B. einen extravertierten/introvertierten/misstrauischen/ängstlichen Charakter bzw. eine entsprechende Persönlichkeitsstruktur.

Zu einer „echten" Persönlichkeitsstörung werden bestimmte Charaktereigenschaften erst, wenn die Verhaltensweisen von kulturellen Normen und Erwartungen deutlich abweichen, sodass das Verhalten der Betroffenen in vielen persönlichen und sozialen Bereichen unflexibel und unpassend ist. In vielen Fällen leiden die Betroffenen darunter, manche allerdings haben kein Problem mit ihrem Anderssein, sind vielleicht sogar – wie z. B. Menschen mit einer zwanghaften PS – stolz darauf.

In der ICD-10 finden sich vier Bereiche, die bei einer PS deutlich von den Normen der Gesellschaft abweichen (> Abb. 5.1). Für die Diagnose müssen mindestens zwei davon seit der Kindheit oder dem Jugendalter bis zur Gegenwart durchgehend vorhanden sein.

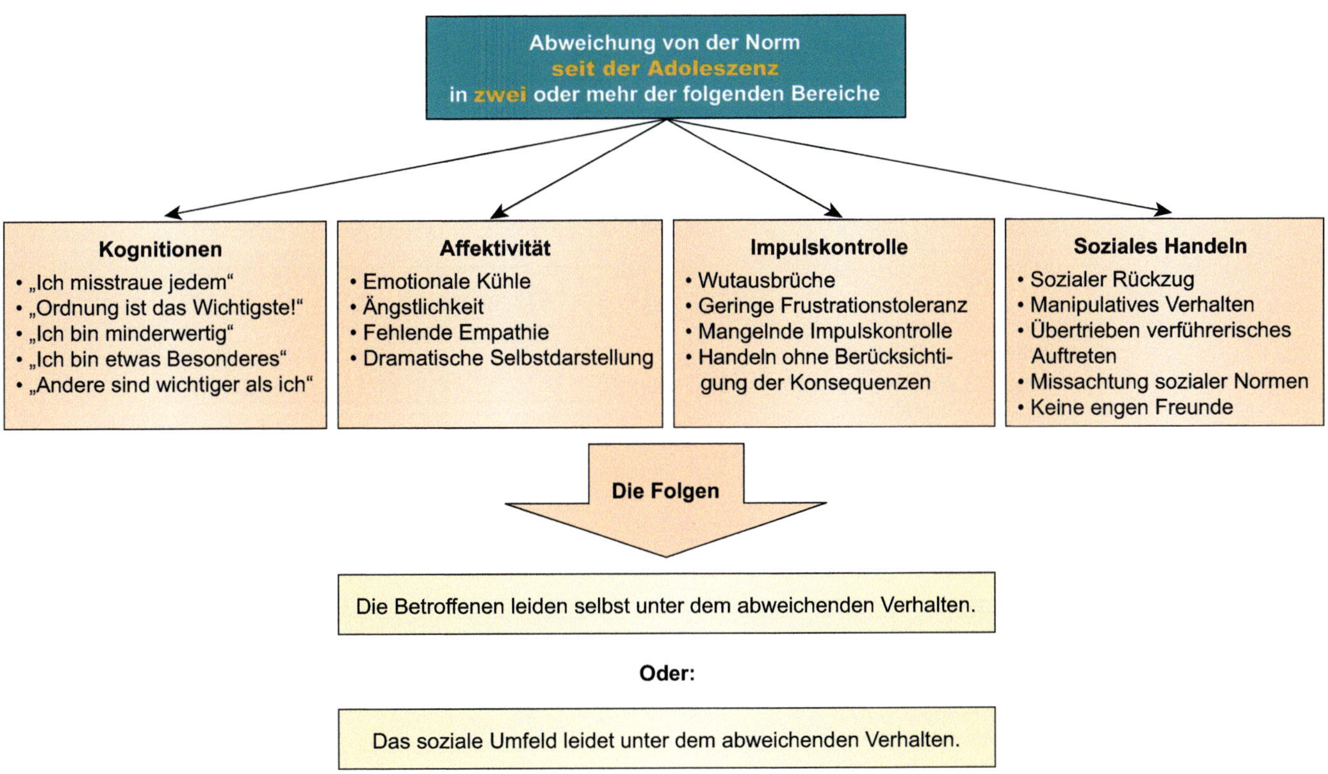

Abb. 5.1 Abweichungen von der gesellschaftlichen Norm in vier Bereichen [L143]

Viele Menschen mit einer Persönlichkeitsstörung unterscheiden sich in ihren Ansichten, Glaubenssätzen und Interpretationen von Menschen, Dingen oder Ereignissen von der Normalbevölkerung. Manche glauben immer wieder, dass andere Menschen ihnen schaden wollen (paranoide PS); andere sind überzeugt davon, unattraktiv oder minderwertig zu sein (ängstliche PS), im Gegensatz zu Menschen mit einer narzisstischen PS, die davon ausgehen, dass alle sie wegen ihrer besonderen Fähigkeiten bewundern sollten. Für andere wiederum ist es am wichtigsten, die eigenen Bedürfnisse zurückzustellen, nach dem Motto: Das Wichtigste ist, dass es anderen gut geht (abhängige PS). Schließlich gibt es auch Menschen mit dem verinnerlichten Glaubenssatz „Ordnung ist das Wichtigste im Leben", was i. d. R. Probleme mit dem sozialen und beruflichen Umfeld zur Folge hat.

Ausgeprägte **Denkmuster** dieser Art beeinflussen auch die Stimmungslage und das soziale Handeln der Betroffenen. Menschen, die sich minderwertig oder sozial unbeholfen vorkommen, meiden soziale Kontakte und leiden unter einer allgemeinen Ängstlichkeit. Personen, die glauben, dass sie etwas Besonderes sind, mangelt es oft an Empathie für andere, sodass sie im zwischenmenschlichen Bereich Probleme bekommen.

Es gibt aber auch Personengruppen, bei denen eher die **Affektivität und Emotionalität** den Charakter bestimmt. Dazu zählen z. B. Menschen, die lieber allein sind, keine Beziehungen eingehen wollen und emotionale Kühle ausstrahlen (schizoide PS). Oder das Gegenteil davon: Menschen, die ihre Gefühle und Impulse nicht kontrollieren können, beim geringsten Anlass explodieren (emotional instabile PS) oder sich gern selbst in den Mittelpunkt stellen, ohne zu spüren, wie es anderen dabei geht (histrionische PS). Das sind nur einige „Spielarten" verschiedener tief verwurzelter Charaktermerkmale, die – wenn sie seit der Jugend durchgängig vorhanden sind – als Persönlichkeitsstörungen bezeichnet werden.

5.1.2 Persönlichkeitsstörungen im Überblick

In der ICD-10 sind unter F60 acht Persönlichkeitsstörungen aufgelistet. Dazu kommt im Anhang I die narzisstische PS (F60.80), deren Merkmale aus dem DSM-IV übernommen wurden. Als Merkhilfe für die insgesamt neun Persönlichkeitsstörungen hat sich eine Einteilung in drei Gruppen oder **Cluster** bewährt, wie sie im Psychologieunterricht an verschiedenen amerikanischen Universitäten verwendet werden. Die Reihenfolge ist im Vergleich zum DSM-5 bewusst so abgeändert, dass man sich die drei Cluster plus Untergruppen anhand der Buchstabenfolge **A-B-C** gut einprägen kann (➤ Abb. 5.2).

5.2 Persönlichkeitsstörungen im Einzelnen

5.2.1 Ängstliche (vermeidende) Persönlichkeitsstörung

Allgemeine Symptomatik

Bei dieser Persönlichkeitsstörung verbinden sich Merkmale der Unsicherheit und Gehemmtheit mit der Angst, in sozialen Situationen unattraktiv und minderwertig zu sein und deshalb von anderen

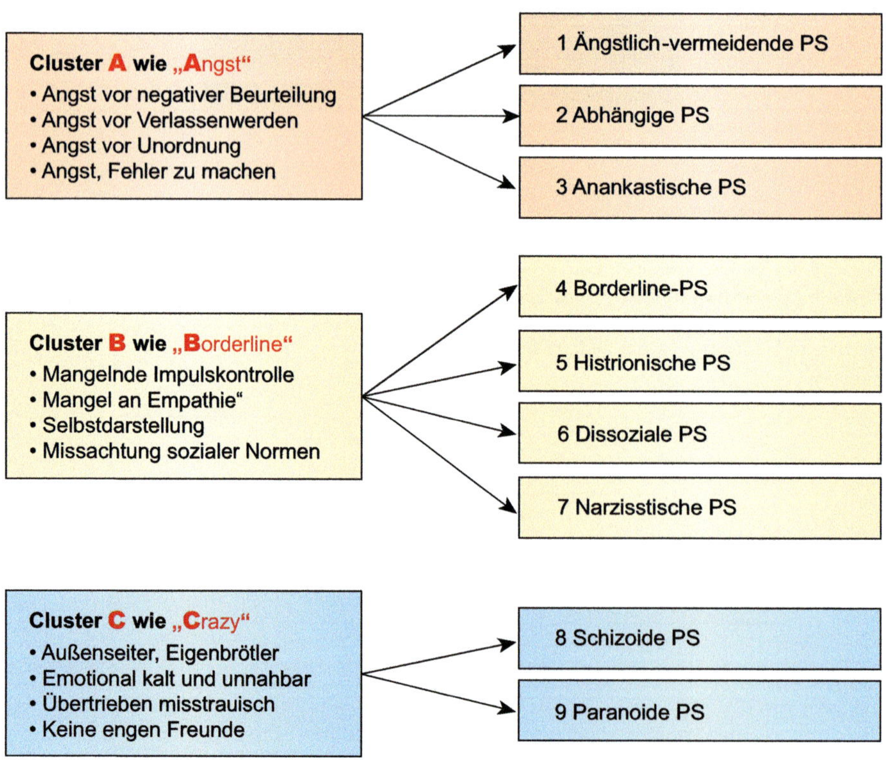

Abb. 5.2 Drei Gruppen (Cluster) von Persönlichkeitsstörungen [L143]

kritisiert oder verspottet zu werden. Deshalb vermeiden die Betroffenen soziale Kontakte. Viele sind schon in der Kindheit sehr schüchtern, erröten leicht und geraten schnell in Verlegenheit. Aufgrund ihrer Schüchternheit haben sie als Jugendliche Probleme, Freundschaften zu schließen oder gar eine engere Beziehung einzugehen. Die Angst, etwas falsch zu machen oder sich in Gesellschaft zu blamieren, führt zu einem Gefühl ständiger Anspannung und Besorgtheit, das nur verschwindet, wenn die Betroffenen sich zurückziehen oder sich einer Person anvertrauen, von der sie sich geliebt und angenommen fühlen. Meist ist dies jemand aus der Familie oder ein(e) langjährige(r) Freund(in).

Menschen mit einer ängstlichen, Sozialkontakte meidenden PS bleiben im späteren Lebensalter oft allein, obwohl sie sich eigentlich nach einer Partnerschaft oder einer Familie mit Kindern sehnen.

Diagnosekriterien nach ICD-10

A.1. Zeitdauer: von Kindheit/Jugendalter bis zur Gegenwart andauernd
A.2. Abnorme Verhaltensmuster in den Bereichen Affektivität, soziales Handeln und Kognitionen („Ich bin minderwertig" – „Ich mache alles falsch")
B. Mindestens **vier** der folgenden Merkmale müssen vorhanden sein:
1. Andauernde Gefühle von Anspannung und Besorgtheit
2. Übertriebene Sorge, in sozialen Situationen kritisiert oder abgelehnt zu werden
3. Überzeugung, im Vergleich zu anderen sozial unbeholfen, unattraktiv oder minderwertig zu sein
4. Vermeidung beruflicher oder sozialer Aktivitäten, die intensiven zwischenmenschlichen Kontakt bedingen
5. Persönliche Kontakte nur, wenn Sicherheit besteht, gemocht zu werden
6. Eingeschränkter Lebensstil wegen des Bedürfnisses nach Sicherheit

Fallgeschichte

„Ich hätte so gern eine Familie"

Julia M. (26) kommt in Ihre Praxis, weil sie sich in ihrem Job unwohl fühlt, aber es nicht schafft, sich anderswo zu bewerben. Sie hat ihr Studium für das Lehramt an Gymnasien mit der Note 1,4 abgeschlossen. „Im Studium der Literatur- und Sprachwissenschaft fühlte ich mich wohl, aber bei den verschiedenen Praktikumseinheiten an zwei Schulen ging es mir sehr schlecht. Obwohl mein Betreuungslehrer mich lobte, hatte ich ständig das Gefühl, mich vor der Klasse tollpatschig zu bewegen, auf Unterrichtsbeiträge der Schüler falsch zu reagieren oder von den Lehrern im Lehrerzimmer kritisiert oder abgelehnt zu werden." Deshalb habe sie beschlossen, auf das Referendariat zu verzichten und sich anderweitig zu bewerben.

Sie fand eine Anstellung in der Universitätsbibliothek ihrer Stadt. „Ich dachte, da arbeite ich meist allein, aber wegen meines Universitätswissens werde ich nun regelmäßig in der Kundenberatung eingesetzt. Das macht mich unsicher, vor allem, wenn ein Mann mir signalisiert, dass er Interesse an mir hat und sich gern mit mir verabreden würde. „Ich erröte, bringe kein Wort über die Lippen und überlasse die Beratung einer Kollegin." Aufgrund ihrer Angst, sich falsch zu benehmen oder lächerlich zu machen, leide sie in ihrem Alltag unter ständiger innerer Anspannung.

Julia ist eine hübsche junge Frau mit langen, blonden Haaren. Sie sei schon immer sehr schüchtern und kontaktscheu gewesen. Während der Schulzeit und an der Uni habe sie es z. B. nie geschafft, sich mit einem Jungen zu verabreden, obwohl sie sich nach einer Liebesbeziehung sehnte. Sie hätte so gern eine Familie. Seit dem Tod ihrer Mutter vor 2 Jahren habe sie nur noch eine einzige Freundin „aus alten Zeiten", ansonsten lebe sie mit ihrer Katze allein in einer kleinen Wohnung. Einladungen von Kollegen oder Kolleginnen sage sie meist unter einem Vorwand ab.

Julia M. würde sich gern einen neuen Job suchen, sieht sich aber außerstande, Vorstellungsgespräche zu führen. „Wenn ich nur schon daran denke, bricht mir der Schweiß aus, mein Herz klopft bis zum Hals, und ich bekomme kein Wort heraus. Da bleibe ich lieber, wo ich bin."

Typische Symptome in der Fallgeschichte

▶ Julia M.s Symptome haben in der Kindheit begonnen und dauern ununterbrochen bis in die Gegenwart an (→ A.1).
▶ Infolge ihrer Unsicherheit und der Angst, etwas falsch zu machen, leidet Julia M. „in ihrem Alltag unter ständiger innerer Anspannung" (→ B.1).
▶ In vielen sozialen Situationen hat sie Angst, kritisiert oder abgelehnt zu werden oder sich lächerlich zu machen: beim Schulpraktikum, bei ihrer Tätigkeit in der Bibliothek, beim Kontakt mit Jungen/Männern, die sich mit ihr verabreden wollen (→ B.2).
▶ Hinter ihren sozialen Ängsten steht die Überzeugung, im Vergleich zu anderen sozial unbeholfen, unattraktiv oder minderwertig zu sein (→ B.3).
▶ Aufgrund ih res Minderwertigkeitsgefühls meidet sie Situationen, die intensiven Kontakt bedingen: die Arbeit als Lehrerin am Gymnasium, ein Vorstellungsgespräch oder eine Verabredung mit einem Mann, der Interesse an ihr zeigt (→ B.4).
▶ Wegen des Bedürfnisses nach Sicherheit vertraut sie sich nur wenigen Menschen an – Personen, die ihr das Gefühl geben, gemocht zu werden. Sie hat nur eine einzige Vertrauensperson: eine Freundin aus alten Zeiten (→ B.5).
▶ Wegen des Bedürfnisses nach Sicherheit hat sie sich von Freunden und Bekannten zurückgezogen und lebt allein mit ihrer Katze (→ B.6).
▶ Zusatzkriterium: Wie viele Menschen mit einer ängstlichen (vermeidenden) PS wünscht sich Julia M. eigentlich eine Partnerschaft, ist aber unfähig, die ersten Schritte dafür zu unternehmen.

Diagnose Ängstliche (vermeidende) Persönlichkeitsstörung (F60.6).

Wichtig zu wissen

Prävalenz

Die Auftretenswahrscheinlichkeit der ängstlichen (vermeidenden) PS wird in der deutschen Literatur mit 0,5–1 % angegeben. Die Störung kommt bei Männern und Frauen etwa gleich häufig vor. Im DSM-5 findet sich dagegen eine Erkrankungshäufigkeit von 2,4 %; diese Zahl dürfte allerdings nur für die USA gelten.

Ätiologie

Wie bei allen Persönlichkeitsstörungen wird ein Zusammenspiel von biologisch-genetischen Faktoren und Umwelteinflüssen angenommen. Studien legen nahe, dass Menschen mit einer ängstlichen (vermeidenden) PS ein erhöhtes Angstpotenzial haben, das z. T. genetisch bedingt sein kann. Überdies kann ein abwertendes, liebloses Verhalten der Eltern dazu beitragen, dass die Betroffenen ein negatives Selbstbild mit dazugehörigen negativen Denkmustern entwickeln. Zusammengenommen haben diese Faktoren bewirkt, dass die Betroffenen keine adäquaten Strategien für die Bewältigung schwieriger sozialer Situationen entwickeln konnten und deshalb soziale Herausforderungen meiden.

Differenzialdiagnose

Die ängstliche (vermeidende) PS ähnelt in vielen Punkten einer sozialen Phobie. Der wesentliche Unterschied ist jedoch, dass bei der ängstlichen (vermeidenden) PS die Symptome tief verwurzelt sind, länger bestehen und von den Betroffenen eher als Teil ihrer Persönlichkeit erlebt werden. Die Ängste beziehen sich typischerweise auf viele soziale Situationen, während sie sich bei Menschen mit einer Sozialphobie oft auf ganz bestimmte Situationen wie z. B. Reden in der Öffentlichkeit oder Kontakt mit höhergestellten Personen beschränken. Häufig allerdings entwickelt sich eine soziale Phobie auf dem Boden einer ängstlichen (vermeidenden) PS. In diesem Fall sind beide Diagnosen zu stellen.

Manche Symptome der ängstlichen (vermeidenden) PS ähneln denen einer schizoiden PS. Wichtige Unterscheidungsmerkmale sind der Leidensdruck und das Verhältnis zum anderen Geschlecht: Menschen mit einer schizoiden PS leiden nicht unter ihrem Alleinsein, überdies zeigen sie kein Interesse an engen Beziehungen oder gar Sexualität, während ängstliche (vermeidende) Charaktere sich meist nach Sexualität, Partnerschaft und Familie sehnen.

Therapie

Wie bei anderen Persönlichkeitsstörungen ist das Ziel der Therapie nicht die Heilung, sondern eine Verbesserung der Lebensqualität. Dies kann z. B. durch ein **Training sozialer Fertigkeiten** erreicht werden, das zumeist in Gruppen durchgeführt wird und oft Rollenspiele, Video-Feedback und das Einüben sozialer Verhaltensweisen in Alltagssituationen beinhaltet.

Da das Denken, Fühlen und Handeln der Betroffenen meist mit negativen Denkmustern verknüpft ist („Ich bin unbeholfen" – „Ich bin unattraktiv" etc.), kann die **KVT** negative Kognitionen dieser Art verändern helfen. Eine medikamentöse Behandlung ist nur in Ausnahmefällen sinnvoll.

5.2.2 Abhängige Persönlichkeitsstörung

Allgemeine Symptomatik

Viele Menschen mit einer abhängigen (auch: dependenten) PS sind geprägt von der Angst, verlassen zu werden, und neigen dazu, sich übermäßig an nahestehende Personen zu klammern.

In dem Bemühen, nicht verlassen zu werden, entwickeln sie Strategien, um den Partner an sich zu binden: Sie umsorgen ihn, lesen ihm seine Wünsche von den Augen ab, sind bereit, finanzielle Opfer zu bringen und stellen die eigenen Bedürfnisse zurück, nach dem Motto: „Dein Wohl ist mir wichtiger als meins." Gleichzeitig sind sie unfähig, Entscheidungen zu treffen, und haben deshalb ständig das Bedürfnis, andere um Rat zu fragen oder wichtige Entscheidungen nahestehenden Personen (Partner, manchmal auch Mutter oder Vater) zu überlassen.

Viele Menschen mit einer abhängigen PS haben so große Ängste vor dem Verlassenwerden, dass sie unfähig sind, eine Beziehung von sich aus zu beenden, selbst wenn sie in ihrer Partnerschaft oder Ehe ausgenutzt, gedemütigt oder gar körperlich misshandelt werden. Bei vielen Koabhängigen finden sich deshalb Denk- und Verhaltensweisen, die für eine abhängige PS typisch sind.

Wenn eine enge Beziehung tatsächlich endet, sind sie völlig hilflos und versuchen, so schnell wie möglich jemanden zu finden, der in ihrem Leben wieder die Verantwortung übernimmt.

Diagnosekriterien nach ICD-10

A.1. Zeitdauer: von der Kindheit/vom Jugendalter bis zur Gegenwart andauernd.

A.2. Abnorme Verhaltensmuster in den Bereichen Affektivität, soziales Handeln und Kognitionen („Ich kann ohne ihn/sie nicht leben")

B. Mindestens **vier** der Merkmale 1–6 müssen vorhanden sein:

1. Angst, von einer Person verlassen zu werden, zu der eine enge Beziehung besteht.
2. Angst vor dem Alleinsein aus übertriebener Sorge, nicht für sich allein sorgen zu können.
3. Unterordnung eigener Bedürfnisse unter die von Personen, zu denen eine Abhängigkeit besteht – und unverhältnismäßige Nachgiebigkeit gegenüber deren Wünschen.
4. Mangelnde Fähigkeit zur Äußerung selbst angemessener Ansprüche gegenüber Personen, von denen man abhängt.
5. Eingeschränkte Fähigkeit, Alltagsentscheidungen zu treffen; hohes Maß an Ratschlägen und Bestätigung von anderen.
6. Bei wichtigen Entscheidungen wird an die Hilfe anderer appelliert, oder die Entscheidung wird anderen überlassen.
7. Zusatzmerkmal: Viele Betroffene fühlen sich hilflos, inkompetent und körperlich schwach; deshalb die frühere Bezeichnung „asthenische Persönlichkeitsstörung" (griech. *asthenis:* „kraftlos, schwach").

Fallgeschichte

„Ich kann nicht Nein sagen"

Stefan W. (35) kommt in die Praxis, weil wieder einmal eine seiner Beziehungen in die Brüche gegangen ist. „… obwohl ich alles für Kathrin getan habe: Ich bin mit ihr shoppen gegangen und habe ihre teuren Klamotten bezahlt. Ich habe für sie gekocht, wenn sie abends von der Arbeit kam, bin mit ihr in die

Disco gegangen, obwohl ich die Musik eigentlich nicht mag. Ja, und da ist es mehrmals passiert, dass sie mal mit einer Freundin oder auch mit einem anderen Mann getanzt hat. Das hat in mir große Ängste ausgelöst. Ich fühlte mich verraten und verlassen. Doch als sie zurück an meinen Tisch kam, hatte ich nicht den Mut, ihr das zu sagen. Auch im Alltag kann ich meine Bedürfnisse nicht äußern oder mal Nein sagen. Kurze Zeit nach dem Discobesuch hat sie mit mir Schluss gemacht. Sie meinte, sie könne mein Klammern und meine Überfürsorglichkeit nicht mehr ertragen. Das ist für mich völlig unbegreiflich – ich habe doch alles für sie getan. Für mich ist eine Welt zusammengebrochen."

Auch im Job gebe es Probleme: Er wolle es immer allen recht machen, habe auch keine Probleme damit, Anweisungen seines Chefs auszuführen. Schwierig werde es, wenn der Chef ihm selbst die Entscheidung überlasse. Das kenne er von früher: Schon seine Ausbildung zum Werkzeugmacher habe er auf Anraten seiner Mutter gemacht, und auch in der Schulzeit habe er oft andere um Rat gefragt, wenn es z. B. darum ging, welche Kurse er belegen sollte.

Im Explorationsgespräch stellt sich heraus, dass seine Eltern sich getrennt haben, als er 3 Jahre alt war. „Mein Vater war plötzlich einfach weg! Meine Mutter hat sehr unter der Trennung gelitten. Sie hatte nun ja nur noch mich. Ich habe versucht, ihr zur Seite zu stehen und ihr im Alltag viel abzunehmen. Auch heute telefoniere ich fast täglich mit ihr, um mich zu vergewissern, dass es ihr gut geht."

Typische Symptome in der Fallgeschichte

▶ Stefan W.s Symptome haben in der Kindheit begonnen und dauern bis in die Gegenwart an (→ A.1).
▶ Stefan W. tut alles für seine Freundin: Er kauft ihr teure Kleidung, kocht für sie, geht mit ihr in Discos, obwohl er die Musik nicht mag. Seine eigenen Bedürfnisse ordnet er denen der Freundin unter (→B.3).
▶ Situationen, in denen seine Freundin ihre Aufmerksamkeit kurzzeitig anderen zuwendet (Tanzen mit einer Freundin oder einem anderen Mann) lösen in ihm Verlassenheitsängste aus (→ B.1).
▶ Nicht nur bei dem Vorfall in der Disco, sondern auch im Alltag ist Stefan W. unfähig, seine Bedürfnisse zu äußern oder mal Nein zu sagen (→ B.4).
▶ Beruflich hat er Probleme, wenn er selbstständig Entscheidungen treffen soll. Auch in seiner Schul- und Lehrzeit hat er andere häufig um Rat gefragt und wichtige Entscheidungen seiner Mutter überlassen (→ B.5+6).
▶ Zusatzkriterium: Wie viele Personen mit einer abhängigen PS hat auch Stefan W. in der Kindheit ein Verlusterlebnis gehabt („Mein Vater war plötzlich einfach weg!"). Dies erklärt die Angst vor dem Verlassenwerden und die übertriebene Fürsorglichkeit gegenüber der Mutter, die Stefan W. auf nahe Bezugspersonen überträgt.

Diagnose **Abhängige (dependente) Persönlichkeitsstörung (F60.7).**

Wichtig zu wissen

Prävalenz und Ätiologie

Die Prävalenz der abhängigen PS liegt bei etwa 0,5–1 %. Frauen sind häufiger betroffen als Männer.

Zu den Ursachen der dependenten PS gibt es in der Fachliteratur verschiedene Erklärungsmodelle:

- Anhänger der Verhaltenstherapie vertreten die These, dass die für die Störung typischen Ängste, Denkmuster und Verhaltensweisen durch den Erziehungsstil der Eltern erlernt wurden. Sowohl ein autoritärer als auch ein übertrieben behütender Erziehungsstil könnten dazu führen, dass jemand sich hilflos und inkompetent fühlt und Angst hat, Entscheidungen zu treffen.
- Eine zweite Theorie geht davon aus, dass einschneidende, z. T. traumatische Erlebnisse in der Kindheit zur Entwicklung einer abhängigen PS führen können. Erfahrungen von körperlicher oder sexueller Gewalt, emotionalem Missbrauch oder Vernachlässigung in der frühen Kindheit können dazu führen, dass jemand verinnerlicht hat, dass er sich nicht wehren darf und alles nur Mögliche tun muss, damit enge Bezugspersonen wie Vater oder Mutter ihn nicht verlassen. Auch frühe Erlebnisse von Verlust oder Trennung in der Familie (z. B. durch Tod, Suizid, Scheidung, Waisenhaus, Alleingelassenwerden oder extreme Vernachlässigung) können im späteren Leben dazu führen, dass Erlebnisse von kurzzeitiger Trennung oder Nicht-beachtet-Werden eine unbewusste Angst vor Verlust und Alleingelassenwerden auslösen.

Wichtig ist die Erkenntnis, dass es nicht eine Ursache für die Entstehung einer abhängigen PS gibt, und vor allem sollte nicht vergessen werden, dass es auch für diese PS eine genetische Disposition gibt.

Differenzialdiagnose

Die für die Störung typische Angst vor dem Verlassenwerden findet sich auch bei der Borderline-PS. Allerdings reagieren Menschen mit einer Borderline-PS auf Verlust- oder Trennungserlebnisse mit Wut, Gefühlsausbrüchen oder einem Gefühl der inneren Leere. Personen mit einer dependenten PS fallen dagegen durch unterwürfige, anklammernde Verhaltensweisen auf und suchen oft relativ schnell nach einer Ersatzbeziehung, damit der neue Partner die Verantwortung für ihr Leben übernehmen kann.

Einige Symptome der abhängigen PS finden sich auch bei der ängstlichen (vermeidenden) PS, z. B. das Bedürfnis nach Sicherheit, das Gefühl von Anspannung, Überempfindlichkeit gegenüber Kritik, Unsicherheit in Bezug auf die eigenen Fähigkeiten. Im Gegensatz zur abhängigen PS ziehen sich Menschen mit einer ängstlich-vermeidenden Charakterstruktur jedoch von sozialen Kontakten zurück und ziehen es vor, allein zu sein, anstatt sich in eine Beziehung zu wagen.

Therapie

Ähnlich wie bei der ängstlichen (vermeidenden) PS können bei der abhängigen PS verhaltenstherapeutische Techniken helfen, die sozialen Fähigkeiten zu verbessern und verschiedene Möglichkeiten selbstständigen Handelns und Entscheidens einzuüben. Die Betroffenen können z. B. in einem Selbstsicherheitstraining üben, ihre Bedürfnisse zu erkennen und auszudrücken und bei Bedarf auch Nein zu sagen. Negative Glaubensmuster in Bezug auf die eigene Hilflosigkeit, Schwäche oder Unfähigkeit können mithilfe der KVT zum Positiven verändert werden.

Wenn offensichtlich ist, dass frühkindliche traumatische Erfahrungen hinter der Angst vor dem Verlassenwerden und dem daraus resultierenden unterwürfigen Verhalten stehen, wenden manche Therapeuten auch Techniken der Traumatherapie (z. B. EMDR) an.

5.2.3 Anankastische (zwanghafte) Persönlichkeitsstörung

Allgemeine Symptomatik

Disziplin, Ordnungsliebe, Gewissenhaftigkeit, Prinzipientreue und Pflichterfüllung sind in unserer westlichen Gesellschaft hoch geschätzte Eigenschaften. Schon die Erst- und Zweitklässler werden gelobt und z. T. mit Bildchen belohnt, wenn sie ihre Schulhefte sauber und ordentlich führen, Hausaufgaben und Arbeitsaufträge gewissenhaft erledigen und sich pflichtbewusst an die Anweisungen der Lehrer halten.

Problematisch wird es, wenn aus Gewissenhaftigkeit und Pflichtbewusstsein im späteren Leben ein übertriebener Perfektionismus wird, der die Betroffenen dazu antreibt, im Beruf und im Privatleben alles pedantisch bis ins letzte Detail zu planen und Aufgaben in vollendeter Weise zu erledigen. Meist ist der Zeitaufwand für die selbst auferlegten Pflichten so hoch, dass den Betroffenen kaum mehr Zeit für Hobbys, Freizeit, Freunde und Beziehungen bleibt.

Im Gegensatz zu Menschen mit einer Zwangserkrankung leiden die Betroffenen i. d. R. nicht unter ihrer übertriebenen Gewissenhaftigkeit und Ordnungsliebe; viele sind sogar stolz auf ihre moralischen Prinzipien, ihre Ordnungsliebe und ihre Fähigkeit, Arbeitsaufträge oder Alltagsaufgaben bis ins letzte Detail im Voraus zu planen. Therapeutische Hilfe suchen sie erst, wenn gravierende Probleme in der Partnerschaft oder im Beruf auftreten. Die Fähigkeit, Gefühle auszudrücken, ist häufig vermindert. In zwischenmenschlichen Beziehungen wirken die Betroffenen entsprechend kühl und „vernunftgesteuert".

Diagnosekriterien nach ICD-10

A.1. Zeitdauer: von der Kindheit/vom Jugendalter bis in die Gegenwart andauernd

A.2. Abnorme Verhaltensmuster in den Bereichen Affektivität, soziales Handeln und Kognitionen („Ordnung ist das halbe Leben")

B. Mindestens **vier** der Merkmale 1–11 müssen vorhanden sein:

1. Ständige Beschäftigung mit Details, Regeln, Listen, Ordnung, Organisation und Plänen
2. Übermäßiger Perfektionismus, der die Fertigstellung von Aufgaben behindert
3. Bestehen darauf, dass andere sich exakt den eigenen Gewohnheiten unterordnen
4. Widerstreben oder Unfähigkeit, Aufgaben an andere zu delegieren
5. Unverhältnismäßige Leistungsbezogenheit
6. Übermäßige Gewissenhaftigkeit
7. Vernachlässigung von Vergnügen und zwischenmenschlichen Beziehungen
8. Mangelnde Flexibilität im Denken (= Rigidität), Eigensinn
9. Übertriebene Pedanterie
10. Übermäßige Befolgung von Vorschriften, sozialen Konventionen und moralischen Wertvorstellungen
11. Gefühle von starkem Zweifel und übermäßiger Vorsicht

Fallgeschichte

Einzug in die Wohnung des Freundes

Melanie S. (23) kommt in Begleitung ihres Freundes Kevin C. (27) zur Paarberatung. Sie berichtet, dass es in ihrer Beziehung krisele, seit sie vor 6 Wochen zu ihm gezogen sei. Vorher hatten die beiden wochenlang nach einer gemeinsamen Wohnung gesucht, aber das Ganze scheiterte daran, „dass Kevin über die einzelnen Angebote lange Listen mit Plus/Minus-Beurteilungen führte, die wir abzuarbeiten hatten. Wenn wir uns dann um eine Wohnung bewarben, war sie schon vergeben. So kamen wir schließlich überein, dass ich bei Kevin einziehen sollte."

Als der Umzug anstand, habe Kevin sich geweigert, einen Umzugsdienst zu engagieren. „Er bestand darauf, alles selbst zu machen: Möbel abbauen, Umzugskisten transportieren, Elektrogeräte verstauen usw.", erzählt Melanie S. „Gleichzeitig notierte er alle Gegenstände auf einer Liste, auf der er vorweg schon vermerkte, wo in seiner Wohnung die Dinge anschließend Platz finden sollten. Beim Verstauen der Kleidung achtete er peinlich genau darauf, dass meine Kleidungsstücke sich nicht mit seinen mischten. Das war nicht leicht, weil er beim Einzug keinen meiner Vorschläge akzeptierte und darauf bestand, dass ich mich an seine Gewohnheiten halten müsse. ‚Du müsstest doch eigentlich stolz auf mich sein, dass ich alles im Voraus plane, sodass vor deinem Einzug schon alles geregelt ist', meinte er."

„Inzwischen stört mich auch, dass er abends oft erst Stunden nach Dienstschluss nach Hause kommt, sodass wir nur selten einen gemütlichen Abend zu zweit verbringen können", berichtet Melanie S. weiter. „Auch am Wochenende sitzt er oft stundenlang vor seinem Laptop, anstatt etwas mit mir zu unternehmen oder sich mit Freunden zu treffen. In seiner Firma war er schon zweimal Mitarbeiter des Monats, wird von seinen Chefs wegen seiner Gewissenhaftigkeit hoch gelobt. Bei einem Firmenfest habe ich allerdings ein Gespräch von Kollegen mitgehört: Die bezeichnen ihn als ‚perfektionistischen Streber' und ‚eigensinnigen Besserwisser', der unfähig sei, Aufgaben an andere zu delegieren."

Typische Symptome in der Fallgeschichte

► Kevin C. hat die Symptome offensichtlich schon seit langer Zeit (→ A.1). Da er eher stolz ist auf seine detaillierte Planung („Du müsstest doch eigentlich stolz auf mich sein, dass ich alles im Voraus plane"), ist die Diagnose „zwanghafte Persönlichkeitsstörung" naheliegend.

► An vorderster Stelle der Symptomatik steht Kevin C.s ständige Beschäftigung mit Listen, die er „abzuarbeiten" versucht, z. B. bei der Suche nach einer gemeinsamen Wohnung und beim Umzug (→ B.1).

▶ Sein übermäßiger Perfektionismus beim Abwägen der Vor- und Nachteile von Wohnungsangeboten hat zur Folge, dass die beiden bei der Vergabe regelmäßig zu spät dran sind (→ B.2).
▶ Beim Umzug besteht er darauf, dass Melanie sich an seine Gewohnheiten hält, und ist nicht bereit, ihre Vorschläge zu akzeptieren (→ B.3).
▶ Sowohl beim Umzug (kein Umzugsdienst) als auch in der Zusammenarbeit mit Kollegen ist er „unfähig, Aufgaben an andere zu delegieren" (→ B.4).
▶ Für Kevin C. ist Leistung ein wichtiger Gradmesser für sein Denken und Tun: Wegen seiner beruflichen Leistungen und seiner Gewissenhaftigkeit wird er von seinen Chefs gelobt, zweimal als „Mitarbeiter des Monats" ausgezeichnet und sitzt am Wochenende stundenlang vor seinem Laptop, um die beruflichen Aufgaben der folgenden Woche vorab zu planen (→ B.5+6).
▶ Unter Kevins übertriebener Leistungsbezogenheit leiden seine Beziehung und seine Freizeitgestaltung (kein gemütlicher Abend zu zweit, keine gemeinsamen Unternehmungen, keine Freunde) (→ B.7).
▶ Auch das Verhältnis zu seinen Kollegen ist durch seinen Perfektionismus (→ B.2), seinen Eigensinn (→ B.8) und seine „Besserwisserei" (→ B.3) getrübt: Sie halten ihn für einen „perfektionistischen Streber".

Diagnose Anankastische (zwanghafte) Persönlichkeitsstörung (F60.5).

Wichtig zu wissen

Prävalenz

Die anankastische PS ist eine der häufigsten Persönlichkeitsstörungen in der Allgemeinbevölkerung. Die geschätzte Prävalenz liegt bei 2–5 %. Männer sind etwa doppelt so häufig betroffen wie Frauen.

Ätiologie

Über die Ursachen einer anankastischen PS finden sich in der Fachliteratur nur wenige aktuelle Forschungsergebnisse. Aus psychoanalytischer Sicht haben die Betroffenen eine sehr strenge und bestrafende Sauberkeitserziehung erlebt und dadurch ein extrem strenges Über-Ich entwickelt. Diese These ist heute allerdings umstritten. Wahrscheinlicher ist die allgemein akzeptierte Vorstellung, dass sich bei Persönlichkeitsstörungen ganz allgemein genetische Einflüsse mit frühen Lernerfahrungen im sozialen Umfeld (Familie, Religion, Schule) verbinden. Das dürfte auch bei der anankastischen PS der Fall sein.

Differenzialdiagnose

Aufgrund der Namensähnlichkeit ist es wichtig, zwischen einer zwanghaften PS und einer „echten" Zwangsstörung zu unterscheiden. Ein wichtiges Unterscheidungsmerkmal hierbei ist, ob Zwangsgedanken und Zwangshandlungen vorhanden sind, die als unsinnig (ich-dyston) erlebt werden und gegen die der Betroffene sich nicht wehren kann. Sie sind typisch für die Zwangsstörung, während bei der anankastischen PS die zwanghaften Verhaltensweisen von den Betroffenen als normal (ich-synton) empfunden werden – so normal, dass sie z. T. sogar stolz darauf sind und sie anderen Menschen aufzwingen wollen.

Therapie

Menschen mit einer zwanghaften PS beginnen meist erst dann eine Psychotherapie, wenn sie noch unter einer weiteren psychischen Störung (z. B. Angststörung oder Depression) leiden oder wenn – wie in der Fallgeschichte – Probleme in der Partnerschaft oder im Beruf den Alltag stark beeinträchtigen. Eine Veränderung von Persönlichkeitsmerkmalen, die in der Gesellschaft breite Anerkennung finden, kann hierbei nicht Ziel der Therapie sein. Vielmehr sollen im Sinne eines sozialen Konfliktmanagements verschiedene Techniken der Verhaltenstherapie den Betroffenen helfen, ihre soziale Kompetenz zu verbessern und Copingstrategien zu entwickeln, um besser mit Konflikten umgehen, ein sinnvolles Gleichgewicht zwischen Arbeit und Freizeitgestaltung herstellen und emotionale Reaktionen zulassen zu können.

Da die übertriebene Gewissenhaftigkeit, der Perfektionismus und die mangelnde Flexibilität meist das Ergebnis verzerrter Gedankenmuster sind, kann speziell bei dieser Störung die KVT helfen, Gedanken wie „Ich muss perfekt sein" oder „Ich darf keinen Fehler machen" auf ihre Richtigkeit zu überprüfen und durch andere zu ersetzen und die neuen Kognitionen dann im Alltag umzusetzen.

5.2.4 Borderline-Persönlichkeitsstörung

Begriffsklärung

Seit 1930 galt die Borderline-PS jahrzehntelang als psychische Erkrankung, die im Grenzbereich (engl. *borderline)* zwischen neurotischen und psychotischen Störungen angesiedelt war und in Ermangelung einer anderen Klassifizierung als „Grenzpsychose" bezeichnet wurde. Da Psychosen wie die Schizophrenie als nicht heilbar eingestuft wurden, nahm man dies auch für die Borderline-PS an. In den 1970er-Jahren erkannte man, dass die Borderline-PS durch eine massive Instabilität der Stimmung, der Emotionen, der Beziehungsgestaltung und des daraus resultierenden Verhaltens gekennzeichnet ist. Da sich die Erkrankung bereits in Kindheit und Jugend manifestiert und bei den Betroffenen ununterbrochen bis in die Gegenwart andauert, wurde sie im DSM-III (1980) erstmals den Persönlichkeitsstörungen zugerechnet. Die ICD-10 (1992) folgte diesem Beispiel: Dort findet sich die Störung erstmals als „Borderline-Typ der emotional instabilen Persönlichkeitsstörung" unter den Persönlichkeitsstörungen. Inzwischen wird in Expertenkreisen diskutiert, ob man die Erkrankung nicht eher den Traumafolgestörungen zuordnen sollte, da bei nahezu allen Patienten mit einer Borderline-PS frühkindliche Traumatisierungen nachweisbar sind. Im DSM-5 wurde die Störung nach langen Diskussionen letztendlich doch wieder als Persönlichkeitsstörung klassifiziert.

Diagnosekriterien nach ICD-10 und DSM-5

Die nachfolgend aufgelisteten diagnostischen Kriterien geben die Vielzahl der Symptome, die im Rahmen einer Borderline-PS auftreten können, nur bedingt wieder. So finden sich z. B. im DSM-5 Merkmale, die in der ICD-10 nicht oder nur sehr knapp beschrieben sind. Auch in der Fachliteratur finden sich oft weitere Merkmale (z. B. „High-Risk"-Verhalten, Mangel an Empathie, zeitweiliger Verlust des „Sich-Spürens"), die hier zusätzlich aufgeführt werden.

Im **DSM-5** ist die Borderline-PS eine eigenständige psychische Störung, deren Symptome die Merkmale des impulsiven Typs beinhalten. In der Fachliteratur wird diese Störung deshalb wesentlich ausführlicher beschrieben als die emotional instabile PS. Trotzdem ist es wichtig, die Diagnosekriterien nach ICD-10 – wie in der Folge aufgeführt – gut zu kennen.

In der **ICD-10** wird die Borderline-PS als Unterform der emotional instabilen PS (F60.3) klassifiziert, von der es zwei Typen gibt: den impulsiven Typ (F60.30) und den Borderline-Typ (F60.31).

Zur Diagnose einer Borderline-PS müssen laut ICD-10 von den nachstehend aufgeführten zehn Leitsymptomen mindestens **fünf** vorhanden sein: **drei** oder mehr der Symptome 1–5 (= impulsiver Typus), dazu mindestens **zwei** der Borderline-Symptome 6–10. Ergänzend hierzu finden sich im DSM-5 weitere wichtige Merkmale der Borderline-PS, die für die Diagnosefindung hilfreich sind und deshalb als „Zusätzliche Merkmale" aufgenommen wurden.

A.1. Zeitdauer: von der Kindheit/vom Jugendalter bis zur Gegenwart andauernd

A.2. Abnorme Verhaltensmuster in den Bereichen Affektivität, soziales Handeln, Impulskontrolle und Kognitionen („Ich weiß nicht, wer ich bin?")

B. Impulsiver Typ (mindestens 3 Symptome):

1. Mangelnde Impulskontrolle: Unfähigkeit, aggressive Impulse zu kontrollieren; Neigung zu Ausbrüchen von Wut oder Gewalt mit Unfähigkeit, aggressive Impulse zu kontrollieren
2. Mangelnde Impulskontrolle: Neigung zu Streitereien und Konflikten mit anderen, vor allem wenn impulsive Handlungen unterbunden oder getadelt werden
3. Mangelnde Impulskontrolle: spontane Handlungen ohne Berücksichtigung der Konsequenzen
4. Emotionale Instabilität: unbeständige und launische Stimmung mit abrupten Übergängen zwischen verschiedenen Gefühlszuständen
5. Mangelndes Durchhaltevermögen: Schwierigkeiten in der Beibehaltung von Handlungen, die nicht unmittelbar belohnt werden

C. Borderline-Typ (zusätzlich mindestens 2 Symptome):

1. Extreme Angst vor dem Alleinsein mit übertriebenen Bemühungen, das Verlassenwerden zu vermeiden
2. Neigung, sich auf intensive, aber instabile Beziehungen einzulassen, oft mit der Folge von emotionalen Krisen
3. Chronisches Gefühl der inneren Leere
4. Identitätsstörung: Unsicherheit und Instabilität in Bezug auf Selbstbild, Wertvorstellungen, Berufsziele, sexuelle Orientierung
5. Wiederholte Drohungen oder Handlungen mit Selbstschädigung (z. B. Ritzen; Suizidversuche)

Zusätzliche Merkmale:

1. DSM-5: Impulsivität in mindestens zwei der folgenden selbstschädigenden Bereiche: Essverhalten (Binge-Eating, Bulimie), Substanzmissbrauch, risikoreiches Sexualverhalten, rücksichtsloses Fahren, Geldausgeben.
2. DSM-5: Wechsel der Stimmungslage zwischen kurzzeitigen depressiven „Einbrüchen", Angst, Reizbarkeit und Aggression, wobei die Verstimmungen gewöhnlich nur einige Stunden, selten mehr als einige Tage andauern.
3. DSM-5: Die instabilen zwischenmenschlichen Beziehungen sind durch einen Wechsel zwischen den Extremen Idealisierung und Entwertung anderer gekennzeichnet.
4. DSM-5: vorübergehende, durch Belastungen ausgelöste paranoide Vorstellungen oder schwere dissoziative Symptome wie Depersonalisation, Derealisation, dissoziative Amnesie.
5. Ergänzend: zeitweiliger Verlust der Gefühle, des Sich-Spürens mit dem Versuch, sich durch Selbstverletzungen (z. B. Ritzen) wieder zu spüren.
6. Ergänzend: High-Risk-Verhalten, um sich zu spüren, z. B. durch Extremsport, schnelles Autofahren, Fallschirm-, Gleitschirm- oder Drachenfliegen.
7. Ergänzend: In der Anamnese finden sich oft Hinweise auf körperliche, emotionale oder sexuelle Gewalt und/oder massive Vernachlässigung (engl. *neglect*) in der Kindheit.

Fallgeschichte

„Ich war ein braves, schüchternes Mädchen"

Vera K. (22) kommt in die Praxis, weil sie seit etwa 1 Woche in ein tiefes Loch gefallen ist und über die Trennung von ihrem Freund nicht hinwegkommt. „Nach einem heftigen Streit ist er wortlos gegangen und hat mir per SMS mitgeteilt, mit einer Frau, die beim geringsten Anlass ausraste und – wie beim letzten Mal – sogar handgreiflich werde, könne er nicht weiter zusammenleben. Ich habe versucht, mich bei ihm zu entschuldigen, ihm gesagt, wie sehr ich ihn liebe, aber er hat sich seitdem nicht mehr gemeldet, trotz meiner zahlreichen Bitten per SMS", erzählt sie schluchzend. Dabei rutscht ihr Ärmel etwas nach oben, sodass mehrere Narben von Schnittverletzungen zu sehen sind.

Sie sei seit Jahren in Therapie, habe in ihrer Not ihre Therapeutin erreichen wollen, doch die sei im Urlaub. „Ich habe ihr Dutzende von Nachrichten auf dem AB hinterlassen und ihr gedroht, mich umzubringen, wenn sie sich nicht meldet – bis heute keine Antwort."

In ihrer Kindheit sei sie ein braves, schüchternes Mädchen gewesen, berichtet Vera K., obwohl die familiäre Situation nicht einfach war: „Mein Vater war Alkoholiker und manchmal gewalttätig, und meine Mutter war mit der Situation überfordert. Sie hat nach lautstarken Streitereien mit den Worten ‚Ich gehe jetzt und komme nie mehr wieder' mehrmals die Wohnung verlassen." Gestik, Mimik und verbale Ausdrucksweise spiegeln Veras wechselnde Emotionen. Wenn sie auf den Vater zu sprechen kommt, schlägt sie mit der Faust auf den Tisch; wenig später kämpft sie mit den Tränen und spricht mit leiser, kindlicher Stimme.

Im Alter von 15 oder 16 war Vera kein braves Mädchen mehr: Sie kiffte, betrank sich und schlief wahllos mit verschiedenen Partnern, ein paarmal auch mit einer Freundin. „Ich fühlte mich innerlich leer und unverstanden, wusste nicht, wer ich eigentlich bin. Das alles habe ich mit Drogen und Sex betäubt. Manchmal hatte ich auch Essattacken, wollte aber schlank bleiben und habe anschließend alles wieder erbrochen. Mit

18 bin ich zu meinem damaligen Freund gezogen. Es war eine leidenschaftliche Liebesbeziehung, aber es hat nicht lange gehalten. Und jetzt bin ich schon wieder allein!"

Vera K. hat die Realschule absolviert, aber keine Berufsausbildung. Sie hat in verschiedenen Jobs gearbeitet, es dort aber nie lange ausgehalten. Augenblicklich arbeitet sie als Kellnerin in einer Bar. Sie hat keine Pläne für ihre berufliche Zukunft.

Typische Symptome in der Fallgeschichte

▶ Vera K. fällt nach dem Verlassenwerden durch ihren Freund in ein „tiefes Loch". Sie hat „extreme Angst vor dem Verlassenwerden" und tut alles, um ihn wieder zurückzuholen (Bitten per SMS, Entschuldigungen, Liebesbeteuerungen → 6).

▶ Auch das Nichtmelden ihrer Therapeutin interpretiert sie als „Verlassenwerden" und reagiert darauf mit Suiziddrohungen. Die zahlreichen Schnittverletzungen an den Unterarmen sind wohl auf „Ritzen" zurückzuführen (→ 10).

▶ Vera K. rastet beim geringsten Anlass aus und kann bei einem heftigen Streit auch mal handgreiflich werden (→ 1+2).

▶ Ihre Stimmungslage wechselt schnell: Als sie auf den Vater zu sprechen kommt, „schlägt sie mit der Faust auf den Tisch; wenig später kämpft sie mit den Tränen und spricht mit leiser, kindlicher Stimme" (→ 4).

▶ Vera spricht selbst davon, dass sie als Jugendliche nicht wusste, „wer sie eigentlich ist": Dies bezieht sich auf ihre sexuelle Orientierung (sie hat kurzzeitig auch lesbische Beziehungen), aber auch auf ihre persönlichen und beruflichen Ziele. Sie hat keine Berufsausbildung, hält es in ihren Jobs nicht lange aus und hat keine Pläne für die berufliche Zukunft (→ 9).

▶ Ihre mangelnde Impulskontrolle (→ 1) zeigt sich auch in selbstschädigendem Verhalten (z. B. Drogenmissbrauch, wechselnde sexuelle Beziehungen und bulimisches Essverhalten, → 11).

▶ Wie viele Menschen mit Borderline-PS hat Vera K. mit einem alkoholkranken, gewalttätigen Vater und einer überforderten Mutter, die mehrfach gedroht hat, die Familie (inkl. Vera) zu verlassen, eine schwierige Kindheit erlebt (→ 17).

Diagnose **Emotional instabile Persönlichkeitsstörung, Borderline-Typ (F60.31).**

Wichtig zu wissen

Prävalenz und Prognose

Das DSM-5 schätzt die Lebenszeitprävalenz der Borderline-PS auf 1,6 % in der Allgemeinbevölkerung, auf ca. 10 % bei ambulanten und etwa 20 % bei stationären Patienten. Andere Schätzungen gehen von einer Auftretenshäufigkeit zwischen 2,5 und 3 % aus. Etwa 75 % der Betroffenen sind weiblich.

Die Gefahr von suizidalem oder selbstverletzendem Verhalten ist in jungen Jahren am höchsten. Untersuchungen haben ergeben, dass es mit steigendem Alter oft zu einem Rückgang der Suizidalität wie auch der sonstigen Symptome kommt. Ab dem 30. bis 40. Lj. stellt sich bei vielen Betroffenen eine größere Stabilität in Bezug auf Beziehungen, Beruf und impulsives Verhalten ein.

Ätiologie

In der Anamnese von Patienten mit Borderline-PS finden sich in mindestens 70–80 % frühkindliche Traumatisierungen infolge von Vernachlässigung oder Erfahrungen von körperlicher, sexueller oder emotionaler Gewalt. Deshalb haben Traumaforscher vorgeschlagen, die Bezeichnung Borderline-PS durch den Begriff „komplexe posttraumatische Belastungsstörung (kPTBS)" zu ersetzen oder zumindest zu ergänzen. Die Diskussionen darüber führten unter Experten zu keiner Einigung, sodass das Borderline-Syndrom auch im DSM-5 zu den Persönlichkeitsstörungen gezählt wird.

Differenzialdiagnose

Andere Persönlichkeitsstörungen können mit der Borderline-PS verwechselt werden: Die histrionische und die narzisstische PS z. B. sind ebenfalls durch Streben nach Aufmerksamkeit, manipulatives Verhalten, Mangel an Empathie und Stimmungsschwankungen gekennzeichnet, gehen i. d. R. aber nicht mit dramatischen Beziehungsabbrüchen und dem Gefühl von innerer Leere und Einsamkeit einher.

Die für Menschen mit Borderline-PS typische Angst vor dem Verlassenwerden findet sich auch bei der abhängigen PS, die Reaktion auf eine Trennung ist dort jedoch ein Zurückstellen eigener Bedürfnisse, evtl. auch das Finden einer Ersatzbeziehung, während Borderline-Patienten auf Beziehungsabbrüche mit Wut, Depression und Selbstzerstörung reagieren.

Wenn eine Person mit Borderline-PS gleichzeitig Merkmale aufweist, die den Diagnosekriterien anderer Persönlichkeitsstörungen entsprechen, können auch mehrere Persönlichkeitsstörungen diagnostiziert werden. Eine Mehrfachdiagnose dieser Art ist übrigens bei Patienten mit Borderline-PS häufig.

Komorbidität

Personen mit einer Borderline-PS haben oft eine oder mehrere zusätzliche psychische Störungen. Besonders häufig leiden die Betroffenen an Depressionen. Wenn die entsprechenden diagnostischen Kriterien erfüllt sind, kann die Zweitdiagnose „depressive Episode" notwendig sein. Viele Betroffene versuchen überdies, ihre inneren Spannungen durch Missbrauch von Alkohol, Beruhigungsmitteln oder Drogen zu betäuben, sodass sie im Verlauf ihres Lebens oft die diagnostischen Kriterien für Substanzmissbrauch erfüllen. Auch Essstörungen (Bulimie), Angststörungen, dissoziative Störungen und ADHS sind häufig zu beobachtende Komorbiditäten. Im Bereich der Persönlichkeitsstörungen werden begleitend besonders häufig die ängstlich (vermeidende), abhängige, histrionische und paranoide PS diagnostiziert.

Therapie

Psychotherapie Noch vor 20 Jahren galt die Borderline-PS als nicht oder nur sehr schwer therapierbar. Inzwischen wurden Therapieformen entwickelt, die eine wesentlich optimistischere Prognose erlauben. Im Wesentlichen sind hierbei zwei Richtungen erkennbar:

- Ausgehend von der Erkenntnis, dass die Borderline-PS meist auf eine Vielfachtraumatisierung in der frühen Kindheit („komplexe PTBS") zurückgeht, legen Traumatherapeuten den Schwerpunkt der Behandlung auf das Aufdecken und Neuverarbeiten der traumatisierenden Erlebnisse, sodass die emotionalen, körperlichen oder kognitiven Flashbacks zu frühkindlichen Belastungssituationen sich reduzieren und die Betroffenen erkennen, dass nicht sie als Erwachsene, sondern ein innerer Kindanteil auf bestimmte Auslösereize mit Angst, Aggression, Gefühllosigkeit oder depressiver Verstimmung reagiert. Neuere Arbeiten von Traumatherapeuten wie Shapiro (2013), Parnell (2013) und Sack et al. (2011) lassen den Schluss zu, dass bei vielen Patienten mit Borderline-PS nach einer längeren Phase der Stabilisierung eine Traumatherapie (z. B. mit EMDR) erfolgversprechend sein kann. Auch psychoanalytisch orientierte Verfahren wie die psychodynamisch-imaginative Traumatherapie (Reddemann 2004) werden bei der Behandlung der Borderline-PS angewandt.

- Da Patienten mit Borderline-PS unter einer Störung der Affektregulation leiden, hat Marsha M. Linehan (1996) eine Therapie entwickelt, die Techniken der Verhaltenstherapie mit Übungen zur Achtsamkeit (engl. *mindfulness*) und zur Kontrolle der emotionalen Flashbacks kombiniert. Ihre Dialektisch-behaviorale Therapie" (DBT) hat in den letzten 20 Jahren breite Anerkennung gefunden.

5

Pharmakotherapie Ein wirksames Medikament gegen die Borderline-PS gibt es derzeit nicht. Allerdings können in Krisensituationen oder bei häufig auftretenden Ängsten und Depressionen unterstützend Psychopharmaka zur Anwendung kommen. Dazu gehören z. B. SSRIs zur Behandlung von Depressionen und Angstzuständen oder atypische Antipsychotika, die bei Erregungszuständen oder psychotischen Symptomen eingesetzt werden können. Auf eine Behandlung mit Benzodiazepinen sollte wegen der Suchtproblematik verzichtet werden.

5.2.5 Histrionische Persönlichkeitsstörung

Hintergrundwissen und allgemeine Symptomatik

Die histrionische (früher: hysterische) PS ist zwar keine neue Erscheinung unserer Zeit, allerdings hat sich das Verständnis der Störung seit Sigmund Freuds „Studien über Hysterie" (1895) erheblich gewandelt: Die antike Vorstellung von einer „wandernden Gebärmutter" (griech. *hystera:* Gebärmutter), die für die wechselnden Gemütszustände bei Frauen verantwortlich sein sollte, wurde bei Freud von der Theorie abgelöst, dass hinter den psychischen Auffälligkeiten sich verdrängte Kindheitskonflikte verbergen – Konflikte, die sich häufig über den Abwehrmechanismus der Konversion (lat. *convertere:* umwandeln) symbolhaft über den Körper ausdrücken. In der ICD-10 finden sich körperliche Syndrome dieser Art unter der Rubrik „Dissoziative Störungen/Konversionsstörungen".

Die histrionische PS fand zum ersten Mal in das DSM-III (1980) Eingang. Sie verdankt ihre relativ neue Bezeichnung (lat. *histrio:* Schauspieler) dem Versuch, den negativ besetzten Begriff „hysterisch" zu vermeiden. Das englische Adjektiv *histrionic* beinhaltet auch die Bedeutung „theatralisch", „affektiert". Diese Merkmale der histrionischen PS passen sehr gut zu den Gesangs- und Filmstars, Models, Schauspielern, Politikern und sonstigen Personen des öffentlichen Lebens, denen Talkrunden, Reality-Shows, Berichte in der Klatschpresse und Blogs im Internet eine ideale Plattform für verschiedenste Formen der dramatischen Selbstdarstellung bieten. Aufgrund der starken Verbreitung solcher Plattformen in den letzten Jahren meinen einige Beobachter, eine prozentuale Zunahme der histrionischen PS in der Gesamtbevölkerung feststellen zu können.

Personen mit einer histrionischen PS zeigen i. d. R. eine deutlich übertriebene Emotionalität, die Gefühle (z. B. Traurigkeit, Weinen, Begeisterung) sind jedoch oberflächlich, schnell an- und abschaltbar und wirken daher oft vorgetäuscht. Selbst alltägliche Ereignisse schildern Betroffene in den großartigsten Ausdrücken, jedoch arm an Details und Inhalt. Diese auf kurzen Eindrücken (engl. *impressions*) basierende Ausdrucksweise wird im DSM-5 als „impressionistischer Sprachstil" bezeichnet (weitere Merkmale der Störung → Diagnosekriterien).

Diagnosekriterien

A.1. Zeitdauer: von der Kindheit/vom Jugendalter bis in die Gegenwart andauernd
A.2. Abnorme Verhaltensmuster in den Bereichen Affektivität, Impulskontrolle und soziales Handeln
B. Mindestens **vier** der Merkmale 1–6 müssen vorhanden sein:

1. Dramatische Selbstdarstellung, theatralisches Auftreten oder übertriebener Ausdruck von Gefühlen.
2. Unangemessen verführerisch in Erscheinung und Verhalten.
3. Übermäßige Beschäftigung damit, äußerlich attraktiv zu erscheinen.
4. Ständige Suche nach aufregenden Erlebnissen und Aktivitäten, in denen der Betreffende im Mittelpunkt der Aufmerksamkeit steht.
5. Oberflächliche, oft wechselnde Gefühle.
6. Suggestibilität: leichte Beeinflussbarkeit durch andere Personen oder durch äußere Umstände.

Häufige Zusatzsymptome:

1. Manipulatives Verhalten.
2. DSM-5: körperliche Symptome ohne medizinischen Befund (Konversionsstörungen; somatoforme Störungen).
3. DSM-5: impressionistischer Sprachstil: Im Vordergrund der Sprache stehen nicht Fakten, sondern subjektive, emotional geprägte Eindrücke oder Bewertungen.

Fallgeschichte

Lähmungserscheinungen im rechten Arm

Sabine W. (36) kommt in Begleitung ihres Freundes in die Praxis. Sie ist auffallend modisch gekleidet, stark geschminkt und schildert mit dramatischer Stimmlage den Grund ihrer Anwesenheit: Sie habe seit einiger Zeit Lähmungserscheinungen im rechten Arm, für die es keinen organischen Befund gebe.

„Das erste Mal ist es bei einem Streit mit Jens passiert – da fühlte sich mein Arm plötzlich ganz taub an." – „Sie hat im

Streit versucht, einen Teller nach mir zu werfen", ergänzt ihr Freund. „Doch plötzlich fiel ihr der Teller aus der Hand, und ihr Arm hing wie gelähmt nach unten." – „Was war denn der Grund für den Streit?", will der Therapeut wissen. – „Er hat sich mit seiner Exfrau getroffen! Er liebt sie immer noch, besucht sie einfach so, anstatt sich um mich zu kümmern. Wo es mir gerade an diesem Morgen so schlecht ging!" – „Dass ich meine Exfrau immer noch liebe, ist einfach Unsinn. Es ging um unseren gemeinsamen Sohn und seine weitere Ausbildung. Sabine war eifersüchtig, richtig wütend", erzählt ihr Freund Jens. Sie habe ihn angeschrien:„Bin ich dir nicht sexy genug? Was hast du bei ihr zu suchen, wenn du mich liebst?" „Und dann kam die Geschichte mit dem Teller." – „Das tut mir heute auch leid", sagt Sabine, bricht unvermittelt in Schluchzen aus und klammert sich hilfesuchend an ihren Freund. „Er ist leider sehr konservativ, kaum für Neues zu begeistern." – „So kann man das auch formulieren", meint Jens. „Sabine ist wie ein Fähnchen im Wind, ändert ständig ihre Meinung: Eine Freundin hat ihr eingeredet, sie solle vegetarisch leben – da haben wir – sie und ich – 2 Wochen fleischlos gelebt, bis sie in einem Frauenmagazin las, wie wichtig Fisch und Fleisch für den Knochenaufbau seien. Das haben wir beherzigt, doch dann hat sie Anasha kennengelernt, ihre Yogalehrerin. Seitdem isst und kocht sie nur noch vegan." – „Anasha ist eine tolle, eine starke Frau", unterbricht Sabine ihren Freund. „Ein ganz besonderer Mensch! Ein echtes Vorbild!" – „Inwieweit ein echtes Vorbild?", will der Therapeut wissen. – „Das spürt man. Sie sollten sie kennenlernen – eine tolle Frau, ein ganz besonderer Mensch! Stark, selbstbewusst, ein Vorbild für alle." – „Sie hat mich zum Yoga mitgeschleppt. Als ich mich nach dem Kurs dann mit der ‚tollen' Anasha eine Weile unterhielt, hatte sie plötzlich Migräne, verließ abrupt den Kurs und machte mir im Auto eine Szene. Inzwischen ist Yoga ‚out', wir besuchen nun einen Tanzkurs für Tango, wo sie – aufreizend gekleidet – ungeniert mit anderen Männern flirtet, die sie schon beim ersten Kennenlernen duzt." – „Beim Yoga war mein Arm noch nie gelähmt, auch nicht beim Tanzen. Ganz oft jedoch, wenn mich jemand nervt und ich wütend werde, spüre ich dieses Taubheitsgefühl im Arm. Ich hoffe, Sie können mir da helfen", wendet sie sich mit Tränen in den Augen an den Therapeuten, nähert ihr Gesicht wie zufällig dem seinen und berührt dabei leicht seine Hand.

Typische Symptome in der Fallgeschichte

▶ Sabine W. zeigt in vielen Situationen ein theatralisches Verhalten mit einem übertriebenen Ausdruck von Gefühlen: Mit dramatischer Stimmlage schildert sie ihre Beschwerden; sie wird wütend, wenn ihr Freund sich mit der Yogalehrerin unterhält. Als er sich wegen des Sohnes mit seiner Exfrau treffen will, wirft sie sogar einen Teller nach ihm. In der Therapiesitzung bricht unvermittelt in Schluchzen aus und klammert sich theatralisch an ihren Freund, um zu demonstrieren, wie sehr ihr Verhalten ihr leidtut (→ 1).

▶ Wie viele Personen mit einer histrionischen PS leidet sie an psychisch bedingten körperlichen Symptomen, u. a einer Konversionsstörung (Lähmung/Taubheitsgefühl im Arm), die parallel zur Persönlichkeitsstörung zu diagnostizieren wäre (→ 8).

▶ Sie ist auffallend modisch gekleidet und stark geschminkt – ein Hinweis, dass sie bemüht ist, äußerlich attraktiv zu erscheinen (→ 3).

▶ In verschiedenen Situationen ist sie „unangemessen verführerisch" in ihrer Kleidung oder in ihrem Verhalten: Beim Tanzkurs flirtet sie – aufreizend gekleidet – ungeniert mit anderen Männern, die sie schon beim ersten Kennenlernen duzt; sie wirft ihrem Freund vor, dass er sie „nicht sexy genug" findet; und gegen Ende der Therapiesitzung nähert sie wie zufällig ihr Gesicht dem des Therapeuten und berührt seine Hand (→ 2).

▶ Sie ist ständig bemüht, im Mittelpunkt zu stehen und wird wütend und eifersüchtig, wenn ihr Freund Jens seine Aufmerksamkeit kurzzeitig einer anderen Frau wie z. B. der Yogalehrerin zuwendet (→ 4).

▶ In der Therapiesitzung und wohl auch im Alltag wechselt ihre Stimmung häufig, ihre Gefühle sind oberflächlich. Das Schluchzen und Weinen z. B. erscheinen nicht echt, genauso wenig wie die dramatische Stimmlage am Anfang der Geschichte (→ 5).

▶ Sabine ist leicht beeinflussbar („suggestibel"): Nach Aussagen ihres Freundes ist sie „wie ein Fähnchen im Wind", das ihre Ansichten und Verhaltensweisen häufig ändert, z. B. in Bezug auf die Ernährung und die Leidenschaft für Yoga bzw. Tango (→ 6).

▶ Impressionistische Sprache: Sabines Art zu sprechen ist wenig detailreich; im Vordergrund stehen emotional gefärbte Formulierungen. Typisch für diese „impressionistische" Sprache ist die Charakterisierung der Yogalehrerin („eine tolle, eine starke Frau", „ein besonderer Mensch", „ein echtes Vorbild"). Als sie ihr Urteil begründen soll, wiederholt sie theatralisch dieselben Worte: „Das spürt man" … „eine tolle Frau", „ein ganz besonderer Mensch", „ein Vorbild für alle". Eine plausible Begründung ist für sie nicht wichtig, wahrscheinlich auch nicht möglich (→ 9).

Diagnosen

1. Histrionische Persönlichkeitsstörung (F60.4)
2. Dissoziative Bewegungsstörung (F44.4)

Wichtig zu wissen

Prävalenz

Nach aktuellen Studien leiden etwa 2–3 % der Bevölkerung an einer histrionischen PS. Dabei sind Frauen vermutlich häufiger betroffen als Männer, es gibt aber auch Untersuchungen, die von einer gleichen Geschlechterverteilung ausgehen.

Ätiologie

Für die Entstehung einer histrionischen PS gibt es verschiedene Erklärungsmodelle, die sich ergänzen oder überschneiden. Neben einer genetischen Disposition scheinen frühkindliche Erfahrungen mit engen Bezugspersonen bei der Entstehung dieser Persönlichkeitsstörung eine wichtige Rolle zu spielen. Zwei Erklärungsmodelle werden in Fachkreisen diskutiert:

1. Da viele Betroffene unter einem geringen Selbstwertgefühl leiden, kann das übertriebene Bedürfnis, im Mittelpunkt der Aufmerksamkeit zu stehen, auch als Überkompensation eines zutiefst verwurzelten geringen Selbstwerts gesehen werden. Für die Entstehung eines derart gestörten Selbstbildes sind meist frühkindliche Erfahrungen mit engen Bezugspersonen verantwortlich. In der Biografie von Menschen mit histrionischer PS finden sich überzufällig häufig Vernachlässigung oder Erlebnisse von emotionalem, körperlichem oder sexuellem Missbrauch. Wenn Kinder aus solchen Verhältnissen das Gefühl entwickeln, dass sie nur wahrgenommen und geliebt werden, wenn sie krank

5

sind, weinen oder eine „Show" abziehen, werden „erfolgreiche" Verhaltensweisen dieser Art als Lebensmuster beibehalten.
2. Auffallend ist, dass es bei Personen mit einer histrionischen PS oft einen Elternteil gibt, der zu dramatischer Selbstdarstellung neigt – ein Verhalten, das von der Tochter/dem Sohn durch Imitationslernen übernommen wird, und zwar vor allem dann, wenn „histrionische" Strategien (Weinen – theatralisches Verhalten – Klagen über Krankheiten) von der Familie oder vom gesellschaftlichen Umfeld durch Aufmerksamkeit und Zuwendung belohnt werden.

Differenzialdiagnose

Bestimmte Merkmale der histrionischen PS finden sich auch bei anderen Persönlichkeitsstörungen und sind deshalb durch Nachfragen voneinander abzugrenzen. Manipulatives Verhalten, oberflächliche Gefühle und das Bedürfnis, im Mittelpunkt der Aufmerksamkeit zu stehen, finden sich z. B. auch bei der narzisstischen PS, bei der Emotionen allerdings weniger übertrieben werden und das manipulative Verhalten vor allem dazu dient, sich materielle Vorteile oder einen Zuwachs an Macht und Status zu sichern, während das manipulative Verhalten bei Menschen mit histrionischer PS meist darauf abzielt, emotionale Zuwendung zu bekommen.

Auch eine Abgrenzung zur Borderline-PS kann manchmal schwierig sein, weil beide betroffene Patientengruppen im Mittelpunkt der Aufmerksamkeit stehen wollen, oft impulsiv und übertrieben emotional reagieren und häufig ein manipulatives Verhalten an den Tag legen. Menschen mit einer Borderline-PS unterscheiden sich jedoch von solchen mit einer histrionischen PS durch selbstschädigendes Verhalten, ein chronisches Gefühl der inneren Leere, Identitätsstörungen und die extreme Angst vor dem Verlassenwerden.

Auch Überschneidungen mit den Symptomen einer dissozialen oder abhängigen PS sind möglich. Wie bei allen Persönlichkeitsstörungen kann es vorkommen, dass bei der Diagnose zwei, manchmal sogar drei Persönlichkeitsstörungen zu diagnostizieren sind.

Therapie

Im Vordergrund der Therapie stehen **psychotherapeutische Verfahren.** Die Behandlung der histrionischen PS ist allerdings nicht einfach. Meist kommen die Betroffenen nur in die Praxis, wenn massive Probleme im sozialen Umfeld auftreten oder – wie in unserer Fallgeschichte – körperliche Symptome vorliegen, für die es keine medizinische Heilung gibt.

Eingesetzt werden verhaltenstherapeutische Übungen (z. B. im Rollenspiel) zur Veränderung des zwischenmenschlichen Verhaltens. Ein weiterer Aspekt sind Übungen zur Wahrnehmung von Gefühlen. Dabei lernen die Patienten schrittweise, ihre „echten" Gefühle von denen, die sie nur inszenieren, zu unterscheiden. Zum Erlernen von Selbstsicherheit und empathischem Verhalten kann der Einsatz von Gruppentherapie (mit entsprechendem Feedback der Gruppenteilnehmer) hilfreich sein.

Auch ein Bewusstmachen und Umstrukturieren kognitiver Verzerrungen (z. B. „Ich werde nur geliebt und wahrgenommen, wenn ich dramatisiere") ist ein wichtiger Baustein aus der KVT, der durch „Hausaufgaben" zur Selbstbeobachtung, Selbstkontrolle und die selbstständige Durchführung kleinerer Aufgaben ergänzt werden kann.

Der Einsatz von Psychopharmaka zur Behandlung einer histrionischen PS wird i. d. R. nicht als sinnvoll erachtet. Sie werden meist nur eingesetzt, wenn gleichzeitig eine andere psychische Störung (z. B. Depression, Angststörung) vorliegt.

5.2.6 Narzisstische Persönlichkeitsstörung

Hintergrundwissen und allgemeine Symptomatik

Der Begriff „Narzissmus" geht auf die griechische Mythologie zurück: Narziss, der schöne Sohn des Flussgottes Kephisos, weist die Liebe der Nymphe Echo zurück, die sich daraufhin umbringt. Als Strafe wird er von der Göttin Nemesis dazu verurteilt, ein Leben lang in sein eigenes Spiegelbild verliebt zu sein. Stundenlang sitzt er am Ufer eines Sees und betrachtet sich im Wasser. Eines Tages fällt ein Blatt in den See und trübt durch die Wellen sein Spiegelbild. Schockiert von der vermeintlichen Erkenntnis, er sei hässlich, bricht Narziss zusammen und stirbt. Nach seinem Tod wird er von den Göttern in eine Narzisse verwandelt.

Umgangssprachlich haften dem Wort „Narzissmus" meist negative Bedeutungen an wie „egoistisch, selbstverliebt, gefühllos, manipulativ, ausbeuterisch". Eigenschaften dieser Art finden sich allerdings bei sehr vielen Menschen, sodass die Übergänge zwischen „normal", „grenzwertig" und „psychisch gestört" oft fließend sind. Nach außen hin sind Narzissten oft redegewandt, witzig und unterhaltsam. Viele treten selbstsicher auf, verstehen es, sich modisch zu kleiden, sich in ihrem sozialen Umfeld perfekt zu benehmen und andere Menschen von ihren Ideen zu überzeugen. Interessanterweise finden sich in der Chefetage großer Unternehmen viele Persönlichkeiten, die man umgangssprachlich als Narzissten bezeichnen würde. In unserer medienbestimmten Welt bieten überdies Talkshows, Reality-Shows, Model- und Gesangswettbewerbe und Selbstportraits im Internet eine ideale Plattform für den übertriebenen Geltungsdrang von Menschen, die dies lieben. Viele dieser Personen würde man umgangssprachlich als narzisstisch bezeichnen, nur ein Teil davon leidet allerdings an einer tiefgreifenden, seit der Adoleszenz vorhandenen „narzisstischen PS", wie sie im DSM-5 beschrieben wird. In der ICD-10 findet sich die narzisstische PS nicht unter den „spezifischen Persönlichkeitsstörungen" (F60), sondern im Anhang unter der tentativen (versuchsweisen) Kodierung F60.80. Die Diagnosekriterien entsprechen denen des DSM-5.

Diagnosekriterien nach DSM-5

A.1. Zeitdauer: von der Kindheit/vom Jugendalter bis in die Gegenwart andauernd. Da sich narzisstisch-egozentrische Verhaltensweisen oft vorübergehend in der späten Kindheit und der Zeit der Pubertät zeigen, sollte nach DSM-5 eine endgültige Diagnose erst ab dem frühen Erwachsenenalter gestellt werden.

A.2. Abnorme Verhaltensmuster in den Bereichen Affektivität, soziales Handeln und Kognitionen („Ich bin etwas Besonderes").

B. Mindestens **fünf** der Merkmale 1–9 müssen vorhanden sein:

1. Größengefühl in Bezug auf die eigene Bedeutung (die Betroffenen übertreiben z. B. ihre Leistungen und Talente; erwarten, ohne angemessene Leistungen als bedeutend anerkannt zu werden)
2. Beschäftigung mit Fantasien über unbegrenzten Erfolg, Macht, Glanz, Schönheit und ideale Liebe
3. Überzeugung, „besonders" und einmalig zu sein und nur von anderen besonderen Menschen oder solchen mit hohem Status (oder von entsprechenden Institutionen) verstanden zu werden oder mit diesen zusammen sein zu können
4. Bedürfnis nach übermäßiger Bewunderung
5. Anspruchshaltung: unbegründete Erwartungen in Bezug auf eine besonders günstige Behandlung oder eine automatische Erfüllung der Erwartungen
6. Manipulatives Verhalten: Ausnutzen zwischenmenschlicher Beziehungen, um eigene Ziele zu erreichen
7. Mangel an Empathie: ist nicht bereit oder fähig, die Gefühle oder Bedürfnisse anderer zu erkennen oder sich mit ihnen zu identifizieren
8. Häufiger Neid auf andere oder Überzeugung, andere seien neidisch auf die Betroffenen
9. Arrogante, hochmütige Verhaltensweisen und Einstellungen
10. Zusatzmerkmal: niedriges Selbstwertgefühl, als Folge davon übertriebene Empfindlichkeit in Bezug auf Ratschläge oder Kritik

Fallgeschichte

Der Fotograf und sein Model

Markus S. (32) ist ein erfolgreicher Modefotograf. Er kommt in die Praxis, weil er unter der Trennung von seiner Freundin Natascha leidet. „Sie war mein Top-Model, mir verdankt sie alles! Jetzt lässt sie sich von einem anderen Typen ablichten", berichtet er. „Anfangs haben wir uns super gut verstanden und uns stundenlang über meine Visionen und Vorstellungen von Mode unterhalten, doch als ich sie in verschiedenen Modezeitschriften groß rausgebracht hatte, hat sie meinen Ruhm wohl nicht verkraftet und wurde neidisch auf mich. Sie hat mir dann Tipps gegeben, wie ich sie noch besser in Szene setzen könnte – mir, einem Experten in Sachen Mode und Fotografie! Plötzlich fing sie dann auch an, mich privat zu vereinnahmen, Zukunftspläne zu schmieden. Sie wollte, dass wir privat mehr Zeit miteinander verbringen, und war nicht bereit, für meine avantgardistischen Zukunftspläne Opfer zu bringen. Dabei habe ich ihr so viel geboten: Essen in exklusiven Restaurants, teure Kleider, Übernachtungen in Luxushotels. Und ich habe sie in die High Society der Modewelt eingeführt, wo man meine Fähigkeiten als Starfotograf zu schätzen weiß.

Ganz schlimm wurde es, als Natascha einen Autounfall hatte. Der Wagen hatte sich zwar überschlagen, den Unfall hat sie aber ohne größere Blessuren überstanden. Ich war gerade wegen Fotorecherchen mit einer Kollegin unterwegs … da konnte ich nicht weg. Natascha wurde in der Klinik ja optimal versorgt. Allerdings hat sie irgendwie herausgefunden, dass meine Kollegin mehr als nur beruflich mit mir unterwegs war. Natascha hat nie verstanden, dass ein Mann wie ich mehrere Beziehungen haben kann. Ich denke, bei meiner Ausstrahlung steht mir das auch zu. Zwei Wochen nach dem Unfall hat Natascha jedenfalls unsere Beziehung beendet. Wirklich schade, ich hätte sie beim nächsten Mode-Event gern an meiner Seite gehabt, um weitere Aufträge zu sichern. Bitte sagen Sie mir, was ich tun kann, damit sie zu mir zurückkommt."

Auf Nachfragen berichtet er, er sei schon als Jugendlicher sehr ehrgeizig gewesen, habe es aber schwer gehabt, von den Eltern, Lehrern und Mitschülern Anerkennung zu bekommen. „Ich war der Star unserer Theatergruppe, aber die Hauptrolle bekam ich nie. Die Mitschüler haben mich gemobbt, und mein Lehrer konnte meine Art nicht leiden."

Typische Symptome in der Fallgeschichte

- Markus S. hat ein übertriebenes Gefühl der eigenen Wichtigkeit: *Er* hat seine Freundin als Model „groß herausgebracht", *er* fühlt sich als Experte in Sachen Mode, *er* hat seine Freundin in die „High Society der Modewelt" eingeführt, wo man seine „besonderen Fähigkeiten zu schätzen weiß" (→ 1+3).
- Sein Bedürfnis nach Anerkennung und übermäßiger Bewunderung zeigt sich schon in der Schulzeit, wo er sich als Star der Theatergruppe fühlte, aber kein einziges Mal die Hauptrolle spielen durfte (→ 4).
- Schon in der Schulzeit ist er überzeugt davon, andere seien neidisch auf ihn; und auch in der Beziehung mit seiner Freundin Natascha glaubt er, sie habe sich von ihm getrennt, weil sie seinen Ruhm nicht verkrafte und neidisch auf ihn sei (→ 8).
- Obwohl dies in der Geschichte nicht explizit gesagt wird, hat Markus S. sein Model offensichtlich dazu benutzt, von ihrer Ausstrahlung an seiner Seite zu profitieren. Sie hilft ihm so, sich Aufträge zu sichern. Umso schlimmer ist es für ihn, als sie wegen ihres Verkehrsunfalls ausfällt, wo sie doch bei einem wichtigen „Event" an seiner Seite sein sollte (→ 6).
- Markus S. ist unfähig, sich in seine Freundin einzufühlen, ihre Gefühle und Bedürfnisse zu erkennen. Besonders deutlich wird dies, als sie einen Verkehrsunfall hat und er – anstatt sich um sie zu kümmern – mit einer Kollegin ein sexuelles Abenteuer hat (→ 7).
- Dass er das Gefühl hat, einem Mann „mit seiner Ausstrahlung" stehe es zu, mehrere sexuelle Beziehungen gleichzeitig zu haben, zeigt eine übertriebene Anspruchshaltung, die über die Gefühle seiner Partnerin hinweggeht. Diese Haltung zeigt sich möglicherweise auch, wenn es um Kleidung geht, den Service im Restaurant oder das Auftreten in Modekreisen (→ 5).
- Der Hinweis, dass sein Lehrer seine „Art" nicht leiden konnte, könnte evtl. auf arrogante Verhaltensweisen und übertriebenes Anspruchsdenken hinweisen. Dies müsste durch weitere Fragen geklärt werden (→ 9).
- Markus S. reagiert überdies extrem empfindlich auf Tipps, Ratschläge oder gar Kritik vonseiten seiner Freundin – ein Hinweis darauf, dass er unter einem geringen Selbstwertgefühl leidet (→ 10).

Diagnose **Narzisstische Persönlichkeitsstörung (F60.80).**

5

Wichtig zu wissen

Prävalenz

Die Auftretenswahrscheinlichkeit einer narzisstischen PS wurde in unterschiedlichen Studien sehr unterschiedlich bewertet. Das Problem ist, dass „Narzissten“ kaum in Therapie gehen und die Auftretenswahrscheinlichkeit deshalb geschätzt werden muss. Die meisten Fachleute nehmen heute eine Prävalenz von etwa 1–2 % an. Männer sind häufiger betroffen als Frauen.

Ätiologie

Für die Entstehung einer narzisstischen PS gibt es neben genetischen Einflüssen zwei Erklärungsmodelle, die beide auf frühkindliche Erfahrungen mit engen Bezugspersonen zurückgehen:

- Kinder, die früh die Erfahrung gemacht haben, dass sie von der Mutter oder einer anderen engen Bezugsperson in ihren emotionalen Bedürfnissen und ihrem eigentlichen Wesen nicht wahrgenommen, nicht akzeptiert oder gar abgelehnt werden, können kein gesundes Ich-Gefühl entwickeln. Stattdessen lernen sie schnell, ihre Gefühle abzuschalten, die Gefühle anderer nicht mehr an sich heranzulassen und ihren mangelnden Selbstwert durch Übertreibung der eigenen Leistungen zu kompensieren.
- Aber auch Kinder, die mit Zuwendung und Aufmerksamkeit überschüttet werden, wenn sie die Erwartungen der Eltern als „Prinz/Prinzessin“ oder „Ausnahmebegabung“ erfüllen und hierbei ihr eigentliches Wesen verleugnen müssen, können in der Folge eine narzisstische PS entwickeln.

Narzisstische (und histrionische) Persönlichkeitsmerkmale sind übrigens häufig bei Jugendlichen zu beobachten, treten allerdings in den Hintergrund, wenn die Betroffenen die hormonellen „Stürme“ der Pubertät hinter sich gelassen haben. Deshalb ist es wichtig abzuwarten, ob die Diagnosekriterien im jungen Erwachsenenalter weiter bestehen bleiben.

Differenzialdiagnose

Das für Narzissten typische Bedürfnis nach Anerkennung, das manipulative Verhalten und der Mangel an Empathie finden sich auch bei der Borderline-PS. Was die narzisstische PS davon unterscheidet, ist das Gefühl der Größe und Einzigartigkeit, die relative Stabilität des Selbstbildes und eine wesentlich geringer ausgeprägte Tendenz, impulsiv oder selbstzerstörerisch zu handeln. Auch die extreme Angst vor dem Verlassenwerden ist bei der narzisstischen PS nicht oder kaum vorhanden.

Ähnlichkeiten zur narzisstischen PS finden sich auch bei der histrionischen PS, vor allem in Bezug auf den Empathiemangel und das Selbstdarstellungsbedürfnis. Die Selbstdarstellung von „Narzissten“ ist allerdings i. d. R. weniger emotionsbetont, sondern meist auf intellektuelle oder berufliche Leistungen bezogen.

Einige Merkmale der narzisstischen PS finden sich auch bei der dissozialen PS, z. B. der Mangel an Empathie, die Gefühlskälte, das manipulative Verhalten, die bewusste Täuschung anderer. Dissoziale Persönlichkeiten neigen allerdings nur selten dazu, andere zu beneiden, und sie haben i. d. R. kein übermäßiges Bedürfnis nach Bewunderung. Vor allem jedoch zeigt sich in ihrer Biografie von Kindheit an ein für die narzisstische PS untypisches Muster von dissozialem, häufig sogar kriminellem Verhalten.

Therapie

Nach allgemeiner Auffassung sind Medikamente zur Behandlung einer narzisstischen PS ungeeignet. Mittel der Wahl ist **Psychotherapie,** und auch die bewirkt bei „Narzissten“ nur selten eine Verhaltensänderung. Damit sich ein Mensch mit einer narzisstischen PS überhaupt für eine Therapie entscheidet, muss der Leidensdruck entsprechend hoch sein. Durch einen Schicksalsschlag (z. B. Verlust einer hohen Stellung, berufliche oder private Niederlagen, Scheidung, finanzielle Nöte, eine schwere Erkrankung oder Einsamkeit) kann es vorkommen, dass die Einsicht zum Therapiebedarf steigt und ein „Narzisst“ sich dann in Behandlung begibt.

Da Menschen mit einer narzisstischen PS unter einem geringen Selbstwertgefühl leiden, ist der Aufbau einer tragfähigen, von Verständnis getragenen Beziehung ein erster wichtiger Schritt, um die Betroffenen für eine Therapie zu motivieren. Bei Problemen im zwischenmenschlichen Bereich kann ein vorsichtiges Einüben neuer Verhaltensweisen sinnvoll sein. Übungen zur Wahrnehmung von Emotionen bei sich selbst und anderen können im Rollenspiel geübt werden. Auch kognitive Ansätze in Anlehnung an die „motivierende Gesprächsführung“ nach William R. Miller (2015) zum Abwägen von logisch begründbaren Argumenten für oder gegen eine Verhaltensänderung können hilfreich sein. In vielen Fällen jedoch brechen die Betroffenen die Therapie ab, bevor sich therapeutische Erfolge einstellen können.

5.2.7 Dissoziale Persönlichkeitsstörung

Hintergrundwissen und allgemeine Symptomatik

Viele der Merkmale, die man früher einem „Psychopathen“ zuschrieb – Gefühllosigkeit, Aggressivität, Gewissenlosigkeit, Missachtung sozialer Normen – zählen heute zu den Diagnosekriterien einer dissozialen PS (ICD-10), die im DSM-5 als „antisoziale PS“ bezeichnet wird. Zahlreiche Merkmale dieser Persönlichkeitsstörung zeigen sich schon im Kindes- und Jugendalter durch Verhaltensweisen, die in der ICD-10 als „Störung des Sozialverhaltens“ bezeichnet werden (➤ Kap. 12.7.2) und dadurch gekennzeichnet sind, dass die Jugendlichen *„entweder die Grundrechte anderer oder die wichtigsten altersentsprechenden sozialen Normen oder Gesetze wiederholt verletzen“* (ICD-10: F91). Auch die Unfähigkeit, aus Erfahrung (z. B. Bestrafung) zu lernen oder sich in die Gefühle anderer hineinzuversetzen, tritt bereits im Kindes- oder Jugendalter auf. Als Erwachsene setzen die Betroffenen ihr Verhalten durch Gesetzesübertretungen, Gewalttätigkeit, betrügerisches, ausbeuterisches Verhalten und Herzlosigkeit gegenüber den Gefühlen anderer fort. Alkohol- und Drogenmissbrauch sind häufige Begleiterscheinungen.

Nicht selten landen die Betroffenen im Gefängnis. Bestrafung oder Freiheitsentzug führen i. d. R. jedoch nicht zu einer Verhaltensänderung. Delinquenz ist allerdings für die Diagnose einer dissozialen PS nicht notwendig. Es gibt auch viele angepasste Menschen mit einer dissozialen PS, die ihre intellektuelle Begabung nutzen, um durch Manipulation und rücksichtsloses Ausschalten von Rivalen im Beruf Karriere zu machen.

Diagnosekriterien

A.1. Zeitdauer: von der Kindheit/vom Jugendalter bis in die Gegenwart andauernd
A.2. Abnorme Verhaltensmuster in den Bereichen Affektivität, soziales Handeln, Affektkontrolle und Kognitionen („Die anderen sind nur Mittel zum Zweck")
B. Mindestens **drei** der Merkmale 1–6 müssen vorhanden sein:

1. Herzloses Unbeteiligtsein gegenüber den Gefühlen anderer.
2. Deutliche und andauernde verantwortungslose Haltung und Missachtung von sozialen Normen, Regeln und Verpflichtungen.
3. Unfähigkeit zur Aufrechterhaltung dauerhafter Beziehungen, obwohl keine Schwierigkeit besteht, sie einzugehen.
4. Sehr geringe Frustrationstoleranz und niedrige Schwelle für aggressives (einschl. gewalttätiges) Verhalten.
5. Fehlendes Schuldbewusstsein oder Unfähigkeit, aus negativer Erfahrung (insbesondere Bestrafung) zu lernen.
6. Deutliche Neigung, andere zu beschuldigen oder für das Verhalten, durch das die Betreffenden in Konflikt mit der Gesellschaft geraten sind, plausible Rationalisierungen anzubieten.
7. Zusätzliches Merkmal: Das dissoziale Verhalten tritt bereits in der Kindheit und Adoleszenz auf, sodass die Betroffenen schon früh mit dem Gesetz in Konflikt geraten.

Fallgeschichte

Lügen, Betrug und Körperverletzung

Marco K. (26) wird wegen mehrfacher Körperverletzung, Gewalt gegen einen Polizeibeamten und Verstoßes gegen das Betäubungsmittelgesetz zu 1½ Jahren Haft mit Bewährung verurteilt. Als Bewährungsauflage muss er sich einer Psychotherapie unterziehen. Als Marco zum ersten Mal in der Praxis erscheint, gibt er sich kooperativ: „Was wollen Sie von mir wissen?", fragt er den Therapeuten. „Ich erzähle Ihnen alles, was ich weiß, auch wie die Polizei, die Justiz und meine Ex mich belogen und reingelegt haben."

Marco K. ist zum zweiten Mal geschieden, hat inzwischen wieder eine Freundin, die ihm angeboten hat, er könne bei ihr einziehen. Er hat einen 5-jährigen Sohn, um den er sich nicht kümmert und für den er auch keinen Unterhalt bezahlt. „Der lügt genauso wie meine Exfrau, die vor Gericht behauptet hat, ich hätte sie geschlagen und mit ihrer Scheckkarte Tausende von Euros abgehoben, für die sie nun haften müsse. Alles gelogen! Die ist doch selber schuld, wenn sie ihre Visakarte offen rumliegen lässt."

Wie es denn zu der Gewalt gegen den Polizeibeamten gekommen sei, will der Therapeut wissen. „Das war im Restaurant. Meine Ex wollte mit mir über unsern Sohn reden. Da hat so'n Typ am Nebentisch sie angemacht. Ich habe ihm eins auf die Fresse gegeben. Da muss er ausgerutscht sein. Ich war jedenfalls nicht schuld, dass er mit dem Kopf auf dem Boden aufgeschlagen und bewusstlos liegen geblieben ist. Geschah ihm recht. Als wir gehen wollten, stand da ein Polizist und wollte mich mitnehmen – da habe ich mich natürlich gewehrt. Und meine Ex hat vor Gericht als Zeugin gegen mich ausgesagt, das verlogene Luder!"

„Vielleicht wollen Sie mir noch ein bisschen was aus Ihrer Kindheit und Jugend erzählen – das würde mir und unserer Therapie sehr helfen", meint der Therapeut. Marco K. erzählt, dass er schon im Alter von 12 Jahren mit Freunden gekifft und Alkohol konsumiert habe. Des Öfteren habe er als Jugendlicher vor Gericht gestanden: einmal wegen Handtaschendiebstahls, mehrmals wegen Gewalttätigkeit gegenüber Gleichaltrigen. Wegen Dealens mit Cannabis, Fälschung von Unterschriften und diversen Drohungen gegen Lehrkräfte habe er die Hauptschule ohne Schulabschluss verlassen müssen.

Typische Symptome in der Fallgeschichte

▶ Marco K. hat eine geringe Frustrationstoleranz: Als jemand seine Exfrau angeblich anmacht, schlägt er den „Typen" so zusammen, dass er mit dem Kopf auf dem Boden aufschlägt und das Bewusstsein verliert. Überdies hat er offensichtlich öfter seine Frau geschlagen (→ 4).
▶ Marco hat kein Schuldbewusstsein („Was kann ich dafür, dass er mit dem Kopf auf dem Boden aufgeschlagen ist") und kann nicht aus seinen negativen Erfahrungen mit der Justiz lernen (→ 5).
▶ Marcos herzloses Verhalten zeigt sich insbesondere in seiner Beziehung zu seinem Sohn, den er der Lüge bezichtigt (→ 1).
▶ Marcos Missachtung von gesellschaftlichen Regeln und Verpflichtungen zeigt sich an verschiedenen Stellen seiner Erzählung: Er zahlt keinen Unterhalt für seinen Sohn, hat mit der Scheckkarte seiner Exfrau mehrere tausend Euro abgehoben, leistet Widerstand gegen einen Polizeibeamten und dealt offenbar mit Drogen (→ 2).
▶ Marco ist mit 26 zum zweiten Mal geschieden und hat inzwischen schon wieder eine neue Freundin: Offensichtlich hat er keine Probleme, Beziehungen einzugehen, ist jedoch unfähig, sie aufrechtzuerhalten (→ 3).
▶ Wiederholt gibt Marco anderen die Schuld für seine Verfehlungen: Dass er seine Frau geschlagen und sich mit ihrer Scheckkarte mehrere Tausend Euro erschlichen hat, ist für ihn „eine Lüge": Sie ist seiner Ansicht nach selbst schuld, wenn sie ihre Scheckkarte offen herumliegen lässt. Auch an der Verletzung des Mannes, den er bewusstlos geschlagen hat, trifft ihn angeblich keine Schuld, es „geschah ihm sogar recht". Und was die Anklage betrifft: Da haben seiner Ansicht nach „die Polizei, die Justiz und seine Exfrau ihn belogen und reingelegt" (→ 6).
▶ Wie viele Personen mit einer dissozialen PS wurde er schon in der Kindheit und im Jugendalter in der Schule auffällig, dealte mit Cannabis, fälschte Unterschriften und bedrohte die dortigen Lehrkräfte. Überdies geriet er wegen Handtaschendiebstahls und Gewalttätigkeiten mehrmals mit dem Gesetz in Konflikt. Auch der vom Klienten beschriebene Missbrauch von Drogen und Alkohol in der Kindheit und Adoleszenz ist typisch für eine spätere dissoziale PS (→ 7).

Diagnose **Dissoziale Persönlichkeitsstörung (F60.2).**

Wichtig zu wissen

Prävalenz

Zur Häufigkeit der dissozialen PS in der Allgemeinbevölkerung schwanken die Angaben zwischen 1 und 4 %. Männer sind etwa 4-mal häufiger betroffen als Frauen. In Kliniken für Suchtbehandlung, in Gefängnissen und forensischen Abteilungen psychiatrischer Kliniken ist die Prävalenz wesentlich höher (bis zu 70 %).

Ätiologie

MRT-Untersuchungen haben gezeigt, dass bei Menschen mit einer dissozialen PS in vielen Fällen die Hirnregionen des Mandelkerns (Amygdala) und des Hippokampus geschädigt sind. Die Amygdala ist nicht nur an der Entstehung von Angst beteiligt, sie spielt auch eine wichtige Rolle bei der emotionalen Bewertung (Lust-Unlust-Prinzip) von Situationen. Eine Schädigung der Amygdala führt zum Verlust des Furchtempfindens, aber auch zum Verlust der emotionalen Reaktionsfähigkeit ganz allgemein. Das Zusammenspiel von Amygdala und Hippokampus ist überdies dafür verantwortlich, dass angstauslösende Situationen im Langzeitgedächtnis gespeichert und in Gefahrensituationen wieder abgerufen werden können.

Bei Menschen mit einer dissozialen PS ist meist auch eine Schädigung des Frontallappens (Teil des präfrontalen Kortex) nachweisbar, der u. a. für unser Sozialverhalten und die Steuerung von Emotionen verantwortlich ist. Die Schädigung des Frontalhirns hat zur Folge, dass die Betroffenen emotionale Reaktionen nicht kontrollieren und beim Planen zukünftiger Handlungen nicht vorhersehen können, welche positiven oder negativen Folgen ihr Verhalten haben wird.

In Fachkreisen ist man sich weitgehend darüber einig, dass die Ursachen für die o. g. neurologischen Veränderungen z. T. in traumatisierenden Kindheitserfahrungen zu suchen sind, wo die Betroffenen sich eine Art „Elefantenhaut" zugelegt haben, um die psychischen Auswirkungen von massiver Gewalt, sexuellem Missbrauch oder extremer Vernachlässigung besser zu bewältigen. Allerdings gibt es Hinweise dafür, dass es für die Entstehung einer dissozialen PS auch eine genetische Disposition gibt. Diese Annahme wurde durch diverse Adoptionsstudien erhärtet. Wie so häufig bei Persönlichkeitsstörungen ist deshalb auch bei der dissozialen PS von einem Zusammenspiel von genetischen Faktoren und belastenden frühkindlichen Erlebnissen auszugehen.

Differenzialdiagnose

Impulskontrollstörungen und dissoziales Verhalten können auch als Folge einer frühkindlichen Hirnschädigung (oft verbunden mit Intelligenzminderung, ➤ Kap. 12.3) auftreten. Diesbezügliche Hinweise sollten im Anamnesegespräch abgeklärt werden.

Ein Teil der dissozialen Symptomatik (mangelnde Affektregulation, Verantwortungslosigkeit, Lügen, Neigung, andere zu beschuldigen, geringe Frustrationstoleranz) findet sich auch bei Missbrauch von Alkohol oder illegalen Drogen. Man schätzt, dass bei bis zu 30 % der Patienten mit dissozialer PS ein Missbrauch oder eine Abhängigkeit von psychotropen Substanzen (vor allem Alkohol) vorliegt. Da die Symptome sich oft ähneln, ist es wichtig zu fragen, seit wann die Auffälligkeiten bestehen. Eine dissoziale PS sollte nur dann diagnostiziert werden, wenn das dissoziale Verhalten schon in der Kindheit begonnen hat. Waren sowohl Substanzmissbrauch als auch dissoziales Verhalten schon in der Kindheit oder im Jugendalter nachweisbar, sollten beide Diagnosen gestellt werden.

Ähnlichkeiten mit der dissozialen PS finden sich auch bei der Borderline-PS und der narzisstischen PS. Menschen mit Borderline-PS sind zwar auch manipulativ, wenig einfühlsam und affektlabil, sie benutzen andere jedoch nicht, um materielle Vorteile zu erhalten, sondern tun alles, um ein Verlassenwerden zu vermeiden. Auch die narzisstische PS weist Ähnlichkeiten mit der dissozialen PS auf: Die Betroffenen manipulieren Menschen, um für ihre Fähigkeiten bewundert zu werden, im Mittelpunkt der Aufmerksamkeit zu stehen, nicht jedoch, um sich mit unlauteren Methoden materielle Vorteile zu sichern. Das wichtigste Unterscheidungsmerkmal der dissozialen PS von anderen Persönlichkeitsstörungen ist jedoch der Beginn der dissozialen Verhaltensweisen vor dem 15. Lj. oder früher; auch kriminelle Rechtsbrüche sind für die narzisstische PS, die Borderline-PS oder andere Persönlichkeitsstörungen untypisch.

Therapie

Psychotherapie Eine dissoziale PS ist psychotherapeutisch sehr schwer zu behandeln. Die Betroffenen sehen meist weder die Notwendigkeit einer Psychotherapie ein, noch wollen sie in irgendeiner Weise therapiert werden. Wenn sie allerdings straffällig werden, können sie gezwungen werden, sich im Gefängnis oder in der Zeit der Bewährung einer Therapie zu unterziehen. In manchen Fällen können dann eine Förderung des sozialen Lernens, eine Steuerung der Impulsivität und ein Training der Empathiefähigkeit versucht werden. Neuere Therapieansätze gehen in Richtung Selbstmanagement, um delinquentes Verhalten zu reduzieren und so die Nachteile des dissozialen Verhaltens zu reduzieren. Diese Therapieansätze zeigen jedoch bei Menschen ohne echten Leidensdruck kaum Erfolge. Häufig ist es eher so, dass das soziale Umfeld (Eltern, Geschwister, Partner) unter dem Verhalten der Betroffenen leidet und deshalb selbst psychotherapeutische Unterstützung benötigt.

Psychopharmaka Ansätze für eine medikamentöse Therapie wären in diesem Zusammenhang evtl. Versuche, das störende impulsive Verhalten mit Antidepressiva zu dämpfen oder komorbide Störungen (Depression, Angststörung) medikamentös zu behandeln. Die therapeutischen Erfolge halten sich allerdings auch hier in engen Grenzen.

5.2.8 Schizoide Persönlichkeitsstörung

Hintergrundwissen und allgemeine Symptomatik

Introvertierte Menschen, die in ihrer Freizeit Zeit für sich brauchen und deshalb z. B. in der Natur spazieren gehen, in den Bergen wandern, ein Buch lesen, sich in die eigene Wohnung zurückziehen und nur eingeschränkt an sozialen Aktivitäten teilnehmen, hat es immer schon gegeben. Sie leiden an keiner Persönlichkeitsstörung, sondern haben eben einen zur Introvertiertheit neigenden Charakter.

Problematisch wird diese Introvertiertheit, wenn die Betroffenen die Nähe anderer Menschen kaum ertragen können, ihre Gefühle abspalten, unfähig sind, engere persönliche Bindungen einzugehen und sich – mangels Erfahrung – oft „linkisch" verhalten oder ihre Mitmenschen vor den Kopf stoßen. Wenn diese oder ähnliche Verhaltensweisen extrem ausgeprägt sind und seit der Adoleszenz bestehen, spricht man von einer schizoiden PS. Aber was bedeutet in diesem Zusammenhang überhaupt das Wort „schizoid".

„Schizoid" setzt sich aus zwei Begriffen zusammen: dem griech. *schizein* für „abspalten" und der Endung *-oid* („ähnlich wie, aber nicht dasselbe"). Der Psychiater Eugen Bleuler, der den Begriff Anfang des letzten Jahrhunderts prägte, wollte damit ausdrücken, dass „schizoide" Personen in ihrem Gespaltensein von Denken und Fühlen jenen Formen der Schizophrenie ähneln, die vorwiegend durch Negativsymptome charakterisiert sind. Damals glaubte man, die schizoide Störung gehe oft in eine Schizophrenie über. Diese Vorstellung ist heute widerlegt: Die schizoide PS und die Schizophrenie sind zwei völlig verschiedene Erkrankungen, die kaum Gemeinsamkeiten aufweisen. In Ausnahmefällen allerdings kann die schizoide PS *„als prämorbider Vorläufer einer wahnhaften Störung oder einer Schizophrenie auftreten"* (DSM-5, S. 895).

NICHT VERWECHSELN

„Schizoid" ist nicht „schizophren"

Die Endung *-oid* bedeutet: „ähnlich wie, aber nicht dasselbe".
Typisch schizophrene Symptome wie Wahn, akustische Halluzinationen, Ich-Störungen sind ein Ausschlusskriterium für eine schizoide PS.

Diagnosekriterien nach ICD-10

A.1. Zeitdauer: von der Kindheit/vom Jugendalter bis in die Gegenwart andauernd

A.2. Abnorme Verhaltensmuster in den Bereichen Affektivität, soziales Handeln und Kognitionen („Ich fühle mich nur wohl, wenn ich allein bin")

B. Mindestens **vier** der Merkmale 1–9 müssen vorhanden sein:

1. Emotionale Kühle, Distanziertheit oder abgeflachte Affektivität.
2. Reduzierte Fähigkeit, warme, zärtliche Gefühle für andere oder Ärger auszudrücken.
3. Erscheint gleichgültig und indifferent gegenüber Lob oder Kritik von anderen.
4. Hat keine oder wünscht keine engen Freunde oder vertrauensvollen Beziehungen (oder höchstens eine).
5. Wenig Interesse an sexuellen Erfahrungen mit anderen Menschen (unter Berücksichtigung des Alters).
6. Fast immer Bevorzugung von Aktivitäten, die allein durchzuführen sind.
7. Übermäßige Inanspruchnahme durch Fantasien und Introvertiertheit.
8. Deutlich mangelndes Gespür für geltende soziale Normen und Konventionen: Wenn sie nicht befolgt werden, geschieht das unabsichtlich.
9. Falls überhaupt, dann bereiten nur wenige Tätigkeiten Freude.

Fallgeschichte

Tod des Hundes

Dr. phil. Thomas P. (55) kommt in die Praxis, weil er schlecht schläft und sich traurig und müde fühlt, seit einer seiner beiden Hunde vor einigen Wochen überfahren wurde. „Sein Tod hat mich sehr getroffen! Und da ich niemanden habe, mit dem ich reden kann, bin ich nun bei Ihnen." Es sei für ihn eine große Überwindung, sich jemandem anzuvertrauen, da er – wie er sagt – allein lebe und auf Bekanntschaften oder Freunde keinen Wert lege. Schon in seiner Jugend sei er ein Einzelgänger gewesen, habe Romane und Gedichte gelesen und kaum am sozialen Leben seiner Schule teilgenommen. „Für Mädchen habe ich mich nie interessiert. Einmal hat ein Mädchen bei unserer Klassenfahrt ihre Hand auf meine gelegt – das war mir sehr unangenehm und hat mir auch Angst gemacht." Eine Freundin habe er nie gehabt, auch keine Freunde. „Meine besten Freunde sind meine beiden Hunde, von denen nun einer tot ist."

Dr. P. ist freier Mitarbeiter eines renommierten Verlages, für den er als Lektor im Bereich „klassische Literatur" tätig ist. Dies gibt ihm die Möglichkeit, einen Großteil seiner Arbeit von zu Hause aus zu erledigen. Dem Verlag ist das durchaus recht, denn im Gespräch mit Autoren oder Vorgesetzten kann er, ohne es zu merken, grob, unhöflich, manchmal sogar beleidigend sein.

Im weiteren Explorationsgespräch berichtet Thomas P., dass beide Eltern vor Jahren verstorben seien. „Meine Schwester und mein jüngerer Bruder haben mir vorgeworfen, ich hätte beim Tod von Vater und Mutter keine Trauer gezeigt und mich kalt und gefühllos verhalten. Dabei habe ich jedes Mal die Beerdigung und das ganze Drumherum organisiert. Ihre Kritik hat mich echt wütend gemacht, aber ich war unfähig, meinen Ärger auszudrücken."

Der Therapeut rät Thomas P., sich doch wieder einen zweiten Hund zuzulegen. Einige Wochen später meldet sich Dr. P. am Telefon und bedankt sich für die Hilfe. „Jetzt geht es mir wieder gut."

Typische Symptome in der Fallgeschichte

- Thomas P. lebt allein und legt keinen Wert auf enge Freunde oder vertrauensvolle Beziehungen. Es kostet ihn große Überwindung, sich jemandem anzuvertrauen (→ 4).
- Er hat sich noch nie für das andere Geschlecht interessiert, hatte nie eine Freundin, offensichtlich auch nie eine sexuelle Beziehung. Als eine Klassenkameradin ihre Hand auf die seine legt, macht ihm das Angst (→ 5).
- Beim Tod des Vaters und der Mutter reagiert Thomas P. kalt und gefühllos und empfindet keine Trauer. Die diesbezüglichen Vorwürfe seiner Geschwister treffen ihn zwar irgendwie, doch er ist unfähig, seine Wut und seinen Ärger auszudrücken (→ 2), sodass er nach außen hin gegenüber der Kritik anderer gleichgültig erscheint (→ 3).
- Schon in seiner Jugend war Thomas P. ein introvertierter Einzelgänger, der soziale Kontakte mied und sich lieber in die Fantasiewelt von Romanen und Gedichten vertiefte (→ 7).

5

▶ Schon damals bevorzugte er Aktivitäten, die man allein durchführen kann. Als Student hat er seine Vorliebe für Literatur weiter gepflegt und sein Studium mit Promotion abgeschlossen; augenblicklich arbeitet er als Lektor für einen Verlag, wobei er einen Großteil seiner Arbeit zu Hause – ohne Kontakt mit anderen Menschen – erledigen kann (→ 6).
▶ Thomas P.s mangelhaftes Gespür für geltende soziale Normen und Konventionen wird in Situationen deutlich, in denen er mit Vorgesetzten oder Buchautoren Gespräche führen muss: Da kann er, „ohne es zu merken, grob, unhöflich, manchmal sogar beleidigend sein" (→ 8).
▶ In der Literatur finden sich verschiedentlich Berichte über Personen mit einer schizoiden PS, die keine emotionale Bindung zu Menschen aufbauen können, wohl aber zu Katzen oder Hunden, die dann zu einem Ersatz für enge Freunde werden. So auch bei Thomas P.: Seine beiden Hunde sind die einzigen Wesen, zu denen er eine enge Beziehung hat. Als einer der Hunde überfahren wird, reagiert er mit Trauer und deutlichen Symptomen einer Depression (= Anpassungsstörung mit depressiver Reaktion).
Diagnose **Schizoide Persönlichkeitsstörung (F60.1).**

5

Wichtig zu wissen

Prävalenz

Da Menschen mit einer schizoiden PS freiwillig kaum in Therapie oder in ärztliche Behandlung kommen, ist die Auftretenswahrscheinlichkeit in der Allgemeinbevölkerung schwer einzuschätzen. Verschiedene Studien gehen von einer Prävalenz von unter 1 % aus. Die schizoide PS ist folglich eine sehr seltene Persönlichkeitsstörung. Männer sind häufiger betroffen als Frauen.

Ätiologie

Viele Untersuchungen legen den Schluss nahe, dass für die Entstehung einer schizoiden PS eine Störung der frühen Mutter-Kind-Beziehung eine maßgebliche Rolle spielt. Wenn die Bindung an die Mutter oder eine andere enge Bezugsperson von Vernachlässigung, Missbrauch oder Gewalt beherrscht wird, führt dies zu einem gestörten Bindungsverhalten: Auf die fehlenden Erfahrungen von Fürsorge, liebevollem Körperkontakt und emotionaler Zuwendung reagieren Babys und Kleinkinder dann mit Beziehungsvermeidung, der Abwehr von körperlicher Nähe und dem Abschalten von Gefühlen. Diese Reaktionen sollten ursprünglich das emotionale oder körperliche Überleben sichern, wurden in der Folge dann verinnerlicht und im späteren Leben als Beziehungsmuster auf andere Menschen übertragen. So ist es zu erklären, dass Betroffene enge Beziehungen ablehnen, sich im tiefsten Innern aber uneingestanden nach Liebe und Zuwendung sehnen.

Da nicht alle Kinder, die in schwierigen Verhältnissen aufwachsen, eine schizoide PS entwickeln, geht man auch von einer genetischen Disposition aus, welche die Entwicklung der Störung begünstigen kann.

Differenzialdiagnose

Eine ausgeprägte Kontakt- und Kommunikationsstörung mit sozialem Rückzug, Introvertiertheit und Spezialinteressen findet sich auch beim Asperger-Syndrom, das durch Fragen zum ersten Auftreten von Auffälligkeiten, zu motorischer Ungeschicklichkeit und evtl. zu Wutausbrüchen bei Reizüberflutung ausgeschlossen werden sollte (➤ Kap. 12.4.2). Wichtigste Unterscheidung: Das Asperger-Syndrom ist eine neurologische Erkrankung, die Ursachen für eine schizoide PS sind vorwiegend psychischer Natur.

Verwechseln könnte man die schizoide PS auch mit der schizotypen Störung (➤ Kap. 9.10.6). Es sollte deshalb nach hierfür typischen Eigenschaften wie exzentrischem Verhalten, magischem Denken, Körpergefühlsstörungen, gekünstelter Sprache oder kurzzeitigen psychotischen Episoden gefragt werden, um eine schizotype Störung (DSM-5: schizotypische PS) auszuschließen.

Auch Menschen mit einer ängstlichen (vermeidenden) PS ziehen sich von der Umwelt zurück, meiden soziale Kontakte und benehmen sich in der Öffentlichkeit oft distanziert und ungeschickt. Im Gegensatz zu schizoiden Menschen gehen sie jedoch gern unter Menschen, wenn sie sich geliebt und anerkannt fühlen, und sie sehnen sich nach einer engen Beziehung, Familie und Kindern, was bei der schizoiden PS nicht typisch ist.

Ähnlichkeiten ergeben sich auch mit der paranoiden PS (➤ Kap. 5.2.9). Sie unterscheidet sich von der schizoiden PS durch extrem misstrauisches Denken und Verhalten, streitsüchtiges Bestehen auf den eigenen Rechten, oft auch aggressives Verhalten, wenn die Betroffenen glauben, „die ganze Welt" sei gegen sie.

Da bestimmte Unterformen der Schizophrenie, z. B. die Schizophrenia simplex, die Hebephrenie oder das schizophrene Residuum, mit sozialem Rückzug, Affektverflachung, bizarrem Verhalten und einem mangelnden Gespür für soziale Normen einhergehen, ist durch Zusatzfragen eine schizophrene Erkrankung auszuschließen.

Therapie

Eine Psychotherapie der schizoiden PS gestaltet sich schwierig, da die meisten Betroffenen eine Therapie nur wegen gleichzeitig auftretender anderer Störungen (z. B. Depression, Substanzabhängigkeit) beginnen. In der Therapie wirken die Klienten meist distanziert, scheinen allem gegenüber gleichgültig zu sein und haben große Probleme, eine engere, vertrauensvolle Beziehung zum Therapeuten einzugehen, denn engere Beziehungen machen ihnen Angst. Die Folge: Die Betroffenen brechen häufig die Therapie ab. Sollte eine Therapie möglich sein, können evtl. verhaltenstherapeutische Verfahren eingesetzt werden, um dem Betroffenen seine Gefühle besser zugänglich zu machen. Auch ein Training sozialer Kompetenzen in Form von Rollenspielen mit Video-Feedback kann den Betroffenen helfen, ihre sozialen Fertigkeiten zu verbessern und sich besser an soziale Regeln und Normen zu halten.

Eine medikamentöse Therapie gilt bei der schizoiden PS als wenig wirksam. Sie ist nur sinnvoll zur Behandlung von Begleiterkrankungen wie Depressionen oder Angststörungen.

5.2.9 Paranoide Persönlichkeitsstörung

Hintergrundwissen und allgemeine Symptomatik

Der Begriff „paranoide Persönlichkeitsstörung" kann zu Verwirrung führen, denn das Wort „paranoid" wird hier in anderer Bedeutung verwendet als beim Krankheitsbild der „paranoiden Schizophrenie"

(➤ Kap. 9.3). „Paranoid" ist von griech. *para* („wider, im Gegensatz zu") und *noûs* („Verstand") abgeleitet. Jemand ist also paranoid, wenn er Vorstellungen hat, die nicht mit einem normalen Verstand vereinbar sind. Meist handelt es sich um Verfolgungs- oder Verschwörungsideen in Verbindung mit einer extrem misstrauischen Haltung gegenüber anderen Menschen (➤ Kap. 9.3.1).

Da das Störungsbild aus dem DSM-III und DSM-IV übernommen wurde, ist ein Blick auf die Bedeutung des Wortes „paranoid" im Englischen interessant. Alle einsprachigen Lexika führen zwei Bedeutungen von „paranoid" an:

- *„A mental condition characterised by delusions of persecution"* (ein Geisteszustand, der durch Verfolgungswahn gekennzeichnet ist)
- *„Unjustified suspicion and mistrust of other people"* (ungerechtfertigtes Misstrauen und ungerechtfertigte Verdächtigungen gegenüber anderen Menschen)

Die zweite Bedeutung des Wortes bringt die zentrale Symptomatik der paranoiden PS auf den Punkt: Die Betroffenen sind extrem misstrauisch, verdächtigen andere, ihnen schaden zu wollen, und reagieren übermäßig empfindlich oder streitsüchtig auf eine vermeintliche Missachtung der eigenen Person. Selbst Ehepartner oder Familienangehörige werden verdächtigt, untreu zu sein oder sich mit anderen gegen den Betroffenen verschworen zu haben. Menschen mit einer paranoiden PS leiden aber nicht an einem „echten" unkorrigierbaren Verfolgungswahn, sondern an Verfolgungs- und Verschwörungsideen, die zwar korrigierbar sind, aber dennoch einen Großteil ihres Denkens bestimmen.

Diagnosekriterien nach ICD-10

A.1. Zeitdauer: von der Kindheit/vom Jugendalter bis in die Gegenwart andauernd
A.2. Abnorme Verhaltensmuster in den Bereichen Affektivität, soziales Handeln und Kognitionen („Alle sind gegen mich")
B. Mindestens **vier** der Merkmale 1–7 müssen vorhanden sein:

1. Übertriebene Empfindlichkeit gegenüber Rückschlägen und Zurücksetzungen
2. Neigung, dauerhaft Groll zu hegen, d. h., Beleidigungen, Verletzungen oder Missachtungen werden nicht vergeben
3. Misstrauen und eine anhaltende Tendenz, Erlebtes zu verdrehen, indem neutrale oder freundliche Handlungen anderer als feindlich oder verächtlich missdeutet werden
4. Streitsüchtiges und beharrliches situationsunangemessenes Bestehen auf den eigenen Rechten
5. Häufiges ungerechtfertigtes Misstrauen gegenüber der sexuellen Treue des Ehe- oder Sexualpartners
6. Ständige Selbstbezogenheit, insbesondere in Verbindung mit starker Überheblichkeit
7. Häufige Beschäftigung mit unbegründeten Gedanken an „Verschwörungen" als Erklärungen für Ereignisse in der näheren Umgebung des Patienten oder der Welt im Allgemeinen

Zusatzmerkmale nach DSM-5:

1. Verdächtigt andere ohne Grund, ihn auszunutzen, zu schädigen oder zu täuschen
2. Reagiert bei vermeintlichen Angriffen auf die eigene Person schnell wütend und aggressiv und startet rasch einen Gegenangriff
3. Vertraut sich nur zögernd anderen Menschen an, aus ungerechtfertigter Angst, die Informationen könnten in böswilliger Weise gegen ihn verwendet werden

Fallgeschichte

Putzfrau gesucht

Tobias H. (35) lebt allein in einer 3-Zimmer-Wohnung. Seine Frau hat sich vor 5 Jahren scheiden lassen, weil er sie viele Male mit seiner unbegründeten Eifersucht verfolgt hat. „Das vergesse ich ihr nie! Die will mich finanziell ruinieren, um sich zu rächen, aber nicht mit mir! Ich bin vor Gericht gegangen, um meine Rechte zu wahren. Und sollte ich wieder verlieren, gehe ich bis zur letzten Instanz."

Wie schon des Öfteren, hat er eine neue Putzhilfe eingestellt, die er an ihrem ersten Arbeitstag detailliert über ihre bisherigen Arbeitgeber befragt. „Sie haben sicher nichts dagegen, wenn ich Sie die ersten 5 Tage beim Saubermachen begleite, damit ich Ihnen weitere Anweisungen geben kann", erklärt er. Die Putzfrau stimmt etwas widerwillig zu. Als sie beim Reinigen des Kleiderschranks kurz hustet, glaubt er, sie wolle ihm damit zu verstehen geben, dass es im Schrank muffig rieche. „Warum husten Sie?", fragt er. „Einfach so. Ich hatte vor ein paar Tagen eine Erkältung", meint sie. „Aber schauen Sie mal: Da ist ein Fleck auf dem Teppich, da werde ich länger zum Saubermachen brauchen. Und auch für die Herdplatten bräuchte ich etwas mehr Zeit als normal." – „Sie sollen hier putzen und nicht die Sauberkeit meiner Wohnung beurteilen", schreit er sie an. „Was fällt Ihnen ein, mich so in Rage zu bringen? Sie wollen ja bloß, dass ich die Wohnung verlasse, damit Sie Zeit haben, mich zu bestehlen. Sie sind entlassen!"

Typische Symptome in der Fallgeschichte

► Tobias H. lebt seit der Trennung von seiner Frau allein. Seine Frau hat sich scheiden lassen, weil sein Misstrauen so weit ging, dass er sie viele Male der Untreue bezichtigte (→ 5).
► Tobias H. ist lange nachtragend. 5 Jahre nach der Trennung von seiner Frau sagt er: „Das vergesse ich ihr nie" (→ 2).
► Er unterstellt ihr, sie wolle ihn, um sich zu rächen, finanziell ruinieren, obwohl sie vor Gericht offensichtlich mehrmals Recht bekommen hat (→ 4).
► Obwohl er einen oder mehrere Prozesse bereits verloren hat, beharrt Tobias H. streitsüchtig auf seinen angeblichen Rechten und ist bereit, „bis zur letzten Instanz zu gehen" (→ 4).
► Die detaillierte Befragung der Putzhilfe über ihre bisherigen Arbeitgeber und seine Absicht, die Putzfrau an den ersten 5 Tagen beim Saubermachen zu begleiten, zeigt sein übertriebenes Misstrauen gegen jedermann (→ 3).
► Als die Putzfrau hustet, glaubt er, sie wolle damit zum Ausdruck bringen, dass es im Schrank muffig rieche – eines von mehreren Beispielen für seine Tendenz, alltägliche Begebenheiten fälschlicherweise als „feindselig oder verächtlich" zu interpretieren. Auch die Bemerkung der Putzfrau, sie werde für die Reinigung bestimmter Dinge etwas länger als normal brauchen, versteht er als Kritik an der Sauberkeit seiner Wohnung (→ 3).

▶ Er geht sogar so weit, der Putzfrau vorzuwerfen, sie suche nur nach einem Anlass, um ihn in seiner Abwesenheit zu bestehlen (→ 8).
▶ Auf den vermeintlichen Vorwurf, dass seine Wohnung nicht sauber genug sei, reagiert er übertrieben empfindlich (→ 1), ja sogar mit Wut und Aggression (→ 9).
Diagnose **Paranoide Persönlichkeitsstörung (F60.0).**

Wichtig zu wissen

Prävalenz

Die Häufigkeit der paranoiden PS in der Allgemeinbevölkerung wird je nach Untersuchung mit etwa 0,5–2 % angegeben. Bei den Patienten in Fachkliniken ist die Prävalenz deutlich höher (> 10 %). Männer sind häufiger betroffen als Frauen.

Ätiologie

Das Hauptmerkmal der paranoiden PS ist ein tief verwurzeltes Misstrauen, das nach Ansicht von Soziologen wie Claessens (1979) und Psychoanalytikern wie Erikson (2005) auf eine frühe Entwicklungsphase zurückgeht, die Claessens als „zweite, soziokulturelle Geburt" bezeichnet. Sie umfasst die ersten Monate, evtl. auch die ersten 1–2 Lebensjahre, in der sich beim Säugling und Baby das Urvertrauen entwickelt. In dieser allerersten Lebenszeit machen die meisten Menschen die Erfahrung, dass sie ihrer Mutter oder einer anderen engen Bezugsperson vertrauen können. Oder aber ein Mensch lernt, dass alle gegen ihn sind und er niemandem vertrauen kann. Bei Säuglingen und Babys, die von Anfang an abgelehnt, vernachlässigt, misshandelt oder von einem Babysitter zum nächsten „weitergereicht" werden, entwickelt sich häufig ein Bindungsverhalten, das von tiefem Misstrauen geprägt ist. Auch Säuglinge, die früh in ein Heim oder ins Waisenhaus gegeben werden, machen häufig die Erfahrung, dass ihr Urbedürfnis nach Fürsorge, Liebe und Geborgenheit nicht befriedigt wird. Statt Urvertrauen ist ein „Urmisstrauen" die Folge. Dieses „Urmisstrauen" prägt sich bei den Betroffenen so tief ein, dass es im späteren Leben auf Menschen, Situationen und Beziehungen übertragen wird, nach dem Motto: „Alle sind gegen mich", „Die ganze Welt hat sich gegen mich verschworen".

Differenzialdiagnose

Trotz des irreführenden Namens hat die paranoide PS – wie eingangs ausgeführt – in den zentralen Diagnosekriterien nichts mit einer paranoiden Schizophrenie gemein, die ja phasenhaft verläuft und nicht seit Kindheit oder Jugendalter durchgehend vorhanden ist. Sollten allerdings die Ideen von Misstrauen, Verschwörung und Sich-verfolgt-Fühlen die Kriterien eines Wahns erfüllen, wäre an eine anhaltende wahnhafte Störung zu denken. Sie unterscheidet sich von der paranoiden PS dadurch, dass sie nicht seit der Adoleszenz durchgängig vorhanden ist und meist im Zusammenhang steht mit einem einschneidenden Life Event. Überdies verhalten sich die Betroffenen – anders als paranoide Persönlichkeiten – außerhalb der wahnbesetzten Lebensbereiche normal und unauffällig.

Verwechseln könnte man die paranoide PS mit der schizotypen Störung, die ebenfalls durch Misstrauen, zwischenmenschliche Distanziertheit und paranoide Ideenbildung gekennzeichnet ist. Nicht typisch für die paranoide PS sind jedoch „schizotype" Merkmale wie magisches Denken, ungewöhnliche Wahrnehmungen (Körpergefühlsstörungen, Depersonalisation, Derealisation) und eine umständliche, gekünstelte Sprache.

In seltenen Fällen können einzelne oder mehrere Symptome einer paranoiden PS auch durch eine neurologische Erkrankung wie das Asperger-Syndrom, eine organische Hirnschädigung oder lang anhaltenden Substanzmissbrauch (z. B. Eifersuchtswahn bei Alkoholismus) verursacht sein. Dies sollte durch entsprechende Fragen differenzialdiagnostisch ausgeschlossen werden.

Therapie

Ähnlich wie bei der schizoiden PS stellt die **psychotherapeutische Behandlung** einer paranoiden PS für den Therapeuten eine große Herausforderung dar, denn die meisten Betroffenen gehen nur in die Therapie, wenn sie durch den Arbeitgeber oder die Familie dazu gezwungen werden oder weil sie wegen komorbider Störungen (Depression, Substanzmissbrauch, emotionale Krisen) Hilfe suchen.

Wenn die Betroffenen wirklich bereit sind, psychotherapeutische Hilfe anzunehmen, kann versucht werden, das Misstrauen gegenüber anderen Menschen abzubauen, soziale Kompetenzen zu verbessern und verzerrte Kognitionen („Alle sind gegen mich") zu verändern. Dies ist oft nicht einfach, denn die misstrauische Haltung gegenüber allem und jedem schließt meist auch den Therapeuten ein. Eine erste Erfahrung für den Klienten kann sein, dass der Therapeut keine Gefahr darstellt und den Betroffenen ehrlich unterstützt. Eine tragfähige Beziehung zwischen Therapeut und Klient ist deshalb eine wichtige Grundlage. Der Weg dahin ist bei paranoiden Persönlichkeiten oft lang, sodass viele Betroffene die Therapie vorzeitig abbrechen.

Für die Wirksamkeit einer **Pharmakotherapie** bei der paranoiden PS gibt es keine empirischen Belege. Sie ist daher nur bei begleitenden Störungen wie Depressivität, Substanzmissbrauch, Schlaf- oder Angststörungen sinnvoll.

5.2.10 Kombinierte Persönlichkeitsstörungen (F61.0)

Es gibt Menschen, die gleichzeitig Symptome von mehr als einer Persönlichkeitsstörung aufweisen, ohne dass ein typisches Symptombild aus den Diagnosekriterien von F60 in den Vordergrund tritt. Jemand mit einigen Symptomen einer abhängigen PS hat z. B. auch verschiedene Merkmale einer ängstlichen (vermeidenden) PS, evtl. auch leicht zwanghafte Verhaltensweisen. Es fehlt jedoch *„ein vorherrschendes Symptombild, das eine genauere Diagnose ermöglichen würde"* (ICD-10, F61.0). In einem Fall wie diesem findet sich in der ICD-10 die Möglichkeit, eine „kombinierte Persönlichkeitsstörung" zu diagnostizieren.

Im DSM-5 wird das gemischte Symptombild als „Andere näher bezeichnete Persönlichkeitsstörung" kodiert, gefolgt vom jeweiligen Grund (z. B. „Gemischte Persönlichkeitszüge").

KAPITEL

6 Essstörungen

6.1 Vorbemerkungen

Essen ist für die meisten von uns ein normaler Vorgang, der aus Hunger und Sättigung besteht. Für manche Menschen allerdings geht es beim Essen bzw. Nichtessen nicht um ein körperliches Bedürfnis, sondern um eine Möglichkeit, psychische Probleme über Essen oder Hungern zum Ausdruck zu bringen.

Bei einem Teil der Betroffenen – Menschen mit **Anorexia nervosa** (Magersucht) – dient das Nichtessen dazu, Kontrolle auszuüben: Kontrolle über andere Menschen, aber auch Kontrolle über den eigenen Körper, der oft als „Feind" empfunden wird. Dabei sind das Hungern (Nahrungsverweigerung) und der damit verbundene massive Verlust von Körpergewicht (bis hin zum Tod) Ausdruck psychischer Probleme wie Depressionen, Ängste, familiäre Konflikte (➤ Abb. 6.1).

Bei anderen dient eine übertriebene Nahrungsaufnahme dem Zweck, eine innere Leere zu füllen, Probleme in den Hintergrund zu rücken oder sich über Essattacken kurzzeitig etwas Gutes zu tun. Dabei werden zwei Gruppen unterschieden:

1. Personen mit **Bulimia nervosa,** die nach ihren Essattacken erbrechen oder Abführmittel (Laxanzien) nehmen, um ihr Körpergewicht zu halten, und
2. Personen mit einer **Binge-Eating-Störung** (BES), die regelmäßig in einen „Esstaumel" verfallen, ohne „gegenregulatorische Maßnahmen" einzuleiten (➤ Abb. 6.1).

Typisch für Essstörungen ist u. a., dass Gewicht und Essen zum zentralen Thema werden, um das die Gedanken, Gefühle und Handlungen ständig kreisen. Überdies führt das Essen nicht zu Wohlbefinden, sondern ist häufig mit Scham, Schuldgefühlen, Ekel oder Wut auf sich selbst verbunden.

6.2 Anorexia nervosa

6.2.1 Allgemeine Symptomatik

Durch das in den Medien propagierte Schlankheitsideal fangen immer mehr Mädchen und junge Frauen an, es den Models gleichzutun und extrem auf ihr Körpergewicht zu achten. Dies bedeutet noch nicht, dass sie magersüchtig sind: Menschen mit einer gesunden Wahrnehmung des eigenen Körpers beenden normalerweise ihre Diät- und Fastenkuren, wenn das erwünschte Idealgewicht erreicht ist. Anders bei Magersüchtigen: Sie hungern weiter, auch wenn sie ihr zuvor angestrebtes Zielgewicht längst unterschritten haben, legen eine zunehmend niedrigere Gewichtsschwelle fest und hungern am Ende auch dann noch weiter, wenn ihre Gewichtsabnahme bereits gesundheitsschädliche oder lebensbedrohliche Ausmaße angenommen hat. Die Ursache hierfür ist eine verzerrte Wahrnehmung des eigenen Körpers als „zu dick", obwohl die Betroffenen bereits unter extremem Untergewicht leiden. Sie wird als Körperschemastörung bezeichnet (➤ Abb. 6.2).

6.2.2 Unterformen

Viele Magersüchtige halten allerdings das andauernde Hungern nicht durch und reagieren irgendwann mit Essattacken. Die hierbei aufgenommenen Kalorien werden anschließend durch Erbrechen und Anwendung von Laxanzien wieder „abgeführt" (engl. *purging*). In der ICD-10 wird diese Unterform der Anorexia nervosa als **aktive/bulimische Form der Magersucht** bezeichnet; im DSM-5

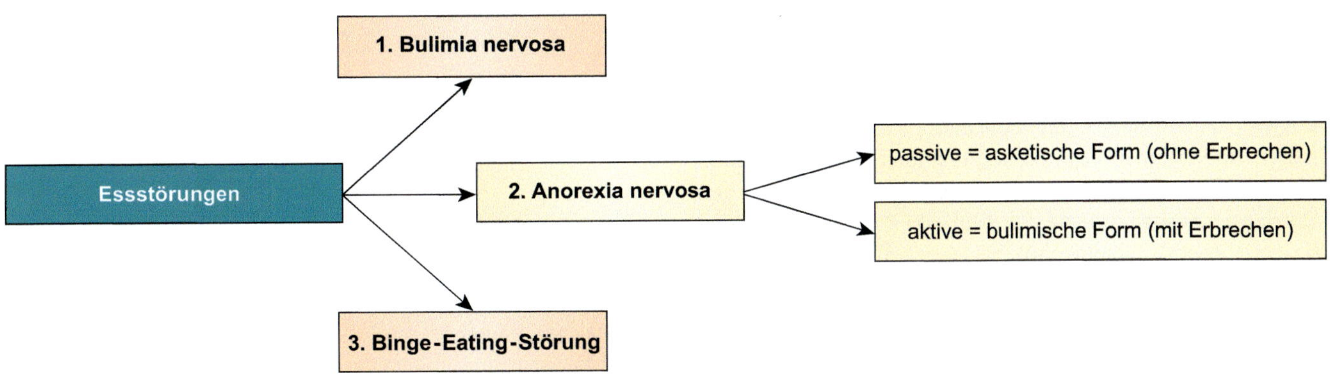

Abb. 6.1 Essstörungen im Überblick [L143]

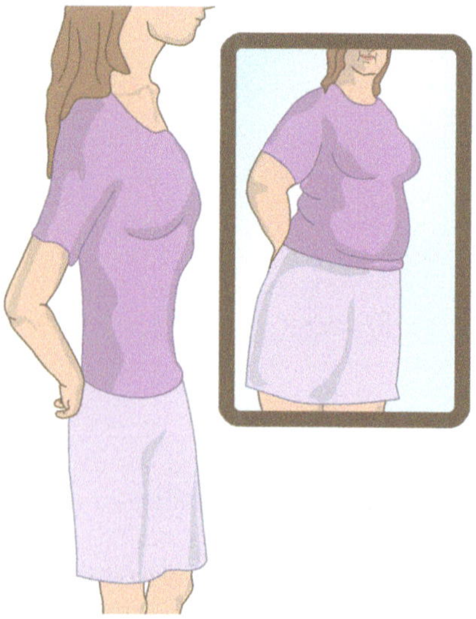

Abb. 6.2 Körperschemastörung [L138]

wird sie als Anorexia nervosa vom „binge eating/purging type" bezeichnet.

Eine zweite Gruppe von Magersüchtigen hält das Hungern über lange Zeitspannen (DSM-5: mindestens 3 Monate) durch. Dieser Subtyp der Magersucht wird in der ICD-10 als **passive/asketische Form der Magersucht** bezeichnet. Das DSM-5 spricht vom „restriktiven Typ" der Anorexia nervosa.

Eine Unterscheidung dieser beiden Subtypen ist vor allem dann hilfreich, wenn es darum geht, bei der Diagnose der Magersucht Verwechslungen mit der Bulimie zu vermeiden. Aus Gründen der Übersichtlichkeit wurden deshalb die in ➤ Kap. 6.2.3 aufgeführten Merkmale der Anorexie leicht verändert.

6.2.3 Diagnosekriterien nach ICD-10 („Klinisch-diagnostische Leitlinien")

Bei beiden Formen der Anorexia nervosa müssen alle der unter 1–5 aufgeführten Merkmale vorhanden sein:

1. Körpergewicht mindestens 15 % unter dem Normalgewicht oder ein Body-Mass-Index (BMI) von 17,5 oder weniger. Ein BMI < 12 wird als lebensbedrohlich angesehen.
2. Der Gewichtsverlust ist selbst herbeigeführt durch:
   a. eingeschränkte Nahrungsauswahl,
   b. übertriebene körperliche Aktivität.
3. Körperschemastörung: Obwohl die Betroffenen extrem abgemagert sind, nehmen sie ihren Körper immer noch als „zu dick" wahr und legen für sich eine sehr niedrige Gewichtsschwelle fest.
4. Störung der Sexualhormone: Sie manifestiert sich bei beiden Geschlechtern als Libidoverlust, bei Frauen überdies als Ausbleiben der Regelblutung (sekundäre Amenorrhö), bei Männern als Potenzverlust. Die ICD-10 spricht hier von einer „endokrinen Störung auf der Hypothalamus-Hypophysen-Gonaden-Achse".
5. Bei Beginn der Erkrankung vor der Pubertät ist die Abfolge der pubertären Entwicklungsschritte verzögert oder gehemmt (Wachstumsstopp bei beiden Geschlechtern; bei Mädchen fehlende Brustentwicklung und primäre Amenorrhö, bei Jungen bleiben die Genitalien kindlich).
6. Zusatzsymptom: stark leistungsbezogen, z. B. in der Schule oder im Sport.

Beim **aktiven/bulimischen Typ** finden sich überdies **folgende Merkmale:**

1. Vereinzelte Essattacken als Folge des langen Hungerns, nicht als Folge einer „unwiderstehlichen Gier zu essen", wie sie für die Bulimie typisch ist. Anders als bei der Bulimie treten die Essattacken nur vereinzelt auf, nicht zweimal oder öfter pro Woche.
2. Selbstinduziertes (d. h. selbst herbeigeführtes) Erbrechen.
3. Selbstinduziertes Abführen (Abführmittel, Klistiere, Einläufe).
4. Missbrauch von Appetitzüglern.
5. Missbrauch von Diuretika (harntreibenden Mitteln) zur vermehrten Ausscheidung von Wasser.
6. Missbrauch von Schilddrüsenhormonen.

6.2.4 Fallgeschichte

„Kreislaufkollaps im Fitnessstudio"

Verena M. (17) kommt in Begleitung ihrer Mutter in die Praxis des Hausarztes, weil sie neulich beim Joggen zusammengebrochen ist. Wenige Tage vorher hatte sie im Fitnessstudio einen Kreislaufkollaps. „Am meisten schockiert hat mich allerdings, als ich letztes Wochenende versehentlich ins Badezimmer gekommen bin und Verena nackt sah: Die ist ja nur noch Haut und Knochen! Sie muss in den letzten Monaten bestimmt 15–20 kg abgenommen haben. Trotzdem behauptet sie, sie sei immer noch zu dick, vor allem an den Hüften und Oberschenkeln! Jetzt verstehe ich natürlich, warum sie sich ständig mit Kalorientabellen beschäftigt und das gemeinsame Abendessen meidet. Außerdem friert sie ständig und hat kalte Hände."

Der Arzt bittet die Mutter hinaus und stellt dem Mädchen weitere Fragen. Etwas zögerlich gibt sie zu, dass sie in den letzten 6 Monaten keine Regelblutung mehr hatte. „Schwanger kann ich nicht sein! Ich habe keinen Freund, momentan auch keine Lust auf eine engere Beziehung", meint sie. Auf ihr Körpergewicht angesprochen, berichtet sie stolz, sie habe es geschafft, bei einer Größe von 1,72 m weniger als 40 kg zu wiegen.

Verena M. wirkt müde und energielos, ihre Wangen sind leicht eingefallen. Auf ihren Armen ist bei genauerem Hinsehen eine feine flaumartige Behaarung zu erkennen. „Wie steht es mit Ihrem Essverhalten?", will der Arzt wissen. Sie gibt zu, dass sie tage-, manchmal sogar wochenlang hungert. Auf einmal jedoch werde irgendwann der Hunger übermächtig. „Dann überkommt mich ein so starkes Verlangen nach Essen, dass ich wahllos alles in mich hineinstopfe. Anschließend habe ich eine unglaubliche Wut auf mich und schlimme Schuldgefühle." Sie gehe dann immer auf die Toilette, um zu erbrechen. Manchmal nehme sie auch Abführmittel oder Schilddrüsenhormone. „Die bekomme ich unter der Hand von einer Freundin."

6

Typische Symptome in der Fallgeschichte

▶ Verenas Normalgewicht läge bei etwa 70 kg. Mit weniger als 40 kg (BMI 12,7) liegt ihr Körpergewicht weit unter 15 % des Normalgewichts (→ 1).
▶ Der Gewichtsverlust ist durch Hungern und sportliche Aktivitäten wie Joggen und Gymnastik selbst herbeigeführt (→ 2).
▶ Obwohl Vera extrem abgemagert ist, nimmt sie ihren Körper immer noch als „zu dick" wahr: Sie leidet an einer verzerrten Wahrnehmung des eigenen Körpers (Körperschemastörung, → 3).
▶ Zudem leidet sie an sekundärer Amenorrhö (seit 6 Monaten keine Regelblutung) und hat kein Bedürfnis nach einer sexuellen Beziehung (Libidoverlust, → 4).
▶ Verena hungert oft wochenlang, aber wenn dann der Hunger übermächtig wird, bekommt sie Essattacken mit anschließendem selbst herbeigeführtem Erbrechen (→ 8).
▶ Überdies nimmt sie Abführmittel (→ 9) und Schilddrüsenhormone ein (→ 12).

Zusätzliche körperliche Merkmale:
▶ Verena M. friert ständig und hat kalte Hände (Hypothermie).
▶ Sie ist müde und energielos.
▶ Ihre Wangen sind eingefallen.
▶ Sie hatte mehrmals einen Kreislaufkollaps.
▶ Auf ihren Unterarmen hat sich eine Lanugobehaarung entwickelt.
▶ Wenn sie die Kontrolle über ihr Hungern verliert, hat sie Schuldgefühle und Wut auf sich selbst.

Diagnose **Anorexia nervosa (F50.2).**

6.2.5 Körperliche Veränderungen

Durch das lang andauernde Hungern wird dem Körper vorgespiegelt, er befände sich in einer Notsituation, in der es in erster Linie darum gehe, das Überleben zu sichern. Um Energie zu sparen, geht der Körper deshalb auf „Sparflamme". Typisch hierfür sind:

- Erniedrigte Körpertemperatur (Hypothermie): Die Betroffenen frieren leicht, haben kalte Hände und Füße.
- Niedriger Blutdruck (Hypotonie).
- Lanugobehaarung: Wenn sich der Körper infolge des schwindenden Fettgewebes nicht mehr gegen Kälte oder Hitze schützen kann, entwickelt sich nach einiger Zeit eine flaumartige Behaarung (Lanugohaar) an Unterarmen, Rücken, manchmal auch an den Wangen.
- Erniedrigter Puls (Bradykardie), um weniger Energie zu verbrauchen.
- Schilddrüsenunterfunktion (Hypothyreose) mit der Folge eines erniedrigten Grundumsatzes.
- Verringerte Magen-Darm-Tätigkeit: Magersüchtige leiden oft an Verstopfung. Um möglichst wenig Fett zu speichern, verwenden viele Betroffene Laxanzien, oft 20, 30 oder mehr Tabletten pro Tag.

In Notzeiten können überdies das Austragen und die Geburt eines Babys lebensbedrohlich sein. Um eine Schwangerschaft zu verhindern, reagiert der Körper mit einer verminderten Ausschüttung der Sexualhormone Östrogen oder Testosteron. Die Folgen sind:

- Männer und Frauen: Verringerung des sexuellen Verlangens (Libidoverlust)
- Frauen: Ausbleiben der Regelblutung (primäre oder sekundäre Amenorrhö)
- Männer: Potenzstörungen und fehlende Spermienbildung
- Beginnt die Magersucht vor Eintritt der Pubertät: Verzögerung des Körperwachstums sowie der Entwicklung der primären und sekundären Geschlechtsorgane

NICHT VERWECHSELN

Primäre Amenorrhö: Ausbleiben der zu erwartenden Regelblutung bei Einsetzen der Pubertät. Betroffen sind junge Mädchen, bei denen die Menstruation vorher noch nicht vorhanden war.
Sekundäre Amenorrhö: Ausbleiben der vorher bereits vorhandenen Menstruation für mindestens 6 Monate.

6.2.6 Körperliche Langzeitfolgen

Die Mangelernährung beeinträchtigt viele lebenswichtige Organe und kann eine Vielzahl von Symptomen hervorrufen: Muskelschwäche, Muskelkrämpfe, Abbau von Hirnsubstanz (Hirnatrophie) mit kognitiven Einbußen, trockene, schuppige Haut, Haarausfall, Ödeme, Osteoporose, Herzrhythmusstörungen, Anämie, eine verringerte Blutgerinnung und eine reduzierte Immunabwehr sind nur einige der vielen Folgeerkrankungen bei länger andauernder Anorexia nervosa (➤ Abb. 6.3). Fast immer besteht auch ein krankhaft verändertes Blutbild.

Aufgrund der Mangelernährung, des absichtlichen Erbrechens und Missbrauchs von Abführ- und Entwässerungsmitteln kommt es überdies zu einem Mangel an lebenswichtigen Elektrolyten und Vitaminen, z. B. Kochsalz, Magnesium, Kalium, Kalzium, Phosphat, Vitamin D. Besonders gefährlich ist ein lang anhaltender Kaliummangel: Er kann zu einer Schädigung des Nierengewebes führen, aber auch zu schweren Herzrhythmusstörungen bis hin zum plötzlichen Herztod. Ein lang anhaltender Mangel an Kalzium, Phosphat und Vitamin D wiederum bewirkt Störungen im Knochenstoffwechsel: Die Knochen werden brüchig, die Betroffenen leiden an Osteoporose.

In besonders schlimmen Fällen kann die Magersucht so schwerwiegende Schäden zur Folge haben, dass die Betroffenen an Nierenversagen, plötzlichem Herztod oder einer schweren Infektion (häufig: Lungenentzündung) versterben. Etwa jede zehnte Patientin verstirbt in den ersten 10 Jahren der Krankheit.

6.2.7 Wichtig zu wissen

Prävalenz und Prognose

Die Lebenszeitprävalenz der Magersucht liegt bei 0,5 bis ca. 1 %. 95 % aller Magersuchtpatienten sind Frauen, tendenziell nimmt der Männeranteil allerdings zu. Der Erkrankungsgipfel liegt zwischen dem 12. und dem 18. Lj., Magersucht tritt aber auch im späteren Lebensalter auf, auch bei Frauen ab der Menopause. Patienten mit Anorexia nervosa haben die im Vergleich zu allen anderen psychischen Störungen höchste Mortalität. Nach 5 Jahren liegt die Sterblichkeitsrate bei 5 %, nach 20 Jahren bei 15 %. Viele sterben an den körperlichen Folgen der Erkrankung: Infolge der Mangelernährung kommt es zu Organschäden (Herz, Niere, Bauchspeicheldrüse) oder schweren Infektionen (z. B. Lungenentzündung). Andere begehen Suizid, vor allem, wenn sie zusätzlich an einer schweren Depression leiden.

6

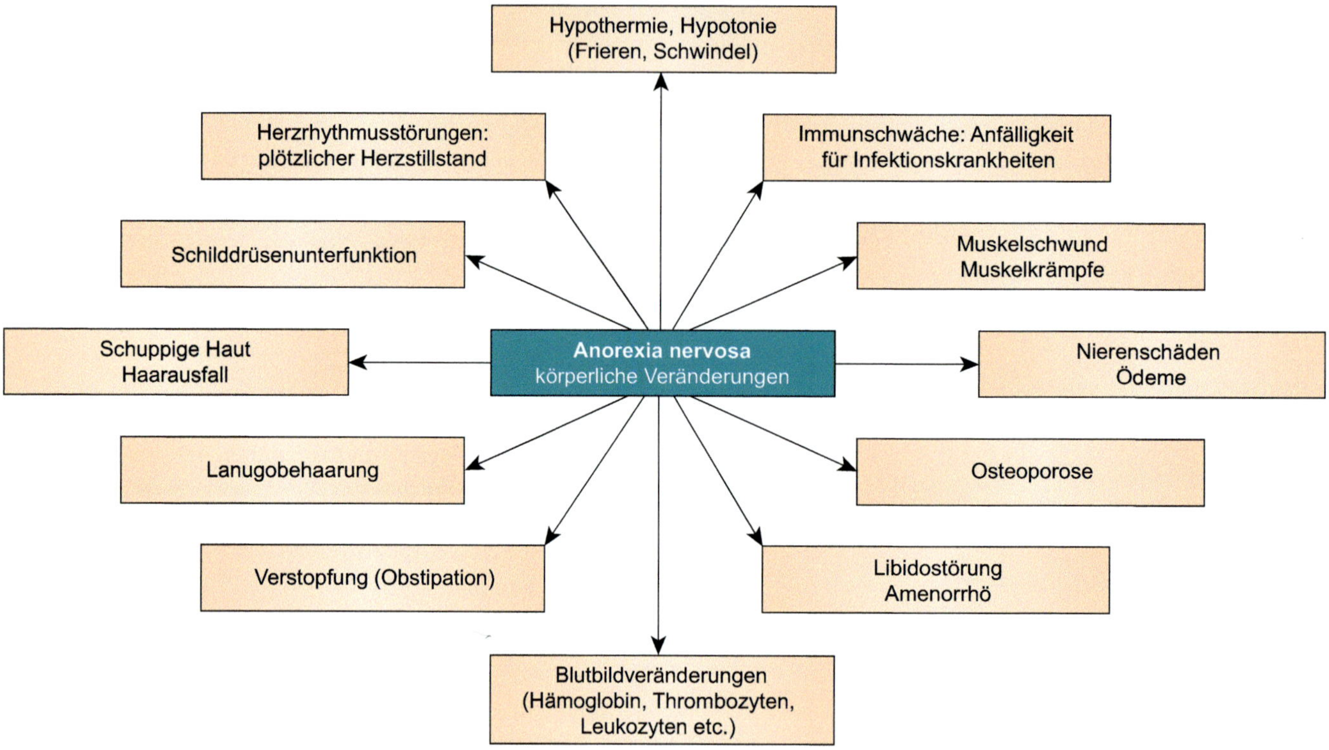

Abb. 6.3 Körperliche Langzeitfolgen der Magersucht [L143]

Ätiologie und Komorbidität

Für die Ursachen der Anorexia nervosa gibt es kein allgemeingültiges Erklärungsmodell. Je nach Einzelfall spielen individuell unterschiedliche Faktoren für die Entstehung eine Rolle. Ein Faktor ist eine genetische Disposition, die allerdings erst wirksam wird, wenn andere Auslöser hinzukommen. Magersüchtige geben in Gesprächen mit Therapeuten z. B. häufig an, dass der Wunsch nach Kontrolle über den eigenen Körper eine der größten Motivationen für das Hungern sei. Für andere stellt die Essensverweigerung die einzige Möglichkeit dar, um gegen einen autoritären oder überfürsorglich-vereinnahmenden Erziehungsstil der Eltern zu rebellieren und auf diese Weise das Bedürfnis nach Autonomie und Abgrenzung zu demonstrieren.

Da von der Erkrankung vor allem das weibliche Geschlecht betroffen ist, ist davon auszugehen, dass auch dem **Schönheits- und Schlankheitsideal** der Gesellschaft große Bedeutung zukommt. Allerdings entwickeln nur wenige Mädchen, die deshalb Diäten machen, eine Anorexia nervosa. Es müssen also viele weitere Faktoren hinzukommen, bis ein Mädchen oder eine junge Frau magersüchtig wird. Ein extrem niedriges Selbstwertgefühl spielt hierbei meist eine wichtige Rolle, ebenso eine familiäre Situation, in der entweder Leistung extrem wichtig ist oder die Betroffenen sich nicht von den Eltern „abnabeln" können.

Oft allerdings dient die Magersucht auch dazu, sich vor Ängsten oder Depressionen zu schützen und unkontrollierbare Emotionen im Zaum zu halten. Betroffene berichten darüber, dass sie nach einem Klinikaufenthalt mit Gewichtszunahme und verändertem Essverhalten plötzlich an Panikattacken oder schweren Depressionen litten, die medikamentös behandelt werden mussten.

Angststörungen und Depressionen finden sich aber auch häufig begleitend zur Anorexia nervosa, sodass oft die Zweitdiagnose „mittelgradige/schwere depressive Episode" oder „Panikstörung" zu stellen und entsprechend medikamentös zu behandeln ist. Manchmal leiden die Betroffenen auch unter einer Zwangserkrankung oder haben eine zwanghafte Persönlichkeitsstörung.

Differenzialdiagnose

Vor der Diagnose Anorexia nervosa ist immer zu klären, ob der Gewichtsverlust evtl. durch eine organische Störung (z. B. Erkrankung des Verdauungstrakts, Hyperthyreose, Krebserkrankung) verursacht wird.

Darüber hinaus ist differenzialdiagnostisch abzuklären, ob das essgestörte Verhalten im Rahmen einer depressiven Störung oder gar einer psychotischen Erkrankung (z. B. Vergiftungswahn bei Schizophrenie) auftritt.

Therapie

Die Therapie der Anorexia nervosa setzt sich aus verschiedenen Elementen zusammen. An erster Stelle stehen zunächst Bemühungen, das Gewicht wieder in einen gesunden Bereich zu heben und dort zu stabilisieren. Bei lebensbedrohlichen Zuständen kann eine künstliche

Ernährung mittels Magensonde indiziert sein. Wichtig ist, Mangelerscheinungen entgegenzuwirken: Die Betroffenen lernen schrittweise, wieder normal und regelmäßig zu essen und das Essen auch wieder zu genießen. Dieses „Ernährungstraining" geschieht oft in Gemeinschaft mit anderen Patienten, meist unter der Anleitung von Ernährungsexperten. Essprotokolle sowie regelmäßige Gewichtskontrollen machen Fortschritte und Rückschläge sichtbar.

Im weiteren Verlauf werden oft Techniken der kognitiven Verhaltenstherapie eingesetzt, die bewirken sollen, dass die Betroffenen verzerrte Gedankenmuster in Bezug auf Figur und Körpergewicht erkennen und verändern können. Besonders wichtig ist auch ein Training der Körperwahrnehmung, z. B. über körperorientierte Therapieverfahren oder Videotherapie. Da das übertriebene Hungern oft der Bewältigung von ungelösten Konflikten oder dem Nichtspüren von unangenehmen Emotionen dienen soll, kann es auch hilfreich sein, Übungen zur Wahrnehmung der eigenen Emotionen, des eigenen Körpers und der damit verknüpften Kognitionen einzusetzen.

Wegen der oft begleitend auftretenden schweren Depressionen oder Ängste ist es häufig notwendig, Antidepressiva (meist SSRIs) zu geben und wegen der oft vorhandenen suizidalen Gedanken regelmäßig die Suizidalität abzuklären.

6.3 Bulimia nervosa

6.3.1 Allgemeine Symptomatik

Das Wort **Bulimie** stammt aus dem Griechischen und bedeutet wörtlich „Ochsenhunger". Der Name sagt schon viel aus über das Hauptmerkmal der Erkrankung aus: Essattacken, die offenbar nicht dem Ausgleich eines körperlichen Mangelzustands dienen, sondern helfen sollen, innere Spannungen zu reduzieren oder psychische Konflikte, belastende Lebensumstände, unangenehme Gefühle kurzzeitig zu überdecken.

Allerdings haben die Betroffenen gleichzeitig den Wunsch, schlank zu bleiben, um dem gängigen Frauenideal oder – bei Männern – dem Idealbild eines schlanken, durchtrainierten Sportlers zu entsprechen. Um nicht zuzunehmen, greifen Bulimiker zu gegensteuernden Maßnahmen wie selbstinduziertes Erbrechen, Laxanzieneinnahme, Einläufe oder übertriebene sportliche Aktivität.

Anders als Magersüchtige sind die Betroffenen meist normal- oder leicht übergewichtig, in selteneren Fällen auch leicht untergewichtig. Charakteristisch ist eine starke Angst vor Gewichtszunahme, die allerdings nicht so weit geht, dass die Betroffenen an einer Körperschemastörung leiden (obwohl dies in vielen Fachbüchern behauptet wird). Dass allerdings – wie im DSM-5 beschrieben – Figur und Körpergewicht einen übermäßigen Einfluss auf die Selbstbewertung haben, bleibt unbestritten.

Bulimiekranke haben deshalb meist ein gepflegtes Äußeres, sind schlank und sportlich und essen im Familienkreis oder in der Öffentlichkeit scheinbar normal. Dass sie anschließend auf die Toilette gehen und erbrechen, merkt oft lange Zeit niemand. Die Essattacken (dazu zählt auch ein unkontrolliertes Verschlingen von Süßigkeiten, Schokolade oder Eiscreme) erfolgen heimlich. Scham, Ekel, Angst und Depression lösen nach kurzer Zeit das hochkalorische „High-Gefühl" ab.

6.3.2 Diagnosekriterien nach ICD-10

A. Häufige Episoden von Essattacken/Esstaumel (innerhalb von 3 Monaten mindestens zweimal pro Woche), bei denen große Nahrungsmengen in sehr kurzer Zeit konsumiert werden.
B. Andauernde Beschäftigung mit dem Essen, eine unwiderstehliche Gier oder Zwang zu essen (Craving).
C. Die Patienten versuchen der Gewichtszunahme mit einer oder mehreren der folgenden Verhaltensweisen entgegenzusteuern:

1. Selbstinduziertes Erbrechen,
2. Laxanzienmissbrauch,
3. Zeitweilige Hungerperioden,
4. Gebrauch von Appetitzüglern, Schilddrüsenpräparaten, Diuretika (= harntreibenden Mitteln),
5. ggf. Vernachlässigung der Insulinbehandlung (wenn die Bulimie bei Diabetikern auftritt).

D. Krankhafte Furcht davor, dick zu werden. Aber: keine ausgeprägte Körperschemastörung.
E. Häufig lässt sich in der Vorgeschichte mit einem Intervall von einigen Monaten bis zu mehreren Jahren eine Episode einer Anorexia nervosa nachweisen.
F. Zusatzmerkmale:

1. Übermäßiger Einfluss von Figur und Körpergewicht auf das Selbstwertgefühl (DSM-5)
2. Ekel, Scham etc. nach der Essattacke
3. Körpergewicht: meist normal- oder leicht übergewichtig
4. Meist gepflegtes Äußeres, im sozialen Leben unauffällig

6.3.3 Fallgeschichte

„Männer wollen Models"

Martina S. (24), schlank, modisch gekleidet und mit gepflegtem Äußeren, kommt in die Praxis, weil sie zwei- bis dreimal die Woche Heißhungerattacken mit anschließendem selbstinduziertem Erbrechen hat. Es begann vor 4 Jahren, als ihre erste langjährige Beziehung in die Brüche ging. „Er hat sich, glaube ich, daran gestört, dass ich etwas mollig war. Das war echt ein Schock für mich. Mir wurde klar: Männer wollen keine molligen Frauen, sie wollen Models! So beschloss ich abzunehmen, um den Männern zu gefallen. Das war nicht ganz leicht, denn wenn ich mich einsam fühlte, bekam ich ein unwiderstehliches Verlangen nach Essen. Da konnte es vorkommen, dass ich in den nächsten Supermarkt ging, meinen Einkaufswagen vollpackte und dann in meiner Studentenbude 1–2 Stunden lang gierig Chips, Süßigkeiten, Schokocreme und fette Wurst in mich hineinstopfte. Einmal bestellte ich auch drei Pizzen, die ich auf einen Schlag aufaß. Anschließend schämte ich mich; mir war klar, dass ich mindestens 5.000 Kalorien zu mir genommen hatte. Also ging ich zur Toilette, steckte – wie schon so oft zuvor – den Finger in den Mund und erbrach alles … einfach eklig. Jetzt habe ich seit Kurzem einen neuen Freund, kann aber meine Ess-Brech-Sucht nicht einfach abstellen. Um nicht zuzunehmen, habe ich es auch schon mit Hungern versucht, aber schon nach kurzer Zeit überkam mich die Gier nach Essen, und ich hatte wieder einmal eine Essattacke. Wenn mein Freund das merkt, ist er bestimmt entsetzt und trennt sich von mir. Was soll ich bloß tun?"

Auf Nachfragen versichert sie, keine Abführmittel oder Diuretika zu nehmen. „Damals – vor 3 Jahren – hab ich's kurzzeitig mit Laxanzien versucht, aber da bekam ich Magenkrämpfe und Kreislaufprobleme, also habe ich darauf verzichtet". Martina S. ist 1,78 m groß. Ihr Körpergewicht schwankt eigenen Angaben zufolge zwischen 68 und 72 kg. „Mein Idealgewicht wäre 65 kg, aber das habe ich eigentlich noch nie geschafft."

Typische Symptome in der Fallgeschichte

- Martina S. leidet seit 4 Jahren zwei- bis dreimal pro Woche an Heißhungerattacken, bei denen sie 1–2 Stunden lang gierig Chips, Süßigkeiten und andere hochkalorische Süßigkeiten in sich hineinstopft, ohne den „Essrausch/-taumel" stoppen zu können (→ A).
- Sie hat in Abständen eine unwiderstehliche Gier zu essen (→ B).
- Sie versucht, der übermäßigen Kalorienzufuhr durch selbstinduziertes Erbrechen (→ C1) oder zeitweilige Hungerperioden (→ C3) entgegenzuwirken. Auch Abführmittel hat sie zu diesem Zweck kurzzeitig ausprobiert (→ C2).
- Nach der Essattacke empfindet Martina S. Ekel und Scham (→ F2).
- Sie will abnehmen, um mit einer Modelfigur Männern zu gefallen. Figur und Körpergewicht haben also einen starken Einfluss auf ihr Selbstwertgefühl (→ F1), sie hat jedoch keine Körperschemastörung in dem Sinne, dass sie beim Erreichen des Idealgewichts ihren Körper immer noch als zu dick wahrnimmt und weiter abnehmen möchte.
- Martina S. wiegt bei einer Größe von 1,78 zwischen 68 und 72 kg, ihr BMI liegt zwischen 21,5 und 22,8; sie ist also normalgewichtig (→ F3).
- Sie ist eine gepflegte, modisch gekleidete junge Frau. Nach außen hin merkt niemand, dass sie bulimisch ist – auch ihr neuer Freund nicht (→ F4).

Diagnose **Bulimia nervosa (F50.2).**

6.3.4 Körperliche Langzeitfolgen

Ähnlich wie bei der Magersucht kommt es durch das häufige Erbrechen und den Missbrauch von Abführmitteln zu einem Mangel an lebenswichtigen Elektrolyten und Vitaminen. Nierenschäden, Ödeme, Herzrhythmusstörungen, Osteoporose und Infektanfälligkeit können die Folge sein. Durch das häufige Erbrechen kommt es überdies zu einer Übersäuerung des Speiseröhren- und Mundbereichs. Die Folgen sind eine Schädigung des Zahnschmelzes und eine Entzündung der Speiseröhre (Ösophagitis). Auch eine Refluxerkrankung („Sodbrennen") ist nach längerer Krankheitsdauer häufig zu beobachten.

Durch das wiederholte Würgen und Erbrechen kann es zu sog. „Hamsterbäckchen" kommen. Die Ursache ist ein Anschwellen der Speicheldrüsen, da durch den Würgereflex zunächst große Mengen an Speichel produziert werden. Wenn Betroffene überdies viele Male den Würgereflex mit der Hand ausüben, kann es in seltenen Fällen auch zu Verletzungen an den Handknöcheln kommen.

Im Gegensatz zur Magersucht haben die Betroffenen meist keine Libidostörung; auch ein längeres Ausbleiben der Regelblutung ist nicht typisch, obwohl Schwankungen im Menstruationszyklus wegen der unausgewogenen Ernährung durchaus häufig sind.

6.3.5 Wichtig zu wissen

Prävalenz und Prognose

Untersuchungen zufolge sind ca. 0,9–1,5 % der Frauen betroffen. Die Essstörung beginnt oft im Pubertätsalter, geringfügig später als die Anorexia nervosa. Frauen sind von der Erkrankung um ein Vielfaches häufiger (95 %) betroffen als Männer (5 %).

Differenzialdiagnose und Komorbidität

Symptome der Bulimie (Essanfälle; selbstinduziertes Erbrechen, Missbrauch von Laxanzien) können auch bei der Magersucht auftreten. In diesem Fall ist es wichtig zu hinterfragen, ob die Betroffenen nur gelegentlich Essattacken bekommen oder ob dies mindestens zweimal pro Woche geschieht. Überdies sind Bulimikerinnen normal- oder leicht untergewichtig, haben keine ausgeprägte Körperschemastörung. Das zentrale Merkmal ist das Essen als Ersatz für Liebe, innere Leere, psychische Spannungen oder unlösbare Konflikte, im Gegensatz zu Patienten mit Anorexia nervosa, die von einem „Abnehmen um jeden Preis" beherrscht werden.

Wenn Menschen mit Essattacken in die Praxis kommen, sollte nach selbstinduziertem Erbrechen oder Missbrauch von Abführmitteln gefragt werden. Falls beides verneint wird, lautet die wahrscheinlichste Diagnose „Binge-Eating-Störung" (➤ Kap. 6.4). Unkontrolliertes Essen kann auch Teil des impulsiven Verhaltens sein, das für die Borderline-PS typisch ist. Wenn die Kriterien für beide Störungen zutreffen, sollten beide Diagnosen vergeben werden. Dasselbe gilt für affektive Störungen: Viele Bulimikerinnen leiden an z. T. schweren Depressionen. Auch Angststörungen sind häufig feststellbar.

Therapie

Die Behandlung der Bulimie wird meist in speziellen psychosomatischen Kliniken durchgeführt. Sie setzt sich aus verschiedenen Bausteinen zusammen, wobei zu Beginn vor allem die **Normalisierung des Essverhaltens** wichtig ist. Zusammen mit der Patientin wird z. B. ein Essensplan erstellt, den sie dann einhalten muss. Dazu gehört, regelmäßig Mahlzeiten zu sich zu nehmen, ohne in eine Essattacke zu verfallen oder zu erbrechen. Ernährungsberater achten auf eine ausgewogene Nahrungszusammenstellung.

Ein weiterer Baustein ist die **Psychotherapie.** Bewährt haben sich u. a. kognitive Verfahren, die den Patienten helfen sollen, eine realistischere Einstellung zu ihrem Körper und ihrem Gewicht zu entwickeln und die gesellschaftlichen Idealvorstellungen von Schönheit und Schlankheit kritisch zu hinterfragen. Da sich hinter den Essattacken meist psychische Probleme verbergen, ist ein wichtiges Therapieziel herauszufinden, welche Situationen oder inneren Konflikte in der Vergangenheit eine Essattacke ausgelöst haben. Mithilfe des Therapeuten können hierfür Lösungsstrategien erarbeitet werden, die alternativ zu einer Ess-Brech-Attacke eingeübt werden.

Auch **Gruppentherapie** spielt bei der Behandlung der Bulimie eine wichtige Rolle: In der Gruppe können die Patientinnen ihre Gefühle und Gedanken mit anderen Betroffenen austauschen und die Erfahrung machen, dass sie mit ihren Problemen nicht allein sind. Ergänzend können Kunst-, Bewegungs- oder Musiktherapie den Betroffenen helfen, ihre Gefühle nonverbal auszudrücken und so seelische Entlastung zu erfahren.

Am Anfang der Therapie und in persönlichen Krisen kann es hilfreich sein, vorübergehend **Antidepressiva** einzusetzen. Die Indikation besteht vor allem bei begleitenden Depressionen oder Angststörungen. Häufig wird hierzu der SSRI **Fluoxetin** verordnet. Fluoxetin hat nicht nur eine antidepressive Wirkung, sondern reduziert auch die Ess-Brech-Attacken. In jedem Fall sollte die medikamentöse Behandlung jedoch mit Psychotherapie kombiniert werden.

6.4 Binge-Eating-Störung (BES)

6.4.1 Hintergrund und allgemeine Symptomatik

Wer hat nicht schon einmal erlebt, dass es manchmal schwerfällt, mit dem Essen aufzuhören: an Festtagen, bei Familienfeiern, beim Besuch eines Feinschmeckerlokals oder beim Verzehr von Schokolade, Eis oder Süßigkeiten. In der Regel schwärmen wir später von dem leckeren Essen und freuen uns, wenn wieder so ein Festmahl auf dem Plan steht. Das alles zählt zum gängigen Essverhalten, das i. d. R. durch ein normales Hungergefühl ausgelöst wird und mit Genuss und Freude am gemeinsamen Essen etc. gekoppelt ist.

Ganz anders bei der BES: Da wird eine Essattacke nicht durch ein körperliches Hungergefühl ausgelöst, sondern durch Stress, Konflikte und unerträgliche Gefühle. Die Betroffenen verschlingen hierbei riesige Mengen an Nahrungsmitteln, haben keine Kontrolle über ihre Essattacken und empfinden nach dem übermäßigen Essen Ekel und Schuldgefühle. Das englische Wort *binge* bedeutet „etwas übermäßig/bis zum Exzess tun“. Es findet sich in Wortverbindungen wie Binge Shopping (in einen Kaufrausch verfallen), Binge Drinking (Komasaufen, ein Saufgelage abhalten), Binge Reading (Bücher verschlingen), Binge Cleaning (wie verrückt putzen) oder eben Binge Eating (eine Essattacke haben).

Binge Eating ist ein relativ neuer Krankheitsbegriff. Erst seit Erscheinen des DSM-IV (1994) gilt die BES als eigenständiges Krankheitsbild. Auch wenn sie nicht in das Diagnosesystem der ICD-10 aufgenommen wurde, wird diese Form der Essstörung in der Praxis von Psychiatern und Psychotherapeuten relativ häufig diagnostiziert und mangels weiterer Diagnosekriterien der Ziffer F50.4 (Essattacken bei anderen psychischen Störungen) zugeordnet.

Hinweis zur ICD-11

In der ab 2022 geltenden ICD-11 wird die Binge-Eating-Störung als eigenständige Diagnose geführt.

Patienten mit einer BES sind meist übergewichtig. Das bedeutet allerdings nicht, dass alle Menschen mit Übergewicht (Adipositas) an einer BES leiden. Bei der Mehrheit der Übergewichtigen liegen andere Ursachen für die Fettleibigkeit vor, z. B. falsche Essgewohnheiten, Fehlernährung, Bewegungsmangel, Schilddrüsenunterfunktion, Hormonstörungen, niedriger Grundumsatz oder ganz allgemein ein ständiges Bedürfnis nach kalorienreichem Essen. In der Fachliteratur wird dieses zwanghafte Bedürfnis nach Essen (ohne Essattacken!) als Esssucht bezeichnet, wofür sich in der ICD-10 und im DSM-5 noch keine eigene Kategorie findet.

NICHT VERWECHSELN

Adipositas und Binge Eating sind nicht dasselbe!

- **Binge Eating:** Jemand bekommt in regelmäßigen Abständen unkontrollierbare Essattacken, die von Scham und Ekel begleitet sind und in den meisten Fällen zu Adipositas führen.
- **Adipositas:** Jemand leidet an starkem Übergewicht. Die Ursachen hierfür sind vielschichtig. Die BES ist nur eine von vielen.

6.4.2 Diagnosekriterien nach DSM-5

A. Wiederholte Episoden von Essattacken. Die Essattacken treten in einem Zeitraum von 3 Monaten mindestens einmal pro Woche auf.

B. Eine Essattacke ist durch die beiden folgenden Kriterien charakterisiert:

1. Essen einer Nahrungsmenge in einem abgrenzbaren Zeitraum (z. B. in 1–2 Stunden), die definitiv größer ist, als die meisten Menschen in einem ähnlichen Zeitraum unter ähnlichen Umständen essen würden
2. Ein Gefühl des Kontrollverlustes über das Essen während der Episode (z. B. das Gefühl, dass man mit dem Essen nicht aufhören bzw. nicht kontrollieren kann, was und wie viel man isst)

C. Die Episoden von Essattacken treten gemeinsam mit mindestens drei der folgenden Symptome auf:

1. Schneller essen als normal
2. Essen bis zu einem unangenehmen Völlegefühl
3. Essen großer Nahrungsmengen, wenn man sich körperlich nicht hungrig fühlt
4. Allein essen aus Scham über die Menge, die man isst
5. Ekelgefühle gegenüber sich selbst, Deprimiertheit, große Schuldgefühle nach dem übermäßigen Essen

D. Es besteht ein deutlicher Leidensdruck wegen der Essattacken.

E. Die Essattacken gehen nicht mit dem regelmäßigen Einsatz von unangemessenen kompensatorischen Verhaltensweisen einher (z. B. Fasten, Erbrechen, exzessive körperliche Aktivität oder Verwendung von Abführmitteln).

F. Die Anfälle treten nicht ausschließlich im Verlauf einer Anorexia nervosa oder einer Bulimia nervosa auf.

G. Zusatzsymptome:

- **G1.** Die Essattacken dienen meist dazu, Konflikte, psychosoziale Belastungen und die damit verbundenen unangenehmen Gefühle zu überdecken.
- **G2.** Die regelmäßigen Essattacken haben meist starkes Übergewicht (Adipositas) zur Folge.

6.4.3 Körperliche Langzeitfolgen

Eine BES führt in den meisten Fällen zu einer massiven Gewichtszunahme mit ernsthaften gesundheitlichen Folgeerscheinungen. Die körperlichen Folgeschäden sind dieselben wie bei einer ausgeprägten Adipositas: Bluthochdruck und Herz-Kreislauf-Probleme, erhöhte Blutfettwerte mit der Gefahr von Arteriosklerose, Insulinresistenz der Körperzellen (Typ-2-Diabetes). Die Kombination dieser drei Faktoren zusammen mit starkem Übergewicht im Bauchbereich (Abdomen) wird in der Fachliteratur als **metabolisches Syndrom** bezeichnet (➤ Kap. 10.5.1, ➤ Box 10.1).

Weitere Folgeschäden: Krampfaderleiden mit Wassereinlagerungen in den Beinen, Atem- und Schlafprobleme, Magen- und Darmerkrankungen, Überbelastung der Gelenke und der Wirbelsäule mit entsprechenden Folgeschäden an Knie- und Hüftgelenken sowie Bandscheiben.

6.4.4 Fallgeschichte

Essen wie im Rausch

Daniel B. (32) ist Schauspieler an der städtischen Bühne. Er kommt in die Praxis, weil er Angst hat, wegen seines Übergewichts (98–100 kg bei 1,78 m Körpergröße) nicht mehr engagiert zu werden. Auf Nachfragen berichtet er, er habe seit knapp 2 Jahren immer wieder anfallsartig Hunger auf Süßes: Da stopfe er dann zwei oder drei Tafeln Schokolade in sich hinein, manchmal auch Chips und Kekse. Im letzten Vierteljahr gebe es auch mehrmals pro Woche Phasen, in denen er nach dem Bühnenauftritt spätnachts über seinen Kühlschrank „herfalle" und ihn „ratzeputz leer esse". „Es ist wie ein Rausch", erklärt er: „Ich kann erst aufhören, wenn alles aufgegessen ist." Anschließend empfinde er Ekel, Scham und Wut auf sich selber.

Angefangen habe das Ganze, als seine langjährige Freundin aus der gemeinsamen Wohnung ausgezogen sei. „Besonders schlimm sind die Wochenenden: eine leere Wohnung, in der auch ich mich leer und verlassen fühle und ohne Antrieb herumhänge." Selbst der Applaus auf der Bühne bereite ihm in den letzten Monaten keine Freude mehr. „Wenn es ganz schlimm ist, stopfe ich zwischen den Proben oder kurz vor meinem Auftritt Schokolade in mich hinein – da geht es mir kurzzeitig besser."

Typische Symptome in der Fallgeschichte

▶ Daniel B. hat seit knapp 2 Jahren Essattacken, und dies mehr als einmal pro Woche (→ A).
▶ Bei den Essattacken verzehrt er mehr, als die meisten Menschen unter ähnlichen Umständen essen würden: 2–3 Tafeln Schokolade, alles Essbare im Kühlschrank etc. (→ B.1).
▶ Bei einer Essattacke verliert er die Kontrolle über das Essen: Es ist für ihn „wie ein Rausch", der erst endet, „wenn alles aufgegessen ist" (→ B.2).
▶ Die Essattacken werden nicht durch Hunger ausgelöst (→ C.3). Der Essrausch erfolgt in Abwesenheit anderer Personen; anschließend empfindet Daniel B. Scham, Ekel und Wut auf sich selbst.
▶ Es besteht ein deutlicher Leidensdruck, in diesem Fall allerdings mehr das Übergewicht betreffend.
▶ Die Essattacken gehen nicht mit selbstinduziertem Erbrechen, kurzzeitigem Hungern, extremem Sport oder der Anwendung von Abführmitteln einher: Es handelt sich also nicht um eine Bulimie oder Magersucht (→ E + F).

Zusätzliche Merkmale:

▶ Die Essattacken traten erst auf, nachdem die langjährige Freundin sich von ihm getrennt hatte. Wie er selbst beschreibt, dient das Essen dazu, sein Gefühl von Verlassenheit und innerer Leere zu überdecken (→ G1).
▶ Mit einem BMI > 30 hat Daniel B. starkes Übergewicht (Adipositas, → G2).
▶ Einige der Symptome (Gefühl von Einsamkeit und Leere, Antriebsstörung, Verlust von Freude und Interesse) lassen an eine Anpassungsstörung mit längerer depressiver Reaktion denken, die als Zweitdiagnose zu stellen wäre.

Diagnose

1. **Binge-Eating-Störung (DSM-5: 307.51, ICD-10: F50.8)**
2. **Anpassungsstörung mit längerer depressiver Reaktion (F43.21)**

6.4.5 Wichtig zu wissen

Prävalenz und Prognose

Etwa 1–3 % der Bevölkerung sind von BES betroffen. Von Menschen mit Übergewicht, die deshalb eine Arztpraxis aufsuchen, haben schätzungsweise 5–10 % eine BES. Im Vergleich zu Magersucht oder Bulimie leiden auch viele Männer an Essattacken – sie machen etwa ein Drittel der Erkrankten aus.

Ätiologie

Im Gegensatz zur Adipositas gibt es für die BES keine eindeutigen Erkenntnisse über eine genetische Disposition. Gesichert ist hingegen ein Zusammenhang zwischen der Ausschüttung bestimmter „Glückshormone" und dem anfallsartigen Verzehr hochkalorischer Nahrungsmittel. Süßigkeiten, Schokolade und zuckerhaltige Getränke bewirken eine kurzzeitige Ausschüttung von Serotonin, das angstreduzierend wirkt und die kognitive Leistung steigert.

Bei einer Essattacke im Zusammenhang mit stark fetthaltiger Nahrung hingegen werden körpereigene Drogen (Endorphine) ausgeschüttet, deren Wirkung – Euphorie, Glücksrausch, Gefühl von Geborgenheit – denen eines Opium- oder Morphiumrausches ähnelt. So ist es zu erklären, dass die Betroffenen von einem „Esstaumel" oder „Essrausch" berichten, der mit einem euphorischen Glücksgefühl gekoppelt ist und belastende Emotionen kurzzeitig zum Verschwinden bringt. Die meisten Betroffenen berichten in diesem Zusammenhang, dass ihre Essattacke durch Situationen ausgelöst wird, in denen sie Emotionen wie Angst, Wut, Ärger oder depressive Einbrüche mit Essattacken zu „therapieren" versuchen.

Differenzialdiagnose

Die wichtigste Differenzialdiagnose ist die Bulimia nervosa, denn auch bei der Bulimie treten regelmäßig Essattacken auf. Sie sind jedoch mit kompensatorischen Maßnahmen (selbstinduziertes Erbrechen, Laxanzienmissbrauch etc.) gekoppelt, was bei der BES nicht der Fall ist.

Zu unterscheiden sind auch die verschiedenen Formen der Esssucht, die noch nicht in der ICD-10 verschlüsselt werden. Menschen, die bei Frust, Langeweile oder Liebeskummer zwanghaft essen müssen, hierbei jedoch keine unkontrollierbaren Essattacken haben, leiden als Folge davon meist an starkem bis sehr starkem Übergewicht (Adipositas), sind damit aber nicht automatisch Binge Eater.

Als es die BES in den Diagnosehandbüchern noch nicht gab, wurde die Störung meist mit Adipositas gleichgesetzt. Wie weiter oben ausgeführt, hat Fettleibigkeit jedoch viele verschiedene Ursachen. Die Zahlenangaben zum Binge Eating als Ursache von Adipositas variieren stark: Manche Untersuchungen kommen zu dem Schluss, dass nur 5–10 % der Patienten mit Adipositas eine BES aufweisen, in anderen Statistiken sind die Zahlen höher. Wichtigstes Unterscheidungsmerkmal sind in jedem Fall die Essattacken mit Kontrollverlust, die bei der Anamneseerhebung gezielt erfragt werden sollten.

Komorbidität

Viele Menschen mit einer BES leiden gleichzeitig an psychischen Problemen, die durch die Essanfälle kurzzeitig in den Hintergrund rücken. Besonders häufig findet sich Binge Eating bei depressiven Störungen, Angststörungen und Borderline-PS. Auch eine Anpassungsstörung (mit längerer depressiver Reaktion/Angst und Depression gemischt) kann sich hinter einer BES verbergen. Alkohol- oder Drogenmissbrauch können ebenfalls komorbid auftreten. Häufig sind sie dann – ähnlich wie die Essattacken – als Form der Selbstmedikation zu werten.

Therapie

Die Therapie der BES erfolgt meist in zwei Stufen:

1. Der erste Teil der Behandlung konzentriert sich auf die Normalisierung des Essverhaltens und eine Reduktion des Körpergewichts. Das Planen regelmäßiger Mahlzeiten und eine Nahrungsaufnahme, die sich am Hunger- und Sättigungsgefühl orientiert, helfen dabei, die Heißhungerattacken zu reduzieren.
2. In einem zweiten Schritt gilt es, die zugrunde liegende psychische Störung zu behandeln. Leiden die Betroffenen an einer Depression, kann der Einsatz von Antidepressiva (SSRIs) erwogen werden. Bei Partnerkonflikten, Problemen am Arbeitsplatz oder psychischen Belastungen, die auf die Kindheit zurückgehen (Gewalt, Missbrauch, Vernachlässigung), kann es sinnvoll sein, den zugrunde liegenden Konflikt aufzudecken und zu verarbeiten. Techniken der Verhaltenstherapie (z. B. Umstrukturierung negativer Denkmuster), Gesprächstherapie oder aufdeckende Verfahren können – abhängig von der individuellen Problematik des Patienten – hierbei Anwendung finden. Auch neue Bewältigungsstrategien im Umgang mit Belastungs- oder Konfliktsituationen können mit den Betroffenen erarbeitet werden, z. B. Spazierengehen, Anruf bei Freunden, ein klärendes Gespräch in Situationen, die vorher eine Essattacke ausgelöst haben. Regelmäßige körperliche Aktivität (Jogging, Schwimmen, Wandern, Gymnastik, Feldenkrais etc.) dämmt das Risiko des Übergewichts ein und hilft, ein besseres Gespür für den eigenen Körper zu bekommen.

Die Behandlung der BES erfolgt oft ambulant oder teilstationär in einer Tagesklinik. In schweren Fällen ist allerdings eine stationäre Behandlung erforderlich, bei der oft Gruppentherapie eingesetzt wird. Bei jüngeren Patienten ist es hilfreich, Familienmitglieder in den therapeutischen Prozess einzubeziehen.

KAPITEL

7 Sexualstörungen

7.1 Begriffsklärung: Was bedeutet Sexualität?

Der lateinische Begriff für Geschlecht ist *sexus*. Davon abgeleitet bedeutet „Sex" zunächst – wie im Englischen – einfach nur „Geschlecht", „Sexualität" dementsprechend „ein Geschlechtswesen sein". Inzwischen hat sich die Bedeutung der Begriffe in eine Richtung verschoben, in der „Sex", „sexuell" und „Sexualität" meist im Zusammenhang mit dem Geschlechtsakt verwendet werden.

Die individuellen Vorstellungen von Sexualität und den damit verbundenen Bedürfnissen, Erwartungen und Verhaltensweisen sind von Person zu Person sehr verschieden. Körperliche Faktoren (z. B. das Wechselspiel von Hormonen) spielen hier ebenso eine Rolle wie soziale Prägungen (Kultur, Gesellschaft, Religion) und psychische Einflüsse (z. B. Ängste, depressive Verstimmungen, Konflikte in Beruf und Familie, belastende Kindheitserlebnisse). **Störungen der Sexualität** werden in der ICD-10 unter drei verschiedenen Ziffern kodiert (➤ Tab. 7.1).

Am wichtigsten für die Praxis eines Heilpraktikers für Psychotherapie sind sexuelle Funktionsstörungen, die meist in engem Zusammenhang stehen mit emotionalen Konflikten, Partnerschaftsproblemen oder belastenden Life Events in frühen Phasen der Entwicklung, in denen sich Urvertrauen und Bindungsverhalten herausbilden.

Tab. 7.1 Störungen der Sexualität: Einteilung nach ICD-10

ICD-Code	Störungsgruppe	Störungsbild
F52	**Sexuelle Funktionsstörungen** (➤ Kap. 7.2)	Störung des sexuellen Verlangens Erektionsstörungen Vorzeitiger Samenerguss Schmerzen beim Verkehr
F64	**Störungen der Geschlechtsidentität** (➤ Kap. 7.3)	Transsexualismus, Transgender Transvestitismus
F65	**Störungen der Sexualpräferenz** (➤ Kap. 7.4)	Fetischismus Exhibitionismus Voyeurismus Pädophilie Sadomasochismus

7.2 Sexuelle Funktionsstörungen

Hintergrundwissen

Die menschliche Sexualität umfasst weit mehr als nur Geschlechtsverkehr im Sinne einer Körperfunktion, die normal oder gestört sein kann. Sexualität ist in den meisten Fällen eng verknüpft mit dem Bedürfnis nach körperlicher Nähe, dem Austausch von Gefühlen, dem tiefen Wunsch geliebt zu werden. Daneben gibt es natürlich auch den „Rausch der Sinne" in einer Phase des Verliebtseins, in der die Gedanken, Gefühle, Handlungen nur darauf ausgerichtet sind, den momentanen High-Zustand in allen nur möglichen Lebenssituationen aufrechtzuerhalten.

Doch was geschieht, wenn das Verliebtsein nach spätestens 2–3 Jahren abflaut, das sexuelle Bedürfnis nachlässt? Was geschieht, wenn Menschen in der Bindungsphase der frühen Kindheit körperliche Nähe als gefährlich erlebt haben und die Angst vor Nähe auf den Partner oder die Partnerin übertragen? Was geschieht in der Paarbeziehung, wenn der eine Partner aufgrund von traumatischen Erfahrungen seine Gefühle abgespalten hat und deshalb ein Austausch tiefer Gefühle nicht möglich ist? Was sind die Folgen für Sexualität und sexuelles Erleben, wenn jemand phasenweise an Depressionen oder Ängsten leidet, sich im Alltag überlastet fühlt oder in Krisensituationen die Gefühle abspaltet?

Das sind nur einige Beispiele für psychische Probleme, die unser „Liebesleben" beeinflussen und zu ganz verschiedenen sexuellen Funktionsstörungen führen können, die nach ICD-10 alle die folgenden Merkmale aufweisen.

Allgemeine diagnostische Kriterien für sexuelle Funktionsstörungen

G1. Die Funktionsstörung besteht seit mindestens 6 Monaten.
G2. Die Betroffenen sind nicht in der Lage, eine sexuelle Beziehung nach ihren Wünschen zu gestalten.
G3. Die Funktionsstörung tritt häufig auf, kann aber bei einigen Gelegenheiten auch fehlen.
G4. Die Störung ist nicht zurückzuführen

1. auf körperliche Störungen (z. B. Störung des Hormonhaushalts, Diabetes, Arteriosklerose, Missbrauch von Alkohol oder anderen psychotropen Substanzen),

2. auf eine medikamentöse Behandlung (z. B. Antidepressiva, Antipsychotika, Betablocker, Diuretika, Benzodiazepine u. a. m.),
3. auf eine andere psychische Störung oder Verhaltensstörung nach ICD-10 (z. B. depressive Episode, Angststörung, PTBS, Manie, Anpassungsstörung, Anorexia nervosa u. a. m.).

In der Folge finden Sie alle wichtigen sexuellen Funktionsstörungen, die meist nicht isoliert, sondern – wie in den ausgewählten Fallgeschichten – in Verbindung mit anderen Störungen des sexuellen Erlebens auftreten können.

7.2.1 Mangel an sexuellem Verlangen (Hyposexualität) (F52.0)

Diagnosekriterien nach ICD-10

A. Die allgemeinen Kriterien G1–G4 müssen erfüllt sein.
B. Der Mangel oder Verlust des sexuellen Verlangens äußert sich in:
1. fehlendem/vermindertem Denken an Sex,
2. fehlenden/verminderten sexuellen Fantasien,
3. fehlender/verminderter Suche nach sexuellen Reizen,
4. fehlendem/vermindertem Verlangen nach sexuellen Aktivitäten (mit einem Partner oder für sich allein als Masturbation).

C. Mangel oder Verlust des sexuellen Interesses führt zu einer wesentlich geringeren Häufigkeit sexueller Aktivität, als dies unter Berücksichtigung des Alters und der Umstände zu erwarten wäre.
D. Zusatzsymptom nach DSM-5: Die unter B genannten Symptome verursachen in klinisch bedeutsamer Weise Leiden.

7.2.2 Angst vor sexuellen Kontakten (sexuelle Aversion) (F52.10)

Diagnosekriterien nach ICD-10

A. Die allgemeinen Kriterien G1–G4 müssen erfüllt sein.
B.1. Die Möglichkeit eines sexuellen Kontakts mit einem Partner/einer Partnerin ist mit starker Furcht und Angst verknüpft, sodass die Betroffenen jeglichen sexuellen Kontakt meiden.
B.2. Kommt es doch zu sexuellen Kontakten oder Handlungen, reagieren die Betroffenen mit negativen Gefühlen, verbunden mit der Unfähigkeit, sexuelles Vergnügen oder sexuelle Befriedigung zu erleben.
C. Die sexuelle Aversion ist nicht eine Folge von Erwartungsangst als Reaktion auf ein früheres Versagen sexueller Funktionen.

7.2.3 Orgasmusstörung: fehlender oder verzögerter Orgasmus (F52.3)

Diagnosekriterien nach ICD-10

A. Die allgemeinen Kriterien G1–G4 müssen erfüllt sein.
B. Die Orgasmusstörung tritt in einer der folgenden Variationen auf:

- **B.1.** Es wurde noch nie ein Orgasmus erlebt.
- **B.2.** Die Orgasmusstörung tritt nach einer längeren Zeit normaler Orgasmusfähigkeit auf:
  1. „Generell“: fehlender Orgasmus in allen Situationen und mit jedem Partner
  2. „Situativ“ bei Frauen: Orgasmus nur bei bestimmten Situationen (z. B. Masturbation) oder nur bei bestimmten Partnern
  3. „Situativ“ bei Männern: Orgasmus nur im Schlaf; Orgasmus in Anwesenheit der Partnerin, aber nicht während des Geschlechtsverkehrs; kein Orgasmus in Anwesenheit der Partnerin

Fallgeschichte

Spaß hat mir der Sex noch nie gemacht

Carmen (22) ist seit 2 Jahren mit Oliver (26) verheiratet. Sie kommt in die Praxis, weil ihr Mann und sie wegen ihres Sexuallebens häufig streiten. „Wenn Oliver mir durch Komplimente, Augenkontakt, Berührungen signalisiert, dass er gerne mit mir schlafen möchte, merke ich, wie sich eine unerklärliche Anspannung in mir aufbaut, verbunden mit einem flauen Gefühl in der Magengegend. Ich tue dann alles, um seinen Annäherungsversuchen auszuweichen, oft durch fadenscheinige Ausreden wie: Ich sei durch meinen Job völlig fertig ... leide an Kopfschmerzen ... müsse noch am PC arbeiten ... noch meine Mutter anrufen. Manchmal schlage ich auch vor, zur „Feier des Tages“ noch ein, zwei Gläser Wein oder Sekt zu trinken – das macht es mir leichter, mich sexuell auf ihn einzulassen. Aber Spaß hat mir der Sex noch nie gemacht. Ich denke auch kaum an Sex und wundere mich, wenn Oliver mir von seinen sexuellen Fantasien erzählt. Das kenne ich bei mir nicht“. Sie habe übrigens noch nie einen Orgasmus erlebt, obwohl Oliver alles tue, um sie im Vorspiel zu erregen. „Ich liebe Oliver sehr, habe aber Angst, dass er sich irgendwann nach einer anderen Frau umschaut.“

Auf Nachfragen berichtet sie, sie stamme aus einer streng katholischen Familie und sei als Jungfrau in die Ehe gegangen. Mit Jungs sei sie locker befreundet gewesen, habe aber immer sofort Schluss gemacht, „wenn die mehr von mir wollten“.

Ihre Mutter war alleinerziehend, dauernd überlastet. Carmen könne sich nicht erinnern, dass ihre Mutter sie mal liebevoll in den Arm genommen habe oder sie im Bett mit Mama kuscheln durfte. Körperkontakt war verpönt, was wohl dazu führte, dass sie heute noch eine innere Abwehr spürt, wenn sie ihre Mutter bei einem Familientreffen mal umarmen wolle. Ähnlich ergehe es ihr mit Oliver: Sie spüre keine Lust, wenn er sie zärtlich berührt oder im Genitalbereich küsst oder streichelt. Laut Aussage ihrer Frauenärztin sei ihr Hormonhaushalt völlig in Ordnung.

Ob es in ihrer Kindheit eventuell Erlebnisse gegeben habe, die ihre Reaktionen auf erotische Signale und bestimmte körperliche Berührungen erklären könnten? „Daran habe ich auch schon öfter gedacht, kann mich aber an nichts dergleichen erinnern.“

Kommentar zur Fallgeschichte

Bei Carmen kommen drei verschiedene Arten sexueller Funktionsstörungen zusammen:

1. Mangel an sexuellem Verlangen/mangelnde sexuelle Appetenz (F52.0)

- Carmen und Oliver haben/hatten wesentlich seltener Sex, als dies in den 2 Jahren ihrer Ehe (inkl. Flitterwochen) zu erwarten (gewesen) wäre (→ C).
- Carmen denkt kaum an Sex (→ B1); sexuelle Fantasien kennt sie bei sich nicht (→ B2); sie hat kein Bedürfnis, selbst einmal sexuell die Initiative zu ergreifen (→ B4).
- Sie leidet unter ihrer Situation („Streit" – „Angst, er könne sich nach einer anderen Frau umschauen").

2. Sexuelle Aversion/Angst vor sexuellen Kontakten (F52.10)

- Wenn Carmen spürt, dass Oliver mit ihr Sex haben will, baut sich in ihr „eine unerklärliche Anspannung auf, ein Druck in der Magengegend" – Hinweise auf Symptome von Angst (→ B1).
- Um die Angst zu reduzieren, trinkt sie mit Oliver „ein, zwei Gläser Wein oder Sekt" und ist dann eher bereit, sich sexuell auf ihn einzulassen.
- Sie verspürt keine Lust, wenn Oliver sie zärtlich berührt, sie im Genitalbereich küsst oder streichelt. An anderer Stelle meint sie: „Spaß hat mir der Sex noch nie gemacht" (→ B2).
- Von einem früheren Versagen beim Sex und einer daraus sich ergebenden Erwartungsangst ist im Text keine Rede (→ C).
- Die Störung dauert länger als 6 Monate an und ist nicht auf einen gestörten Hormonhaushalt, auf lang anhaltenden Missbrauch von psychotropen Substanzen oder eine körperliche Erkrankung zurückzuführen (allgemeine diagnostische Kriterien G1 + G4).

3. Orgasmusstörung (F52.3)

- Carmen hat „noch nie einen Orgasmus erlebt", obwohl ihr Mann alles tut, „um sie zu erregen" (→ B1).

7.2.4 Mangelnde sexuelle Befriedigung (F52.11)

Diagnosekriterien nach ICD-10

A. Die allgemeinen Kriterien G1–G4 müssen erfüllt sein.
B. Während der sexuellen Stimulation treten zwar genitale Reaktionen auf, sie rufen aber keine Gefühle einer angenehmen Erregung hervor. Orgasmus und/oder Ejakulation werden nicht als angenehm oder lustvoll empfunden.
C. Keine deutliche und anhaltende Furcht oder Angst während der sexuellen Aktivität (→ „sexuelle Aversion", Punkt B1).

7.2.5 Ejaculatio praecox (vorzeitiger Samenerguss) (F52.4)

Diagnosekriterien nach ICD-10

A. Die allgemeinen Kriterien G1-G4 müssen erfüllt sein.
B. Es ist unmöglich, die Ejakulation ausreichend lange hinauszuzögern, um das sexuelle Zusammensein zu genießen. Dies äußert sich durch B.1 oder B.2.

- **B.1.** Die Ejakulation tritt vor oder sehr bald nach dem Eindringen/der Immission auf (DSM-5: „vor oder innerhalb von 1 Minute nach der Immission").
- **B.2.** Es kommt zu einer Ejakulation, noch bevor der Penis voll erigiert ist.

C. Das Problem ist nicht Folge übermäßig langer sexueller Abstinenz.

Fallbeispiel

„Ich habe Angst, meine Freundin zu verlieren"

Jens (24) kommt in die Praxis, weil er Angst hat, seine Freundin Jana (21) zu verlieren. „Wir sind seit 1 Jahr zusammen, unternehmen viel in unserer Freizeit, lieben es zu küssen, zu kuscheln, uns so oft wie möglich nahe zu sein, aber mit dem Sex klappt es nicht. Auf Nachfragen gesteht er, dass er es nicht schaffe, seinen Samenerguss nach dem Eindringen länger als 20–30 Sekunden zurückzuhalten. „Manchmal passiert es auch schon vorher, wenn ich ihren nackten Körper nahe an mir spüre oder wenn sie beim Streicheln und Küssen meinem Penis zu nahe kommt. Da wird meistens die Erregung so stark, dass ich einen Samenerguss habe, bevor es überhaupt zum eigentlichen Sex kommt."

„Wie war es denn vor Ihrer jetzigen Beziehung mit Jana", will der Therapeut wissen. „Als Student war ich zwar mit mehreren Mädchen locker befreundet, aber das war meist platonisch: Wir haben mal einen Kaffee getrunken, sind im Park spazieren gegangen, haben uns über Gott und die Welt unterhalten, aber zum Knutschen ist es fast nie gekommen. Wenn ich ein Mädchen mal echt sexy fand, erotisch, genau mein Typ, da habe ich schnell die Flucht ergriffen, vor allem, wenn sie lächelnd meinen Blick erwiderte oder im Gespräch ihre Hand auf meine legte … das hat mir echt Angst gemacht. Aber ich wollte ja auch nicht „Jungfrau" bleiben, hab mich also mit einigen Frauen eingelassen. Umarmen, Küssen, intime Berührungen –all das war wunderschön und hat mich sehr erregt – aber der eigentliche Sex?! Ich musste mich dazu zwingen. Und dann der Schock: Schon vor dem Eindringen ist es mir passiert. Und wenn ich es mal wirklich geschafft habe, in sie einzudringen, habe ich schon nach kurzer Zeit meinen Orgasmus gehabt. Der Orgasmus war auch nicht lustvoll, hat kein High-Gefühl ausgelöst. Es ist einfach passiert – das war's. Das Gegenteil von einer erfüllten Liebesbeziehung! Bis auf eine Ausnahme haben die Frauen dann irgendwann unter einem Vorwand Schluss gemacht. Die Ausnahme war Jana. Sie hat von Anfang an den aktiven Part in unserer Beziehung übernommen – hat mich ins Kino eingeladen, ins Schwimmbad, in die Pizzeria oder zu einem Fest bei Freunden. Irgendwann habe ich sie dann abends nach Hause begleitet. Sie hat für uns beide gekocht, wir haben Wein getrunken … eng umschlungen getanzt. Ich fand sie unglaublich erotisch und sexy, einfach eine tolle Frau! Irgendwie landeten wir dann in ihrem Bett. Doch als es zum Sex kam, passierte dasselbe wie schon früher: vorzeitiger

7

Samenerguss, 15–20 Minuten später ein zweiter Versuch, wieder kam ich viel zu früh. Jana meinte, das mache ihr nichts aus. Sie genieße auch so die Zeit mit mir, das Kuscheln, die körperliche Nähe, mich neben sich zu spüren, das Gefühl der tiefen Liebe, das sie bei mir empfinde. Inzwischen habe ich allerdings in einem Buch gelesen, das das, was ich Ihnen geschildert habe, eine psychische Störung ist, gegen die man therapeutisch etwas tun kann. Bitte helfen Sie mir. Ich fühle mich als Versager und habe Angst, meine Freundin zu verlieren."

Kommentar zur Fallgeschichte

Bei Jens kommen drei verschiedene Arten sexueller Funktionsstörungen zusammen:

1. Vorzeitiger Samenerguss/Ejaculatio praecox (F52.4)

- Bei Jens tritt die Ejakulation oft schon vor dem Eindringen auf. Und wenn er es „wirklich mal schafft einzudringen, kommt er viel zu früh" (→ B.1).
- Jens und Jana sind erst seit 1 Jahr zusammen und haben offensichtlich regelmäßig Sex. Das Problem des vorzeitigen Samenergusses ist also nicht Folge übermäßig langer sexueller Abstinenz. Selbst wenn Jens innerhalb von 15–20 Minuten ein zweites Mal in Jana einzudringen versucht, kommt er wieder viel zu früh.
- Jens leidet unter seiner Störung: Er fühlt sich als Versager und hat Angst, seine Freundin zu verlieren.

2. Sexuelle Aversion (F52.10)

- Als Student hatte Jens zwar viele platonische Freundschaften, aber junge Frauen mit erotischer Ausstrahlung machten ihm Angst. Wenn eine Frau z. B. „seinen Blick erwiderte" oder ihn „an der Hand berührte", ergriff er die Flucht (→ B1).
- Wenn es in der Zeit der ersten sexuellen Kontakte zum „eigentlichen Sex" kam, „musste er sich dazu zwingen" (→ B1).
- Die sexuelle Störung ist von Anfang an vorhanden und – zumindest bei den ersten sexuellen Begegnungen mit Frauen – nicht durch ein früheres Versagen beim Sex zu erklären (→ C).
- Die Störung dauert länger als 6 Monate an und ist nicht zurückzuführen auf einen gestörten Hormonhaushalt, auf lang anhaltenden Missbrauch von psychotropen Substanzen oder eine körperliche Erkrankung (allg. diagn. Kriterien, → G1+G4).

3. Mangelnde sexuelle Befriedigung (F52.11)

- In den Anfängen seiner sexuellen Beziehungen mit Frauen war der Orgasmus „nicht lustvoll, hat kein High-Gefühl ausgelöst. Es ist einfach passiert – das war's" (→ B).

7.2.6 Versagen genitaler Reaktionen bei Männern: Erektionsstörung (F52.2)

Hauptmerkmal: Schwierigkeit, eine für einen befriedigenden Geschlechtsverkehr notwendige Erektion zu erlangen oder aufrechtzuerhalten.

Diagnosekriterien nach ICD-10

A. Die allgemeinen Kriterien G1–G4 müssen erfüllt sein.

B. Bei dem Versuch, Geschlechtsverkehr auszuüben, kommt es nicht zu einer ausreichenden Erektion. Die Störung tritt in einer der folgenden Varianten auf:

1. Während der frühen Stadien des sexuellen Zusammenseins tritt eine vollständige Erektion auf, sie geht aber teilweise oder vollständig zurück, wenn der Geschlechtsverkehr versucht wird.
2. Es kommt nur zu einer teilweisen Erektion, die für den Geschlechtsverkehr nicht ausreicht.
3. Eine Erektion tritt nur dann auf, wenn der Geschlechtsverkehr nicht beabsichtigt ist.
4. Es kommt überhaupt nicht zu einem Anschwellen (lat. Tumeszenz) des Penis.

Fallbeispiel

Impotent nach Verlust des Arbeitsplatzes

Ulf K. (36) kommt auf Drängen seiner Frau (32) in die Praxis, weil er seit 2 Jahren massive Erektionsprobleme hat und es deswegen des Öfteren in der Partnerschaft zu Konflikten kommt. „Wir sind seit 8 Jahren verheiratet, haben zwei Kinder. Anfangs war unser Sexualleben super, und auch vor der Ehe hatte ich mit mehreren Frauen eine erfüllte sexuelle Beziehung: Da hat eine Berührung, ein Kuss, eine Umarmung genügt, um mich zu erregen und eine lang anhaltende Erektion hervorzurufen. Aber seit 2 Jahren ist alles anders – ich fühle mich als impotenter Versager."

Ob vor 2 Jahren irgendetwas Wichtiges in seinem Leben passiert sei, will der Therapeut wissen. „Da habe ich meinen hochdotierten Job verloren, war 8 Monate arbeitslos. Da hat meine Frau für den Unterhalt der Familie gesorgt. In dieser Zeit fühlte ich mich energielos, ging nicht mehr in meinen Tennisclub – das alles machte mir keine Freude mehr. Ich war auch oft übellaunig, gereizt, litt unter Schlafstörungen, hatte Angst, meine Familie nicht mehr ernähren zu können. Damals hat es auch mit den Erektionsproblemen angefangen – zunächst nur ein paar Mal, dann immer häufiger. Inzwischen habe ich einen neuen gut bezahlten Job gefunden, der mir auch Freude macht. Trotzdem hat sich meine Angst zu versagen so gesteigert, dass ich den Sexualkontakt mit meiner Frau vermeide. Und wenn es mal dazu kommt, bin ich schon vor dem Verkehr unfähig zu einer Erektion. In anderen Fällen – wenn meine Frau mich manuell oder oral erregt, wird mein Glied zwar steif, erschlafft aber kurz nach dem Eindringen und ist nicht wieder „zum Leben zu erwecken".

Kommentar zur Fallgeschichte

Ulf K.s Hauptproblem ist seine Erektionsstörung. Folgende Punkte sind hierbei wichtig:

- Die Erektionsstörungen treten erstmals auf, als Ulf K. seinen Job verliert und darauf mit Symptomen einer Depression oder einer Anpassungsstörung reagiert. Die Diagnose in dieser Phase lautet: „Erektionsstörung als Folge einer anderen psychischen Störung".

- Inzwischen hat Ulf K. einen neuen Job, der ihm Freude macht. Trotzdem hat sich sein Problem verschlimmert: Die Angst zu versagen ist so groß, dass er inzwischen den Sexualkontakt mit seiner Frau vermeidet.
- Wenn es doch einmal zum Sex kommt, tritt die Störung in zwei Varianten auf:
  – Entweder ist Ulf K. vor dem Verkehr unfähig zu einer Erektion (→B.4),
  – oder es kommt, wenn seine Frau ihn erregt, kurzzeitig zu einer Erektion, sein Penis „erschlafft dann aber kurz nach dem Eindringen"; eine Erektion ist nicht mehr möglich (→ B.1).

7.2.7 Versagen genitaler Reaktionen bei Frauen: Trockenheit der Vagina (F52.2)

Hauptmerkmal: Trockenheit der Vagina und fehlende Durchblutung der Schwellkörper im Bereich des Scheideneingangs.

Diagnosekriterien nach ICD-10

A. Die allgemeinen Kriterien G1–G4 müssen erfüllt sein.
B. Ausbleiben der vaginalen Lubrikation (Scheidenfeuchtigkeit) zusammen mit einer ungenügenden Durchblutung der Vulva (große und kleine Schamlippen). Die Störung tritt in einer der folgenden Varianten auf:

- Generell: Die Lubrikation versagt in allen relevanten Situationen.
- Situativ: Die Lubrikation tritt in manchen Situationen normal auf, z. B. während der Masturbation, in einer angenehmen Atmosphäre, wenn ein Eindringen des Penis nicht vorgesehen ist.
- In anderen Situationen bleibt die Lubrikation aus, z. B. mit einem anderen Partner, bei Stress, bei fehlendem Vorspiel.
- Eine anfängliche Lubrikation hält nicht lange genug an, um ein angenehmes Eindringen des Penis zu ermöglichen.

7.2.8 Vaginismus (F52.5)

Hauptmerkmal: Krampf (Spasmus) der perivaginalen (= die Vagina umgebenden) Muskulatur.

Diagnosekriterien nach ICD-10

A. Die allgemeinen Kriterien G1–G4 müssen erfüllt sein.
B. Spasmus der perivaginalen Muskulatur, die ein Eindringen des Penis verhindert oder unangenehm macht. Die Funktionsstörung zeigt eines der folgenden Merkmale:

1. Es kam noch nie zu einer normalen Reaktion.
2. Der Vaginismus tritt nach einer Periode relativ normaler sexueller Reaktionen auf. Hierbei gibt es zwei Varianten:
   a. Die sexuellen Reaktionen verlaufen normal, wenn nicht ein Eindringen des Penis (lat. vaginale Immissio) versucht wird.
   b. Jeder Versuch eines Geschlechtsverkehrs führt zu Angst, verbunden mit dem Versuch, das Eindringen des Penis durch krampfartiges Zusammenziehen der perivaginalen Muskulatur zu verhindern.

7.2.9 Dyspareunie: Schmerzen während des Geschlechtsverkehrs (F52.6)

Die Dyspareunie tritt sowohl bei Frauen wie auch bei Männern auf, der Ausdruck als solcher wird jedoch hauptsächlich im Zusammenhang mit weiblichem vaginalen Sexualschmerz verwendet.

Diagnosekriterien nach ICD-10

A. Die allgemeinen Kriterien G1-G4 müssen erfüllt sein.
B. Schmerzen am Scheideneingang entweder während des gesamten Geschlechtsverkehrs oder nur beim tiefen Eindringen des Penis.
C.1. Die Beschwerden sind nicht durch organische Veränderungen verursacht.
C.2. Die Störung ist nicht Folge von Vaginismus oder Scheidentrockenheit.

7.2.10 Gesteigertes sexuelles Verlangen (F52.7)

Diagnosekriterien nach ICD-10

In der ICD-10 heißt es hierzu lapidar: *„Für diese Kategorie werden keine Vorschläge für Kriterien gemacht. Untersuchern, die sich mit dieser Kategorie befassen, wird empfohlen eigene Kriterien zu entwerfen."* Von diesen „eigenen" Kriterien werden in der Fachliteratur häufig folgende Merkmale aufgeführt:

- Die Gedanken kreisen unentwegt um das Thema Sex. Die Betroffenen können ihr süchtiges Sexualverhalten (Pornofilme, Masturbation etc.) nicht mehr steuern, vernachlässigen darüber ihre beruflichen Verpflichtungen, ihre Partnerschaft, ihre sozialen Kontakte und die Gestaltung ihrer Freizeit (→ Hinweis zur ICD-11).
- Viele Forscher sehen in dem übertriebenen Bedürfnis nach dem sexuellen „Kick" Ähnlichkeiten mit dem Missbrauch von psychotropen Substanzen: Die beim Sex ausgeschütteten körpereigenen Drogen bewirken, dass z. B. Konflikte, Minderwertigkeitsgefühle, Ängste oder innere Leere nicht mehr wahrgenommen oder durch sexuelle Lustgefühle kompensiert werden.
- Ähnlich wie bei der Abhängigkeit von Alkohol oder Drogen bestimmt die Sexualität den Alltag. Da der Fokus auf der sexuellen Befriedigung liegt, ist nach einiger Zeit eine Steigerung der sexuellen Reize („Dosissteigerung") nötig, um dieselben Glücksgefühle zu erlangen.
- Versuche, die sexuellen Gedanken und Handlungen zu reduzieren, haben psychische Entzugserscheinungen zur Folge: Unruhe, Nervosität, Reizbarkeit, Ängste oder ein Gefühl innerer Leere.
- Ähnlich wie bei der Abhängigkeit von psychotropen Substanzen benötigen die Betroffenen professionelle Hilfe, z. B. in Suchtkliniken, die auf stoffunabhängige Süchte ausgerichtet sind, oder in Spezialeinrichtungen wie dem Sexualmedizinischen Kompetenzzentrum Hannover.
- In einer ersten Phase oder begleitend zur Behandlung sind Selbsthilfegruppen oft ein wichtiger Baustein der Therapie, z. B. die *Anonymen Sexaholiker* (AS) und *Sex and Love Addicts*

Anonymous (SLAA). Für Opfer, Partner oder Angehörige von Sexsüchtigen gibt es *S-Anon*.

MERKE

Auch bei manischen Erkrankungen oder einem Frontalhirntumor kann es zu einem gesteigerten sexuellen Verlangen kommen. Dasselbe gilt für Missbrauch von Kokain oder Amphetaminen wie Speed, Pep oder Crystal. Diese Krankheitsbilder sind beim Explorationsgespräch differenzialdiagnostisch in Betracht zu ziehen bzw. auszuschließen.

Hinweis zur ICD-11

In der ICD-11 wird das süchtige Sexualverhalten unter der Bezeichnung „Zwanghaftes Sexualverhalten" (6C72) als Impulskontrollstörung kodiert: *„Den Betroffenen gelingt es nicht, ihr sexuelles Verlangen zu zügeln, sie machen Sexualität zu einem zentralen Fokus und vernachlässigen andere Interessen, können auch dann nicht davon ablassen, wenn es ihnen schadet, Beziehungen zu Bruch gehen, das Sozialleben leidet und sie sich finanziell ruinieren. Übermäßiger Pornokonsum oder Telefonsex zählen ebenfalls dazu. Die Störung muss mindestens sechs Monate persistieren und zu erheblichem Stress im Umfeld führen."*

Müller (2019)

7.2.11 Differenzialdiagnostische Überlegungen

Unser sexuelles Erleben und Verhalten wird von vielen Faktoren beeinflusst, von denen hier die wichtigsten zusammengefasst sind:

- Körperliche Erkrankungen: Diabetes mellitus, Arteriosklerose, Bluthochdruck, Herz-Kreislauf-Probleme, Hypo- oder Hyperthyreose.
- Neurologische Erkrankungen: multiple Sklerose, Morbus Parkinson, Schädel-Hirn-Trauma, Hirntumor.
- Nebenwirkungen von Medikamenten: Antidepressiva (SSRIs), Antipsychotika, Tranquilizer.
- Nebenwirkungen von psychotropen Substanzen: Alkohol, Nikotin, Kokain, Amphetamine.
- Nebenwirkungen von psychischen Krankheiten: Depression, Magersucht, Schizophrenie, Manie, PTBS, Angststörungen, Anpassungsstörung, abnorme Trauerreaktion u. a. m.
- Kulturelle, religiöse oder moralische Normen, z. B. „kein Sex vor der Ehe", Rolle der Frau als „Dienerin des Mannes" u. a. m.
- Hormone und körpereigene Drogen: Dieses umfangreichere Thema wird in ➤ Kap. 7.2.12 ausführlich dargestellt.

7.2.12 Der Einfluss von Hirnbotenstoffen auf unser sexuelles Verlangen

Geschlechtshormone

Was viele nicht wissen: Sexualität wird nicht vom „Unterleib" gesteuert, sondern von unserem Gehirn. Erst durch ein komplexes Zusammenspiel von Nervenzellen, Hormonen und Botenstoffen wird aus dem körperlichen Zusammensein ein leidenschaftliches Erleben. Dass hierbei die männlichen und weiblichen Geschlechtshormone eine wichtige Rolle spielen, ist seit langem bekannt. Ein wichtiges Hormon zur Steigerung der sexuellen Lust ist u. a. **Testosteron** – eigentlich ein männliches Sexualhormon, das aber in geringerer Konzentration auch bei Frauen vorhanden ist. Ein Mangel an Testosteron kann bei Männern wie Frauen die Lust auf Sex reduzieren.

Bei Frauen haben daneben aber auch Veränderungen der Geschlechtshormone **Östrogen** und **Progesteron** (Gelbkörperhormon) einen Einfluss auf das Bedürfnis nach Sex. Vor allem bei einer Schwangerschaft oder beim Eintritt der Wechseljahre haben die Veränderungen der weiblichen Hormone psychische Veränderungen zur Folge, die in einem Teil der Fälle auch von körperlichen Veränderungen begleitet sind. Besonders häufig sind in den Wechseljahren Scheidentrockenheit oder vaginale Infektionen.

In manchen Fällen – wie in der folgenden Fallgeschichte – hat ein Mangel an sexuellem Verlangen vordergründig psychische Ursachen. Bei genauerem Nachforschen stellt sich allerdings heraus, dass eine Störung des Hormonhaushalts dafür verantwortlich ist.

Fallbeispiel

Ich glaube, ich bin beziehungsgestört

Verena S. (17) erscheint in der psychotherapeutischen Praxis mit den Worten: „Bitte helfen Sie mir! Ich glaube, ich bin beziehungsgestört". Sie glaubt, das müsse an ihrem Vater liegen. „Der war oft abwesend oder emotional wenig ansprechbar."

Auf Nachfragen nach den weiteren Umständen ergänzt sie: „Immer, wenn ich tierisch verliebt bin mit Schmetterlingen im Bauch und Lust auf Sex …, kommt da irgendwann ein Punkt, wo ich plötzlich keine Lust mehr habe. Die Lust auf Sex ist dann wie weggewischt. Ich schlafe dann nur mit ihm, um ihn nicht zu enttäuschen … habe auch keinen Orgasmus … Hyposexualität nennt man das, glaube ich. Hab darüber im Internet recherchiert."

„Fällt Ihnen irgendetwas ein, was beim letzten Mal vorher passiert ist? Hat ihr Freund sich blöd verhalten? Oder nehmen Sie regelmäßig Medikamente?" „Nur die Pille, und auch die nicht regelmäßig. Die nehme ich nur, wenn ich mich in jemand verliebt habe, mit ihm gerne Sex hätte, gleichzeitig aber auch sichergehen will, dass ich nicht schwanger werde."

Kommentar zur Fallgeschichte

- Wenn Verena S. einen Mann kennenlernt, in den sie sich verlieben könnte, reagiert sie mit „Schmetterlingen im Bauch" und dem Bedürfnis, mit ihm zu schlafen.
- Dass sie nach der ersten Phase des Verliebtseins plötzlich keine Lust mehr auf Sex hat, erklärt sie sich mit der Beziehung zu ihrem Vater.
- Doch die Erklärung ist viel einfacher: Bevor sie Sex mit ihrem Freund hat, nimmt sie als Verhütungsmittel die Pille.
- Inzwischen weiß man, dass die Antibabypille bei bestimmten Frauen den Testosteronspiegel auf ein Drittel jener Menge absenkt, die nach derzeitigem Wissen erforderlich ist, damit eine Frau überhaupt Lust auf Sex haben kann.

Der Therapeut rät der jungen Frau, sich von ihrer Frauenärztin eine Pille mit einer anderen Hormonzusammensetzung verschreiben zu lassen oder auf eine andere Art der Verhütung umzusteigen.

Neurotransmitter

Neben den o. g. Geschlechtshormonen haben auch **Neurotransmitter** einen wesentlichen Einfluss auf unser sexuelles Erleben, vor allem in der Anfangsphase des Verliebtseins. Wenn wir Sex haben, scheinen zwar die Sexualorgane die Erregung und die Bereitschaft zur sexuellen Vereinigung zu steuern, doch dieser Eindruck täuscht. In Wirklichkeit steuern Botenstoffe unseres Gehirns unsere sexuelle Erregung und die hierbei empfundene sexuelle Lust (oder Unlust). Eine wichtige Rolle spielen hierbei die Neurotransmitter Adrenalin, Dopamin und Oxytocin.

Adrenalin ist eigentlich ein Stresshormon, das in Gefahrensituationen ausgeschüttet wird. In der Phase des ersten Verliebtseins führt die Ausschüttung von Adrenalin dazu, dass Blutdruck und Herzfrequenz steigen, die Wangen sich röten, man keinen Hunger verspürt, nachts kaum schlafen kann und in Bezug auf die geliebte Person in ständiger „Alarmbereitschaft" ist, nur an ihr Wiedersehen denkt.

Dopamin hingegen aktiviert massiv das Belohnungssystem im Gehirn. Die Vorgänge, die sich dabei abspielen, gleichen den Drogenwirkungen von Kokain: Lust- und Glücksgefühle, die sich bis zum Erreichen des Orgasmus steigern und einen „Kick" auslösen, der mit einem Drogenrausch vergleichbar ist. Die mit dem Sexrausch verbundenen Glücksgefühle sind oft so überwältigend, dass Verliebte sich wie Süchtige verhalten, bei denen schon der bloße Gedanke an den Partner/die Partnerin den unwiderstehlichen Drang auslöst, das Erlebnis von High-Gefühl, Euphorie und Ekstase zu wiederholen.

Die „Kuscheldroge" **Oxytocin** hingegen löst bei den Verliebten Gefühle von Verbundenheit aus. Oxytocin wird beim sexuellen Zusammensein und vor allem beim Orgasmus ausgeschüttet – und dies nicht nur bei Frauen! Nach dem sexuellen Höhepunkt kommt es bei jedem Geschlecht zu einem Oxytocinschub, der das Gefühl von Verbundenheit und Vertrautheit auslöst und im Idealfall die biochemische Basis für eine dauerhafte emotionale Bindung zwischen den Partnern herstellt.

Wie lange die Verliebtheit andauert, ist von Mensch zu Mensch verschieden. Manche spüren die Schmetterlinge im Bauch nur einige Monate, andere sind dagegen bis zu 3 Jahre verliebt. Dann kommt eine Phase, in welcher der Blick aus der rosaroten Brille durch einen ungetrübten Blick auf die Realität abgelöst wird – eine Phase, in der es darum geht, einen Übergang vom rauschähnlichen Verliebtsein in eine länger andauernde Partnerschaft zu finden, in der das Gefühl von Herzensliebe, von tiefer emotionaler Verbundenheit, von Achtung vor den Eigenheiten des Partners/der Partnerin und – sich daraus ergebend – eine Neuorientierung der Lebensziele in den Vordergrund rücken.

In dieser Phase der Neuorientierung rückt die Sexualität ein Stück in den Hintergrund. Wenn Paare dann zusammenziehen, lernen Sie den Partner/die Partnerin im Alltag kennen, und da gibt es viele Bereiche, in denen Konflikte nicht zu vermeiden sind. Wenn diese sich nicht in offenen Gesprächen, durch Kompromissbereitschaft, durch ein Aufeinander-Zugehen lösen lassen, hat dies maßgeblichen Einfluss auf die Sexualität: Das Bedürfnis nach Sex lässt nach, und auch das sexuelle Erleben beim Miteinander-Schlafen und die Fähigkeit, einen lustvollen Orgasmus zu erleben, leiden darunter.

Fallbeispiel

„Nichts ist mehr so wie es war!"

Yvonne (26) kommt in die Praxis, weil sich in ihrer Beziehung zu ihrem Freund Alex so viel verändert hat. „Wir kennen uns seit mehr als 3 Jahren und hatten in den ersten 1, 2 Jahren eine so glückliche Zeit, dass wir zusammenziehen und später heiraten wollten", erzählt sie. Aber seit einigen Monaten habe ihr sexuelles Verlangen nachgelassen, und zwar so sehr, dass sie an ihrer Liebe zu Alex zweifle. „Während wir früher oft spontan miteinander geschlafen haben, ist das heute die Ausnahme. Das Kribbeln im Bauch fehlt auf einmal, und so erfinde ich oft Ausreden, wenn Alex spontan vor meiner Tür steht oder mich zu sich einlädt, um die Nacht mit ihm zu verbringen." Ihr sei auch klar geworden, dass Alex und sie sehr verschiedene Interessen haben: Er geht zum Fußballtraining, ich spiele Tennis. Er geht nach der Arbeit mit Freunden einen trinken, ich liebe Yoga und meditiere täglich – damit kann er gar nichts anfangen."

Auch wegen Alltagsproblemen gebe es immer wieder Streit. Und: Alex habe viel häufiger Lust auf spontanen Sex: Sex sei für ihn wie Essen – ein Teil des Alltags, eine Möglichkeit zu entspannen, sich nach einem Streit zu versöhnen oder Konflikte unter den Teppich zu kehren. „Sie haben eben von Alltagsproblemen gesprochen" meint die Therapeutin. „Können Sie da mehr darüber erzählen?" „Ich arbeite Vollzeit. Das war auch schon so, als wir uns kennengelernt haben. Da haben wir trotzdem jede freie Minute miteinander verbracht. Inzwischen fordert mein Beruf seinen Preis: Ich bin abends erschöpft, muss noch private Telefonate erledigen, mir was Leckeres kochen, für Ordnung und Sauberkeit sorgen. Alex sieht das lockerer: Wenn ich zu ihm komme, stehen irgendwo ungespülte Tassen herum, in einer Ecke liegt noch seine Jogginghose, in der anderen sein Handy, das er wieder mal nicht findet. Chaos! Ja, das Wort Chaos beschreibt seine Art zu leben sehr gut. Und wenn es um tiefere Gespräche geht, müssen wir spirituelle Themen aussparen. Heiraten, Familie, Kinder … das kann ich mir im Moment kaum vorstellen: Wenn der Sex nicht mehr stimmt, hat eine Beziehung keine Zukunft mehr, das sagt man doch so, oder?

In einem längeren Gespräch klärt die Therapeutin sie darüber auf, was beim ersten Verliebtsein im Körper passiert, aber auch, dass die Wirkung der körpereigenen „Liebesdrogen" mit der Zeit nachlässt und die Verliebten den Partner dann plötzlich mit anderen Augen sehen. Dann ergänzt sie spontan: „Lieben Sie Alex noch?" – „Ja schon, wenn auch nicht wie am ersten Tag." „Und er Sie?" – „Er liebt mich sehr. Das sagt er mir immer wieder. Aber da gibt es noch etwas …"

Nach längerem Zögern gesteht sie: „Manchmal, wenn er mich ungestüm am Nacken oder am Hinterkopf anfasst oder mich unvermittelt im Intimbereich zu erregen versucht, spüre ich Wut und Angst in mir aufsteigen … meine sexuelle Erregung ist dann auf einen Schlag weg, alle meine Gefühle sind wie abgeschnitten. Ich will dann keine Nähe mehr, keine

Berührung! Und Alex weiß nicht, was er falsch gemacht hat. Will wissen, was mit mir los ist … aber das weiß ich selber nicht." Ob es in ihrer Kindheit Erlebnisse gab, bei denen sie ähnlich reagiert habe, will die Therapeutin wissen. „An die ersten 6 Jahre meines Lebens habe ich keine Erinnerung, da ist alles wie ausgelöscht. Und danach … darüber kann und will ich nicht reden."

Kommentar zur Fallgeschichte

Der Rückgang ihres sexuellen Verlangens im Zusammensein mit Alex hat Yvonnes Erzählungen zufolge verschiedene Gründe, die im Einzelgespräch und, falls möglich, dann auch in einer Paartherapie geklärt werden sollten:

- Wie viele frisch Verliebte glaubt Yvonne, die Phase der „Schmetterlinge im Bauch" dauere ewig. Eine Erklärung der biochemischen Vorgänge beim Sich-Verlieben, beim sexuellen Zusammensein, beim ekstatischen Gefühl des Orgasmus kann hier helfen, die emotionalen und sexuellen Veränderungen zu erklären, die sich – statistisch gesehen – bei allen Verliebten nach 2, 3 oder 4 Jahren nachweisen lassen.
  Ein Teil des therapeutischen Vorgehens ist zunächst Psychoedukation (➤ Kap. 7.2.13) mit Informationen über die Ausschüttung körpereigener Drogen beim Sich-Verlieben, „Entzugssyndrom" bei Trennung oder – im Extremfall – beim Verlassenwerden.
- Ein zweiter Grund für Yvonnes Veränderungen in ihrem Liebesleben ist allerdings auch durch die Verschiedenheit der beiden Partner zu erklären: Die Themen Ordnung, Freizeitgestaltung, tiefer gehende Gespräche, aber auch Alex' Vorstellung von Sex als Möglichkeit, sich zu versöhnen, Konflikte beiseitezuschieben oder sich einfach nur zu entspannen, entspricht nicht den Vorstellungen von Liebe, Vertrautheit und emotionaler Verbundenheit, die Yvonne mit Sex verbindet
  In einem zweiten Schritt wäre es deshalb sinnvoll, zusammen mit Alex Möglichkeiten zu finden, in Gesprächen die eigenen Gefühle offen und ehrlich zu äußern und bei Meinungsverschiedenheiten nach Lösungswegen zu suchen, die für beide tragbar sind. Hierzu benötigen die beiden sicher psychotherapeutische Hilfe.
- Auch in Bezug auf Sexualität können ehrliche Gespräche dazu führen, dass Alex mehr auf Yvonnes Bedürfnisse eingeht und sie umgekehrt lernt, mit seinen Wünschen so umzugehen, dass er sich durch Ablehnung nicht verletzt und abgewiesen fühlt. Das wird sicher ein wichtiger Teil der weiteren psychotherapeutischen Arbeit werden.
- Wenn Yvonne allerdings beim Liebesspiel auf bestimmte Berührungen mit Angst, Wut und dem plötzlichen Verlust ihrer Gefühle reagiert, ist dies nicht mit der Verschiedenheit der beiden Partner zu erklären. Der Verdacht liegt hier nahe, dass durch bestimmte Berührungen Flashbacks zu traumatischen Erfahrungen in der Kindheit „getriggert" werden, die typische Schockreaktionen (Wut, Angst, Dissoziation) auslösen. Dass dies wahrscheinlich der Fall ist, zeigt Yvonnes Reaktion im letzten Abschnitt (keine Erinnerung an die ersten 6 Jahre, und danach: „Darüber will ich nicht reden.").
  Parallel zu den gemeinsamen Gesprächen sollte deshalb für Yvonne eine aufdeckende Therapie in Erwägung gezogen werden. So könnte es gelingen, die traumatischen Kindheitserlebnisse (wahrscheinlich körperlicher oder sexueller Missbrauch) bewusst zu machen und durch eine geeignete Therapie (z. B. traumatherapeutische Verfahren) zu verarbeiten.
  In den Paargesprächen könnte der Therapeut Alex über diese Zusammenhänge aufklären, was bei ihm sicher zu einer großen Entlastung führen dürfte.

7

7.2.13 Therapiemöglichkeiten bei sexuellen Funktionsstörungen

Seelisches Befinden und Sexualität sind auf vielfältige Weise miteinander verwoben, und so ist es kein Wunder, dass sich Ängste, Sorgen, Belastungen im Alltag auf das sexuelle Begehren und Erleben auswirken. Auch offene oder unterschwellige Konflikte in der Partnerschaft, in manchen Fällen auch belastende oder traumatische Erfahrungen in der Kindheit haben häufig einen Einfluss auf die sexuellen Bedürfnisse und das sexuelle Lusterleben der Betroffenen. Je nachdem, welche Funktionsstörung im Vordergrund steht und welche Faktoren dafür verantwortlich sind, kommen für die Behandlung verschiedene Therapieansätze infrage.

Wenn – wie im ersten Teil von Yvonnes Fallgeschichte – Konflikte in der Beziehung und Partnerschaft im Mittelpunkt stehen, kann eine **systemische** oder eine **konfliktorientierte Paartherapie** erfolgversprechend sein. Sie hat i. d. R. folgende Ziele:

- Verbesserung der Kommunikation zwischen den Partnern in Bezug auf Sexualität: Häufigkeit und äußerer Rahmen des sexuellen Zusammenseins; Fähigkeit, bei Problemen des Partners/der Partnerin zuzuhören, ihre/seine Sorgen und Ängste zu akzeptieren und gemeinsame Lösungen zu finden
- Verbesserung der eigenen Körperwahrnehmung und der eigenen sexuellen Bedürfnisse
- Abbau von Angst- und Schamgefühlen
- Entlastung von sexuellem Leistungsdruck sowohl beim Mann als auch bei der Frau

Bei vielen Paaren kann bereits eine vor der eigentlichen Therapie stattfindende Phase der **Psychoedukation** hilfreich sein. Dabei klärt der Therapeut darüber auf, welche Bandbreite Sexualität besitzen kann, welche Faktoren sich positiv oder negativ auf das sexuelle Zusammensein auswirken können und geht evtl. auch darauf ein, dass ein Rückgang des sexuellen Begehrens nach 1, 2 oder 3 Jahren bei den meisten Menschen biologisch „vorprogrammiert" ist. In dieser ersten Phase kann das Paar vielleicht auch schon lernen, im geschützten Rahmen der Therapie eigene Vorstellungen und Wünsche zum Thema Sex zu formulieren. So können bereits hier übersteigerte Erwartungen aufgedeckt werden, was im Einzelfall eine weitere Therapie ggf. überflüssig macht. Ob im jeweiligen Fall die Partner gemeinsam oder getrennt kommen, hängt von vielen Faktoren ab, die der Therapeut im Einzelfall so oder so entscheiden wird.

Sollte sich im Verlauf der ersten Gespräche herausstellen, dass ganz bestimmte Symptome im Mittelpunkt stehen, z. B. Erektionsstörungen oder Ejaculatio praecox beim Mann, Scheidentrockenheit oder Orgasmusstörung bei der Frau, werden von Sexualtherapeuten oft **symptomorientierte Therapieformen** eingesetzt, z. B. das **Sensualitätstraining,** das in den 1970er-Jahren von Masters und Johnson beschrieben und im Laufe der Jahre von verschiedenen Therapeuten weiterentwickelt wurde. Hierbei handelt es sich um „Streichelübungen", die in aufeinanderfolgenden Phasen des Zusammenseins dazu dienen sollen, Leistungsdruck und Versagensängste abzubauen und so einen neuen Zugang zum gemeinsamen sexuellen Erleben zu finden. In einer ersten Phase stimulieren sich die Partner durch Streicheln, wobei erogene Zonen tabu sind. Ein Partner übernimmt die aktive Rolle des Streichelns, der jeweils andere spürt und nimmt wahr. In einem zweiten Schritt führt der passive Partner die Hand des anderen. Jetzt ist das Berühren der Geschlechtsorgane erlaubt: Es soll zu sexueller Erregung, aber noch nicht zum Geschlechtsverkehr kommen. In einem letzten Schritt sollen sich die Betroffenen spielerisch dem Geschlechtsverkehr nähern und den Koitus vollziehen.

In manchen Fällen allerdings reagieren Menschen auf körperliche Nähe, Berührungen, Gerüche und die sexuelle Vereinigung mit Gefühlen von Angst, Aggression, mit dem Verlust der sexuellen Erregung, der Gefühle, der Fähigkeit, sich fallen zu lassen. Hier ist das Sensualitätstraining kontraindiziert (gerade Berührungen lösen Flashbacks aus), und auch Psychoedukation oder eine von Liebe und Verständnis getragene Kommunikation können die Symptome nicht zum Verschwinden bringen. Bewährt hat sich in Fällen wie diesen eine aufdeckende Psychotherapie. Am erfolgversprechendsten hierfür sind momentan Formen der **Traumatherapie.** Von erfahrenen Traumatherapeuten angewendet, können sie dabei helfen, bei unerklärlichen Gefühlsausbrüchen und irrationalen Verhaltensweisen einen „Link" in die Vergangenheit zu finden, der evtl. zu traumatischen Erfahrungen von sexuellem Missbrauch, körperlicher/sexueller Gewalt oder Erlebnissen emotionalen Missbrauchs führt. Die Traumatherapie (z. B. EMDR) bietet die Möglichkeit, die belastenden Erlebnisse von damals lebensgeschichtlich einzuordnen und so zu verarbeiten, dass den Betroffenen bewusst wird: „Es war damals schlimm, aber heute ist es vorbei."

Auch bei mangelndem sexuellem Interesse (Hyposexualität) sind häufig traumatisierende Erfahrungen von sexuellem/emotionalem Missbrauch oder körperlicher und/oder sexueller Gewalt nachweisbar. Deshalb sind bei Hyposexualität nach Ansicht von Experten aufdeckende Therapieformen erfolgversprechender als die weiter oben beschriebenen konflikt- oder symptomorientierten Vorgehensweisen – immer vorausgesetzt, es ist keine körperliche, hormonelle oder andere psychische Störung nachweisbar.

Formen der Traumatherapie können auch bei Partnerschaftsproblemen eingesetzt werden, die auf eine Bindungsstörung im Baby- und Kindesalter zurückgehen. Die Erfahrung einer „unsicheren Bindung" in der Kindheit bewirkt meist auch eine „unsichere Bindung" zu Bezugspersonen im Erwachsenenalter. Die daraus resultierende Angst vor einer engen Bindung, die fehlende Fähigkeit, sich dem Partner/der Partnerin vertrauensvoll hinzugeben, kann verschiedenste sexuelle Funktionsstörungen zur Folge haben.

7.3 Störungen der Geschlechtsidentität

Die in der ICD-10 als „Störungen" bezeichneten Diagnosen **Transsexualismus** und **Transvestitismus** werden im DSM-5 und in der zukünftigen ICD-11 nicht mehr als Krankheitsbilder geführt, sondern als eine von vielen Formen der „sexuellen Gesundheit". Im DSM-5 wird auf die pathologisierende Bezeichnung „Störung" verzichtet und der neutrale Begriff *gender incongruence* verwendet. In der ICD-11 findet sich dafür analog die Bezeichnung **Geschlechtsinkongruenz.**

Im Moment ist allerdings immer noch die ICD-10 verbindlich, deshalb hier die beiden wichtigsten Erscheinungsbilder mit einer Kurzfassung der Diagnosekriterien.

7.3.1 Transsexualismus (Transidentität) (F64.0)

- Die Betroffenen haben den Wunsch, als Angehörige des anderen Geschlechts zu leben und als solche akzeptiert zu werden.
- Dieser Wunsch geht meist mit Unbehagen oder dem Gefühl der Nichtzugehörigkeit zum eigenen anatomischen Geschlecht einher.
- Es besteht der Wunsch nach chirurgischer und hormoneller Behandlung, um den eigenen Körper dem bevorzugten Geschlecht soweit wie möglich anzugleichen.
- Die transsexuelle Identität besteht seit mindestens 2 Jahren.

7.3.2 Transvestitismus unter Beibehaltung beider Geschlechtsrollen (F64.1)

- Tragen gegengeschlechtlicher Kleidung, um die zeitweilige Erfahrung der Zugehörigkeit zum anderen Geschlecht zu erleben.
- Es besteht kein Wunsch nach dauerhafter Geschlechtsumwandlung oder chirurgischer Korrektur.
- Der Kleiderwechsel ist nicht von sexueller Erregung begleitet.

NICHT VERWECHSELN
Differenzialdiagnostisch ist ein „fetischistischer Transvestitismus" auszuschließen, bei dem das Tragen der andersgeschlechtlichen Kleidung sexuelle Erregung hervorruft (ICD-10: F65.1).

7.4 Störungen der Sexualpräferenz (F65)/Paraphile Störungen

7.4.1 Begriffsklärung

Mit dem Fokus auf Antidiskriminierung und Entstigmatisierung bestimmter Personengruppen hat eine Arbeitsgruppe der WHO vorgeschlagen, den Begriff „Störungen der Sexualpräferenz" durch die neutralere Bezeichnung „Paraphilien" bzw. „paraphile Störungen" zu ersetzen. Der Begriff „Paraphilie" kommt aus dem Griechischen und setzt sich zusammen aus *philie* = Liebe; und der Vorsilbe *para-* = anders als, das Gegenteil von. **Paraphilie** bedeutet also zunächst: Liebe, die anders ist als die gängige Vorstellung von Liebe. Eine **paraphile Störung** sollte nur diagnostiziert werden, wenn eines der nachfolgenden Kriterien zutrifft:

1. **Die sexuellen Praktiken werden gegen nicht einwilligende oder nicht einwilligungsfähige Personen ausgeübt.**
2. **Sie verursachen schwerwiegenden Leidensdruck.**
3. **Sie bringen ein Risiko für Verletzungen und Tod mit sich.**

In der ICD-11 wie auch im DSM-5 zählen deshalb Fetischismus, fetischistischer Transvestitismus und Sadomasochismus nicht mehr zu den sexuellen Störungen und werden dort auch nicht mehr aufgeführt. Da die ICD-10 in Europa aber nach wie vor gültig ist, werden sie im Folgenden trotzdem mit den Diagnosekriterien der ICD-10 aufgeführt.

7.4.2 Paraphile Störungen: Diagnosekriterien nach ICD-10 und ICD-11

Vergleich: ➤ Tab. 7.2.

Allgemeine Diagnosekriterien für alle paraphilen Störungen

G1. Wiederholt auftretende intensive sexuelle Impulse (dranghaftes Verlangen) und Fantasien, die sich auf ungewöhnliche Objekte oder Aktivitäten beziehen.
G2. Die Betroffenen handeln entsprechend den Impulsen oder fühlen sich durch sie deutlich beeinträchtigt.
G3. Zeitkriterium: Die Störung besteht seit mindestens 6 Monaten.
Dass fetischistische Rituale zwischen hierfür einwilligenden Partnern nicht als Störungen mit Krankheitswert einzuordnen sind, zeigt folgende amüsante Fallgeschichte aus dem Jahr 1886.

Fallgeschichte

Eine Dame berichtet von ihrer Hochzeitsnacht

„Mein Mann kam zu mir, begnügte sich allerdings damit, mich zu küssen und in meinem kurzen, nicht gerade fülligen Haar zu wühlen. Dann legte er sich zur Seite und schlief ein. In der dritten Nacht zauberte er plötzlich eine Langhaarperücke hervor und bat mich, sie aufzusetzen. Ich tat ihm den Gefallen. Kaum war dies geschehen, holte er mehr als reichlich seine eheliche Pflicht nach.

Auch am nächsten Morgen begann er wieder zärtlich zu werden, allerdings erst, nachdem er die Perücke liebkost hatte. Als ich die Perücke absetzte, weil sie mir allmählich unbequem wurde, hatte ich für ihn jeden Reiz verloren.

Das Ergebnis nach 5 Jahren Ehe: 2 Kinder und … eine Sammlung von 72 Perücken.

(Quelle: Comer RJ. Klinische Psychologie. Heidelberg: Springer Spektrum 2008, S.52)

Tab. 7.2 Paraphile Störungen: Diagnosekriterien in ICD-10 und ICD-11 im Vergleich

ICD-10	ICD-11	Kriterien
Exhibitionismus	Exhibitionistische Störung	Zwanghaftes Verlangen, die eigenen Geschlechtsteile in der Öffentlichkeit insbesondere dem anderen Geschlecht zu zeigen, ohne sich zu nähern. Dieses Verhalten dient als Stimulus für die eigene sexuelle Erregung.
Voyeurismus	Voyeuristische Störung	Verlangen, andere Menschen bei intimen Tätigkeiten (sexuelle Aktivität, Entkleidung etc.) ohne deren Wissen zu beobachten und dadurch sexuell erregt zu werden.
Frotteurismus	Frotteuristische Störung	Drang, sich durch „Reiben" (franz. „frotter") an fremden Personen zu erregen (z. B. in öffentlichen Verkehrsmitteln).
	Sexuell sadistische Störung unter Ausübung von Zwang	Die sexuelle Erregung ist ganz oder teilweise mit dem Erleben gekoppelt, anderen Leid zuzufügen (= Sadismus).
Pädophilie	Pädophile Störung	Sexuelle Präferenz gegenüber Kindern (Mädchen oder Jungen), die sich zeitlich vor der Pubertät oder in einer frühen pubertären Phase befinden.
Im DSM-5 bzw. in der ICD-11 nicht mehr enthalten		
Sadomasochismus		Das sadistische oder masochistisches Verhalten ist die wichtigste Voraussetzung für sexuelle Erregung oder sexuelle Befriedigung.
Fetischistischer Transvestitismus		Tragen von Kleidungsstücken des anderen Geschlechts mit dem Ziel sexueller Erregung. Wenn es durch Masturbation zum Orgasmus gekommen ist und die sexuelle Erregung abnimmt, besteht ein starkes Verlangen, die Kleidung abzulegen.
Fetischismus		Die sexuelle Erregung ist mit dem Anblick oder der Berührung lebloser Objekte gekoppelt. Die Objekte stellen häufig eine Erweiterung des menschlichen Körpers dar (Schuhe, Strümpfe, Slip, BH, Perücke, Haarlocke etc.).

KAPITEL

8 Affektive Störungen

8.1 Allgemeine Hinweise zur Klassifizierung affektiver Störungen

Jeder Mensch kennt Phasen, in denen er gut gelaunt ist, dann wieder Zeiten, in denen er wenig Lebensfreude ausstrahlt und gestresst oder missgestimmt ist. Das ist normal. Manchmal allerdings kann es zu einem besonders tiefen Absinken der Stimmung mit Verlust des Antriebs und der Lebensfreude kommen. Wenn so ein „Einbruch" der Stimmung 14 Tage oder länger andauert, handelt es sich um eine **depressive Episode,** die in schweren Fällen von psychotischen Symptomen wie Wahn oder akustischen Halluzinationen begleitet sein kann. Die Depression zählt zu den affektiven Störungen, einer länger anhaltenden Störung der Stimmung, die durch zwei diametral entgegengesetzte „Pole" der Affektivität zum Ausdruck kommen kann (➤ Abb. 8.1). Der eine „Pol" – die **Manie** – ist durch gehobene Stimmung (Euphorie), Optimismus, Antriebssteigerung und gesteigertes Selbstvertrauen gekennzeichnet. Der andere „Pol" – die **Depression** – beinhaltet Symptome wie gedrückte Stimmung, Pessimismus, Antriebsminderung und vermindertes Selbstwertgefühl.

Wenn jemand nur an einem „Pol" einer affektiven Störung erkrankt, also nur eine manische oder eine depressive Episode erleidet, spricht man von einer **unipolaren affektiven Störung.** Auch eine leichter ausgeprägte manische Episode – die Hypomanie – zählt zu den unipolaren affektiven Störungen, ebenso wie sich wiederholende depressive Phasen: Sie werden in der ICD-10 unter „rezidivierende depressive Störung" klassifiziert.

Häufig allerdings leiden die Erkrankten an einer Störung, bei der beide „Pole" – Manie und Depression – in Abständen immer wieder auftreten. In diesem Fall spricht man von einer **bipolaren affektiven Störung.** Das DSM-5 unterscheidet hierbei zwei Typen:

- die **Bipolar-I-Störung,** bei der mindestens eine voll ausgeprägte manische Episode im Wechsel mit einer oder mehreren depressiven Phasen vorhanden sein muss, und
- die **Bipolar-II-Störung,** die durch einen Wechsel zwischen depressiven Episoden und einer oder mehrerer Phasen von Hypomanie gekennzeichnet ist.

Die Auftretenswahrscheinlichkeit der verschiedenen affektiven Störungen ist unterschiedlich: Unipolare Depressionen stellen mit 65–70 % die Mehrzahl der affektiven Störungen dar, gefolgt von den bipolaren Störungen (ca. 30 %). Rein manische Episoden (ca. 3–5 %) sind sehr selten (➤ Abb. 8.2).

Neben diesen drei Haupttypen affektiver Störungen gibt es noch verschiedene Sonderformen wie die Dysthymia (➤ Kap. 8.4.7), die zyklothyme Störung (➤ Kap. 8.6.3) und die gemischte affektive Episode (➤ Kap. 8.6.1).

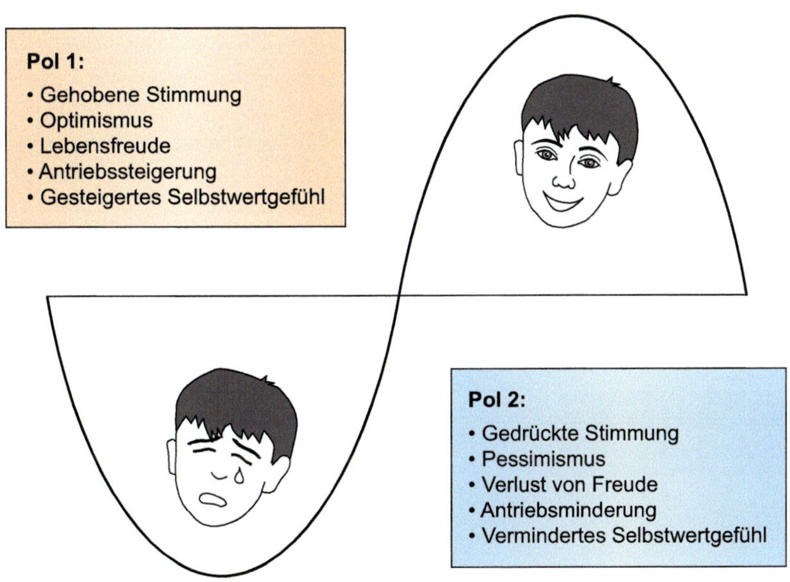

Abb. 8.1 Die beiden Pole affektiver Störungen [L143]

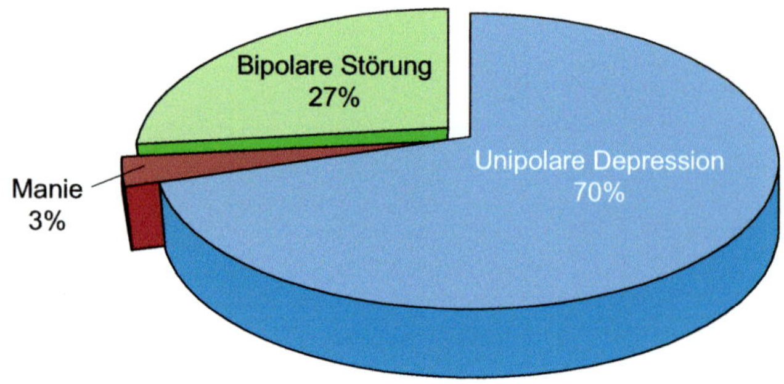

Abb. 8.2 Häufigkeit affektiver Störungen [L143]

8.2 Manie

8.2.1 Wortbedeutung und allgemeine Hinweise

„Manie" kommt aus dem Griechischen und wird meist mit „Raserei, Tobsucht, Von-Sinnen-Sein" übersetzt. Allerdings kennt man schon zur Zeit des Philosophen Platon und des griechischen Arztes Hippokrates auch Bedeutungen in Richtung „Ekstase, Verzücktsein". Beide Formen der Manie – Von-Sinnen-Sein in positiver wie in negativer Bedeutung – spielen bei der Diagnose einer Manie eine wichtige Rolle.

NICHT VERWECHSELN

Krankheitsbezeichnungen mit der **Endung „-manie"** sind historisch bedingt und gleichbedeutend mit „zwanghaftem Handeln/Tun". Die so bezeichneten psychischen Störungen haben nichts mit der hier beschriebenen Manie zu tun. Beispiele:
- **Kleptomanie:** zwanghafter Drang zu stehlen
- **Pyromanie:** zwanghafter Drang, Feuer zu legen
- **Trichotillomanie:** zwanghaftes Bedürfnis, sich die Haare auszureißen
- **Nymphomanie:** zwanghaft gesteigertes sexuelles Verlangen einer Frau

Bei der Einordnung der Manie in die verschiedenen Krankheitsbilder der affektiven Störungen unterscheidet sich die ICD-10 ganz wesentlich vom DSM-5. Da manische Episoden nur sehr selten isoliert auftreten, gehen die Autoren des amerikanischen Diagnosehandbuchs davon aus, dass manische Episoden immer im Zusammenhang mit – evtl. sehr leichten – depressiven Phasen auftreten. Deshalb findet sich die Manie im DSM-5 unter den bipolaren Störungen. In der ICD-10 hingegen finden sich auch Diagnosekriterien für eine einzelne manische Episode. Die Erklärung dafür lautet:

„Diese Klassifikation ermöglicht die Diagnose einfacher erster Episoden der Manie oder Hypomanie, ohne dass notwendigerweise eine bipolare affektive Störung diagnostiziert werden muss; eine beträchtliche Anzahl der Patienten hat nämlich nur eine Krankheitsepisode."

ICD-10, S. 119

Bei der Manie werden drei verschiedene Schweregrade unterschieden (➤ Abb. 8.3):

1. **Hypomanie** mit leicht gehobener Stimmung, deren Diagnosekriterien denen der normalen Manie ähneln, nur dass sie weniger stark ausgeprägt sind und für die Diagnosestellung schon eine Dauer von 4 Tagen ausreicht. Als einzelne Episode ist die Hypomanie meist nicht behandlungsbedürftig, ist aber ein wichtiges Kriterium bei der Diagnose einer bipolaren Störung (vor allem Bipolar-I).
2. **Manische Episode ohne psychotische Symptome** (→ Fallgeschichte „Hochbegabt")
3. **Manische Episode mit psychotischen Symptomen** (z. B. Wahn, Halluzinationen, → Fallgeschichte „Philosoph des neuen Zeitalters").

8.2.2 Manische Episode

Diagnosekriterien nach ICD-10

A.1. Die Stimmung ist vorwiegend gehoben, euphorisch oder auch gereizt und für die Betroffenen deutlich abnorm.
A.2. Die veränderte Stimmung muss mindestens 1 Woche andauern.
B. Mindestens **drei** der folgenden Merkmale müssen vorliegen (vier, wenn die Stimmung nur gereizt ist):

1. Gesteigerte Aktivität oder motorische Ruhelosigkeit
2. Vermindertes Schlafbedürfnis
3. Gesteigerte Gesprächigkeit („Rededrang", Logorrhö)
4. Ideenflucht, subjektives Gefühl von Gedankenrasen
5. Verlust normaler sozialer Hemmungen, was zu einem Verhalten führt, das unter den gegebenen Umständen unpassend und unangemessen ist

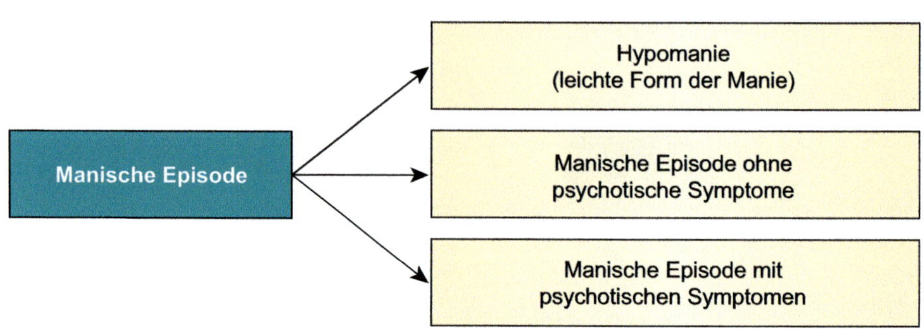

Abb. 8.3 Manische Episoden (unipolar) im Überblick [L143]

6. Überhöhte Selbsteinschätzung oder Größenideen
7. Andauernder Wechsel von Plänen oder Aktivitäten, als Folge davon Ablenkbarkeit, Zerstreutheit
8. Rücksichtsloses oder verantwortungsloses Verhalten ohne Berücksichtigung der Konsequenzen, z. B. rücksichtsloses Autofahren, Ausgeben von Lokalrunden, Kaufrausch, törichte geschäftliche Investitionen
9. Gesteigerte Libido oder sexuelle Taktlosigkeit

C.1. Fehlen von psychotischen Symptomen wie Wahn oder Halluzinationen.

C.2. Wahrnehmungsstörungen wie Hyperakusis (Geräuschempfindlichkeit) und Wahrnehmung von Farben als besonders leuchtend können vorkommen.

D. Keine depressiven oder manischen Phasen in der Vorgeschichte als Hinweis auf eine bipolare Störung.

E. Keine Krankheitseinsicht.

Fallbeispiel

Hochbegabt

Katja S. (22) kommt in Begleitung ihrer Mutter in die Praxis, weil sich das Mutter-Tochter-Verhältnis in den letzten 3–4 Wochen massiv verschlechtert hat. „Meine Tochter hat sich völlig verändert", berichtet die Mutter. „Sie schläft nicht mehr, ist nachts ständig unterwegs und hat unzählige Männerbekanntschaften." Wenn Katja außer Haus gehe, gebe sie Geld aus, das sie gar nicht habe. Die Mutter musste sie schon mehrmals in einer Kneipe oder nach einer Shoppingtour auslösen und die Rechnung bezahlen. – „Die soll sich nicht so haben", entgegnet die Tochter und geht dabei unruhig im Praxisraum hin und her. „Mir geht es super gut! So gut wie noch nie zuvor!"

Katja ist Medizinstudentin im 5. Semester, besucht aber nicht mehr die Uni. Sie sei ein Naturtalent, mit ihrer Intelligenz seien die Dozenten in den Seminaren überfordert, hat sie der Mutter erzählt. Und die medizinischen Vorlesungen seien ohnehin öde und langweilig. „Wenn sie dann mal zu Hause ist, redet sie ohne Unterlass und springt dabei von einem Gedanken zum anderen. Wenn ich sie unterbreche oder ihre Ansichten nicht teile, wird sie aggressiv, schreit mich an oder verlässt wütend die Wohnung. Ich glaube, wenn es einen Vater im Haus gäbe, würde sie sich das nicht trauen. Aber ich bin alleinerziehend – mein Mann hat sich vor 15 Jahren von mir getrennt."

Auf depressive oder manische Phasen in der Vorgeschichte angesprochen, meint die Mutter, ihre Tochter habe nie Depressionen gehabt: „Das hätte ich doch gemerkt." Katja sei so ein liebes, fröhliches Mädchen gewesen, auch als junge Frau hilfsbereit und wohlerzogen. „So wie jetzt war sie noch nie! Sogar ein gemeinsames Essen im Restaurant ist kaum mehr möglich: Neulich hat sie die Bedienung beschimpft, weil das Essen nicht schnell genug serviert wurde. Lautstark beschimpft, sodass jeder im Lokal es hören konnte. Ich habe mich so geschämt! Was ist nur los mit ihr? Bitte helfen Sie uns!"

Typische Symptome in der Fallgeschichte

- Katjas Stimmung ist teils euphorisch („Mir geht es super gut"), teils gereizt und aggressiv. Dieser Zustand ist für Katja S. nicht normal („So wie jetzt war sie noch nie!" → A.1).
- Zeitkriterium: Der Stimmungswandel hält länger als 1 Woche an; hier dauert er 3–4 Wochen (→ A.2).
- Katja hat ein vermindertes Schlafbedürfnis und ist überaktiv („nachts ständig unterwegs", → B1+2).
- Sie redet ohne Unterlass (Rededrang → B3) und springt dabei von einem Gedanken zum anderen (Ideenflucht → B4).
- Als das Essen nicht schnell genug serviert wird, beschimpft sie lautstark die Bedienung (Verlust normaler sozialer Hemmungen, → B5).
- Katja S. hält sich für so hochbegabt, dass die Dozenten mit ihrer Intelligenz überfordert sind, und empfindet die Vorlesungen als „öde und langweilig" (überhöhte Selbsteinschätzung, Größenideen, → B6).
- Katja hat unzählige Männerbekanntschaften, ein Hinweis auf ihr gesteigertes sexuelles Verlangen (→ B9).
- Sie gibt in Kneipen oder beim Shoppen Geld aus, das sie gar nicht hat (→ B8).
- Katja S. hat keine Krankheitseinsicht (→ E).
- In der Vorgeschichte findet sich kein Hinweis auf eine manische oder depressive Phase (→ D). Es handelt sich also um eine einzelne, isoliert auftretende manische Episode, nicht um eine manische Phase im Zusammenhang mit einer bipolaren Störung.
- Differenzialdiagnostisch müsste ein Missbrauch von Stimulanzien wie Ecstasy, Kokain, Ritalin, Crystal Meth etc. ausgeschlossen werden.

Diagnose **Manie ohne psychotische Symptome (F30.1).**

8.2.3 Manie mit psychotischen Symptomen

In manchen Fällen haben Maniker eine so schwere manische Episode, dass ihre Größenideen sich zum Größenwahn steigern und die Betroffenen Stimmen hören, die sie in ihrem Wahn bestätigen oder sie auffordern, ihre Ideen in die Tat umzusetzen. Wahn und Halluzinationen sind Symptome, die u. a. auch bei der Schizophrenie und bei akuten Psychosen auftreten. In der Psychiatrie zählen sie zu den typischen „psychotischen Symptomen", die sich in der Bezeichnung dieser besonders schweren Form der Manie wiederfinden.

8

Diagnosekriterien nach ICD-10

A.1. Die Episode erfüllt die Kriterien für eine Manie ohne psychotische Symptome (F30.1, Kriterien A + B).

B. Vorkommen von psychotischen Symptomen:

1. Wahnideen, z. B. Größen-, Sendungs-, Beziehungs-, Liebes- oder Verfolgungswahn. Der Wahn ist nicht – wie bei der Schizophrenie – bizarr oder kulturell unangemessen.
2. Akustische Halluzinationen in Du-Form (z. B. „Du bist Messias" – „Du hast übermenschliche Kräfte") – oder auch imperative Stimmen, die zum Wahn passen („Verkünde das Wort Gottes an alle Menschen" – „Rette die Menschheit" etc.). Bei den Halluzinationen handelt es sich nicht um kommentierende Stimmen oder Rede in der dritten Person – das wäre typisch für die paranoide Schizophrenie.

Hinweis: Wahn und Halluzinationen können synthym sein (= stimmungskongruent, z. B. Größenwahn), in selteneren Fällen sind sie parathym (nicht stimmungskongruent, z. B. bei einem Verfolgungswahn). In diesem Fall spricht man von einer „Manie mit parathymen psychotischen Symptomen".

MERKE

Synthym oder parathym?

Die Endung „-thym" kommt von griech. *thymos* („Gemüt, Lebenskraft, Stimmung").
- **Synthym:** zur Stimmung passend
- **Parathym:** nicht zur Stimmung passend

Fallbeispiel

Philosoph des neuen Zeitalters

Tim F. (23) kommt in Begleitung seines Freundes Jan S. in die Praxis. „Wir leben zu viert in einer WG, bisher problemlos, aber seit etwa 2 Wochen ist es mit Tim kaum noch auszuhalten: Er schläft kaum, hört nachts lautstarke Musik oder ist bis zum frühen Morgen unterwegs, um uns zu erzählen, wie viele Mädchen er aufgerissen hat. Er redet dabei ohne Unterlass. Wenn man ihn unterbricht, wird er wütend und beschimpft uns. Ich kenne ihn seit der Schulzeit – er war immer ein mittelmäßiger Schüler und Student. Jetzt auf einmal ist er überzeugt, ein begnadeter ‚Philosoph des neuen Zeitalters' zu sein. Er höre oft Stimmen, die ihm sagen, er werde mit seinen bahnbrechenden Schriften die Welt verändern und ein neues Zeitalter einleiten."

Während der Freund erzählt, macht Tim F. mehrmals Anstalten, die Praxis zu verlassen: „Ich weiß nicht, was das Gelabere soll – mir geht es gut", meint er schließlich. „Wenn die WG-Mitbewohner mich beneiden, weil ich bei Frauen so gut ankomme, ist das ihre Sache. Ich jedenfalls habe Wichtigeres zu tun, als mir Jans Probleme anzuhören: Ich muss mein erstes Werk fertigstellen und zum Verlag bringen." – Und zu Jan gewandt ergänzt er: „Du wirst schon bald Gott danken, dass du mich kennst. In meinem Schatten kannst du auch deinen Teil beitragen, um den Menschen die Augen zu öffnen."

Nachdem Tim die Praxis verlassen hat, erklärt der Therapeut Jan, dass sein Freund wahrscheinlich eine manische Episode hat, und will wissen, ob er früher schon einmal „manisch" war oder evtl. auch depressive Phasen hatte. Jan S. berichtet, dass sein Freund sich noch nie so verhalten habe wie jetzt. Er sei Mädchen gegenüber eher schüchtern gewesen und weit davon entfernt, sich als besonders klug oder gar genial zu empfinden. Auch depressiv sei er nie gewesen – das entspreche nicht seinem Naturell.

Typische Symptome in der Fallgeschichte

▶ Die Fallgeschichte enthält viele Kriterien für eine manische Episode: Tim F.s Stimmung ist z. T. euphorisch („Mir geht es gut"), aber auch gereizt und wütend, wenn man ihm widerspricht. Er hat ein vermindertes Schlafbedürfnis, ist nachts ständig unterwegs, hat offensichtlich viele sexuelle Beziehungen und redet ohne Unterlass.
▶ Zusätzlich zu den oben aufgeführten Merkmalen leidet er auch unter einem Wahn: Er ist davon überzeugt, ein „begnadeter Philosoph der Neuzeit" zu sein, der mit seinen Schriften den Menschen „die Augen öffnen wird" (→ B1).
▶ Überdies hört er Stimmen in Du-Form, die ihm sagen, er werde mit seinen „bahnbrechenden Schriften die Welt verändern und ein neues Zeitalter einleiten" (→ B2).
▶ Nach Auskunft seines Freundes hatte Tim vorher noch nie eine manische oder depressive Phase.

Diagnose **Manische Episode mit psychotischen Symptomen (F30.2).**

Ergänzende Hinweise zur Fallgeschichte Auf die Frage, ob Tim früher schon einmal eine manische oder eine depressive Episode hatte, könnte Jan auch zwei andere mögliche Szenarien schildern:
1. Jan erzählt, dass sein Freund schon einmal eine manische Episode hatte, er ihn aber noch nie depressiv erlebt habe. Dann wäre die Diagnose „bipolare affektive Störung, gegenwärtig manische Episode mit psychotischen Symptomen, F31.1" (→ Merke-Kasten).
2. Jan berichtet, dass Tim in der Vergangenheit eine oder mehrere depressive Phasen durchgemacht habe, evtl. auch noch eine manische Phase. Auch in diesem Fall wäre die Diagnose nach ICD-10: „Bipolare affektive Störung, gegenwärtig manische Episode mit psychotischen Symptomen" (F31.1) – Ausführliche Hinweise zu den bipolaren affektiven Störungen finden sich in ➤ Kap. 8.5.

MERKE

Wenn jemand in seinem Leben zwei oder mehr manische oder hypomanische Episoden ohne dazwischen liegende depressive Phasen hatte, wird die Diagnose **bipolare Störung** gestellt. Man geht offensichtlich davon aus, dass die Betroffenen nahezu immer, auch ohne es zu bemerken, leichte depressive Phasen hatten.

8.2.4 Wichtig zu wissen

Prävalenz

Die Manie kommt meist im Zusammenhang mit einer bipolaren Störung vor (➤ Kap. 8.5); eine isoliert auftretende manische Episode ist sehr selten. Da man bei der Erstmanifestation einer Manie allerdings noch nicht sagen kann, ob die Betroffenen in der Folge eine depressive oder manische Phase haben werden, findet sich in der ICD-10 der Hinweis: *„Die Diagnosekriterien dürfen nur für eine einzelne Episode verwendet werden."* Hypomanische oder manische Episoden bei Personen, die früher eine oder mehrere affektive Episoden hatten (depressive, hypomanische, manische oder gemischte Episode), sind unter bipolarer affektiver Störung zu klassifizieren. Schätzungsweise entwickelt sich bei bis zu 3 % der Bevölkerung einmal im Leben eine isoliert auftretende Manie oder Hypomanie.

8

Ätiologie

Man geht heute davon aus, dass eine manische Episode u. a. durch eine gestörte Reizweiterleitung im Gehirn verursacht wird. Für diese Störung im Hirnstoffwechsel gibt es eine genetische Disposition, die eine manische oder bipolare Störung auslösen kann, wenn weitere Faktoren – z. B. eine schwierige Kindheit oder belastende Lebensereignisse im späteren Leben – hinzukommen.

Differenzialdiagnose

Manieähnliche (maniforme) Symptome können auch bei einem Drogenrausch auftreten, z. B. bei Missbrauch von Kokain, Crack oder Amphetaminen (Speed, Ecstasy, Ritalin, Crystal Meth). Auch eine organische psychische Störung – vor allem im Bereich des Frontalhirns (Frontal- oder Stirnhirnsyndrom) – sollte ursächlich ausgeschlossen werden. Bei einer akuten Manie mit psychotischen Symptomen (Wahn, Stimmenhören) kann es überdies zu Verwechslungen mit einer paranoiden Schizophrenie kommen, insbesondere wenn die Erregung nach der Gabe von Medikamenten abnimmt, Wahn und Halluzinationen jedoch erhalten bleiben.

Therapie

In der Akutphase der Manie werden meist atypische Antipsychotika (früher: Neuroleptika) und Tranquilizer eingesetzt, zur Rezidivprophylaxe Lithiumsalze oder Valproinsäure. Detaillierte Hinweise zur Therapie manischer Episoden finden sich in ➤ Kap. 8.5.4.

8.3 Depressive Episode

8.3.1 Allgemeines zur Bezeichnung „Depression"

Beim Krankheitsbild der Depression handelt es sich um eine Störung der Stimmung, welche die Menschen bereits seit Jahrtausenden begleitet. Erste Beschreibungen der Depression findet man bereits bei Hippokrates (4. Jt. v. Chr.) in seinem Konzept der „Viersäftelehre", in dem er viele heute bekannte Symptome der Depression auf einen Überschuss an schwarzer Galle zurückführt und dieses Krankheitsbild als Melancholie bezeichnet (griech. *melas:* „schwarz" und *cholé:* „Galle").

In moderner Zeit taucht das Wort „Depression" bzw. „depressiv" im Zusammenhang mit vielen psychischen Störungen auf, z. B. bei Anpassungsstörungen, Borderline-PS, PTBS, Essstörungen, Alkoholfolgestörungen, Entzugssymptomen von Drogen und der mindestens 14 Tage andauernden depressiven Episode, die im DSM-5 als „Major Depression" bezeichnet wird.

Die in der ICD-10 unter F3 aufgeführte depressive Episode unterscheidet sich von den vielen anderen Depressionen durch die Mindestdauer von 2 Wochen, die Schwere der Symptomatik, eine genetische Disposition, evtl. auch durch einen Wechsel zwischen manischen und depressiven Gefühlszuständen.

8.3.2 Wie wird eine depressive Episode diagnostiziert?

Anders als bei der Manie unterscheidet man bei der Diagnose einer depressiven Episode zwischen drei Haupt- oder Kernsymptomen und vielen Zusatzsymptomen. Die Anzahl der vorhandenen Kern- und Zusatzsymptome ist ein wichtiges Diagnosekriterium, um den Schweregrad der depressiven Episode („leicht" – mittelgradig" – „schwer") festzustellen.

Überdies unterscheidet die ICD-10 zwischen einer einzelnen depressiven Episode und sich wiederholenden depressiven Phasen, die als „rezidivierende depressive Störung" zu diagnostizieren sind. Zunächst jedoch die Diagnosekriterien für eine einzeln auftretende depressive Episode.

8.3.3 Diagnosekriterien nach ICD-10

A.1. Erkrankungsdauer: mindestens 2 Wochen.
A.2. In der Vorgeschichte finden sich keine Symptome einer manischen oder hypomanischen Phase, die auf eine bipolare Störung hinweisen würden.
B. Hauptsymptome (Merkhilfe: **A-I-DS**):

1. **Antrieb:** verminderter Antrieb; gesteigerte Ermüdbarkeit
2. **Interesse:** kein Interesse an Aktivitäten, die bisher wichtig waren; keine Freude an Dingen, die normalerweise Freude bereiten; Verlust der Fühlfähigkeit („Gefühl der Gefühllosigkeit")
3. **Depressive Stimmung:** traurige, pessimistische Grundstimmung, die durch äußere Umstände nicht beeinflussbar ist. Gefühl der Verzweiflung und Hoffnungslosigkeit

MERKE
Merkhilfe für die drei Kernsymptome einer depressiven Episode: A-I-DS
- **A**ntriebsstörung
- **I**nteressenverlust
- **D**epressive **S**timmung

C. Zusatzsymptome:

1. Verlust des Selbstvertrauens oder Selbstwertgefühls
2. Ausgeprägte Schuldgefühle, unbegründete Selbstvorwürfe
3. Schlafstörungen jeder Art
4. Probleme mit Konzentration und Merkfähigkeit
5. Eingeschränkte Fähigkeit, Entscheidungen zu treffen
6. Appetitverlust oder gesteigerter Appetit mit entsprechender Gewichtsveränderung
7. Psychomotorische Hemmung oder psychomotorische Agitiertheit
8. Wiederkehrende Gedanken an den Tod oder an Suizid
9. Libidoverlust

Einen Überblick über die Haupt- und Zusatzsymptome gibt ➤ Abb. 8.4.

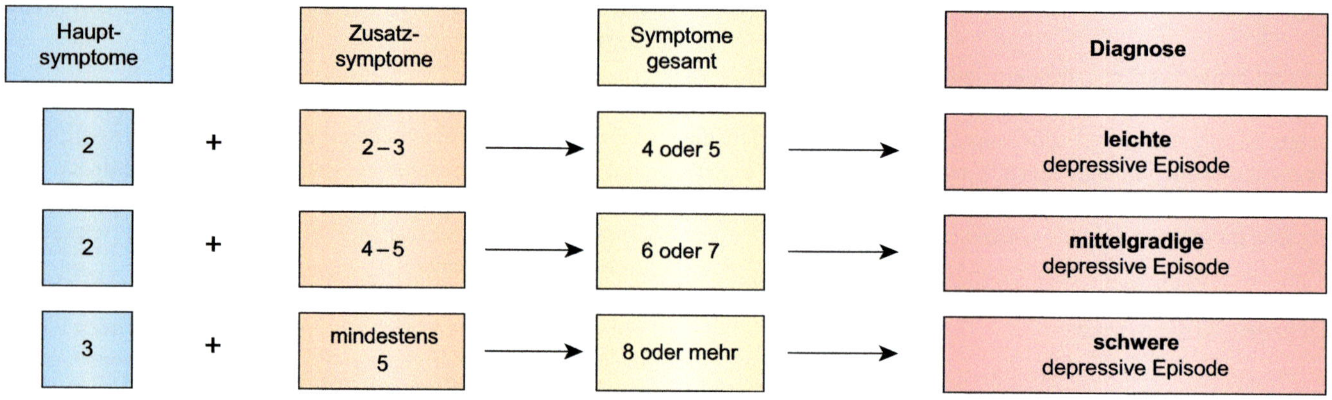

Abb. 8.4 Haupt- und Zusatzsymptome einer depressiven Episode: Überblick [L143]

8.3.4 Fallbeispiele

Müde und ohne Lebensfreude

Teil A

Die 26-jährige Krankenschwester Anna K. kommt mit ihrem langjährigen Freund in die Praxis, weil die Beziehung zu zerbrechen droht. Ihr Freund berichtet, Anna habe sich seit dem Tod ihrer Mutter vor 3 Monaten sehr verändert: Sie habe keine Freude mehr am sexuellen Zusammensein, auch kein Interesse mehr, sich mit Freunden zu treffen oder gemeinsam zu kochen. „Irgendwie hat sie ihre Lebensfreude und ihre Lebenskraft verloren. Auch durch Unternehmungen, die ihr früher Spaß gemacht haben, hat sich ihr Zustand nicht verändert: Kinobesuch, Shoppen, Wandern … sogar eine Kurzreise nach Paris habe ich organisiert. Besonders belastend für mich ist, dass sie simple Alltagsentscheidungen plötzlich alle mir überlässt."

Im Gespräch ohne den Freund gibt die Klientin beschämt zu, dass es Tage gibt, an denen sie sich am Morgen weder wäscht noch sich die Zähne putzt. „Ich habe oft Kopf- und Rückenschmerzen, deshalb kann ich nachts kaum schlafen, wache um 4:00 Uhr mit Atemnot auf und fühle mich beim Aufstehen dann völlig kraftlos. Tagsüber habe ich immer wieder unerklärliche Schwindelanfälle, bin unfähig, etwas zu essen, und melde mich in der Klinik krank. Und wenn ich mich mal zwinge, zur Arbeit zu gehen, bin ich unkonzentriert und vergesse wichtige Arbeitsaufträge. Die Klinikleitung hat mir inzwischen mit Entlassung gedroht – die denken bestimmt, ich bin eine schlechte Krankenschwester, die ihre Patienten vernachlässigt."

Ergänzend fügt Anna K. zu, dass sie in Bezug auf ihren Freund große Schuldgefühle hat. „Er bemüht sich so um mich, aber meine Gefühle für ihn sind wie tot. Ich habe ihn doch so geliebt! Im Moment habe ich keine Hoffnung mehr, dass alles wieder gut wird. In meiner Verzweiflung denke ich dann, wie es wäre, tot zu sein. Dann hätte dieser schlimme Zustand endlich ein Ende."

Teil B: Variante 1

Auf Nachfragen erklärt sie dem Therapeuten, sie könne sich nicht erinnern, jemals eine länger andauernde Depression gehabt zu haben. „Liebeskummer als Teenager, kurzzeitige Verstimmungen nach einem Streit oder vor der ‚Mens' – das hat ja jeder mal gehabt. Aber länger andauernde depressive Zustände – das kenne ich an mir nicht."

Teil B: Variante 2

Auf Nachfragen gesteht sie dem Therapeuten, dass sie sich schon einmal mehrere Wochen lang ähnlich gefühlt habe, „nicht ganz so schlimm wie jetzt, aber doch so, dass ich mich noch gut daran erinnern kann. Das war vor der Zeit mit meinem Freund, mit 15: Da haben meine Eltern sich scheiden lassen."

Typische Symptome in der Fallgeschichte

Teil A

- Anna K. hat keine Freude mehr an Dingen, die ihr bisher Freude bereitet haben: Sie will nicht mehr kuscheln, hat kein Interesse mehr, sich mit Freunden zu treffen oder gemeinsam zu kochen. Der Freund meint, sie habe ihre Lebensfreude verloren (→ B2).
- Sie leidet an Antriebs- und Kraftlosigkeit: Sie vernachlässigt die Morgentoilette, kommt nicht aus dem Bett und ist unfähig, zur Arbeit zu gehen (→ B1).
- Ihre Stimmung ist von Verzweiflung und Hoffnungslosigkeit geprägt. Das lang anhaltende Stimmungstief ist nicht durch äußere Umstände (Kinobesuch, Shoppen, Wandern, Kurzreise nach Paris) veränderbar (→ B3).
- Anna K. leidet an einem massiven Verlust des Selbstwertgefühls („Ich bin eine schlechte Krankenschwester, die ihre Patienten vernachlässigt", → C1).
- Sie hat große Schuldgefühle, weil sie gegenüber ihrem Freund keine Gefühle mehr hat (→ C2).
- Sie hat Schlafstörungen („Ich kann nachts kaum schlafen", → C3).
- Sie hat Probleme, sich bei der Arbeit zu konzentrieren. Auch ihr Gedächtnis ist beeinträchtigt („Ich bin unkonzentriert und vergesse wichtige Arbeitsaufträge", → C4).
- Überdies hat sie Probleme, Entscheidungen zu treffen: Alltagsentscheidungen überlässt sie ihrem Freund (→ C5).

► Sie leidet an Appetitverlust („unfähig zu essen"), möglicherweise hat sie an Gewicht verloren, was aus der Beschreibung aber nicht zu ersehen ist (→ C6).
► Sie hat keine Freude mehr am Kuscheln/sexuellem Zusammensein (Libidoverlust → C9).
► Sie hat wiederkehrende Gedanken an den Tod (→ C8).
► Anna K. weist überdies körperliche Begleitsymptome auf, die bei Depressionen häufig vorkommen: Sie leidet an Kopf- und Rückenschmerzen, hat tagsüber des Öfteren Schwindelanfälle, wacht nachts mit Atemnot auf (➤ Abb. 8.5).

Vorläufige Diagnose Bei Anna K. finden sich alle drei Kernsymptome einer depressiven Episode, dazu kommen mindestens sieben Zusatzsymptome. Überdies sind ihre beruflichen Aktivitäten durch die Erkrankung stark beeinträchtigt. Anna K. hat also eine **schwere depressive Episode.** Ob es sich hierbei um eine einzige depressive Phase handelt oder um sich wiederholende depressive Episoden, ist durch Nachfragen zu klären (→ Teil B der Fallgeschichte).

Teil B: Variante 1
► Die Klientin versichert glaubhaft, dass sie noch nie in ihrem Leben eine depressive Episode hatte.

Genaue Diagnose nach ICD-10 **Schwere depressive Episode ohne psychotische Symptome (F32.2).**

Teil B: Variante 2
► Anna K. hatte vor 12 Jahren schon einmal eine – wahrscheinlich mittelgradige – depressive Episode. Eine einzige (evtl. auch lange zurückliegende) depressive Episode in der Vorgeschichte genügt, um die Diagnose „rezidivierende depressive Störung" zu stellen. Gemäß ICD-10 kann die erste Episode *„in jedem Alter zwischen Kindheit und Senium auftreten"* (hier mit 15).

Jetzt geänderte Diagnose **Rezidivierende depressive Störung, gegenwärtig schwere Episode ohne psychotische Symptome (F33.2).**

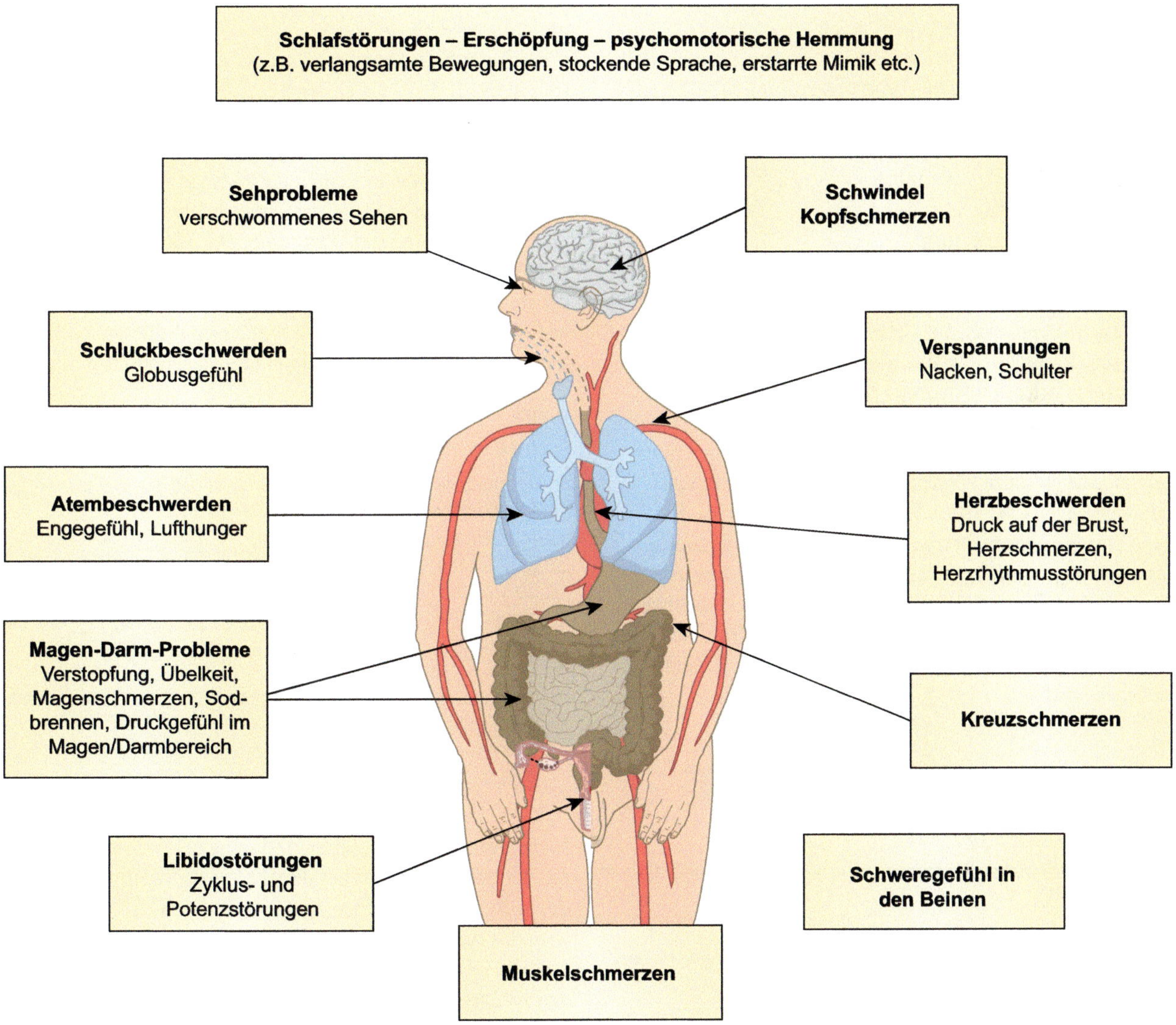

Abb. 8.5 Körperliche Begleitsymptome einer depressiven Episode [L138]

8.3.5 Körperliche Begleitsymptome

Bei Depressionen finden sich häufig körperliche Begleitsymptome, die in der Literatur auch als Vitalstörungen bezeichnet werden. Wegen dieser auf den ersten Blick nur körperlichen Symptome suchen viele Betroffene zunächst den Hausarzt auf, der meist keine organische Ursache feststellen kann. In manchen Fällen stehen die körperlichen Symptome so im Vordergrund, dass die dahinter verborgene Depression erst spät erkannt wird. Eine Fallgeschichte für diese „larvierte/somatisierte Depression“ findet sich in ➤ Kap. 8.4.2. Die wichtigsten körperlichen Begleitsymptome einer Depression sind in ➤ Abb. 8.5 zusammengefasst.

8.3.6 Verlaufsformen

- Eine depressive Episode kann nur wenige Wochen oder aber mehrere Monate andauern. Manche Betroffenen haben in ihrem Leben eine einzige depressive Episode und erkranken anschließend nie wieder (➤ Abb. 8.6). Ein Fallbeispiel hierfür ist die Geschichte „Müde und ohne Lebensfreude“ (Variante 1).
- In etwa 80 % der Fälle einer zunächst einmaligen depressiven Episode kommt es im Laufe des Lebens allerdings zu weiteren Phasen einer Depression. Die Diagnose nach ICD-10 lautet dann: rezidivierende depressive Störung, gegenwärtig leichte/mittelgradige/schwere Episode (➤ Abb. 8.7). Ein Fallbeispiel für eine rezidivierende depressive Störung ist Variante 2 der Geschichte „Müde und ohne Lebensfreude“.
- Bei schätzungsweise 15–20 % der Patienten mit einer rezidivierenden depressiven Störung entwickelt sich im Laufe des Lebens eine chronische Depression, die 2 Jahre und länger anhalten kann (➤ Abb. 8.8). Klinische Untersuchungen lassen überdies den Schluss zu, dass sich mit wachsender Häufigkeit der depressiven Episoden die symptomfreien Zwischenzeiten (Intervalle) verkürzen. Dabei steigt mit zunehmendem Alter nicht nur das Wiedererkrankungsrisiko, die Episoden können auch an Schwere zunehmen.
- In manchen Fällen (➤ Abb. 8.9) folgt auf eine einzelne depressive Episode oder mehrere Phasen einer rezidivierenden Depression eine manische oder hypomanische Episode, im weiteren Verlauf dann ein Wechsel zwischen beiden Störungen. In diesem Falle zählt die depressive Episode zum Krankheitsbild einer „affektiven bipolaren Störung“, die in ➤ Kap. 8.5 näher beschrieben wird.

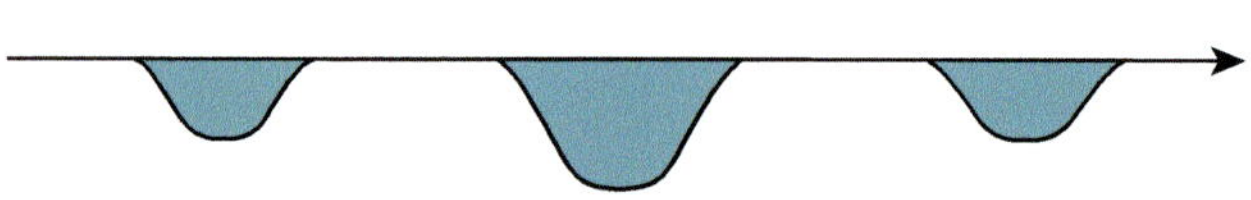

Abb. 8.7 Rezidivierende depressive Störung (unipolar): Mindestdauer 2 Wochen [L143]

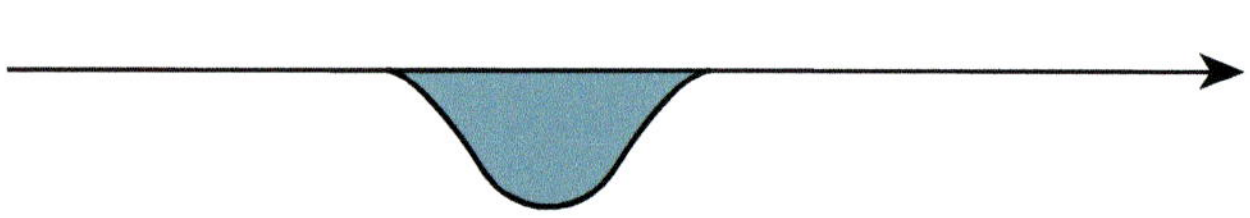

Abb. 8.6 Einzelne depressive Episode: Mindestdauer 2 Wochen [L143]

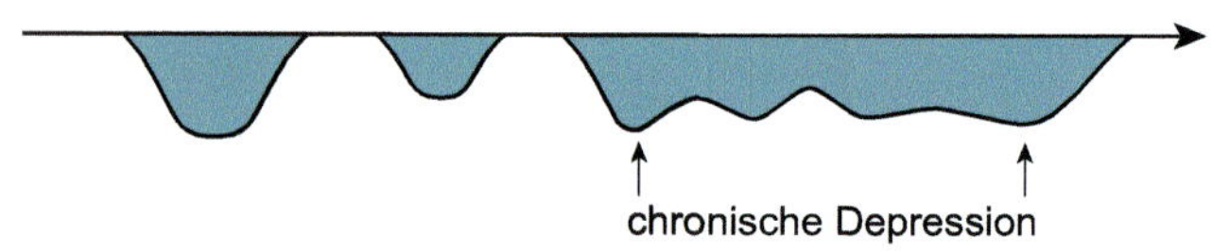

Abb. 8.8 Depressive Episode (chronisch) im Anschluss an eine rezidivierende depressive Störung [L143]

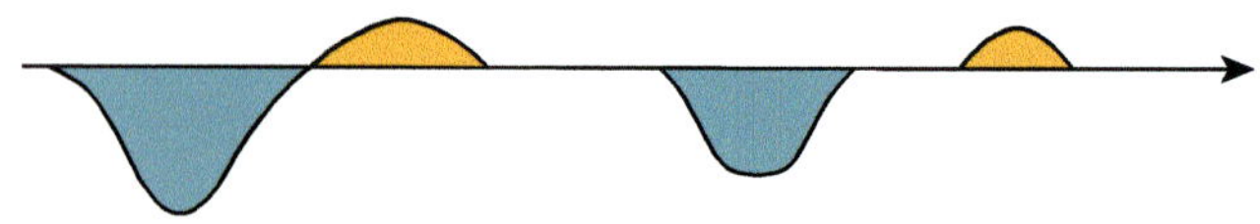

Abb. 8.9 Depressive Episode im Rahmen einer affektiven bipolaren Störung [L143]

8.3.7 Zusatzkodierungen

Somatisches Syndrom

In obiger Fallgeschichte finden sich viele körperliche (somatische) Symptome, die bei einer depressiven Episode oft begleitend auftreten und die Vitalität der Betroffenen erheblich einschränken. Einige davon finden sich in der ICD-10 unter der Bezeichnung „somatisches Syndrom“ (➤ Box 8.1). Es handelt sich hierbei um Symptome, die in der alten psychiatrischen Klassifikation für die Diagnose einer „endogenen Depression“ oder „Melancholie“ eine wichtige Rolle spielten. In der ICD-10 heißt es hierzu: *„Einige depressive Symptome haben eine allgemein anerkannte klinische Bedeutung und werden hier ‚somatisch‘ genannt“* (S. 134). Die Bezeichnung „somatisch“ ist etwas irreführend, denn nur sechs der aufgeführten acht Symptome sind wirklich körperlich (= somatisch) bedingt. Im DSM-5 findet sich stattdessen die besser nachvollziehbare Bezeichnung „Major Depression mit melancholischen Merkmalen“.

BOX 8.1

Somatisches Syndrom

Mindestens **vier** der folgenden acht Merkmale müssen nachweisbar sein:

1. Morgendliches Früherwachen
2. Morgentief
3. Deutlicher Appetitverlust
4. Gewichtsverlust (mehr als 5 % im vergangenen Monat)
5. Starke psychomotorische Hemmung oder starke psychomotorische Agitiertheit
6. Deutlicher Libidoverlust
7. Interessenverlust oder Verlust der Freude an normalerweise angenehmen Aktivitäten
8. Mangelnde Fähigkeit, auf eine freundliche Umgebung oder freudige Ereignisse emotional zu reagieren (früher: „Gefühl der Gefühllosigkeit“)

In der Fallgeschichte „Müde und ohne Lebensfreude“ finden sich – mit Ausnahme der psychomotorischen Agitiertheit – alle Merkmale des somatischen Syndroms. Bei schweren depressiven Episoden wird das Vorliegen des somatischen Syndroms allerdings nicht extra kodiert, *„da angenommen wird, dass schwere depressive Episoden in den meisten Fällen mit einem somatischen Syndrom einhergehen.“* Bei einer leichten oder mittelgradigen Depression allerdings sollte das Vorhandensein eines somatischen Syndroms mit einer fünften Stelle verschlüsselt werden.

Psychotische Symptome

Bei schweren Depressionen können zusätzlich zu den im Merke-Kasten aufgelisteten Merkmalen auch psychotische Symptome auftreten. Dazu zählen:

1. **Depressiver Wahn:** Wahnideen, die – anders als bei der Schizophrenie – nicht „bizarr oder kulturell unangemessen" sind. Der Wahn kann synthym oder parathym sein. Ein synthymer Wahn wäre z. B. ein Schuld- oder Versündigungswahn, Wahn von körperlicher Krankheit (hypochondrischer Wahn), Wahn von Wertlosigkeit, Verarmungswahn, Wahn von drohenden Katastrophen, für die man die Schuld trägt. Ein parathymer Wahn bei einer Depression wäre z. B. ein Verfolgungs- oder Beziehungswahn.
2. **Halluzinationen:** Häufig finden sich **akustische Halluzinationen** in Du-Form oder als befehlende Stimmen. Im Gegensatz zur Schizophrenie gibt es keine dialogischen oder kommentierenden Stimmen, auch keine Stimmen in der 3. Person. Vereinzelt haben die Betroffenen auch **Geruchshalluzinationen,** z. B. Geruch nach Fäulnis und Verwesung.
3. **Depressiver Stupor** (lat. *stupor:* „Erstarrung"): Die Betroffenen sind so stark antriebsgehemmt, dass sie in einen Zustand der Erstarrung geraten, nicht mehr sprechen können (Mutismus) und nicht fähig sind, zu essen oder zu trinken. In schweren Fällen müssen die Patienten dann künstlich ernährt werden.

Die folgende Fallgeschichte ist ein Beispiel für eine schwere depressive Episode mit synthymem Wahn (früher: wahnhafte Depression).

Fallbeispiel

„Mein Magen verdaut sich selbst"

Jörg W. (56) wird von seiner Frau in die Notaufnahme gebracht, weil er seit 3 Tagen Essen und Trinken verweigert und in den letzten 6 Wochen mehr als 10 kg abgenommen hat. Der Mann wirkt ungepflegt, spricht leise und zögerlich und erklärt sein Verhalten damit, dass sein Magen-Darm-Trakt sich selbst verdaue; jede zugeführte feste Nahrung beschleunige den Fäulnisprozess. Seit 2 Wochen nimmt er nur noch flüssige Nahrung zu sich, die seine Frau speziell für ihn zubereitet. „Aber seit 3 Tagen möchte er mich glauben machen, dass nun auch seine Harnwege betroffen seien. Um den Zerfallsprozess zu stoppen, dürfe er nichts mehr trinken."

Auf weitere Symptome angesprochen, berichtet die Frau, Jörg W. leide seit einigen Wochen an Ruhelosigkeit, Reizbarkeit und kurzzeitigen Panikattacken, vor allem nachts oder am Morgen beim Aufwachen. Der Grund dafür seien massive Zukunftsängste: „Was wird, wenn es so weitergeht und ich sterbe?", habe er mehrmals geäußert. „Dann steht ihr alle vor dem Ruin."

Die Frau ergänzt, ihr Mann habe kein Interesse mehr, mit dem Hund spazieren zu gehen oder mit ihr eine Fahrradtour zu unternehmen. „Früher hat er das gern gemacht, jetzt macht ihm nichts mehr Freude." Überdies schlafe er schlecht, wache schon gegen 4:00 Uhr morgens neben ihr „rappelig" auf, sei nach dem Aufstehen völlig erschöpft und deshalb nicht in der Lage, zur Arbeit zu gehen.

Auf Nachfragen ergänzt Jörg W., er leide sehr darunter, nichts mehr zu fühlen. Die Liebe zu seinen Kindern, seiner Frau, seinem Hund sei mehr und mehr verschwunden. Er fühle sich emotional wie tot. „Selbst wenn meine Frau sich nachts an mich kuschelt oder mich streichelt, drehe ich mich um: Ich will sie doch nicht mit meiner Krankheit anstecken."

Typische Symptome in der Fallgeschichte

▶ Jörg W. hat mehr als sieben depressive Symptome, damit ist eine schwere depressive Episode zu diagnostizieren.
▶ Er hat überdies Ängste, die sich bis zu Panikattacken steigern können. Obwohl depressive Episoden sehr oft von Ängsten verschiedenster Art begleitet sind, fehlt das Symptom in den ICD-10-Diagnosekriterien. Im DSM-5 hingegen gibt es die Zusatzkodierung „Depressive Episode mit Angst" (S. 248). Dort werden Angstsymptome beschrieben, die in dieser Fallgeschichte auftauchen: Anspannung, Überreiztheit, Ruhelosigkeit und Zukunftsängste (*„Befürchtung, dass etwas Furchtbares passieren könnte"*, DSM-5, S. 248).
▶ Er leidet überdies an der wahnhaften Idee, sein Magen und sein Darm würden sich selbst verdauen und seine Harnwege sich auflösen. Zudem ist er davon überzeugt, dass er andere (z. B. seine Frau) anstecken könnte.

Diagnose **Schwere depressive Episode mit psychotischen Symptomen (hier: hypochondrischer Wahn) (F32.3).**

Einen Überblick über die Diagnosekriterien einer depressiven Episode gibt ➤ Abb. 8.10.

8.3.8 Wichtig zu wissen

Prävalenz und Prognose

Depressive Störungen zählen weltweit zu den häufigsten psychischen Erkrankungen. Trotz unterschiedlicher Zahlenangaben geht man heute von einer Lebenszeitprävalenz von etwa 15 % aus. Frauen sind mehr als doppelt so häufig betroffen wie Männer. Eine depressive Episode kann in jeder Lebensphase – auch schon in der Kindheit – auftreten. Am häufigsten wird die Störung zwischen dem 18. und 25. Lj. diagnostiziert.

8

Ätiologie

Das Vulnerabilitäts-Stress-Modell

Nach heutigem Wissensstand liegt bei Menschen, die immer wieder an depressiven (oder auch manisch-depressiven) Episoden erkranken, eine Störung des Hirnstoffwechsels vor. Hierbei geht es vor allem um Botenstoffe wie **Serotonin, Noradrenalin** und **Dopamin.** Vererbt wird allerdings nicht die Erkrankung selbst, sondern die Tendenz, in belastenden Lebenssituationen mit einer Störung der Reizweiterleitung im Gehirn zu reagieren. Diese „Tendenz" wird als **genetische Disposition** oder auch als genetisch bedingte Vulnerabilität (Verletzbarkeit) bezeichnet; sie kann von Mensch zu Mensch unterschiedlich stark ausgeprägt sein. Zu dieser von Geburt an vorhandenen **Vulnerabilität** kommen (➤ Abb. 8.11) evtl. belastende Lebensereignisse hinzu, z. B. eine schwierige Kindheit, traumatische Life Events und aktuelle Belastungssituationen, die schließlich das Fass zum Überlaufen bringen oder – wie in ➤ Abb. 8.12 symbolhaft

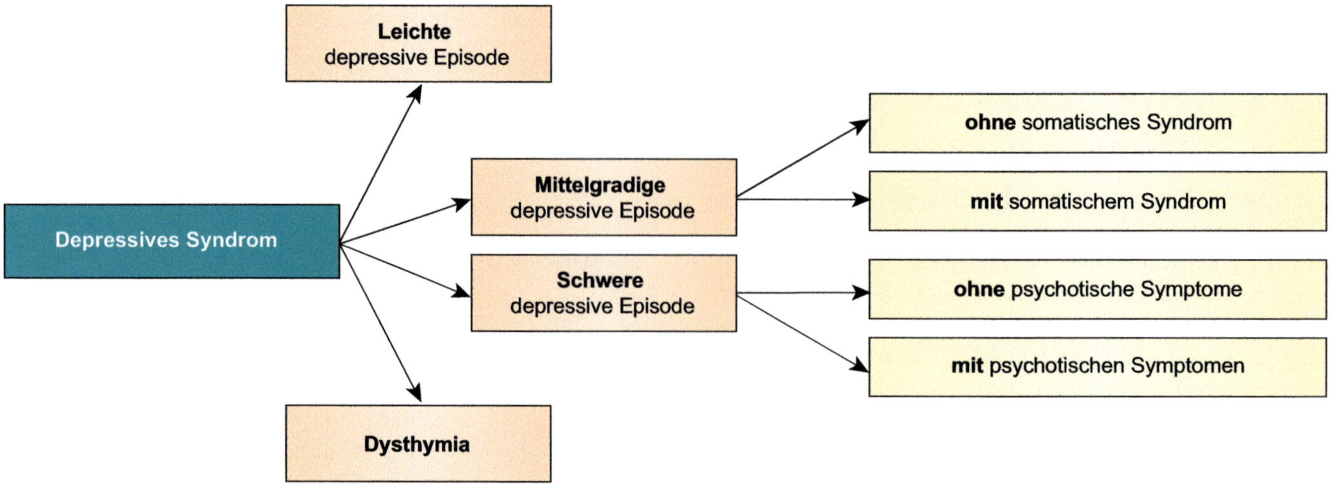

Abb. 8.10 Diagnosekriterien einer depressiven Episode [L143]

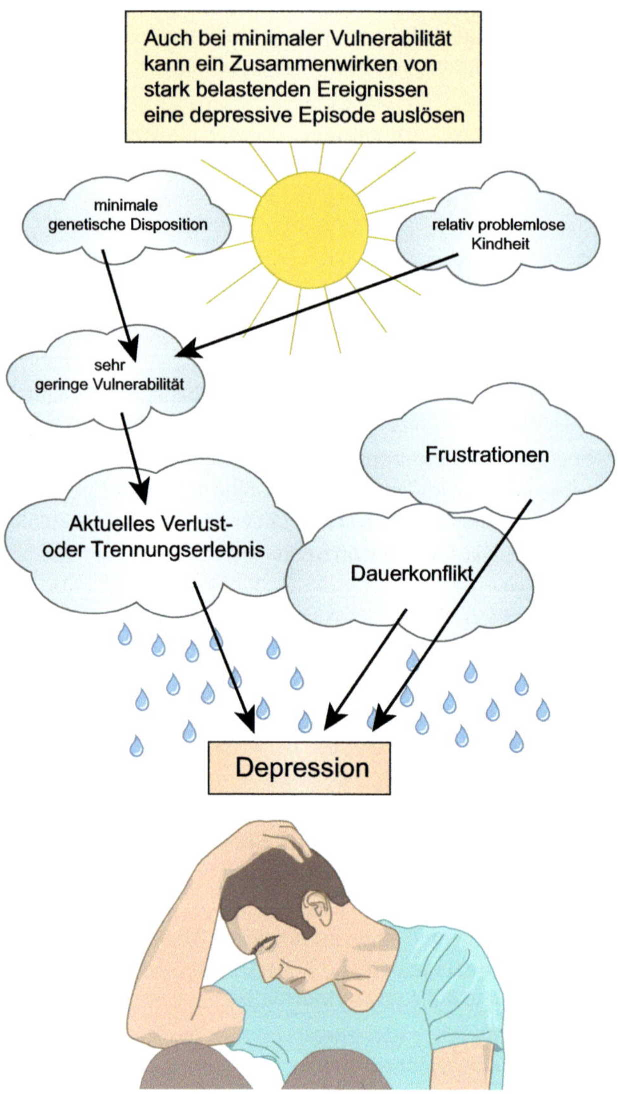

Abb. 8.11 Vulnerabilitäts-Stress-Modell [L138] bei geringer Vulnerabilität

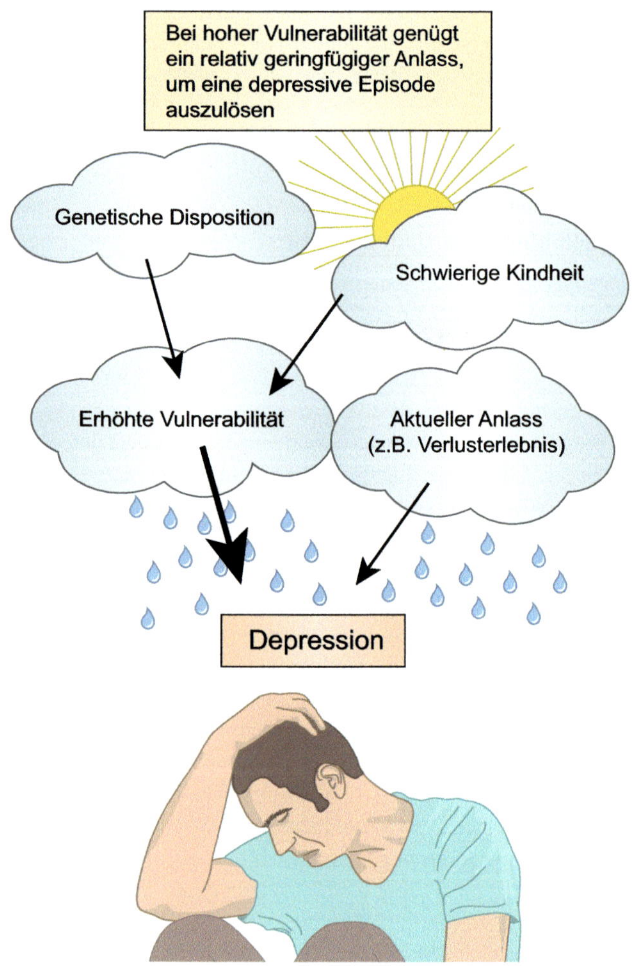

Abb. 8.12 Vulnerabilitäts-Stress-Modell bei erhöhter Vulnerabilität [L138]

dargestellt – sich zu einer riesigen dunklen Wolke verbinden, die bei der betroffenen Person eine schwere depressive Episode auslösen.

Depression und Epigenetik

Das Vulnerabilitäts-Stress-Modell kann allerdings die Auftretenswahrscheinlichkeit von depressiven Episoden nur z. T. erklären. In der neueren Fachliteratur (z. B. Holsboer 2009) finden sich wiederholt Hinweise darauf, dass Menschen ohne genetische Disposition und ohne Auffälligkeiten in der Kindheit oder Adoleszenz infolge von extrem belastenden oder traumatischen Ereignissen erstmalig eine schwere depressive Episode haben, die dazu führt, dass die Betroffenen in der Folge weitere depressive Episoden (evtl. im Wechsel mit manischen Phasen) entwickeln. Experimente an „depressiven Ratten" lassen überdies den Schluss zu, dass die „neu geprägte" Anfälligkeit für Depressionen an die Nachkommen vererbt wird. Wie ist dies zu erklären?

Sämtliche Zellen eines Organismus haben zwar dieselben Gene, doch sind in der Leber, im Herz, in der Lunge, im Verdauungstrakt, aber auch in den unterschiedlichen Hirnarealen ganz bestimmte Gene aktiv, während andere „stumm geschaltet" sind. Ähnliches gilt für die Verursachung depressiver Störungen: Bei Menschen ohne genetische Disposition ist das „Depressions-Gen" abgeschaltet, kann aber durch traumatische Ereignisse „aufgeschlossen" werden. Ab diesem Zeitpunkt bleibt das Gen aktiv, die Betroffenen haben dann eine erhöhte Vulnerabilität für Depressionen und Angststörungen. Besonders gravierend sind solche Prägungen in der frühkindlichen Entwicklung. So hat Prof. Florian Holsboer in einem Interview der Neuen Osnabrücker Zeitung vom 30.10.2009 deutlich gemacht, dass *„Kleinkinder, die schweren körperlichen Bestrafungen, Missbrauch, aber auch emotionaler Vernachlässigung ausgesetzt waren, ein größeres Erkrankungsrisiko für Depression besitzen"*. In diesen Fällen wie auch in Fällen späterer Traumatisierungen lassen sich lebenslang epigenetische Veränderungen feststellen, die für eine vermehrte Anfälligkeit für Depressionen verantwortlich sind.

MERKE

Das Wort „Epigenetik" setzt sich zusammen aus „Genetik" und „Epigenese":
- **Epigenese** (griech., „nachträgliche Entstehung") bezeichnet in der Biologie die schon von Aristoteles vertretene Ansicht, dass sich bei der Entwicklung eines Organismus neue Strukturen ausbilden, die nicht bereits im Ei oder Samen vorgebildet waren.
- **Epigenetik** bedeutet wörtlich so viel wie „nachträgliche Entstehung genetischer Veränderungen".

Komorbidität

Viele Menschen mit Depressionen leiden begleitend an anderen psychischen Erkrankungen, besonders häufig an Angststörungen, Phobien und Missbrauch von Alkohol oder Beruhigungsmitteln, wobei oft nicht feststellbar ist, ob die Depression eine Folge des Alkoholismus/der Tablettensucht ist oder der Alkohol/die Tabletten der Selbstmedikation bei depressiven Zuständen dienen. Auch im Zusammenhang mit dem Konsum von illegalen Drogen können bei Entzug oder lang anhaltendem Missbrauch (z. B. von Marihuana) Depressionen auftreten. Häufig finden sich depressive Episoden auch bei Essstörungen (Anorexia nervosa, Bulimie, Binge-Eating-Störung) und bei der PTBS. In etwa 10 % der Fälle finden sich zusätzlich Persönlichkeitsstörungen (z. B. Borderline-PS, abhängige und histrionische PS).

Differenzialdiagnose

- **Anpassungsstörung:** Ein belastendes Lebensereignis kann sowohl eine Anpassungsstörung als auch eine depressive Episode zur Folge haben. Bei einer Anpassungsstörung werden die Kriterien für eine depressive Episode nicht voll erfüllt. Überdies durchlaufen Menschen mit einer Anpassungsstörung bis zum Zeitpunkt der Neuorientierung verschiedene Phasen, in deren Verlauf die Symptome sich – ähnlich wie bei einer Trauerreaktion – langsam von selbst zurückbilden (➤ Kap. 3.3).
- **Psychotrope Substanzen:** Als Folge des Missbrauchs von Alkohol, Benzodiazepinen oder illegalen Drogen treten häufig Depressionen auf. Insbesondere bei Alkoholabhängigkeit ist zu klären, ob die Depression schon vor dem Alkoholmissbrauch bestanden hat: Dann haben die Betroffenen irgendwann zur „Flasche" gegriffen, um die depressiven Symptome zu lindern. Alkoholmissbrauch/-abhängigkeit ist aber auch ursächlich an der Entstehung von Depressionen beteiligt. Die Diagnose gemäß ICD-10 lautet dann: „Depressive Episode, verursacht durch schädlichen Gebrauch von Alkohol" (F10.1).
- **Pharmakogene Depression:** Viele Medikamente können als Nebenwirkung Depressionen auslösen: Dazu zählt z. B. die Antibabypille, aber auch Mittel gegen Asthma, Rheuma, Bluthochdruck, bestimmte Schmerzmittel, Betablocker etc. können Depressionen verursachen.
- **Organische Depression:** Differenzialdiagnostisch auszuschließen ist auch eine „organische depressive Störung" (F06.32), die z. B. durch ein Schädel-Hirn-Trauma, einen Hirntumor, einen Schlaganfall („post-stroke depression") oder einen Nebennierentumor (mit der Folge einer erhöhten Kortisolausschüttung) verursacht sein kann. Auch eine Depression als Folge einer langwierigen Infektionskrankheit (z. B. Grippe), einer MS, Parkinson-Erkrankung oder Hypothyreose (s. u.) sollte durch intensives Nachfragen ausgeschlossen werden.
- **Hypothyreose:** Bei einer Schilddrüsenunterfunktion haben die Betroffenen viele Symptome, die eine depressive Episode vortäuschen. Bei Verdacht auf eine Hypothyreose ist deshalb gezielt nach Symptomen wie Frieren, trockenes Haar, schuppige Haut, Gewichtszunahme, langer Schlaf etc. zu fragen und im Zweifelsfall eine Untersuchung beim Endokrinologen oder Internisten zu veranlassen.
- **Pseudodemenz:** Bei älteren Menschen könnte man die Konzentrations- und Gedächtnisprobleme, die durch eine depressive Episode verursacht werden, mit den kognitiven Defiziten einer Demenz verwechseln. Um eine demenzielle Erkrankung auszuschließen, ist es wichtig, nach Auslösesituationen und der Dauer der Symptomatik zu fragen (bei einer Demenz mindestens 6 Monate) und zu klären, ob eine für eine Demenz typische Orientierungsstörung vorliegt.

Antidepressive Therapie

Eine depressive Episode wird in der Mehrzahl der Fälle mit **Antidepressiva** behandelt. Sie helfen, die Konzentration der Botenstoffe

Serotonin und Noradrenalin zu erhöhen und auf diese Weise Antrieb, Stimmung, geistiges Reaktionsvermögen und Willensentscheidungen zu normalisieren. Neben den seit Längerem auf dem Markt befindlichen **trizyklischen (klassischen) Antidepressiva** (TZA) werden heute häufig neuere Antidepressiva wie **selektive Serotonin-Wiederaufnahmehemmer** (SSRIs) oder **selektive Noradrenalin-Wiederaufnahmehemmer** (SNRIs) eingesetzt.

Wie kann man sich die Wirkung von Antidepressiva erklären?

In unserem Gehirn gibt es verschiedene Schaltkreise, die unterschiedlichste Aufgaben wahrnehmen und durch Ausschüttung bestimmter Botenstoffe ein- und ausgeschaltet werden. Für eine Regulation von Stimmung, Antrieb, Konzentration und emotionaler Beteiligung sind u. a. die Schaltkreise für Serotonin und Noradrenalin zuständig, die eine wichtige Rolle bei der Entstehung von Depressionen spielen (➤ Box 8.2).

BOX 8.2

Aufgaben der Schaltkreise für Serotonin und Noradrenalin

1. Der Schaltkreis des „Antistresshormons" **Noradrenalin** sorgt dafür, dass nach einer Gefahrensituation (mit Adrenalin- und Kortisolausschüttung) die Alarmbereitschaft des Organismus auf Entspannung zurückgefahren wird: Antrieb, Schlaf, Emotionen, geistige Reaktionsfähigkeit (Denken, Konzentration, Erinnerungsvermögen) und die Funktionen des autonomen Nervensystems (Herz, Magen, Darm) normalisieren sich wieder. Noradrenalin ist auch wesentlich an unseren Willensentscheidungen beteiligt, die in einer Gefahrensituation, in der es nur ums Überleben geht, teilweise ausgeschaltet sind.
2. Der Schaltkreis des „Glückshormons" **Serotonin** ist u. a. verantwortlich für Stimmung, Antrieb, Schlaf, Konzentrationsfähigkeit und Emotionen wie Freude, Interesse, Empathie. Eine weitere wichtige Funktion ist – wie bei Noradrenalin – das Abschalten von Stressreaktionen (Angst, Schlaflosigkeit, emotionale Betäubung) nach einer Gefahrensituation.

Depressionen werden nach heutigem Wissensstand durch einen Mangel an diesen beiden Botenstoffen verursacht. Die Botenstoffe (Transmitter) haben die Aufgabe, elektrische Impulse über den sog. „synaptischen Spalt" weiterzuleiten. Wenn allerdings zu wenige Botenstoffe ausgeschüttet werden, kommt es zu einer mangelnden Reizweiterleitung (➤ Box 8.3).

BOX 8.3

Reizweiterleitung

Normale Reizweiterleitung: Wenn genügend Serotonin ausgeschüttet wird, wird der elektrische Impuls (hier: Emotionen) in gleicher Stärke vom „postsynaptischen Neuron" empfangen und an weitere Nervenzellen des serotonergen (= von Serotonin gesteuerten) Schaltkreises weitergeleitet (➤ Abb. 8.13).
Verringerte oder fehlende Reizweiterleitung: Bei zu geringer Ausschüttung von Serotonin wird der elektrische Impuls (hier: Emotionen) nur reduziert an die „empfangende" Nervenzelle weitergeleitet (➤ Abb. 8.14). Emotionen wie Freude, Interesse, Empathie etc. kommen dort nicht mehr an. Die Betroffenen entwickeln dann ein „Gefühl der Gefühllosigkeit", das für schwere Depressionen typisch ist.

Klassische Antidepressiva oder selektive Wiederaufnahmehemmer?

Es gibt verschiedene Arten antidepressiv wirkender Medikamente, die zur Behandlung depressiver Störungen eingesetzt werden. Etwa 80 % der Patienten sprechen auf diese Medikamente gut an. Eine medikamentöse Behandlung sollte allerdings nur bei mittelgradigen und schweren depressiven Episoden erwogen werden. Verschiedene Studien haben gezeigt, dass bei leichten depressiven Episoden die Behandlung mit Antidepressiva keinen nennenswerten Vorteil gegenüber Placebo bringt.

Bezüglich der Verschreibung antidepressiver Medikamente hat sich in den letzten Jahren ein Wandel vollzogen: weg von den klassischen **trizyklischen Antidepressiva (TZA)** hin zu den selektiven Wiederaufnahmehemmern (z. B. den selektiven Serotonin-Wiederaufnahmehemmern; engl.: **S**elective **S**erotonin **R**euptake Inhibitors, **SSRIs**). Trotzdem sollte man die Wirkungsweise der klassischen Antidepressiva gut kennen, denn einige von ihnen (z. B. Amitriptylin) werden auch heute noch gern verschrieben. Und für alle Typen von Antidepressiva gilt: Sie machen nicht abhängig!

„Klassische" trizyklische Antidepressiva Alle TZA besitzen **drei Eigenschaften,** die je nach Medikamententyp unterschiedlich stark ausgeprägt sind: Sie wirken **antriebssteigernd, stimmungsaufhellend** und – vor allem zu Beginn der Behandlung – mehr oder weniger stark **sedierend.** Die Wirkung tritt mit Verzögerung ein: Bis zur antriebssteigernden Wirkung kann es einige Tage dauern. Die stimmungsmäßige Aufhellung stellt sich meist erst nach 1–3 Wochen ein.

Unerwünschte Wirkungen sind bei den TZA leider besonders ausgeprägt: Mundtrockenheit, Blutdrucksenkung, Unscharfsehen, Zittern der Hände, Gewichtszunahme, Libido- und Erektionsstörungen sind nur einige der Nebenwirkungen, die Patienten oft dazu bringen, die Therapie abzubrechen.

Antidepressiva der neueren Generation Neben den klassischen gibt es inzwischen eine Reihe neuerer Antidepressiva, vor allem die oben beschriebenen **selektiven Serotonin- bzw. Noradrenalin-Wiederaufnahmehemmer.** Wie in ➤ Abb. 8.15 dargestellt, besteht die Hauptfunktion des Medikaments darin, den „Rücktransport" des freigesetzten Serotonins oder Noradrenalins in die präsynaptische Nervenzelle zu blockieren. Durch diese „Wiederaufnahmehemmung" verbleibt mehr von dem Botenstoff im synaptischen Spalt. Gleichzeitig entleert sich das präsynaptische Neuron nahezu vollständig und beginnt dann erstaunlicherweise plötzlich wieder mit der Produktion von Serotonin oder Noradrenalin. Auf diese Weise sind nach einiger Zeit wieder genügend Botenstoffe im synaptischen Spalt vorhanden; die Reizweiterleitung normalisiert sich.

Antidepressiva der neueren Generation haben weniger Nebenwirkungen und werden von Psychiatern deshalb bevorzugt eingesetzt. Trotzdem kann es – vor allem in der Anfangsphase – auch bei den häufig verordneten SSRIs zu unangenehmen Nebenwirkungen kommen. Dazu zählen Übelkeit, Erbrechen, Durchfall, Schwitzen und sexuelle Funktionsstörungen (z. B. verzögerter Samenerguss).

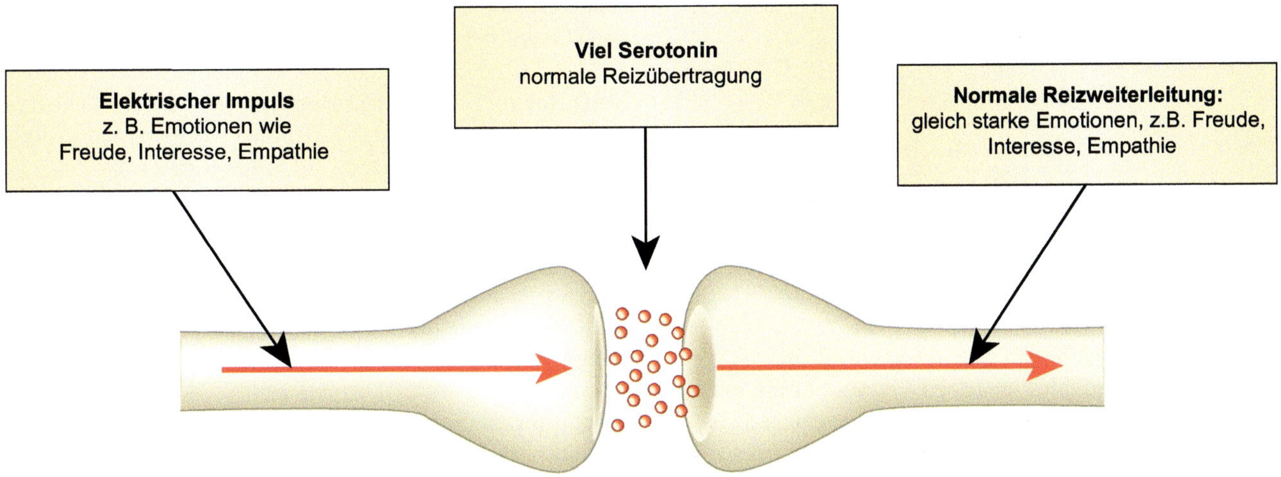

Abb. 8.13 Normale Reizweiterleitung von emotionalen Impulsen durch Serotonin [L138]

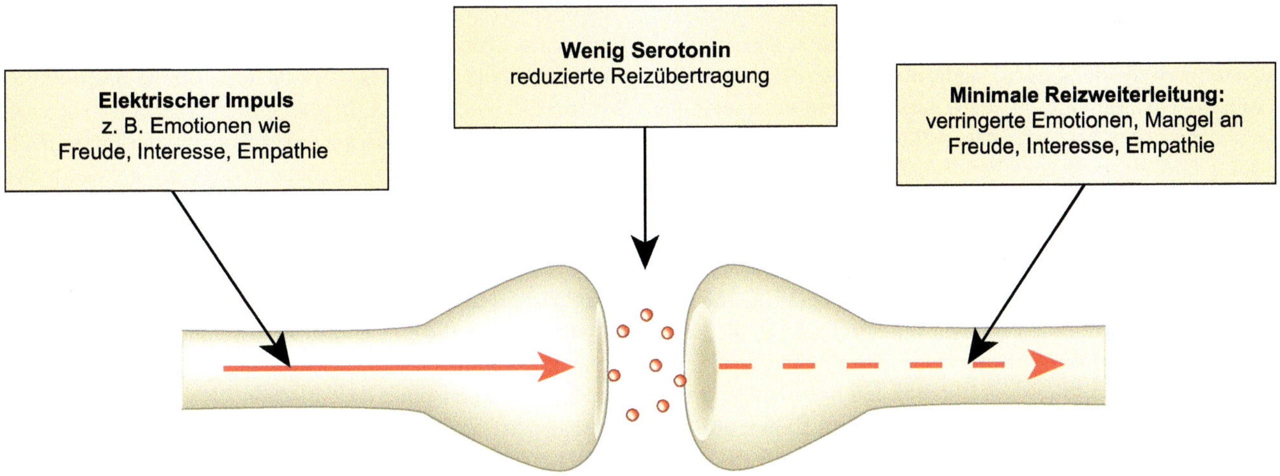

Abb. 8.14 Verringerte oder fehlende Reizweiterleitung von emotionalen Impulsen durch Serotonin [L138]

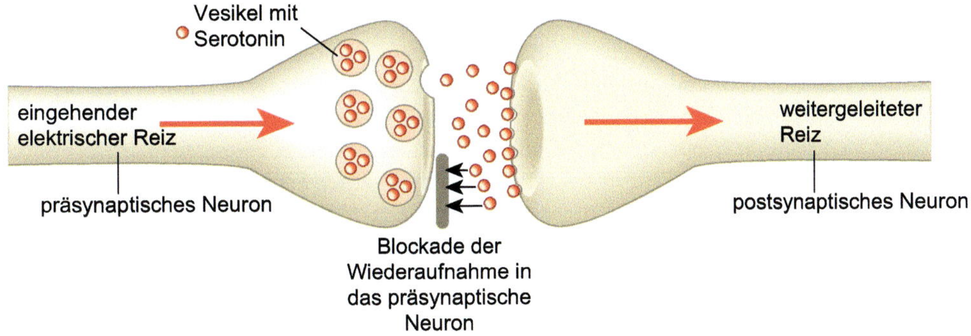

Abb. 8.15 Wirkung von selektiven Serotonin-Wiederaufnahmehemmern (SSRIs) im synaptischen Spalt [L138]

8

MERKE

Achtung Suizidgefahr!

Der **stimmungsaufhellende Effekt** von Antidepressiva tritt erst einige Zeit nach der **Antriebssteigerung** ein. Die Folge: Ein suizidgefährdeter Patient hat nun die Energie, um seine Gedanken in die Tat umzusetzen. Menschen mit schweren Depressionen sollten deshalb in der ersten Zeit der Behandlung zum eigenen Schutz unter Beobachtung stehen. Meist erfolgt dies in einer psychiatrischen Klinik.

Weitere Möglichkeiten der Therapie bei depressiven Episoden

Psychotherapie Bei leichten depressiven Episoden kann in einer ersten Phase meist auf Antidepressiva verzichtet werden. Stattdessen haben sich **verhaltenstherapeutische Maßnahmen** bewährt. Besonders die KVT mit dem Ziel, verzerrte Kognitionen zu verändern und im Alltag neu einzuüben, wird hier eingesetzt. Sie wird auch bei mittelgradigen und schweren Depressionen parallel zur medikamentösen Therapie empfohlen (Näheres zu den Methoden der KVT ➤ Kap. 17.2.3).

Lithium Zur Wirkungsverstärkung der verordneten Antidepressiva, aber auch zur Rezidivprophylaxe bei rezidivierenden und bipolaren depressiven Störungen werden bei Bedarf Lithiumsalze eingesetzt, die allerdings Nebenwirkungen wie Durst, Übelkeit, Durchfälle, erhöhte Harnausscheidung oder Händezittern haben. Zu beachten ist in diesem Zusammenhang auch, dass Lithium eine geringe therapeutische Breite hat, d. h., dass schon eine geringfügige Erhöhung des Lithiumspiegels zu Vergiftungserscheinungen führen kann.

Ursachen für eine **Lithiumintoxikation** können sein: Dehydratation (= Austrocknen) durch zu wenig Flüssigkeitszufuhr, starkes Schwitzen, Kochsalzmangel bei Reduktionsdiäten, fieberhafte Infekte oder Nierenerkrankungen. In leichteren Fällen zeigen sich die Vergiftungssymptome in Konzentrationsstörungen, Müdigkeit, verwaschener Sprache, in schwereren Fällen treten Desorientiertheit, Verwirrtheit, Muskelschwäche und grobschlägiger Tremor auf. In lebensbedrohlichen Fällen können sich ein Delir, Krämpfe, Nierenfunktionsstörungen oder auch schwere Bewusstseinsstörungen (bis hin zum Koma) entwickeln. Deshalb muss der Blutspiegel bei der Gabe von Lithium regelmäßig vom Arzt kontrolliert werden. Es hat sich bewährt, dem Patienten einen **Lithiumpass** auszustellen.

Antipsychotika (früher: Neuroleptika) Bei einer depressiven Episode mit psychotischen Symptomen werden – ergänzend zur Medikation mit Antidepressiva – Antipsychotika eingesetzt. Sie sollen helfen, Halluzinationen, Wahnvorstellungen und Zustände starker Agitiertheit zu reduzieren. Bei schweren bipolaren Depressionen mit psychotischen Symptomen werden heute oft atypische Antipsychotika (z. B. Seroquel) eingesetzt.

Beruhigungsmittel (Sedativa) Nahezu alle Patienten mit Depressionen leiden an massiven Schlafstörungen, deshalb ist es oft sinnvoll, als Ergänzung zu den Antidepressiva **kurzzeitig Tranquilizer (z. B. Benzodiazepine)** zu verordnen. Eine länger als 4–6 Wochen andauernde Medikation ist allerdings kontraindiziert, denn Benzodiazepine machen relativ schnell abhängig. Ein plötzlicher Entzug kann zu Krampfanfällen, optischen Halluzinationen, Angstzuständen und körperlichen Entzugserscheinungen führen.

MAO-Hemmer Bei sehr starker psychomotorischer Gehemmtheit werden manchmal auch MAO-Hemmer eingesetzt. Normalerweise baut das körpereigene Enzym Monoaminoxidase (MAO) den Transmitter sofort nach Übertragung des Reizes wieder ab. MAO-Hemmer reduzieren die Produktion von MAO, sodass die Überträgerstoffe nicht mehr absorbiert werden können. MAO-Hemmer wirken **stark antriebssteigernd,** kaum stimmungsaufhellend und nicht sedierend, deshalb ist die **Suizidgefahr** besonders groß. Eine Therapie mit MAO-Hemmern erfolgt deshalb i. d. R. stationär.

Johanniskraut (Hypericum) Bei leichten depressiven Störungen (z. B. saisonale Depression) können auch Johanniskrautpräparate eingesetzt werden. Ähnlich wie SSRIs erhöhen sie den Serotoningehalt im ZNS, wenn auch in geringerer Konzentration. Die Patienten sollten allerdings darüber informiert werden, dass eine gleichzeitige Einnahme von Antidepressiva die Serotoninkonzentration so erhöhen kann, dass es zu einem lebensbedrohlichen **Serotonin-Syndrom** kommen kann, mit Symptomen einer schweren Grippe, mit Übelkeit, Erbrechen, Ataxie, manchmal auch mit deliranten Zuständen und Krampfanfällen. Und noch etwas ist wichtig bei der Einnahme von Johanniskraut: Hypericum-Extrakte erhöhen die Aktivität bestimmter Leberenzyme und beschleunigen so den Abbau verschiedenster Medikamente. Diese Wechselwirkung wurde in Studien gut untersucht und betrifft u. a. Cholesterinsenker, Medikamente zur Senkung der Immunreaktion (Immunsuppressiva) und – nicht zu vergessen – die Antibabypille, deren empfängnisverhütende Wirkung bei gleichzeitiger Einnahme eines Johanniskrautextrakts nicht mehr voll gewährleistet ist.

Elektrokrampftherapie (EKT) Bei schweren depressiven Episoden, die weder auf Medikamente noch auf Psychotherapie ansprechen, ist die Elektrokrampf- oder Elektrokonvulsionstherapie eine Option. Durch Hervorrufen eines epileptischen Anfalls unter kontrollierten Bedingungen kommt es zur Ausschüttung von Überträgerstoffen, die relativ schnell (nach 10–12 Behandlungen) die depressive Symptomatik und damit auch die Suizidalität reduzieren. Die Behandlung erfolgt heute in Kurznarkose mit Mitteln zur Muskelentspannung und Sauerstoffbeatmung. Dadurch werden die früher möglichen Komplikationen (z. B. Wirbelfrakturen) vermieden. Das Behandlungsrisiko entspricht im Wesentlichen nur noch dem Narkoserisiko.

Schlafentzugstherapie Studien aus aller Welt haben in den vergangenen Jahren gezeigt, dass die „Wachtherapie" nicht nur simpel, sondern auch effektiv ist. Nicht selten vergleichen behandelnde Ärzte dieses Verfahren mit dem euphorisierenden Effekt einer durchwachten Nacht bei Freunden oder einer Silvesterfeier, die erst beim gemeinsamen Frühstück ihr Ende findet. Bei etwa 50–80 % aller Patienten verfliegt die Depression schon nach einer schlaflosen Nacht, allerdings nur für kurze Zeit: Bereits nach der ersten schlafreichen Nacht landen viele erneut im Stimmungstief. Da die Stimmung der Patienten sich nur kurzfristig bessert, dient die Wachtherapie vorwiegend zur Unterstützung für andere Therapieformen. Ihr Einsatz ist jedoch sinnvoll, weil die Patienten auf diese Weise merken, dass sie wieder positive Gefühle haben und ihre Lebenskraft spüren können.

Lichttherapie Ergänzend zur medikamentösen Therapie kann in manchen Fällen (vor allem bei der „saisonalen" Herbst-Winter-Depression) eine regelmäßige Behandlung mit sehr hellen Lichtquellen (ca. 10.000 Lux) den Lichtmangel der dunklen Jahreszeit ausgleichen. Damit versucht man ein Abklingen der depressiven Symptome zu erreichen (mehr hierzu in ➤ Kap 8.4.4).

8.4 Depressive Störungen: Sonderformen

8.4.1 Wochenbettdepression

Nach der Geburt eines Kindes kommt es bei etwa 10 % der jungen Mütter zu einer Wochenbettdepression, die auch als **postpartale Depression** bezeichnet wird (lat. *post partum* = nach der Niederkunft). Um die Diagnose zu stellen, sollte der Beginn der Störung innerhalb von 6 Wochen nach der Geburt liegen. Die postpartale Depression sollte nicht mit dem hormonell bedingten Stimmungstief des nur wenige Tage andauernden „Babyblues" (sog. Heultage) verwechselt werden.

Die Symptome einer postpartalen Depression unterscheiden sich nicht wesentlich von denen einer depressiven Episode in anderen Lebensphasen, deshalb heißt es in der ICD-10 hierzu: *„Psychische Störungen im Wochenbett sollten entsprechend der bestehenden psychiatrischen Störungen klassifiziert werden"* (S. 226).

Das Spektrum der Symptome reicht von leichten depressiven Episoden bis hin zu schweren depressiven Phasen mit panikartigen Ängsten, Wahn, Halluzinationen und Suizidgedanken. Besonders häufig finden sich Symptome wie Schuldgefühle oder die Angst, eine schlechte Mutter zu sein, häufig auch ein Verlust der Emotionen gegenüber dem Kind, das man eigentlich lieben sollte. Bei einer schweren Depression mit psychotischen Symptomen findet sich überdies oft der Wahn, das Baby sei von einer satanischen Macht besessen oder die Mutter habe sich so versündigt, dass sie ein bösartiges Baby bekommen habe, das Unglück über die Familie oder auch die ganze Welt bringen werde. Oft hören die jungen Mütter auch Stimmen, die sie beschuldigen oder ihnen befehlen, ihr Kind zu töten.

Typische Merkmale

1. Beginn innerhalb von 6 Wochen nach der Geburt
2. Dauer: mindestens 2 Wochen
3. Diagnosekriterien: in etwa dieselben wie bei einer depressiven Episode mit oder ohne psychotische Symptome

Besonders häufige Begleitsymptome:

- Ängste, als Mutter zu versagen
- Verlust der Emotionen gegenüber dem Baby
- Wahn, das Baby sei vom Bösen/von Satan besessen
- Wahn, das Baby töten zu müssen, um ihm ein schlimmes Schicksal zu ersparen (z. B. weil der Weltuntergang bevorsteht)
- Zum Wahn passende akustische Halluzinationen (befehlend oder in Du-Form), z. B. „Töte dein Kind", „Du bist eine schlechte Mutter", „Dein Kind will/wird dich zerstören" etc.

Fallbeispiel

Mein Baby ist vom Teufel besessen

Wenige Tage nach der Geburt eines gesunden Jungen entwickelt Julia E. (23) unerklärliche Ängste gegenüber ihrem Baby. Den Krankenschwestern fällt auf, dass sie nachts kaum schläft, nichts isst und offensichtlich keine Gefühle für ihren Sohn Felix zeigt. Sie reagiert mit Panik, wenn sie den Jungen an die Brust legen soll und ist unfähig, ihn liebevoll in den Arm zu nehmen. „Meine Milch ist vergiftet", erklärt sie den besorgten Krankenschwestern. „Als ich Felix zum letzten Mal gestillt habe, hat er alles wieder ausgespuckt und wütend geschrien. Das ging gegen mich!"

Als sie mit dem Baby nach Hause kommt, fällt ihrem Mann auf, dass sie Felix kaum beachtet, ihn nicht berührt und das Füttern mit dem Fläschchen ihrem Mann überlässt. Schließlich gesteht sie ihm, keine Gefühle für den Säugling zu haben. „Das ist auch kein Wunder", ergänzt sie, „Felix ist von teuflischen Energien besessen, die uns alle zerstören wollen." Beim Aufwachen habe ihr wiederholt eine weibliche Stimme gesagt, sie habe ihr Baby im Bauch zu wenig beschützt: Deshalb sei es für die „dunkle Seite" ein Leichtes gewesen, sich des Kindes zu bemächtigen. Um weiteres Unheil von der Familie abzuwenden, habe Gott beschlossen, sie und ihr Baby zu sich holen. „Jetzt weiß ich, was ich tun muss", sagt sie zu ihrem Mann, der mit einer Hand den Kinderwagen hin- und herschiebt. Der junge Vater ist entsetzt und holt den Notarzt, der wegen akuter Suizidalität und Gefahr eines erweiterten Suizids eine Einweisung in die psychiatrische Abteilung der Klinik veranlasst.

Typische Symptome in der Fallgeschichte

▶ Julia E. weist typische Symptome einer schweren depressiven Episode auf, die durch Nachfragen sicher noch auf die nötigen 8–9 Merkmale erweitert werden können. Besonders typisch ist der Verlust der Emotionen gegenüber dem Neugeborenen.

▶ Überdies leidet die junge Mutter an Wahnideen, die sich in ihrem Verhalten spiegeln: Sie will ihr Baby nicht stillen, weil sie davon überzeugt ist, ihre Muttermilch sei vergiftet. Und sie reagiert mit Panik auf näheren Körperkontakt mit dem Neugeborenen, weil sie glaubt, es sei von teuflischen Energien besessen, die sie und „uns alle zerstören wollen". Ein Beweis dafür ist für sie das Erbrechen und Schreien ihres Babys.

▶ Typisch für diese schwere Form der Wochenbettdepression sind auch akustische Halluzinationen: Stimmen reden der jungen Mutter ein, sie habe „ihr Baby im Bauch zu wenig beschützt, deshalb sei es für die ‚dunkle Seite' ein Leichtes gewesen, sich des Kindes zu bemächtigen".

▶ Die weibliche Stimme hat ihr auch eingeredet, dass Gott beschlossen habe, „sie und ihr Baby zu sich zu holen". Dies ist ein deutlicher Hinweis darauf, dass sie plant, sich und ihr Baby zu töten („Jetzt weiß ich, was ich tun muss").

▶ In Fällen wie diesen ist die Einweisung in eine psychiatrische Klinik unerlässlich. Die Behandlung erfolgt i. d. R. durch Antipsychotika und Antidepressiva.

Diagnose **Schwere depressive Episode mit psychotischen Symptomen (F32.2) mit postpartalem Beginn.**

8.4.2 Larvierte (somatisierte) Depression

Da eine depressive Episode häufig mit körperlichen Symptomen gekoppelt ist (➤ Abb. 8.5), schildern viele Menschen, die eigentlich an einer depressiven Störung leiden, dem Arzt zunächst nur körperliche Symptome. Findet der Arzt auch nach gründlicher Untersuchung keine organischen Ursachen, kann es sich um eine Somatisierungsstörung handeln (➤ Kap. 4.4), in manchen Fällen aber auch um eine Depression, deren Symptome sich wie eine „Maske" oder „Larve" hinter den körperlichen Symptomen verbergen (deshalb auch die Bezeichnung „larvierte" oder „maskierte" Depression). In Fällen wie diesen liegt es am Arzt, durch intensive Befragung eine evtl. vorhandene depressive Grunderkrankung aufzudecken und eine angemessene Behandlung in die Wege zu leiten.

Wie kann man sich das Entstehen einer somatisierten Depression erklären? Bei einer depressiven Episode kommt es zu Veränderungen des Hirnstoffwechsels, als Folge davon u. a. auch zu einer Veränderung der Schmerzwahrnehmung und des vegetativen Nervensystems, das Muskeln und Organe steuert. So kann es infolge der anhaltenden Ausschüttung des Stresshormons Kortisol dazu kommen, dass körperliche Beschwerden wie die in ➤ Abb. 8.5 genannten in den Vordergrund treten und die typisch depressiven Symptome von den Patienten kaum mehr wahrgenommen werden. Besonders häufig sind Schmerzsyndrome (Muskel-, Rücken- und Kopfschmerzen), Verdauungsbeschwerden und Herzrhythmusstörungen.

In der ICD-10 hat die larvierte Depression keine eigene Ziffer mehr. Wenn auf Nachfrage genügend Kern- und Zusatzsymptome für die Diagnose einer depressiven Episode vorhanden sind, erfolgt die Kodierung unter der entsprechenden Ziffer der depressiven Episode (z. B. F32.0) plus „somatisches Syndrom" (F32.01). In weniger eindeutigen Fällen kann die Erkrankung unter F32.8: „Sonstige depressive Episoden" verschlüsselt werden.

Fallbeispiel

Rückenschmerzen nach dem Tod des Vaters

Nach dem Tod seines Vaters regelt Martin M. (34) die Beerdigung und übernimmt die Benachrichtigung aller nahen Angehörigen und die Nachlassformalitäten. Etwa 3 Wochen später bekommt er bislang nie gekannte Herzschmerzen. Überdies klagt er über Rückenschmerzen, die er auf den Stress durch den Tod des Vaters zurückführt. Als sich zudem diffuse Muskelschmerzen einstellen, die ihn nachts kaum schlafen lassen, sucht er seinen Hausarzt auf. Er begibt sich auf eine monatelange Odyssee durch die Praxen von Orthopäden, Internisten, Herzspezialisten und Neurologen – es lässt sich keine körperliche Ursache feststellen.

Entsprechende Behandlungsansätze in verschiedenen Kliniken besserten seine Symptome nicht, sodass Martin M. wieder bei seinem Hausarzt landet. Durch hartnäckiges Nachfragen stellt dieser fest, dass der Patient seit Monaten an Appetitlosigkeit leidet, mehrere Kilo abgenommen hat und beim Aufwachen am frühen Morgen oft darüber nachdenkt, warum er seinen krebskranken Vater nicht öfter besucht hat.

Auf seine Freizeitaktivitäten angesprochen, erklärt er: „Bei den Schmerzen, die ich ständig habe, kann ich nicht mehr Tennis spielen. Auch gemeinsame Unternehmungen mit meiner Freundin muss ich ständig absagen."

Aufgrund der jetzt geschilderten Symptome stellt der Arzt die Verdachtsdiagnose „Larvierte Depression" und überweist Martin M. zum Psychiater, der eine SSRI-Behandlung einleitet. Nach 14 Tagen gehen die Schmerzen langsam zurück, nach 4 Wochen ist Martin M. schmerzfrei. Auch sein Schlaf- und Essverhalten haben sich wieder normalisiert.

Typische Symptome in der Fallgeschichte

▶ Martin M. reagiert auf den Tod seines Vaters offensichtlich mit einer mittelgradigen depressiven Episode, die mit starken körperlichen Symptomen (Herz-, Rücken- und Muskelschmerzen) und Schlafstörungen einhergeht.

▶ In diversen Untersuchungen ist keine körperliche oder neurologische Ursache feststellbar.

▶ Auf Nachfragen stellt sich heraus, dass Martin M. mehrere – z.T. psychische – Symptome hat, die typisch sind für eine depressive Episode: morgendliches Früherwachen, Schuldgefühle, Interessenverlust, mangelnder Appetit, Gewichtsverlust. Typisch ist, dass eigentlich depressive Symptome (z.B. Schlafstörungen, Interessenverlust etc.) vom Patienten nicht als eigenständige Symptome erkannt, sondern mit den anhaltenden Schmerzen erklärt werden.

▶ Differenzialdiagnostisch sollte eine anhaltende Schmerzstörung (Schmerzen in *einem* Organ oder Organsystem) oder eine Somatisierungsstörung ausgeschlossen werden. Bei einer Somatisierungsstörung hätte Martin M. häufig wechselnde Beschwerden (nicht unbedingt nur Schmerzen) – dies passt nicht auf die Symptome, die er beschreibt.

▶ Eine Behandlung mit Antidepressiva (SSRIs) führt schnell zu einem Rückgang der körperlichen Beschwerden – es handelt sich also ziemlich eindeutig um eine depressive Episode. Bei einer somatoformen Störung oder einer Fibromyalgie würden Antidepressiva keine Besserung bewirken.

Diagnose Larvierte Depression/mittelgradige depressive Episode mit somatischem Syndrom (F32.11).

8.4.3 Agitierte Depression

Die meisten Patienten mit einer depressiven Episode leiden an innerer Unruhe, auch wenn dieses Diagnosekriterium in der ICD-10 fehlt. Bei manchen Patienten kann sich diese innere „Agitation" so steigern, dass die Betroffenen auch nach außen hin nicht zur Ruhe kommen können. Dieser Zustand psychomotorischer Unruhe oder „psychomotorischer Agitiertheit" äußert sich in einem rastlosen, aber ziellosen Bewegungsdrang: Der Patient läuft unruhig umher, kann nicht stillsitzen, nestelt an der Kleidung oder kann sich keine Pausen gönnen. Typisch sind auch quälende Angstzustände und ein gesteigertes Bedürfnis, über die eigenen Unzulänglichkeiten zu jammern und zu klagen.

Trotz der vordergründigen motorischen Unruhe leiden Menschen mit einer agitierten Depression auch an vielen der in ➤ Kap. 8.3.3 aufgeführten Kern- und Zusatzsymptome einer depressiven Episode: Verlust an Freude und Interesse, gesteigerte Ermüdbarkeit, pessimistische Grundstimmung, Schlafstörungen, Entschlusslosigkeit, mangelnder Selbstwert, Libidostörungen etc. So kommt es, dass Betroffene trotz der scheinbaren Aktivität keine Entscheidungen treffen und kleinste Aufgaben nicht bewältigen können.

Fallbeispiel

„Ich bin nervlich am Ende!"

Ein 55-jähriger selbstständiger Elektriker sucht seinen Hausarzt mit der Bitte auf, ihm ein Medikament gegen seine Nervenschwäche zu verschreiben. „Ich stehe wie unter Strom", meint er und nestelt dabei unruhig an seinem Hemd. Wenn er sich am Abend todmüde hinlege, könne er wegen seiner ratternden Gedanken nicht einschlafen und werde von Zukunftsängsten übermannt. Tagsüber sei er dann wie gerädert, könne sich nicht konzentrieren und vergesse oft Kundentermine oder wichtige Arbeitsaufträge an seine Mitarbeiter. Wenn er sich in der Mittagspause oder am Wochenende mal hinlegen oder ein Buch lesen wolle, müsse er sofort wieder aufstehen. „Ich laufe dann wie aufgedreht in der Wohnung oder im Büro umher, ohne irgendetwas wirklich zu erledigen. Oft kriecht dabei die Angst in mir hoch, dass ich Konkurs anmelden muss, wenn ich als Chef weiterhin nichts auf die Reihe kriege. Bitte helfen Sie mir! Ich bin nervlich am Ende."

Typische Symptome in der Fallgeschichte

- Der Elektriker hat diverse Symptome einer mittelgradigen oder schweren depressiven Episode, deren Symptome sich durch Nachfragen sicher noch erweitern ließen.
- Wie für die meisten depressiven Episoden typisch, leidet er auch an starker innerer Unruhe, so als stehe er „wie unter Strom". Er diagnostiziert diesen inneren Spannungszustand als „Nervenschwäche"; psychiatrisch gesehen handelt es sich um eine innerliche Agitiertheit.
- Anders als bei einer klassischen depressiven Episode ist er auch in seinen Bewegungen und seinem Verhalten überaktiv: Er läuft „wie aufgedreht" in der Wohnung oder im Büro umher und ist unfähig, sich für kurze Zeit auszuruhen oder in seiner Freizeit ein Buch zu lesen. Trotz seiner Aktivität ist er unfähig, „irgendetwas wirklich zu erledigen". Als Chef kriegt er oft „nichts auf die Reihe". Dieser Zustand wird in der Psychiatrie als „psychomotorische Agitiertheit" bezeichnet.
- Typisch für die agitierte Depression sind auch massive Ängste, in diesem Fall in Bezug auf die berufliche Zukunft.

Diagnose **Agitierte Depression (F32.2 schwere depressive Episode ohne psychotische Symptome).**

In der ICD-10 wird die „agitierte Depression" nicht unter einer speziellen Ziffer geführt, da das Hauptmerkmal „psychomotorische Agitiertheit" Teil der Diagnosekriterien für eine depressive Episode sowie der Zusatzkriterien des somatischen Syndroms ist. Dort wird es mit der Formulierung „objektiver Befund einer psychomotorischen Hemmung *oder* einer psychomotorischen Agitiertheit" aufgeführt. Die agitierte Depression ist also in den Diagnosekriterien einer depressiven Episode enthalten. Ein Hinweis hierfür findet sich bei der Beschreibung der schweren depressiven Episode (F32.2) unter „Zugehörige Begriffe: einzelne Episoden der agitierten Depression".

8.4.4 Herbst-Winter-Depression (saisonale depressive Störung)

Typische Symptome

Eine Sonderform der leichten depressiven Episode ist die nur im Spätherbst und Winter auftretende Depression, die auch als saisonale depressive Störung bezeichnet wird. Umgangssprachlich wird dafür oft die Bezeichnung „Winterdepression" verwendet. Charakteristisch hierfür ist eine sich wiederholende jahreszeitliche Gebundenheit von Beginn und Ende der depressiven Episode – meist zwischen November und Februar/März. Als Ursache wird der Lichtmangel in der „dunklen" Jahreszeit vermutet, der bei Menschen, die hierfür anfällig sind, im Gehirn biochemische Veränderungen auslöst, die für die niedergedrückte Stimmung verantwortlich sind.

Ähnlich wie bei einer depressiven Episode finden sich auch bei der Winterdepression Symptome wie Antriebsminderung, Niedergeschlagenheit, depressive Stimmung, Verlust von Freude und Interesse, Konzentrations- und Gedächtnisstörungen sowie Probleme mit Selbstwert und Selbstvertrauen. Allerdings sind die Symptome schwächer ausgeprägt als bei einer „normalen" Depression, überdies gibt es drei Besonderheiten: Statt Appetitlosigkeit mit Gewichtsverlust haben die Betroffenen Hunger nach Kohlenhydraten (Süßigkeiten, Schokolade, Teigwaren), oft mit der Folge einer entsprechenden Gewichtszunahme. Die Betroffenen leiden nicht unter Schlaflosigkeit, sondern haben ein vermehrtes Schlafbedürfnis. Und die depressive Verstimmung wird nicht durch spezielle Ereignisse im Außen ausgelöst, sondern tritt jedes Jahr etwa zur selben Zeit auf.

Therapie

Eine saisonale depressive Störung wird i. d. R. wie alle anderen Depressionsformen behandelt: Mithilfe von antidepressiv wirkenden Medikamenten und Psychotherapie. Betroffene profitieren allerdings oft zusätzlich von einer gezielten Lichttherapie. Indem man diesen Lichtmangel mit sehr hellen Lichtquellen (am wirkungsvollsten mit ca. 10.000 Lux) ausgleicht, versucht man ein Abklingen der depressiven Symptome zu erreichen. Dasselbe kann auch ein regelmäßiger längerer Spaziergang im Freien bewirken; dazu muss nicht die Sonne scheinen. Bei vielen Patienten ist diese Lichttherapie recht wirkungsvoll, damit allein lässt sich die Winterdepression allerdings meist nicht ausreichend behandeln.

8.4.5 Atypische Depression

Die meisten Patienten mit einer Depression leiden an Symptomen, die „typisch" für die Erkrankung sind: Sie haben Schlafprobleme, wachen morgens früh auf, haben keinen Appetit, verlieren an Gewicht und leiden an einem Stimmungstief, das nicht durch äußere Umstände beeinflusst werden kann. Allerdings gibt es Menschen mit einer eindeutig depressiven Symptomatik, die in Bezug auf die hier aufgeführten Symptome anders reagieren: Sie schlafen länger als sonst, haben einen gesteigerten Appetit, und ihr Stimmungstief kann sich durch positive äußere Umstände für Stunden, manchmal sogar 1–2 Tage aufhellen. Da diese Symptomatik für eine depressive Episode nicht typisch ist, findet sich dieses Krankheitsbild im DSM-5 unter der Bezeichnung „atypische Depression".

Diagnosekriterien nach DSM-5

A. Kern- und Zusatzsymptome einer depressiven Episode sind vorhanden.
B. Erhaltene Stimmungsreagibilität: Die Betroffenen reagieren auf positive äußere Ereignisse (Besuch der Kinder, Komplimente, positive Freizeitaktivitäten etc.) mit einer Aufhellung der Stimmung – im Gegensatz zu einer „typischen" depressiven Episode, bei der die depressive Stimmungslage durch positive Lebensumstände nicht oder nur minimal veränderbar ist.
C. Zusätzlich müssen mindestens zwei der folgenden Merkmale vorhanden sein:
1. Deutliche Gewichtszunahme oder gesteigerter Appetit (bis hin zu Essattacken)
2. Übersteigertes Schlafbedürfnis (Hypersomnie)
3. Gefühl der „bleiernen Schwere" in Armen und Beinen
4. Ein seit Langem bestehendes Muster von übertriebener Empfindlichkeit bei Zurückweisungen. Die leichte Kränkbarkeit durch Kritik oder Ablehnung durch das soziale Umfeld ist nicht auf aktuelle oder frühere depressive Episoden begrenzt.

Wichtig zu wissen

Atypische Depressionen finden sich bei Frauen 2- bis 3-mal häufiger als bei Männern. Das Erstauftreten erfolgt in einem jüngeren Alter als bei einer „typischen" depressiven Episode, der Verlauf ist häufig chronisch. In der ICD-10 wird die atypische Depression nicht als eigenständiges Krankheitsbild geführt. Sie findet sich unter F32.8: Sonstige depressive Episoden.

8

8.4.6 Erschöpfungsdepression (Burnout-Syndrom)

Hintergrundwissen

Man weiß heute, dass eine depressive Episode häufig durch ein belastendes Lebensereignis ausgelöst wird. In der neueren Literatur finden sich allerdings nur wenige Hinweise, dass sich eine depressive Erkrankung auch als Folge einer lang andauernden Dauerbelastung in der Familie oder im Beruf entwickeln kann. In den 1950er- bis 1970er-Jahren hat man hierfür das damals häufig diagnostizierte Krankheitsbild der „Erschöpfungsdepression" geprägt, deren Verlauf und Symptomatik sich in vielen Bereichen mit den Merkmalen des Burnout-Syndroms überschneidet. Da die ICD-10 nur symptombeschreibend vorgeht, ohne auf die Verursachung der Störung einzugehen, ist eine durch „Erschöpfung" verursachte depressive Episode dort nicht mehr zu finden. Interessant sind trotz alledem die Parallelen zum Burnout, vor allem, was die verschiedenen Phasen betrifft. Die letzte Phase ist meist eine schwere depressive Episode, die durch einen Zustand von völliger Erschöpfung und „Ausgebranntsein" charakterisiert ist.

Phasen der (früher so bezeichneten) Erschöpfungsdepression im Überblick

- In einer ersten, oft jahrelang andauernden Phase gehen die Betroffenen zwar engagiert in ihrem Beruf auf oder akzeptieren widerspruchslos die Vielfachbelastung als Mutter, Hausfrau und Angestellte. Gleichzeitig stellen sich mehr und mehr belastende Symptome ein, die monate- oder jahrelang unbeachtet bleiben: innere Unruhe, Reizbarkeit, unruhiger Schlaf, schnelle Ermüdbarkeit sowie Konzentrations- und Gedächtnisstörungen.
- In einer zweiten Phase reagiert der Körper mit Symptomen, die man den Vitalstörungen einer depressiven Episode zuordnen kann: ausgeprägte Schlafstörungen, Erschöpfungszustände, Rücken- und Gelenkschmerzen, Herzstolpern, Herzschmerzen, Magen-Darm-Probleme, Muskelverspannungen, Schwindel, Kopfschmerzen, Atemprobleme etc.
- In den meisten Fällen ist der Endpunkt dieser oft jahrelang andauernden körperlichen und psychischen Belastung eine schwere depressive Episode mit somatischem Syndrom.

Die Ähnlichkeiten mit der Entwicklung und der gängigen Symptomatik des Burnout-Syndroms sind unübersehbar. Deshalb diagnostizieren Ärzte in ihrer Abrechnung für die Krankenkasse oft auch das Burnout-Syndrom als schwere depressive Episode, die meist einen Aufenthalt in einer psychosomatischen Klinik notwendig macht. Da das Burnout-Syndrom in den Diagnosehandbüchern nicht als eigenständiges psychisches oder körperliches Krankheitsbild geführt wird, kann die Behandlung dieser Störung auch nicht abgerechnet werden.

Fallbeispiel

„Ich kann nicht mehr!"

Die Krankenschwester Carolin H. (34) hat zwei Kinder (6 und 9 J.) und arbeitet seit 5 Jahren halbtags in der nahe gelegenen Klinik, um – wie sie sagt – die Finanzen etwas aufzubessern. Sie lebt mit ihrer Familie in einem Reihenhaus, zu dessen Finanzierung sie einen Kredit aufnehmen mussten. Auch ihr Mann versucht, zur Deckung der Unkosten zusätzliches Geld zu verdienen und ist an den Wochenenden auswärts tätig. Die eheliche Situation ist deshalb seit Langem sehr angespannt.

Seit etwa 4 Jahren fühlt Carolin sich zunehmend müde und schlapp, wacht nachts häufig auf und fühlt sich dann am folgenden Tag wie erschlagen. Ihre Arbeit in der Klinik macht ihr inzwischen keine Freude mehr; sie meldet sich wegen körperlicher Probleme öfter krank: Sie hat vermehrt Bandscheibenbeschwerden, leidet oft an Migräne und klagt über

Herzschmerzen, vor allem, wenn sie frühmorgens überlegt, wie sie den folgenden Tag schaffen soll. Ihren Kollegen ist aufgefallen, dass die früher so aktive und lebenslustige Frau sich stark verändert hat: Sie klagen, dass sie oft zu spät zum Dienst komme, vermehrt Dinge vergesse und auffällig oft Fehler mache.

Wenn man sie darauf anspricht, reagiert sie gereizt und beleidigend. „Ob sie wohl trinkt?", meint eine Kollegin. „Ich hatte ein paarmal schon das Gefühl, dass sie nach Alkohol riecht."

Eines Morgens erscheint sie wieder einmal nicht in der Klinik. Bei Anrufen meldet sich nur der AB. Schließlich stellt sich heraus, dass Carolin H. einen Suizidversuch unternommen hat und im nächstgelegenen psychiatrischen Krankenhaus untergebracht wurde. „Der Zustand von Verzweiflung, Hoffnungslosigkeit, extremer Erschöpfung und die Aussicht, dass das alles nie aufhört, hat mich dazu gebracht, dem Ganzen ein Ende zu machen", gesteht sie später. Die Ärzte diagnostizieren eine schwere depressive Episode mit somatischem Syndrom. Ihrem inzwischen eingetroffenen Ehemann erklärt sie, sie leide an Burnout: „Das haben heute ja viele Leute."

Typische Symptome in der Fallgeschichte

- ▶ Die Erkrankung entwickelt sich schleichend im Verlauf von 4–5 Jahren.
- ▶ Carolin H. ist in dieser Zeit durch Beruf, Haushalt und die beiden Kinder ständig überlastet. Überdies gibt es Konflikte mit dem Ehemann, der sie am Wochenende mit Haushalt und Kindern allein lässt.
- ▶ Carolin H. war anfangs offensichtlich eine „aktive und lebenslustige" Frau, infolge der Dauerbelastung hat sie sich aber auch am Arbeitsplatz verändert: Sie ist oft krank oder kommt zu spät; überdies vergisst sie Dinge und macht auffällig oft Fehler.
- ▶ Wenn man sie auf ihre Fehler anspricht, reagiert sie gereizt.
- ▶ Infolge der Dauerbelastung entwickelt sie körperliche Symptome, die den Begleitsymptomen einer Depression ähneln: Sie hat Rücken-, Herz- und Kopfschmerzen und lässt sich deshalb oft krankschreiben.
- ▶ Der Endpunkt dieser Entwicklung ist eine schwere depressive Episode, die in einen Suizidversuch einmündet.
- ▶ Eine Kollegin äußert den Verdacht, Carolin H. habe evtl. ein Alkoholproblem. Da viele Betroffene ihre belastende Situation durch Selbstbehandlungsversuche (Alkohol, Beruhigungsmittel, Schmerzmittel) zu lindern versuchen, sollte diesbezüglich in der psychiatrischen Klinik ein ausführliches, ehrliches Gespräch geführt werden.

Diagnose **Schwere depressive Episode ohne psychotische Symptome (F32.2).**

Wichtig zu wissen

„Burnout" ist heute zu einem Modewort geworden, das viele Symptome – nicht nur die einer depressiven Episode – beinhalten kann. Der Zustand eines „quälenden Erschöpfungsgefühls" nach geringer körperlicher oder geistiger Anstrengung (Neurasthenie, F48.0) passt teilweise ebenso gut dazu wie die Symptome des chronischen Müdigkeitssyndroms, der Anpassungsstörung, einer somatoformen Störung oder einer PTBS. Auch ein Missbrauch psychotroper Substanzen (Alkohol, Cannabis) kann eine ähnliche Symptomatik hervorrufen. Deshalb ist es wichtig, bei der Diagnosestellung die Symptome genau zu hinterfragen und bei einem Hinweis auf eine depressive Episode an eine mögliche Suizidgefährdung zu denken. Wie in der Fallgeschichte von Carolin H. wird die depressive Symptomatik oft als „Burnout" (= „Ausgebranntsein") bagatellisiert und eine sich anbahnende Suizidalität hierbei übersehen.

Ähnlich wie bei einer depressiven Episode erfolgt die Behandlung einer „Burnout-Depression" durch Antidepressiva. Nach Abklingen der akuten Symptome haben sich verhaltenstherapeutische Methoden bewährt. Neben kognitiven Verfahren spielen auch konkrete Hilfen zur Planung von Freizeitaktivitäten und Entspannungsphasen sowie zur Gestaltung sozialer Beziehungen eine wichtige Rolle.

8.4.7 Dysthymia

Beim Störungsbild der Dysthymia handelt es sich um eine chronische, mindestens mehrere Jahre andauernde depressive Verstimmung, die nicht schwer genug ist, um die Kriterien einer schweren, mittelgradigen oder leichten rezidivierenden depressiven Störung zu erfüllen. Die Funktionsfähigkeit im Beruf ist i. d. R. nicht eingeschränkt. Meist gibt es bei den Betroffenen auch Phasen vergleichbarer Normalität, die kurz oder länger andauern können.

Die Merkmale der Dysthymia sind z. T. identisch mit den Diagnosekriterien einer depressiven Episode, allerdings mit einigen Änderungen.

Diagnosekriterien nach ICD-10

- Die depressiven Symptome müssen mindestens 2 Jahre andauern.
- Die Symptome wie Antriebsminderung, Schlafstörungen, Interessenverlust, Konzentrationsprobleme, sozialer Rückzug, Libidoverlust, pessimistische Stimmungslage etc. sind nicht so ausgeprägt, dass sie die Kriterien für eine leichte depressive Episode erfüllen.
- Zusätzlich nennt die ICD-10 als weitere Symptome: „verminderte Gesprächigkeit", „Pessimismus im Hinblick auf die Zukunft", „Grübeln über die Vergangenheit", „Neigung zum Weinen".

Von den insgesamt zehn Symptomen einer depressiven Episode müssen mindestens drei vorhanden sein, um die Diagnose zu rechtfertigen. Für die Diagnose einer leichten depressiven Episode wären vier oder fünf Symptome notwendig.

- Manchmal haben die Betroffenen auch Phasen mit Symptomen, die einer leichten depressiven Episode entsprechen würden; allerdings dauern die Phasen *nicht 14 Tage* an und erfüllen so nicht die Diagnosekriterien für eine rezidivierende depressive Störung.
- Zusätzliche Kriterien:
  1. Dysthymia mit frühem Beginn (Adoleszenz oder frühes Erwachsenenalter)
  2. Dysthymia mit spätem Beginn (ab dem 30. Lj.)

In manchen Fällen ähnelt die Dysthymia der früheren depressiven Persönlichkeitsstörung. Die Dysthymia beginnt dann in der Adoleszenz oder im frühen Erwachsenenalter und dauert bis in die Gegenwart an. Das soll eine typische Fallgeschichte veranschaulichen.

8

Fallbeispiele

1: Seit 15 Jahren keine Freude am Leben

Die Grundschullehrerin Sandra A. (30) kommt auf Bitten ihres Freundes in die Praxis. „Wir wünschen uns eigentlich Kinder", berichtet sie, „aber ich bin mir unsicher, ob ich das schaffe – vor allem, ob ich eine gute Mutter sein kann." Sie leide seit etwa 15 Jahren immer wieder an andauernden Phasen von Müdigkeit, Schlafstörungen und dem Gefühl, für ihren Beruf zu wenig qualifiziert zu sein. Es gebe dazwischen zwar Zeiten, in denen es ihr gut gehe, aber ohne ersichtlichen Grund immer wieder auch Phasen, in denen sie sich kraftlos fühle und ihre Freizeit, vor allem das Zusammensein mit ihrem Freund nicht richtig genießen könne. Neuerdings habe sie auch Kopfschmerzen.

Auf Nachfragen ergänzt sie, sie habe in den vergangenen Jahren kaum Arbeitsfehlzeiten gehabt, liefere auch ihre Korrekturarbeiten immer fristgerecht ab. An Suizid habe sie noch nie gedacht, aber sie wünsche sich so sehr, eine lebensfrohe, selbstbewusste Frau zu sein, die ihre Partnerschaft genießen und sich auf ihre zukünftige Mutterrolle freuen könne.

Typische Symptome in der Fallgeschichte

- Sandra A. leidet seit ihrem 15. Lj. an Phasen mit leichteren depressiven Verstimmungen.
- Die hierfür typischen Symptome (Müdigkeit, Schlafstörungen, Kopfschmerzen, geringes Selbstwertgefühl, reduziertes Interesse an Dingen, die bisher Freude bereitet haben) sind nicht schwer genug, um die Diagnosekriterien einer rezidivierenden depressiven Störung zu erfüllen.
- Überdies versichert Sandra A., dass sie ihren Beruf als Lehrerin pflichtbewusst erfüllt, im letzten Jahr kaum krank war und noch nie Suizidgedanken hatte. Dies sind weitere Hinweise, dass die Lehrerin an einer Dysthymia und nicht an sich wiederholenden depressiven Episoden leidet.

Diagnose nach ICD-10 **Dysthymia, früher Beginn (F34.1).**

Es gibt allerdings auch Menschen mit jahrelang andauernden leichten depressiven Verstimmungen, bei denen die Störung nicht im Jugendalter, sondern erst viele Jahre später auftritt. Meist lässt sich bei den Betroffenen als Auslöser eine schwere depressive Episode nachweisen, die dazu geführt hat, dass die Patienten nach Ausheilung der Depression jahrelang unter leichteren depressiven Verstimmungen leiden, die nicht schwer genug sind, um die Kriterien einer depressiven Episode zu erfüllen. Nach ICD-10 beginnt diese Form der Dysthymia „meist zwischen dem 30. und 50. Lj. im Anschluss an eine affektive Episode". Die Diagnose lautet dann: Dysthymia, später Beginn (Fallbeispiel 2).

2: Depressiv verstimmt seit dem Tod der Ehefrau

Mario H. (50) kommt in die Praxis, weil er seit Längerem an Müdigkeit, Schlafproblemen und depressiven Verstimmungen leidet. „Manchmal geht es mir für einige Zeit ganz gut, dann wieder gehe ich wochenlang kaum unter Menschen, grüble über vergangene Zeiten. Ich bin Innenarchitekt, das war mein Wunschberuf. Ich habe auch eine Menge Aufträge, aber mein Beruf macht mir nicht mehr so viel Freude wie früher. Begonnen hat das Ganze, als meine Ehefrau vor 5 Jahren an Lymphdrüsenkrebs verstarb. Nach ihrem Tod hatte ich eine schwere Depression. Ich war sogar 6 Wochen in der Klinik. Diese schlimmen Zustände sind jetzt vorbei, aber meine frühere Begeisterung beim Umsetzen neuer, kreativer Ideen ist nicht mehr in dem Maße vorhanden wie früher."

Typische Symptome in der Fallgeschichte

- Mario H. leidet an Symptomen einer Dysthymia, die erst mit 45 begonnen haben und seit 5 Jahren andauern.
- Auslöser war eine schwere depressive Episode nach dem Tod der Ehefrau, die im Rahmen eines 6-wöchigen Klinikaufenthalts offensichtlich erfolgreich behandelt wurde.
- Nach Ausheilung der schweren depressiven Episode sind einige Symptome in leichterer Form geblieben: Innenarchitekt war sein Wunschberuf, doch seine Freude an diesem Beruf und seine frühere Begeisterung am Umsetzen kreativer Ideen sind zurückgegangen. Er ist oft müde, hat Schlafprobleme und berichtet von Phasen, in denen er wochenlang kaum unter Menschen gehe. Die Symptome sind jedoch nicht so gravierend, dass sie die Diagnose „rezidivierende depressive Störung" rechtfertigen würden.

Diagnose nach ICD-10 **Dysthymia, später Beginn (F.34.1).**

Wichtig zu wissen

Die Lebenszeitprävalenz der Dysthymia wird auf 5–6 % geschätzt; in Deutschland wären demnach mehrere Millionen Menschen betroffen. Die genauen Ursachen sind – ähnlich wie bei der depressiven Episode – nicht bekannt. Es handelt sich vermutlich um ein Zusammenwirken genetischer und psychosozialer Faktoren. Bei Krankheitsbildern mit Beginn in der Kindheit oder Jugend finden sich oft Hinweise auf frühkindliche Traumatisierungen (Gewalterfahrungen, sexueller Missbrauch, Vernachlässigung). Die Symptomatik hat vieles mit den früheren Konzepten der „depressiven Persönlichkeit", der „depressiven Neurose" und der "neurotischen Depression" gemeinsam, die in der ICD-10 nicht mehr existieren.

Bei einem Teil der Patienten (Schätzungen zufolge 20–40 %) kann es dazu kommen, dass sie im Laufe ihres Lebens zusätzlich zur Dysthymia eine mittelgradige oder schwere depressive Episode entwickeln, z. B. als Folge einer schweren Belastungssituation. In diesem Fall verbinden sich die Symptome der Dysthymia mit denen einer depressiven Episode. Dieses Krankheitsbild wird im DSM-5 als **Double Depression** (doppelte Depression) bezeichnet.

Für die Behandlung der Dysthymia hat sich eine Kombination aus Antidepressiva (meist SSRIs) und KVT bewährt.

8

8.5 Bipolare Störungen

8.5.1 Allgemeine Aspekte

Jeder Mensch kennt das: Manchmal ist die Stimmung gut, manchmal eher schlecht, je nachdem, was im Umfeld gerade passiert. Das ist normal. Menschen mit einer bipolaren Störung hingegen fallen oft ohne nachvollziehbare Gründe von einem Extrem ins andere. Definitionsgemäß muss bei den Betroffenen mindestens eine manische im Wechsel mit einer depressiven Episode (oder umgekehrt) vorliegen, um die Diagnose zu rechtfertigen. Meist jedoch leiden die Betroffenen an mehreren einander abwechselnden manischen oder depressiven Phasen, wobei die Abstände zwischen den affektiven Episoden sehr unterschiedlich sein können: In selteneren Fällen liegen dazwischen ganze Jahre mit Symptomfreiheit. Die „Achterbahn der Emotionen" ist für die Betroffenen sehr belastend; im Vergleich zur Allgemeinbevölkerung ist das Suizidrisiko um ein Vielfaches erhöht.

Beim Erscheinungsbild der bipolaren Störung gibt es Ausprägungen, in denen die Betroffenen vorwiegend an Depressionen leiden, die sich mit hypomanischen Phasen abwechseln. Es gibt aber auch durch ausgeprägte manische Phasen gekennzeichnete Krankheitsbilder, die sich mit leichteren oder auch schweren depressiven Episoden abwechseln. In der ICD-10 beinhaltet die Beschreibung der „bipolaren affektiven Störung" (F31) beide Formen der manisch-depressiven Erkrankung:

„Hierbei handelt es sich um eine Störung, die durch mindestens zwei Episoden charakterisiert ist, in denen Stimmung und Aktivität des Betroffenen deutlich gestört sind. Diese Störung besteht einmal in gehobener Stimmung, vermehrtem Antrieb und Aktivität (Hypomanie oder Manie), dann wieder in einer Stimmungssenkung und vermindertem Antrieb und Aktivität (Depression)."

ICD-10, S. 127

Das DSM-5 unterscheidet hingegen zwei unterschiedliche Formen der bipolaren Störung, die auch in der psychiatrischen Praxis inzwischen oft Anwendung finden: die Bipolar-I-Störung und die Bipolar-II-Störung.

8.5.2 Bipolar-I-Störung

Eine Bipolar-I-Störung liegt vor, wenn im Leben des Patienten mindestens einmal eine **ausgeprägte manische Phase** aufgetreten ist, die sich mit depressiven Episoden (leicht, mittelgradig oder schwer) abwechselt. Die Erstmanifestation einer bipolaren Störung kann durch eine manische oder eine depressive Episode erfolgen (➤ Abb. 8.16).

Bipolare Störungen finden sich nicht nur bei Erwachsenen, sondern auch bei Kindern und Jugendlichen, dort allerdings wesentlich seltener. Je jünger die Betroffenen sind, desto schwieriger ist es, die Symptome von vorübergehenden altersgemäßen Auffälligkeiten zu unterscheiden. In der neueren Literatur finden sich Hinweise darauf, dass im Jugendalter die depressiven und manischen Phasen oft sehr schnell aufeinanderfolgen und sich in manchen Fällen auch

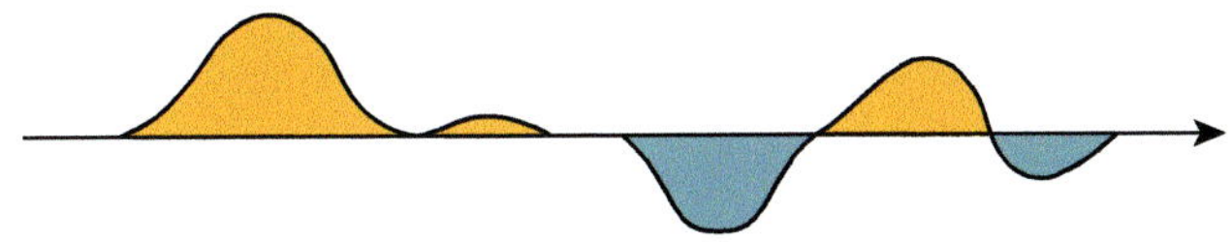

Abb. 8.16 Bipolar-I-Störung: ausgeprägte manische Episoden im Wechsel mit depressiven Episoden [L143]

mischen. Überdies sind Jugendliche in einer manischen Episode häufiger gereizt und affektlabil als euphorisch-hochgestimmt. Auch bei Jugendlichen können, wie im folgenden Fallbeispiel, psychotische Symptome auftreten.

Fallbeispiel

Eine bahnbrechende chemische Formel

Lukas S. (17) kommt in Begleitung seiner besorgten Mutter in die Praxis. „Mein Sohn schläft kaum noch und sitzt Tag und Nacht im Hobbykeller, um chemische Experimente durchzuführen. Er meint, er habe eine ‚bahnbrechende' chemische Formel entdeckt, die den Ausstoß von Stickoxiden bei Dieselfahrzeugen auf null reduzieren würde. Er ist wie besessen von seiner ‚Erfindung', redet ohne Unterlass von seinen Ideen und wird wütend und beleidigend, wenn man ihn unterbricht. Er geht seit über 1 Woche nicht mehr zur Schule, weil er glaubt, der Chemielehrer beobachte ihn heimlich, um seine ‚Erfindung' auszuspionieren. Für weitere ‚Forschungen' hat Lukas alles Mögliche aus dem Internet bestellt – für mehrere hundert Euro. Die Rechnungen müssen wir begleichen, er hat ja nur Taschengeld."

Auf Nachfragen ergänzt die Mutter: „So gereizt und aggressiv habe ich ihn noch nie erlebt, eher das Gegenteil! Vor 6 Wochen noch hat er sich von seinen Freunden zurückgezogen, klagte über Schlafstörungen, hatte an nichts mehr Interesse und meinte, das Abi werde er wohl nie schaffen. In der Schule hagelte es schlechte Noten, weil er sich angeblich nicht mehr konzentrieren und sich auch neue Vokabeln nicht merken konnte. Ehrlich gesagt, habe ich gedacht, er ist einfach nur faul."

Während die Mutter erzählt, geht Lukas unruhig in der Praxis auf und ab und meint: „Ich weiß nicht, was das Ganze hier soll! Ich geh jetzt! Meine Arbeit ruft." Dann verlässt er die Praxis.

Typische Symptome in der Fallgeschichte

▶ Die Fallgeschichte enthält viele der in ➤ Kap. 8.2.2 aufgeführten Kriterien für eine manische Episode. Lukas' Stimmung ist – wie bei Jugendlichen häufig – vorwiegend gereizt und aggressiv. Er redet ohne Unterlass, wird wütend und beleidigend, wenn man ihn unterbricht, und schläft kaum noch. Überdies gibt er für seine „Forschungen" Hunderte von Euros aus, ohne das Geld dafür zu haben.

▶ Zusätzlich zu den oben aufgeführten Merkmalen leidet er auch unter einem Wahn: Er ist überzeugt davon, dass man ihm seine „bahnbrechende chemische Formel" stehlen will und verdächtigt diesbezüglich seinen Chemielehrer. Deshalb geht er seit über 1 Woche nicht mehr in die Schule. Das Zeitkriterium „mindestens 1 Woche andauernd" ist damit erfüllt.

▶ Auf Nachfragen stellt sich heraus, dass Lukas S. kurz vor seiner manischen Episode an Symptomen litt, die für eine depressive Episode typisch sind: Verlust von Freude und Interesse, pessimistische Zukunftsgedanken, geringes Selbstwertgefühl, sozialer Rückzug, Schlaf- und Konzentrationsstörungen.

Diagnose nach ICD-10 **Bipolare affektive Störung, gegenwärtig manische Episode mit psychotischen Symptomen (F31.1).**

Diagnose nach DSM-5 **Bipolar-I-Störung, aktuell manische Episode mit psychotischen Symptomen (296.44).**

8.5.3 Bipolar-II-Störung

Eine Bipolar-II-Störung ist zu diagnostizieren, wenn depressive Episoden im Vordergrund stehen. Phasen gehobener Stimmung sind nur leicht ausgeprägt und als „Hypomanie" zu diagnostizieren (➤ Abb. 8.17). Die Erkrankung beginnt meist mit einer depressiven Episode und wird erst dann als Bipolar-II-Störung bezeichnet, wenn eine hypomanische Phase auftritt. Dies trifft für etwa 12 % der Menschen zu, deren Störung zunächst als „depressive Episode" diagnostiziert wurde.

Die folgende Fallgeschichte ist typisch für eine affektive bipolare Störung mit längeren depressiven Episoden im Wechsel mit hypomanischen Phasen.

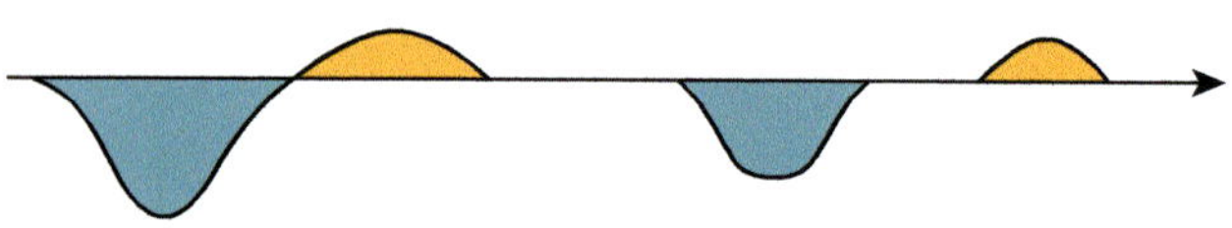

Abb. 8.17 Bipolar-II-Störung: depressive Episoden im Wechsel mit Hypomanie [L143]

8

Fallbeispiel

Phasenweise depressiv

Die Grundschullehrerin Patrizia K. (32) kommt in Begleitung ihres Mannes in die Praxis, weil sie seit ihrer Schulzeit immer wieder an depressiven Phasen leidet, die ihr das Unterrichten der Schüler schwer machen. „Ich habe dann plötzlich Konzentrations- und Gedächtnisprobleme und fühle mich ständig müde." Auch jetzt – seit etwa 4 Wochen – gehe es ihr mal wieder nicht so gut: Sie schlafe schlecht, leide an Appetitlosigkeit und habe immer wieder Herzschmerzen. „Sie hat dann kein Bedürfnis mehr nach Körperkontakt und interessiert sich ‚null' für die Probleme unserer 8-jährigen Tochter", ergänzt der Ehemann. Dazwischen habe sie allerdings oft wochenlang Phasen, in denen es ihr gut gehe und sie ihrem Job als Lehrerin mit Freude nachgehe.

Auf etwaige sexuelle Probleme angesprochen, berichtet der Mann, es gebe natürlich – wie bei allen Paaren – auch bei ihnen Phasen, in denen das sexuelle Verlangen seiner Frau sehr reduziert sei. Als Ausgleich dafür genieße er die Zeiten, in denen Patrizia häufiger als sonst Lust auf ihn habe, auch wenn dieser Zustand meist nur kurz – i. d. R. 4–6 Tage – andauere. In Zeiten wie diesen sei sie ganz anders: selbstbewusst, optimistisch, den Kopf voller neuer Ideen, über die sie viel, manchmal auch übertrieben viel erzähle. „Dann hat sie Lust auszugehen und Freunde einzuladen. Doch kurze Zeit später ist ihre Euphorie wie weggeblasen."

Typische Symptome in der Fallgeschichte

▶ In der Beschreibung von Patrizias depressiven Phasen finden sich sechs Symptome, die für eine mittelgradige depressive Episode sprechen (plus „Herzschmerzen" als körperliches Begleitsymptom).

▶ Ihr Mann berichtet aber auch von Phasen mit gehobener Stimmung, in der seine Frau den Kopf voll neuer Ideen hat, viel redet und häufiger als sonst „Lust auf ihn hat". Die Phasen dauern nur kurz an, meist 4–6 Tage und erfüllen so die Kriterien für eine mehrmals auftretende hypomanische Phase.

▶ Zwischen den Krankheitsphasen liegen länger andauernde Phasen, in denen Patrizia K. wieder vollständig gesund ist. Dies ist typisch für einen Großteil der Patienten mit einer bipolaren Störung.

Diagnose nach ICD-10 **Bipolare affektive Störung, augenblicklich mittelgradige depressive Episode (F31.1).**

Diagnose nach DSM-5 **Bipolar-II-Störung, aktuell mittelgradige depressive Episode (296.89).**

8.5.4 Wichtig zu wissen

Prävalenz

Bipolare Störungen sind relativ häufig. Die Zahlen bzgl. der Auftretenswahrscheinlichkeit im Leben eines Menschen schwanken allerdings. Am häufigsten wird für beide Formen der bipolaren Störung eine Lebenszeitprävalenz von etwa 2 % angenommen, wobei die Bipolar-II-Störung häufiger vorkommt als die Bipolar-I-Störung. Bipolare affektive Störungen beginnen am häufigsten zwischen dem 17. und 21. Lj., in manchen Fällen finden sich Vorläufersymptome bereits in der Kindheit oder Pubertät. Bei der Bipolar-I-Störung ist die Geschlechtsverteilung ausgeglichen; die Bipolar-II-Störung tritt dagegen – ähnlich wie die unipolare Depression – bei Frauen häufiger auf als bei Männern.

Ätiologie

Wie bei der unipolaren depressiven Störung ist auch bei der bipolaren Störung von einer multifaktoriellen Verursachung auszugehen, sodass man auch hier als Erklärung das Vulnerabilitäts-Stress-Modell heranziehen kann (➤ Kap. 8.3.8). Allerdings findet sich gerade bei bipolaren Störungen eine stärkere genetische Disposition als bei depressiven Störungen (➤ Abb. 8.18).

Diese genetische Disposition bewirkt, dass bei belastenden Life Events bestimmte Neurotransmitter ins Ungleichgewicht geraten. Besonders betroffen sind die Überträgerstoffe Serotonin, Noradrenalin

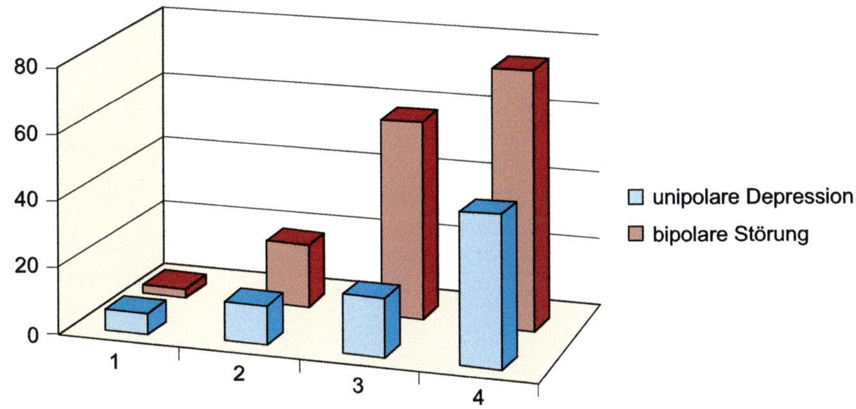

Abb. 8.18 Erkrankungsrisiko für Patienten, deren Erstgradverwandte an einer depressiven Störung (vorderer Balken) oder an einer bipolaren Störung (hinterer Balken) erkrankt sind [L143]
1 = Allgemeinbevölkerung:
Unipolare Depression: ca. 5 %
Bipolare Störung: ca. 2 %
2 = Zweieiige Zwillinge, Geschwister, ein Elternteil erkrankt:
Unipolare Depression: ca. 10 %
Bipolare Störung: ca. 15 %
3 = Beide Eltern erkrankt:
Unipolare Depression: ca. 15 %
Bipolare Störung: ca. 55 %
4 = Eineiige Zwillinge: Unipolare Depression: ca. 40 %
Bipolare Störung: ca. 70 %

und Dopamin. Bei Depressionen hat man einen Mangel an Noradrenalin und Serotonin festgestellt; in manischen Phasen hingegen ist die Konzentration an Dopamin und Noradrenalin erhöht.

Eine genetische Disposition allein bewirkt i. d. R. jedoch nicht, dass man automatisch an einer bipolaren Störung erkrankt, wenn ein Elternteil „bipolar" ist. Zur genetischen Disposition kommt meist eine „soziale Disposition" hinzu: z. B. belastende Kindheitserlebnisse, traumatische Life Events, evtl. Missbrauch von Alkohol oder Drogen – alles Faktoren, die zusammengenommen die Vulnerabilität erhöhen und schließlich in Belastungssituationen zum Ausbruch der Erkrankung führen.

Komorbidität

Bei Erwachsenen ist Missbrauch psychotroper Substanzen (vor allem Alkohol) in zwei Dritteln der Fälle die häufigste Begleiterkrankung einer bipolaren Störung. In vielen Fällen sind überdies Angsterkrankungen nachweisbar. Besonders oft leiden die Betroffenen an einer Panikstörung. Das Risiko, mindestens einmal im Leben an einer Angststörung zu erkranken, ist bei Menschen mit einer bipolaren Störung um ein Vielfaches erhöht. Ein Teil der Betroffenen leidet überdies an Zwangsstörungen, an ADS/ADHS oder einer Persönlichkeitsstörung.

Differenzialdiagnose

- **Missbrauch psychotroper Substanzen:** Störungen im Zusammenhang mit psychotropen Substanzen (z. B. Kokain, Ecstasy) können sich durch manische Symptome äußern, die beim Absetzen der Substanz eine Entzugsdepression zur Folge haben und so eine bipolare Störung vortäuschen können.
- **Organische bipolare Störung:** Differenzialdiagnostisch auszuschließen ist auch eine „organische bipolare Störung" (F06.32), die z. B. durch ein Schädel-Hirn-Trauma, einen Hirntumor, aber auch durch eine Schilddrüsenfunktionsstörung ausgelöst werden kann.
- **ADHS:** Viele Symptome des hyperkinetischen Syndroms überschneiden sich mit Symptomen der Manie, z. B. die leichte Ablenkbarkeit, das verminderte Schlafbedürfnis, der Rededrang und das Gedankenrasen. Ein wichtiges Unterscheidungsmerkmal sind die klar umgrenzten Episoden bei der bipolaren Störung, während die ADHS-Symptome durchgehend vorhanden sind.
- **Borderline-Persönlichkeitsstörung:** Die Symptome einer emotional instabilen Persönlichkeitsstörung vom Borderline-Typ weisen eine erhebliche Überschneidung mit denen einer bipolaren Störung auf. Vor allem die emotionale Instabilität, die mangelnde Affektkontrolle und der Wechsel zwischen Reizbarkeit, impulsivem Handeln und depressiven „Einbrüchen" können zu Verwechslungen führen. Für die Diagnosestellung einer bipolaren Störung ist zu klären, ob die Symptome sich mehreren abgegrenzten Episoden zuordnen lassen und ob sich die Auffälligkeiten vom üblichen Verhalten klar unterscheiden.

Therapie

Pharmakotherapie Befindet sich der Patient in einer akuten manischen oder depressiven Episode, ist es Ziel der Akutbehandlung, ihn möglichst schnell aus diesem Zustand herauszuholen, um den akuten Leidensdruck zu reduzieren und seine Krankheitseinsicht wiederherzustellen. In dieser Phase der Behandlung kommen verschiedene Medikamente zum Einsatz: bei einer akuten Manie meist atypische Antipsychotika und Benzodiazepine, im weiteren Verlauf dann Stimmungsstabilisatoren wie Lithium oder Valproinsäure zur Rezidivprophylaxe. In schweren Fällen kann sowohl bei manischen als auch depressiven Phasen eine Elektrokrampftherapie erwogen werden.

Bei einer akuten depressiven Episode haben sich SSRIs bewährt. Um zukünftigen manischen oder depressiven Phasen vorzubeugen, werden auch in der depressiven Phase i. d. R. schon Stimmungsstabilisatoren gegeben. Nach Abklingen der Depression kann das Antidepressivum evtl. nach einiger Zeit abgesetzt werden, die stabilisierende Medikation nimmt der Patient zur Phasenprophylaxe jedoch weiterhin ein.

Psychotherapie Nach Abklingen der akuten Symptomatik kann Psychotherapie dem Patienten helfen, mit der Erkrankung zurechtzukommen, belastende Ereignisse besser zu bewältigen, zwischenmenschliche Beziehungen zu verbessern und das Selbstbewusstsein zu stärken. Besonders wirksam bei der bipolaren Störung sind Techniken der Verhaltenstherapie zum Erlernen von Stressmanagement, Selbstbeobachtung und Selbstmanagement. Sie sollen helfen, Frühwarnzeichen der depressiven oder manischen Phasen zu erkennen und durch rechtzeitiges Gegensteuern (z. B. Reduktion von Stress, genügend Schlaf, Reizabschirmung bei Gefahr einer Manie, richtige Medikation zum richtigen Zeitpunkt) den Ausbruch einer neuen Episode zu verhindern oder zumindest zu verzögern. Auch Gesprächs- und Familientherapie und das Einbeziehen von Verwandten in die Behandlung der Betroffenen können hilfreich und sinnvoll sein.

Suizidalität

Obwohl suizidales Verhalten in der manischen Phase eher selten vorkommt, sind Menschen mit einer bipolaren Störung um ein Vielfaches stärker suizidgefährdet als die Durchschnittsbevölkerung. Etwa 20–25 % der Menschen mit einer bipolaren Störung nehmen sich das Leben. Besonders riskant sind Depressionen, bei denen die Lähmung des Antriebs noch nicht vorhanden oder bereits wieder verbessert ist, während sie sich gleichzeitig schon (oder immer noch) in einer depressiven Stimmung befinden. Durch die kurzzeitig vorhandene Antriebssteigerung können die Betroffenen ihre suizidalen Gedanken in die Tat umsetzen (→ Merke-Kasten). Dies ist beim sog. Phasenumschwung der Fall, in der Anfangsphase der medikamentösen Behandlung einer depressiven Phase und bei gemischten affektiven Störungen (➤ Kap. 8.6.1).

MERKE

Suizidgefahr bei bipolaren Störungen!

Eine besondere Suizidgefahr besteht beim Übergang von einer depressiven in eine manische Episode und umgekehrt. In dieser Zeit des **Phasenumschwungs** sind die Patienten in einer depressiven Stimmung, gleichzeitig jedoch schon (oder immer noch) im Energiehoch der Manie.
Eine besondere Suizidgefahr besteht auch bei einer **gemischten affektiven Episode,** bei der manische und depressive Symptome gleichzeitig auftreten oder in schnellem Wechsel alternieren.

8.6 Bipolare Störung: Sonderformen

8.6.1 Gemischte affektive Episode

In seltenen Fällen kann es zu einem schnellen Wechsel oder gleichzeitigen Auftreten von depressiven und manischen Symptomen kommen. Wenn die Störung einmalig auftritt, mindestens 2 Wochen anhält und in der Vorgeschichte keine affektive Störung aufgetreten ist, wird sie in der ICD-10 unter „Andere affektive Störungen" als **„gemischte affektive Episode" (F38.0)** kodiert.

Eine gemischte affektive Psychose als einmalig auftretende Episode ist allerdings selten; in den meisten Fällen findet sich in der Anamnese eine manische, hypomanische, depressive oder gemischte Episode, sodass die Erkrankung dann als **„bipolare Störung"** zu klassifizieren ist. Hierzu eine typische Fallgeschichte:

Fallbeispiel

Wechselbad der Gefühle

Juliane G. (28) ist bei guten Freunden eingeladen. Sie ist wie aufgedreht, macht Witze, redet ohne Unterlass von ihren genialen Geschäftsideen und flirtet offen mit dem Mann der Gastgeberin. Als diese sie wenig später in der Küche darauf anspricht, bricht sie in Tränen aus und meint: „Ich weiß auch nicht, warum ich so bin. Dieses Auf und Ab der Gefühle dauert nun schon über 2 Wochen an. Ich bin es nicht wert, deine Freundin zu sein! Ich fühle mich so schuldig!" – Kurze Zeit später kippt ihre Stimmung ohne erkennbaren Grund wieder ins Euphorische.

Am Morgen nach dem Fest verkriecht sie sich in ihrem Bett. Als ihre Freundin sie mittags anruft, schnauzt sie sie an: „Lass mich in Ruhe, ich bin heute ganz schlecht drauf und will mit niemandem reden." Die Freundin kennt Juliane G. seit vielen Jahren, weiß auch um ihre immer wieder auftretenden Stimmungswechsel und meint: „Okay! Ruf mich einfach an, wenn es dir wieder besser geht."

Typische Symptome in der Fallgeschichte

- ▶ Julianes Stimmung ist durch eine Mischung oder einen raschen Wechsel von hypomanischen, manischen und depressiven Symptomen gekennzeichnet.
- ▶ Die Episode dauert mindestens 2 Wochen an.
- ▶ In der Vorgeschichte finden sich mehrere Phasen von „Stimmungsschwankungen".

Diagnose **Bipolare affektive Störung, gegenwärtig gemischte Episode (F31.6).**

8.6.2 Rapid Cycling

Nicht verwechseln sollte man die gemischte affektive Störung mit dem sog. Rapid Cycling. Bei dieser speziellen Form der bipolaren Erkrankung treten innerhalb von 12 Monaten mindestens vier (oder mehr) Episoden der Manie, Hypomanie oder Depression auf. In der ICD-10 findet sich die Störung unter der Restkategorie „Sonstige bipolare affektive Störungen" (F31.8), dort unter „Dazugehörige Begriffe: bipolare Störung mit schnellem Phasenwechsel" (F31.81).

8.6.3 Zyklothymia

Treten bei einem Menschen mehrere Jahre lang Stimmungsschwankungen auf, die nicht in unmittelbarem Zusammenhang mit der Lebenssituation stehen und überdies nicht genügend stark ausgeprägt sind, um die Diagnosekriterien einer bipolaren Störung zu erfüllen, leidet der Betroffene an einer Zyklothymia (griech. *cyclos/kyklos:* „Kreis/im Kreislauf wiederkehrend" und *thymos:* „Stimmung").

8

Um eine zyklothyme Störung zu diagnostizieren, sollte die Symptomatik mindestens 2 Jahre lang bestehen. Die Diagnose wird selten gestellt, weil viele Betroffenen sich nicht als behandlungsbedürftig empfinden und sich deshalb auch nicht in Therapie begeben.

Fallbeispiel

Gute und schlechte Tage

Jan W. (24) ist selbstständiger Grafiker und Webdesigner. Er kommt in Begleitung seiner Freundin Jana L. in die Praxis, die sich sein Verhalten nicht erklären kann. Im Gespräch gibt Jan unwillig zu, etwas launisch zu sein. „Aber das hat auch seinen Grund – bei mir gibt es seit vielen Jahren gute und schlechte Tage, die sich abwechseln. In einer schlechten Phase bin ich nicht gut drauf, schlafe 10–15 Stunden und muss mich dazu zwingen, mich an den PC zu setzen. Meist erledige ich E-Mails und beantworte Anfragen – kreatives, künstlerisches Schaffen ist in dieser Phase nicht möglich."

Dann, nach etwa 4–7 Tagen, sei alles anders: „Ich wache frühmorgens auf und sehe förmlich ein neues Layout vor meinem inneren Auge. Ich sitze dann 12–15 Stunden am PC, in meinem Kopf sprudelt es nur so von neuen Ideen, die ich sofort grafisch umsetze. Natürlich gehe ich auch manchmal abends mit Freunden aus, mache in der Kneipe Frauen an, schlafe auch mal mit einer, doch nach ein paar Tagen spüre ich schon, wie ich gereizt und streitsüchtig werde, mich nicht mehr konzentrieren kann und deshalb am PC nichts mehr auf die Reihe bringe. Dann weiß ich: Ich hab' wieder mal ein paar schlechte Tage vor mir, an denen ich am Telefon unfreundlich reagiere, mich von Freunden und Bekannten – auch von Jana – zurückziehe und mich zwingen muss, meine Korrespondenz zu erledigen." Um Streit zu vermeiden und seine Freunde nicht vor den Kopf zu stoßen, sei er im privaten Bereich inzwischen dazu übergegangen, seinen sozialen Verpflichtungen möglichst gleich am Anfang einer „guten Phase" nachzukommen.

Auf Nachfragen ergänzt seine Freundin, sie habe Jan in einer Phase kennengelernt, während der er 6–8 Wochen relativ normal war. „Da habe ich mich in ihn verliebt – aber jetzt, mit diesem Auf und Ab von Liebesbezeugungen, schönen gemeinsamen Unternehmungen und plötzlicher Übellaunigkeit und Aggressivität weiß ich nicht mehr, wie es weitergehen soll."

Typische Symptome in der Fallgeschichte

- Jan W. leidet seit vielen Jahren an Stimmungsschwankungen, die meist nur wenige Tage andauern und deshalb nicht die Kriterien einer bipolaren Störung erfüllen. Auch der Schweregrad der einzelnen depressiven oder hypomanischen Phasen ist nicht ausgeprägt genug, um die Diagnose einer Bipolar-I- oder Bipolar-II-Störung zu rechtfertigen.
- Jan W. hat sich einen Beruf ausgewählt, in dem er als Selbstständiger seine Zeit einteilen und seine Kreativität und seinen Ideenreichtum in eine hypomanische Phase legen kann, während er es an seinen „schlechten Tagen" immerhin schafft, einfachere Arbeiten zu erledigen (Beantworten von E-Mails, Beantwortung von Anfragen).
- Zwischen den kurz andauernden „guten" und „schlechten" Tagen gibt es offensichtlich auch „zusammenhängende Perioden von Tagen oder Wochen" mit „gutem Befinden" (ICD-10, Klin.-diagn. Leitlinien, S. 183). In einer dieser Phasen hat er seine Freundin Jana kennengelernt, die sich nun die plötzlichen Stimmungswechsel nicht erklären kann und ihn drängt, sich Hilfe zu suchen. Wie so viele Betroffene verspürt er selbst offensichtlich keinen Leidensdruck.
- Ähnlich wie bei der Dysthymia ist es möglich, eine Zyklothymia mit frühem Beginn (in der Adoleszenz oder in den Zwanzigern) von einer Dysthymia mit spätem Beginn (ab 30, meist im Anschluss an eine affektive Episode) zu unterscheiden.

Diagnose **Zyklothymia (F34), früher Beginn.**

Wichtig zu wissen

Mit einer Lebenszeitprävalenz von etwa 1 % ist die Zyklothymia eine seltene psychische Erkrankung, die differenzialdiagnostisch von kurzzeitigen Stimmungsschwankungen ohne Krankheitswert unterschieden werden sollte. Für die zyklothyme Störung wird – ähnlich wie bei der Dysthymia – eine Störung des Hirnstoffwechsels angenommen. Deshalb ist neben Psychotherapie auch eine medikamentöse Behandlung in Betracht zu ziehen. Ein Hinweis hierfür ist die Tatsache, dass die Zyklothymia häufig bei Menschen auftritt, in deren Familie es Fälle von bipolarer Störung gibt oder gab.

NICHT VERWECHSELN

Der Begriff „Zyklothym**ia**" darf nicht mit der veralteten Bezeichnung „Zyklothym**ie**" (nach Kurt Schneider) verwechselt werden, die eine manisch-depressive Erkrankung (heute: bipolare Störung) beschreibt.

KAPITEL

9 Schizophrenie und schizophrener Formenkreis

9.1 Allgemeine Hinweise zur Schizophrenie

Das Wort „Schizophrenie" kommt von griech. *schizein* („spalten") und *phren* („Geist, Gemüt, Denken"). Die Betroffenen leiden also unter einer Spaltung des Fühlens und Denkens, nicht zu verwechseln mit einer Spaltung in zwei oder mehrere Personen, die typisch wäre für das Krankheitsbild einer multiplen Persönlichkeitsstörung (> Kap. 2.8).

Die Krankheitsbilder der Schizophrenie sind so verschieden, dass sie auf den ersten Blick nicht zusammenzugehören scheinen. Als typisch schizophren stellen sich die meisten Menschen z. B. jemanden vor, der hundertprozentig davon überzeugt ist, von fremden Mächten verfolgt, beeinflusst oder „abgehört" zu werden, Stimmen hört oder glaubt, verschlüsselte Botschaften über das Fernsehen zu erhalten. Dies ist allerdings nur eines von vielen, ganz verschiedenen „Gesichtern" dieser Erkrankung: das der paranoiden Schizophrenie (> Kap. 9.3). Daneben gibt es Unterformen der Schizophrenie, in denen Störungen der Psychomotorik im Vordergrund stehen (katatone Schizophrenie, > Kap. 9.7). In anderen Fällen leiden die Betroffenen unter sog. Negativsymptomen wie Gefühlsverarmung, Teilnahmslosigkeit, Antriebsstörungen und Rückzugsverhalten (schizophrenes Residuum, > Kap. 9.8; Schizophrenia simplex > Kap. 9.5). Bei einer weiteren Untergruppe der Schizophrenie ist das Denken gestört; die Patienten haben keine Ziele mehr im Leben und zeigen ein gekünsteltes, manieriertes Verhalten (Hebephrenie > Kap. 9.6).

Es hat viele Versuche gegeben, diese so verschiedenen Formen der Schizophrenie in einem übergreifenden Diagnoseschema zusammenzufassen. Ein wichtiger Wegbereiter hierfür war der deutsche Psychiater Kurt Schneider (1887–1967), der in seinem Werk *Klinische Psychopathologie* (1946) die gängigen Symptome der Schizophrenie in zwei großen Gruppen zusammenfasste:

- die sog. **Erstrangsymptome,** von denen ein Merkmal genügt, um bei einer Krankheitsdauer von mindestens 4 Wochen die Diagnose Schizophrenie zu stellen, und
- die sog. **Zweitrangsymptome,** von denen mindestens zwei vorhanden sein müssen, um die Diagnose Schizophrenie zu rechtfertigen.

Die in der ICD-10 aufgeführten Diagnosekriterien gehen in großen Teilen auf Kurt Schneider zurück, ohne die Begriffe „Erst- und Zweitrangsymptome" explizit zu nennen. Da die Unterscheidung in Erst- und Zweitrangsymptome das Lernen erleichtert, wurden sie bewusst in das folgende Diagnoseschema aufgenommen. Die meisten der dort aufgeführten Symptome finden sich in den Diagnosekriterien der ICD-10 wieder, einige wichtige Ergänzungen wurden zur Vermeidung von Verwechslungen aus dem amerikanischen DSM-5 eingefügt.

9.2 Allgemeine Diagnosekriterien der Schizophrenie im Überblick

9.2.1 A. Erstrangsymptome

Ein Syndrom bzw. Symptom (durchgängig vorhanden!) genügt für die Diagnose:

A.1. Stichwort „Gedanken":

A) Gedankeneingebung („Meine Gedanken sind nicht die meinen, sie werden mir von anderen eingegeben")
B) Gedankenentzug („Jemand nimmt mir meine Gedanken weg")
C) Gedankenausbreitung („Ich kann meine Gedanken nicht festhalten, andere können sie lesen oder hören")
D) Gedankenlautwerden („Andere können hören, was ich denke!")

A.2. Stichwort „Stimmenhören" (= akustische Halluzinationen)

A) Kommentierende Stimmen (von einer oder mehreren Personen, z. B. „Jetzt geht er in sein Zimmer" – „Jetzt verlässt er das Haus" – „Der Lehrer mag ihn wohl nicht")
B) Dialogische Stimmen: zwei Stimmen, die im Dialog über den Patienten reden
C) Stimmen, die aus bestimmten Körperteilen kommen

A.3. Stichwort Wahn:

A) Kulturell unangemessener oder völlig unrealistischer (bizarrer) Wahn, etwa der Wahn, übermenschliche Kräfte und Fähigkeiten zu besitzen (z. B. mit Außerirdischen in Verbindung zu stehen, das Wetter kontrollieren oder die Form der Wolken durch Ein- und Ausatmen verändern zu können), oder ein bizarrer Größen-, Verfolgungs- oder Abstammungswahn („Ich bin eine Wiedergeburt von Jesus", „Außerirdische verfolgen mich auf Schritt und Tritt", „Ich bin ein Nachkomme von Napoleon") oder auch ein völlig unrealistischer hypochondrischer Wahn („Mein Magen und Darm verrotten und verfaulen")
B) Wahnhafte Umdeutung von real Vorhandenem (Wahnwahrnehmung)
C) Beeinflussungs- und Kontrollwahn mit dem „Gefühl des Gemachten" („Da wird etwas mit mir gemacht"), z. B. Beeinflussen oder Kontrollieren von Gedanken, Gefühlen, Gliedmaßen und Handeln

9.2.2 B. Zweitrangsymptome

Mindestens zwei dieser Symptome müssen für die Diagnose Schizophrenie vorhanden sein:

B.1. Andere Formen von Wahn:

A) Wahnformen, die nicht völlig unrealistisch sind und auch bei anderen psychischen Erkrankungen vorkommen können, z. B. Verfolgungs-, Beziehungs-, Größen-, Sendungs- oder religiöser Wahn, Liebes-, Eifersuchts-, Abstammungswahn, Wahn von drohenden Katastrophen

B) Flüchtige Wahngedanken, begleitend zu den Halluzinationen

B.2. Andere akustische Halluzinationen: imperative (befehlende) Stimmen oder Stimmen in Du-Form

B.3. Halluzinationen anderer Sinnesmodalitäten:

A) Optische Halluzinationen

B) Geruchshalluzinationen

C) Taktile Halluzinationen (z. B. Krabbeln auf der Haut)

D) Leibhalluzinationen (Zönästhesien): bizarre körperliche Missempfindungen wie Schrumpfen der Hände, lavaähnliches Strömen im Rücken, stromstoßartige Missempfindungen im Bauchbereich etc.

B.4. Formale Denkstörungen:

A) Zerfahrene Sprechweise: Denkzerfahrenheit, Inkohärenz, Gedankenabreißen, nicht logische Verknüpfungen (Paralogik), Danebenreden, Einschiebungen in den Gedankenfluss

B) Wortneubildungen (Neologismen)

C) Konkretistische Sprache (Ironie, Sprichwörter etc. werden wörtlich genommen; die symbolische Bedeutung von Begriffen oder Sprichwörtern wird nicht verstanden)

B.5. Katatone Symptome: katatone Erregung, katatoner Stupor, Mutismus, Haltungsstereotypien etc. (➤ Kap. 9.7)

B.6. Negativsymptome ➤ Kap. 9.3.5, Merke-Kasten

C. Ausschlussvorbehalt:

Die Störung kann nicht einer organischen Gehirnerkrankung, einer Alkohol- oder Substanzintoxikation, einem Abhängigkeitssyndrom oder einem Entzugssyndrom zugeordnet werden.

NICHT VERWECHSELN

Ist der **Wahn** für Außenstehende **nicht bizarr oder unrealistisch,** könnte es sich auch um eine wahnhafte Störung oder um eine Manie mit psychotischen Symptomen handeln. In einem derartigen Fall muss ein zweites schizophrenes Symptom vorhanden sein, um die Diagnose zu rechtfertigen. Hört jemand **befehlende Stimmen** oder **Stimmen in Du-Form,** könnte es sich auch um eine schwere manische oder depressive Episode mit psychotischen Symptomen handeln. Auch in diesem Fall muss für die Diagnose ein weiteres schizophrenes Symptom hinzukommen.

In ➤ Abb. 9.1 ist eine Merkhilfe für die Erstrangsymptome wiedergegeben.

MERKE

Vorsicht Falle!

Gedankenabreißen ist keine Ich-Störung, sondern eine formale Denkstörung und zählt zu den Zweitrangsymptomen.

9.3 Paranoide Schizophrenie

9.3.1 Begriffsklärung

Was bedeutet das Wort „paranoid"?

Das Wort „paranoid" ist von griech. *para* („wider, im Gegensatz zu") und *noûs* („Verstand") abgeleitet. Jemand ist also „paranoid", wenn er Vorstellungen hat, die nicht mit einem normalen Verstand vereinbar sind. Meist handelt es sich um Verfolgungs- oder Verschwörungsideen in Verbindung mit einer extrem misstrauischen Haltung gegenüber anderen Menschen.

In Teilen der Fachliteratur und in Internetbeiträgen wird das Wort „paranoid" inzwischen leider oft mit „wahnhaft" gleichgesetzt, was so nicht stimmt. Wenn bei bestimmten Störungsbildern von „paranoiden Ideen", „paranoidem Denken", „paranoiden Vorstellungen" die Rede ist, haben die Betroffenen zunächst keinen Wahn, sondern sind extrem misstrauisch (engl. *paranoid:* „misstrauisch") und leiden als Folge davon oft unter der Idee, dass andere es auf sie abgesehen oder sich gegen sie verschworen haben.

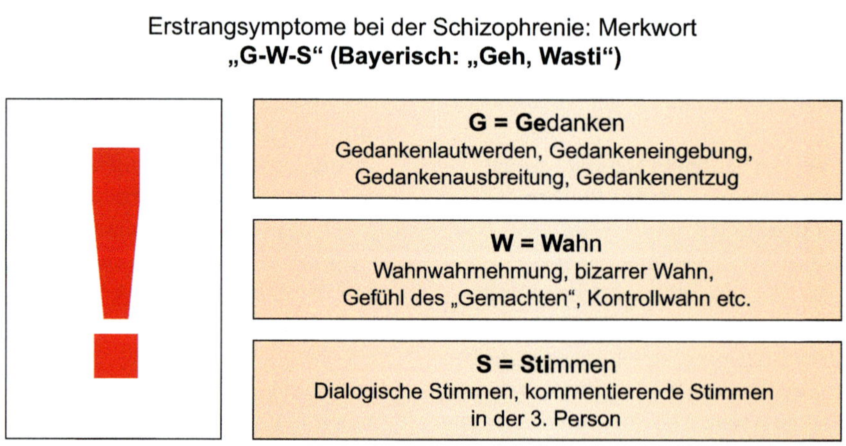

Abb. 9.1 Merkhilfe für die Erstrangsymptome der Schizophrenie [L143]

Bei psychotischen Störungen wie der Schizophrenie können sich die fixen Ideen bis hin zum Wahn steigern. In der ICD-10 findet sich hierfür die genauere Bezeichnung „paranoide Wahnvorstellungen" (S. 96).

BOX 9.1

Was ist ein Wahn?

- **Gegensatz zur objektiven Realität:** Die wahnhaften Vorstellungen stehen im Gegensatz zu den Überzeugungen der Mitmenschen und zur allgemein akzeptierten Lebenswirklichkeit der Gesellschaft.
- **Subjektive Gewissheit:** Obwohl die wahnhaften Ideen von den Mitmenschen nicht geteilt werden, sind sich die Betroffenen hundertprozentig sicher, dass die wahnhaften Vorstellungen („Ich werde verfolgt" – „Ich bin von Gott gesandt") der Wirklichkeit entsprechen.
- **Unkorrigierbarkeit durch Erfahrung:** Da die Betroffenen sich absolut sicher sind, dass ihre Ideen der Wirklichkeit entsprechen, ist ein Wahn auch nicht korrigierbar, weder durch neue Erfahrungen noch durch logische Gegenargumente.

MERKE

Wahn ist ein Symptom, das bei schweren psychischen Erkrankungen (Psychosen) auftritt (➤ Box 9.1). Wahn findet sich z. B. bei der Schizophrenie, bei akuten Psychosen, bei der wahnhaften Störung und bei schweren Depressionen oder schweren manischen Erkrankungen. Bei psychogenen Erkrankungen tritt kein Wahn auf.

Sonderfall Wahnwahrnehmung

Wenn jemand objektiv vorhandene Personen, Dinge, Situationen zwar als solche wahrnimmt, sie jedoch im Sinne des Wahns umdeutet, spricht man von Wahnwahrnehmung. *Beispiel:* Der Postbote klingelt an der Tür. Der Wahnkranke denkt sich: „Er sieht zwar aus wie ein Postbote, aber in Wirklichkeit ist es einer vom Geheimdienst, der mich liquidieren will – er hat sich bloß als Postbote verkleidet."

NICHT VERWECHSELN

Wahn oder überwertige Idee?

Eine Vorstufe des Wahns sind **fixe Ideen** (überwertige Ideen), die i. d. R. korrigierbar sind. Überwertige Ideen finden sich häufig bei politischen oder religiösen Fanatikern.

9.3.2 Paranoide Schizophrenie: Diagnosekriterien nach ICD-10

- Die allgemeinen Kriterien für eine Schizophrenie (➤ Kap. 9.2, A–C) müssen erfüllt sein.
- Symptome aus der Gruppe der Erstrangsymptome stehen im Vordergrund (→ A.1–A.3).
- Typisch sind auch Formen von Wahn, die nicht bizarr oder völlig unrealistisch sind und auch bei anderen psychotischen Erkrankungen vorkommen können (→ B.1). Da sie zu den Zweitrangsymptomen zählen, ist für die Diagnose ein weiteres Symptom aus der Gruppe der Erst- oder Zweitrangsymptome notwendig.
  Beispiele:
  - Verfolgungswahn
  - Größenwahn
  - Sendungswahn
  - Hypochondrischer Wahn
  - Religiöser Wahn
  - Wahn von drohenden Katastrophen
  - Beziehungswahn (die Betroffenen beziehen alles auf sich)
- Ebenfalls typisch: akustische Halluzinationen in Form befehlender (imperativer) Stimmen oder Stimmen in Du-Form (→ B.2); Halluzinationen anderer Sinnesmodalitäten (→ B.3).
- Einige formale Denkstörungen (B.4) treten begleitend auf (→ B.4).
- Katatone Symptome (→ B.5), Denkzerfahrenheit (→ B.4a) oder Negativsymptome wie verflachter, inadäquater Affekt (→ B.6) können in leichter Form vorhanden sein, stehen jedoch nicht im Vordergrund des Krankheitsbildes.

9.3.3 Fallgeschichte

„Die dunkle Macht stiehlt mir meine Gedanken"

Paul M. (19) steht kurz vor dem Abitur. Er kommt in die Praxis, weil er seit 6 Wochen massive Konzentrationsprobleme hat und unter Gedächtnisstörungen leidet. Das sei auch kein Wunder – er höre oft zwei Stimmen, die spöttisch über ihn redeten und ihn vom Lernen abhielten. „Das Abi schaffe ich nie!", sagt er. „Meine Gedanken sind nicht frei … laute Gedanken … laut, sodass man sie hören kann … die dunkle Macht hört mit … Schwarzmachtstrahlen … ich muss tun, was ich nicht will: Mitschüler anspucken, Lehrer anschreien … abgehört … abgefühlt … Lava im Hals … Kopf winzig klein … Gehirn vereist … Gedanken schwarzgeschrumpft."

Über das Fernsehen bekomme er verschlüsselte Warnbotschaften „Die dunkle Macht will nicht, dass ich das Abitur mache und in die Politik gehe. Da könnte ich so manch einem gefährlich werden. Wer weiß, wird ausgeschaltet." Auch der Klassenlehrer stecke mit „denen unter einer Decke" – der rufe ihn ständig auf, um ihn bloßzustellen.

Auf dem Weg zur Schule seien in letzter Zeit seltsame Dinge passiert. Gestern z. B. habe eine schwarze Limousine mit verdunkelten Scheiben vor ihm geparkt; der Fahrer sei ausgestiegen und einmal um das Auto herumgegangen, um ihm deutlich zu machen, dass man es auf ihn abgesehen habe.

Im Explorationsgespräch redet der junge Mann zunächst geordnet und klar über seine Biografie; als er dann jedoch auf die Stimmen und die „dunkle Macht" zu sprechen kommt, wird seine Sprechweise zerfahren; er macht Gedankensprünge, denen der Therapeut nicht folgen kann. Einmal hört er plötzlich auf zu reden und meint: „Merken Sie's? Plötzlich reißt der Gedanke ab, die dunkle Macht stiehlt mir meine Gedanken … wie soll ich da lernen?"

9

Typische Symptome in der Fallgeschichte

Erstrangsymptome

▶ Paul M. hat diverse Symptome, die uns zeigen, dass er nicht mehr Herr seines Ichs ist. Er hört z. B. die eigenen Gedanken so laut, dass er glaubt, andere könnten sie hören bzw. ihn „abhören" (Gedankenlautwerden → A.1D).

▶ Er hat überdies die wahnhafte Idee, dass man seine Gedanken und sein Handeln beeinflusst und er gegen seinen Willen handeln muss: „Mitschüler anspucken, den Lehrer anschreien" (Beeinflussungswahn, Gefühl des Gemachten → A.3C).

▶ Wenn jemand nicht mehr Herr seines Denkens, seiner Gefühle und seines Handelns ist, leidet er an *Ich-Störungen.* Ich-Störungen sind ein wichtiges Diagnosekriterium der Schizophrenie. Weitere Erklärungen hierzu in ➤ Kap. 9.3.4.

▶ Paul M. ist überdies hundertprozentig überzeugt davon, dass eine „dunkle Macht ihn ausschalten wolle", „dass man es auf ihn abgesehen habe", weil er mit seinem Politikstudium „manch einem gefährlich werden könnte". Paul hat einen Verfolgungswahn, aber auch – wie weiter oben beschrieben – einen Beeinflussungswahn (→ A.3C).

▶ Eine Sonderform des Wahns ist Pauls Angewohnheit, reale Dinge im Außen im Sinne seines Verfolgungswahns umzudeuten – Nachrichten oder Berichte im Fernsehen z. B., die er als verschlüsselte Botschaften interpretiert; der Lehrer, der ihn öfter als andere aufruft, um ihn bloßzustellen; der Autofahrer, der um seine schwarze Limousine herumgeht – für Paul M. alles Zeichen dafür, dass man es auf ihn abgesehen hat. Wenn jemand alltägliche Dinge im Außen ständig auf sich bezieht, spricht man von einem Beziehungswahn. Häufig findet sich hierfür auch der Fachbegriff „Wahnwahrnehmung" (→ A.3B).

▶ Paul M. hört überdies oft zwei Stimmen, die über ihn reden (→ A.2B). Akustische Halluzinationen in Form von dialogischen oder kommentierenden Stimmen sind neben Wahn und Ich-Störungen ein drittes Leitsymptom einer paranoiden Schizophrenie.

Zweitrangsymptome

▶ Paul M. beschreibt abnorme, äußerst bizarre Körperempfindungen: Lava im Hals; Kopf winzig klein; Gehirn vereist; Gedanken „schwarzgeschrumpft". Für bizarre Leibhalluzinationen dieser Art wird in der Psychiatrie der Begriff „Zönästhesien" (→ B.3) verwendet.

▶ Im 1. Teil der Geschichte schildert Paul M. seine Symptome bruchstückhaft, sodass man seinen Gedankengängen oft nicht folgen kann. Dieses Phänomen wird als Denkzerfahrenheit oder auch als Inkohärenz (Zusammenhanglosigkeit des Denkens) bezeichnet (→ B.4A).

▶ Nicht nachvollziehbare Gedankensprünge oder auch ein plötzliches Gedankenabreißen – wie im letzten Abschnitt beschrieben – sind ebenfalls typisch für die paranoide Schizophrenie (→ B.4A).

▶ In der Beschreibung seiner Probleme erfindet Paul M. neue Wörter und Begriffe. „Schwarzmachtstrahlen", „schwarzgeschrumpft", „abgefühlt" sind solche Wortneuschöpfungen. Sie werden in der Psychiatrie als Neologismen bezeichnet und sind ein häufiges Begleitsymptom bei schizophrenen Erkrankungen (→ B.4B).

▶ Durch die Stimmen, die ihn vom Lernen abhalten, aber auch durch die alles beherrschenden Wahnvorstellungen hat Paul M. große Konzentrations- und Gedächtnisprobleme. Störungen der Konzentration und Merkfähigkeit zählen zu den Negativsymptomen der Schizophrenie (→ B.6).

Diagnose **Paranoide Schizophrenie (F20.0).**

9.3.4 Was versteht man unter Ich-Störungen

Ein charakteristisches Phänomen der paranoiden Schizophrenie ist das Gefühl, nicht mehr Herr des eigenen Ichs zu sein. Paul M. glaubt z. B., dass man ihn gedanklich beeinflusst, ihm seine Gedanken wegnimmt oder ihm Handlungen aufzwingt, die nicht von ihm gewollt sind („Dann muss ich tun, was ich nicht will: Mitschüler anspucken oder den Lehrer anschreien"). Überdies hat er das Gefühl, dass die „dunkle Macht" seinen Körper durch „Bestrahlung" verändert („Lava im Hals … der Kopf ganz klein … das Gehirn vereist … das Denken schwarzgeschrumpft"). Dieses „Gefühl des Gemachten" („Da wird etwas mit mir gemacht, das ich nicht kontrollieren kann") ist oft gekoppelt mit der Vorstellung, die eigenen Gedanken nicht mehr bei sich behalten zu können, sodass andere sie „lesen" oder gar „hören" können („Manchmal werden die Gedanken so laut, dass andere sie hören").

Wenn sich jemand wie bei den oben beschriebenen Phänomenen nicht mehr von der Umwelt abgrenzen kann, wenn die Grenze zwischen Ich und Umwelt so durchlässig wird, dass andere in das „eigene Haus" eindringen können, oder wenn jemand die eigenen Gedanken und Gefühle nicht mehr durch „Versperren der Tür zum Außen" bei sich behalten kann, werden die hierfür typischen Symptome oft unter der Bezeichnung „Ich-Störungen" zusammengefasst. Obwohl der Fachbegriff „Ich-Störungen" in der ICD-10 nicht vorkommt, gilt er in der Fachliteratur als eines der wichtigsten Merkmale der Schizophrenie (➤ Abb. 9.2).

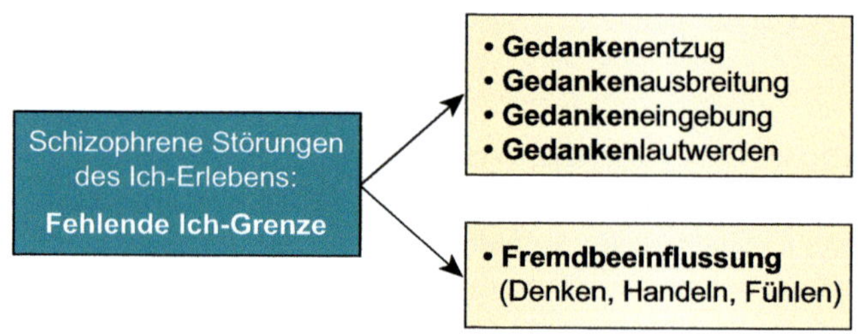

Abb. 9.2 Ich-Störungen bei schizophrenen Erkrankungen [L143]

9.3.5 Was versteht man unter Positiv- und Negativsymptomen?

In der Fallgeschichte „Die dunkle Macht stiehlt mir meine Gedanken") zeigt Paul M. eine Reihe von Symptomen, die **„mehr"** sind als die Gedanken und Wahrnehmungen psychisch gesunder Personen: Die ständigen Gedanken im Kopf werden zu akustischen Halluzinationen; der Gedanke, verfolgt und beeinflusst zu werden, entwickelt sich zu einem Verfolgungswahn; die vermeintlich kritischen Gedanken anderer werden zu dialogischen Stimmen, die sich über Paul M. unterhalten. Viele Menschen mit einer Schizophrenie nehmen die ursprünglich neutralen Phänomene auf eine Art und Weise wahr, dass sie – mathematisch gesehen – über der Zahl Null liegen, also im Plusbereich. In der Mathematik heißen Zahlen über Null positive Zahlen. Auf die Symptome der Schizophrenie übertragen finden sich bei Patienten mit paranoider Schizophrenie diverse **Positivsymptome (Plussymptome).** Dazu zählen alle Formen von Wahn, Halluzinationen, illusionäre Verkennungen, Ich-Störungen, Erregungszustände und Denkzerfahrenheit infolge von gedanklicher Überflutung.

MERKE

Die wichtigsten Positivsymptome

- Wahnideen
- Wahnwahrnehmung
- Halluzinationen
- Illusionäre Verkennungen
- Ich-Störungen
- Angstzustände
- Affektive Erregungszustände
- Denkzerfahrenheit infolge gedanklicher Überflutung

Bei anderen Formen der Schizophrenie herrschen Symptome vor, bei denen ursprünglich vorhandene Eigenschaften **„weniger"** werden. Es kommt zu einer Verarmung vorher vorhandener Gefühle, zu einer Minderung des Antriebs, zum Verlust von Freude und Interesse und zu einem Mangel an nonverbaler Kommunikation (z. B. Gestik, Mimik, Augenkontakt). Analog zur oben beschriebenen Einteilung in positive und negative Zahlen werden diese Eigenschaften als **Negativsymptome (Minussymptome)** bezeichnet.

MERKE

Die wichtigsten Negativsymptome

- Apathie (Teilnahmslosigkeit), Verlust von Freude und Interesse
- Antriebsminderung, Passivität, Mangel an Initiative, Willensschwäche
- Verschlechterung der allgemeinen Leistungsfähigkeit
- Vernachlässigung der Körperpflege
- Verflachte Affekte (Gefühlsverarmung, Mangel an Empathie)
- Verarmung der verbalen und nonverbalen Kommunikation: Sprachverarmung, Verarmung von Gestik und Mimik, fehlender Augenkontakt
- Parathymie (Affekte, die nicht zur gegenwärtigen Situation passen)
- Sozialer Rückzug
- Nutz- und zielloses Verhalten
- Störung von Gedächtnis, Aufmerksamkeit und Konzentration

Zu den Unterformen der Schizophrenie mit einem Vorherrschen von Negativsymptomen zählen u. a. die nachfolgend beschriebenen schizophrenen Erkrankungen: schizophrenes Residuum (➤ Kap. 9.4), Schizophrenia simplex (➤ Kap. 9.5) und Hebephrenie (➤ Kap. 9.6).

9.3.6 Verlaufsformen

Die paranoide Schizophrenie ist die am häufigsten vorkommende Unterform der Schizophrenie. Sie beginnt meist innerhalb weniger Wochen, in selteneren Fällen kann sie sich aber auch über Monate hinweg langsam schleichend entwickeln. Oft gibt es eine **Prodromalphase** (Vorläuferphase), die über Monate, in seltenen Fällen auch über mehrere Jahre andauern kann. Die Symptome lassen zunächst nicht an eine Schizophrenie denken: sozialer Rückzug, Tendenz zum Streiten, Interesselosigkeit, Leistungsrückgang in Schule und Beruf. Wenn die Symptomatik sich schließlich in Richtung Schizophrenie entwickelt, finden sich meist schon dezente Hinweise auf Beziehungsideen oder ein unheilvolles Gefühl von „Irgendetwas wird passieren, ich weiß nicht was". Dieses unspezifische Gefühl von „Etwas liegt in der Luft" wird als **Wahnstimmung** bezeichnet. Der Patient ist

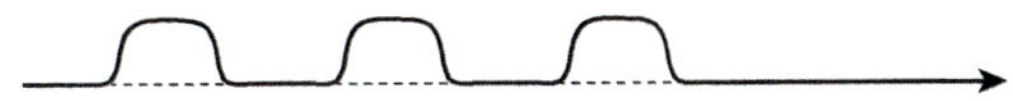

Abb. 9.3 Paranoide Schizophrenie: phasenhafter Verlauf mit Remission [L143]

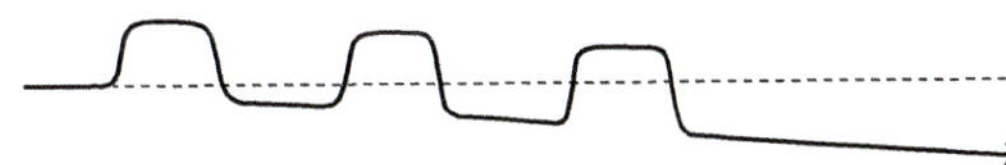

Abb. 9.4 Phasenhafter Verlauf mit zunehmender Verschlechterung [L143]

in dieser Phase vermehrt sensibel gegenüber äußeren Reizen, die oft im Sinne einer Wahnwahrnehmung verkannt werden und ihm Angst machen.

Die paranoide Schizophrenie verläuft meist in **Phasen,** d. h., nach einer schizophrenen Episode kommt es in zwei Drittel der Fälle zu einer vollständigen oder teilweisen Remission, bis nach längerer Zeit wieder eine schizophrene Episode auftritt. Grafisch lässt sich dies wie in ➤ Abb. 9.3 darstellen.

Bei etwa einem Drittel kommt es allerdings nach mehreren Schüben zu Defektzuständen, die in ein sog. **schizophrenes Residuum** (Residuum = Restzustand, ➤ Abb. 9.4) münden, bei dem sich früher vorhandene Positivsymptome wie Wahn und Halluzinationen zurückbilden und von Negativsymptomen abgelöst werden (Positiv- und Negativsymptome, ➤ Kap. 9.3.5).

9.4 Schizophrenes Residuum

Bei dieser Unterform der Schizophrenie kommt es im Verlauf der Erkrankung zu einer langsam voranschreitenden Verschlechterung der allgemeinen Leistungsfähigkeit mit dem Auftreten von Negativsymptomen verschiedenster Art. Erstrangsymptome wie Wahn, Ich-Störungen oder Stimmenhören sind in der Endphase der Erkrankung nicht mehr vorhanden.

9.4.1 Diagnosekriterien nach ICD-10

A. Die allgemeinen Diagnosekriterien für eine Schizophrenie müssen in der Vergangenheit erfüllt gewesen sein, sind aber zurzeit nicht nachweisbar.

B. Mindestens **vier** der folgenden negativen Symptome waren während der letzten 12 Monate vorhanden:

1. Antriebsminderung, psychomotorische Verlangsamung, verminderte Aktivität
2. Deutliche Affektverflachung mit Gefühlsverarmung und Mangel an Empathie
3. Passivität und Initiativemangel
4. Sprachverarmung (Verarmung hinsichtlich Menge oder Inhalt des Gesprochenen)

5. Geringe nonverbale Kommunikation, zu erkennen an Einschränkungen bzgl. Mimik, Körperhaltung, Stimmmodulation und Blickkontakt
6. Verminderung der sozialen Leistungsfähigkeit und Vernachlässigung der Körperpflege
7. Häufiges Zusatzsymptom: sozialer Rückzug.

9.4.2 Fallgeschichte

Rückzug ins Schneckenhaus

Rainer F. (62) kommt in die Praxis und bittet Sie um Rat wegen seiner Frau Gerda (54), die sich in den letzten 2 Jahren so verändert hat. „Meine Frau war früher temperamentvoll, pflegte viele Kontakte und hat gern und viel erzählt. Jetzt spricht sie kaum noch: weder mit den Nachbarn noch mit mir, noch mit unserer Tochter. Und wenn sie mal etwas sagt, spürt man kein echtes Interesse: Ihre Stimme ist monoton, sie meidet Blickkontakt, ihre Mimik ist regungslos, z. T. wie eingefroren.

Auch gefühlsmäßig hat sie sich sehr verändert: Sie nimmt kaum mehr Anteil am Leben unserer Tochter und unserer beiden Enkelkinder. Bei der Geburt unseres Enkels vor 8 Monaten hat sie sich z. B. überhaupt nicht gefreut. Zu unseren früheren Freunden und Bekannten hat sie jeglichen Kontakt abgebrochen. Es ist, als habe sie sich in ein Schneckenhaus zurückgezogen."

Ergänzend berichtet er, seine Frau sei gelernte Bankkauffrau, könne ihren früheren Beruf allerdings jetzt nicht mehr ausüben. Sie fühle sich überdies so müde und erschöpft, dass sie sich in der Wohnung wie im Schneckentempo bewege, ihre Arbeit im Haushalt nicht mehr ohne Hilfe schaffe und inzwischen auch ihre Körperpflege vernachlässige.

Zur Anamnese ist zu erfahren, dass die Ehefrau zwischen dem 38. und 50. Lj. drei schizophrene Episoden hatte, die mit Antipsychotika behandelt wurden. Diese Behandlung hat die Patientin vor etwa 2 Jahren abgebrochen.

Typische Symptome in der Fallgeschichte

Negativsymptome

▶ Gerda F. hat früher gern und viel geredet, jetzt spricht sie kaum noch, auch nicht mit Menschen, die ihr nahestehen (→ B.4).
▶ Wenn sie spricht, ist ihre Stimme monoton, die nonverbale Kommunikation über Mimik, Gestik und Blickkontakt ist stark eingeschränkt (→ B.5).
▶ Sie hat sich auch gefühlsmäßig stark verändert: Sie nimmt kaum Anteil am Leben ihrer Tochter und empfindet keine Freude bei der Geburt des Enkelkindes (→ B.2).
▶ Gerda F. ist ohne Antrieb, ständig müde und erschöpft und bewegt sich im Schneckentempo durchs Haus (→ B.1).
▶ Ihre bisherige Leistungsfähigkeit ist stark reduziert: Sie schafft es nicht, ihre Hausarbeit ohne Hilfe zu erledigen, und kann wegen ihrer Erkrankung ihren früheren Beruf nicht mehr ausüben (→ B.6).
▶ Inzwischen vernachlässigt sie auch die Körperpflege (→ B.6).
▶ Kontakte zu Freunden und Bekannten hat sie abgebrochen; es ist, als habe sie sich „in ein Schneckenhaus zurückgezogen" (→ B.7).

Weitere Diagnosekriterien

▶ Die Symptomatik besteht seit mehr als 12 Monaten (Punkt B allgemein).
▶ Im Vorfeld der aktuellen Erkrankung finden sich mehrere schizophrene Episoden mit hierfür typischen Symptomen, die derzeit nicht nachweisbar sind (Punkt A).

Diagnose **Schizophrenes Residuum (F20.5).**

9.4.3 Therapie

Die Behandlung eines schizophrenen Residuums erfolgt i. d. R. durch Antipsychotika (Neuroleptika). Allerdings tritt die Wirkung beim Vorherrschen von Negativsymptomen sehr viel später ein als bei Krankheitsbildern mit Positivsymptomatik. Antipsychotika der neueren Generation (atypische Antipsychotika) scheinen in vielen Fällen besser zu wirken als klassische Antipsychotika.

Ergänzend zur medikamentösen Therapie werden meist soziotherapeutische Hilfen (Arbeitstherapie, betreutes Wohnen) und verhaltenstherapeutische Maßnahmen eingesetzt (Training sozialer Kompetenzen, Training der verbalen und nonverbalen Kommunikation).

9.5 Schizophrenia simplex

Neben dem schizophrenen Residuum gibt es eine Unterform der Schizophrenie, deren Negativsymptome in weiten Teilen denen des schizophrenen Residualzustands ähneln: die **Schizophrenia simplex.** Bei der Schizophrenia simplex entwickelt sich die charakteristische Negativsymptomatik des schizophrenen Residuums (Affektverflachung, Antriebsminderung usw.) ohne vorhergehende produktive Symptome. Typisch ist oft ein **„Lebensknick"** mit einer *„Abnahme der vorher vorhandenen schulischen oder beruflichen Leistungsfähigkeit"* (ICD-10, A3) und einer Veränderung in einigen früheren Persönlichkeitsmerkmalen mit der Folge von *„nutz- und ziellosem Verhalten, Selbstversunkenheit und sozialem Rückzug"* (ICD-10, A1).

9.5.1 Diagnosekriterien

A. Die folgenden drei Merkmale entwickeln sich schleichend über einen Zeitraum von mindestens 1 Jahr:

1. Deutliche Veränderungen der Persönlichkeit mit schleichender Progredienz von merkwürdigem, ziellosem Verhalten, Antriebs- und Interesseverlust und Selbstversunkenheit
2. Abnahme der schulischen oder beruflichen Leistungsfähigkeit
3. Allmähliches Auftreten von Negativsymptomen, wie sie für das schizophrene Residuum typisch sind: Affektverflachung, Antriebsminderung, Initiativemangel, Teilnahmslosigkeit (Apathie), sozialer Rückzug, Sprachverarmung und verminderte nonverbale Kommunikation (Mimik, Körperhaltung, Stimmmodulation, Blickkontakt)
4. Verminderte Fähigkeit, soziale Anforderungen zu erfüllen (z. B. die Verantwortung als Vater/Mutter von Kindern zu übernehmen, soziale Verpflichtungen wahrzunehmen, sozialer Rückzug)

9

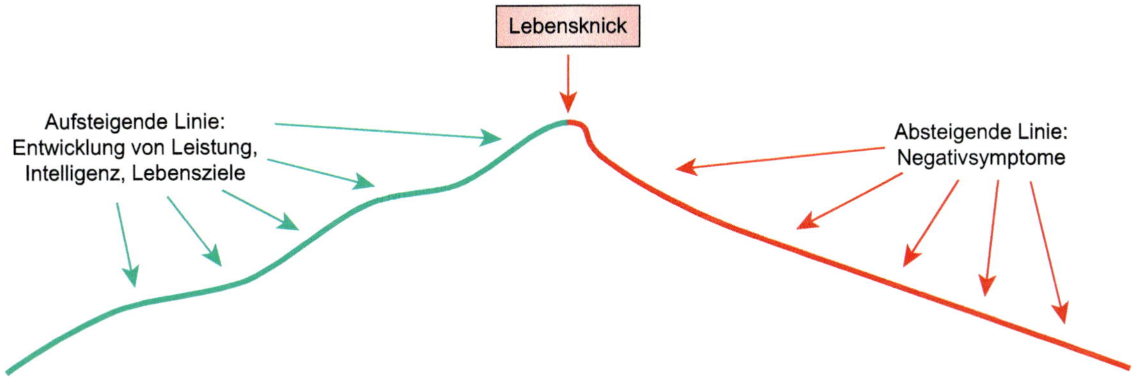

Abb. 9.5 Langsam fortschreitende Entwicklung von Negativsymptomen nach „Lebensknick" [L143]

B. Die Symptome entwickeln sich ohne vorhergehende psychotische Symptome wie Wahn, Halluzinationen oder Ich-Störungen. Die Betroffenen dürfen also in der Vergangenheit niemals die Kriterien für eine Schizophrenie oder eine andere psychotische Störung erfüllt haben.
C. Häufiges zusätzliches Merkmal: Die Störung entwickelt sich oft nach einem Knick in der Lebenslinie bei vorher vorhandener normaler Leistungsfähigkeit im sozialen, beruflichen oder schulischen Bereich (➤ Abb. 9.5).

9.5.2 Fallgeschichte

„Er hat keine beruflichen Ziele mehr"

Der Student Fabian S. (23) kommt in Begleitung seiner Mutter in die Praxis. Er wirkt ungepflegt, wenig interessiert, meidet den Blickkontakt mit dem Therapeuten. Während des gesamten Gesprächs schaut er teilnahmslos aus dem Fenster.

„Vor etwa 2 Jahren", so die Mutter, „schien alles in Ordnung mit ihm zu sein: Er hatte im Abitur exzellente Noten, sodass er Medizin studieren konnte. Das war immer schon sein Traumberuf. Anfangs war er mit Begeisterung bei der Sache, doch dann gab es eine Art Bruch oder Knick in seinem Leben: Er hatte plötzlich kein Interesse mehr am Studium, ging ab dem 3. Semester nicht mehr an die Uni und verhielt sich z. T. ausgesprochen seltsam: Anstatt sich mit Freunden zu treffen, ging er nachts zum Gitarrespielen in den Wald oder legte sich mitten in ein Feld mit Sonnenblumen und starrte in den Himmel. Auf seine beruflichen Ziele angesprochen, meinte er, da könne er augenblicklich nichts sagen, die Dinge müssten sich erst noch entwickeln."

„Er spricht kaum mehr mit uns, sitzt die meiste Zeit untätig in seinem Zimmer, schaut fern oder surft im Internet", erzählt die Mutter mit besorgter Miene. „Auch mit seiner langjährigen Freundin hat er in der letzten Zeit kaum noch geredet, weshalb sie sich nun von ihm getrennt hat."

Als der Therapeut ihn auf seine Freundin anspricht, sagt er mit ausdrucksloser Miene: „Das mit Lena ist mir egal, ich hatte ohnehin keine Gefühle mehr für sie." Auf die Frage, wie es ihm denn so gehe ohne Freundin, ohne Studienplatz, mit den Sorgen der Eltern, fängt er an zu lachen und meint: „Ich verstehe die ganze Aufregung nicht. Mir geht es gut."

Typische Symptome in der Fallgeschichte

Plötzlicher Leistungsknick
▶ Auffallend ist, dass Fabian S. in der Schule und im Studium zunächst überdurchschnittliche Leistungen erbringt, es dann jedoch ohne ersichtlichen Anlass zu einem Leistungsknick (→ C) mit einer Veränderung der Gesamtpersönlichkeit kommt. Im weiteren Verlauf entwickelt Fabian S. eine Reihe von Negativsymptomen, wie sie u. a. für das schizophrene Residuum typisch sind.

Negativsymptome (→ A.3)
▶ Verlust von Freude und Interesse: Er hat kein Interesse mehr am Studium der Medizin, für das er sich vorher begeistert hatte.
▶ Verschlechterung der ursprünglich vorhandenen Leistungsfähigkeit: Fabian S. bricht sein Studium ab, geht nicht mehr an die Uni.
▶ Sozialer Rückzug: Er trifft sich nicht mehr mit Freunden, verbringt die Zeit mit Fernsehen oder surft im Internet.
▶ Verminderter Antrieb: Er sitzt untätig in seinem Zimmer, wirkt ungepflegt und vernachlässigt die Körperpflege.
▶ Ziellosigkeit: Er hat im Vergleich zu vorher keine Ziele mehr im Leben.
▶ Affektverflachung und Apathie: Er schaut während des Gesprächs teilnahmslos aus dem Fenster, hat keine Gefühle mehr für seine Freundin, kann die Sorgen seiner Mutter nicht nachvollziehen und behauptet am Schluss, es gehe ihm gut.
▶ Sprachverarmung: Er spricht kaum mehr mit seinen Eltern.
▶ Verminderte nonverbale Kommunikation: Fabian S. meidet den Blickkontakt, berichtet mit regloser Miene von der Trennung seiner Freundin und schaut während des Gesprächs teilnahmslos aus dem Fenster.
▶ Parathymie: Auf die Frage, wie es ihm so gehe ohne Freundin, ohne Studienplatz, mit den Sorgen der Eltern, fängt er an zu lachen, was nicht zur Situation passt.
▶ In der Geschichte gibt es keinen Hinweis auf ein früheres oder aktuelles Vorhandensein von psychotischen Symptomen wie Wahn, Halluzinationen oder Ich-Störungen (→ B).

Weitere Merkmale
▶ Nach dem „Lebensknick" zeigt er einige bizarre Verhaltensweisen, die man auch mit einer paranoiden Schizophrenie in Verbindung bringen könnte: Er geht nachts in den Wald, um Gitarre zu spielen, legt sich in ein Feld mit Sonnenblumen und starrt in den Himmel.
Diagnose **Schizophrenia simplex (F20.6).**

9

9.5.3 Verlauf, Therapie und Prognose

Wie eingangs beschrieben, kommt es bei vorher gesunden, leistungsfähigen Menschen zu einem nicht erklärbaren Lebensknick mit einer sich langsam verschlechternden Negativsymptomatik und einer Abnahme der beruflichen und sozialen Leistungsfähigkeit. Die Erkrankung kann im Jugend- wie auch im Erwachsenenalter auftreten. Leichtere Formen der Schizophrenia simplex sind manchmal bei Angehörigen von Schizophrenen zu beobachten. Der Beginn ist schleichend, die Erkrankung führt langsam zu meist ausgeprägten Defektzuständen mit Verschrobenheit und sozialem Rückzug.

Ähnlich wie beim schizophrenen Residuum werden i. d. R. Antipsychotika gegeben. Die Therapie ist schwierig und die Langzeitprognose meistens ungünstig. Ergänzend zur medikamentösen Therapie können – falls die Betroffenen dazu bereit sind – verhaltenstherapeutische Maßnahmen eingesetzt werden, z. B. Training sozialer Kompetenzen, Training der verbalen und nonverbalen Kommunikation etc. In manchen Fällen können auch soziotherapeutische Hilfen sinnvoll sein (Hilfen bei Arbeitsbeschaffung, Freizeitgestaltung, betreutes Wohnen).

Die Diagnose „Schizophrenia simplex" sollte laut ICD-10 zurückhaltend gestellt werden; differenzialdiagnostisch ist die Abgrenzung zur schizotypen Störung (➤ Kap. 9.10.6) schwierig. Im Erstgespräch könnte es auch zur Verwechslung mit einer depressiven Störung kommen. Deshalb ist bei der Anamnese zu klären, ob es einen Hinweis auf einen – für Depressionen typischen – phasenhaften Verlauf gibt oder ob die Erkrankung über Jahre hinweg langsam progredient verläuft. Auch ein etwas skurriles Verhalten oder eine schizophrene Erkrankung in der Familie können ein Hinweis darauf sein, dass es sich evtl. um eine Schizophrenia simplex handeln könnte, denn für alle schizophrenen Erkrankungen besteht nach derzeitigem Wissensstand eine genetische Disposition (➤ Kap. 9.8.2).

9.6 Hebephrenie

Eine weitere Unterform der Schizophrenie mit Negativsymptomatik ist die Hebephrenie, von griech. *hebe* („Jugendalter"), *phrenos* („Geist, Gemüt"). Die hebephrene Form der Schizophrenie beginnt schleichend und kommt i. d. R. einige Jahre vor oder nach dem 20. Lj. zum Ausbruch. Halluzinationen oder Wahnphänomene sind nicht oder nur in leichter Form vorhanden, stattdessen kommt es zur Entwicklung diverser Negativsymptome mit Affektverflachung, Antriebsminderung, Denkstörungen und nicht passenden emotionalen Reaktionen. Besonders typisch ist eine gekünstelte (manierierte) Sprache in Verbindung mit läppischen, nicht zum Affekt passenden Verhaltensweisen.

Die Betroffenen sind vor ihrer Erkrankung oft Eigenbrötler mit wenigen Sozialkontakten. Häufig kommt es vor Ausbruch der Krankheit zu sozialem Rückzug und einer übermäßigen Beschäftigung mit religiösen oder philosophischen Fragen. Gemäß ICD-10 *„kann die Diagnose einer Hebephrenie erst nach einer 2- bis 3-monatigen Beobachtungszeit zuverlässig gestellt werden."*

9

9.6.1 Diagnosekriterien

A. Die allgemeinen Kriterien für eine Schizophrenie müssen erfüllt sein.
B. Kriterium 1 oder 2 muss erfüllt sein:
1. Verflachung oder Oberflächlichkeit des Affekts
2. Unpassender oder unangebrachter Affekt

C. Kriterium 1 oder 2 muss erfüllt sein:
1. Zielloses Verhalten statt Zielstrebigkeit
2. Denkstörungen, die sich als unzusammenhängende, gekünstelte (manierierte) oder zerfahrene Sprache äußern

D. Häufige Begleitsymptome:
1. Läppische oder manierierte Verhaltensweisen wie Kichern, Grimassieren, gekünstelte Bewegungen
2. Distanzlosigkeit

E. Halluzinationen oder Wahnphänomene bestimmen nicht das klinische Bild, können aber in leichter Form vorhanden sein.

9.6.2 Fallgeschichte

Keine Ziele mehr im Leben

Oliver (18) besucht augenblicklich die Oberstufe des Gymnasiums. Er kommt in Begleitung seiner Mutter in die Praxis. Er wirkt ungepflegt, folgt gelangweilt, ohne Gefühlsregung den Ausführungen seiner Mutter. Oliver habe sich in den letzten Wochen mehr und mehr in sein Zimmer zurückgezogen, erzählt sie, mit der Begründung, er müsse den Sinn des Lebens ergründen. „Als wir ihn dazu bewegen wollten, doch wieder den Unterricht zu besuchen oder seine früheren Freunde einzuladen, hat er uns übel beschimpft. Vor einigen Monaten war er noch ganz anders drauf, wollte möglichst schnell sein Abi machen ... doch jetzt hat er offensichtlich keine Ziele mehr im Leben!"

Als der Therapeut den jungen Mann fragt, ob er „kiffe", klopft dieser ihm auf die Schulter und meint: „Das hättest du wohl gern. Einen Gleichgesinnten. Wisse: Der Weise findet Erleuchtung ohne Drogen ... alles fließt ... Weltseele ... anima mundi ... theatrum mundi ... die Welt als Bühne, auf der jeder seine Rolle spielt und dann abtritt ... auch du!" – Bei den Worten „Weltseele" und „Weltbühne" geht er zum Fenster, breitet majestätisch die Arme aus, nickt hoheitsvoll mit dem Kopf, schreitet langsam mit gekünstelt wirkenden Bewegungen zur Tür und verlässt kichernd den Praxisraum.

Typische Symptome in der Fallgeschichte

▶ Oliver folgt den Ausführungen seiner Mutter gelangweilt, ohne Gefühlsregungen (→ B.1).
▶ Er geht nicht mehr zur Schule, hat keine Ziele mehr im Leben und ist, wie er sagt, augenblicklich auf der Suche nach dem Sinn des Lebens (zielloses Verhalten → C.1).
▶ Als die Frage, ob er kiffe, duzt er den Therapeuten und klopft ihm auf die Schulter (→ D.2).

▶ Die Frage des Therapeuten beantwortet er völlig unzusammenhängend, sodass man der logischen Verknüpfung seiner „philosophischen Gedankengänge" (eine Mischung aus Platon, Taoismus und Shakespeare) nicht oder nur mit Mühe folgen kann (gekünstelte, zerfahrene Sprache → C.2).
▶ Dazu kommen manierierte Verhaltensweisen, z. B. das majestätische Ausbreiten der Arme, das hoheitsvolle Nicken mit dem Kopf, das Kichern und die gekünstelten Bewegungen beim Verlassen des Praxisraums (→ D.1).
▶ Typisch sind auch weitere Negativsymptome wie sozialer Rückzug und Vernachlässigung der Körperpflege.
▶ Ähnlich wie bei der Schizophrenia simplex kommt es nach einer Zeit normaler Leistungsfähigkeit (Oliver besucht die Oberstufe des Gymnasiums) zu einem Leistungsknick mit einer vergleichsweise plötzlichen Veränderung des Verhaltens.
Diagnose **Hebephrene Schizophrenie (F20.1).**

9.6.3 Differenzialdiagnose, Therapie und Prognose

Da der Beginn der Hebephrenie in eine Entwicklungsphase fällt, in der sich große hormonelle und familiäre Veränderungen vollziehen, könnten einige der Symptome auch auf „pubertäres Gehabe" zurückzuführen sein. Auch Streit mit den Eltern, eine Beschäftigung mit philosophischen Fragen und depressive Verstimmungen mit sozialem Rückzug sind in dieser Entwicklungsphase häufig. Eine endgültige Diagnose kann also nur nach genauer Exploration und einer längeren Beobachtung unter Einbeziehung von Familienmitgliedern oder Freunden (Fremdanamnese) gestellt werden.

Da viele Jugendliche unter kurzzeitigen oder längeren Depressionen leiden – z. B. wegen Liebeskummer, schulischem/beruflichem Misserfolg, Konflikten mit den Eltern – sollte differenzialdiagnostisch eine länger andauernde Anpassungsstörung oder depressive Episode ausgeschlossen werden.

Bei Jugendlichen in Olivers Alter sollte überdies der Missbrauch von Drogen abgeklärt werden. Null-Bock-Mentalität, sozialer Rückzug, Vernachlässigung der persönlichen Hygiene, plötzlicher Rückgang der schulischen Leistungen und mangelnde Konzentration (auch in Gesprächen) könnten auf einen Missbrauch von Cannabis (Haschisch/Marihuana) hinweisen.

Die Hebephrenie wird – ähnlich wie die Schizophrenia simplex – mit Antipsychotika behandelt. Die Therapie ist schwierig und die Langzeitprognose meist ungünstig.

9.7 Katatone Schizophrenie

Die katatone Form der Schizophrenie ist durch Störungen der Psychomotorik gekennzeichnet. Akustische Halluzinationen, Wahn oder Ich-Störungen sind nicht oder kaum vorhanden. Das Wort „kataton" ist von griech. *kata* („gemäß", „sich herleitend von") und *tonos*/lat. *tonus* („Muskelspannung") abgeleitet. Die Störungen der Muskelspannung werden bei der katatonen Schizophrenie durch eine Veränderung des Hirnstoffwechsels verursacht. Dabei gibt es zwei entgegengesetzte Störungen: eine Hemmung der Bewegung (katatoner Stupor) oder eine Übererregung (katatoner Erregungszustand). Daneben finden sich in der ICD-10 weitere Merkmale, die in den folgenden Diagnosekriterien aufgelistet und erklärt werden.

9.7.1 Diagnosekriterien

A. Die allgemeinen Kriterien für eine Schizophrenie müssen möglichst erfüllt sein, auch wenn dies zu Beginn der Störung bei nicht kommunikationsfähigen Personen nicht feststellbar ist.

B. Mindestens eins der folgenden Symptome muss mindestens **2 Wochen** lang vorhanden sein (nicht 4 Wochen wie bei anderen Formen der Schizophrenie):

1. Katatoner Stupor: Zustand der Erstarrung.
2. Katatoner Erregungszustand (oft im Wechsel mit katatonem Stupor).
3. Mutismus: Verstummen.
4. Haltungsstereotypien: Die Betroffenen wiederholen immer wieder die gleichen Gesten oder Handlungsabläufe (z. B. Schaukeln mit Kopf oder Körper, Grimassenschneiden, Bewegungen der Hände etc.).
5. Negativismus: Die Betroffenen tun das Gegenteil von dem, was man von ihnen verlangt.
6. Katalepsie (lat. *catalepticus:* „von Starrsucht befallen"): starres Beibehalten unnatürlicher Haltungen, wobei sich die Arme und Beine der Betroffenen wie bei einer Wachspuppe in unterschiedliche Positionen bringen lassen, die dann beibehalten werden. Wird z. B. ein Bein passiv von der Unterlage abgehoben, bleibt es nach dem Loslassen in der Luft.
7. Wächserne Biegsamkeit (Flexibilitas cerea): Wenn Außenstehende Arme oder Beine der Betroffenen verändern, lassen sich die Gliedmaßen nur mit Mühe bewegen, vergleichbar mit dem „Biegen" oder Verändern von Gliedmaßen bei einer Wachspuppe. Tritt meist in Verbindung mit Katalepsie auf.
8. Befehlsautomatismus (automatische Befolgung von Anweisungen).
9. Zusatzsymptom: *„Die katatonen Phänomene können mit einem traumähnlichen (oneiroiden) Zustand mit lebhaften szenischen Halluzinationen einhergehen"* (ICD-10, S. 98).

9.7.2 Fallgeschichte

„Sie verweigert inzwischen Essen und Trinken!"

Die 20-jährige Hannah S. wird von ihren Eltern in die Notaufnahme gebracht, weil sie seit 2 Tagen nicht gegessen und getrunken hat. Hannah ist zwar wach, reagiert aber weder verbal noch durch Gestik, Mimik oder Augenkontakt auf die Fragen des untersuchenden Arztes. Als der sie bittet, sich zur weiteren Untersuchung auf eine Liege zu legen, bleibt sie steif und unbeweglich sitzen. Als eine Krankenschwester versucht, ihr im Sitzen Blut abzunehmen, lässt sich Hannahs Arm nur mit Mühe bewegen. Nach der Blutabnahme wird die unnatürliche, gestreckte Haltung von Arm und Hand regungslos beibehalten.

Wie die Familie berichtet, hat Hannah sich in den vergangenen 3 Monaten mehr und mehr in ihr Zimmer zurückgezogen und ihren Kontakt zu Freunden und Bekannten abgebrochen. Des Öfteren sei ihnen aufgefallen, dass sie Leute mit Worten wie „Geht endlich weg!", „Lasst mich in Ruhe!", „Stopp!" zum Weggehen auffordert, obwohl niemand im Zimmer ist.

Vor etwa 3 Wochen sei sie dann plötzlich ausgerastet, habe in ihrem Zimmer um sich geschlagen. „Als wir sie beruhigen wollten, warf sie sich auf ihr Bett, wurde steif wie ein Brett und starrte an die Decke. Seitdem hat sie kein Wort mehr gesprochen und verweigert inzwischen auch Essen und Trinken. Als wir versucht haben, ihr mit einem Strohhalm etwas Flüssigkeit einzuflößen, hat sie die Lippen zusammengepresst und ihr Gesicht mit der Hand geschützt. So sitzt sie übrigens oft auf ihrem Bett: eine Hand 5 bis 10 cm über dem Gesicht, die andere Hand in 10 cm Entfernung in der Mitte der Brust. Dabei wippt sie mit dem Oberkörper vor und zurück, manchmal auch nach links und rechts. Das sieht schon sehr, sehr seltsam aus!"

Typische Symptome in der Fallgeschichte

- Im Zentrum des Krankheitsbildes stehen Zustände der Erstarrung (→ B.1), die nicht nur die Bewegungen des Körpers umfasst, sondern auch die zum Essen und Trinken benötigten Muskeln.
- Betroffen ist auch die Sprechmuskulatur: Die Patientin hat seit Tagen kein Wort mit den Eltern gesprochen und reagiert weder verbal noch nonverbal auf die Fragen des Arztes (Mutismus → B.3).
- Vor 3 Wochen allerdings war das Gegenteil der Fall: Hannah hat ohne äußeren Anlass in ihrem Zimmer um sich geschlagen (→ B.2), um wenig später wieder in einen Zustand des katatonen Stupors (→ B.1) zu verfallen.
- Wenn sie mit dem Strohhalm trinken soll, presst sie die Lippen zusammen; wenn der Arzt sie auffordert, sich auf eine Liege zu legen, bleibt sie sitzen: Sie tut das Gegenteil von dem, was man von ihr verlangt (→ B.5).
- Als die Krankenschwester ihren Arm freimachen will, um Blut abzunehmen, lässt dieser sich nur mit Mühe bewegen, so als würden die Bewegungen durch Wachs gestoppt. Dieses Phänomen wird als wächserne Biegsamkeit bezeichnet (→ B.7).
- Nach der Blutabnahme behält die Patientin die unnatürliche Armhaltung bei. Auch zu Hause sitzt sie oft in unnatürlicher Haltung auf ihrem Bett, eine Hand etwa 10 cm Entfernung vor dem Gesicht, die andere Hand in der Mitte der Brust, ebenfalls im Abstand von 10 cm (Katalepsie → B.6).
- Wenn Hannah auf ihrem Bett sitzt, wippt sie mit dem Oberkörper nach links, rechts, vorn oder hinten. Derartige gleichbleibende und sich wiederholende Handlungen werden als Haltungsstereotypien bezeichnet (→ B.4).
- Die von den Eltern berichteten Aufforderungen wie „Geht endlich weg!", „Lasst mich in Ruhe!", „Stopp!" sind wahrscheinlich durch traumähnliche „szenische Halluzinationen" (→ B.9) zu erklären, wie sie manchmal bei der katatonen Schizophrenie vorkommen können.

Diagnose **Katatone Schizophrenie (F20.2).**

NICHT VERWECHSELN

Negativismus hat nichts mit negativem Denken oder Urteilen zu tun! In der Psychiatrie bedeutet Negativismus, dass jemand das Gegenteil von dem tut, was von ihm verlangt wird.

9.7.3 Therapie und Prognose

Vor Einführung der Antipsychotika war die katatone Schizophrenie ein gefürchtetes Krankheitsbild mit der Gefahr ernsthafter Selbst- und Fremdschädigung. Seit es Antipsychotika gibt, ist die Erkrankung gut behandelbar. Die katatone Schizophrenie hat deshalb heute eine gute Prognose. Bei schweren katatonen Erstarrungszuständen kann auch der Einsatz der Elektrokrampftherapie (EKT) erwogen werden.

9.8 Wichtige Zusatzinformationen zu schizophrenen Erkrankungen

9.8.1 Prävalenz und Prognose

Untersuchungen haben ergeben, dass in allen Kulturen und Gesellschaften etwa 1 % der Bevölkerung an Schizophrenie erkrankt. In Deutschland leiden aktuell rund 800.000 Menschen an einer Schizophrenie. Die Krankheit tritt erstmals meist im frühen Erwachsenenalter auf: bei Männern zwischen 20 und 25, bei Frauen zwischen 25 und 30 Jahren. Das Erkrankungsrisiko ist für Männer und Frauen gleich hoch.

Zur Prognose bei schizophrenen Erkrankungen dient häufig die sog. **Drittelregel:** Sie besagt, dass sich die Symptome nach einer ersten Krankheitsphase bei etwa einem Drittel der Erkrankten vollständig zurückbilden. Bei einem weiteren Drittel kommt es immer wieder zu Krankheitsphasen, in denen die Ausprägung der Symptomatik in etwa gleich bleibt. Beim letzten Drittel der Erkrankten verschlechtert sich der Zustand nach jeder Episode. Eine Ausnahme bilden die Hebephrenie und die Schizophrenia simplex: Sie sind durch einen langsamen, sich verschlechternden chronischen Verlauf gekennzeichnet.

Bei der Einschätzung der Prognose von Patienten mit Schizophrenie hat sich eine Reihe von Faktoren ergeben, die zu einer – relativ gesehen – günstigeren Prognose beitragen. Als wichtige **protektive Faktoren** gelten u. a.: Einbindung in ein soziales Umfeld, Nachweis von Auslösesituationen, akuter Krankheitsbeginn mit Vorherrschen von Positivsymptomen und weibliches Geschlecht.

Ist ein Elternteil schizophren erkrankt, liegt das Erkrankungsrisiko für die Kinder bei 15 %; sind beide Elternteile erkrankt, erhöht sich das Risiko auf 40 %; bei eineiigen Zwillingen liegt es bei 50 %. Man geht deshalb davon aus, dass es – ähnlich wie bei den affektiven Störungen – eine genetische Disposition für die Erkrankung gibt.

9.8.2 Ätiologie

Die Dopaminhypothese

Man weiß seit Langem, dass Drogen, die im Gehirn zu einer vermehrten Dopaminausschüttung führen (Speed, Ecstasy, Kokain), schizophrenieähnliche Symptome auslösen können. Umgekehrt bewirken Antipsychotika, dass der Dopaminüberschuss im Gehirn reduziert wird. Obwohl wahrscheinlich auch noch andere Überträgerstoffe (Serotonin, Glutamat) an der Entstehung der Schizophrenie

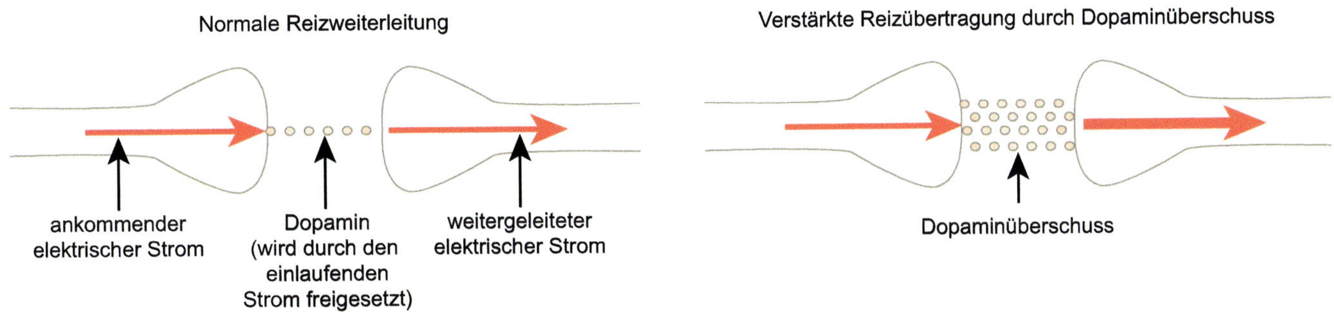

Abb. 9.6 Reizweiterleitung bei Dopaminüberschuss [L143]

beteiligt sind und es überdies bei bestimmten Patienten Hinweise auf hirnorganische Veränderungen gibt, ist die Dopaminhypothese augenblicklich ein Erklärungsmodell, das die körperlichen und psychischen Veränderungen bei Patienten mit einer Schizophrenie am überzeugendsten erklärt. Doch was genau ist die Folge eines „Zuviels" an Dopamin im Gehirn? ➢ Abb. 9.6 versucht vereinfacht darzustellen, dass es durch einen Überschuss an Dopamin zu einer extremen Verstärkung der Reizweiterleitung kommt. Vor allem in Belastungssituationen führt die erhöhte Dopaminausschüttung dazu, dass Sinneseindrücke, Körperempfindungen, ja sogar eigene Gedanken verstärkt wahrgenommen werden. Dadurch kommt es zu massiven Störungen in der Informationsverarbeitung: Die selektive Aufmerksamkeit funktioniert nicht mehr, sodass die Betroffenen sich von Sinneseindrücken überschwemmt fühlen, die sie nicht mehr ordnen und kontrollieren können.

Viele Betroffene reagieren auf diese Störung der Informationsverarbeitung mit der Idee, sie würden von außen gesteuert und beeinflusst. Gleichzeitig kommt es durch die Überempfindlichkeit der Sinne zu einer verfälschten Wahrnehmung mit der Folge von Halluzinationen oder illusionären Verkennungen. Auch Drogen wie Cannabis oder LSD bewirken bei Überdosierung eine Steigerung der Sinneswahrnehmungen, sodass auch Drogen eine schizophrene Erkrankung auslösen können, vorausgesetzt bei den Betroffenen liegt eine Veranlagung vor, die sie für eine schizophrene Störung besonders anfällig macht. Ein Erklärungsmodell für das Zusammenwirken von Genetik, Umwelt und belastenden Life Events ist das Vulnerabilitäts-Stress-Modell, das in der Fachwelt inzwischen häufig zur Erklärung der Schizophrenie herangezogen wird.

Das Vulnerabilitäts-Stress-Modell

Der Begriff „Vulnerabilität" ist von lat. *vulnus* („Wunde") bzw. *vulnerare* („verwunden") abgeleitet und bedeutet so viel wie „Verwundbarkeit/Verletzlichkeit" oder auch „erhöhte Anfälligkeit". Das Wort „Stress" wird hier wie im Englischen im Sinne von „Belastung" (nicht Alltagsstress) gebraucht. Jemand ist also für eine psychische Erkrankung wie die Schizophrenie besonders anfällig, wenn eine genetisch bedingte Vulnerabilität mit belastenden Lebensereignissen zusammentrifft. Ohne genetische Disposition kann auch eine noch so belastende Kindheit keine Schizophrenie verursachen.

MERKE

Eine Schizophrenie wird nicht durch eine schwierige Kindheit verursacht!

Auch extrem belastende Situationen im späteren Leben können keine Schizophrenie zur Folge haben, außer die Erkrankung wird bei vorhandener Disposition durch ein Ereignis im Außen ausgelöst (nicht verursacht!).

Das Vulnerabilitäts-Stress-Modell lässt sich gut mit dem Bild eines Bootes veranschaulichen (➢ Abb. 9.7). Das Boot steht für den Betroffenen, der Kiel für die mitgebrachte Vulnerabilität. Die Bootsladung symbolisiert die **„Altlasten"** – die Belastungen, die jemand aus der Kindheit und den folgenden Lebensjahren mitbringt. Die Gebirgszüge schließlich stehen für die Belastungen (engl. *stress*), die ihm im Laufe des Lebens begegnet sind oder noch begegnen werden.

Das Vulnerabilitäts-Stress-Modell kann nicht nur die Entstehung der verschiedenen Unterformen der Schizophrenie erklären, sondern ganz allgemein auch die „Anfälligkeit" für kurzzeitige oder länger andauernde psychotische Störungen, z. B. die akute psychotische Störung (➢ Kap. 9.10.5), die wahnhafte Störung (➢ Kap. 9.10.2) oder die schizotype Störung (➢ Kap. 9.10.6).

9.8.3 Differenzialdiagnose

Bevor die Diagnose „Schizophrenie" gestellt wird, sollten Erkrankungen mit z. T. ähnlicher Symptomatik durch Nachfragen ausgeschlossen werden. Wahn und akustische Halluzinationen finden sich z. B. auch bei affektiven Störungen. Bei der Manie mit psychotischen Symptomen etwa haben die Betroffenen oft einen Sendungs- oder Verfolgungswahn und hören evtl. Stimmen in Du-Form (z. B. „Du bist der Erlöser der Welt", „Du hast übermenschliche Kräfte"). Auch bei schweren Depressionen können Wahnideen und akustische Halluzinationen auftreten („Du hast dich versündigt", „Du bist schuld am Tod deiner Mutter"). In Fällen wie diesen ist deshalb genau darauf zu achten, ob es zusätzliche Symptome gibt, die auf eine schizophrene Störung hinweisen. In manchen Fällen treten schizophrene und affektive Störungen gleichzeitig auf – dann wäre die Diagnose „schizoaffektive Störung" (➢ Kap. 9.10.3) in Betracht zu ziehen.

Auch bei einem kurzzeitigen Drogenrausch oder längerem Missbrauch bestimmter Drogen (z. B. LSD, Pilze, Kokain) kann es zu schizophreniformen Symptomen kommen. Sie sind dann als Symp-

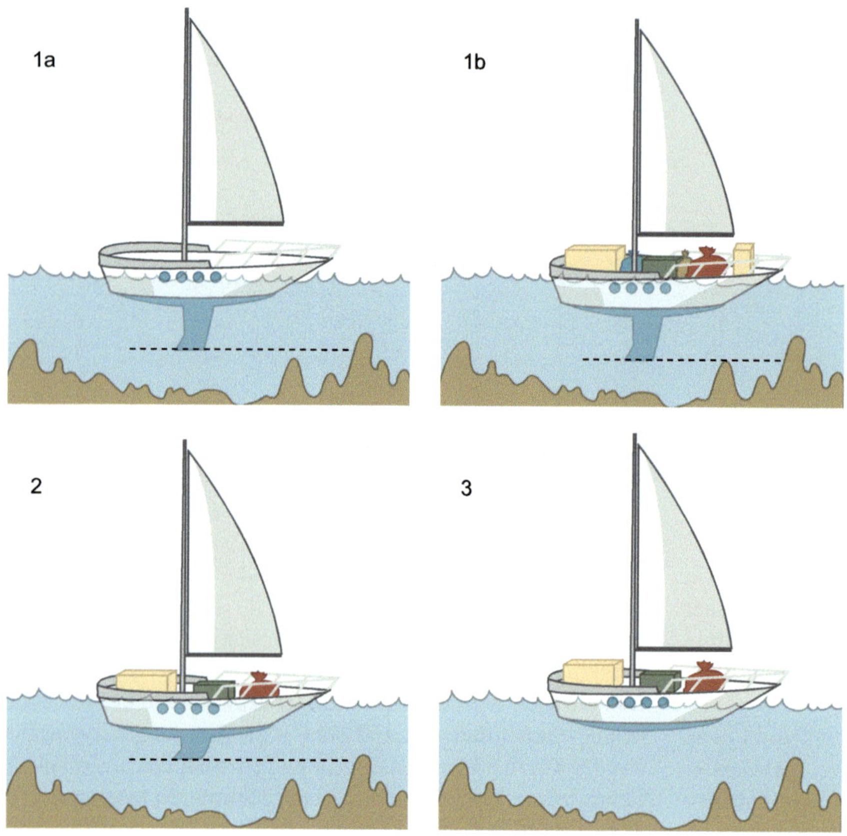

Abb. 9.7 Bootsmodell (nach Bäuml 1994): **1a:** Bei Menschen mit einer hohen genetischen Disposition (langer Kiel) und wenig „Altlasten" müssen sehr belastende Life Events (letzter Gebirgszug rechts) eintreten, um eine psychotische Erkrankung wie die Schizophrenie auszulösen. **1b:** Dieselbe genetische Disposition plus einschneidende Erlebnisse in der Kindheit oder im Jugendalter erhöhen die Vulnerabilität, d. h., auch weniger traumatische Life Events (dargestellt durch den vorletzten Gebirgszug) können eine schizophrene Erkrankung auslösen. **2:** Bei Menschen mit einer weniger stark ausgeprägten genetischen Disposition müssen mehrere erschwerende Faktoren zusammentreffen, damit das Boot auf Grund läuft: massive Altlasten z. B., plus einschneidende Life Events wie der letzte vor dem Boot liegende Gebirgszug. **3:** Bei Menschen ohne genetische Disposition können traumatische oder stark belastende Lebensereignisse trotz Altlasten keine schizophrene Erkrankung auslösen. [L138]

tome einer „drogeninduzierten Psychose" einzuordnen. Überdies kann es bei einer Schädigung des Gehirns (Vergiftung, Schädel-Hirn-Trauma, Meningitis, Enzephalitis etc.) oder einer Schädigung der Entgiftungsorgane (Leber/Nieren) als Folgeerscheinung zu einer organisch bedingten schizophreniformen Störung kommen.

9.9 Therapie

In der akuten Phase der Erkrankung sind Medikamente zur Reduktion der psychotischen Symptome Mittel der Wahl. Zur Anwendung kommen i. d. R. Antipsychotika (Neuroleptika), die auch zur Vorbeugung von Rückfällen (Rezidivprophylaxe) eingesetzt werden. In vielen Fällen erfolgt die Therapie in einer psychiatrischen Klinik. Leider haben die Medikamente diverse Nebenwirkungen, die in ➤ Kap. 9.9.2 zusammengefasst sind.

Wenn die Symptome abgeklungen sind, gewinnen psychotherapeutische und soziotherapeutische Methoden zunehmend an Bedeutung. Im Vordergrund der Psychotherapie stehen Hilfen zum besseren Verstehen der Krankheit, Verhaltens- und Kommunikationstraining, Tipps zum Erkennen von Frühwarnsymptomen und das Erlernen von Bewältigungsstrategien in Stresssituationen. In schwierigen Fällen werden auch sog. Token-Programme eingesetzt, bei denen die Kranken für positives Verhalten durch Tokens (= Bons/Gutscheine) belohnt werden. Aufdeckende Verfahren sind i. d. R. nicht hilfreich.

MERKE

Entspannungsverfahren sind bei allen psychotischen Erkrankungen – so auch bei der Schizophrenie – kontraindiziert.

Besonders wichtig zur Rehabilitation der Kranken sind soziotherapeutische Maßnahmen, z. B. Arbeits- und Beschäftigungstherapie, betreutes Wohnen, Hilfen zur Wiedereingliederung in die Berufswelt etc.

9.9.1 Antipsychotika

In der Fachliteratur wird unterschieden zwischen Antipsychotika der 1. Generation (klassische/konventionelle Antipsychotika, z. B. Haldol) und Antipsychotika der 2. Generation (atypische Antipsychotika, z. B. Clozapin). Die atypischen Antipsychotika sind Experten zufolge wirksamer bei Negativsymptomen und haben weniger Nebenwirkungen in Bezug auf das sog. **extrapyramidale System** (➤ Box 9.2).

BOX 9.2

Extrapyramidales System

In der Neurologie unterscheidet man zwei Stränge von Nervenbahnen im Rückenmark, die unsere Bewegungen steuern:

- Das **pyramidale System** (= die Pyramidenbahnen) steuert unsere Feinmotorik und unsere Willkürmotorik. Der Name kommt von der pyramidenartigen Ansammlung von Nervenzellen im Übergang zwischen Gehirn und Rückenmark.

- Das **extrapyramidale System** koordiniert unsere Körperbewegungen, beeinflusst den Muskeltonus und steuert unsere unwillkürlichen Bewegungen (z. B. Körperhaltung, Gestik, Mimik, Kauen, Schlucken etc.). Die infrage kommenden Nervenstränge befinden sich außerhalb (lat. *extra*) des pyramidalen Systems, deshalb die Bezeichnung *extra*pyramidales System.

9.9.2 Nebenwirkungen von Antipsychotika

- **Frühdyskinesien:** Störungen der Bewegung (griech. *kinesis*) in den ersten Behandlungstagen. Die Symptome verschwinden oder bessern sich nach 1–2 Wochen. *Beispiele:* Zungen-, Schlund- oder Blickkrämpfe, Kiefersperre, Erstarrung oder unwillkürliche Bewegungen der Gesichtsmuskulatur.
- **Spätdyskinesien:** Störungen von Bewegung und Muskulatur nach neuroleptischer Langzeittherapie (≥ 3 Jahre). Die Symptome verschwinden beim Absetzen der Medikation. *Beispiele:* Grimassieren, Herausstrecken der Zunge, saugende, schmatzende und kauende Automatismen, Pisa-Syndrom (Schiefhaltung von Kopf, Hals und Schultern), unwillkürliche Bewegungen der Finger und Hände.
- **Akathisie** (wörtlich: „Unfähigkeit zu sitzen", von griech. *kathisein:* „sitzen"): bezeichnet einen starken körperlichen Bewegungsdrang, der sich vor allem darin äußert, dass die Betroffenen unfähig sind, eine gewisse Zeit sitzen zu bleiben. Die Störung wird von den Patienten als sehr unangenehm empfunden und ist oft ein Grund für das eigenmächtige Absetzen des Medikaments (Fachausdruck: Noncompliance, von engl. *comply with:* „sich den Anordnungen des Arztes fügen bzw. nicht fügen").
- **Parkinsonoid** (➤ Box 9.3): parkinsonähnliche Symptome, die nach Absetzen des Antipsychotikums verschwinden. Typisch sind: Verlangsamung oder Erstarrung (Rigor) der Bewegungen durch Erhöhung des Muskeltonus, Erstarrung der Mimik, Salbengesicht, Zittern, Trippelschritt.
  Die Parkinson-Krankheit wird durch einen hirnorganisch bedingten Mangel an Dopamin verursacht. Dieselben Symptome zeigen sich, wenn durch medikamentöse Behandlung die Dopaminübertragung im Gehirn reduziert wird.

BOX 9.3
Parkinsonoid

Die griech. Endung *-oid* bedeutet: „ähnlich wie, aber nicht dasselbe". Parkinsonoid heißt also: parkinsonähnliche Störung, aber nicht die Parkinson-Krankheit selbst.

9.10 Weitere Erkrankungen aus dem schizophrenen Formenkreis

9.10.1 Was bedeutet „schizophrener Formenkreis"?

Die Schizophrenie mit ihren Subtypen bildet einen Teil der Störungen, die man gemeinhin als „psychotisch" bezeichnet. Die für die Schizophrenie typischen Symptome sind in den vorher dargestellten Diagnosekriterien enthalten. Es gibt allerdings psychotische Erkrankungen, bei denen nur ein Teil der schizophrenen Symptomatik vorliegt wie z. B. bei der wahnhaften Störung (➤ Kap. 9.10.2), bei der die Betroffenen einen meist real nachvollziehbaren Wahn haben, ohne weitere Plus- oder Minussymptome der Schizophrenie aufzuweisen. In einem anderen Fall – bei der schizoaffektiven Störung (➤ Kap. 9.10.3) – mischen sich Merkmale der Schizophrenie mit Symptomen einer Manie oder Depression. Bei akuten Psychosen (➤ Kap. 9.10.5) wiederum sind die Symptome z. T. so vielgestaltig und dauern überdies so kurz an, dass die Diagnose „Schizophrenie" hier genauso wenig zu rechtfertigen wäre wie bei der schizotypen Störung (➤ Kap. 9.10.6), bei der die Betroffenen oft lebenslang sporadisch auftretende schizophrenieähnliche Symptome haben, gleichzeitig aber Merkmale einer Persönlichkeitsstörung aufweisen, sodass auch in diesem Fall die Diagnose „Schizophrenie" in die Irre führen würde.

Da bei allen o. g. Krankheitsbildern schizophreniforme und schizophrenieähnliche Symptome auftreten, hat man versucht, die verschiedenen Formen der Schizophrenie wie auch weitere Formen psychotischer Störungen zum sog. **schizophrenen Formenkreis** zusammenzufassen. Die ICD-10 vermeidet diese Bezeichnung allerdings; stattdessen findet sich dort unter F2: „Schizophrenie, schizotype und wahnhafte Störungen". In der Folge finden Sie typische Fallgeschichten, die Ihnen helfen sollen, weitere Erkrankungen aus dem „schizophrenen Formenkreis" von der eigentlichen Schizophrenie zu unterscheiden.

9.10.2 Wahnhafte Störung

Diagnosekriterien nach ICD-10

1. Hauptmerkmal der Erkrankung ist ein Wahn, der i. Allg. lang, manchmal lebenslang andauert.
2. Im Gegensatz zur Schizophrenie ist der Wahn nicht bizarr oder völlig unrealistisch. *„Am häufigsten sind Verfolgungs-, Größen-, Eifersuchts-, Liebes- oder hypochondrischer Wahn."*
3. Typisch schizophrene Symptome wie Ich-Störungen, Stimmenhören etc. dürfen nicht vorkommen.
4. Vor allem bei älteren Patienten können allerdings *„gelegentliche oder vorübergehende akustische Halluzinationen vorkommen, wenn sie nicht in der dritten Person sprechen oder laufend kommentieren"*.
5. Depressive Symptome (evtl. sogar eine depressive Episode) können im Verlauf auftreten, wenn die Wahngedanken nach Rückbildung der depressiven Symptomatik unverändert fortbestehen.

Weitere Merkmale (nicht in der ICD-10 aufgeführt):

1. Der Inhalt des Wahns und der Zeitpunkt seines Auftretens können häufig mit der Lebenssituation des Betreffenden in Beziehung gesetzt werden.
2. Die Betroffenen leben oft gleichzeitig in „zwei Welten": einerseits z. B. in der normalen Welt des Berufs, andererseits in der Welt des Wahns. So kann es vorkommen, dass jemand jeden Tag normal zur Arbeit geht, dann am Abend mit dem Fernstecher

am Fenster steht und darauf achtet, dass die Nachbarn ihn nicht aus seiner Wohnung vertreiben. Außerhalb ihrer Wahnwelt verhalten die Betroffenen sich also i. d. R. normal und unauffällig.

Fallgeschichte

Von Gott berufen, um die Botschaft der Liebe zu verkünden

Rüdiger S. (58) steht seit einigen Tagen mit einem großen Holzkreuz neben sich predigend vor dem Eingang eines Münchener Kaufhauses. „Ich bin gekommen, um die Botschaft der Liebe zu verkünden. Ihr, meine Jünger, sollt sie leben und weitertragen. Und wenn jemand von euch krank oder leidend ist, komme er zu mir: Jesus Christus wird ihm durch mich Heilung zuteilwerden lassen."

Tag für Tag bildet sich eine Traube von Menschen um den Mann und blockiert so den Eingang zum Kaufhaus. Da der Mann sich weigert zu gehen, rufen Angestellte die Polizei, die ihn wegen Gefährdung der öffentlichen Sicherheit und Ordnung in die Psychiatrie einliefert.

Im Explorationsgespräch berichtet der Mann, eine Stimme habe ihm gesagt, er sei der Erlöser der Welt. „Das war nach dem plötzlichen Tod meiner Frau vor 5 Monaten. Ich habe mich damals in meine Arbeit als Schreiner gestürzt, habe kaum mehr gegessen, mich von allen Freunden zurückgezogen. In diesem Zustand habe ich viel gebetet, in der Bibel gelesen, in tiefer Meditation Gott um Hilfe gebeten. Und eines Morgens beim Aufwachen geschah das Wunder: Ich hörte die Stimme Gottes, die zu mir sagte: Der Tod deiner Frau war nicht umsonst. Jetzt bist du frei für deine Berufung. Seitdem tue ich, was Gott mir aufgetragen hat. Anfangs habe ich vor meinem Haus gepredigt, doch da kam kaum jemand vorbei. Mit dem Holzkreuz fiel ich schon mehr auf. Inzwischen gehe ich jeden Tag gegen 17:00 Uhr in die Fußgängerzone, wo meine Predigten mehr Zuhörer finden als in den ersten Wochen meines göttlichen Auftrags. Den Rest des Tages arbeite ich in meiner Schreinerei – da gibt es viel zu tun."

9

Typische Symptome in der Fallgeschichte

► Rüdiger S. ist fest davon überzeugt, der „Erlöser der Welt" zu sein, der dazu berufen ist, die Botschaft der Liebe zu verkünden, und überdies die Fähigkeit besitzt, Kranke zu heilen. Der Mann hat einen Größen- und Sendungswahn, der durch das mitgebrachte Holzkreuz noch unterstrichen wird (→ 1).

► Gleichzeitig arbeitet der Mann ganz normal in seiner Schreinerei – außerhalb seines Wahns (vor 17:00 Uhr) verhält er sich normal und unauffällig (→ 7).

► In unserem Kulturkreis ist der Glaube an Gott nicht unrealistisch. Jemand, der die Worte der Bibel verkündet, ist deshalb nicht automatisch psychisch krank. Der Wahn des Mannes ist also nicht bizarr, nicht „kulturell unangemessen" (→ 2).

► Der Wahn trat erstmals nach dem plötzlichen Tod der Ehefrau auf. Der Zeitpunkt des Auftretens und der Inhalt des Wahns („Ihr Tod war nicht umsonst. Jetzt bist du frei für deine Berufung") hängen also mit der Lebenssituation des Mannes zusammen (→ 6).

► Nach dem Tod der Frau hatte Rüdiger S. eine schwere Depression, die sich inzwischen zurückgebildet hat, während die Wahngedanken unverändert fortbestehen. Dies kann bei der wahnhaften Störung vorkommen, ist aber nicht zwingend (→ 5).

► Nach der ICD-10 sind Halluzinationen eher die Ausnahme. Vereinzelte akustische Halluzinationen dürfen jedoch – vor allem bei älteren Menschen – als Stimmen in Du-Form vorkommen. Rüdiger S. hört einmal (nicht andauernd!) die Stimme Gottes, die ihm den Auftrag gibt, seiner Berufung als „Erlöser der Welt" zu folgen (→ 4).

► Differenzialdiagnostisch sollte eine Manie mit psychotischen Symptomen (im Rahmen einer bipolaren Störung) ausgeschlossen werden.

Diagnose **Anhaltende wahnhafte Störung (F22.0).**

Therapie und Prognose

Da die Betroffenen an einem unkorrigierbaren Wahn leiden, fehlt die Krankheitseinsicht und damit auch die Motivation für eine Therapie. Selbst wenn die Betroffenen in eine medikamentöse Therapie einwilligen, zeigen die gängigen Antipsychotika oft keine Wirkung. Die anhaltende wahnhafte Störung dauert deshalb oft lebenslang an und lässt sich sowohl psychotherapeutisch als auch medikamentös nur schwer beeinflussen.

9.10.3 Schizoaffektive Störung

Bei der schizoaffektiven Störung mischen sich Symptome der Schizophrenie (vor allem Wahn und Halluzinationen) und Symptome einer mittelgradigen oder schweren affektiven Störung (Manie oder Depression). Gemäß ICD-10 müssen die Symptome mindestens **2 Wochen gleichzeitig** (nicht nacheinander) vorhanden sein.

Diagnosekriterien nach ICD-10

G.1. Die Störung erfüllt die Kriterien für eine mittelgradige oder schwere affektive Störung, wie für jede Subgruppe beschrieben.

G.2. Aus mindestens **einer** der nachfolgend aufgeführten Symptomgruppen müssen Symptome innerhalb einer Zeitspanne von mindestens **2 Wochen** vorhanden sein (die Symptomgruppen entsprechen weitgehend denen bei der Schizophrenie).

1. Gedankenlautwerden, Gedankeneingebung, Gedankenentzug, Gedankenausbreitung
2. Kontrollwahn, Beeinflussungswahn, Gefühl des Gemachten
3. Kommentierende oder dialogische Stimmen, die über die Patienten sprechen oder andere Stimmen, die aus bestimmten Körperteilen kommen
4. Anhaltender, kulturell unangemessener, bizarrer und völlig unrealistischer Wahn (also nicht ausschließlich Größen- oder Verfolgungswahn)
5. Danebenreden oder deutlich zerfahrene Sprache oder häufiger Gebrauch von Neologismen

6. Im Verlauf der Störung ein häufiges Kommen und Gehen einiger katatoner Symptome wie Haltungsstereotypien, wächserne Biegsamkeit und Negativismus
7. Begleitend: Wahnwahrnehmung und andere Arten von Wahn (Manie: Größen-, Sendungs-, Verfolgungswahn; Depression: Schuld- oder Versündigungswahn)

Fallgeschichte

„Sie hält uns nächtelang mit Beten und Singen wach"

Ein Mann (42) kommt zu Ihnen in die Praxis, weil er sich große Sorgen um seine Frau macht. „Scilla ist Opernsängerin", erzählt er. „Sie stammt aus Ungarn, ihr Temperament hat mich von Anfang an beeindruckt. Aber seit ihrem 35. Geburtstag ist es oft schwierig mit ihr: Sie hat immer wieder Phasen, da hält sie mich und unsere beiden Kinder nächtelang mit Beten und Singen wach, bestellt massenweise teure Bühnenklamotten und behauptet, Jesus habe mehrmals zu ihr gesprochen und ihr gesagt, er habe ihr ihre göttliche Stimme geschenkt, um ihre Kraft und Lebensfreude an die vielen unglücklichen Menschen dieser Welt weiterzugeben."

Besondere Sorgen bereite ihm, dass Scilla manchmal plötzlich mit gefalteten Händen oder gen Himmel gerichteten Armen bewegungslos auf ihrem Stuhl sitze – und das stundenlang in derselben Haltung. „Dann irgendwann fängt sie wieder an, laut zu singen, zu beten und mich und die Kinder in Atem zu halten."

Ergänzend fügt er hinzu, Scilla sei seit mehreren Jahren in psychotherapeutischer Behandlung. Sie sei inzwischen davon überzeugt, dass der Therapeut ihr über das Fernsehen Anweisungen gebe, wie und wann sie ihre göttliche Stimme einsetzen solle. Auch auf ihrem Handy kämen von Zeit zu Zeit verschlüsselte Botschaften an, die nur von ihrem Therapeuten stammen könnten. Manchmal höre sie sogar seine Stimme und die Stimme einer weiblichen Person, die sich über sie unterhalten und ihr Denken und Handeln beeinflussen. „Deshalb war Scilla übrigens schon mehrmals in einer Klinik. Dazwischen hat sie natürlich auch ‚normale' Phasen, aber seit 3 Wochen ist es mit ihr kaum auszuhalten."

Auf Nachfragen stellt sich heraus, dass Scilla nicht nur wegen ihres „Überdrehtseins" in der Psychiatrie behandelt wurde, sondern auch, weil sie in einer Phase tiefster Depression einen Suizidversuch unternommen hatte.

Typische Symptome in der Fallgeschichte

A. Symptome einer Manie mit psychotischen Symptomen:
- Fehlendes Bedürfnis nach Schlaf
- Nächtelanges Beten und Singen
- Massenweises Bestellen von Bühnenkleidern
- Größen- und Sendungswahn
- Akustische Halluzinationen in Du-Form

Am Ende der Fallgeschichte erfahren wir, dass Scilla in der Vergangenheit mehrmals eine schwere depressive Episode hatte. Sie leidet also an einer bipolaren Störung in Verbindung mit schizophrenen Symptomen.

B. Schizophrene Symptome:
- Katatone Symptomatik: Scilla sitzt immer wieder für Stunden regungslos und in gleichbleibender Haltung auf ihrem Stuhl (→ 6).
- Sie ist davon überzeugt, dass der Therapeut ihr übers Fernsehen oder Handy verschlüsselte Botschaften übermittelt (Wahnwahrnehmung → 7).
- Sie hört Stimmen in Dialogform (→ 3).
- Sie fühlt sich in ihrem Denken und Handeln beeinflusst (→ 2).
- Zeitkriterium: Die unter A und B aufgeführten Symptome dauern länger als 2 Wochen an.

Diagnose **Schizoaffektive Störung, gegenwärtig manisch (F25.0).**

Differenzialdiagnose, Therapie und Prognose

Die Diagnose einer schizoaffektiven Störung ist schwierig, da auch schwere depressive oder manische Erkrankungen oft mit Wahn und/oder akustischen Halluzinationen einhergehen. Wie in obiger Fallgeschichte zu sehen, müssen eindeutige schizophrene Symptome wie Ich-Störungen, Beeinflussungswahn, dialogische Stimmen oder katatone Symptome vorliegen, um die Diagnose zu rechtfertigen.

Da auch bei einer postschizophrenen Depression (➤ Kap. 9.10.4) noch einige schizophrene Symptome nachweisbar sein sollten, ist diese Diagnose durch weitere Fragen auszuschließen.

Im Vordergrund der Therapie steht die Gabe von Medikamenten: Antipsychotika gegen die schizophrene und manische Symptomatik, Antidepressiva gegen die Depression. Bei einer zugrunde liegenden bipolaren Störung können auch Stimmungsstabilisatoren eingesetzt werden.

Die Prognose ist besser als bei Schizophrenien und schlechter als bei affektiven Psychosen. Die Störung verläuft ähnlich wie die Schizophrenie meist in Phasen.

9.10.4 Postschizophrene Depression

Manche Patienten mit Schizophrenie erleiden nach einer länger andauernden Krankheitsepisode eine Phase mit depressiven Symptomen und einem erhöhten Suizidrisiko. Voraussetzung für die Diagnose „postschizophrene Depression" sind folgende drei Kriterien:
1. Die allgemeinen Kriterien für eine Schizophrenie müssen während der letzten 12 Monate erfüllt gewesen sein.
2. Mindestens ein typisch schizophrenes Merkmal muss noch vorhanden sein, z. B. Stimmenhören, Ich-Störungen, Beeinflussungswahn, bizarrer Wahn, Denkzerfahrenheit, Negativsymptome.
3. Die depressiven Symptome müssen mindestens 2 Wochen andauern und die Kriterien für eine depressive Episode erfüllen.

Die postschizophrene Depression geht i. d. R. in eine symptomarme Phase über, in der die Patienten anfangs sehr erschöpft sind, sich dann aber z. T. bis zur Beschwerdefreiheit erholen und ihre alte Leistungsfähigkeit wiedererlangen können.

9.10.5 Akute psychotische Störungen

Als Reaktion auf ein belastendes Erlebnis reagieren Menschen mit entsprechender genetischer Disposition nicht mit einer Anpassungsstörung, einer Depression oder PTBS, sondern mit psychotischen Symptomen. Derartige akute Psychosen beginnen abrupt, dauern meist nur Tage oder Wochen und zeigen häufig eine rasche Rückbildung der Symptome. Je nach vorherrschender Symptomatik unterscheidet die ICD-10 hierbei zwischen drei Gruppen von „akuten Psychosen", die sich z. T. überschneiden:

1. Akute schizophreniforme psychotische Störung
2. Akute polymorphe psychotische Störung
3. Akute wahnhafte psychotische Störung

Bei allen akuten Psychosen ist – vor allem bei jüngeren Patienten – eine drogeninduzierte Psychose auszuschließen.

Einteilung

1. Akute schizophreniforme psychotische Störung

Bei dieser Störung finden sich typischerweise Symptome, welche die Kriterien für eine Schizophrenie erfüllen, die aber weniger als 1 Monat vorhanden sind. Häufig wechselnde „polymorphe" Merkmale (→ 2) fehlen. Wenn die Symptome länger als 4 Wochen andauern, sollte die Diagnose in „schizophrene Episode" abgeändert werden.

2. Akute polymorphe psychotische Störung

Das Wort „polymorph" bedeutet „vielgestaltig" (griech. *poly:* „viel", *morphé:* „Gestalt"). Die „Vielgestaltigkeit" äußert sich bei dieser psychotischen Störung durch einen häufigen Wechsel der Symptome von Tag zu Tag, oft sogar von Stunde zu Stunde. Typisch ist überdies ein Wechsel zwischen extremen Glücksgefühlen, Angst, Reizbarkeit und emotionalem Aufgewühltsein. Früher hieß diese Erkrankung deshalb Angst-Glücks-Psychose.

Diagnosekriterien nach ICD-10

A. Die allgemeinen Kriterien für eine akute vorübergehende psychotische Störung sind erfüllt (akuter Beginn, Auftreten psychotischer Symptome, unverständliche/zerfahrene Sprache).

B. Art und Schwere der Symptome wechseln innerhalb von Tagen oder auch nur Stunden.

C. Jede Art von Halluzinationen oder Wahn besteht im Verlauf der Störung zu irgendeinem Zeitpunkt mindestens mehrere Stunden lang.

D. Gleichzeitig sind mindestens zwei der folgenden Syndrome vorhanden:

1. Emotionales Aufgewühltsein mit Wechsel zwischen intensiven Glücksgefühlen oder Ekstase und überwältigender Angst oder deutlicher Reizbarkeit
2. Ratlosigkeit oder Verkennung von Personen und Orten
3. Deutliche Steigerung oder Verminderung der Bewegungen (Motilität)
4. Denkzerfahrenheit (unverständliche oder zerfahrene Sprache)

E. Die Störung dauert nicht länger als 3 Monate.

Fallgeschichte

„Nächtliche Besucher auf dem Dachboden"

Carla M. (24) ist wegen eines neuen Jobs vor 3 Monaten vom Land in die Stadt gezogen. Sie hat sich zwar mit ihrer WG-Mitbewohnerin angefreundet, ansonsten fühlt sie sich aber allein, findet keine Freunde, ihr Job macht ihr keinen Spaß. Vor wenigen Wochen hat man ihr gekündigt. Überdies hat sich ihr langjähriger Freund wegen einer „Anderen" vor 5 Tagen ohne weitere Erklärung von ihr getrennt.

Ihre Mitbewohnerin kommt in die Praxis und bittet Sie um Rat, weil Carla in den letzten Tagen so seltsam geworden sei. „Sie behauptet allen Ernstes, dass sich auf dem Dachboden über unserer Wohnung Männer eingenistet hätten. Sie höre sie nachts flüstern, husten und niesen. Außerdem rieche es manchmal im Hausflur nach verdorbenen Lebensmitteln. Das seien die Eindringlinge, die unbemerkt ihre stinkenden Mülltüten im Hausflur lagerten."

Carla verhalte sich in ihren Augen sehr widersprüchlich: Manchmal sitze sie stundenlang regungslos auf dem Küchenstuhl, um dann plötzlich aufzuspringen und ziellos in der Wohnung umherzulaufen. An anderen Tagen liege sie glücklich lächelnd auf ihrem Bett, um wenig später völlig aufgewühlt ihrem Ex-Freund eine SMS nach der anderen zu schicken.

„Neulich hat sie mir freudestrahlend erzählt, sie wisse jetzt, dass sie eine Göttin und dazu berufen sei, die Botschaft der Liebe zu verkünden. Wenig später hat sie mich mit angsterfüllten Augen angeschaut – so als würde sie mich nicht kennen. Des Öfteren redet sie wirr und zusammenhanglos von ihren Zukunftsplänen und reagiert gereizt, wenn ich ihren Gedankengängen nicht folgen kann."

Typische Symptome in der Fallgeschichte

▶ Carlas Psychose beginnt innerhalb weniger Tage, nachdem ihr Freund sich von ihr getrennt hat. Der Umzug in eine fremde Umgebung und der Verlust des Arbeitsplatzes sind zusätzliche Belastungssituationen, die den Ausbruch der Erkrankung wohl begünstigt haben (→ A).
▶ Carlas Symptome wechseln oft von Stunde zu Stunde (→ B).
▶ Sie strahlt zeitweise vor Glück, dann wieder schickt sie völlig aufgewühlt ihrem Ex-Freund eine SMS nach der anderen oder reagiert gereizt, wenn man ihren Gedankengängen nicht folgen kann (→ D.1).
▶ In manchen Situationen schaut sie ihre Freundin mit angsterfüllten Augen an, so als würde sie sie nicht kennen (Personenverkennung → D.2).
▶ Carla hat die wahnhafte Idee, dass sich im Dachboden über ihrer Wohnung fremde Männer eingenistet haben, die ihren stinkenden Müll im Hausflur lagern (Verfolgungswahn → C).
▶ Sie hat kurzzeitig den Wahn, eine Göttin zu sein, die berufen ist, die Botschaft der Liebe zu verkünden (Größen- und Sendungswahn → C).
▶ Im Hausflur riecht es ihr zufolge nach Fäulnis und verdorbenen Lebensmitteln (→ Geruchshalluzinationen → C).
▶ Sie hat nonverbale akustische Halluzinationen: Sie hört die Fremden nachts „flüstern, husten und niesen" (Akoasmen → C, ➤ Box 9.4).

9

▶ Des Öfteren redet Carla wirr und zusammenhanglos (→ D.4).
▶ Manchmal sitzt sie stundenlang regungslos auf dem Küchenstuhl, um dann wieder ziellos in der Wohnung umherzulaufen, oder liegt stundenlang „verzückt lächelnd" in ihrem Bett (Veränderung der Motilität → D.3).
Diagnose **Akute polymorphe psychotische Störung (F23.0).**

BOX 9.4

Akoasmen

Als Akoasmen (griech. *akoi:* „das Gehörte") bezeichnet man „unausgeformte" akustische Halluzinationen, die nicht in Form von Stimmen auftreten. Beispiele: Rauschen, Klopfen, Knarren, Klirren, Bellen, Flüstern, Weinen, Räuspern, Husten etc.

3. Akute wahnhafte psychotische Störung

Typisch für diese Form der akuten Psychose sind relativ stabile Wahnideen, die denen einer anhaltenden wahnhaften Störung ähneln, aber meist nur wenige Tage oder Wochen andauern. Oft finden sich begleitend Halluzinationen.

Diagnosekriterien nach ICD-10

1. Die allgemeinen Kriterien für eine akute vorübergehende psychotische Störung (F23) müssen erfüllt sein.
2. Es liegen relativ stabile Wahnideen vor, die nicht die Kriterien für eine Schizophrenie erfüllen.
3. Begleitend können Halluzinationen auftreten, die meist zum Wahn passen.
4. Meist bilden sich die Symptome schnell zurück. In manchen Fällen kann die Symptomatik bis zu 3 Monate andauern. Bei einer Dauer von mehr als 3 Monaten sollte die Diagnose in „anhaltende wahnhafte Störung" abgewandelt werden.

Fallgeschichte

„Mein Mann will mich vergiften"

Katharina D. (26) wird von ihrem Ehemann in die Notaufnahme gebracht, weil sie ihn mit einem Messer angegriffen hat und seitdem Essen und Trinken mit der Begründung verweigert, ihr Mann wolle sie vergiften.

Der Ehemann berichtet, dass ihre beiden Kinder vor 2 Wochen bei einem Verkehrsunfall ums Leben gekommen seien. Seine Frau sei überzeugt, dass die Kinder sie nach „drüben" holen wollten – sie hätten ihr das mehrmals gesagt.

Als der behandelnde Arzt Katharina D. eine Beruhigungsspritze geben will, weigert sie sich mit den Worten: „Ich lasse mir doch von Ihnen keine Todesspritze verabreichen." Da sowohl Fremd- als auch Selbstgefährdung vorliegen, muss sie in der Klinik bleiben. Nach medikamentöser Behandlung ist Katharina D. nach 6 Tagen symptomfrei und kann die Klinik verlassen. Was bleibt, ist die tiefe Trauer über den Verlust der beiden Kinder.

Typische Symptome in der Fallgeschichte

▶ Abrupter Beginn: Die Symptome setzen kurz nach dem tragischen Tod ihrer beiden Kinder ein.
▶ Katharina D. ist überzeugt davon, dass die Kinder sie „nach drüben" holen wollen (→ 2).
▶ In diesem Zusammenhang entwickelt sie den Wahn, ihr Mann wolle sie vergiften und der Arzt ihr eine Todesspritze verabreichen (→ 2).
▶ Begleitend treten akustische Halluzinationen auf, die zu ihrem Wahn passen: Sie hört die Stimmen der Kinder, die sie nach „drüben" holen wollen (→ 3).
▶ Nach medikamentöser Behandlung ist Katharina D. 6 Tage später symptomfrei und kann die Klinik verlassen (→ 4).
Diagnose **Akute vorwiegend wahnhafte psychotische Störung (F23.3).**

Therapie und Prognose

Akute Psychosen werden – ähnlich wie schizophrene Erkrankungen – normalerweise mit Antipsychotika behandelt. In vielen Fällen heilt die Störung folgenlos aus. Da es – ähnlich wie bei anderen psychotischen Erkrankungen – eine Disposition für die Erkrankung gibt, kann es bei manchen Patienten im späteren Leben nochmals zu einer psychotischen Reaktion kommen, wenn die Betroffenen einer extremen Belastungssituation ausgesetzt sind.

MERKE

Die Suizidgefahr ist vor allem bei kurzen psychotischen Episoden hoch. Die Betroffenen sind kurzzeitig in einem Ausnahmezustand; die Suizidhandlung tritt deshalb oft abrupt, unvorhersehbar, wie aus „heiterem Himmel" auf.

9.10.6 Schizotype Störung

Menschen mit einer schizotypen Störung haben oft ein bizarres, exzentrisches Verhalten oder ein eigenwilliges, seltsam anmutendes äußeres Erscheinungsbild. Manche Symptome ähneln denen einer Schizophrenie, sie treten jedoch nur kurzzeitig auf. Die für die paranoide Schizophrenie typischen Ich-Störungen fehlen.

Die Störung beginnt meist (nicht immer!) im Jugendalter, im DSM-5 wird die Störung deshalb den Persönlichkeitsstörungen zugerechnet. Da bei Persönlichkeitsstörungen i. d. R. keine psychotischen Symptome auftreten, ist diese Einteilung umstritten. In der ICD-10 zählt die Störung stattdessen zum „schizophrenen Formenkreis". Diese Zuordnung lässt sich u. a. damit begründen, dass die schizotype Störung gehäuft in Familien vorkommt, in denen es Fälle von Schizophrenie gibt. Es wird daher von einer gemeinsamen genetischen Disposition für beide Krankheiten ausgegangen. Überdies unterscheidet sich in der ICD-10 die Mindestdauer für die Störung (mindestens 2 Jahre) ganz wesentlich vom Zeitkriterium für eine Persönlichkeitsstörung (von der Adoleszenz bis in die Gegenwart durchgängig andauernd).

Von den im Folgenden aufgeführten Diagnosekriterien müssen nur vier vorhanden sein, um die Diagnose zu rechtfertigen. Deshalb gibt es ganz verschiedene Ausprägungsformen der schizotypen Störung: Manche (nicht alle!) sind exzentrisch, andere (nicht alle!) drücken sich in einer gekünstelten, seltsamen Sprache aus; wieder andere haben paranoide Ideen, ohne die Kriterien einer paranoiden PS zu erfüllen, sind sozial isoliert oder leiden unter kurz andauernden psychotischen Symptomen.

Diagnosekriterien nach ICD-10

Vier oder mehr der folgenden Merkmale müssen über einen Zeitraum von mindestens 2 Jahren vorhanden sein:

1. Seltsames, exzentrisches oder eigentümliches Verhalten oder exzentrische Erscheinung.
2. Unangepasster und eingeengter Affekt, sodass die Betroffenen kalt und unnahbar erscheinen.
3. Sonderbare Ansichten oder magisches Denken, welches das Verhalten beeinflusst und nicht mit den kulturellen Normen übereinstimmt.
4. Grübelzwang (oft mit sexuellen, aggressiven oder dysmorphophoben Inhalten).
5. Ungewöhnliche Wahrnehmungen (Körpergefühlsstörungen, Depersonalisation, Derealisation).
6. Gelegentliche kurz andauernde psychotische Symptome (Illusionen, Halluzinationen, wahnähnliche Ideen). Die Symptome sind nicht lang andauernd und erfüllen nicht die Diagnosekriterien einer paranoiden Schizophrenie.
7. Defizite in den Bereichen „persönliche Beziehungen" und „Sozialverhalten" (keine engen Freunde, kein Bedürfnis nach Nähe, Probleme in der Kontaktaufnahme und im Umgang mit anderen Menschen).
8. Misstrauen oder paranoide Vorstellungen (z. B. „Alle sind gegen mich").
9. Umständliches, gekünsteltes, oft stereotypes Denken, das sich in einer seltsamen Sprache äußert.
10. Viele Betroffene sind überdies – ähnlich wie schizophrene Patienten – extrem empfindlich gegenüber Außenreizen und deshalb oft ungewollt sozial isoliert.

Im folgenden Fallbeispiel ist die Sprache der Klientin zwar unauffällig, aber es finden sich aber diverse Symptome für „leicht psychotische", „bizarre" oder „exzentrische" Denk- und Verhaltensweisen.

Fallgeschichte

„Bedrängt von der Aura anderer Menschen"

Regina M. (39, alleinstehend) kommt auf Drängen ihrer Schwester in die Praxis, weil sie Probleme im Beruf hat, ihre Miete nicht mehr bezahlen kann und deshalb bei ihrer Schwester einziehen will. Sie trägt einen roten, fleckigen Schlapphut und zerrissene Turnschuhe, die nicht zu ihrem auffällig farbenfrohen, wallenden Kleid zu passen scheinen. Um den Hals trägt sie eine Kette aus hölzernen Kugeln und einem übergroßen Yin-Yang-Zeichen, das sie während des Gesprächs mit den Händen umklammert. „Das ist eine Mala-Kette mit Samenständen des Rudraksha-Baums", erklärt sie. „Rudrakshas erhalten die Gesundheit, schützen vor krankmachenden Schwingungen und helfen, den Geist von negativen Gedanken zu befreien". Dabei schaut sie unablässig auf ihre Kette und meidet den Blickkontakt zum Therapeuten.

„Ich habe ein paarmal als Kellnerin gearbeitet, in den letzten Monaten dann in einer esoterischen Buchhandlung, aber das Problem ist seit vielen Jahren dasselbe", erzählt sie. „Wenn ich unter Menschen bin, spüre ich ihre Energien so stark, dass ich davon körperlich krank werde. Manchmal habe ich dann ein wirbelndes, sich drehendes Hitzegefühl im Solarplexus oder ein seltsames Rieseln in der Wirbelsäule." Auch gegenüber lautem Reden, Lärm und Gerüchen sei sie extrem empfindlich.

Sie habe noch nie eine Beziehung zu einem Mann gehabt, auch noch nie eine Freundin oder nähere Bekannte. In ihrer Freizeit sei sie am liebsten allein. „Oft denke ich dann stundenlang darüber nach, warum die Menschen abweisend auf mich reagieren, mich seltsam von der Seite anschauen oder mich mit ihrer dunklen Aura bedrängen".

Inzwischen sei sie dazu übergegangen, Menschen mit negativer Ausstrahlung Lichtenergie zu senden. „Aber das ist unglaublich anstrengend", meint sie. „Denen geht es dann gut, aber ich bin am Abend fix und fertig." Wenn sie dann mit dem Fahrrad zum Einkaufen fahre, fühle sie sich manchmal eigenartig fremd in ihrem Körper. „Auch die Menschen, denen ich dabei begegne, kommen mir seltsam vor, wie Schauspieler in einem Theaterstück." Inzwischen habe man ihr gekündigt, angeblich weil sie wenig einfühlsam mit den Kunden umgehe und einen unbeteiligten oder abweisenden Eindruck vermittle.

Auf Nachfragen erzählt sie, dass sie eine Zeitlang für Menschen Tarotkarten gelegt habe, „aber da habe ich zu viel wahrgenommen." Manchmal seien ihr nachts Verstorbene erschienen oder fratzenhafte Gesichter. Hin und wieder habe sie auch fremde Stimmen gehört. Deshalb habe sie mit dem Kartenlegen aufgehört. „Aber von irgendetwas muss ich doch leben", meint sie. „Sagen Sie mir, was ich tun soll!"

Typische Symptome in der Fallgeschichte

- Regina M. wirkt mit ihrem fleckigen Schlapphut, dem bunten wallenden Kleid, den zerrissenen Turnschuhen und der Mala-Kette mit dem übergroßen Yin-Yang-Zeichen seltsam eigentümlich (exzentrische Erscheinung → 1).
- Sie meidet im Gespräch den Augenkontakt mit dem Therapeuten, und in ihrem Beruf mangelt es ihr an Einfühlungsvermögen. Sie wirkt oft unbeteiligt oder abweisend (eingeengter, unangepasster Affekt → 2; Defizite im sozialen Verhalten → 7).
- Viele Einzelheiten verweisen auf ein magisches Denken (→ 3), das im Gegensatz steht zu den kulturellen Normen der Gesellschaft, in der sie lebt: Sie trägt eine Rudraksha-Kette, die sie vor „krankmachenden Schwingungen" schützen und dabei helfen soll, „den Geist von negativen Gedanken zu befreien". Sie spürt die „negativen Energien" anderer Menschen so stark, dass sie davon „körperlich krank wird." Und sie glaubt, durch Aussenden von Lichtenergie die „dunkle Aura" ihrer Mitmenschen verändern zu können.
- Wenn sie allein ist, denkt sie oft „stundenlang darüber nach, warum die Menschen abwesend auf sie reagieren oder sie seltsam von der Seite anschauen" (Grübelzwang, → 4).

▶ Hin und wieder hat sie ungewöhnliche Wahrnehmungen (→ 5): Wenn Menschen sie mit ihren „negativen Energien" bedrängen, spürt sie manchmal ein „wirbelndes, sich drehendes Hitzegefühl im Solarplexus oder ein seltsames Rieseln in der Wirbelsäule" (Körpergefühlsstörungen). Auf dem Weg zum Einkaufen fühlt sie sich manchmal „eigenartig fremd in ihrem Körper" (Depersonalisation), die Menschen kommen ihr vor „wie Schauspieler in einem Theaterstück" (Derealisation).
▶ Auch gelegentliche, kurz andauernde psychotische Symptome (→ 6) kommen in Reginas Erzählung vor. Sie berichtet z. B., ihr seien nachts manchmal „Verstorbene erschienen oder fratzenhafte Gesichter". Hin und wieder habe sie auch „fremde Stimmen gehört". Und die Idee, dass fremde Menschen sie mit ihren Schwingungen oder ihrer dunklen Aura krank machen, könnte man als Beeinflussungswahn deuten.
▶ Regina M. ist alleinstehend, hat keinen Partner, keine Freunde. In ihrer Freizeit ist sie am liebsten allein (→ 7).
▶ Wie viele Menschen mit einer schizotypen Störung ist Regina M. extrem empfindlich gegenüber Außenreizen, z. B. Lärm, lautes Reden, Gerüche, die „Ausstrahlung" anderer Menschen (→ 10).
▶ Regina M. leidet „seit vielen Jahren" unter ihrer Störung, das Zeitkriterium „mindestens 2 Jahre" ist also erfüllt.
Diagnose **Schizotype Störung (F21).**

Wissenswertes

Prävalenz und Ätiologie

Schätzungen zufolge sind 1–4 % der Bevölkerung von der schizotypen Störung betroffen, Männer häufiger als Frauen.

Als mögliche Ursache wird ein Zusammenspiel verschiedener Faktoren angenommen. Eine wichtige Rolle spielt die genetische Disposition, weil die Störung häufig in Familien vorkommt, in denen ein Mitglied an Schizophrenie erkrankt ist. Darüber hinaus wird vermutet, dass extrem belastende Kindheitserfahrungen zur Entstehung der schizotypen Störung beitragen können. Viele Betroffene berichten z. B. über sexuellen Missbrauch, körperliche Misshandlung oder Vernachlässigung in ihrer Kindheit.

Eine weitere Annahme ist, dass Menschen mit einer schizotypen Störung überempfindlich auf Reize aller Art reagieren und deshalb schnell von Reizen überflutet werden können. Als Reaktion auf die Reizüberflutung entwickeln sie – so die Annahme – bizarre oder wahnhafte Reaktionsmuster. Zudem berichten viele Betroffene davon, dass sie als Schutz vor Reizüberflutung einen inneren Schutzwall aufgebaut haben, der sie daran hindert, Gefühle zu empfinden oder einfühlsam auf ihre Umwelt zu reagieren.

Differenzialdiagnostik

Da die schizotype Störung dem schizophrenen Formenkreis zugeordnet wird, finden sich naturgemäß diverse Symptome, die auch bei der paranoiden Schizophrenie oder der Schizophrenia simplex vorkommen. Vor allem die Abgrenzung von der Schizophrenia simplex ist oft schwierig. Symptome wie magisches Denken, vorübergehende psychotische Symptome oder ungewöhnliche Wahrnehmungen sind laut ICD-10 allerdings mit der Schizophrenia simplex nicht vereinbar und sollten deshalb bei der Diagnosestellung speziell hinterfragt werden.

Eigenschaften wie sozialer Rückzug, eigentümliches Verhalten, emotionale Kühle und einzelgängerisches Verhalten finden sich auch bei der schizoiden PS, die deshalb differenzialdiagnostisch ebenso ausgeschlossen werden sollte wie die paranoide PS, bei der vor allem das „misstrauische, paranoide Denken" Ähnlichkeiten mit der schizotypen Störung aufweist.

Therapie

Menschen mit einer schizotypen Störung suchen selten von sich aus Behandlung. Sie lassen sich meist nur dann auf eine Therapie ein, wenn sie – wie in unserer Fallgeschichte – dazu überredet oder gezwungen werden oder wenn sie zusätzliche psychische Probleme haben (z. B. Depression, Sucht, Angstzustände). Ähnlich wie bei der Therapie von Persönlichkeitsstörungen ist das Therapieziel nicht die Heilung, sondern eine Verbesserung der Lebensqualität. Im Vordergrund des Therapiekonzepts stehen deshalb verhaltenstherapeutische Maßnahmen wie Training sozialer Kompetenzen, Training der verbalen und nonverbalen Kommunikation, Übungen zur sozialen Wahrnehmung, kognitive Interventionen (z. B. Umstrukturierung verzerrter Gedanken). In vielen Fällen ist eine medikamentöse Behandlung notwendig. Empfohlen werden Medikamente aus der Gruppe der atypischen Antipsychotika (z. B. Risperidon, Abilify). Die Medikamente wirken allerdings nicht bei jedem Patienten. In vielen Fällen brechen die Betroffenen die medikamentöse oder psychotherapeutische Behandlung ab.

KAPITEL

10 Organische psychische Störungen

10.1 Was ist eine „organische psychische Störung"

Wenn Menschen mit Symptomen einer Depression in die Praxis kommen, kann dies psychisch verursacht sein, die Diagnose lautet dann evtl. „depressive Episode", „Anpassungsstörung mit depressiver Reaktion", „Borderline-Persönlichkeitsstörung", „bipolare Störung" oder „depressive Begleitsymptomatik bei Essstörungen, einer PTBS oder Missbrauch von Alkohol". Eine Depression kann aber auch durch eine hirnorganische oder sonstige körperliche Erkrankung bedingt sein: Hirntumor, Schädel-Hirn-Trauma, Schilddrüsenunterfunktion, Leberzirrhose, Elektrolytstörung, Herzerkrankung oder stattgehabter Schlaganfall („post-stroke depression") – um nur einige Beispiele zu nennen. Wenn eine psychische Störung eindeutig auf eine organische Verursachung zurückzuführen ist, wird sie zu den in der ICD-10 unter F0 verschlüsselten „organischen psychischen Störungen" gerechnet. Gleichbedeutend findet sich die Bezeichnung „symptomatische" (= somatisch bedingte) psychische Störung, manchmal auch der Begriff „hirnorganisches Psychosyndrom".

Nahezu alle Symptome, die für die verschiedensten psychischen Störungen typisch sind, können auch durch eine direkte oder indirekte Schädigung des Gehirns verursacht sein, deshalb gibt es in der ICD-10 bei den Diagnosekriterien meist den Hinweis, dass differenzialdiagnostisch eine organische Verursachung ausgeschlossen werden müsse. Einige Beispiele hierfür:

- Schizophrenie: *„Die Störung kann nicht einer organischen Hirnerkrankung … zugeordnet werden"* (G2.2).
- Depressive oder manische Episode: *„Die Episode ist nicht … auf eine organische psychische Störung im Sinne des Abschnitts F0 zurückzuführen"* (Punkt D bzw. G3).
- Generalisierte Angststörung: *„Ausschlussvorbehalt: Die Störung ist nicht zurückzuführen auf eine organische Krankheit wie eine Hyperthyreose oder eine organische psychische Störung"* (F0).
- Dissoziative Störungen: *„Kein Nachweis einer körperlichen Krankheit, welche die für diese Störung charakteristischen Symptome erklären könnte"* (G2).
- Persönlichkeitsstörungen: *„Eine organische Erkrankung, Verletzung oder deutliche Funktionsstörung des Gehirns müssen als mögliche Ursache für die Abweichung ausgeschlossen werden"* (G6).

10.2 Möglichkeiten der Einteilung

In den gängigen Lehrwerken finden sich verschiedene Möglichkeiten, die organischen psychischen Störungen einzuteilen. Neben einer Unterscheidung zwischen einer primären (= direkten) und einer sekundären (= indirekten) Schädigung des Gehirns finden sich in der Literatur zwei Möglichkeiten der Unterscheidung, die z. T. auch kombiniert werden können:

- Nach dem Verlauf (➤ Kap. 10.2.1)
- Nach der Symptomatik (➤ Kap. 10.2.2)

10.2.1 Nach dem Verlauf: akute oder chronische organische Psychosyndrome

Bei einem Teil der organisch bedingten psychischen Störungen treten die Symptome akut auf, dauern nur einige Tage bis wenige Wochen an und sind i. d. R. voll reversibel. Sie sind typisch für die akute Form der organischen psychischen Störungen. Ihr Leitsymptom ist die Bewusstseinsstörung, das hierfür typische Krankheitsbild das Delir (➤ Kap. 10.4). Meist handelt es sich um körperliche Erkrankungen, bei denen das Gehirn indirekt geschädigt wird, beispielsweise durch eine Vergiftung, Sauerstoffmangel, Fehlfunktion eines wichtigen Organs.

Daneben gibt es organische Psychosyndrome mit schleichendem Beginn und einem chronischen Verlauf über Monate bis Jahre. Im Gegensetz zu den akuten organischen Psychosyndromen besteht zu Beginn der Erkrankung keine Bewusstseinsstörung, im Vordergrund stehen demenzielle Syndrome und Veränderungen der Persönlichkeit. Typische Krankheitsbilder hierfür sind die verschiedenen Formen der Demenz (➤ Kap. 10.5.1), die organische Persönlichkeitsstörung (➤ Kap. 10.5.2) und das amnestische Syndrom (➤ Kap. 10.5.3).

Eine *„untypische Gruppe von Störungen"* (ICD-10, S. 46) lässt sich schwer in diese beiden Kategorien einteilen, da die dort aufgeführten Krankheitsbilder zwar oft akut auftreten und in vielen Fällen reversibel sind, aber dennoch keine Bewusstseinsstörung vorliegt, die für ein akutes Psychosyndrom typisch ist. In den klinisch-diagnostischen Leitlinien der ICD-10 wurde deshalb eine Einteilung der organischen psychischen Störungen nach der Symptomatik der jeweiligen Störungen gewählt (➤ Kap. 10.2.2) und nicht nach ihrem Verlauf.

10.2.2 Nach der Symptomatik: organische psychische Störungen 1. und 2. Ranges

In den klinisch-diagnostischen Leitlinien der ICD-10 wird eine Einteilung in „organische psychische Störungen 1. oder 2. Ranges" vorgeschlagen, die in der Fachliteratur aufgegriffen wurde:

- **Organische psychische Störungen 1. Ranges:**
  - Organische psychische Störungen, bei denen immer **Störungen der kognitiven Funktionen** vorhanden sind *„wie Störungen des Gedächtnisses, des Lernens und des Intellekts“* (Klin.-diagn. Leitlinien, S. 72). *Typisches Beispiel:* Demenz
  - Organische Psychosyndrome, die durch **Störungen des Sensoriums** (= Störungen von Bewusstsein und Aufmerksamkeit) gekennzeichnet sind. *Typisches Beispiel:* Delir

  Bei den meisten Krankheitsbildern dieser Gruppe lassen die Symptome recht zuverlässig auf eine organische Verursachung schließen; deshalb auch die frühere Bezeichnung „symptomatische psychische Störungen“.
- **Organische psychische Störungen 2. Ranges:** organische psychische Störungen, deren Symptome sich kaum von denen einer psychogenen Störung unterscheiden lassen. Typisch für diese Gruppe von Störungen sind *„Syndrome, bei denen die auffälligsten Störungen im Bereich der Wahrnehmung (Halluzinationen), der Denkinhalte (Wahn), der Stimmung und der Gefühle (Depression, gehobene Stimmung, Angst) oder im gesamten Persönlichkeits- und Verhaltensmuster liegen, während kognitive Störungen oder Störungen des Sensoriums nur minimal oder schwierig festzustellen sind“* (Klin.-diagn. Leitlinien, S. 72).
  Beispiele: organische Angststörung, organische Halluzinose, organische schizophreniforme oder katatone Störung, organische affektive Störung, organische Persönlichkeitsstörung. Sie finden sich in der ICD-10 unter F06 und F07: Die dort aufgeführten Störungen werden in gängigen Lehrbüchern häufig als „organische psychische Störungen 2. Ranges“ bezeichnet.

10.2.3 Einteilung nach „akut“, „chronisch“ und „Sonderformen“

Aus lerntechnischen Gründen hat es sich als sinnvoll erwiesen, Teile der oben beschriebenen Einteilungen wie in ➤ Abb. 10.1 miteinander zu kombinieren.

10.3 Wichtige Fachbegriffe

10.3.1 Orientierungsstörung

Ein geistig gesunder Mensch weiß, wie er heißt, wo er sich gerade befindet und was gerade um ihn herum geschieht. Er kann Wochentag, Monat und Jahreszeit angeben und bei Fragen auf seine Lebensgeschichte und seine sozialen Bezüge zurückgreifen: sein Geburtsdatum, die Namen und Geburtsdaten seiner Kinder und Enkelkinder, seinen Wohnort, die Namen von Freunden und Bekannten etc.

In manchen Fällen – etwa in der Anfangsphase einer Demenz – ist mitunter nur die zeitliche Orientierung gestört; in schwereren Fällen (z. B. beim Delir) wissen die Betroffenen oft nicht, wo und in welcher Situation sie sich befinden: Sie sind in der Klinik und werden von einer Ärztin befragt, glauben aber, sie seien in der eigenen Wohnung und unterhielten sich angeregt mit einer Bekannten der eigenen Frau. In extremen Fällen weiß jemand nicht mehr, wann er geboren wurde und ob er verheiratet ist, erkennt die eigenen Kinder nicht mehr und macht falsche Angaben zu seinem Alter. In der Psychiatrie unterscheidet man deshalb zwischen verschiedenen Formen einer Orientierungsstörung:

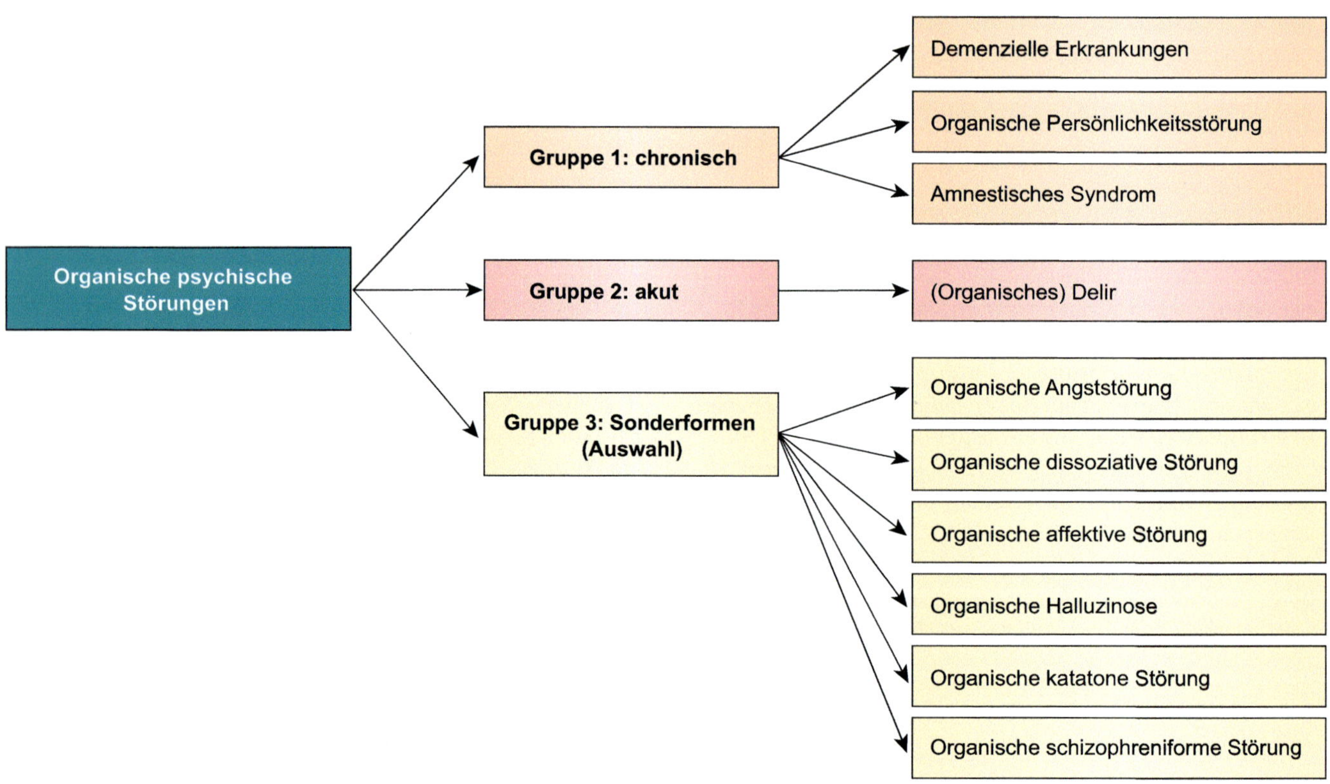

Abb. 10.1 Einteilung der organischen psychischen Störungen [L143]

10

in Bezug auf die **Z**eit, den **O**rt, die **S**ituation und die eigene **P**erson, gut zu merken durch die Buchstabenkombination: **Z → O → S → P.**

Die Reihenfolge gibt einen Hinweis auf den Schweregrad der Störung. Eine Orientierungsstörung zur Zeit kommt auch bei Gesunden vor, z. B. bei Müdigkeit, im Urlaub oder bei der Konzentration auf eine wichtige Aufgabe. Eine örtliche Desorientiertheit findet sich oft bei Demenzerkrankungen. Eine Desorientiertheit zur eigenen Person ist besonders gravierend und ist ein deutlicher Hinweis auf eine ernste hirnorganische Grunderkrankung.

Auch wenn beim Vergessen des Datums, der eigenen Biografie oder des Nachhausewegs das Erinnerungsvermögen eine wichtige Rolle spielt, ist eine Orientierungsstörung nicht allein auf eine Gedächtnisstörung zurückzuführen. Bei einer Orientierungsstörung spielt auch eine wichtige Rolle, ob die Betroffenen die Außenwelt realitätsgerecht wahrnehmen und die realen Gegebenheiten zu Zeit, Ort, Situation und eigener Person mit ihrem inneren Orientierungssystem verbinden können. Menschen mit einer Orientierungsstörung sind dazu nicht mehr in der Lage.

10.3.2 Bewusstseinstrübung

Das Wort „Bewusstsein" hat im Deutschen zwei Bedeutungen. Wenn jemand kurzzeitig bewusstlos ist oder gar im Koma liegt, ist seine Wachheit (Vigilanz) beeinträchtigt. Diese Art von Bewusstseinsstörung (Fachausdruck: quantitative Bewusstseinsstörung) spielt in der Klinik eine wichtige Rolle, nicht jedoch im Praxisalltag eines Psychotherapeuten oder Heilpraktikers für Psychotherapie. Einzelheiten zu den Formen der quantitativen Bewusstseinsstörung finden sich in der Lerneinheit zum psychopathologischen Befund (➢ Kap. 14.3.2).

Wichtiger für uns ist eine Form der Bewusstseinsstörung, bei der die Betroffenen zwar wach sind, die Umgebung jedoch nicht „klar", sondern „getrübt" wahrnehmen, *„mit einer reduzierten Fähigkeit, die Aufmerksamkeit zu fokussieren, aufrechtzuerhalten und umzustellen"* (ICD-10, S. 42). Diese Form der Bewusstseinsstörung wird in der Psychiatrie als **Bewusstseinstrübung** bezeichnet. Ein typisches Beispiel hierfür sind Fragen des Arztes, auf die der Patient wirr und unverständlich antwortet, weil er mit der Aufmerksamkeit ständig abschweift und die Worte des Arztes so nicht aufnehmen und mental verstehen kann. Nahezu gleichbedeutend findet sich in der Literatur die Bezeichnung **„akuter Verwirrtheitszustand"**, unter dem sich Nichtpsychiater besser vorstellen können, was mit dem Fachbegriff „Bewusstseinstrübung" gemeint ist.

NICHT VERWECHSELN

Menschen mit **Bewusstseinstrübung** (z. B. beim Delir) haben nahezu immer auch eine **Orientierungsstörung.**
Dagegen haben Personen mit einer **Orientierungsstörung** (z. B. bei der Demenz) oft **keine Bewusstseinstrübung!**

10.3.3 Kognitive Störungen

Das Adjektiv „kognitiv" ist von lat. *cognoscere* („erkennen, wahrnehmen, erfahren, verstehen") abgeleitet. Die kognitiven Fähigkeiten des Menschen beschreiben demzufolge seine Fähigkeit, Signale aus der Umwelt zu erkennen, sie zu speichern und mit bisher Gelerntem zu verknüpfen. Kognitionen können somit als Prozesse der Informationsverarbeitung verstanden werden, in denen Neues gelernt und durch Denkprozesse in das bereits vorhandene Wissen eingefügt wird.

Zu den **kognitiven Fähigkeiten** eines Menschen zählen u. a. folgende Eigenschaften:

- Wahrnehmung der Umwelt
- Fähigkeit, die Aufmerksamkeit auf spezielle Objekte, Erlebnisse oder Gegebenheiten zu richten
- Verarbeitung neuer Informationen durch Nachdenken und Lernen
- Speichern von Informationen im Kurz- oder Langzeitgedächtnis
- Abrufen der im Gedächtnis gespeicherten Informationen (Merkfähigkeit)
- Sprache: Fähigkeit, sprachliche Informationen zu verstehen, zu verarbeiten und bei Bedarf (z. B. in einem Gespräch) sinnvoll abzurufen
- Intelligenz: Fähigkeit, durch logisches Denken Probleme zu lösen, zweckmäßig zu handeln und Dinge zu planen. Auch die Urteilsfähigkeit und das Abstraktionsvermögen sind Eigenschaften der Intelligenz.

Die kognitiven Fähigkeiten eines Menschen werden von verschiedenen Arealen der Hirnrinde (Kortex) gesteuert. Kommt es hier zu Ausfällen, treten sog. **kortikale Störungen** auf, die vor allem im fortgeschrittenen Stadium der Demenz zu beobachten sind:

- **Aphasie** (Sprachstörungen): Die Patienten haben Wortfindungsstörungen, verwechseln Begriffe oder verwenden Umschreibungen wie „das Ding, aus dem man Kaffee trinkt" (amnestische Aphasie). Andere können Gesprochenes nur z. T. verstehen (sensorische Aphasie). Wieder andere ringen beim Sprechen mühsam nach Worten und haben Probleme, vollständige Sätze zu bilden.
- **Alexie:** Verlust der Lesefähigkeit.
- **Agraphie:** Unfähigkeit zu schreiben, obwohl die dafür notwendige Beweglichkeit der Hand vorhanden ist.
- **Akalkulie:** Verlust der Rechenfähigkeit.
- **Apraxie:** Unfähigkeit, bisher erlernte Bewegungsmuster auszuführen oder Gegenstände des Alltags sinnvoll zu benutzen. Die Betroffenen können sich z. B. nicht mehr anziehen, sind unfähig, mit Messer und Gabel zu essen, ein Brot zu streichen, jemanden anzurufen oder sich die Haare zu kämmen.
- **Agnosie:** Trotz intakter Sinnesorgane werden Objekte (z. B. Tasse, Mantel, Zahnbürste, Toilette etc.) nicht erkannt und mit einer anderen Bezeichnung verknüpft. Auch die Unfähigkeit, Gesichter wiederzuerkennen (Gesichtsblindheit), ist eine Form der Agnosie.

10.4 Akute organische psychische Störungen: Delir

10.4.1 Allgemeine Symptomatik

Das Wort „Delir" oder „Delirium" ist vom lat. *de lira ire* abgeleitet, was wörtlich bedeutet: „(beim Pflügen) aus der Ackerfurche/aus der Spur geraten". Damit ist bereits bildhaft beschrieben, was während eines Delirs geschieht: Die Patienten sind plötzlich „neben der Spur", zeigen Symptome von Verwirrtheit, geben auf Fragen unpassende Antworten und sind zeitlich und örtlich desorientiert. Der Zustand beginnt abrupt, und die Symptome sind im Tagesverlauf oft unterschiedlich stark ausgeprägt. Mediziner sprechen in diesem Zusammenhang von einem **akuten Beginn mit fluktuierendem Verlauf.** Meist dauert es nur wenige Tage, bis sich die Symptome wieder zurückbilden und schließlich verschwinden. Ohne Behandlung kann das Delir allerdings schwerwiegende Komplikationen für das Herz-Kreislauf-System und die Atmung nach sich ziehen, die bis zum Tod führen können.

Um das hier beschriebene „organisch bedingte Delir" vom Alkoholdelir (Delirium tremens) abzugrenzen, findet sich in der ICD-10 die etwas umständliche Bezeichnung *„Delir, nicht durch Alkohol, Beruhigungsmittel oder andere psychotrope Substanzen verursacht".*

10.4.2 Symptome des Delirs im Überblick (nach ICD-10)

A. Bewusstseinstrübung *(Leitsymptom):* auch als „akuter Verwirrtheitszustand" bezeichnet, zeigt sich z. B. in wirrem Reden, nicht nachvollziehbaren Gedankengängen, einer Störung der Aufmerksamkeit und der Auffassungsgabe.

B. Kognitive Störungen *(beide Merkmale* müssen vorhanden sein!):

1. Gedächtnisstörungen: Beeinträchtigung des Immediatgedächtnisses (wenige Sekunden) und des Kurzzeitgedächtnisses (einige Minuten oder Stunden) bei relativ intaktem Langzeitgedächtnis.
2. Desorientiertheit bzgl. Zeit, Ort, Situation oder Person: Die Betroffenen können Datum und Wochentag nicht nennen, wissen nicht, wo sie sich befinden und haben manchmal Gedächtnislücken in Bezug auf die eigene Biografie (Geburtsdatum, Adresse, Namen der Kinder oder Enkelkinder etc.).

C. Psychomotorische Störungen (mindestens *ein Merkmal, zusammen mit A und B):*

1. Hyperaktivität (motorische Unruhe, Agitiertheit, vermehrter Redefluss) oder Hypoaktivität (= bewegungsarm, apathisch, verminderter Redefluss); meist rascher Wechsel zwischen Hyper- und Hypoaktivität
2. Verlängerte Reaktionszeit
3. Vermehrter oder verminderter Redefluss
4. Verstärkte Schreckreaktion

D. Störung des Schlafs oder des Schlaf-Wach-Rhythmus (mindestens ein Merkmal zusammen mit A, B und C):

1. Schlafstörungen bis hin zur völligen Schlaflosigkeit oder Umkehr des Schlaf-Wach-Rhythmus
2. Nächtliche Verschlimmerung der Symptome
3. Unangenehme Träume oder Albträume, die nach dem Erwachen als Halluzinationen oder illusionäre Verkennungen weiterbestehen können

E. Akuter Beginn und fluktuierender Verlauf: plötzlicher Beginn der Erkrankung und Wechsel bzw. Änderung der Symptomausprägung im Tagesverlauf

F. Typische Begleitsymptome (für die Diagnose nicht unbedingt notwendig):

1. Halluzinationen oder illusionäre Verkennungen
2. Flüchtige Wahnideen
3. Kurzzeitige depressive oder manische Symptome
4. Ausgeprägte Angst

10.4.3 Fallgeschichte

Schwer erkältet und verwirrt

Jörg S. (67) liegt seit 3 Tagen mit einer schweren Erkältung im Bett. Als seine Frau ihm mit dem Löffel etwas Suppe einflößen will, stößt er sie in Panik weg und beschuldigt sie, ihn erstechen zu wollen. Die bis dahin geduldige Ehefrau ruft daraufhin den Notarzt.

Auf Fragen des Arztes antwortet Jörg S. wirr und unzusammenhängend. Er fragt den Arzt mehrmals nach seinem Namen; als der Arzt ihn bittet, seinen Oberkörper freizumachen, vergisst er schon beim Aufknöpfen des Schlafanzugs, was er tun soll. Auf Nachfragen kann er zwar seinen Namen nennen, nicht jedoch Datum, Tageszeit oder Wochentag. Er nestelt an seinem Bettzeug und glaubt, er befinde sich in der Klinik.

Die Frau berichtet, dass er oft aufstehe und ziellos umherlaufe, dann wieder apathisch im Bett liege. „Wenn ich ihn in diesem Zustand anspreche, zuckt er vor Schreck zusammen und schaut mich angsterfüllt an", erzählt die Frau. Besonders schlimm sei es nachts: „Da geistert er durch die Wohnung und fragt mich mitten in der Nacht, warum ich nicht endlich aufstehe, um Frühstück zu machen. Und vor 2 Tagen hat er in den Papierkorb uriniert." Außerdem habe er sie mehrmals aufgefordert, die nicht vorhandenen Staubwölkchen am Boden und auf dem Schrank wegzukehren. „Er wurde richtig wütend. Da habe ich einfach so getan, als würde ich sie wegkehren."

Bei der körperlichen Untersuchung stellt der Arzt Kurzatmigkeit und Rasselgeräusche im rechten Lungenflügel fest. Jörg S. schwitzt und leidet unter Schüttelfrost. Die Lippen sind bläulich verfärbt. Seine Körpertemperatur ist stark erhöht (39,8 °C).

Der Arzt veranlasst unverzüglich eine Einweisung in die Notaufnahme der nächsten Klinik.

Typische Symptome in der Fallgeschichte

▶ Jörg S. hat eine ausgeprägte Bewusstseinstrübung: Auf Fragen des Arztes antwortet er wirr und zusammenhanglos (→ A).

▶ Er kann sich nach kurzer Zeit nicht an den Namen des Arztes erinnern (Störung des Kurzzeitgedächtnisses) und hat wenige Sekunden nach der Aufforderung des Arztes vergessen, dass er den Oberkörper freimachen soll (Störung des Immediatgedächtnisses → B1).

▶ Er kann zwar sagen, wie er heißt, ist jedoch zeitlich desorientiert (er kann Datum, Wochentag, Tageszeit nicht nennen). Überdies ist er örtlich desorientiert: Er glaubt, dass er sich in einer Klinik befindet (→ B2).

▶ Jörg S. ist z.T. auch in Bezug auf die Situation desorientiert: Er kann nicht erkennen, dass seine Frau ihm mit einem Löffel Suppe einflößen will, stattdessen glaubt er, sie wolle ihn erstechen.

▶ Er nestelt an seinem Bettzeug, steht unvermittelt auf und läuft ziellos umher. Diese Zustände von Hyperaktivität wechseln sich ab mit Zeiten, in denen er apathisch im Bett liegt (Hypoaktivität → C1).
▶ Jörg S. hat eine verstärkte Schreckreaktion: Er zuckt vor Angst zusammen, wenn seine Frau ihn unvermittelt anspricht (→ C4).
▶ Typisch sind auch die Schlafstörungen: Jörg S. geistert mitten in der Nacht durchs Haus und fordert seine Frau auf, das Frühstück zu machen: Er leidet zeitweise an einer Umkehr des Schlaf-Wach-Rhythmus (→ D1).
▶ Jörg S. hält den Papierkorb für eine Toilettenschüssel (illusionäre Verkennung) und hat optische Halluzinationen (Staubwölkchen, die seine Frau wegwischen soll → Zusatzsymptom).
▶ Er leidet an Schwitzen, Schüttelfrost und Fieber – Symptome, die oft mit einem Delir einhergehen.
▶ Die körperliche Untersuchung ergibt einen klaren Hinweis auf die Verursachung des Delirs: Jörg S. hat eine Lungenentzündung mit Kurzatmigkeit, Fieber, Rasselgeräuschen im rechten Lungenflügel und Sauerstoffmangel (bläuliche Lippen).
Diagnose **Delir, nicht durch Alkohol oder andere psychotrope Substanzen bedingt (F05).**

10.4.4 Sonderfall: postoperatives Delir (Durchgangssyndrom)

Besonders häufig tritt ein Delir nach schweren Operationen auf. Menschen mit einem solchen postoperativen Delir (auch **Durchgangssyndrom** genannt) sind verwirrt, desorientiert, schreckhaft, haben Gedächtnisstörungen, nehmen ihre Umgebung nicht mehr richtig wahr und antworten auf Fragen „konfus“ und „wirr“ – deutliche Hinweise darauf, dass sie bewusstseinsgetrübt sind. Begleitend zur Bewusstseinstrübung finden sich oft illusionäre Verkennungen, Halluzinationen und flüchtige Wahnideen.

„Bei jedem zweiten Patienten über 60 kommt es nach mehrstündigen OPs zu einem postoperativen Delir, auch Durchgangssyndrom genannt. Einige Patienten kennen nach einer OP vorübergehend weder Zeit noch Ort noch Angehörige. Sie rütteln an den Bettgittern, zerren an den Schläuchen und werden laut und aggressiv. Dies ist die hyperaktive Form des Durchgangssyndroms (agitiertes Delir). Häufig unerkannt bleibt das hypoaktive Delir (stilles Delir). Bei dieser Form des Durchgangssyndroms leiden die Betroffenen unter scheinbarer Bewegungsarmut und mangelnder Kontaktaufnahme. Kognitive Störungen, Desorientiertheit und Halluzinationen werden erst durch Befragen deutlich, da es kaum äußere Anzeichen dafür gibt. Die dritte Form des Delirs vereinigt die Symptome beider Ausprägungsformen.“

www.ndr.de/fernsehen/sendungen/visite/videos/visite4350.html (bearbeitet)

NICHT VERWECHSELN

Durchgangssyndrom

Die im Klinikalltag häufig verwendete Bezeichnung Durchgangssyndrom für das postoperative Delir ist nicht gleichzusetzen mit dem früheren (in der ICD-10 nicht mehr enthaltenen) „Durchgangssyndrom nach Wieck“, bei dem keine Bewusstseinstrübung vorliegt.

10.4.5 Wichtig zu wissen

Prävalenz

Delirante Syndrome treten bei älteren Patienten im Krankenhaus oft als Komplikationen einer Akutbehandlung auf. 30–40 % aller Patienten über 65 entwickeln im Verlauf ihres stationären Aufenthalts ein Delir. Bei bestimmten Erkrankungen ist die Entwicklung eines Delirs besonders häufig: Herz-OPs (ca. 70 %), Hüftgelenk-OPs nach Fraktur (40–50 %), Verbrennungen (20–30 %), Aids (30 %). Besonders hoch ist das Erkrankungsrisiko bei Demenz: 25–75 % der Patienten mit einem Delir haben eine Demenz.

Ätiologie

Vereinfacht ausgedrückt ist der Auslöser für die Symptome eines Delirs ein Ungleichgewicht bestimmter Botenstoffe im Gehirn, die dazu führen, dass bei der Reizweiterleitung zu starke Signale gesendet werden. Die Ursachen hierfür sind vielfältig: Zum einen gibt es Substanzen, die einen direkten Effekt auf die neuronalen Strukturen haben. So beeinflussen etwa bestimmte Medikamente (TZA, Antiparkinsonmittel), aber auch Alkohol und Drogen die Botenstoffe. Stoffwechselstörungen oder Verschiebungen im Elektrolythaushalt wirken sich u. U. ebenfalls auf die vermehrte Freisetzung von Neurotransmittern aus. Auch im Zusammenhang mit entzündlichen Erkrankungen kann es zu einem Delir kommen: Die bei schweren Entzündungen gebildeten Zytokine können die Ausschüttung der Neurotransmitter stören und damit zu einem Delir beitragen.
Häufige Ursachen für ein Delir:

- Operative Eingriffe, z. B. eine mehrstündige Herz- oder Hüft-OP
- Gehirn: Schädel-Hirn-Trauma, entzündliche Erkrankungen (Meningitis), Epilepsie, demenzielle Erkrankungen
- Herz und Kreislauf: kardiovaskuläre Erkrankungen
- Stoffwechselstörungen: Leber- oder Nierenversagen, Diabetes, Hypoglykämie (Unterzuckerung), Erkrankungen der Schilddrüse
- Störungen des Wasser- und Elektrolythaushalts
- Neurologische Erkrankungen (Epilepsie)
- Entzündliche Erkrankungen (z. B. Lungenentzündung)

Differenzialdiagnose

- **Psychotische Störungen:** Ein Delir, das durch Halluzinationen, Wahnphänomene und Agitiertheit charakterisiert ist, sollte von einer akuten psychotischen Störung oder einer beginnenden paranoiden Schizophrenie abgegrenzt werden.
- **Affektive Störungen:** Eine manische oder depressive Episode mit psychotischen Symptomen könnte im Akutzustand mit einem Delir verwechselt werden und sollte deshalb durch Nachfragen ausgeschlossen werden. Ein wichtiges Kriterium ist hier die Bewusstseinstrübung, die bei einer affektiven Störung nicht vorliegt.
- **Akute Belastungsreaktion:** Auch bei einer akuten Belastungsreaktion können kurzzeitig Symptome auftreten, die denen eines Delirs ähneln (eingeschränkte Aufmerksamkeit, Desorientiertheit).

- **Demenz:** Verwirrtheitszustände im Spätstadium einer Demenz könnten mit einem Delir verwechselt werden. Im Gegensatz zum Delir beginnt der Verwirrtheitszustand bei der Demenz nicht akut, sondern schleichend. Überdies dauert der Zustand länger an als beim Delir. In jedem Fall sollte geprüft werden, ob nicht gleichzeitig ein Delir vorliegt, das sich im Verlauf einer Demenz entwickelt hat (ICD-10: Delir bei Demenz, F05.1).

Therapie

Grundprinzip der Delirtherapie ist die gezielte Behandlung der zugrunde liegenden Ursache, z. B. durch Antibiotika, Regulierung des Wasser- und Elektrolythaushalts oder Absetzen von Medikamenten, die das Delir verursacht haben. Zur Behandlung von psychotischen Symptomen und Erregungszuständen werden meist Antipsychotika eingesetzt.

Neben der medikamentösen Therapie sollten möglichst früh nichtpharmakologische Maßnahmen ergriffen werden. Dazu zählen eine ruhige Umgebung, ein fester Tag-Nacht-Rhythmus sowie Maßnahmen zur Reorientierung (große Uhr, Kalender, Bilder oder Fotos von zu Hause etc.). Wichtig ist auch die Einbeziehung der Angehörigen.

10.5 Chronische organische psychische Störungen

10.5.1 Demenzerkrankungen

Allgemeine Merkmale

Das Wort „Demenz" kommt von lat. *de* und *mens* und bedeutet so viel wie „fehlender Geist". Damit ist das wesentliche Merkmal von Demenzerkrankungen vorweggenommen, nämlich der Verlust der geistigen Fähigkeiten. Am Anfang der Krankheit stehen Störungen des Kurzzeitgedächtnisses, im weiteren Verlauf gehen auch biografische Inhalte des Langzeitgedächtnisses verloren. Aber eine Demenz ist mehr als eine Gedächtnisstörung. Sie beeinträchtigt viele andere Bereiche des Betroffenen: Wahrnehmung, Auffassungsgabe, Sprache, Orientierungssinn, Intelligenz und die Fähigkeit, zu planen und Alltagsaufgaben zu meistern.

Für viele Menschen bedeuten Demenz und Alzheimer-Erkrankung dasselbe, doch das ist so nicht zutreffend: Demenz ist ein Oberbegriff für verschiedene körperlich bedingte Erkrankungen, die mit Störungen des Gedächtnisses, einer Beeinträchtigung des Denk- und Urteilsvermögens und einer Einschränkung der Alltagskompetenzen einhergehen. Für alle Demenzerkrankungen gelten die nachstehend aufgeführten Diagnosekriterien.

Diagnosekriterien nach ICD-10

G1. Nachweis der folgenden zwei Bedingungen:
1. Abnahme des Gedächtnisses, vor allem beim Lernen neuer Informationen.
2. Abnahme anderer kognitiver Fähigkeiten wie intellektuelle Einbußen, Verminderung der Urteilsfähigkeit und der Informationsverarbeitung, Probleme beim Planen oder Durchführen von komplizierteren Alltagsaufgaben wie Einkaufen, Telefonieren, Umgang mit Geld etc.
3. Die unter 1 und 2 genannten Bedingungen sollten mindestens **6 Monate** vorhanden sein.

G2. Weitere für die Diagnose notwendige Merkmale:
1. Orientierungsstörungen (zu Zeit, Ort, Situation, im weiteren Verlauf auch zur eigenen Person)
2. *Keine* Bewusstseinstrübung (außer im Spätstadium der Erkrankung)

G3. Dazu *mindestens eins* der folgenden Symptome:
1. Mangelnde Affektkontrolle (emotionale Labilität)
2. Reizbarkeit (z. B. plötzliche Wutausbrüche)
3. Verminderung des Antriebs und der Motivation (Apathie)
4. Vergröberung des Sozialverhaltens (z. B. distanzloses Verhalten) und Zuspitzung von charakterlichen Eigentümlichkeiten (Sparsamkeit entwickelt sich z. B. zu Geiz; Offenheit zu verletzenden Verhaltensweisen)

G4. Die unter G1 genannten Bedingungen sollten mindestens 6 Monate vorhanden sein. Wenn der Verlauf seit dem manifesten Krankheitsbeginn kürzer ist, kann die Diagnose nur vorläufig gestellt werden.

Mögliche zusätzliche Symptome: Wahn, Halluzinationen, Depressionen:
- Demenz mit zusätzlichen Symptomen, vorwiegend **wahnhaft**
- Demenz mit zusätzlichen Symptomen, vorwiegend **halluzinatorisch**
- Demenz mit zusätzlichen Symptomen, vorwiegend **depressiv**
- Demenz mit zusätzlichen **gemischten Symptomen** (z. B. wahnhaft + depressiv)

Abschätzung des Schweregrades

Die ICD-10 unterscheidet zwischen leichter, mittelgradiger und schwerer Beeinträchtigung in den Bereichen „Gedächtnis" und „andere kognitive Fähigkeiten" (Urteilsfähigkeit, Intelligenz, Informationsverarbeitung, Planungskompetenz):
- Eine **leichte Beeinträchtigung** liegt vor, wenn die Betroffenen im Bereich der Gedächtnisstörung wie auch in Bezug auf die Alltagskompetenz nicht auf fremde Hilfe angewiesen sind.
- Eine **mittelgradige Beeinträchtigung** liegt vor, wenn das Ausmaß der Gedächtnisstörung *„eine ernste Behinderung für ein unabhängiges Leben darstellt"* (ICD-10, S. 24) oder eine Abnahme anderer kognitiver Fähigkeiten dazu führt, *„dass die Betroffenen nicht ohne Hilfe eines anderen im täglichen Leben wie z. B. mit dem Einkaufen sowie im Umgang mit Geld zurechtkommen"* (ICD-10, S. 25).
- Bei einer **schweren Beeinträchtigung** ist entweder der Gedächtnisverlust so schwer, dass nur Fragmente von früher Gelerntem übrig bleiben und die Betroffenen nicht einmal mehr enge Verwandte erkennen. Oder der kognitive Abbau ist so massiv, dass nachvollziehbare Gedankengänge völlig fehlen und die Alltagsbewältigung nur durch geschultes Pflegepersonal möglich ist.

Demenz bei Alzheimer-Krankheit

Allgemeines

Die Alzheimer-Demenz (AD) ist eine hirnorganische Krankheit mit einem langsam fortschreitenden Untergang von Nervenzellen und Nervenzellkontakten. Sie ist nach dem Neurologen Alois Alzheimer (1864–1915) benannt, der die Krankheit erstmals 1906 wissenschaftlich beschrieb. Die AD beginnt gewöhnlich schleichend und entwickelt sich langsam-progredient über Jahre. Der größte Risikofaktor für die Entwicklung der AD ist das Alter. Nur in seltenen Fällen sind die Betroffenen jünger als 60 Jahre (AD mit frühem Beginn, F00); dann weist der Verlauf eine eher rasche Verschlechterung auf. Früher als bei der Demenz mit spätem Beginn treten „kortikale Störungen" (Aphasie, Agraphie, Alexie oder Apraxie) auf. Nach gegenwärtigem Wissensstand ist eine Demenz bei Alzheimer-Krankheit irreversibel.

Diagnostische Leitlinien

A. Es gibt keinen Hinweis auf eine andere Ursache der Demenz (z. B. zerebrovaskuläre Erkrankungen, HIV-Infektion, Hypothyreose, Parkinson- oder Huntington-Krankheit, Alkohol- oder Substanzmissbrauch, Vitamin-B_{12}-Mangel).

B. Die allgemeinen Kriterien für eine Demenz müssen erfüllt sein. Bei den meisten Alzheimer-Erkrankungen finden sich diesbezüglich folgende Merkmale:

1. Schleichender Beginn und langsam fortschreitende Verschlechterung der Erkrankung (Ausnahme: Alzheimer-Erkrankung mit frühem Beginn)
2. Mindestdauer: 6 Monate
3. Gedächtnisstörungen
4. Im Frühstadium deutliche Beeinträchtigung des Kurzzeitgedächtnisses: Wiederholen von Fragen, Verlegen von Gegenständen, Vergessen von Terminen
5. Im Spätstadium Beeinträchtigung des Langzeitgedächtnisses: Unfähigkeit, biografische Erlebnisse in der zeitlich richtigen Abfolge zu erinnern (Zeitgitterstörung), Vergessen oder Verwechseln von Erlebnissen aus der biografischen Vergangenheit, Nichterkennen von nahen Angehörigen

Abnahme anderer kognitiver Fähigkeiten:

1. Beeinträchtigung der Urteils- und Abstraktionsfähigkeit
2. Beeinträchtigung der Informationsverarbeitung (z. B. Nichtverstehen von Erklärungen, Anweisungen, Bedienungsanleitungen)
3. Schwierigkeiten, die Aufmerksamkeit auf mehr als einen Außenreiz zu fokussieren, z. B. an einem Gespräch mit mehreren Personen teilzunehmen oder einem Themenwechsel geistig zu folgen
4. Einschränkung der Alltagskompetenz (Unfähigkeit, eigenständig den Tagesablauf zu planen und zu strukturieren, ständiges Unterbrechen der täglichen Körperpflege, falsches Reagieren bei Gefahrensituationen etc.)
5. Beeinträchtigung höherer kortikaler Funktionen, z. B. Aphasie, Alexie, Agraphie, Akalkulie, Apraxie und Agnosie (➤ Kap. 10.3.3)

C. Orientierungsstörungen: zu Beginn oft zu Zeit und Ort, im weiteren Verlauf dann auch zur Situation und zur eigenen Person (➤ Kap. 10.3.1)

D. Keine Bewusstseinstrübung (außer im Spätstadium der Demenzerkrankung)

E. Hinweise auf eine organisch bedingte Wesensänderung:
Mindestens eins der folgenden Merkmale muss vorhanden sein:

1. Emotionale Labilität
2. Reizbarkeit
3. Apathie
4. Vergröberung des Sozialverhaltens

F. Mögliche Zusatzsymptome:

1. Konfabulationen: Gedächtnislücken werden durch Erfundenes „überspielt".
2. Perseveration (formale Denkstörung): Die Betroffenen haben Probleme, einem Themenwechsel geistig zu folgen. Das „Haften am Thema" äußert sich sprachlich im Wiederholen von Wörtern oder Sätzen, die nicht mehr zur Situation passen.
3. Umständliches, „langatmiges" Reden und Denken.
4. Etwa 40 % der Patienten mit AD haben gleichzeitig eine Depression.
5. Etwa 30 % der Betroffenen leiden an einem Wahn, häufig einem Verfolgungs-, Vergiftungs- oder Bestehlungswahn. Auch wahnhafte Personenverkennungen können vorkommen.
6. Etwa 15 % der Menschen mit AD leiden an Sinnestäuschungen, vor allem an optischen oder Geruchshalluzinationen. Auch illusionäre Verkennungen können vorkommen: Die Betroffenen halten z. B. nahe Verwandte für Fremde, erschrecken vor ihrem eigenen Spiegelbild oder halten Fernsehfilme für real.
7. Veränderung oder Überspitzung früherer Charaktereigenschaften.

Fallgeschichte

„Meine Frau erfindet einfach Geschichten"

Hedwig L. (74) kommt in Begleitung ihres Mannes zum Hausarzt. Der Mann macht sich Sorgen, weil seine Frau in den letzten 6–12 Monaten sehr vergesslich geworden sei und bei geringsten Anlässen gereizt und aggressiv reagiere. „Zuletzt ging es um unseren Spanienurlaub vor 10 Jahren. Sie meinte, das sei unsere Hochzeitsreise gewesen, obwohl wir seit 22 Jahren verheiratet sind. Und wenn sie vom Tod ihres Vaters spricht, meint man, der ist gestern erst gestorben."

„Mein Vater hatte letztes Jahr einen Herzinfarkt. Er hat es nicht überlebt. Da darf ich doch manchmal noch traurig sein", meint Hedwig L. mit Tränen in den Augen. „Ich habe seine Hand gehalten, als er starb." Der Mann korrigiert sie: „Ihr Vater ist seit 8 Jahren tot. Er ist in der Klinik gestorben, als wir kamen, war das Bett schon geräumt. Sie sehen, meine Frau erfindet einfach Geschichten. Außerdem vergisst sie ständig Termine und findet Dinge nicht mehr, den Autoschlüssel z. B. oder die Geldbörse."

„Dass man die Geldbörse mal verlegt oder den Autoschlüssel nicht findet, das kann doch jedem passieren, oder? Deshalb bin ich doch nicht dement", meint die Ehefrau. „Die Geldbörse verlegen ist das eine – aber zu behaupten, die Zugehfrau habe sie

10

bestohlen, ist das andere. Außerdem vergisst sie nicht nur den Autoschlüssel, sondern beim Autofahren auch den Weg nach Hause."

Im Gespräch mit dem Arzt hat Hedwig L. des Öfteren Wortfindungsstörungen, die sie mit einer lustigen Bemerkung zu überspielen versucht. Als der Arzt sie nach Datum und Wochentag fragt, meint sie: „Das brauchen Sie wohl für Ihre Rechnung, was?" Als der Arzt wissen will, wann genau sie geboren ist, zögert sie, sagt dann: „Geboren bin ich 1962, im Januar". – Und an welchem Datum genau? „1962, im Januar." – „Und Ihre Tochter?" – „1962, im Januar..." – „Wo lebt denn Ihre Tochter?" – „Weit weg ... ich habe schon lange nichts mehr von ihr gehört."

„Anna lebt nur eine Autostunde von hier entfernt", meint der Mann. „Erst letztes Wochenende hat sie uns besucht. Da hat Hedwig Kaffee gekocht. Aus der Kanne kam jedoch nur heißes Wasser. Sie hatte das Filterpapier und den Kaffee vergessen. Auch mit dem Telefonieren tut sie sich jetzt schwer: Nach dem Abnehmen des Hörers drückt sie immer auf den roten Knopf und beklagt sich, dass unsere Tochter auflegt. Ich habe ihr mehrmals erklärt, dass der rote Knopf zum Ausschalten ist und sie damit ihren Gesprächspartner aus der Leitung wirft, doch sie versteht mich nicht. Auch in anderen Bereichen, z. B. beim Bedienen unseres neuen Fernsehers, kann sie meinen Erklärungen nicht folgen."

Auf Nachfragen ergänzt der Ehemann, seine Frau sei oft antriebslos, habe zu nichts Lust und gehe kaum mehr aus. „Früher waren wir oft im Kino, sind einmal in der Woche essen gegangen oder haben Freunde eingeladen. Das lehnt sie inzwischen ab mit der Begründung, wir sollten sparen, anstatt unvernünftig Geld auszugeben. Wir waren ja früher schon sparsam, aber jetzt ist sie in meinen Augen richtig geizig geworden."

Typische Symptome in der Fallgeschichte

- Hedwig L.s Störung dauert seit über 6 Monaten an, sie erfüllt also das Zeitkriterium einer Demenz (→ B.2).
- Es ist keine körperliche Ursache für die Demenzerkrankung feststellbar (A).
- Sie kann zwar sagen, wie sie heißt, ist jedoch zeitlich desorientiert (→ B5).
- Auch die örtliche Orientierung ist gestört: Sie findet mit dem Auto nicht mehr den Weg vom Supermarkt nach Hause (→ B5).
- Sie hat auch eine teilweise Orientierungsstörung bzgl. der eigenen Person: Sie kann ihr Geburtsdatum nicht nennen, auch nicht das Geburtsdatum ihrer Tochter (→ C).
- Sie hat Wortfindungsstörungen (Aphasie) und Probleme mit Alltagstätigkeiten, die sie früher beherrscht hat: Kaffeekochen oder Bedienen des Telefons (Apraxie, → B10).
- Überdies hat sie eine Störung der Informationsverarbeitung (sie versteht die Erklärungen zur Bedienung des Telefons nicht, → B7).
- Kognitive Defizite überspielt sie durch Konfabulationen und Scheinerklärungen (→ F.1).
- Sie wiederholt mehrmals Begriffe („1962, im Januar") und hat große Probleme, das Thema zu wechseln (→ Perseveration, F.2).
- Sie ist affektlabil: In manchen Situationen reagiert sie gereizt, dann wieder hat sie Tränen in den Augen (→ E.1).
- Begleitend ist eine depressive Symptomatik erkennbar („sie ist oft antriebslos, hat zu nichts Lust und geht kaum mehr aus", → F.4).
- Ihre frühere Sparsamkeit hat sich zu Geiz gesteigert („Überspitzung früherer Charaktereigenschaften", → F.7).
- Hedwig L. hat keine Bewusstseinstrübung (→ D).

Diagnose **Demenz bei Alzheimer-Krankheit mit spätem Beginn (F00.1).**

Wichtig zu wissen

Prävalenz In Deutschland leben gegenwärtig 1,6 Mio. Demenzkranke; 65 % von ihnen leiden an der Alzheimer-Krankheit. Zwei Drittel von ihnen haben das 80. Lj. vollendet, nur etwa 12.000 sind jünger als 65. Sofern kein Durchbruch in Prävention und Therapie gelingt, wird die Zahl der Demenzkranken jedes Jahr um 40.000 zunehmen und bis 2050 auf etwa 3 Mio. ansteigen.

Ätiologie Die Symptome der Alzheimer-Krankheit werden durch einen fortschreitenden Neuronenverlust hervorgerufen. Dadurch schrumpft das Gehirn um bis zu 20 %. Wie es dazu kommt, ist nicht vollständig geklärt. Für AD mit frühem Beginn (1 % der Alzheimer-Patienten) besteht nachweislich eine genetische Disposition, für Erkrankungsformen nach dem 65. Lj. ist eine familiäre Veranlagung nicht nachweisbar.

Bekannt ist jedoch, dass sich im Laufe der Krankheit mehr und mehr der schon von Alois Alzheimer beschriebenen Eiweißspaltprodukte – **Amyloide** genannt – im Gehirn ablagern. Sie behindern die Reizübertragung zwischen den Nervenzellen, die für Lernprozesse, Orientierung und Gedächtnisleistungen unerlässlich ist. Bei zahlreichen Patienten lagert sich das Amyloid auch in den Wänden kleiner Blutgefäße ab. Dadurch verschlechtert sich ihre Durchlässigkeit, und es kommt zu Störungen der Sauerstoff- und Energieversorgung des Gehirns. Neben der Ablagerung von Amyloiden finden sich bei Alzheimer-Patienten auch pathologische Eiweißablagerungen zwischen den Nervenzellen. Sie werden als **Plaques** bezeichnet. Ob die Eiweißablagerungen die Alzheimer-Symptome verursachen oder eine Folge davon sind, ist bis heute nicht geklärt.

Inzwischen weiß man allerdings, dass der Verlust von Nervenzellen nicht nur in der Hirnrinde auftritt, sondern auch in tiefer liegenden Hirnstrukturen, u. a. dem Meynert-Basalkern, dessen Neuronen den Überträgerstoff **Acetylcholin** erzeugen, der wiederum die Reizübertragung in der Hirnrinde steuert. Acetylcholin ist nachweislich an der AD-Symptomatik beteiligt.

Eine wichtige Rolle bei der Entwicklung der AD spielt aber auch der Neurotransmitter **Glutamat.** Bei Patienten mit Demenz ist die Glutamatkonzentration zwischen den Nervenzellen anhaltend erhöht, die Nervenzellen werden quasi dauererregt. Dadurch können Lernsignale nicht mehr richtig erkannt und weitergeleitet werden. Durch die dauernde Überreizung verlieren die beteiligten Neuronen ihre Funktionsfähigkeit und sterben schließlich ab. Je mehr Nervenzellen auf diese Weise zugrunde gehen, desto ausgeprägter werden die kognitiven Defizite.

In diese krankhaften Prozesse im Gehirn können Medikamente eingreifen und die Symptome der AD verbessern bzw. den Krankheitsverlauf verzögern (mehr hierzu im Abschnitt „Therapie").

Differenzialdiagnose Die AD ist eine Ausschlussdiagnose, deshalb ist eine Abgrenzung zu Demenzerkrankungen mit bekannter Ursache besonders wichtig. Dazu zählen diverse Demenzformen, die nachfolgend genauer beschrieben werden: Demenz bei Morbus Parkinson, Morbus Pick, Creutzfeldt-Jakob-Krankheit, Schilddrüsenunterfunktion oder vaskuläre Demenz. Bei etwa 15 % der Alzheimer-Erkrankungen liegt gleichzeitig eine vaskuläre Demenz vor. Diese Mischform wird in der ICD-10 unter F00.2 kodiert.

Differenzialdiagnostisch auszuschließen ist auch eine depressive Episode. Die hierfür typischen Symptome wie Konzentrations- und Gedächtnisstörungen, häufig begleitet von verschiedensten Körpersymptomen, können bei älteren Menschen zu Verwechslungen mit einer Demenz im Frühstadium führen.

NICHT VERWECHSELN

Störungen von **Konzentration und Gedächtnis** kommen häufig auch bei depressiven Störungen vor. Deshalb ist differenzialdiagnostisch auf die Unterscheidungsmerkmale in ➤ Tab. 10.1 zu achten.

Tab. 10.1 Unterscheidungsmerkmale zwischen Demenz und depressiver Pseudodemenz

Demenz	Depressive Pseudodemenz
Dauer mindestens 6 Monate	Dauer 2 Wochen und länger
Schleichender Beginn	Rascher Beginn
Keine Auslösesituation	Meist erkennbare Auslösesituation
Orientierungsstörungen	Keine Orientierungsstörungen
Langsame Verschlechterung der Symptome	Keine Progression der Symptomatik
Keine Besserung durch Antidepressiva	Besserung durch Antidepressiva
Starke Einschränkung der Alltagskompetenz	Kaum Beeinträchtigung der Alltagskompetenz

Medikamentöse Therapie mit Antidementiva Primäres Ziel der medikamentösen Therapie ist es, das Fortschreiten der Erkrankung zu verlangsamen. In neuerer Zeit werden verstärkt zwei Medikamente zur Behandlung des Morbus Alzheimer eingesetzt:

- **Acetylcholinesterasehemmer** (AChE-Hemmer, z. B. Donezepil, Galantamin oder Rivastigmin): Damit wir uns gut orientieren und konzentrieren können, benötigen wir den Botenstoff Acetylcholin, der im Gehirn durch das Enzym Acetylcholinesterase (AChE) wieder abgebaut wird. AChE-Hemmer reduzieren die körpereigene Acetylcholinesterase, die für den Abbau von Acetylcholin verantwortlich ist, und können so den Abbau kognitiver Fähigkeiten verlangsamen. Wenn allerdings die Demenz so weit fortgeschritten ist, dass kein Acetylcholin mehr produziert wird, sind AChE-Hemmer nicht mehr wirksam. Deshalb wird das Medikament nur im frühen bis mittleren Stadium der AD eingesetzt. Mögliche Nebenwirkungen: Erbrechen, Übelkeit, Durchfall, Schwindel und Kopfschmerz.
- **Memantin:** Nach derzeitigem Kenntnisstand ist für die Bewegungssteuerung, die Sinneswahrnehmungen und das Gedächtnis/Lernen neben Acetylcholin auch Glutamat sehr wichtig. Bei Alzheimer-Patienten ist die Glutamatkonzentration stark erhöht. Die Folge ist eine Übererregung der NDMA-Rezeptoren, die Lernsignale nicht mehr richtig weiterleiten können und durch die Überreizung schließlich absterben. Memantin blockiert die Wirkung pathologisch erhöhter Glutamatkonzentrationen und hilft so, Lernfähigkeit und Gedächtnisleistungen länger aufrechtzuerhalten. Memantin ist in Europa und den USA zur Behandlung der moderaten bis schweren AD zugelassen. Mögliche Nebenwirkungen: Unruhe, Schlafstörungen, Schwindel, Kopfschmerzen.

Medikamentöse Therapie mit Antidepressiva oder Antipsychotika (Neuroleptika):

- Wenn Patienten mit einer Demenz an Depressionen leiden, können Antidepressiva, i. d. R. Serotonin-Wiederaufnahmehemmer eingesetzt werden. Nicht angewendet werden sollten TZA (z. B. Amitriptylin, Clomipramin, Imipramin), da sie die Effekte von Acetylcholin abschwächen.
- Bei begleitenden psychotischen Symptomen (z. B. Wahn, Halluzinationen) kann die Gabe von Antipsychotika sinnvoll sein. Antipsychotika erhöhen bei Demenzkranken allerdings das Schlaganfallrisiko und sollten deshalb nur niedrig dosiert zur Anwendung kommen.

Begleitende therapeutische Maßnahmen:

- Kognitives Training zur Realitätsorientierung
- Gedächtnistraining
- Individuelles Training eingeschränkter Fähigkeiten (z. B. Biografiearbeit, Alltagstraining, Erstellen eines Tagesplans, Üben haushaltsnaher Tätigkeiten, Begleitung in die häusliche Umgebung)
- Physiotherapie
- Musik- und Kunsttherapie
- Ergotherapie
- Kotherapeutische Gruppen (z. B. Zeitungsgruppe, Backen, Kegeln, Spaziergänge)
- Entspannungsverfahren (progressive Muskelrelaxation)

Vaskuläre Demenz

Allgemeine Hinweise

Die vaskuläre Demenz steht mit 20 % aller Demenzerkrankungen hinter der AD an zweiter Stelle der Statistik. Die Bezeichnung „vaskulär" kommt von lat. *vas* („Gefäß", in erweiterter Bedeutung dann „Blutgefäß"). Bei einer vaskulären Demenz sind also die Blutgefäße des Gehirns beeinträchtigt, sei es durch eine unzureichende Sauerstoffversorgung, sei es durch das Absterben von Blutgefäßen (z. B. durch Miniinfarkte oder Schlaganfall). Oft ist Bluthochdruck an der Erkrankung maßgeblich beteiligt, aber auch ein Diabetes oder eine Verkalkung der Blutgefäße durch Arteriosklerose können für die Entwicklung einer vaskulären Demenz ursächlich sein. In älteren Lehrwerken findet sich deshalb auch die Bezeichnung „arteriosklerotische Demenz".

Anders als bei der AD verläuft die vaskuläre Demenz in Schüben, d. h., durch eine Minderdurchblutung bestimmter Hirnareale kommt es zu plötzlichen Verschlechterungen, die sich bis zum nächsten Schub bessern können (oder auch nicht). Überdies kommt es bei der Beeinträchtigung höherer kognitiver Funktionen – im Gegensatz zur AD – oftmals zu einer ungleichen Verteilung der Defizite (→ Diagnosekriterium G2).

Eine vaskuläre Demenz kann zusammen mit einer AD auftreten, wenn jemand z. B. schon einige Zeit an AD erkrankt ist und dann zusätzlich eine vaskuläre Demenz entwickelt.

Diagnosekriterien nach ICD-10

G1. Die allgemeinen Kriterien für eine Demenz (G1–G4) müssen erfüllt sein.
G2. Ungleiche Verteilung der Defizite höherer kognitiver Funktionen, von denen einige betroffen, andere relativ verschont sind. So kann das Gedächtnis eindeutig eingeschränkt sein, während Denken, Urteilen und Informationsverarbeitung nur mäßig beeinträchtigt sind.
G3. Eindeutiger Nachweis einer vaskulären Hirnerkrankung in der Anamnese oder durch entsprechende Untersuchungen.
G4. Zusätzliche Merkmale (aktuell oder in der Vorgeschichte):

1. **Bluthochdruck** (Hypertonie): Kleinere Schwachstellen oder Risse an den Wänden der Blutgefäße werden vom Körper normalerweise durch Cholesterin wieder „gekittet". Bei hohem Blutdruck jedoch können die Blutgefäße dem Druck nicht mehr standhalten, sodass es zu zahlreichen Schäden an den Gefäßwänden kommt, die durch Einlagerungen von Cholesterin behoben werden. Dies führt zu zahlreichen Verdickungen im Innern der Blutgefäße (Arteriosklerose) und in der Folge zu einer mangelhafte Blutversorgung des Gehirns (➤ Abb. 10.2). Auch die Gefahr eines Schlaganfalls durch Blutgerinnsel (Thromben), die in den Gefäßverengungen stecken **bleiben**, ist bei Bluthochdruck um ein Vielfaches erhöht.
2. **Arteriosklerose:** Darunter versteht man eine Systemerkrankung der Arterien, die zur Ablagerung von Blutfetten, Bindegewebe und Kalk in den Gefäßwänden führt. Durch diese Ablagerungen werden die Arterien brüchig, was Miniinfarkte im Gehirn verursachen kann. In anderen Fällen bildet sich an den Engstellen ein Thrombus (= Blutpfropf), der einen Schlaganfall, einen Herz- oder Lungeninfarkt auslösen kann. Risikofaktoren für Arteriosklerose sind neben genetischen Faktoren vor allem Rauchen, Übergewicht, Fettstoffwechselstörungen, Diabetes mellitus und Bluthochdruck.

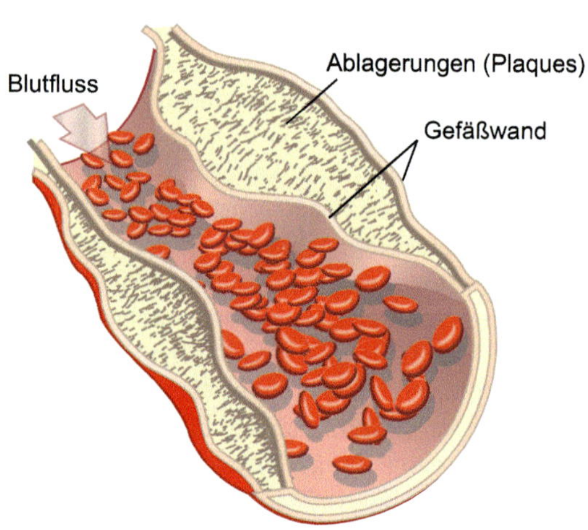

Abb. 10.2 Gefäßverengungen durch Cholesterin [L138]

3. **Karotisgeräusche:** Geräusche in der Halsschlagader infolge einer Verengung der Arterien durch Arteriosklerose.
4. **Diabetes mellitus:** Stoffwechselerkrankung, die als Folge von Insulinresistenz oder Insulinmangel durch einen chronisch erhöhten Blutzuckerspiegel gekennzeichnet ist. Ein dauerhaft erhöhter Blutzuckerspiegel schädigt Nerven und Blutgefäße und führt zu Arteriosklerose mit der Gefahr von Miniinfarkten oder eines größeren Schlaganfalls.
5. **Neurologische Herdzeichen:** Als „Herd" bezeichnet man eine entzündliche Erkrankung des Gehirns an einer „umschriebenen" = lokal begrenzten Stelle. Neurologische Herdzeichen sind „Nervenausfälle", die auf „Herde" im ZNS zurückzuführen sind, z. B. halbseitige Lähmungen (Hemiparesen), Empfindungsstörungen (z. B. Taubheitsgefühl), Einschränkungen des Gesichtsfeldes, Koordinationsstörungen etc. Bei TIAs treten meist kurzzeitig neurologische Herdzeichen auf.
6. **Transitorische ischämische Attacken (TIAs):** vorübergehende neurologische Ausfallerscheinungen, die auf eine kurzzeitige Durchblutungsstörung (Ischämie) einer örtlich begrenzten Hirnregion zurückzuführen ist. Die Ursache ist meist eine Thrombose oder Gefäßverengung infolge von Arteriosklerose. Mehrere TIAs in der Vorgeschichte sind ein Hinweis auf eine Unterform der vaskulären Demenz: die Multiinfarkt-Demenz (F01.1).
7. **Schlaganfall:** TIAs sind oft eine Vorstufe für einen oder mehrere Schlaganfälle. Nach einem größeren Schlaganfall können sich relativ schnell ausgeprägte demenzielle Symptome entwickeln. Diese Form der Demenz findet sich in der ICD-10 unter F01.1: vaskuläre Demenz mit akutem Beginn.

Fallgeschichte

Bluthochdruck und Diabetes

Achim P. (64) kommt in Begleitung seiner Frau zum Hausarzt, weil er kürzlich einen „Aussetzer" hatte, an den er sich nur bruchstückhaft erinnern kann. „Es war vor etwa 6 Wochen. ‚Ich kann nur noch verschwommen sehen', hat er gesagt. Dann hat er ins Leere gestarrt und auf meine Fragen nicht reagiert. Anschließend war er für einige Minuten konfus, nach kurzer Zeit jedoch war er wieder normal", berichtet seine Frau.

„Seitdem leide ich noch stärker an Konzentrations- und Gedächtnisstörungen als in den letzten 1–2 Jahren", ergänzt Achim P. „Schon vor 1½ Jahren hatte ich nämlich einen ähnlichen Aussetzer. Ich war mit dem Auto auf dem Weg zu einem wichtigen Geschäftstermin und legte mir in Gedanken meine Argumente zurecht. Da merkte ich, wie meine linke Hand sich taub anfühlte und ich nicht mehr klar sehen konnte. Ich fuhr rechts ran und wählte mit Mühe die Nummer meiner Frau, brachte aber kein Wort heraus. Nach ein paar Minuten war der Spuk vorbei. Ich wollte zur Arbeit, habe mich aber verfahren! Seitdem bin ich irgendwie nicht mehr derselbe: Im Job haben sich die Fehler gehäuft, ich habe wichtige Termine versäumt, meine Kollegen ‚angefahren' und die Namen wichtiger Stammkunden vergessen. Das habe ich nicht verkraftet – ich habe eine Frühberentung beantragt."

Die Ehefrau ergänzt, dass Achim öfter zwei- oder dreimal dieselben Fragen stellt, gemeinsame Erlebnisse aus der Vergangenheit verdreht und inzwischen nicht mehr mit dem Auto fährt, weil er mehrmals Passanten nach dem Weg fragen musste, um nach Hause zu kommen. „Unsere Freunde merken kaum etwas davon: Wir wandern zusammen, treffen uns zum Essen … aber mich belastet das alles schon sehr", ergänzt seine Frau. „Ich frage mich oft, ob es schlimmer wird und ob man etwas dagegen tun kann."

Fragen des Arztes zur zeitlichen Orientierung kann Achim P. teilweise nicht korrekt beantworten. Er weiß jedoch, wo er sich befindet, kennt auch sein Geburtsdatum und das seiner Frau.

Achim P. ist stark übergewichtig. Aus den Unterlagen des Arztes ist zu ersehen, dass er seit 15 Jahren an Bluthochdruck und Typ-2-Diabetes leidet. Früher hat er 20 Zigaretten am Tag geraucht. Seit 2 Jahren ist er Nichtraucher.

Typische Symptome in der Fallgeschichte

▶ Achim P.s Symptome erfüllen die allgemeinen Kriterien für eine Demenz (G1): Er hat z. B. Konzentrations- und Gedächtnisstörungen (→ G1).
▶ Seine zeitliche und örtliche Orientierung sind gestört (er findet z. B. nicht mehr den Weg nach Hause), auch seine biografische Orientierung ist beeinträchtigt: Er verdreht gemeinsame Erlebnisse aus der Vergangenheit (Zeitgitterstörung) (G1).
▶ Achim P. leidet seit seinen „Aussetzern" an mangelnder Affektkontrolle und an Reizbarkeit (G1).
▶ Seine kognitiven Defizite beschränken sich vorwiegend auf das Gedächtnis: Denken, Urteilen und Informationsverarbeitung sind in seinem Fall offensichtlich kaum beeinträchtigt (→ G2).
▶ Er hat keine Bewusstseinstrübung; die Erkrankung dauert länger als 6 Monate an.
▶ Es gibt deutliche Hinweise auf eine vaskuläre Hirnerkrankung in der Anamnese (→ G3). Achim P. berichtet überdies von zwei TIAs mit Herdzeichen in der Vorgeschichte. Er leidet seit Jahren an Bluthochdruck und Diabetes in Verbindung mit Fettleibigkeit (metabolisches Syndrom, ➤ Box 10.1). Das langjährige Rauchen ist ein weiterer Risikofaktor für eine vaskuläre Demenz.

Diagnose **Vaskuläre Demenz (F01).**

BOX 10.1
Metabolisches Syndrom

Der Begriff „metabolisch" kommt aus dem Griechischen und bedeutet so viel wie „stoffwechselbedingt". Das metabolische Syndrom setzt sich aus vier Krankheitsbildern zusammen:

1. Adipositas mit bauchbetonter Fetteinlagerung
2. Bluthochdruck (Hypertonie)
3. Insulinresistenz (meist Typ-2-Diabetes)
4. Fettstoffwechselstörung (erhöhte Blutfette, erhöhtes LDL-Cholesterin, erniedrigtes HDL-Cholesterin)

Jedes der vier Symptome kann die Blutgefäße schädigen und das Risiko für Herz-Kreislauf-Erkrankungen erhöhen.

Wichtig zu wissen

Prävalenz Die vaskuläre Demenz ist nach der AD die häufigste Form der Demenz (ca. 20 % der Demenzkranken). Besonders betroffen sind ältere Menschen.

Ätiologie Die vaskuläre Demenz wird durch Durchblutungsstörungen im Gehirn verursacht. Durch Arteriosklerose oder Thromben kann es zur Verengung oder sogar zum Verschluss von hirnversorgenden Blutgefäßen kommen. Hierdurch erleiden die Nervenzellen, die von diesen Gefäßen versorgt werden, einen Sauerstoffmangel und sterben in der Folge ab. Die wichtigsten Ursachen sind bei den Diagnosekriterien der vaskulären Demenz (G4, zusätzliche Merkmale) aufgeführt.

Differenzialdiagnose Vergesslichkeit und Orientierungsstörungen finden sich auch bei der AD. Durch gezielte Fragen nach dem Verlauf (schleichend oder schubweise?), frühzeitigen neurologischen Symptomen und sonstigen Risikofaktoren für eine vaskuläre Demenz kann eine Alzheimer-Erkrankung i. d. R. ausgeschlossen werden. Sollten die Diagnosekriterien für beide Erkrankungen zutreffen, liegt wahrscheinlich eine Mischform von Alzheimer- und vaskulärer Demenz vor (F00.2).

Durch fachärztliche Untersuchungen sollten andere organische Ursachen für eine Demenz ausgeschlossen werden. Dazu zählen z. B. demenzielle Syndrome bei Hirntumor, Hypothyreose, Flüssigkeitsmangel (Exsikkose), Nieren- oder Leberversagen, infolge eines Schädel-Hirn-Traumas oder schwerer operativer Eingriffe, um nur einige zu nennen. Vor einer endgültigen Diagnose sind deshalb alle Möglichkeiten der Diagnose – u. a. auch durch bildgebende Verfahren – auszuschöpfen.

Therapie Die Entwicklung einer vaskulären Demenz kann durch eine frühe Behandlung der Grunderkrankung und eine Veränderung der Risikofaktoren (→ G4) reduziert und an ihrem Fortschreiten gehindert werden. Bei drohendem Verschluss der Halsschlagader (Karotis) kann ein operativer Eingriff erwogen werden. Auch der Einsatz von Antidementiva kann sinnvoll sein, ebenso die bei der Alzheimer-Demenz beschriebenen „begleitenden therapeutischen Maßnahmen".

Demenz bei anderenorts klassifizierten Krankheiten

Demenz bei Pick-Krankheit (F02.0; auch: frontotemporale Demenz)

Die Pick-Krankheit wird durch eine Schädigung im Bereich von Frontalhirn und Schläfenlappen verursacht – Hirnareale, die an der Kontrolle von Impulsen und Emotionen beteiligt sind und unser Sozialverhalten regulieren. Obwohl es beim Morbus Pick langfristig zu einer Schädigung von Intellekt, Gedächtnis und Sprachfunktionen kommt, stehen anfangs die sozialen Auffälligkeiten und die Veränderungen der Persönlichkeit im Vordergrund. Zu den häufig beobachteten Symptomen zählen Vergröberung des Sozialverhaltens, Enthemmungsphänomene wie Esssucht oder sexuelle Anzüglichkeiten, fehlende Tischmanieren, emotionale Verflachung und zeitweilige Euphorie. Die Erkrankung beginnt meist im mittleren Lebensalter (50–60 J.), manchmal auch früher.

Fallgeschichte

Fehlende Tischmanieren und sexuelle Anzüglichkeiten

Bernd M. (54) kommt in die neurologische Praxis, weil er mit dem Verhalten seines Lebensgefährten und Geschäftspartners Tom G. (48) nicht mehr zurechtkommt. „Wir unterhalten eine Schauspiel- und Künstleragentur, haben viele Kontakte zur höheren Gesellschaft und organisieren in Abständen Events mit mehreren hundert Künstlern, Agenten, Leuten aus der Film- und Fernsehbranche. Tom war ein toller Organisator, er konnte super mit den Leuten umgehen. Doch vor etwa 3 Jahren hat er sich ohne äußeren Anlass plötzlich verändert: Er reagierte oft überempfindlich, verprellte mit seiner aufbrausenden Art unsere besten Kunden und verhielt sich in Gesellschaft ganz anders als früher: Sexuelle Anzüglichkeiten, beleidigende Bemerkungen, mangelndes Taktgefühl und fehlende Tischmanieren häuften sich. Mehrmals hat er sich am Buffet ungeniert vorgedrängt und ein paar Leckerbissen vom Teller der Frau neben ihm geklaut. Auch bei uns zu Hause kann er sein Essverhalten nicht kontrollieren und hat inzwischen massiv an Gewicht zugenommen."

In seiner weiteren Schilderung berichtet Bernd M., dass sein Freund in letzter Zeit Probleme mit dem Sprechen hat: „Er sucht oft nach Worten, umschreibt Begriffe und hat manchmal Schwierigkeiten, meine Erklärungen zu verstehen. Inzwischen kann ich ihn nur noch Büroarbeiten erledigen lassen. Aber auch da muss ich aufpassen, dass er nicht Termine vergisst oder am Telefon unsere Kunden verärgert."

Bernd M. kommt ohne seinen Lebensgefährten in die Praxis, weil dieser sich nicht krank fühlt und es nicht für nötig hält, sich ärztliche Hilfe zu holen.

Typische Symptome in der Fallgeschichte

► Toms Erkrankung beginnt relativ früh – schon im Alter von 48 Jahren. In der Anfangsphase zeigt er drei der in der ICD-10 aufgelisteten Frontalhirnsymptome, das vierte kommt erst später hinzu:
- Vergröberung des Sozialverhaltens
- Enthemmung
- Emotionale Verflachung (kein Taktgefühl)
- Aphasie (Sprachprobleme): kommt erst im weiteren Verlauf der Erkrankung hinzu
- Apathie und Ruhelosigkeit (für dieses Symptom gibt es in der Geschichte keinen Hinweis)

► Typischerweise hat Tom G. keine Krankheitseinsicht.

Diagnose **Demenz bei Pick-Krankheit (F02.2).**

Diagnose und Therapie

Eine Pick-Demenz zu diagnostizieren kann schwierig sein. Weil zu Beginn der Erkrankung Veränderungen der Persönlichkeit und des Verhaltens im Vordergrund stehen, kommt es nicht selten zu Verwechslungen mit psychischen Störungen wie Depression, Burnout-Syndrom, Schizophrenie oder Manie. Die Betroffenen zeigen i. d. R. kaum Krankheitseinsicht oder Therapiemotivation. Weil die Ursachen für den Zelluntergang im Frontalhirn und im Temporallappen nicht bekannt und nicht beeinflussbar sind, gibt es bisher keine gezielte Therapie. Die medikamentöse Behandlung zielt derzeit darauf ab, die Verhaltensauffälligkeiten der Patienten zu mildern.

Das Zusammenleben mit einem Patienten mit Pick-Krankheit ist für Angehörige oft schwer zu meistern. Vor allem die Aggressionen, das enthemmte Verhalten und die Unberechenbarkeit der Patienten (manche schlagen unvermittelt zu) sind für die Pflegenden eine große Belastung.

Demenz bei Chorea Huntington

Die Chorea Huntington (früher: Veitstanz) ist eine unheilbare vererbliche Erkrankung des Gehirns. Die Betroffenen leiden an einer fortschreitenden Zerstörung des Striatums, eines Bereichs des Gehirns, der für Muskelsteuerung und grundlegende mentale Funktionen wichtig ist. Die Folge sind Störungen der Muskelbewegungen und kognitive Defekte.

Erste Symptome der Krankheit zeigen sich meist zwischen dem 30. und 40./50. Lj. Psychische Beschwerden gehen den Bewegungsstörungen oft mehrere Jahre voraus (Störungen von Affekt und Antrieb, kognitive Beeinträchtigungen). Die Bewegungsstörungen beginnen meist mit ungewollten Bewegungen (Hyperkinesien bei verringertem Muskeltonus). Im Verlauf der Erkrankung können sich psychotische Symptome entwickeln. Die Chorea endet nahezu immer in einer Demenz.

Demenz bei Parkinson-Krankheit

Ursächlich für die Parkinson-Krankheit ist eine Degeneration der Substantia nigra, der schwarzen Substanz im Mittelhirnbereich (Näheres ➤ Kap. 13.1.3). Neben einer chronischen Verlangsamung der Körperabläufe kommt es im Spätstadium häufig auch zu einer Verlangsamung der geistigen Funktionen, sodass sich bei einem Drittel der Patienten zusätzlich eine Demenz ausbildet.

Demenz bei Creutzfeldt-Jakob-Krankheit

Die Creutzfeldt-Jakob-Krankheit gilt als menschliche Variante des sog. Rinderwahnsinns (BSE). Die Erkrankung ist in Deutschland sehr selten (ca. 80 Erkrankungsfälle/Jahr), wird in Prüfungen aber trotzdem häufig gefragt.

Typisch für die Erkrankung sind Bewegungsstörungen, unwillkürliche Muskelzuckungen und ausgeprägte Gleichgewichts- und Koordinationsstörungen (Ataxien). Parallel dazu kommt es zu einer schnell fortschreitenden Demenz. Die Erkrankung führt meist innerhalb von 1 Jahr zum Tod. Bisher gibt es keine Therapie. Allenfalls kann eine symptomatische Behandlung der neuropsychiatrischen Begleitsymptome eine leichte Linderung bringen.

Sonstige Demenzarten

Eine Demenz kann sich auch infolge von verschiedenen körperlichen, neurologischen oder Stoffwechselerkrankungen entwickeln. Dazu gehören:

- Vergiftungen des Gehirns (z. B. durch Lösungsmittel, Kohlenmonoxid)
- Alkoholmissbrauch (Alkoholdemenz)
- Schädel-Hirn-Trauma
- Multiple Sklerose
- Epilepsie
- Progressive Paralyse (Spätfolgen einer Syphilis)
- HIV-Infektion
- Vitamin-B_{12}-Mangel
- Hypothyreose

10.5.2 Organische Persönlichkeitsstörung

Allgemeine Hinweise

Wenn jemand nach einer schweren Verletzung oder Schädigung des Gehirns sein ursprüngliches Wesen so verändert, dass Freunde und Familienangehörige sein Verhalten und seinen Charakter als „wesensfremd" empfinden, sprach man früher von einer „organischen Wesensänderung". Die ICD-10 spricht stattdessen von einer „organischen Persönlichkeitsstörung". Ursache ist eine direkte oder indirekte Schädigung des Gehirns, die eine tiefgreifende Veränderung von Verhalten, Denken und Fühlen zur Folge hat. Besonders auffällig sind Verhaltensänderungen, die sich in mangelnder Impulskontrolle, fehlendem Durchhaltevermögen, verändertem Sexualverhalten und einer oft zähflüssigen, umständlichen Sprachproduktion zeigen. Anders als bei einer Demenz sind Gedächtnis und sonstige kognitive Funktionen kaum beeinträchtigt.

Diagnosekriterien nach ICD-10

A.1. Objektiver Nachweis einer zerebralen Krankheit, Schädigung oder Funktionsstörung
A.2. Keine Bewusstseinstrübung, keine ausgeprägten Gedächtnisstörungen
B. Mindestens drei der folgenden Merkmale müssen mindestens 6 Monate lang bestehen:
B.1. Eingeschränkte Fähigkeit, zielgerichtete Aktivitäten für längere Zeit durchzuhalten, besonders wenn es darum geht, Befriedigungen aufzuschieben
B.2. Affektive Veränderungen (mindestens eine davon muss nachweisbar sein):

a. Emotionale Labilität (unkontrollierter, häufig wechselnder Ausdruck von Emotionen)
b. Reizbarkeit, Ausbrüche von Wut und Aggression
c. Flache und ungerechtfertigte Fröhlichkeit (nicht zur Situation passende Euphorie oder „Witzelsucht")
d. Apathie

B.3. Ungehemmtes Ausleben von Bedürfnissen oder Impulsen ohne Berücksichtigung der Konsequenzen oder sozialen Normen (z. B. gieriges Essen, taktlose sexuelle Annäherungsversuche)
B.4. Verändertes Sexualverhalten (kein sexuelles Verlangen, Änderung der sexuellen Präferenz)
B.5a. Misstrauen und paranoide Ideen (Verfolgungsideen)
B.5b. Exzessive Beschäftigung mit einem einzigen Thema, z. B. Religion oder Gerechtigkeit
B.6a. Veränderung der Sprachproduktion: umständliches, zähflüssiges Denken, Perseveration
B.6b. Schreibsucht

Fallgeschichte

Die reizbare Bibliothekarin

Claudia S. (38) war 10 Jahre in der Stadtbibliothek tätig. Vor 3 Jahren hatte sie einen schweren Verkehrsunfall mit lebensgefährlichen Schädel-Hirn-Verletzungen. Sie lag 6 Tage im Koma und musste viele Wochen in der Klinik verbringen. Seitdem hat Claudia S. sich wesensmäßig sehr verändert. Vor der OP hatte sie viele Freunde, ging gern zum Tanzen und hatte mehrere sexuelle Beziehungen. Jetzt ist sie lieber allein mit ihrer Katze und hat jedes Interesse an Sexualität verloren.

„Du bist überhaupt nicht wiederzuerkennen", meinte eine Kollegin zu ihr, „du bist so ganz anders als früher." Vorher war Claudia S. in ihrem Beruf zuvorkommend und gewissenhaft, nun fühlte sie sich häufig überlastet und antwortete gereizt auf Fragen der Kunden. Manchmal verließ sie während des Katalogisierens der Bücher ihren Arbeitsplatz, um im Restaurant gegenüber einen Kaffee zu trinken oder einzukaufen. „Nach 2 oder 3 Stunden reicht es mir, da brauche ich andere Impulse", meinte sie zu einer Kollegin. Wenn ihr die Arbeit zu viel wurde, nahm sie manchmal auch Bücher stapelweise mit nach Hause und verstaute sie im Keller, ohne sie jemals zurückzubringen. Vor 6 Monaten erhielt sie die Kündigung.

Wie besessen von der Idee, ungerecht behandelt worden zu sein, führte sie einen Prozess vor dem Arbeitsgericht, den sie verlor. Seitdem schreibt sie unzählige Beschwerdebriefe an die Stadtverwaltung, den Bürgermeister, ja sogar an das Kultusministerium.

Vor ein paar Tagen erschien Claudia S. unvermittelt in der Bibliothek mit den Worten: „Ich möchte wieder hier arbeiten. Niemand kann mich daran hindern!" – Es kam zu einem lautstarken Streit, wobei sie herumschrie und ihre ehemalige Kollegin tätlich angriff. Die herbeigerufene Polizei lieferte sie wegen Hausfriedensbruchs (Störung der öffentlichen Sicherheit und Ordnung) in das nächste psychiatrische Krankenhaus ein. Beim Erstgespräch mit dem diensthabenden Arzt beklagt Claudia S. sich umständlich und langatmig, wie ungerecht man sie behandelt habe. Sie ist nur schwer zu einem Themenwechsel zu bewegen, und wenn man sie bei ihren Ausführungen unterbricht, wird sie wütend und beleidigend. Bei der Schilderung ihrer OP, der Rekonvaleszenz und der beruflichen Probleme wechselt sie zwischen kurzem Weinen, ironischem Lächeln und Ballen der Fäuste. Sie ist bewusstseinsklar und voll orientiert. Eine Untersuchung ihrer kognitiven Fähigkeiten ergibt keine erkennbare Beeinträchtigung.

Typische Symptome in der Fallgeschichte

▶ Die Veränderung der Persönlichkeit ist nachweislich durch eine Schädigung des Gehirns verursacht (Verkehrsunfall mit schwerem Schädel-Hirn-Trauma; → A1).
▶ Claudia S. hat keine Bewusstseins- und keine Gedächtnisstörung. Auch Orientierungsstörungen sind nicht nachweisbar (→ A2).
▶ Die Störung dauert länger als 6 Monate an; von den aufgelisteten Merkmalen sind nicht nur drei, sondern alle (1–6) vorhanden.
▶ Nach dem Unfall ist Claudia S. z. B. nicht mehr fähig, zielgerichtete Aktivitäten wie das Katalogisieren von Büchern längere Zeit durchzuhalten. Sie braucht dann „andere Impulse" und verlässt ihren Arbeitsplatz, um Kaffee zu trinken oder einzukaufen (→ B1).
▶ Im Gespräch wechseln ihre Emotionen zwischen Weinen, ironischem Lächeln und aggressiven Impulsen (emotionale Labilität); überdies ist sie in verschiedenen Situationen reizbar, schreit herum und greift im Streit eine ehemalige Kollegin tätlich an (→ B2.a+b).
▶ Wenn Claudia S. keine Lust mehr hat, Bücher zu katalogisieren, nimmt sie sie einfach mit nach Hause und verstaut sie im Keller; wenn sie Lust hat, Kaffee zu trinken oder einkaufen zu gehen, folgt sie dem plötzlichen Impuls und verlässt unerlaubt ihren Arbeitsplatz – alles Beispiele für ein „ungehemmtes Ausleben von Bedürfnissen oder Impulsen ohne Berücksichtigung der Konsequenzen" (→ B3). Auch das Verlangen, wieder in der Bibliothek zu arbeiten („niemand kann mich daran hindern"), zeugt vom unkontrollierten Ausleben plötzlicher Impulse.
▶ Claudia S. hatte früher mehrere sexuelle Beziehungen, jetzt hat sie keine Lust mehr auf Sex (Hyposexualität, → B4).
▶ Nach der Kündigung ist sie „wie besessen" vom Thema „Gerechtigkeit" (→ B5.b). Nach dem verlorenen Prozess schreibt sie unzählige Beschwerdebriefe „an die Stadtverwaltung, den Bürgermeister, ja sogar an das Kultusministerium" (Schreibsucht → B6.b).
▶ Im Gespräch mit dem Arzt fällt auf, dass sie beim Sprechen nicht auf den Punkt kommt und kaum zu einem Themenwechsel zu bewegen ist (Perseveration; → B6.a).

Diagnose **Organische Persönlichkeitsstörung (F07.0).**

Wichtig zu wissen

Über die Auftretenswahrscheinlichkeit der organischen Persönlichkeitsstörung gibt es wenige Untersuchungen. Mit einer Prävalenz von etwa 0,5 % ist die Erkrankung relativ selten. Da die erlittenen Hirnschädigungen in den meisten Fällen nicht mehr rückgängig zu machen sind, beschränkt sich die Therapie auf einen besseren Umgang mit den Symptomen. Verhaltenstherapeutische Verfahren können den Betroffenen evtl. über ein spezielles Verhaltenstraining helfen, ihr impulsives Verhalten sozial angemessen zu steuern und die Konsequenzen ihrer Handlungen besser vorauszusehen.

10

10.5.3 Organisches amnestisches Syndrom

Allgemeine Hinweise

Im Zentrum des amnestischen Syndroms stehen „mnestische" Störungen (Amnesien), die vorwiegend das Kurz- und Langzeitgedächtnis betreffen, während das Immediatgedächtnis noch gut funktioniert. Früher nannte man die Störung „Korsakow-Syndrom", nach dem russischen Psychiater und Neuropsychologen Sergej Korsakow, der die Erkrankung schon 1887 folgendermaßen beschrieb:

„Die Erinnerung an kurz zurückliegende Ereignisse ist fast gänzlich zerstört; Eindrücke aus der unmittelbaren Vergangenheit werden offenbar als erste getilgt, während solche, die aus früherer Zeit stammen, eher erinnerlich sind, so dass die Auffassungsgabe des Patienten, sein Scharfsinn und seine geistige Beweglichkeit weitgehend unbeeinträchtigt bleiben."

(zit. nach www.michaelhintze.de/korsakow-syndrom.0.html)

Die Betroffenen leiden meist an einer ausgeprägten anterograden Amnesie, d. h., sie können sich neu Erlebtes oder neu Gelerntes nur für wenige Minuten merken. Oft sind auch Erlebnisse aus der Vergangenheit nicht mehr abrufbar, in manchen Fällen jedoch ist das Langzeitgedächtnis noch relativ intakt, sodass – wie Korsakow schreibt – *„Eindrücke [...], die aus früherer Zeit stammen, eher erinnerlich sind."*

Korsakow unterschied nicht zwischen amnestischen Syndromen, die durch den Missbrauch von psychotropen Substanzen (➤ Kap. 11.2.10) hervorgerufen werden, und Syndromen, die durch eine organisch bedingte Schädigung des Gehirns verursacht sind. In der ICD-10 jedoch wird zwischen beiden Ursachen streng unterschieden, sodass das amnestische Syndrom in der ICD-10 genauer definiert wird als **„Organisches amnestisches Syndrom, nicht durch Alkohol oder andere psychotrope Substanzen bedingt".**

Diagnosekriterien nach ICD-10

A. Gedächtnisstörungen in zwei Bereichen:
 A.1. Massive Störung des Kurzzeitgedächtnisses
 A.2. Verminderte Fähigkeit, sich an vergangene Erlebnisse zu erinnern

B. Fehlen folgender Merkmale:
1. *Keine* Störung des Immediatgedächtnisses (geprüft z. B. durch Zahlennachsprechen)
2. *Keine* Bewusstseinstrübung und keine Auffassungsstörungen wie beim Delir
3. *Kein* allgemeiner Abbau intellektueller Fähigkeiten wie bei der Demenz

C. Hirnorganische Verursachung: Nachweis eines Schlaganfalls oder einer Gehirnerkrankung, die für die unter A aufgeführten Symptome verantwortlich gemacht werden kann

D. Zusatzmerkmale (nicht immer vorhanden):
1. Orientierungsstörungen
2. Konfabulationen
3. Affektive Veränderungen (Apathie, Entschlusslosigkeit, depressive Symptomatik)

Fallgeschichte

Gedächtnisstörungen nach Schlaganfall

Vor 6 Jahren hatte Kevin K. (56) einen Schlaganfall infolge eines geplatzten Aneurysmas im Gehirn. Die Einblutung konnte zwar durch eine Notoperation gestoppt werden, nach der Klinikentlassung und Rehabilitation stellte sich jedoch heraus, dass sein Erinnerungsvermögen durch die Hirnschädigung stark beeinträchtigt war. Mit Datum, Wochentagen etc. tue er sich seitdem sehr schwer. Um sich an den aktuellen Tag und das Datum zu erinnern, habe er in seinem Zimmer einen großen Kalender aufgehängt, auf dem er am Abend den jeweiligen Tag durchstreiche. Wenn er mit dem Auto weitere Strecken zurücklege, nehme er einen Stadtplan mit, auf dem er den Weg nach Hause eingezeichnet habe.

Kevin K. ist bewusstseinsklar, seine intellektuellen Fähigkeiten sind voll erhalten, doch sein Gedächtnis spielt ihm ständig einen Streich. Wenn er z. B. mit seinem Sohn telefoniert und seine Frau wissen will, was es Neues gebe, kann er sich nur noch an den letzten Teil des Gesprächs erinnern. Wenn seine Frau ihn bittet, zum Abendessen eine Flasche Wein aus dem Keller zu holen, stehe er kurz danach im Keller und wisse nicht mehr, warum er in den Keller gegangen ist. Namen oder Telefonnummern könne er sich zwar kurzzeitig merken und auch ein nettes Gespräch im Laden führen. Ein paar Minuten später jedoch habe er Namen oder Telefonnummer vergessen und wisse nicht mehr, worüber er sich soeben mit der Verkäuferin unterhalten hat.

Auch an gemeinsame Erlebnisse mit seiner Frau könne er sich nur noch vage erinnern. „Wenn wir Urlaubsfotos ansehen, kommen einige Erinnerungsfetzen, die sich durch die Erzählungen meiner Frau ein wenig zusammenfügen. Vieles jedoch bleibt wie ausgelöscht", meint er. Um nicht aufzufallen, überspiele er seine Gedächtnislücken mit erfundenen Geschichten und scheinbar logischen Erklärungen. Oft ziehe er sich aber auch in sein Zimmer zurück. „Da will er dann niemanden hören oder sehen, auch mich nicht", erzählt die Ehefrau. „Das alles macht unseren Alltag nicht gerade leicht."

Typische Symptome in der Fallgeschichte

▶ Die gravierenden Gedächtnisstörungen sind nachweislich durch eine Schädigung des Gehirns – einen Schlaganfall – verursacht (→ C).
▶ Kevin K. hat keine Bewusstseinstrübung und keine Auffassungsstörungen (→ B2).
▶ Er kann sich kurzzeitig an Namen, Daten, den letzten Teil eines Gesprächs erinnern, sein Immediatgedächtnis ist nicht beeinträchtigt (→ B1).
▶ Seine intellektuellen Fähigkeiten sind voll erhalten (B3).
▶ Kevin K. leidet an einer ausgeprägten anterograden Amnesie, einer massiven Störung des Kurzzeitgedächtnisses: Er kann sich neue Informationen nur wenige Minuten merken (→ A1).
▶ Auch das Langzeitgedächtnis ist beeinträchtigt („Vieles bleibt wie ausgelöscht"). Immerhin ist es möglich, durch Gedächtnisbrücken (z. B. Urlaubsbilder, Urlaubserinnerungen) Teilbereiche des Altgedächtnisses zu aktivieren (→ A2).
▶ Kevin K. hat Orientierungsstörungen zu Zeit und Ort, die er durch persönliche Merkhilfen (Kalender, Stadtplan mit markiertem Weg nach Hause) zu meistern versucht.
▶ Um seine Gedächtnislücken zu überspielen, erfindet er „Geschichten und scheinbar logische Erklärungen". Konfabulationen dieser Art finden sich auch bei Demenzkranken, sie sind jedoch besonders typisch für das amnestische Syndrom.
▶ Die Auseinandersetzung mit seiner Erkrankung ist für Kevin K. sicher ein schmerzhafter Prozess, der in Abständen zu depressiven Einbrüchen führt: Dann zieht er sich in sein Zimmer zurück und will niemanden hören oder sehen.

Diagnose **Organisches amnestisches Syndrom, nicht durch Alkohol oder andere psychotrope Substanzen bedingt (F04).**

Wissenswertes

Prävalenz und Prognose Über die Prävalenz des organischen amnestischen Syndroms in der Allgemeinbevölkerung gibt es keine verlässlichen Angaben. Die Prognose ist laut ICD *„abhängig vom Verlauf der zugrunde liegenden Läsion. […] Grundsätzlich ist eine fast völlige Rückbildung möglich"* (Klin.-diagn. Leitlinien, S. 89). In vielen Fällen allerdings ist das organische amnestische Syndrom irreversibel.

Therapie Im Vordergrund steht zunächst die Behandlung der Grunderkrankung. Wenn – wie im vorliegenden Fall – eine Heilung der Hirnschädigung nicht möglich ist, sind verhaltenstherapeutische Verfahren zur besseren Alltagsbewältigung Mittel der Wahl. Besonders gedächtnisfördernde Strategien der Informationsverarbeitung spielen hier eine wichtige Rolle. Dazu zählen z. B. Techniken zum Anknüpfen an vorhandenes Wissen, der Gebrauch bildhafter Vorstellungen und das Einordnen von Einzelinformationen in größere Sinngruppen. Auch ein wiederholter Informationsabruf nach sich steigernden Zeitintervallen (*spaced retrieval*) kann helfen, die Zeitspanne zwischen Erleben und Erinnern zu verlängern.

10.6 Sonderfälle

ICD-10: Andere psychische Störungen aufgrund einer Schädigung oder Funktionsstörung des Gehirns oder einer körperlichen Krankheit (F06)

In diese Kategorie wurden Krankheitsbilder aufgenommen, deren Symptome normalerweise einer schizophrenen (F2), einer affektiven (F3) oder „neurotischen" Störung (F4) zuzuordnen wären, mit einer wichtigen Ausnahme: Die Störung ist nachweislich auf eine körperliche Krankheit oder eine Funktionsstörung des Gehirns zurückzuführen. In einem Teil der Fachliteratur werden diese Störungen als „Organische Psychosyndrome 2. Ranges" bezeichnet. In der ICD-10 werden für die in der Folge beschriebenen Störungsbilder folgende Ursachen aufgeführt:

1. **Primäre Hirnerkrankungen,** z. B. Schädel-Hirn-Trauma, Enzephalitis, Hirntumor
2. **Sekundäre Hirnschädigungen,** z. B. durch
   - neurologische Erkrankungen wie MS, Parkinson-Krankheit, Epilepsie, Huntington-Krankheit

- endokrine Störungen wie Hypo- und Hyperthyreose, Hashimoto-Thyreoiditis
- Stoffwechselerkrankungen, z. B. Hypoglykämie (Unterzuckerung), Hypoxie (mangelnde Sauerstoffversorgung des gesamten Körpers)
- systemische Erkrankungen (z. B. Mukoviszidose, systemischer Lupus erythematodes)
- toxische Substanzen (Ausnahme: Alkohol und andere psychotrope Substanzen)
- nichtpsychotrope Medikamente wie L-Dopa, Kortison, Betablocker, blutdrucksenkende Medikamente
- andere körperliche Erkrankungen (z. B. Leberzirrhose, Nierenfunktionsstörungen, Pankreaskarzinom, Nebennierentumor)

Typisch für diese „organischen Psychosyndrome 2. Ranges" ist, dass *„das klinische Erscheinungsbild ähnlich oder sogar identisch ist mit Störungen, die als ‚nichtorganisch' angesehen werden"* (Klin.-diagn. Leitlinien, S. 93). Die wichtigsten Störungsbilder aus dieser speziellen Gruppe organisch bedingter psychischer Störungen werden nachfolgend kurz beschrieben.

10.6.1 Organische depressive Störung

Die organische depressive Störung ist Teil der organischen affektiven Störungen mit Symptomen, die nahezu identisch sind mit den unter F30–32 beschriebenen Merkmalen der verschiedenen affektiven Störungen. Ihre Entstehung ist jedoch auf eine organische Störung zurückzuführen.

Fallgeschichte

Depressionen, Haarausfall und Gewichtszunahme

Svenja L. (37) kommt in die Praxis und klagt darüber, dass sie ständig müde sei. Sie führt das darauf zurück, dass ihre drei Kinder (9, 6 und 3 Jahre) extrem anstrengend seien und sie manchmal das Gefühl habe, einfach nur noch schlafen zu wollen. „Schlafen tue ich gut, allerdings viel zu wenig", ergänzt sie. „Deshalb leide ich verstärkt an Konzentrationsproblemen, und auch die Hausarbeit geht mir nicht mehr so flink von der Hand wie früher. Ich komme mir manchmal wie eine lahme Ente vor."

Obwohl ihr Ehemann sie so weit wie möglich unterstützt und sie oft für ihren täglichen Einsatz lobt, hat sie viel von ihrem früheren Selbstvertrauen verloren. Überdies macht sie sich Selbstvorwürfe in Bezug auf die Erziehung der Kinder. „Manchmal denke ich, ich bin keine gute Mutter", ergänzt sie. Trotzdem genieße sie oft die Zeit mit ihren Kindern. „Übrigens genieße ich auch das Essen", meint sie. Das habe sie früher auch schon getan, aber seit einigen Monaten nehme sie im Gegensatz zu früher zu – inzwischen mehr als 8 kg.

Svenja L. kommt mit einer dicken Wolljacke in die Praxis, die sie nicht auszieht, obwohl es eigentlich warm genug ist. „Ich bin in letzter Zeit echt verfroren", meint sie. „Und schauen Sie nur meine Haare an – die sind völlig strohig und spröde geworden. Beim Kämmen fallen sie mir büschelweise aus. Ich hoffe, Sie können mir ein Medikament gegen Haarausfall verschreiben."

Typische Symptome in der Fallgeschichte

► Svenja L. hat einige Symptome, die typisch sind für eine Depression: Sie ist müde und erschöpft, hat Konzentrationsprobleme, leidet an Selbstwertproblemen und macht sich Vorwürfe in Bezug auf ihre Rolle als Mutter.

► Untypisch ist, dass sie gut schläft, gern und viel isst und es Zeiten gibt, in denen sie das Zusammensein mit den Kindern genießt.

► Auffallend ist überdies, dass sie kälteempfindlich ist, unter sprödem Haar und Haarausfall leidet und ihr die Hausarbeit nicht mehr so flink von der Hand geht wie früher. Dies sind typische Symptome für eine Schilddrüsenunterfunktion. Auch die Gewichtszunahme bei gleichem Essverhalten und das übergroße Schlafbedürfnis (ohne Schlafstörungen) sind typisch für eine Hypothyreose.

► Als Erstes ist eine Untersuchung der Schilddrüse durchzuführen. Die fehlenden Schilddrüsenhormone können durch Medikamente ausgeglichen werden.

Diagnosen

1. Organische depressive Störung (F06.32)
2. Hypothyreose (E03)

Depressive Syndrome können nicht nur durch eine Hypothyreose, sondern auch durch eine Hirnschädigung, einen Hirntumor oder Medikamentennebenwirkungen ausgelöst werden. Eine sog. **pharmakogene Depression** kann z. B. als Nebenwirkung von Betablockern, Schmerzmitteln (Analgetika), Kortison oder Antirheumatika auftreten. Auch ein Nebennierentumor kann eine schwere Depression auslösen. Die Nebenniere produziert nämlich das Stresshormon Kortisol, das an der Entstehung von Depressionen maßgeblich beteiligt ist. Auch eine Depression nach Infektionskrankheiten (z. B. schwere Grippe) soll unter F06.32 verschlüsselt werden.

10.6.2 Organische manische Störung

Organisch bedingte manische Störungen haben meist mit einer Schädigung des Frontalhirns zu tun, das aus den zwei Frontal- oder Stirnlappen gebildet und auch als „präfrontaler Kortex" bezeichnet wird. Das Frontalhirn steuert und kontrolliert unsere Emotionen, unsere motorischen Funktionen und unser Sozialverhalten. Es hat viele Verbindungen zu anderen Hirnteilen, deren Informationen es analysiert, bewertet und überwacht. Daher hat man für das Frontal- oder Stirnhirn den Begriff *supervisional attentional system* (SAS) eingeführt.

Eine Störung oder Schädigung dieses Kontrollsystems hat naturgemäß zahlreiche Auswirkungen auf die Impulskontrolle und das soziale Verhalten der Betroffenen. Vor allem bei einer Schädigung des Orbitofrontalhirns, das anatomisch hinter den Augen lokalisiert ist, können die Betroffenen nicht mehr vorausschauend planen, ihre Emotionen und Impulse nicht mehr kontrollieren und sich nicht mehr an soziale Regeln und Normen halten. Distanzlosigkeit, Reizbarkeit,

10

Größenideen, Witzelsucht und sexuelle Enthemmung sind einige der typischen Symptome, die bei einer Schädigung des präfrontalen Kortex auftreten. Sie ähneln in vielerlei Hinsicht den Merkmalen der unter F30 beschriebenen manischen Episode, die allerdings nicht hirnorganisch, sondern durch eine Störung bestimmter Neurotransmitter bedingt ist.

Fallgeschichte

Kopfschmerzen und Größenideen

Daniel B. (38) kommt in Begleitung seiner Lebensgefährtin Anja S. in die Praxis, weil Daniel sich ihren Worten zufolge in den letzten 4–6 Wochen so verändert habe. „Vorher konnte man sich gut mit ihm unterhalten. Wir haben gemeinsam Pläne für die Zukunft geschmiedet und uns auch im Bett gut verstanden. Jetzt redet er ohne Unterlass, springt von einem Gedanken zum anderen, lässt mich nicht ausreden, wenn ich mal meine Bedürfnisse äußern möchte und will ständig Sex haben. Wenn wir Freunde besuchen oder zusammen ausgehen, könnte ich manchmal im Erdboden versinken: Er baggert andere Frauen an, versucht meine beste Freundin zu küssen, macht obszöne Witze und benimmt sich in Gesellschaft oder im Restaurant distanzlos, so als hätte er seine guten Manieren vergessen. Neulich hat er z. B. den Ober als ‚Lahmarsch' beschimpft, weil das Essen nicht schnell genug auf dem Tisch stand."

„Nachts schläft er nur 2–3 Stunden, dann am Morgen wirft er all unsere Zukunftspläne über den Haufen und will plötzlich eine Weltreise machen, obwohl wir gerade für eine Eigentumswohnung sparen." Auf sein Schlafverhalten angesprochen, gibt Daniel B. zu, dass er so viel denken müsse und deshalb seine Zeit nicht mit Schlafen verschwenden wolle. Außerdem leide er seit Kurzem an Kopfschmerzen. Tagsüber sei es nicht so schlimm, aber nachts sei es oft kaum zu ertragen. Tabletten brächten kaum eine Linderung. „Deshalb brauche ich Erholung, Abenteuer, eine Reise ans andere Ende der Welt … Und wenn du nicht mitmachst", schreit er seine Partnerin unvermittelt an, „dann fahre ich eben allein."

Frühere manische oder depressive Phasen werden verneint. Auch jetzt gebe es eigentlich keinen Anlass für sein verändertes Verhalten, „außer vielleicht seine Kopfschmerzen", meint Anja S. „Aber darüber hat er mit mir nicht gesprochen."

Typische Symptome in der Fallgeschichte

▶ Daniel B. hat viele Symptome, die typisch sind für eine manische Episode: Er redet ohne Unterlass, springt von einem Gedanken zum anderen (Ideenflucht), lässt andere nicht ausreden, hat gesteigerte sexuelle Bedürfnisse und kann in vielen Situationen seine Impulse nicht kontrollieren.

▶ Es gibt keine Vorgeschichte für eine bipolare Störung und auch keinen erkennbaren psychischen Auslöser für das augenblicklich manifomre Verhalten.

▶ Die Kopfschmerzen lassen an eine Hirnerkrankung denken. Die hier geschilderten Symptome sind vor allem typisch für das sog. Frontalhirnsyndrom.

▶ Plötzlich auftretende Kopfschmerzen sind oft ein Hinweis auf einen erhöhten Druck im Schädelinnern. Ursache hierfür ist meist ein Hirntumor. Typisch hierfür ist das verstärkte Auftreten während der Nacht. Dies lässt sich dadurch erklären, dass das Blutvolumen im Gehirn nachts zu- und dann im Laufe des Tages wieder abnimmt.

▶ Durch einen Hirntumor bedingte Kopfschmerzen werden innerhalb kurzer Zeit immer heftiger, lassen sich durch normale Kopfschmerzmittel kaum beeinflussen und nehmen in liegender Position weiter zu.

▶ Bei Daniel B. liegt die Diagnose „Hirntumor im Bereich des Frontalhirns" nahe. Er sollte sich so schnell wie möglich einer neurologischen Untersuchung unterziehen. Das weitere Vorgehen hängt von den Untersuchungsbefunden ab. Vor allem bildgebende Verfahren wie Computertomografie (CT) und Magnetresonanztomografie (MRT) können die Verdachtsdiagnose erhärten.

Diagnosen

1. **Organische manische Störung (F06.30)**
2. **Verdachtsdiagnose: Hirntumor im Bereich des Frontalhirns (C71.1)**

10.6.3 Organische Halluzinose

Typisch für diese Form der Halluzinose sind wiederholt auftretende, organisch bedingte Halluzinationen. Die Sinnestäuschungen sind meist optischer oder akustischer Art, in manchen Fällen können auch Geruchshalluzinationen oder – wie beim Dermatozoenwahn – taktile Halluzinationen auftreten. In einem Teil der Fälle können die Betroffenen die Halluzinationen als solche erkennen (= Pseudohalluzinationen). Das Krankheitsbild findet sich besonders häufig bei der Temporallappenepilepsie.

Die Halluzinationen können wahnhaft verarbeitet werden, Wahn steht jedoch nicht im Vordergrund der Symptomatik. Wenn neben den Wahrnehmungsstörungen auch wahnhafte Ideen das klinische Bild bestimmen, sollte eher eine organische wahnhafte bzw. schizophreniforme Störung diagnostiziert werden.

MERKE

Patienten mit einer organischen Halluzinose sind **bewusstseinsklar!**

Fallgeschichte

Visionen von Engeln und Heiligen

Lena S. (19) ist in einer strenggläubigen katholischen Familie aufgewachsen. Seit ihrem 16. Lj. leidet sie an generalisierten epileptischen Anfällen. Anfangs hatte sie während und nach dem Anfall kurz andauernde optische Halluzinationen – verschwommene Gesichter, die sie nicht identifizieren konnte. Später entwickelten sich auch Halluzinationen zwischen den Anfällen, die sie als göttliche Visionen deutete. Ihrer Mutter hat sie erzählt, die Jungfrau Maria sei ihr erschienen und habe ihr gesagt, Gott habe sie auserwählt, den Menschen

10

die wahre Botschaft des Evangeliums zu verkünden. Jeden Morgen beim Aufwachen stehe Maria in ihrem Zimmer und lächle sie an, manchmal sehe sie sich auch von Engeln und Heiligen umgeben, die sie in ihrem Auftrag bestärkten. Eine medikamentöse Behandlung lehnen Eltern und Tochter ab.

Vor etwa 8 Wochen hat sie sich in einen Klassenkameraden verliebt und sich auf eine Beziehung mit ihm eingelassen. Etwa 2 Wochen später haben sich die Halluzinationen verändert: Jetzt sehe sie beim Aufwachen hässliche, fratzenhafte Gesichter, die sie als „verdorben", „schmutzig" und „sündig" beschimpften. „Das muss der Teufel sein, der von mir Besitz ergriffen hat", gesteht sie ihrem Freund. Der überredet sie, sich gegen den Willen ihrer Eltern in psychiatrische Behandlung zu begeben.

Typische Symptome in der Fallgeschichte

- Lenas Halluzinationen beschränken sich anfangs nur auf ihre epileptischen Anfälle, in der weiteren Entwicklung hat sie auch in den krankheitsfreien Intervallen optische und akustische Halluzinationen.
- Aufgrund ihrer familiären Vorgeschichte deutet sie die Halluzinationen als „göttliche Visionen" und entwickelt nach einiger Zeit den Wahn, Gott habe sie auserwählt, „die wahre Botschaft des Evangeliums zu verkünden." Ihr religiöser Wahn dominiert jedoch nicht das klinische Bild.
- Nachdem sie sich verliebt und auf eine sexuelle Beziehung eingelassen hat, verändern sich die Halluzinationen: Sie sieht nun Fratzen, die sie aufs Übelste beschimpfen.
- Die Halluzinationen lassen sie glauben, sie sei vom Teufel besessen.
- Auf Betreiben ihres Freundes ist Lena bereit, sich in psychiatrische Behandlung zu begeben. Ob sie dort der medikamentösen Behandlung mit Antipsychotika und Antidepressiva zustimmt, lässt die Geschichte offen.

Diagnosen

1. **Organische Halluzinose (F06.0)**
2. **Generalisierte idiopathische Epilepsie mit Grand-Mal-Anfällen (G40.3)**

10.6.4 Organische wahnhafte (schizophreniforme) Störung

Bei der organischen wahnhaften Störung beherrschen Wahnideen das klinische Bild. Besonders typisch sind Verfolgungs-, Krankheits-, Todes- und Eifersuchtswahn. Begleitend können Halluzinationen auftreten. Bei einem Vorherrschen von Halluzinationen mit wahnhafter Verarbeitung ist wahrscheinlich die Diagnose „organische Halluzinose" (➤ Kap. 10.6.3) eher zutreffend. Das Krankheitsbild findet sich besonders häufig bei der sog. Temporallappenepilepsie.

In manchen Fällen finden sich Symptome, welche die Diagnose „paranoide Schizophrenie" (➤ Kap. 9.3) oder „anhaltende wahnhafte Störung" (➤ Kap. 9.10.2) erfüllen. Wenn sichergestellt ist, dass die Erkrankung organisch bedingt ist, sollte sie als organische wahnhafte Störung diagnostiziert werden.

MERKE

Bei Patienten mit einer organischen wahnhaften/schizophreniformen Störung ist das Bewusstsein klar und das Gedächtnis intakt.

Fallgeschichte

Von einem dunklen Schatten verfolgt

Johanna M. (24) hatte mit 15 Jahren einen Fahrradunfall mit einer schweren Gehirnerschütterung. Sie war 6 Stunden bewusstlos. Anschließend hatte sie wiederholt linksseitige Anfälle, gefolgt von Bewusstlosigkeit, später auch generalisierte tonisch-klonische Anfälle, die unter Antikonvulsiva immer seltener auftraten. Nach 2 Jahren konnte sie die Medikamente absetzen und hatte seitdem nie mehr Anfälle – bis vor 4 Wochen. Da sei sie beim Aufhängen der Gardinen von der Leiter gestürzt und mit der rechten Kopfseite auf dem Fensterbrett aufgeschlagen. „Es tat zwar weh, ich hatte auch einige Tage leichte Kopfschmerzen, aber ansonsten war ich okay. Wenige Tage später hatte ich einen Anfall."

Johanna M. studiert Medizin im 6. Semester. Sie kommt in die Praxis ihres behandelnden Arztes, weil sie sich seit 3–4 Wochen von einem dunklen Schatten verfolgt fühlt. „Ich weiß nur, dass es sich um eine männliche Person handelt, die hinter mir her ist und nur den richtigen Moment abwartet, um mir Gewalt anzutun. Manchmal wache ich nachts auf und spüre seine übergriffige Energie neben mir. Ich springe dann aus dem Bett und stelle mich unter die Dusche, dann ist der Spuk vorbei." Manchmal habe sie überdies in den Vorlesungen das Gefühl, dass der „Typ" sich unter die Studenten gemischt habe und sie beobachte. Des Öfteren sehe sie auch nachts eine dunkle Gestalt auf dem Gehsteig gegenüber. „Der wartet nur darauf, dass ich das Haus verlasse."

Johanna M. lebt allein. Sie hat eine lockere Beziehung zu einer gleichaltrigen jungen Frau, die sie in ihrer Not mehrmals nachts angerufen und gebeten habe, zu ihr zu kommen, „damit ich nachts nicht – wie schon öfter geschehen – eine Panikattacke bekomme". In ihrer Kindheit wurde Johanna M. jahrelang von ihrem gewalttätigen alkoholsüchtigen Stiefvater sexuell missbraucht. Die Mutter habe sie nicht vor dem Stiefvater beschützt. Der Stiefvater ist inzwischen verstorben, zur Mutter hat Johanna M. seit Jahren keinen Kontakt mehr.

Typische Symptome in der Fallgeschichte

- Johanna M. hat infolge ihrer Epilepsie einen Verfolgungswahn entwickelt: Sie fühlt sich von einer dunklen Gestalt verfolgt, die es auf sie abgesehen hat.
- Begleitend zu den Wahnvorstellungen hat sie akustische und optische Halluzinationen, die jedoch nicht das klinische Bild bestimmen.
- Überdies entwickelt sie Ängste, die sich bis zu Panikattacken steigern können.
- In ihrer Krankheitsgeschichte findet sich eine schwere Gehirnerschütterung in der Kindheit, gefolgt von einer fokalen Epilepsie. Die Wahrscheinlichkeit ist groß, dass ihre epileptische Störung durch den Sturz auf das Fensterbrett reaktiviert wurde.
- Ihre Kindheitserlebnisse mit dem gewalttätigen Stiefvater haben möglicherweise die Art des Wahns und der Halluzinationen beeinflusst.

Diagnosen

1. **Organische wahnhafte Störung (F06.2)**
2. **Symptomatische Epilepsie mit komplexen fokalen Anfällen (G40.2)**

10

10.6.5 Organische katatone Störung

Die organische katatone Störung zeigt eine Symptomatik, die Ähnlichkeiten hat mit den typischen Merkmalen der katatonen Schizophrenie: Wechsel von katatonem Stupor und katatoner Erregung in Verbindung mit Negativismus. Weitere katatone Symptome wie Mutismus, Haltungsstereotypien, wächserne Biegsamkeit und Impulshandlungen stützen die Diagnose.

Es ist jedoch nicht voll geklärt, *„ob der volle Umfang katatoner Störungen, wie er bei der Schizophrenie beschrieben wird, bei diesen organischen Zustandsbildern auftritt. Außerdem wird bezweifelt, ob ein organisch-katatones Zustandsbild bei klarer Bewusstseinslage auftreten kann; es kann auch eine Erscheinungsform eines Delirs [...] darstellen"*, eine atypische Form des Delirs, bei dem die katatone Erregung mit oder ohne Tendenz zur Fremdgefährdung im Vordergrund steht. *„Deswegen sollte diese Diagnose mit Vorsicht gestellt und eine sorgfältige Abgrenzung gegenüber dem Delir vorgenommen werden"* (Klin.-diagn. Leitlinien, S. 95). Häufige Ursachen für die organische katatone Störung sind körperliche Erkrankungen wie z. B. eine Enzephalitis oder eine Kohlenmonoxidvergiftung.

10.6.6 Organische Angststörung

Eine organische Angststörung wirkt vom Erscheinungsbild her wie eine Panikstörung oder eine generalisierte Angststörung oder eine Kombination von beiden. Der Verdacht einer organischen Verursachung liegt nahe, wenn es beim Auftreten der Ängste und Panikattacken Überschneidungen mit einer körperlichen Erkrankung gibt. Dazu zählen Schädigungen des Temporallappens, Herzerkrankungen, Erkrankungen der Nebenniere, Temporallappenepilepsie und – überzufällig häufig – eine Überfunktion der Schilddrüse infolge einer Basedow-Erkrankung oder eines (oder mehrerer) „heißer" Knoten in der Schilddrüse (➤ Kap. 13.2.2).

10.6.7 Organische emotional labile (asthenische) Störung

Das klinische Bild wird durch einen unkontrollierten Wechsel der Emotionen charakterisiert, der als „Affektlabilität" bezeichnet wird. Körperliche Schwäche (Asthenie), schnelle Ermüdbarkeit und eine Vielzahl körperlicher Missempfindungen (Schwindel, akute und chronische Schmerzen) sind typische Zusatzsymptome.

10.6.8 Leichte kognitive Störung

Meist tritt eine leichte Störung kognitiver Funktionen im Anschluss an eine körperliche oder zerebrale Erkrankung auf. Besonders häufig sind Gedächtnis- und Konzentrationsstörungen. Oft besteht ein Gefühl geistiger Ermüdung bei dem Versuch, Neues zu lernen oder Aufgaben zu lösen.

Diagnosekriterien nach ICD-10

A. Die allgemeinen Kriterien für eine organisch bedingte psychische Störung müssen erfüllt sein.
B. Vorliegen einer Störung kognitiver Funktionen auf einem der folgenden Gebiete innerhalb von mindestens 2 Wochen:
1. Störung des Gedächtnisses
2. Probleme beim Lernen von neuem Material
3. Störung von Aufmerksamkeit und Konzentration
4. Störung des Denkens, z. B. verlangsamtes Denken beim Lösen von Problemen oder bei Abstraktion
5. Probleme im sprachlichen Bereich (Verständnis, Wortfindung)
6. Störungen der visuell-räumlichen Funktion

C. Die Abweichungen lassen sich in objektiven Testuntersuchungen nachweisen.
D. Keines der unter B genannten Kriterien ist so schwerwiegend, dass die Diagnose einer Demenz, eines amnestischen Syndroms, eines organischen Psychosyndroms nach Schädel-Hirn-Trauma oder einer sonstigen in der ICD-10 aufgeführten Krankheit mit anhaltenden kognitiven Störungen zutrifft.

Fallgeschichte

Der vergessliche Lehrer

Der Realschullehrer Paul S. (58) kommt in Begleitung seiner Frau in die Praxis. Sie berichtet, ihr Mann sei in der letzten Zeit so „schusselig" geworden: Er vergesse des Öfteren Termine und brauche Stunden, um ein paar Englischarbeiten zu korrigieren. Anders als früher falle es ihm schwer, sich länger auf eine Arbeit zu konzentrieren. Das Ganze habe vor 4 Wochen nach seiner Entlassung aus dem Krankenhaus begonnen. „Ich hatte eine schwere Grippe, die ich nicht richtig ernst genommen habe. Dann kam eine Lungenentzündung hinzu, die in der Klinik behandelt werden musste."

Paul S. gibt widerwillig zu, dass er länger brauche als früher, bis ihm Telefonnummern, die Namen von Schülern, manchmal sogar die Namen von Kollegen einfallen. „Ich gebe mir dann etwas Zeit, denke kurz an was anderes – und schon ist alles wieder da." Besonders schlimm sei es, wenn er in der Schule Stress habe. „Wenn dann wieder Ruhe in mein Leben eingekehrt ist, normalisieren sich auch mein Denken und mein Gedächtnis. In den letzten 2 Wochen ist es schon viel besser geworden. Trotzdem habe ich Angst, es könne sich um eine beginnende Alzheimer-Demenz handeln."

Um ganz sicher zu gehen, nennt der Therapeut drei Begriffe, lässt ihn dann seinen Namen rückwärts buchstabieren und fragt dann nochmals nach den drei Wörtern. Paul S. kann alle drei Begriffe nennen. Auch das Zeichnen einer Uhr mit der Uhrzeit „10 nach 11" bereitet dem Lehrer keine Probleme.

Typische Symptome in der Fallgeschichte

► Der Beginn der kognitiven Störungen fällt mit einer schweren Erkrankung zusammen, sodass eine organische Verursachung der Symptomatik wahrscheinlich ist.
► Paul S. hat leichtere Gedächtnis- und Konzentrationsstörungen, die seine Alltagskompetenz jedoch nicht beeinträchtigen.
► Infolge des verlangsamten Denkens braucht Paul S. zum Erledigen der Korrekturarbeiten und zum Erinnern von Namen und Telefonnummern deutlich mehr Zeit als vor der Erkrankung.
► Die Beschwerden treten vermehrt in Stresssituationen auf und gehen zurück, wenn wieder Ruhe eingekehrt ist.
► Zwei typische Tests zum Nachweis einer Demenz ergeben keinen Hinweis auf eine schwerwiegende kognitive Beeinträchtigung, wie sie z. B. für eine Alzheimer-Demenz typisch wäre.
► Paul S. leidet an Symptomen, die sich ziemlich sicher zurückbilden werden, zumal sich sein Zustand in den letzten 2 Wochen ohnehin deutlich gebessert hat.

Diagnose **Leichte kognitive Störung (F06.7).**

KAPITEL

11 Psychotrope Substanzen

11.1 Allgemeine Hinweise

11.1.1 Begriffsklärung

Das Wort „psychotrop“ setzt sich zusammen aus griech. *psyche* („Seele“) und *tropos* („auf etwas gerichtet, auf etwas wirkend“). Psychotrope Substanzen sind also Wirkstoffe, die auf die menschliche Psyche einwirken und sie beeinflussen. Zu den psychotropen Substanzen zählen nicht nur illegale Drogen wie Cannabis, Ecstasy, Kokain oder Amphetamine, sondern auch Genussmittel wie Alkohol, Tabak und Koffein sowie bestimmte Medikamente (z. B. Beruhigungs- und Schlafmittel). Sie alle verändern unsere Wahrnehmung sowie unser Denken, Fühlen und Handeln. Die daraus resultierenden psychischen Störungen werden in der ICD-10 unter der Bezeichnung **„Psychische und Verhaltensstörungen durch psychotrope Substanzen“** zusammengefasst.

Die Sammelbezeichnung **„psychotrope Substanzen“** hat in der modernen Psychiatrie den vor allem im englischsprachigen Bereich unscharfen Begriff „Droge“ abgelöst, denn als „drugs“ bezeichnet man dort auch heute noch Kräutermischungen, Nahrungsergänzungsmittel und Medikamente, die es im Drugstore (Apotheke/Drogeriemarkt) zu kaufen gibt. Im Deutschen findet sich noch ein Hinweis hierauf im Wort „Drogerie“, wo das Wort Droge noch in seiner ursprünglichen Bedeutung verwendet wird. Inzwischen hat sich im Deutschen die Wortbedeutung von „Droge“ in Richtung „illegales Rauschmittel“ verschoben, sodass heute weder Alkohol noch Nikotin noch Koffein zu den „Drogen“ gerechnet werden.

11.1.2 Aufschlüsselung der verschiedenen psychotropen Substanzen in der ICD-10

Unter der Ziffer F1 werden in der ICD-10 zahlreiche klinische Erscheinungsbilder zusammengefasst, deren Gemeinsamkeit darin besteht, dass sie durch den Gebrauch einer oder mehrerer psychotroper Substanzen (mit oder ohne ärztliche Verordnung) verursacht sind. Die ersten beiden Stellen (F1) bezeichnen das gesamte Kapitel „Psychotrope Substanzen“; die unterschiedlichen Stoffe werden durch die dritte Stelle kodiert: bei Alkohol ist es z. B. die Ziffer 0, bei Heroin die 1, bei Cannabis die 2 etc. ➤ Tab. 11.1 gibt alle in der ICD-10 aufgelisteten psychotropen Substanzen wieder.

Mit der vierten Stelle werden die jeweiligen klinischen Störungsbilder genauer beschrieben (➤ Tab. 11.2). Diese sind prinzipiell für alle psychotropen Substanzen anwendbar, auch wenn bei einzelnen Substanzen bestimmte Kodierungen der 4. Stelle nicht sinnvoll sind. Ein Beispiel hierfür wäre ein Entzugssyndrom bei Halluzinogenen, das bei LSD und ähnlichen Substanzen nicht nachweisbar ist.

Tab. 11.1 Verschlüsselung psychotroper Substanzen in der ICD-10

ICD-Kapitel	Substanz
F10	Alkohol
F11	Opioide (Heroin, Opium, Morphium)
F12	Cannabis (Haschisch)
F13	Beruhigungs- und Schlafmittel (z. B. Benzodiazepine)
F14	Kokain und Crack
F15	Amphetamine (Ecstasy, Speed, Crystal Meth) und Koffein
F16	Halluzinogene (LSD, Pilze)
F17	Nikotin (Tabak)
F18	Flüchtige Lösungsmittel (z. B. Schnüffeln von Klebern)
F19	Andere psychotrope Substanzen und multipler Substanzgebrauch

Tab. 11.2 Die wichtigsten klinischen Zustandsbilder im Zusammenhang mit psychotropen Substanzen

F1x.**0**	Akute Intoxikation (akuter Rausch)
F1x.**1**	Missbrauch/schädlicher Gebrauch (Abusus)
F1x.**2**	Abhängigkeitssyndrom
F1x.**3**	Entzugssyndrom
F1x.**4**	Entzugssyndrom mit Delir
F1x.**5**	Psychotische Störung
F1x.**6**	Amnestisches Syndrom
F1x.**7**	Langzeitfolgen

11.1.3 Abhängigkeit? Schädlicher Gebrauch? Normaler Freizeitgebrauch?

Ein wichtiges Kriterium bei der Diagnose einer substanzinduzierten Störung ist die Frage, in welchem Umfang jemand die Substanz – z. B. Alkohol – konsumiert. In einem Teil der Fälle besteht eine Abhängigkeit (früher: „süchtig“), d. h., beim Absetzen der Substanz stellen sich Entzugssymptome ein, sodass die Betroffenen nicht aufhören können zu trinken, Schlaftabletten zu nehmen oder Heroin zu spritzen. In anderen Fällen sind die „User" zwar nicht abhängig, der Konsum der Substanz hat jedoch schädliche Folgen für die Gesundheit oder das soziale Leben. Häufig zählt der Konsum der Substanz auch zum normalen Freizeitgebrauch, z. B. das Trinken von Alkohol beim gemeinsamen Essen, Feiern, Besuch von Freunden oder auch vereinzeltes Kiffen mit der Clique.

In der ICD-10 werden die Diagnosekriterien für „Abhängigkeit" und Missbrauch/schädlichen Gebrauch unter F1x.1 und F1x.2 detailliert aufgeführt.

Schädlicher Gebrauch von psychotropen Substanzen: Diagnosekriterien

1. Der Substanzgebrauch ist verantwortlich für körperliche oder psychische Schäden.
2. Als Folge der psychischen Schäden sind eine eingeschränkte Urteilsfähigkeit und ein gestörtes Verhalten nachweisbar.
3. Die körperlichen oder psychischen Schäden haben überdies negative Konsequenzen in den zwischenmenschlichen Beziehungen (Familie, Freunde, Beruf).
4. Zeitkriterium: Das schädliche Gebrauchsmuster besteht nahezu durchgehend seit 1 Monat oder trat wiederholt in den letzten 12 Monaten auf.

Ein schädlicher Gebrauch kann als körperliche Störung auftreten, z. B. in Form eines Magengeschwürs bei fortgesetztem Trinken oder Geschwüren in der Nasenschleimwand durch Schnüffeln von Kokain. Ein Missbrauch liegt auch vor, wenn ein Schüler infolge von „Kiffen" nur mehr sporadisch in die Schule geht und seine schulischen Pflichten vernachlässigt, aber auch, wenn jemand in der Arbeit alkoholisiert Maschinen bedient, als Folge des Trinkens reizbar und aggressiv wird und durch sein verändertes Verhalten seinen Job oder seine zwischenmenschlichen Beziehungen gefährdet. Auch Depressionen als Folge von Alkoholmissbrauch oder häufigem Konsum von Amphetaminen sind unter F1x.1 zu diagnostizieren.

Abhängigkeitssyndrom

Die frühere Definition für Abhängigkeit betonte noch in erster Linie die körperlichen Symptome wie Toleranzentwicklung und Entzugssymptomatik (→ Diagnosekriterien B1+2), da diese sich sehr gut auf Alkohol übertragen ließen. Andere Substanzklassen (z. B. Cannabis und Kokain) gehen jedoch vorwiegend mit psychischer Abhängigkeit einher, sodass man heute auch Merkmale mit einschließt, die den „zwanghaften Gebrauch" betonen.

Diagnosekriterien

A. Drei oder mehr der folgenden Merkmale müssen innerhalb von 12 Monaten *wiederholt* gemeinsam aufgetreten sein. Oder:
B. Drei oder mehr der folgenden Merkmale müssen mindestens 1 Monat lang *durchgängig* bestanden haben:

1. Körperliches Entzugssyndrom bei Reduktion oder Absetzen der Substanz.
2. Toleranzentwicklung gegenüber den Auswirkungen der Droge (der erwünschte Effekt ist nur nach Dosissteigerung möglich).
3. Craving: ein starkes Verlangen oder eine Art Zwang, die Substanz zu konsumieren.
4. Kontrollverlust: verminderte Kontrolle über den Substanzgebrauch. Die Substanz wird in größeren Mengen oder länger als beabsichtigt konsumiert. Oder die Betroffenen versuchen erfolglos, den Substanzgebrauch zu verringern oder zu kontrollieren.
5. Einengung des Interesses auf den Substanzgebrauch: Alles dreht sich um die Beschaffung der Droge, die Möglichkeiten des Konsums, aber auch die Erholung von den Folgeerscheinungen. Die Folge: Vernachlässigung von vorher wichtigen Aktivitäten in Bezug auf Beruf, Freunde, Bekannte, Freizeit.
6. Anhaltender Substanzmissbrauch, obwohl die Betroffenen wissen, dass bestimmte körperliche oder psychische Probleme durch die Substanz verursacht werden, z. B. fortgesetzter Alkoholkonsum trotz der Erkenntnis, dass sich hierdurch ein Magengeschwür verschlechtert; Rauchen trotz eines sich verschlechternden Hustens; Missbrauch von Kokain oder Ecstasy (XTC) trotz des Wissens, dass auf jeden Kokain- oder XTC-Rausch eine schwere Depression folgt. Die Diagnosekriterien entsprechen denen des „schädlichen Gebrauchs" (F1x.1).

11.2 Alkohol

11.2.1 Allgemeine Hinweise

Alkohol ist in vielen Kulturen eine gesellschaftlich anerkannte, leicht und billig zu beschaffende Droge, deren Konsum bis zu einem gewissen Grad in allen Gesellschaftsschichten akzeptiert wird. Untersuchungen zu alkoholbedingten Gesundheitsstörungen in Deutschland gehen von etwa 74.000 Todesfällen aus, die allein durch den Konsum von Alkohol bedingt sind. Nicht berücksichtigt sind hierbei Erkrankungen mit Todesfolge, bei denen Alkohol beteiligt, aber nicht als alleinige Krankheitsursache auszumachen ist. Leberschädigungen (z. B. Leberzirrhose, Fettleber, Leberkrebs) sind die häufigste Todesursache bei Alkoholikern. Am zweithäufigsten ist die Bauchspeicheldrüse betroffen (Pankreatitis, Bauchspeicheldrüsenkrebs). Aber auch Herzmuskel, Magen-Darm-Trakt und Speiseröhre können stark geschädigt werden. 20–40 % aller Alkoholiker leiden überdies an Polyneuropathien. Bei der alkoholischen Polyneuropathie werden die peripheren Nerven geschädigt. Dies geschieht einerseits durch einen Mangel an Thiamin (Vitamin B_1), das von den Nerven im Gehirn und im peripheren Nervensystem benötigt wird. Andererseits ist Alkohol (Ethanol) ein Nervengift, das nicht nur Gehirn und Rückenmark, sondern auch das periphere Nervensystem angreift. Typische Symptome sind Taubheit, Kribbeln und Schmerzen („Ameisenlaufen") in den Füßen, den Beinen, oft auch in den Händen. Diese und weitere Alkoholfolgeerkrankungen sind in ➤ Abb. 11.1 zusammengefasst.

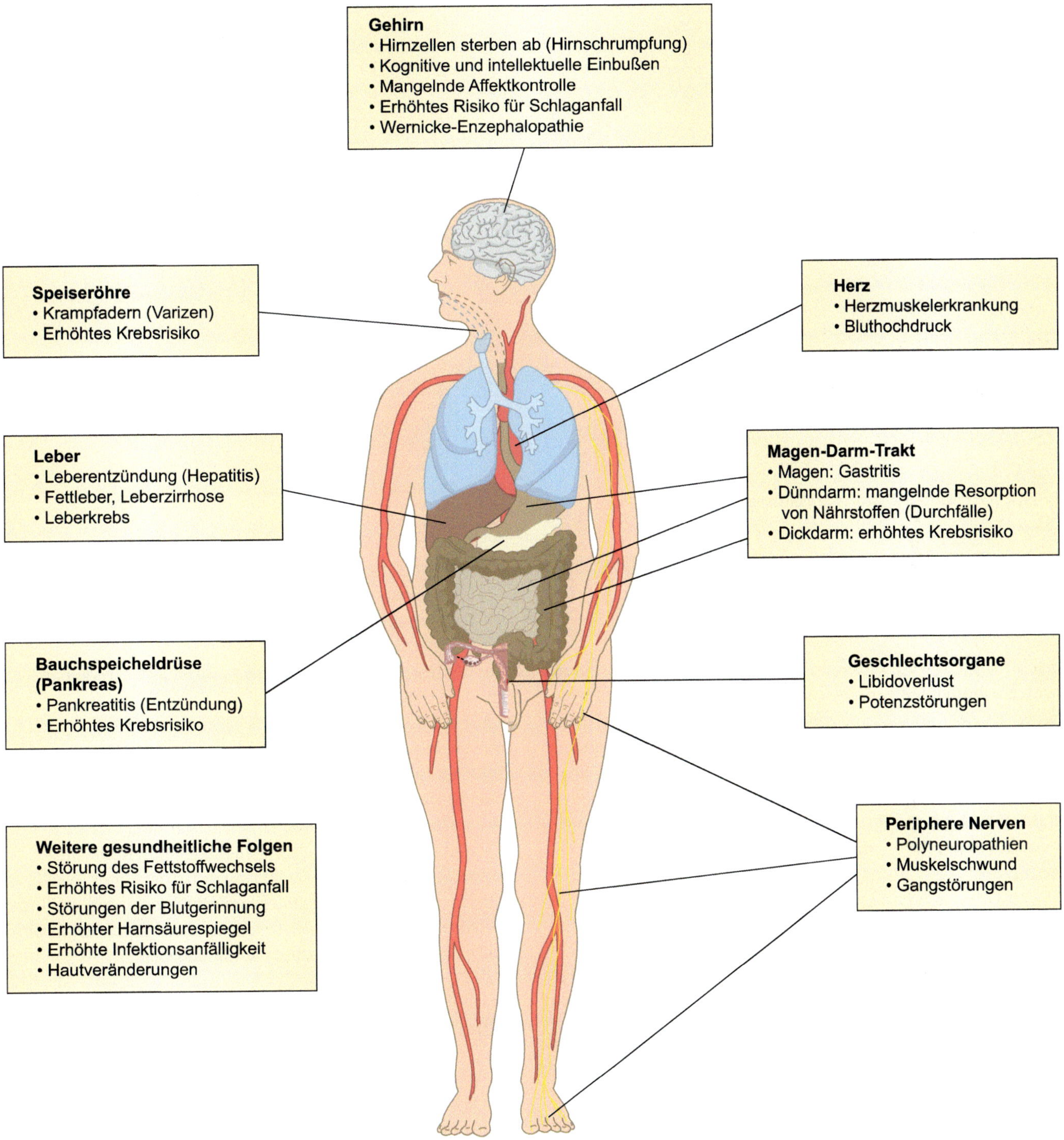

Abb. 11.1 Körperliche Schädigungen durch Alkohol (Ethanol) [L138]

11.2.2 Alkoholbedingte psychische Störungen

Neben den durch Ethanol (umgangssprachlich: Alkohol) verursachten körperlichen Schäden ist Alkohol auch für zahlreiche psychische Störungen verantwortlich. Für nahezu alle in ➤ Tab. 11.2 aufgeführten Störungsbilder, die im Zusammenhang mit psychotropen Substanzen auftreten, können die Folgeerscheinungen des Konsums von Alkohol typische Beispiele liefern. Einen Überblick über die alkoholbedingten klinischen Zustandsbilder gibt ➤ Abb. 11.2.

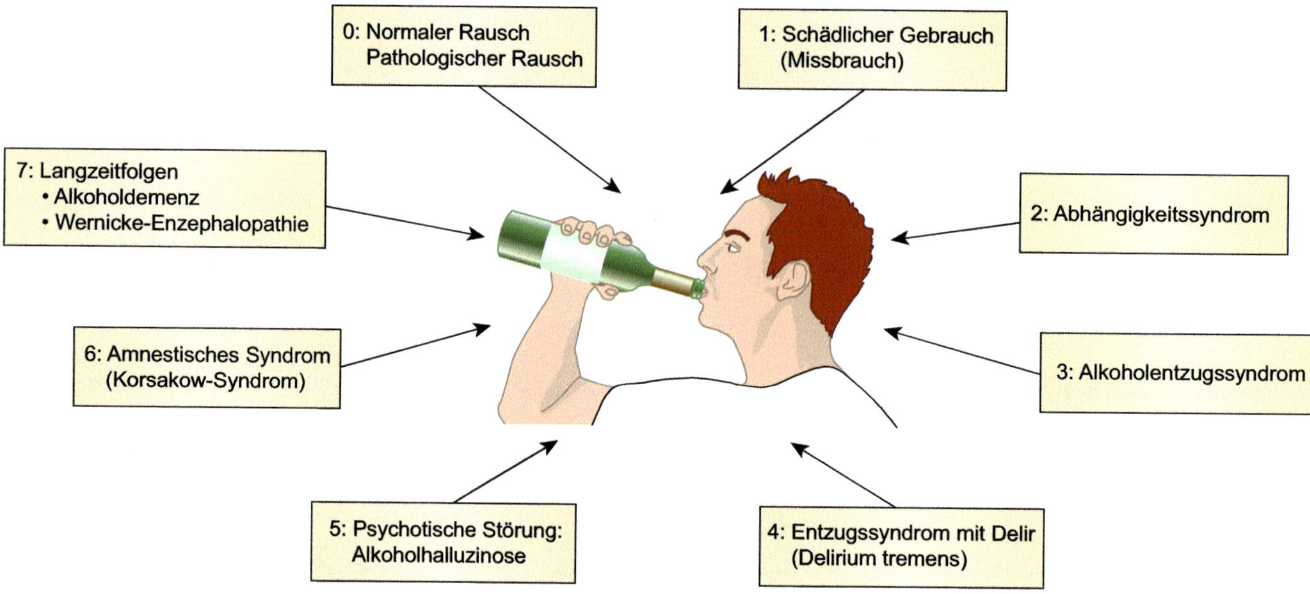

Abb. 11.2 Alkoholbedingte psychische Störungen im Überblick [L138]

11.2.3 Alkoholrausch (akute Alkoholintoxikation)

Normaler Rausch

Je nach Menge des Alkoholkonsums unterscheidet man einen „leichten", „mittelgradigen" oder „schweren Rausch". Der schwere Rausch ist durch Bewusstseinstrübung, Desorientiertheit, oft auch durch Erregungszustände gekennzeichnet. Er geht meist in längeren Schlaf über, anschließend können sich die Betroffenen an die Ereignisse vor oder im Rauschzustand nur noch bruchstückhaft erinnern; manchmal auch gibt es für eine gewisse Zeitspanne einen „Blackout" mit Totalamnesie.

Sonderfall: pathologischer Rausch

Der pathologische Rausch ist eine seltene Störung. Als Ursache wird eine Alkoholintoleranz angenommen, die bewirkt, dass die Betroffenen bereits nach einer geringen Trinkmenge die Merkmale eines schweren Rauschs aufweisen, mit Zusatzsymptomen wie persönlichkeitsfremden Verhaltensweisen, manchmal auch Personen- und Situationsverkennung. Als mögliche Ursache wird eine Vorschädigung des Gehirns angenommen, z. B. durch Epilepsie, Hepatitis, Enzephalitis, ein schweres Schädel-Hirn-Trauma oder eine Schädigung des Gehirns im Rahmen einer langjährigen Alkoholabhängigkeit.

In der Fachliteratur finden sich einige Zusatzsymptome, die in der ICD-10 so nicht genannt werden. Sie wurden in die folgenden diagnostischen Kriterien mit aufgenommen.

Typische Merkmale des pathologischen Rauschs:

1. Geringe Trinkmenge.
2. Symptome massiver Intoxikation innerhalb weniger Minuten.
3. Kurze Dauer des Rauschzustands (meist nicht länger als 15 Minuten).
4. Störung von Orientierung und Bewusstsein → Dämmerzustand.
5. Im Dämmerzustand oft persönlichkeitsfremde Verhaltensweisen (z. B. extreme Angst, verbale Aggressivität oder körperliche Gewalttätigkeit).
6. Im Dämmerzustand oft Personen- und Situationsverkennung mit z. T. wahnhaftem Erleben.
7. Ende des Rauschzustands durch Terminalschlaf, der ähnlich wie bei epileptischen Anfällen meist nur wenige Minuten, in seltenen Fällen 1–2 Stunden dauert.
8. Für die Dauer des Rauschs besteht eine Totalamnesie.
9. Ausschlusskriterium: Es findet sich kein Hinweis, dass die persönlichkeitsfremden Verhaltensweisen durch eine hirnorganische Störung verursacht sind (z. B. Hirntumor, Schläfenlappenepilepsie oder organische wahnhafte/schizophreniforme Störung). Auch eine psychiatrische Erkrankung wie Schizophrenie ist differenzialdiagnostisch auszuschließen.

Fallbeispiel

Teufelsaugen und Vampirzähne

Florian K. (17) arbeitet seit 1 Jahr als Auszubildender im Zimmereibetrieb seines Vaters. Seine Mutter ist vor 9 Jahren verstorben. Meist arbeitet er mit seinem 6 Jahre älteren Bruder Felix zusammen, der ihm Anweisungen gibt und ihn bei schwierigeren Arbeiten anleitet. Eines Tages, beim gemeinsamen Mittagessen auf der Baustelle, sagt Felix zu ihm: „Ich weiß schon, dass du sonst kaum trinkst, aber ein echter Mann nimmt schon mal einen Schluck aus der Pulle." Er reicht ihm seine Schnapsflasche. Florian nimmt ein paar Schlucke, beißt von seiner Stulle ab und beginnt dann plötzlich, seinen Bruder anzuschreien: „Du mit deiner ständigen Bevormundung! Papa mag sowieso nur dich! Du ... immer nur du! Du mit deinen Teufelsaugen, deinen Vampirzähnen und deiner Schlägervisage."

Er ergreift einen schweren Hammer und geht auf seinen Bruder los. Wie von Sinnen schlägt er auf ihn ein, trifft ihn an der Schulter, am Rücken, an den Armen ... Einen Schlag auf den Kopf kann Felix gerade noch abwehren, dann greifen Bauarbeiter ein und trennen die beiden. Florian verschwindet ohne ein Wort, später findet man ihn schlafend im Keller des Rohbaus.

Als man ihn weckt, kann Florian sich an nichts erinnern. Er wird wegen versuchten Totschlags angeklagt. Bei der polizeilichen Vernehmung kann er sich nur noch erinnern, einen Schluck aus der Schnapsflasche des Bruders genommen zu haben, dann habe es bei ihm ausgesetzt ... „Ein völliger Blackout", meint er.

Vater, Geschwister, Freunde und, Bekannte bezeugen, dass Florian als Kind immer liebenswert und hilfsbereit war und auch jetzt – als Jugendlicher – keiner Fliege etwas zuleide tun könne. Sein versuchter Totschlag sei absolut wesensfremd. Auf Nachfragen berichtet Florian, er sei im Alter von 5 Jahren von einem Pkw angefahren und schwer verletzt worden. „Er lag 1 Woche im Koma", berichtet der Vater. „Wir haben alle für ihn gebetet. Gottseidank hat er überlebt. Alkohol hat er eigentlich immer gemieden – er meinte, es täte ihm nicht gut."

Typische Symptome in der Fallgeschichte

- Florians Alkoholrausch wird durch eine geringe Trinkmenge ausgelöst, die Symptome treten innerhalb weniger Minuten auf (→ 1+2).
- Der Rauschzustand dauert nur kurz an und ist durch eine ausgeprägte Bewusstseinsstörung gekennzeichnet (→ 3+4).
- Nach außen hin wirkt Florian wach und bewusstseinsklar, doch er befindet sich offensichtlich in einem Dämmerzustand, in dem er Verhaltensweisen an den Tag legt, die normalerweise nicht seinem Wesen entsprechen: Er wird extrem aggressiv und schlägt mit einem schweren Hammer auf seinen Bruder ein (→ 4+5).
- In seinem Erregungszustand kommt es offensichtlich zu einer illusionären Verkennung des Bruders, dessen „Teufelsaugen", „Vampirzähne" und „Schlägervisage" sicher nicht der Realität entsprechen.
- Der Rausch- und Erregungszustand endet mit einem kurz andauernden Terminalschlaf (man findet ihn schlafend im Keller des Rohbaus).
- Für die Dauer des Rauschs besteht ein totaler Blackout.
- Ursache für die Unverträglichkeit von Alkohol dürfte die schwere Schädelverletzung sein, die Florian im Alter von 5 Jahren erlitten hat. Sein Vater berichtet, dass Florian Alkohol immer mit der Begründung gemieden habe, „es täte ihm nicht gut".
- Das wesensfremde aggressive Verhalten wird nicht durch Florians Gehirnschädigung verursacht: Da müsste er auch ohne Alkoholeinwirkung des Öfteren aggressiv und gewalttätig sein. Auch eine psychiatrische Erkrankung – z. B. eine paranoide Schizophrenie oder eine wahnhafte Störung – kann für sein Verhalten nicht verantwortlich gemacht werden.
- In der Literatur finden sich vereinzelt Hinweise, dass Ereignisse im Vorfeld der Erkrankung oft eine Erklärung für das anscheinend unerklärliche Verhalten liefern können. In unserer Geschichte könnten sich lang angestaute Aggressionen gegenüber dem älteren, dominierenden Bruder im Alkoholrausch Durchbruch verschafft haben.

Diagnose **Pathologischer Rausch (F10.07).**

11.2.4 Schädlicher Gebrauch von Alkohol

Wie in ➤ Kap. 11.1.3 beschrieben, sprechen wir von „Alkoholmissbrauch" oder „schädlichem Gebrauch von Alkohol", wenn jemand – ohne alkoholabhängig zu sein – weiterhin trinkt, obwohl ihm bewusst ist, dass durch den Alkoholkonsum körperliche oder psychische Schäden hervorgerufen werden. Körperliche Folgen sind oft Entzündungen der Magenschleimhaut und der Bauchspeicheldrüse sowie Veränderungen der Blutfettwerte. Auf psychischer Ebene verursacht häufiger Alkoholkonsum oft Depressionen. Langfristig verändert sich oftmals die Persönlichkeit: Die Betroffenen werden leicht reizbar und affektlabil. Die psychischen Veränderungen haben oft negative Konsequenzen im Beruf, in der Partnerschaft und in der Familie. Auch wiederkehrende Gesetzeskonflikte infolge des Alkoholmissbrauchs zählen zum „schädlichen Gebrauch von Alkohol", z. B. Gewalttätigkeiten oder Raufereien im Alkoholrausch, Vorstrafen wegen Trunkenheit am Steuer etc. – Zeitkriterium: Um die Diagnose zu rechtfertigen, muss das alkoholbedingte schädliche Verhalten nahezu durchgehend seit 1 Monat bestehen oder 12 Monate lang wiederholt aufgetreten sein.

Fallbeispiel

„Mama spielt wieder mal verrückt"

Carmen G. (38) ist Mutter von vier Kindern. Sie kommt mit ihrem Ehemann in die psychotherapeutische Praxis, weil sie seit etwa 2 Jahren in Abständen immer wieder Wutanfälle hat. „Das passiert so alle 3–4 Wochen", erzählt ihr Mann. „Sie ist dann gereizt und aggressiv, schlägt die Kinder und wirft mir Gegenstände nach. Die Kinder haben inzwischen gelernt, sich in ihre Zimmer einzuschließen, wenn ihre Mama wieder mal verrücktspielt." „Ich fühle mich anschließend immer so schuldig, entschuldige mich bei meinen Kindern und meinem Mann, aber der redet oft tagelang nicht mehr mit mir, und die Kinder weichen mir aus", ergänzt Carmen G.

Allein mit der Ehefrau stellt der Therapeut weitere Fragen. Es stellt sich heraus, dass es einen Zusammenhang zwischen den Wutanfällen und dem heimlichen Trinken von Alkohol gibt. „Das sind so Tage, an denen mir die Decke auf den Kopf fällt und ich mich mit meinen vier Kindern alleingelassen fühle. Dann trinke ich ein paar Schlucke Cognac aus einer Flasche, die ich gut versteckt habe – mein Mann darf davon nichts wissen!"

Typische Symptome in der Fallgeschichte

- Carmen G. trinkt alle 3–4 Wochen. Da sie das Trinken vor ihrem Mann verheimlicht, ist die Wahrscheinlichkeit groß, dass sie in Situationen, in denen sie sich überfordert und alleingelassen fühlt, mehr als ein paar Schlucke Alkohol zu sich nimmt.
- Das Trinken erfolgt im Abstand von 3 bis 4 Wochen, ein Abhängigkeitssyndrom kann deshalb ausgeschlossen werden.

► Allerdings trifft das Zeitkriterium für schädlichen Gebrauch zu: Das aggressive Verhalten ist innerhalb von 2 Jahren wiederholt aufgetreten.
► Auch von der Symptomatik her erfüllt Carmen G. die Kriterien eines „schädlichen Gebrauchs" von Alkohol (➤ Kap. 11.1.3). In ihrem Fall stehen nicht körperliche, sondern psychische Symptome im Vordergrund. Obwohl ihr bewusst sein müsste, dass sie auf Alkohol mit Übellaunigkeit, Aggressivität und Wutausbrüchen reagiert, greift sie in Abständen immer wieder heimlich zur Flasche.
Diagnose **Schädlicher Gebrauch von Alkohol (F10.1).**

11.2.5 Alkoholabhängigkeit

Eine Abhängigkeit von Alkohol (früher: Alkoholsucht) entwickelt sich meist schleichend im Verlauf vieler Jahre. Die Anzeichen für Abhängigkeit sind jedoch relativ schnell klar erkennbar: Das Leben dreht sich zunehmend um den Suchtstoff Alkohol, andere Interessen werden vernachlässigt, der Tagesablauf wird so geplant, dass Alkohol immer in greifbarer Nähe ist. Ein deutlicher Hinweis auf eine Alkoholabhängigkeit sind zudem wiederholte erfolglose Versuche, weniger oder gar nichts mehr zu trinken.

Die Merkmale für Alkoholabhängigkeit entsprechen den allgemeinen Symptomen des in ➤ Kap. 11.1.3 beschriebenen Abhängigkeitssyndroms. Da Alkohol stark körperlich abhängig macht, sind vor allem die vegetativen Entzugssymptome und die Toleranzentwicklung wichtig. Aber auch das Craving, der Kontrollverlust in Bezug auf die Trinkmenge und die Einengung des Interesses auf den Substanzgebrauch sind wichtige Diagnosekriterien. Nahezu immer kommt es auch zu gesundheitlichen oder psychischen Problemen sowie Konflikten im sozialen Bereich, die den Diagnosekriterien eines „schädlichen Gebrauchs" entsprechen, sodass unter Punkt 6 des Abhängigkeitssyndroms (➤ Kap. 11.1.3) auch diverse Merkmale des „schädlichen Gebrauchs" aufgenommen wurden.

Fallbeispiel

„Ich brauche den Alkohol, um meinen Alltag zu meistern"

Stefan S. (42) kommt zu seinem Hausarzt, weil er seit einigen Tagen massive Magenschmerzen hat, die in die rechte Bauchseite ausstrahlen. Er musste auch erbrechen, weil er – wie er meinte – etwas Falsches gegessen hatte. Er habe auch schon mal etwas Blut gespuckt, „aber das war, nachdem ich mich mit Freunden sinnlos besoffen hatte."

Dem Arzt ist bekannt, dass Stefan S. seit vielen Jahren jeden Tag Alkohol konsumiert. Er kam auch schon ein paarmal wegen Übelkeit, Zittern und Bluthochdruck in die Praxis, hat einen Entzug aber immer rigoros abgelehnt. Seinen Worten zufolge braucht er den Alkohol, um den Alltag zu meistern. „Als ich noch mit meiner Frau zusammen war, habe ich ein paarmal versucht, das Trinken zu reduzieren – da habe ich am Morgen gekotzt und so gezittert, dass ich meine Tasse kaum noch halten konnte. Nach einem doppelten Whisky ging es mir dann schnell besser. Damit so etwas nicht nochmals passiert, habe ich mir dann sicherheitshalber einen Vorrat an Whisky und Wodka angelegt und die Flaschen an verschiedenen Stellen versteckt."

Inzwischen nimmt er schon zum Frühstück mehrere Drinks zu sich. Seit 6 Monaten ist er geschieden, hat auch keinen Kontakt mehr zu seinen beiden Kindern, die sich – wie er meint – gegen ihn verschworen haben. Seine früheren Hobbys hat er aufgegeben. Das Wochenende verbringt er meist mit Trinken – allein in seiner Wohnung oder nebenan in der Kneipe.

Typische Symptome in der Fallgeschichte

► Stefan S. konsumiert seit vielen Jahren regelmäßig Alkohol, hat es aber immer abgelehnt, einen Entzug zu machen – er ist abhängig von Alkohol.
► Wenn er die Trinkmenge reduziert, bekommt er Entzugserscheinungen; überdies gibt es Hinweise auf eine deutliche Toleranzentwicklung („Inzwischen nimmt er schon zum Frühstück mehrere Drinks zu sich").
► Er hat seine früheren Hobbys aufgegeben, alles dreht sich nur um die Beschaffung und den Konsum von Alkohol. Das Wochenende verbringt er mit Trinken allein in seiner Wohnung oder in der Kneipe.
► Wie immer hat das Trinken negative Auswirkungen auf die Beziehungen und die körperliche Gesundheit: Seine Frau hat sich von ihm getrennt, überdies hat er immer wieder Gastritis. Das Spucken von Blut könnte auch auf ein Magengeschwür hinweisen.
Diagnose **Alkohol-Abhängigkeitssyndrom (F10.2).**

11.2.6 Alkoholentzugssyndrom

Das Alkoholentzugssyndrom ist durch eine große Anzahl von körperlichen und psychischen Symptomen gekennzeichnet, die nach Absetzen oder Reduktion des Alkoholkonsums auftreten. In seltenen Fällen können auch bei fortgesetztem hoch dosiertem Alkoholkonsum Entzugssyndrome auftreten, die sich bis zum Alkoholdelir steigern können. In älteren Lehrbüchern wird diese Art von Entzugsdelir als „Kontinuitätsdelir" beschrieben. In der ICD-10 existiert diese Bezeichnung nicht mehr.

Das Alkoholentzugssyndrom beginnt etwa 10 Stunden nach Beendigung der Alkoholzufuhr und erreicht 48–72 Stunden später seinen Höhepunkt.

Diagnosekriterien nach ICD-10

Um die Diagnose zu rechtfertigen, müssen nach ICD-10 mindestens **drei** der folgenden Symptome vorhanden sein:

1. Übelkeit, Würgen und Erbrechen.
2. Zittern der vorgehaltenen Hände, der Zunge oder der Augenlider.
3. Psychomotorische Unruhe (Nesteln, Bettflucht, innere Unruhe).
4. Massive Schlafstörungen oder Schlaflosigkeit.
5. Tachykardie (Herzrasen) und Hypertonie (Bluthochdruck).
6. Krankheits- oder Schwächegefühl.

7. Schwitzen, Fieber, Schüttelfrost.
8. Kopfschmerzen.
9. Vorübergehende optische Halluzinationen oder illusionäre Verkennungen (meist kleine Tiere, Insekten, manchmal auch Gestalten). Auch Akoasmen (Zischen, Flüstern, Klopfen, Lachen), akustische Halluzinationen, Geruchshalluzinationen oder taktile Sinnestäuschungen (z. B. Krabbeln von Tieren auf der Haut) können vorkommen.
10. In schweren Fällen: epileptische Anfälle (Grand-Mal-Anfälle). Die Diagnose lautet dann: „Alkoholentzugssyndrom mit Krampfanfällen".

Bestehen Symptome eines Delirs, sollte die Diagnose Alkoholentzugssyndrom mit Delir (Delirium tremens) gestellt werden.

NICHT VERWECHSELN

In vielen Lehrbüchern sowie Kommentaren im Internet wird ein schweres *Alkoholentzugssyndrom* mit einem *Alkoholentzugsdelir* gleichgesetzt. Mit Erscheinen der ICD-10 wurden die Diagnosekriterien des DSM-IV übernommen, das bewusst zwischen einem **Entzugssyndrom ohne Delir** und einem **Entzugssyndrom mit Delir** unterscheidet. Bei beiden Krankheitsbildern können epileptische Anfälle auftreten.
Beim Alkoholdelir (Delirium tremens) müssen jedoch neben den typischen Entzugssymptomen auch Symptome des unter F05 kodierten „organischen" Delirs vorhanden sein, und zwar Bewusstseinstrübung, Orientierungs- und Gedächtnisstörungen, Wechsel zwischen Hypo- und Hyperaktivität, Schreckhaftigkeit, Schlafstörungen und eine wechselnde („fluktuierende") Symptomausprägung im Tagesverlauf.

Fallbeispiel

„Mama, du bist doch seit 5 Jahren tot!"

Patrick W. (32) erscheint in Begleitung seiner Frau in der psychiatrischen Notaufnahme, weil er am Morgen einen Blackout hatte. „Es war schrecklich!", erzählt die Frau. „Er hat das Gleichgewicht verloren und ist gestürzt. Arme und Beine haben gezuckt! Ich habe gefragt, ob er sich verletzt hat – er war nicht ansprechbar! Da habe ich panische Angst bekommen und den Krankenwagen gerufen."

Patrick W. ergänzt, dass er zwei Nächte lang kaum geschlafen und mehrmals erbrochen habe. „Während der Nacht hatte ich ständig das Gefühl, meine Mutter sei im Zimmer. ‚Mama, du bist doch seit 5 Jahren tot', habe ich gesagt. Trotzdem habe ich sie deutlich gesehen!"

Der diensthabende Arzt stellt bei Patrick W. einen deutlichen Tremor der Hände fest, seine Augenlider zittern. Blutdruck und Puls sind erhöht. Die Fragen des Arztes beantwortet er klar und sachbezogen. Er weiß, wo er sich befindet, hat keine Gedächtnisstörungen und kann lückenlos Angaben zur eigenen Person machen.

Patrick W. schreibt seit mehreren Jahren Reportagen für eine Frauenzeitschrift. Er gibt zu, seit 10 Jahren mehrere Gläser Scotch am Tag zu trinken, am Abend häufig auch ein paar Bierchen beim Fernsehen. „Als der Verlag mir jedoch vor 1 Woche gekündigt hat, habe ich meinen Frust im Alkohol ertränkt. Ich bin in mein Stammlokal gegangen und habe so viel und so lange getrunken, bis ich voll zugedröhnt eingeschlafen bin. Auch die nächsten Tage habe ich mich sinnlos betrunken und dabei viel mehr Alkohol als sonst konsumiert. Meine Frau hat da einiges mit mir mitgemacht." Vor 2 Tagen habe er sich besonnen und seinen Alkoholkonsum radikal reduziert. Doch wenig später sei es losgegangen mit Schüttelfrost, Übelkeit, Herzrasen und dem Gefühl, Dinge zu sehen, die real nicht vorhanden waren.

Patrick W. wird stationär aufgenommen. Im Bett kann er kaum ruhig liegen, nestelt am Bettzeug und ruft wiederholt die Krankenschwester mit der Bitte, die krächzenden schwarzen Vögel aus dem Zimmer zu jagen. Zur Verhinderung eines weiteren Anfalls und zur Linderung der Entzugssymptome wird Patrick W. mit Benzodiazepinen behandelt. Er wird ruhiger, das Zittern lässt nach, die Halluzinationen verschwinden. Der behandelnde Arzt bittet um sein Einverständnis für eine dringend notwendige Entgiftung. Patrick W. lehnt ab, verspricht aber, ab sofort nicht mehr zu trinken.

Typische Symptome in der Fallgeschichte

- ► Patrick W. trinkt seit 10 Jahren regelmäßig Alkohol. Nach seiner Kündigung betrinkt er sich mehrere Tage lang bis zur Besinnungslosigkeit und konsumiert dabei wesentlich mehr Alkohol als normal. Als er sich dann „besinnt" und den Alkoholkonsum wieder reduziert, bekommt er Entzugssymptome.
- ► Patrick W. zeigt mehr als drei der oben aufgelisteten Symptome eines Entzugssyndroms: Übelkeit und Erbrechen (→ 1), Zittern der Hände und Augenlider (→ 2), Schlaflosigkeit (→ 4), Schüttelfrost (→ 7), Tachykardie und Hypertonie (→ 5). Allein diese fünf Symptome rechtfertigen schon die Diagnose „Alkoholentzugssyndrom".
- ► Überdies leidet Patrick W. an psychomotorischer Unruhe: Er kann sich kaum ruhig halten und nestelt an seinem Bettzeug (→ 3).
- ► Zudem hat er optische Halluzinationen (tote Mutter, schwarze Vögel → 9) und Akoasmen („Krächzen").
- ► Der Erzählung seiner Frau zufolge hat er offensichtlich einen epileptischen Anfall gehabt (Blackout, Sturz, Zucken von Armen und Beinen, kurzzeitig nicht ansprechbar → 10).
- ► Die ICD-10 unterscheidet zwei Formen des Entzugssyndroms: ein Entzugssyndrom ohne Komplikationen (F10.30) und ein (schweres) Entzugssyndrom mit Krampfanfällen (F10.31). Obwohl Patrick W. einen epileptischen Anfall hatte, ist dies kein Diagnosekriterium für ein Alkoholentzugsdelir (→ Kasten „Nicht verwechseln"), denn die typischen Merkmale eines Delirs sind bei ihm nicht nachweisbar: Er hat keine Orientierungsstörungen, antwortet auf die Fragen des Arztes klar und sachbezogen, sein Kurzzeitgedächtnis ist intakt. Es finden sich auch keine Hinweise auf einen Wechsel zwischen Hypo- und Hyperaktivität.
- ► Patrick W. wird mit Beruhigungsmitteln behandelt, lehnt einen Entzug jedoch ab. Das Versprechen, ab sofort nicht mehr zu trinken, ist mehr als unglaubwürdig.

Diagnose

Alkoholentzugssyndrom mit Krampfanfällen (F10.31).

Fallgeschichte zum Delirium tremens (Alkoholentzugsdelir): ➤ Kap. 11.2.7 („Verwirrt und desorientiert nach Grand-Mal-Anfall").

Wie kann man sich die Entzugssymptome erklären?

Alkohol verringert durch seine entspannende Wirkung die Aktivität der Neuronen im ZNS. So erklären sich die typischen Rauschsymptome wie z. B. der Verlust der Körperkoordination („Taumeln"), die undeutliche Sprache („Lallen") und die Verringerung von Angst und Unlustgefühlen. Wenn jemand allerdings über einen längeren Zeitraum regelmäßig Alkohol trinkt, versucht das Gehirn, die dämpfende Wirkung des Alkohols durch Beschleunigung der Neuronenaktivität auszugleichen.

Wenn ein Gewohnheitstrinker dann abrupt keinen Alkohol mehr trinkt oder seine Trinkmenge erheblich reduziert, arbeiten die Neurone plötzlich zu schnell, sodass es zu Fehlregulationen des vegetativen Nervensystems kommt mit Zittern, extremer Unruhe, Herzrasen, Schwitzen und erhöhtem Blutdruck. Die dämpfende, angstlösende Wirkung von Alkohol kehrt sich in ihr Gegenteil um: Die Betroffenen werden gereizt, haben Angstzustände und leiden an innerer Unruhe. In schweren Fällen wird das Gehirn so überreizt und überlastet, dass Halluzinationen auftreten und es zu zerebralen Krampfanfällen oder auch zu deliranten Zuständen kommen kann, die diagnostisch dann als „Entzugssyndrom mit Delir" (➤ Kap. 11.2.7) einzuordnen sind.

11.2.7 Alkoholentzugssyndrom mit Delir

Das Alkoholentzugssyndrom mit Delir wird auch als Delirium tremens oder Alkohol(entzugs)delir bezeichnet. Bei 5–15 % der Alkoholkranken tritt es 48–72 Stunden nach dem letzten Alkoholkonsum auf. In etwa 50 % der Fälle wird das Delir durch einen epileptischen Anfall eingeleitet. Die Symptomatik erreicht nach ca. 4 Tagen ihr Maximum und kann in schweren Fällen bis zu 2 Wochen andauern. Das Delirium tremens ist eine lebensbedrohliche Erkrankung und erfordert Sofortmaßnahmen zur Reduktion der Symptome. Unbehandelt führt das Alkoholentzugsdelir bei 20–25 % zum Tod, bei fachgerechter medizinischer Behandlung beträgt die Letalität nur noch 1–2 %.

Diagnosekriterien nach ICD-10

Die Diagnosekriterien setzen sich aus zwei Symptomkomplexen zusammen:

A. Diagnosekriterien für das Alkoholentzugssyndrom (➤ Kap. 11.2.6)

B. Diagnosekriterien für das „organische" Delir (➤ Kap. 10.4). Hier besonders wichtig: Bewusstseinstrübung, Desorientiertheit, Störung von Kurzzeit- und Immediatgedächtnis, Schlafstörungen, fluktuierende Symptomatik im Tagesverlauf

C. Häufig berichtete Zusatzsymptome:

1. Wahnhaftes Denken, z. B. Verfolgungswahn.
2. Grobschlägiger Tremor.
3. Formale Denkstörungen: weitschweifige Sprache, Vorbeireden, verworrenes Denken.
4. Suggestibilität: Der Patient liest z. B. von einem leeren Blatt ab, trinkt aus einem imaginären Glas oder macht einen Knoten in einen nicht vorhandenen Faden.
5. Agitiertheit.

Fallbeispiel

Verwirrt und desorientiert nach Grand-Mal-Anfall

Karin M. (52) wird in die Klinik eingeliefert, nachdem sie einen epileptischen Anfall erlitten hatte. In der Notaufnahme klagt sie über Übelkeit, Schüttelfrost, Schlaflosigkeit und starke innere Unruhe. Sie zittert am ganzen Körper und weiß nicht, wo sie sich befindet. Als sie wenig später im Krankenzimmer liegt, hält sie die Krankenschwester für eine alte Freundin und beklagt sich bei ihr darüber, dass aus den Löchern an der Zimmerdecke Spinnen und Käfer herauskrabbeln und sich auf ihr Bett fallen lassen.

Mit angsterfüllten Augen springt sie plötzlich auf und läuft unruhig im Flur auf und ab, um kurze Zeit später apathisch und geistesabweisend in ihrem Bett zu liegen und mit der Hand die nicht vorhandenen Insekten abzustreifen. Auf Fragen des Arztes antwortet sie wirr und unverständlich. Die Namen des Arztes und der Krankenschwester hat sie nach wenigen Minuten wieder vergessen, ebenso auch die Anweisungen des Pflegepersonals.

Aus der Krankenakte ist zu ersehen, dass Karin M. seit vielen Jahren alkoholabhängig ist und wegen akuter Gastritis und Magengeschwüren öfter behandelt wurde. Nach mehrmaligem Nachfragen findet man heraus, dass Karin S. am Wochenende vor ihrer Einlieferung nach massivem Alkoholkonsum so heftige Bauchschmerzen bekam, dass sie beschloss, ab sofort nicht mehr zu trinken. 2 Tage später erlitt sie einen Grand-Mal-Anfall, bei dem es zu einem heftigen Sturz kam.

Typische Symptome in der Fallgeschichte

- Karin M. hat diverse Symptome eines Alkoholentzugssyndroms: Zittern, Übelkeit, innere Unruhe und optische Halluzinationen (Löcher, Spinnen und Käfer an der Zimmerdecke). Der epileptische Anfall ist zunächst ein Symptom, das auch bei einem schweren Alkoholentzugssyndrom auftreten kann. In etwa 50 % der Fälle jedoch wird ein Alkoholentzugsdelir durch einen epileptischer Anfall eingeleitet. Dies ist bei Karin M. der Fall.
- Zusätzlich zu den Merkmalen eines Alkoholentzugs zeigen sich bei Karin M. auch Symptome eines Delirs: Sie antwortet auf Fragen wirr und unverständlich, weiß nicht, wo sie sich befindet und hält die Krankenschwester für eine „alte Freundin".
- Typisch für ein Delir sind überdies die Störungen des Kurzzeitgedächtnisses, die innere Unruhe, die Schlafstörungen und der Wechsel zwischen Hyper- und Hypoaktivität. Auffällig ist überdies der fluktuierende Wechsel der Symptomausprägung im Tagesverlauf.

Diagnose **Alkoholentzugssyndrom mit Delir, mit Krampfanfällen (F10.41).**

11.2.8 Psychotische Störung: Alkoholhalluzinose

Die Alkoholhalluzinose ist eine seltene Wahrnehmungsstörung, die im Regelfall erst nach mehrjährigem schwerem Alkoholmissbrauch in Erscheinung tritt. Die Symptome sind nicht die Folge eines Alkoholrauschs, auch nicht Symptome eines Alkoholentzugssyndroms. Die Alkoholhalluzinose tritt im Rahmen eines jahrelangen Dauerkonsums von Alkohol abrupt auf. Im Gegensatz zum Delirium tremens beherrschen akustische Halluzinationen das Krankheitsbild. Ähnlich wie bei der organischen Halluzinose sind die Betroffenen bewusstseinsklar und voll orientiert. Die Alkoholhalluzinose klingt bei Abstinenz innerhalb weniger Tage oder Wochen ab. Bei fortgesetztem Konsum von Alkohol kann die Erkrankung allerdings Wochen oder Monate andauern und in eine chronische Form übergehen.

Die Alkoholhalluzinose zählt in der ICD-10 zu den alkoholbedingten psychotischen Störungen. Die für die Alkoholhalluzinose typischen Merkmale werden dort allerdings nicht extra aufgeführt. Die in der Folge aufgeführten Symptome sind verschiedenen Beschreibungen in der Fachliteratur entnommen.

Diagnosekriterien

1. Leitsymptom: akustische Halluzinationen (oft im Chor, bedrohend oder schimpfend)
2. Intensive Angst, z. T. mit Fluchttendenzen
3. Paranoide Ideen bis hin zum Verfolgungswahn
4. Dauer der psychotischen Symptome: länger als 48 Stunden
5. *Keine* Bewusstseinstrübung
6. *Kaum* vegetative Symptome (kein Fieber, kein Zittern)

Fallbeispiel

Bedrohliche Stimmen

Rainer S. (55) ruft die Polizei, weil er sich seit einigen Tagen von Leuten auf der Straße bedroht fühlt. „Sie haben mich als Penner, Säufer und Feigling beschimpft und gedroht, in meine Wohnung einzudringen und mir einen Denkzettel zu verpassen." Wenn er aus dem Fenster schaue, seien die Leute verschwunden. „Sie sind wahrscheinlich schon im Hausflur. Bitte helfen Sie mir!"

Die Polizei bringt ihn in die Psychiatrie. Beim Aufnahmegespräch ist Rainer S. voll orientiert. Auf Fragen des Arztes antwortet er klar und sachbezogen. Er riecht nach Alkohol, hat ein aufgedunsenes, gerötetes Gesicht mit unreiner Haut und spinnenartigen „Gefäßsternchen" (Spider-Nävi). Auf Nachfragen gibt er zu, seit über 25 Jahren täglich Bier und Schnaps zu trinken.

Typische Symptome in der Fallgeschichte

- Rainer S. ist seit über 25 Jahren alkoholabhängig.
- Die Symptome treten nicht im Entzug von Alkohol auf.
- Die Stimmen beschimpfen ihn, er fühlt sich bedroht und hat große Angst.
- Er hat überwertige Ideen, die sich in Richtung Wahn entwickeln könnten („Sie haben gedroht, in meine Wohnung einzudringen … Sie sind wahrscheinlich schon im Hausflur").
- Rainer S. ist voll orientiert und bewusstseinsklar.
- Er hat zwar ein aufgedunsenes Gesicht, unreine Haut und Spider-Nävi, aber keine ausgeprägten vegetativen Störungen wie Zittern, Schwitzen, Schüttelfrost etc., wie sie für ein Alkoholentzugssyndrom typisch wären.

Diagnosen

1. **Alkoholbedingte psychotische Störung (Alkoholhalluzinose) (F10.5)**
2. **Alkoholabhängigkeit (F10.2)**

11.2.9 Psychotische Störung: alkoholischer Eifersuchtswahn

Eifersuchtsvorstellungen sind bei Alkoholikern häufig. Bei einem kleinen Teil entwickeln sie sich zu einem Eifersuchtswahn. Eine Ursache der Wahnentwicklung ist häufig die begreifliche Abkehr des Partners wegen der Wesensänderung des Menschen, den man früher geliebt hat. Häufig führen auch der Libidoverlust und die alkoholbedingte Impotenz zu der Vorstellung, der Partner/die Partnerin müsse wohl eine Geliebte/einen Liebhaber haben. Die Verdächtigungen nehmen oft groteske Formen an und können bei späterer Abstinenz fortbestehen. Der Eifersuchtswahn führt nicht selten zur Anwendung von Gewalt.

Die Diagnose nach ICD-10 lautet wie bei der Alkoholhalluzinose: psychotische Störung (F10.59).

11.2.10 Alkoholbedingtes amnestisches Syndrom (Korsakow-Syndrom)

Ähnlich wie beim organischen amnestischen Syndrom (F04) stehen auch beim alkoholbedingten Korsakow-Syndrom Störungen des Kurz- und Langzeitgedächtnisses im Vordergrund. Verursacht wird die Störung durch eine Schädigung des Gehirns, die auf eine viele Jahre andauernde Dauerintoxikation durch Alkohol zurückzuführen ist. Die diagnostischen Kriterien sind dieselben wie unter F04, ausgenommen Punkt C: Ursache für die klinischen Symptome ist eine substanzbedingte Störung, keine hirnorganische Erkrankung.

Diagnosekriterien nach ICD-10

A. Gedächtnisstörungen:
- **A.1.** Massive Störung des Kurzzeitgedächtnisses
- **A.2.** Beeinträchtigung des Langzeitgedächtnisses
- **A.3.** Zeitliche Desorientiertheit und Zeitgitterstörungen, manchmal auch örtliche Desorientiertheit

B. Fehlen folgender Merkmale:
- **B.1.** Keine Störung des Immediatgedächtnisses

- **B.2.** Keine Störung von Bewusstsein und Aufmerksamkeit wie beim Delir
- **B.3.** Kein allgemeiner Abbau intellektueller Fähigkeiten wie bei der Demenz

C. Zusatzmerkmale (nicht immer vorhanden):

- **C.1.** Konfabulationen
- **C.2.** Affektive Veränderungen (Apathie, Entschlusslosigkeit, depressive Symptomatik)

Fallbeispiel

„Er fragt hundertmal dasselbe und erzählt Lügengeschichten"

Walter K. (68) wird von der Polizei in die psychiatrische Notaufnahme gebracht, weil er in verwahrlostem Zustand an der Eingangstür zu einem Reihenhaus geklingelt und behauptet hat, er wohne da. Walter K. riecht nach Alkohol, zeigt jedoch keine Symptome eines Alkoholrauschs. Im Gespräch mit dem diensthabenden Arzt ist er bewusstseinsklar, kann sich auf die Fragen des Arztes konzentrieren, gibt klare Antworten. Der Arzt stellt sich namentlich vor, man erklärt Walter K., wo er sich befindet. Wenig später hat er alles vergessen, fragt hundertmal dasselbe.

Auf Fragen des Arztes erzählt er bereitwillig Dinge aus seinem Leben, die so nicht stimmen können. So behauptet er z. B., er leite zusammen mit seiner Frau ein kleines Bauunternehmen. „Meine Frau ist gerade geschäftlich unterwegs, Sie können sie gern befragen, wenn sie wieder hier ist", meint er. Außerdem plane er, sich einen neuen Sportwagen zu kaufen – Autos seien seine große Leidenschaft.

Was er in den letzten Tagen gemacht habe, will der Arzt wissen. „Ich habe eine Baustelle besichtigt, Kunden besucht, eine Spritztour mit meinem Wagen unternommen und mit meinem Bruder seinen Geburtstag gefeiert", erzählt er. Es stellt sich heraus, dass er wirklich einen Bruder hat. Er wohnt in derselben Stadt und kümmert sich um Walter K. Der Bruder weiß nichts von einer gemeinsamen Geburtstagsfeier, bestätigt jedoch Walter K.s Leidenschaft für schnelle Autos. „Damals hat er mit seinem Betrieb so viel verdient, dass er sich Sportwagen leisten konnte. Vor 8 Jahren hat sich seine Frau von ihm scheiden lassen – er hat einfach zu viel gesoffen, 20–30 Flaschen Bier pro Tag oder auch mal eine Flasche Wodka. Er hat sich strikt geweigert, einen Entzug zu machen – da hat die Frau sich getrennt, der Betrieb ging bankrott." Seitdem sei sein Bruder arbeitslos.

Nach Aussage des Bruders war Walter K. in den vergangenen 6 Monaten besonders vergesslich geworden. „An Erlebnisse aus unserer Kindheit kann er sich mit meiner Hilfe noch erinnern, aber sein Kurzzeitgedächtnis lässt ihn mehr und mehr im Stich. Wenn wir uns treffen und gemeinsam einen Cappuccino trinken, kann man sich gut mit ihm unterhalten, doch 10–15 Minuten später hat er alles vergessen. Wenn ich ihn dann frage, wie er den Tag bisher verbracht hat, erfindet er einfach Geschichten. In der letzten Zeit muss ich ihn auch oft nach Hause begleiten – er weiß manchmal nicht, wo er sich gerade befindet und findet den Weg nach Hause nicht."

Abgesehen von den Orientierungs- und Gedächtnisstörungen finden sich in verschiedenen Tests keine intellektuellen Einbußen, auch keine Beeinträchtigung der Alltagskompetenzen. Eine alkoholbedingte Demenz kann somit ausgeschlossen werden.

Typische Symptome in der Fallgeschichte

► Walter K. ist seit Jahren alkoholabhängig. Seit 6 Monaten ist er sehr vergesslich geworden.

► Beeinträchtigt ist vor allem sein Kurzzeitgedächtnis: In der Klinik fragt er hundertmal dasselbe. Man kann sich relativ normal mit ihm unterhalten – das Immediatgedächtnis ist intakt (→ B1). Doch 10–15 Minuten später hat er alles vergessen: Er leidet unter einer massiven Störung des Kurzzeitgedächtnisses (→ A1).

► An gemeinsame Erlebnisse aus der Kindheit kann er sich mithilfe des Bruders nur noch teilweise erinnern (→ A2), allerdings leidet er an einer massiven Zeitgitterstörung (→ A3), verwechselt Gegenwart und Vergangenheit und glaubt offensichtlich immer noch, verheiratet zu sein, einen Sportwagen zu fahren und ein Baugeschäft zu besitzen. Möglicherweise handelt es sich hierbei jedoch um Konfabulationen (→ C1): Um seine Gedächtnislücken in Bezug auf die Gegenwart zu überspielen, ersetzt er sie durch Ereignisse aus der Vergangenheit.

► Der Bruder bestätigt, dass Walter K. ihm oft erfundene Geschichten auftischt, wenn er ihn fragt, was er in letzter Zeit gemacht habe (Konfabulationen, → C1).

► Viele Korsakow-Patienten finden sich in ihrer Umgebung nicht mehr zurecht: Eine örtliche Desorientiertheit (→ A3) ist zwar kein notwendiges Diagnosekriterium, bei Menschen mit einem amnestischen Syndrom jedoch häufig zu beobachten.

► Im Gespräch mit dem Arzt ist Walter K. bewusstseinsklar, kann seine Aufmerksamkeit fokussieren und gibt klare Antworten: Ein Delir scheidet als Differenzialdiagnose aus.

► Auch eine Demenz kann ausgeschlossen werden: Verschiedene Tests zeigen, dass seine Intelligenz nicht beeinträchtigt ist. Auch für die Demenz typische Einschränkungen der Alltagskompetenzen sind nicht nachweisbar.

Diagnosen

1. **Alkoholabhängigkeit (F10.2)**
2. **Alkoholbedingtes amnestisches Syndrom (F10.6)**

Therapie

Wenn ein Korsakow-Syndrom durch eine Wernicke-Enzephalopathie (➤ Kap. 11.2.11) ausgelöst wurde, kann z. T. eine hoch dosierte Gabe von Thiamin (Vitamin B_1) helfen, die Symptome zu lindern. Ist die Erkrankung – wie in obiger Fallgeschichte – weit fortgeschritten, sind die im Gehirn entstandenen Schäden meist irreparabel. Dies bedeutet, dass sich die volle Erinnerungsfähigkeit auch durch eine intensive Therapie nicht wiederherstellen lässt. Allerdings kann z. B. ein regelmäßiges Gedächtnistraining helfen, die Gedächtnisfunktionen zu verbessern. Auch ein Aufarbeiten der eigenen Biografie kann hilfreich sein. Voraussetzung hierfür ist allerdings ein Alkoholentzug, zu dem die Betroffenen oft nicht bereit sind.

11.2.11 Langzeitfolgen des Alkoholmissbrauchs

Wernicke-Enzephalopathie

Die Wernicke-Enzephalopathie ist eine krankhafte Veränderung des Gehirns (griech. *encephalon:* „Gehirn"; *-pathia:* „Krankheit"), die 1881 erstmals von dem Neurologen Carl Wernicke beschrieben wurde. Die Erkrankung ist die Folge einer massiven Mangelernährung, die nicht nur bei chronischem Alkoholismus auftreten kann, sondern auch bei Magersucht, chronisch-entzündlichen Magen-Darm-Erkrankungen oder bei Menschen aus Entwicklungsländern mit einer allgemeinen Mangelernährung. In der ICD-10 findet sich die Erkrankung deshalb nicht unter den psychischen Störungen, sondern unter E51.2: sonstige alimentäre Mangelzustände.

Bei chronischen Alkoholikern wird die Mangelernährung dadurch verursacht, dass der Darm der Erkrankten wichtige Nährstoffe nicht mehr aufnehmen kann. Der daraus resultierende Thiaminmangel (Vitamin-B_1-Mangel) führt zu Blutungen und Gefäßschäden an zahlreichen Stellen des Gehirns. Die Krankheit setzt akut ein und kann auch zusammen mit einem Delirium tremens auftreten. Die relativ seltene Erkrankung ist die schwerste, vielfach tödlich ausgehende Alkoholpsychose. In über 80 % der Fälle bleibt nach Abklingen der akuten Psychose als Residualzustand ein Korsakow-Syndrom bestehen.

Drei Leitsymptome (Symptomtrias)

1. Bewusstseinstrübung und Desorientiertheit
2. Augenbewegungsstörungen, Pupillenstörungen und Nystagmus (= ruckartiges Zittern der Augen)
3. Ataxie (Torkeln, Geh- und Greifstörungen)

Fallbeispiel

Torkeln und Doppelbilder

Der Elektriker Mario K. (50) erscheint in Begleitung seiner Frau in der Notaufnahme, weil er seit 3 Tagen Greifstörungen hat, durch die Wohnung torkelt, allein nicht mehr den Weg zur Toilette findet und alles doppelt sieht, wenn er nach rechts blickt. Seit 10 Tagen erbricht er mehrmals am Tag, weshalb er sehr viel Gewicht verloren hat. Nach Auskunft seiner Frau ist er seit 30 Jahren alkoholabhängig. Vor 5 Jahren wurde ein Teil seines Magens entfernt. Er war in der Vergangenheit mehrmals wegen Alkoholentzugs in der Klinik, wurde jedoch kurz danach immer wieder rückfällig.

Bei der Untersuchung kann er wegen unkontrollierbaren Augenzitterns kaum Blickkontakt mit dem Arzt herstellen. Er ist zeitlich desorientiert, glaubt, dass er sich zu Hause befindet und hält den behandelnden Arzt für seinen Hausarzt. Er ist leicht erregbar und antwortet auf Fragen des Arztes wirr und zusammenhanglos. Seine Frau berichtet, dass er extrem vergesslich geworden sei, vor allem, was kurz zurückliegende Ereignisse betreffe.

Der Mann wird stationär aufgenommen und mit hoch dosiertem Thiamin (Vitamin B_1) behandelt. Dadurch bessern sich zwar seine Geh- und Greifstörungen, sein Nystagmus und sein Verwirrtheitszustand. Seine massiven Defizite im Kurzzeitgedächtnis und seine Orientierungsstörungen bleiben jedoch bestehen.

Typische Symptome in der Fallgeschichte

▶ Mario K. ist seit 30 Jahren alkoholabhängig.

▶ Bei der Aufnahme in die Klinik sind alle typischen Symptome einer Wernicke-Enzephalopathie nachweisbar: Er hat Geh- und Greifstörungen, ist bewusstseinsgetrübt, desorientiert und leidet an Augenbewegungsstörungen (Doppelbilder) und Nystagmus (→ 1, 2, 3).

▶ Die Wernicke-Enzephalopathie geht häufig mit einem Korsakow-Syndrom einher. Die massive Störung des Kurzzeitgedächtnisses und die Desorientiertheit könnten diagnostisch ein Hinweis darauf sein.

▶ Die Behandlung mit hoch dosierten Gaben von Thiamin (Vitamin B_1) bewirkt einen Rückgang seiner Ataxie und seiner Sehstörungen, er wird mehr und mehr bewusstseinsklar.

▶ Wie in vielen vergleichbaren Fällen bleibt als Residualzustand ein alkoholbedingtes amnestisches Syndrom (Korsakow-Syndrom) bestehen (➢ Kap. 11.2.10), das i. d. R. irreversibel ist.

Diagnosen

1. **Wernicke-Enzephalopathie (E51.2)**
2. **Alkoholbedingtes amnestisches Syndrom (F10.6)**
3. **Alkoholabhängigkeit (F10.2)**

Alkoholbedingte Persönlichkeits- und Verhaltensstörung

Kontinuierlich überhöhter Alkoholkonsum schädigt im Körper jede Zelle, ganz besonders jedoch die Nervenzellen im Gehirn, darunter auch die beiden Schläfenlappen und das Frontalhirn. Diese Areale haben mit der Kontrolle unserer Emotionen und Impulse zu tun und regeln unsere Entscheidungsfähigkeit und unser Sozialverhalten. Allerdings ist die Regenerationsfähigkeit des Gehirns – ähnlich wie die der Leber – erstaunlich gut, d. h.: Wenn jemand einen Entzug macht und länger abstinent bleibt, bilden sich die Hirnschädigungen zurück, das typische „Alkoholikerverhalten" verändert sich wieder in Richtung „normal". Wenn allerdings über Jahre hinweg das Gehirn der toxischen Substanz Alkohol ausgesetzt ist, kommt es zu irreversiblen Veränderungen der Persönlichkeit, in der Fachliteratur auch als „alkoholtoxische Wesensänderung" bezeichnet, deren Symptome sich über die Jahre verschlechtern. In den **Diagnosekriterien der ICD-10** heißt es hierzu kurz gefasst:

„Die allgemeinen Kriterien für F07 (Persönlichkeits- und Verhaltensstörungen als Folge einer Krankheit, Schädigung oder Funktionsstörung des Gehirns) müssen erfüllt sein."

Die Symptome der alkoholbedingten Wesensänderung/Persönlichkeitsstörung haben viele „Gesichter" und sind von Mensch zu Mensch sehr verschieden: Viele Betroffene entwickeln eine verminderte Affektkontrolle (niedrige Frustrationstoleranz), einen Verlust an emotionaler Reaktionsfähigkeit und einen deutlichen Mangel an Durchhaltevermögen. Unzuverlässigkeit, Lügen, nicht eingehaltene Versprechen, Selbstmitleid und Einbußen an Kritik- und Urteilsfähigkeit sind weitere häufig zu beobachtende Eigenschaften.

Später kommen oft Gedächtnis- und Konzentrationsstörungen hinzu. Intellektuelle Einbußen und eine verminderte Alltagskompetenz sind dann manchmal ein Hinweis, dass sich als Folge des jahrzehntelangen Alkoholmissbrauchs – wie nachfolgend beschrieben – zusätzlich zur Wesensänderung eine Alkoholdemenz entwickelt hat, die getrennt von der alkoholbedingten Persönlichkeitsstörung zu diagnostizieren ist.

Alkoholdemenz

Epidemiologische Studien zeigen einen Zusammenhang zwischen lang andauerndem Alkoholmissbrauch und Demenz. Die Ursache der Demenz ist in diesem Fall eine Schädigung von Hirnarealen, die für unser Denken, Planen, Erinnern und unsere intellektuellen Fähigkeiten verantwortlich sind. Bei chronisch Abhängigen kommt es nach vieljährigem Alkoholabusus z. B. zu einer Schrumpfung des Hippokampus, der für Gedächtnis und Lernfähigkeit zuständig ist. Auch der Frontallappen, der u. a. unser Konzentrationsvermögen und unsere Entscheidungsfähigkeit steuert, wird bei einer jahrelang andauernden Alkoholintoxikation geschädigt. Die Symptome sind in etwa dieselben wie bei einer „normalen" Demenz, nur dass sie durch langjährigen Alkoholmissbrauch verursacht sind.

Diagnosekriterien nach ICD-10

Um eine durch langjährigen Alkoholkonsum verursachte Demenz zu diagnostizieren,

1. müssen die demenziellen Syndrome *„in einem deutlichen Zusammenhang mit dem Substanzgebrauch stehen"*;
2. müssen die allgemeinen Kriterien für Demenz (F0) erfüllt sein.

Fallbeispiel

„Der säuft sich um den Verstand"

Elfie K. (64) berichtet: „Ich habe mit Harry viel durchgemacht. Am Anfang fand ich seine witzigen Sprüche und Geschichten lustig, nach unserer Hochzeit jedoch stellte sich heraus, dass er jeden Tag 6–10 Flaschen Bier brauchte, um gut drauf zu sein. Am Wochenende waren es meist noch mehr. Anfangs konnte man mit ihm auch noch was unternehmen: in die Berge fahren, gemeinsam Urlaub am Meer machen, Freunde einladen. Doch mit den Jahren hat er sich mehr und mehr verändert. Er war Spiegeltrinker, wissen Sie. Andere haben nichts von seiner Alkoholabhängigkeit gemerkt, aber der Alkohol hat allmählich unser ganzes Leben bestimmt.

Harry war Landschaftsgärtner, hatte viele Aufträge. Als er immer wieder Termine vergaß und Kunden mit seiner barschen, beleidigenden Art verschreckte, habe ich im Betrieb mehr und mehr Verantwortung übernommen. Das war auch notwendig, denn um Rechnungen von Lieferanten oder Zahlungsaufforderungen des Finanzamts hat er sich einfach nicht gekümmert, ebenso wenig darum, Aufträge zu bestätigen oder den Kunden Rechnungen zu schicken. Wenn ich ihn darauf ansprach, wurde er wütend, log mich an oder erzählte jammernd, dass es ihm gerade nicht gut gehe und er eine Auszeit brauche. Manchmal hat er mir in die Hand hinein Dinge versprochen, um wenig später alles zu leugnen oder sich schmollend aufs Sofa zurückzuziehen. Seine Verantwortungslosigkeit, sein ständiges Lügen und seine emotionalen Wechselbäder haben unsere Beziehung sehr belastet. Sexuell lief nichts mehr zwischen uns, er hatte Libido- und Potenzprobleme. Da hat er die irre Idee entwickelt, ich müsse wohl einen Liebhaber haben. Am Schluss hatten wir keine gemeinsame Freizeit mehr; unsere früheren Freunde hatten sich zurückgezogen. Seine Leberwerte waren katastrophal, doch einen Entzug lehnte er kategorisch ab.

Es kam noch schlimmer: Einige Jahre später – er trank inzwischen seit über 35 Jahren – hatte Harry vermehrt Gedächtnislücken, vergaß sofort, was wir eben besprochen hatten und schaute mich verständnislos an, wenn ich ihm Dinge erklären wollte. Das ging so weit, dass er plötzlich das Telefon nicht mehr bedienen konnte, hilflos die Gebrauchsanleitung für die neue Spülmaschine studierte und beim Rasenmähen mehrmals mit dem Mäher über das Elektrokabel fuhr, sodass kurzzeitig der gesamte Strom ausfiel. Ich konnte ihn auch nicht mehr zum Einkaufen schicken, weil er den Weg nach Hause nicht mehr fand. Die Namen seiner beiden Enkelkinder vergaß er ständig, und zu guter Letzt, beim Besuch seiner Schwester Elisabeth, schaute er sie mit ausdruckslosen Augen an und meinte: ‚Wer bist du denn?' – ‚Der säuft sich um den Verstand', sagte sie entsetzt zu mir. Ich habe sie erst bei der Beerdigung wieder gesehen. Denn einige Wochen danach wurde er mit massiven Schmerzen in der rechten Bauchgegend in die Klinik eingeliefert. Diagnose: Leberkrebs. Er hat noch 6 Wochen gelebt, dann fiel er ins Koma und starb. Inzwischen führe ich zwar ein freies, selbstständiges Leben, doch die Bilder von seiner Alkoholsucht verfolgen mich bis heute."

Typische Symptome in der Fallgeschichte

► Harry ist seit über 35 Jahren alkoholabhängig. In der Endphase seiner Alkoholkrankheit entwickelt er zwei Symptombilder, die oft gleichzeitig auftreten: zunächst eine alkoholbedingte Persönlichkeitsstörung, die in der Fachliteratur auch als alkoholtoxische Wesensänderung bezeichnet wird, und in der Spätphase der Erkrankung dann eine Alkoholdemenz.

► Im Verlauf der Erkrankung entwickelt er Persönlichkeitsmerkmale, die typisch sind für Personen, die über viele Jahre hinweg Alkohol konsumieren: Er wird beleidigend gegenüber Kunden, kümmert sich nicht um die Bezahlung von Rechnungen oder die Erledigung der Büroarbeit. Er ist affektlabil (mal ist er wütend, mal jammert er mitleidheischend), hält Absprachen nicht ein, lügt, verschreckt Freunde und Bekannte und hat kein Interesse an gemeinsamer Freizeit mit seiner Frau. Durch die schädigende Wirkung des Alkohols hat er Libido- und Potenzprobleme, die ihm die Idee eingeben, seine Frau müsse wohl einen Liebhaber haben. Bei manchen Alkoholikern entwickelt sich daraus ein Eifersuchtswahn – hierauf gibt es im Text allerdings keinen Hinweis.

► Im Endstadium seiner Alkoholkrankheit ist sein Gehirn so geschädigt, dass er Symptome entwickelt, die für eine Demenz typisch sind: Er hat massive Störungen des Kurzzeitgedächtnisses, ist örtlich desorientiert (er findet den Weg nach Hause nicht mehr), vergisst die Namen seiner Enkelkinder und erkennt schließlich nicht einmal mehr seine Schwester („Wer bist du denn?"). Überdies ist – wie für eine Demenz typisch – seine Alltagskompetenz beeinträchtigt: Er kann das Telefon nicht mehr bedienen und fährt als gelernter Gärtner wiederholt mit dem Rasenmäher über das Elektrokabel.

► Auch seine Intelligenz ist stark beeinträchtigt: Er kann Erklärungen seiner Frau nicht mehr folgen und ist unfähig, die Gebrauchsanleitung für die Spülmaschine zu erfassen.

▶ Wie in vielen vergleichbaren Fällen ist seine Leber schwer geschädigt; bei Harry K. wird Leberkrebs diagnostiziert, der relativ schnell zum Tod führt.

Diagnosen

1. **Alkoholbedingte Persönlichkeits- und Verhaltensstörung (F10.71)**
2. **Alkoholdemenz (F10.73)**
3. **Alkoholabhängigkeit (F10.2)**

11.2.12 Wichtig zu wissen

Prävalenz

In Deutschland konsumieren 9,5 Mio. Menschen Alkohol in gesundheitlich riskanter Form. Etwa 1,3–1,5 Mio. Menschen gelten als alkoholabhängig, weitere 2 Mio. fallen in die Kategorie „Alkoholmissbrauch". Nur etwa 10 % unterziehen sich einer Therapie, und dies oft erst nach 10–15 Jahren Abhängigkeit. Männer sind 2- bis 3-mal so häufig betroffen wie Frauen. Die volkswirtschaftlichen Kosten für das Gesundheitssystem sind enorm: Jährlich werden etwa 320.000 Patienten wegen alkoholbezogener Störungen ambulant oder stationär behandelt. Allein die hierdurch entstehenden Kosten bewegen sich zwischen 7 und 8 Mrd. Euro; hinzu kommen die indirekten Kosten für Arbeitsunfähigkeit und Frühberentung.

Ätiologie: Wie wird jemand zum abhängigen Trinker?

Zwillings- und Adoptionsstudien deuten darauf hin, dass das Risiko für Alkoholabhängigkeit bei nahen Verwandten von Alkoholabhängigen um das 3- bis 4-Fache erhöht ist. Genetische Faktoren erklären jedoch nur einen Teil des Risikos, relevanter sind Umwelt- und zwischenmenschliche Faktoren (z. B. kulturelle Einstellungen, Verfügbarkeit, gesellschaftliche Erwartungen, persönliche Erfahrungen mit Alkohol bei Belastungssituationen etc.). Etwa 80 % der stationär behandelten Alkoholiker haben Erst- oder Zweitgradverwandte mit Alkoholproblemen. Sind Verwandte ersten Grades betroffen, ist das Erkrankungsrisiko um das 7-Fache erhöht.

Neben einer genetischen und familiären Disposition spielt bei der Entwicklung einer Abhängigkeit von Alkohol auch das Belohnungssystem unseres Gehirns eine wichtige Rolle. Wenn jemand bei unangenehmen Gefühlszuständen (z. B. Angst, Stress, Depression, Ärger) zur Flasche greift und sich dadurch besser fühlt oder Angst und Stress sogar verschwinden, wird er bei der nächsten Belastungs- oder Konfliktsituation wieder Alkohol konsumieren und – wenn die frühere Wirkung nicht mehr zu erzielen ist – die Dosis erhöhen.

Phasenmodell

Eine Alkoholabhängigkeit entwickelt sich meist über viele Jahre. Oft werden die ersten Anzeichen einer sich anbahnenden Abhängigkeit von der Umwelt nicht erkannt. Eine Hilfe beim Erkennen der ersten Anzeichen, aber auch der Symptome für eine fortgeschrittene Alkoholsucht ist das Phasenmodell des amerikanischen Suchtforschers Elvin Molton Jellinek (➤ Box 11.1).

BOX 11.1

Das Phasenmodell nach Jellinek (1983)

Nach Jellinek entwickelt sich eine chronische Alkoholabhängigkeit meist in vier Phasen, die je nach körperlicher oder psychischer Konstitution unterschiedlich lange andauern können. Verschiedene Symptome aus verschiedenen Phasen können auch gleichzeitig auftreten. Im Verlauf der Erkrankung nehmen die Folgeschäden immer stärker zu. Folgende Phasen werden unterschieden:

1. **Voralkoholische Phase: Soziales Trinken**
   Diese Phase beschreibt das weitgehend übliche Trinken von Alkohol: beim Essen, beim Fernsehen, zusammen mit Freunden, zu festlichen Gelegenheiten usw. Der Alkohol dient hierbei häufig dazu, locker zu werden, in Stimmung zu kommen oder Stress zu reduzieren. Die meisten Menschen verbleiben ständig in dieser Phase des gesellschaftlichen Trinkens, aber bei einigen wenigen Prozent weitet sich das gelegentliche Erleichterungstrinken aus und wird ein Wegbereiter zum Alkoholmissbrauch und zur Alkoholabhängigkeit. Für Menschen, die ihre Probleme und ihren Stress immer wieder durch Trinken zu reduzieren versuchen, ist die „voralkoholische Phase" eine Vorstufe für die eigentliche Alkoholkrankheit, die in den Phasen 2–4 beschrieben wird.
2. **Prodromalphase (Vorläuferphase): Auftreten erster Auffälligkeiten**
   Trinker in dieser Phase werden meist von der Gesellschaft toleriert, finden sogar Anerkennung für ihre „Kontaktfreudigkeit" und ihr „Stehvermögen". Typische Auffälligkeiten in dieser Phase: häufiges Erleichterungstrinken; Gedächtnislücken („Blackout", „Filmriss"), Kippen des ersten Glases. Die Betroffenen beginnen heimlich zu trinken, legen sich Trinkvorräte an und haben Schuldgefühle, weil sie ihr Trinkverhalten nicht stoppen können.
3. **Kritische Phase: Kontrollverlust und Abhängigkeit**
   In dieser Phase wird die Abhängigkeit für das Umfeld deutlich; die Gesellschaft reagiert mit Ablehnung. Die Betroffenen haben die Kontrolle über das Trinken verloren, leiden an körperlichen Entzugssymptomen, wenn der Alkoholspiegel sinkt, und entwickeln eine Wesensänderung mit einem Wechsel zwischen Imponiergehabe und Selbstmitleid, Lügen, Mangel an Verantwortung und Flucht vor der Realität (→ Fallgeschichte „Der säuft sich um den Verstand"). Es kommt zu Konflikten mit der Familie, mit Freunden und am Arbeitsplatz.
4. **Chronische Phase: Körperliche und psychische Schäden**
   In der chronischen Phase beherrscht der Alkohol das gesamte Leben: Oft sind die Betroffenen in dieser Phase tagelang im Rausch. Durch die inzwischen eingetretenen Schädigungen des Gehirns kommt es zu Gedächtnisstörungen und einer massiven Veränderung der Persönlichkeit. Bei erzwungenem Entzug kommt es zu lebensbedrohlichen Komplikationen (zerebrale Krampfanfälle, Delirium tremens, Entgleisung der vegetativen Funktionen). In manchen Fällen vertragen die Betroffenen plötzlich keinen Alkohol mehr, es kommt zur Alkoholintoleranz („Toleranzbruch"), dadurch des Öfteren auch zu einem pathologischen Rausch (➤ Kap. 11.2.3). In dieser Endphase sind die Kranken am ehesten bereit, Hilfe anzunehmen. Eine Einweisung in eine Klinik zur Entgiftung ist dann lebensrettend und gleichzeitig ein möglicher „Einstieg" in die weitere Therapie (Entwöhnung und Nachsorgephase).

Typen von Trinkern

Man weiß seit Langem, dass es keinen einheitlichen Trinkertyp gibt; deshalb hat es verschiedentlich Versuche gegeben, Konsumenten von Alkohol in verschiedene Typen einzuteilen. Am bekanntesten ist die von Jellinek vorgeschlagene Typologie in fünf Gruppen von Trinkern (➤ Tab. 11.3). Die beiden wichtigsten Formen sind der Gamma- und der Deltatrinker.

Tab. 11.3 Typen von Trinkern nach Jellinek (1983)

Trinker-Typ	Kurzbeschreibung	Merkmale
Alpha	Konflikttrinker	Kein Kontrollverlust, Fähigkeit zur Abstinenz Psychische Abhängigkeit
Beta	Gelegenheitstrinker	Kein Kontrollverlust, Fähigkeit zur Abstinenz Keine Abhängigkeit
Gamma	Süchtiger Trinker	Kontrollverlust, keine Fähigkeit zu längerer Abstinenz Toleranzentwicklung
Delta	Spiegeltrinker (Gewohnheitstrinker)	Kein Kontrollverlust, aber Unfähigkeit zur Abstinenz; rauscharmer Dauerkonsum
Epsilon	Episodischer Trinker („Quartalssäufer", Dipsomanie)	Mehrtägiges unkontrolliertes Trinken nach wochenlanger Abstinenz

Therapie

Wer an Alkoholabhängigkeit leidet, sollte sich bewusst machen, dass seine Erkrankung nicht „geheilt" werden kann. Das Ziel der Suchttherapie ist deshalb das Erreichen einer lebenslangen Abstinenz. Aber selbst wenn jemand lange Zeit abstinent gelebt hat, kann es nach Jahren oder Jahrzehnten zu einem Rückfall kommen. Das bedeutet, dass die Betroffenen eine hohe Motivation haben und sich ständig darum bemühen müssen, abstinent zu leben.

Wenn jemand bereit ist, sich einer **Entgiftung und Entwöhnung** zu unterziehen, verläuft die Therapie i. d. R. in **vier Phasen:**

1. **Kontakt- und Motivationsphase:** In der ersten Phase soll der Betroffene motiviert werden, sich einer Therapie zu unterziehen. Dies geschieht oft durch Haus- oder Fachärzte, psychosoziale Beratungsstellen oder Psychotherapeuten. Ein erster Schritt ist der Besuch einer Suchtberatungsstelle, um dort schon einen Therapieplan zu entwerfen und organisatorische Fragen (z. B. Kostenübernahme) zu klären. Auch der Besuch von Selbsthilfegruppen (z. B. Anonyme Alkoholiker) kann in dieser Phase hilfreich sein. Am Ende steht die Entscheidung, ob eine Entgiftung sinnvoll ist und ob die anschließende Entwöhnung ambulant, stationär, kurz-, mittel- oder langfristig durchzuführen ist.
2. **Entgiftungs- und Entzugsphase:** Die Entgiftung findet in einer speziellen Entzugsklinik statt oder auch in einer entsprechenden Abteilung der psychiatrischen Landes- oder Allgemeinkrankenhäuser. Die Dauer des Alkoholentzugs ist individuell unterschiedlich, i. d. R. ist der körperliche Entzug aber nach einigen Tagen bis 1 Woche abgeschlossen. Beim Alkohol erfolgt die Entgiftung abrupt; stärkere Entzugssymptome können mit Clomethiazol (Distraneurin) oder mit Benzodiazepinen gelindert werden. Wegen der starken psychischen Abhängigkeit ist die Rückfallgefahr allerdings immer noch hoch, weshalb auf die körperliche Entgiftung die eigentliche Entzugstherapie folgt, die i. d. R. 2–3 Wochen dauert. Während dieser Zeit nimmt der Patient an Einzel- und Gruppentherapie teil, wobei durch Gespräche versucht wird, den Wunsch nach Abstinenz zu festigen. Ziel der Entzugsphase ist die komplette Abstinenz als Voraussetzung für die anschließend einzuleitende Entwöhnung.
3. **Entwöhnungsphase (Vorbereitung auf ein Leben ohne Alkohol):** Da das Suchtgedächtnis und somit die Alkoholabhängigkeit lebenslang bestehen bleiben, muss jeder Betroffene lernen, in Zukunft als „trockener Alkoholiker" zu leben. Hierbei hilft eine längere Phase der Entwöhnung. Die Entwöhnung erfolgt meist stationär in speziellen Suchtkliniken. Kurzzeittherapien sind auf 6–8 Wochen, Langzeittherapien auf 12–16 Wochen angelegt. Psychosoziale Beratungsstellen bieten in neuerer Zeit auch ambulante Therapien der Alkoholentwöhnung an (Dauer: 12–18 Monate). In dieser Zeit finden ein- bis zweimal wöchentlich in der Beratungsstelle therapeutische Gruppen- oder Einzelgespräche statt. Meist wird schon während der Entwöhnung ein individueller Nachsorgeplan erarbeitet.
4. **Nachsorgephase:** In dieser Phase geht es darum, den Betroffenen zu helfen, weiterhin abstinent zu leben und belastende Lebenssituationen auch ohne Alkohol zu bewältigen. Für viele Betroffene ist deshalb der regelmäßige Besuch einer Selbsthilfegruppe in vielerlei Hinsicht wichtig: Der Kranke ist nicht allein, er wird bei den regelmäßigen Treffen an sein Alkoholproblem erinnert, trifft dabei aber auch auf Menschen, die im Umgang mit der Alkoholkrankheit erfahren sind: Menschen, die selbst Rückfälle erlebt haben und aus eigener Erfahrung Tipps geben können, wie man schwierige Situationen bewältigt. Die Nachsorge kann aber auch darin bestehen, weiter an einer Psychotherapie teilzunehmen oder über längere Zeit Beratungstermine einer Suchtberatungsstelle aufzusuchen.

MERKE

Die vier Phasen der Behandlung von Alkoholismus

1. Kontakt- u. Motivationsphase
2. Entgiftungsphase
3. Entwöhnungsphase
4. Nachsorgephase

11.3 Benzodiazepine

11.3.1 Allgemeine Hinweise

Benzodiazepine sind rezeptpflichtige Medikamente, die zur kurzfristigen Behandlung von Spannungs-, Erregungs- und Angstzuständen (z. B. Panikattacken) verabreicht werden. Darüber hinaus werden sie vor allem bei Schlafstörungen, psychotischen Erregungszuständen, zerebralen Krampfanfällen und als Muskelrelaxans bei Verspannungen eingesetzt. Auch zur Einleitung vor operativen und diagnostischen Eingriffen – z. B. Darm-/Magenspiegelung – werden oft Benzodiazepine verabreicht.

Benzodiazepine zählen zur Gruppe der Beruhigungsmittel (engl. *tranquilizer*), in der ICD-10 werden sie als **Sedativa** (F13) bezeichnet. Zu ihnen zählen z. B. Diazepam (Valium®), Bromazepam (Lexotanil®), Oxazepam (Adumbran®), Lorazepam (Tavor®), Chlordiazepoxid (Librium®), Flunitrazepam (Rohypnol®) u. v. m.

Als Schlafmittel (Hypnotika) wurden früher auch Barbiturate verschrieben. Barbiturate wirken ähnlich wie Benzodiazepine, sind allerdings stark toxisch und machen schon nach 14 Tagen abhängig. Deshalb werden sie heute nur noch in Ausnahmefällen eingesetzt.

MERKE

Wichtig zu wissen ist, dass Alkohol und Benzos sich bei gleichzeitiger Einnahme gegenseitig verstärken. Umgekehrt bewirkt eine Toleranzentwicklung bei Alkohol auch eine Toleranzentwicklung bei „Benzos". Dieses Phänomen wird als **Kreuztoleranz** bezeichnet. Die Ursache hierfür ist ein ähnlicher Wirkmechanismus bei beiden Suchtstoffen: Sowohl Ethanol (Alkohol) als auch Benzodiazepine setzen an den gleichen GABA-A-Rezeptoren an, was die Hauptursache für ihre sedierende Wirkung darstellt.

Intoxikation oder lang anhaltender Missbrauch

Bei kurzfristigem Gebrauch und niedriger Dosierung von Benzodiazepinen werden die körperlichen, psychischen und sozialen Auswirkungen als vergleichsweise gering erachtet. Langjähriger, selbst **niedrig dosierter Konsum** von Sedativa führt jedoch häufig zu psychischen und körperlichen Problemen in Form von reduzierter Konzentrations- und Merkfähigkeit, körperlicher Schwäche und eingeschränkter emotionaler Reaktionsfähigkeit. Noch problematischer sind die Folgen bei **hoch dosiertem Konsum** von „Benzos", der i. d. R. schon nach 4–6 Wochen zu einem Abhängigkeitssyndrom führt, dessen Symptome sich nicht wesentlich von denen anderer Suchtformen unterscheiden, auch wenn sie für Außenstehende – anders als bei Alkohol – erst nach längerer Zeit sichtbar werden.

Symptome von Intoxikation oder lang anhaltendem Missbrauch von Beruhigungsmitteln (nach ICD-10 und DSM-5)

1. Teilnahmslosigkeit, Mangel an Gefühlen (Apathie)
2. Müdigkeit und Abgeschlagenheit
3. Gangstörungen, Standunsicherheit, Muskelschwäche
4. Störung der Koordinationsfähigkeit (Stürze, Danebengreifen)
5. Nystagmus, Doppelbilder
6. Verwaschene Sprache
7. Konzentrations- und Aufmerksamkeitsstörungen
8. Störung des Kurzzeitgedächtnisses (anterograde Amnesie)
9. Affektlabilität

Fallbeispiel

Sehstörungen und Muskelschwächen

Ella W. (76) erscheint in der Klinik, weil sie sich bei einem Sturz in ihrer Wohnung am Kopf eine blutende Wunde zugezogen hat. Es ist schon das zweite Mal innerhalb der letzten 2 Wochen: Vor 8 Tagen kam sie wegen eines verstauchten Handgelenks und einer schmerzhaften Schulterprellung in die Kliniksprechstunde. Sie kann sich nur z. T. an den Unfall erinnern. „Ich glaube, mir wurde schwindelig, ich wollte mich hinsetzen, der Stuhl ist weggerutscht, und ich bin mit dem Kopf auf der Tischplatte aufgeschlagen. Mehr weiß ich nicht." Auf Nachfragen berichtet sie, dass sie sich des Öfteren sehr schwach auf den Beinen fühle und manchmal ihren Kaffee verschütte. „Das liegt daran, dass ich die Tasse manchmal verschwommen oder doppelt sehe und dann halb vorbeigreife; manchmal greife ich auch daneben, wenn ich mich auf meinen Stock stützen will."

Im Aufnahmegespräch fällt auf, dass Ella W. teilnahmslos auf ihrem Stuhl sitzt und sich nur mit Mühe auf die Fragen des Arztes konzentrieren kann. Sie spricht langsam, leise und verwaschen. Sie kann sich nicht erinnern, was sie vor dem Arztbesuch (um 14:00 Uhr) genau getan hat. Auf Nachfragen gibt sie zu, seit etwa 2 Jahren regelmäßig „etwas zum Schlafen" zu nehmen, anfangs ½ Tablette. „Als die nicht mehr wirkte, habe ich die Dosis auf 2, später auf 3 Tabletten erhöht. Als ich vor ein paar Tagen wieder einmal nicht schlafen konnte und nachts Angstanfälle bekam, habe ich 4, dann 5 Valium genommen. Seitdem kann ich wieder schlafen."

Typische Symptome in der Fallgeschichte

- Ella W. nimmt seit 2 Jahren Beruhigungsmittel und musste, um normal schlafen zu können, die Dosis mehrmals erhöhen. Sie ist abhängig von den Benzodiazepinen.
- Sie hat die Dosis kurzfristig massiv erhöht, die beschriebenen Symptome sind deshalb vorwiegend Symptome einer Intoxikation.
- Sie fühlt sich sehr schwach auf den Beinen und leidet offensichtlich an Gangstörungen und Standunsicherheit (→ 3).
- Sie hat Sehstörungen (Verschwommensehen und Doppelbilder, → 5).
- Ihre Koordinationsfähigkeit ist eingeschränkt: Sie hat Probleme beim Hinsetzen und greift vorbei, wenn sie aus ihrer Tasse trinken oder ihren Stock benutzen möchte (→ 4).
- Ella W. sitzt teilnahmslos (apathisch) auf ihrem Stuhl (→ 1).
- Sie kann sich nur schwer auf die Fragen des Arztes konzentrieren (Störung der Konzentration und Aufmerksamkeit, → 7).
- Ihre Sprachproduktion ist verlangsamt: Sie spricht leise, mit verwaschener Sprache (→ 6).
- Sie hat eine Störung des Kurzzeitgedächtnisses: Sie kann sich nur bruchstückhaft erinnern, was sie vor dem Arztbesuch getan hat; auch die Erinnerung an den Sturz ist nur teilweise erhalten (→ 8).

Diagnosen

1. Abhängigkeit von Benzodiazepinen (F13.2)
2. Akute Sedativa-Intoxikation (F13.0)

11.3.2 Paradoxe Reaktion bei Benzodiazepinen

In seltenen Fällen kommt es bei Patienten bei Einnahme bestimmter Benzodiazepine zu einer „paradoxen" Reaktion. Anstatt zu sedieren, hat das Medikament genau die gegenteilige Wirkung: Es putscht auf, die Betroffenen werden aggressiv und haben manchmal Erregungszustände, die eine sofortige medizinische Intervention notwendig machen. Die Ursachen sind noch ungeklärt: Manche vermuten eine Vorschädigung des Gehirns (z. B. durch eine Demenz) oder eine Störung des Hirnstoffwechsels, in deren Folge sich die Wirkung des Benzodiazepins „umkehrt".

Diese paradoxe Reaktion tritt vor allem bei älteren Menschen auf, manchmal auch bei Personen mit ADS/ADHS.

Erfahrungsbericht

„Valium ist ein Teufelszeug!"

In einem Beitrag im Internet berichtet Irene K. von der Behandlung ihres Vaters mit Valium:

Mein Vater (72) ist ein ruhiger Mensch, mit dem man normalerweise gut auskommt. Als er allerdings vor einigen Wochen plötzlich unter Angstzuständen, Herzrasen und Einschlafstörungen litt, bin ich mit ihm zu unserem Hausarzt gegangen. Der verschrieb meinem Vater ein Beruhigungsmittel aus der Gruppe der Benzodiazepine. Wir sollten es zunächst mit 1 Tablette probieren, wenn das keine Wirkung zeige, könnten wir die Dosis auch verdoppeln. „Das wird ihn sicher beruhigen", meinte der Arzt.

Das Gegenteil war der Fall: Kurz nach Einnahme der Tablette wurde mein Vater noch aufgedrehter, redete ohne Unterlass und hat sich über Nichtigkeiten extrem aufgeregt. Wir dachten, die Dosis sei zu niedrig. Um ihn zu beruhigen, haben wir ihm noch eine Tablette gegeben. Als Reaktion darauf wurde er wenig später ausfallend, hat mich und meinen Bruder beschimpft, nach uns getreten. Als ich ihn bat, doch etwas zu trinken, schüttete er mir das Wasser ins Gesicht. Wenig später versuchte er, aus dem Fenster zu springen. Wir haben den Notarzt gerufen, der kannte sich Gottseidank aus. „Das ist eine paradoxe Reaktion, die nur bei wenigen Menschen vorkommt. Bitte keine Benzos mehr! Er muss sofort in die Klinik." Dort wurde er – soweit ich weiß – mit Antipsychotika behandelt. Jetzt ist er wieder okay, kann sich aber an nichts erinnern. Benzodiazepine sind seitdem tabu für uns: Sie sind ein Teufelszeug!

11.3.3 Benzodiazepin-Entzugssyndrom

Benzodiazepine machen innerhalb von 6 Wochen körperlich abhängig. Auch bei längerer niedriger Dosierung ohne Toleranzentwicklung ist die Gefahr der Abhängigkeit gegeben (engl. *low-dose dependency:* Niedrigdosisabhängigkeit). Ein abrupter Entzug bei höher dosiertem Konsum hat meist ein Entzugssyndrom zur Folge, das sich wegen der oft langen Halbwertszeit der „Benzos" weniger schnell entwickelt als beim Entzug von Alkohol: Ein Einsetzen der typischen Symptomatik nach 1 Woche oder mehr ist nicht selten!

Im Entzug reagieren Körper und Psyche mit Symptomen, die das Gegenteil dessen darstellen, wofür das Mittel genommen wurde: Die Entspannung kehrt sich um in Unruhe; der tiefe Schlaf in Schlaflosigkeit, die Angstfreiheit in Panikattacken, die gehobene Stimmung in eine schwere Depression. Oft halten Entzugssymptome wie Depressionen oder Ängste nach dem Entzug noch wochen- oder monatelang an.

Diagnosekriterien nach ICD-10 und DSM-5

A. Die allgemeinen Kriterien für ein Entzugssyndrom sind erfüllt.
B. Drei der folgenden Symptome müssen vorhanden sein:
1. Hyperaktivität des vegetativen Nervensystems (z. B. Schwitzen; erhöhter Puls)
2. Zittern der Hände
3. Schlaflosigkeit (Insomnie)
4. Übelkeit oder Erbrechen
5. Psychomotorische Unruhe
6. Angst
7. Krankheits- oder Schwächegefühl
8. Paranoide Vorstellungen
9. Vorübergehende optische, manchmal auch taktile oder akustische Halluzinationen oder Illusionen
10. In schweren Fällen: zerebrale Krampfanfälle (Grand Mal).

Unbehandelt kann sich die Entzugssymptomatik zu einem Delir mit den dafür typischen Symptomen entwickeln: Bewusstseinstrübung, Desorientiertheit zu Zeit, Ort und Person, Schlafstörungen etc. Die Diagnose lautet dann: Sedativa-Entzugssyndrom mit Delir (F13.4).

Fallbeispiel

Ein Gospelchor im September

Maja R. (38) ist Lehrerin und alleinerziehende Mutter von drei Kindern. Nach einem Autounfall mit kurzer Bewusstlosigkeit und diversen Kopfverletzungen wird sie in die Klinik eingeliefert, wo sie 1 Woche lang diversen Untersuchungen unterzogen wird. Am 5. Tag ihres Klinikaufenthalts berichtet sie der erstaunten Krankenschwester von unbekannten Personen, die nachts um ihr Bett stehen und Gospellieder singen. „Auch der Nikolaus ist dabei. Außerdem finde ich es sehr seltsam, dass immer wieder riesige Schmetterlinge durch das offene Fenster hereinfliegen und sich an der Lampe über meinem Bett paaren!" Dem von der ratlosen Krankenschwester herbeigerufenen Arzt berichtet Maja R. empört, dass sie wegen des Gospelchors nachts kaum mehr schlafen könne und sich durch das ständige Fragen der Pfleger, Krankenschwestern und Ärzte ausgehorcht fühle. „Ich hoffe, die geben die Infos nicht an meinen Dienstherrn weiter, schließlich bin ich Beamtin."

„Gospels singt man bei uns meist an Weihnachten, nicht im September, oder?", meint der Arzt. „Ich weiß, das muss ich mir wohl einbilden", erwidert Maja R. „Dann sind das also Halluzinationen! Ich hab solche Angst, dass ich durch den Unfall einen Hirnschaden erlitten habe!"

„Sie haben nur äußerliche Verletzungen am Kopf, außerdem gibt es da einige Symptome, die mich an eine andere Ursache denken lassen. Ihre Hände zittern ja! Wie fühlen Sie sich denn ganz allgemein?" – „Innerlich unruhig, gleichzeitig aber auch zittrig und schwach, wie bei einer Grippe. Außerdem bekommt mir das Klinikessen nicht: Mir ist ständig übel, und ich liege die ganze Nacht wach."

„Wie war es denn früher mit ihrem Schlaf?" – „Ganz schlecht! Ich habe seit Jahren Schlafprobleme." – „Nehmen Sie da manchmal Beruhigungs- oder Schlafmittel?" – Maja R. gibt zu, dass sie seit Jahren Lexotanil® nimmt: anfangs nur, um besser schlafen zu können, inzwischen oft auch tagsüber, um mit dem Stress und den Aufregungen des Alltags besser fertig zu werden.

Typische Symptome in der Fallgeschichte

▶ Durch den Autounfall mit anschließendem Klinikaufenthalt hat Maja R. keine Möglichkeit, ihre Beruhigungstabletten einzunehmen, und reagiert auf das ungewollte Absetzen des Medikaments mit Entzugserscheinungen, die wegen der längeren Halbwertszeit von Lexotanil® (10–20 Stunden) etwas später einsetzen als beim Entzug von Alkohol.
▶ Maja R. leidet infolge des Entzugs an Schlaflosigkeit und Übelkeit (→ 3 + 4).
▶ Sie fühlt sich innerlich unruhig (→ 5), ihre Hände zittern (→ 2); sie fühlt sich krank und schwach (→ 7).
▶ Überdies leidet sie an großen Ängsten, u. a. der Angst, sie könne durch den Unfall einen Hirnschaden erlitten haben (→ 6).
▶ Zudem entwickelt sie die paranoide Idee, dass man sie aushorche und den Krankheitsbefund an ihren Dienstherrn weitergebe (→ 8).
▶ Besonders auffällig sind die optischen und akustischen Halluzinationen (der Nikolaus; unbekannte Personen, die an ihrem Bett Gospellieder singen; riesige Schmetterlinge, die sich an der Lampe paaren). Anders als beim Alkoholentzugssyndrom sehen die Betroffenen meist keine kleinen Tiere oder Insekten, sondern große oder übergroße Gestalten, Tiere, Objekte (→ 9).
▶ Maja R. ist bewusstseinsklar: Sie versteht die Fragen des Arztes, antwortet sachbezogen, sieht ein, dass sie wohl Halluzinationen hat. Die Diagnose eines Delirs scheidet somit aus.

Diagnosen

1. **Benzodiazepin-Entzugssyndrom (F13.3)**
2. **Abhängigkeit von Benzodiazepinen (F13.2)**

11.3.4 Wichtig zu wissen

Prävalenz

Über die Häufigkeit des Benzodiazepin-Missbrauchs in Deutschland gibt es keine zuverlässigen Zahlen. Manche schätzen, dass mehr als 1 Mio. Menschen in Deutschland von Beruhigungs- und Schlafmitteln abhängig sind. Das wären bei einer Bevölkerungszahl von augenblicklich 82 Mio. etwa 1,2 %; die Dunkelziffer ist vermutlich hoch. Andere Berechnungen gehen davon aus, dass im Verlauf ihres Lebens etwa 2 % der Menschen in Deutschland von „Benzos" abhängig waren oder es noch sind.

Therapie

Benzodiazepine dienen häufig der Verminderung von Symptomen wie Angst, Panikattacken, Schlafstörungen, Unruhe, innerer Anspannung, depressiven Verstimmungen etc. – Symptome, die meist Ausdruck einer tiefer liegenden psychischen Störung sind. Durch die Einnahme von Benzodiazepinen verschwinden die Symptome schnell und vollständig, tauchen aber wieder verstärkt auf, wenn das Medikament abgesetzt wird. Der Entzug von Benzodiazepinen sollte daher grundsätzlich nur im Rahmen eines umfassenden Behandlungsplans erfolgen, der auch die Behandlung der zugrunde liegenden psychischen Störung umfasst.

Der Entzug von Benzodiazepinen muss fraktioniert (= schrittweise) erfolgen. Bei lang andauernder Abhängigkeit ist oft ein Klinikaufenthalt notwendig. Die Dauer des Entzugs richtet sich nach der Dauer der Abhängigkeit. Suchtexperten haben hierfür folgende Faustregel festgelegt: Der Entzug in Monaten entspricht in etwa der Dauer der Abhängigkeit in Jahren. Betroffene berichten, dass der Entzug von „Benzos" wegen der schweren Entzugsdepressionen und der starken Ängste schlimmer ist als der Entzug von Heroin.

11.4 Illegale Drogen

11.4.1 Allgemeine Hinweise

Die bekanntesten illegalen Drogen sind Cannabis (Haschisch bzw. Marihuana), Kokain, Crack, LSD, Heroin und synthetisch hergestellte Designerdrogen wie Ecstasy, Speed oder Crystal Meth. Eine Sonderstellung nimmt das Medikament Ritalin® (Methylphenidat) ein, das in der Therapie der ADS/ADHS und der Narkolepsie Anwendung findet, von vielen Menschen inzwischen jedoch auch missbräuchlich zur Reduktion von Müdigkeit und zur Steigerung der körperlichen und geistigen Leistungsfähigkeit konsumiert wird. Deshalb ist Ritalin® in ➤ Abb. 11.3 ebenfalls als illegale Droge aufgeführt.

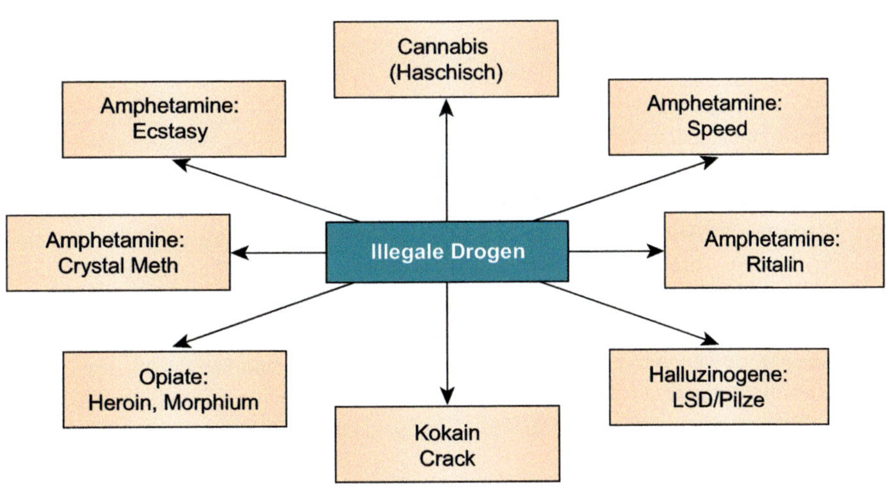

Abb. 11.3 Illegale Drogen im Überblick [L143]

11.4.2 Cannabis

Allgemeine Hinweise

„Cannabis" ist der wissenschaftliche Name für Hanf und wird umgangssprachlich als Oberbegriff für die verschiedenen Formen des Konsums verwendet. **Marihuana** („Gras") wird aus den Blüten der Hanfpflanze hergestellt, **Haschisch** („Shit", „Dope") ist das Harz der weiblichen Cannabisblüten. Die häufigste Konsumform ist das Rauchen von Joints (ugs. Kiffen). Dabei wird das zerbröselte Haschisch oder Marihuana mit Tabak vermengt und zu einer Zigarette gedreht. Gelegentlich wird Marihuana auch als Tee getrunken oder als „Spacecakes" (in Keksen oder Kuchen) gegessen.

Der Hauptwirkstoff der Cannabispflanze ist Tetrahydrocannabinol (THC), dessen Gehalt jedoch je nach Pflanzensorte stark schwankt, sodass nicht jede Cannabissorte für die Rauschmittelproduktion geeignet ist. Der mittlere Wirkstoffgehalt der getrockneten Spitzen, Blätter und Blüten der Cannabispflanze liegt bei 2 %. Neuere Treibhauszüchtungen erreichen einen Wirkstoffgehalt von bis zu 20 %.

Im Vergleich zu Alkohol dauert der Abbau von THC deutlich länger. Die Halbwertszeit liegt bei etwa 7 Tagen; überdies besitzt THC eine hohe Fettlöslichkeit und lagert sich demensprechend leicht in fettreichem Gewebe ein. Auch nach mehrwöchiger Abstinenz kann ein Abbau des Fettgewebes (z. B. durch starke körperliche Bewegung) dazu führen, dass THC in den Blutkreislauf gelangt und Rauschsymptome verursacht, obwohl kein Cannabis mehr konsumiert wurde. Dieses Phänomen wird in der Fachliteratur als **Nachhallpsychose (Flashbacks)** bezeichnet.

Wirkung

Die psychischen Wirkungen von Cannabis sind vielschichtig und hängen von der Menge und der Qualität der konsumierten Substanz ab. Sie reichen von Entspannung, Euphorie, Glückszuständen und einer Intensivierung der Sinneswahrnehmungen bis hin zu – eher seltenen – Horrortrips mit kurzzeitigen Wahnvorstellungen und Angstzuständen.

Beim Rauchen von Cannabis tritt der Rausch schnell ein. Am intensivsten ist er nach 30–60 Minuten. In dieser Phase kommt es bei vielen zum sog. „Lachflash", gefolgt von unablässigem Reden und Philosophieren („Laberflash") und anschließendem Heißhunger („Fressflash"). Ein Cannabisrausch dauert i. d. R. 1–4 Stunden. Am intensivsten wird er nach 30–60 Minuten erlebt. Viele Konsumenten beschreiben in dieser Phase ein Gefühl von Entspannung, innerer Ruhe und Ausgeglichenheit. Dieses Gefühl des Wohlbefindens geht meist mit vermindertem Antrieb und Passivität einher. Ein verlangsamtes Denken und Reden sowie eine Beeinträchtigung von Konzentration, Aufmerksamkeit und Gedächtnis sind unangenehme Nebenwirkungen, die auch bei Dauerkonsum von Cannabis erhalten bleiben. Auch eine Einschränkung der Koordinationsfähigkeit ist typisch für eine Cannabis-Intoxikation. Als Folge der langen Halbwertszeit gilt dies auch noch Tage nach dem letzten Konsum.

Akute Cannabis-Intoxikation: Diagnosekriterien in Anlehnung an ICD-10 und DSM-5

Von den unter A und B aufgeführten Symptomen muss mindestens je eines vorhanden sein.

A. Körperliche Symptome:
1. Appetitsteigerung
2. Mundtrockenheit
3. Gerötete Bindehaut der Augen („konjunktivale Injektion")
4. Erhöhter Puls (Tachykardie)
5. Beeinträchtigung der Reaktionszeit
6. Übelkeit und Erbrechen
7. Gliederschmerzen

B. Psychische Symptome:
1. Euphorie, Entspannung und Wohlbefinden
2. Intensivierung der Sinneswahrnehmungen (Farben werden leuchtender, einfachste Speisen schmecken köstlich), in manchen Fällen illusionäre Verkennungen oder Halluzinationen, die als solche erkannt werden (Pseudohalluzinationen/Pseudoillusionen)
3. Verlangsamtes Zeiterleben
4. Derealisation und Depersonalisation
5. Beeinträchtigung von Konzentration, Aufmerksamkeit und Gedächtnis
6. Passivität und Initiativelosigkeit

In manchen Fällen (vor allem bei Überdosierung):
1. Angstzustände
2. Agitiertheit; Enthemmung
3. Misstrauen, paranoide Vorstellungen
4. Bei entsprechender Stimmungslage: Horrortrip mit Wahnvorstellungen, Halluzinationen und panikartiger Angst (→ cannabisinduzierte psychotische Störung, F12.5)

Fallbeispiele

Ein Daumen, der auf Befehl größer oder kleiner wird

Alex F. berichtet bei einem Treffen mit seinen Freunden von seinem ersten Urlaubstag in Kathmandu/Nepal:

Als Mike, Joey und ich in Kathmandu angekommen sind, haben wir schon am ersten Tag einen jungen Guide engagiert, der uns die wichtigsten Sehenswürdigkeiten gezeigt hat – auch die mehrere Meter hohen Cannabispflanzen am Fluss. „Die dürfen nur unsere Sadhus ernten, die heiligen Männer Nepals, ansonsten ist Marihuana hier verboten." Er selbst sei Student und brauche manchmal „Gras" als Einschlafhilfe. Wie er das mache, wollten wir wissen. – „Nun, ich gehe zu einem der Sadhus oberhalb des Flusses und gebe ihm ein Geschenk, wie man das hier mit Sadhus macht – z. B. 10 Dollar. Am nächsten Tag komme ich wie zufällig bei ihm vorbei, er will sich bedanken und gibt mir auch ein Geschenk – eine Tüte mit Gras. Das könnt ihr auch mal versuchen."

Am Morgen des nächsten Tages übergeben wir einem der Sadhus als Geschenk 20 Dollar. Am Nachmittag kommen wir wieder bei ihm vorbei, er lächelt und drückt mir als Geschenk eine braune Tüte mit „Gras" in die Hand. Wir gehen sofort in unser Ein-Zimmer-Apartment. Mit Mikes Hilfe habe ich dann meinen ersten Joint gedreht. Bald wurde es recht lustig, wir haben viel gelacht, ewig lang philosophische Gespräche geführt über Buddhismus, Hinduismus, den Sinn von Beziehungen ... Nur Joey verschwand ständig kotzend auf der Toilette. Mir war auch etwas übel, mein Mund war trocken, und ich hatte starke Gliederschmerzen wie bei einer schweren Grippe. Mike saß mit verklärtem Gesicht auf seinem Bett, horchte auf die Musik aus seinem iPod und bewegte dabei rhythmisch seinen Kopf und Körper. „So schöne, tief berührende Musik habe ich noch nie vorher gehört", meinte er. Ich hingegen war damit beschäftigt, meinen Daumen zu fixieren. Ich stellte mir vor, dass er größer wird ... er wuchs auf die dreifache Größe an. Ich befahl ihm, kleiner zu werden – er schrumpfte wieder auf Normalgröße. Ich wusste genau, dass das eine Illusion sein musste, trotzdem fand ich es unglaublich spannend, versuchte es mit der ganzen Hand – auch das funktionierte.

Joey war inzwischen wieder bei uns. „Das Kiffen, das ist nichts für mich, es macht einen krank, da sollte man doch klug sein und ... und ... was habe ich gerade gesagt? Hab's schon wieder vergessen. Will mich schlafen legen, glaube ich. Übrigens sehr modern hier, die Tapete mit den vielen bunten Blumen." – „Finde ich auch", sagte ich. „Aber vorher brauche ich etwas zu essen." Wir fielen über die Essensvorräte in unseren Rucksäcken her, vor allem über die Süßigkeiten, die wir aus Deutschland mitgebracht hatten, dann legten wir uns schlafen. Am nächsten Morgen suchten wir vergeblich nach der farbigen Blumentapete: Wir waren in einem Zimmer mit fleckig-weißen Wänden.

Typische Symptome in der Fallgeschichte

- ▶ In der Geschichte finden sich – auf zwei der drei Freunde verteilt – diverse körperliche Symptome einer Cannabis-Intoxikation: bei Joey Übelkeit und Erbrechen (→ A.6), bei Alex Übelkeit, Mundtrockenheit (→ A.2) und Gliederschmerzen (→ A.7).
- ▶ Nach dem Konsum durchlaufen die jungen Männer die drei typischen Phasen eines Cannabisrauschs: den „Lachflash", den „Laberflash" und den „Fressflash".
- ▶ Als weitere Symptome finden sich bei Alex Pseudoillusionen (→ B2), über die manchmal auch LSD-Konsumenten berichten (auf Befehl werden Daumen oder Hände größer und schrumpfen dann wieder).
- ▶ Mike hört mit verklärtem Gesicht Musik und meint, so schöne, tief berührende Musik habe er noch nie vorher gehört (Intensivierung der Sinneseindrücke → B2).
- ▶ Joey hat Probleme mit der Konzentration und dem Gedächtnis: Er beginnt einen Satz, vergisst den Satzanfang und bringt Dinge durcheinander (→ B5).
- ▶ Zu guter Letzt bestaunt er zusammen mit seinen Freunden die farbige Blumentapete, die sich am nächsten Morgen in ihren Urzustand zurückverwandelt hat: Sie befinden sich in einem Zimmer mit fleckig-weißen Wänden (→ B2).

Diagnose **Akute Cannabinoidintoxikation (F12.0).**

Viele Konsumenten von Cannabis haben ähnliche Erfahrungen gemacht. Für manche war das erste auch das letzte Mal; andere konsumieren Cannabis in regelmäßigen Abständen, um Stress zu reduzieren oder ihre Probleme in den Hintergrund treten zu lassen. Personen, die stimulierende Drogen wie Ecstasy, Kokain oder Speed konsumieren, verwenden Cannabis häufig als Downer – als Mittel, um sich zu beruhigen und endlich schlafen zu können. In seltenen Fällen kann es, wie in der folgenden Fallgeschichte beschrieben, beim ersten „Kiffen" oder auch später bei hoch dosiertem Konsum zu psychotischen Reaktionen kommen.

„Deine Haschischplätzchen sind vergiftet!"

Lena B. (21) berichtet: „Mein damaliger Freund Yannick wollte unbedingt, dass ich mit ihm zusammen kiffe. Da ich Nichtraucherin bin, hat er extra für mich Haschischplätzchen gebacken, damit ich die Wirkung des Stoffs richtig spüre. Von wegen! Nach etwa ½ Stunde kam mir alles um mich herum eigenartig fremd vor, und ich bekam Angst. Dieses Angstgefühl steigerte sich so sehr, dass ich überzeugt war zu sterben. ‚Deine Scheißplätzchen sind vergiftet. Jemand hat dir unreinen Stoff angedreht', schrie ich. Mir war kotzübel, mein Mund war wie ausgetrocknet, ich hatte irres Herzklopfen. Ich schaute suchend aus dem Fenster, sah aber nur die Birke im Garten, deren Blätter und Zweige sich im Mondlicht leicht bewegten. Wann immer mein Blick länger auf einem Zweig, einem Büschel Blätter, einem Stück Rinde verweilte, sah ich teuflische Gesichter, die mich hämisch angrinsten, so wie auf den Höllenbildern von Hieronymus Bosch. Das sind die Todesboten, dachte ich. In meiner Panik schlug ich um mich, schrie Yannick an, ließ aber schließlich zu, dass er mich ins Bett brachte. Ich litt noch mehrere Tage unter den Nachwirkungen dieses Horrortrips: Ich hatte immer noch panische Angst zu sterben. Die Gesichter in der Birke waren verschwunden, aber Tage später sah ich manchmal nachts einen Todesengel an meinem Bett stehen. Nach 8 Tagen war die Todesangst verschwunden, und ich konnte wieder normal schlafen."

Typische Symptome in der Fallgeschichte

- ▶ Die Geschichte enthält mehrere Symptome, die auch bei einer normalen Cannabis-Intoxikation auftreten: Übelkeit, Derealisation, Mundtrockenheit, Herzklopfen.
- ▶ Lena B. hat zudem Symptome, die man als „psychotisch" bezeichnen würde: Sie entwickelt einen Vergiftungswahn und ist überzeugt davon, zu sterben (→ B.10).
- ▶ Die illusionären Verkennungen in den Blättern der Birke als „teuflische Gesichter, die mich hämisch angrinsten" deutet sie als „Todesboten" (→ B.10).
- ▶ In ihrer Panik schlägt sie um sich, schreit ihren Freund an, lässt dann aber schließlich zu, dass er sie zu Bett bringt.
- ▶ Nach den Diagnosekriterien der ICD-10 müssen die psychotischen Symptome länger als 48 Stunden andauern. Dies ist hier der Fall: Lena hat noch Tage danach panische Angst zu sterben und sieht nachts einen Todesengel an ihrem Bett.

Diagnose **Cannabisinduzierte psychotische Störung (F12.5).**

Langzeitfolgen

Cannabis ist die am häufigsten konsumierte illegale Droge in Deutschland, vor allem unter Jugendlichen und jungen Erwachsenen. Die meisten von ihnen konsumieren es gelegentlich oder stellen den Konsum nach einiger Zeit wieder ein. Ein Teil jedoch „kifft" regelmäßig über mehrere Jahre. Bei ihnen kann sich eine psychische Abhängigkeit entwickeln. Die Konsumenten haben das Gefühl, nicht mehr ohne Cannabis zurechtzukommen. Anders als früher angenommen, können sich nach langjährigem Konsum auch leichte körperliche Entzugserscheinungen (Zittern, Unruhe, Ängste, Schlafprobleme etc.) einstellen.

Die Langzeitfolgen von lang anhaltendem Cannabismissbrauch sind im folgenden Zeitungsartikel eindrucksvoll zusammengefasst.

Cannabis – die unterschätzte Droge

Die Polizei warnt vor Verharmlosung: Marihuana ist wieder in Mode und enthält mehr THC denn je

Der Drogenhandel hat eine neue Plattform gefunden: Über Internet bestellen immer mehr Jugendliche die komplette Cannabis-Aufzuchtstation für Zuhause. Die Post liefert dann vom Hanfsamen bis zur Pflegeanleitung das Zubehör aus den Niederlanden frei Haus. Für die Polizei „eine äußerst gefährliche Entwicklung", wie Torsten Wittke vom Drogendezernat sagt.

Cannabis ist vor allem bei der Jugend zur Modedroge Nummer eins avanciert. Und zwar in so hochpotenten Formen gezüchtet, dass der Konsum enorme Gesundheitsschäden verursacht. Was in der Flower-Power-Zeit mit einem THC-Gehalt von acht bis zehn Prozent eingesogen wurde, erreicht heute den dreifachen Wert, teilweise sogar noch mehr. Wissenschaftliche Studien belegen, dass Konsumenten mit deutlichen kognitiven Funktionseinbußen rechnen müssten.

„Die Leute lesen beispielsweise, einen halbseitigen Text und können ihn dann nicht wiedergeben", erzählt Wittke. „Beim Lesen finden sie den Zeilensprung nicht mehr, Konzentration und Aufmerksamkeit leiden enorm. Für Jugendliche der Beginn einer fatalen ‚Karriere': Sie laufen Gefahr, den Schulabschluss nicht zu schaffen oder verlieren ihren Ausbildungsplatz".

„Diese Droge ist gesellschaftsfähig", sagt auch Bernd Hackl, Dezernatsleiter beim Landeskriminalamt (LKA). Hauptsächlich 16- bis 21-Jährige habe man als Tatverdächtige ermittelt, was Hackl und sein Stellvertreter Mario Huber besonders kritisch sehen: „Je jünger man anfängt, desto größer sind die Schäden und das Suchtpotential", sagt Huber. Angefangen von Angstzuständen über Depressionen bis hin zu Sprachstörungen und Antriebslosigkeit, ja bei entsprechender Veranlagung sogar Schizophrenie können auftreten. Da gebe es 13-Jährige, die bereits regelmäßig Cannabis konsumieren, erzählt Huber.

Die Griffnähe zum Hanf – da sind sich LKA und Polizei einig – sei „überall gegeben", ob in der Disco oder auf dem Schulhof. In München gebe es eine verdeckte Szene, sehr konspirativ, „da läuft alles über die Handynummer des Dealers". Da sei man auf Hinweise angewiesen. „Und die kommen auch", sagt Torsten Wittke – bei verdächtigen Päckchen sogar von der Post AG.

(Quelle: Süddeutsche Zeitung vom 9.10.2006, gekürzt; Hervorhebungen RS)

Kommentar zum Zeitungsartikel

- Wie im Zeitungsartikel beschrieben, führt lang anhaltender Konsum von Cannabis zu kognitiven Funktionseinbußen, vor allem zu Störungen von Konzentration, Aufmerksamkeit und Gedächtnis. Auch Sprachstörungen verschiedenster Art sind häufig.
- Viele Konsumenten entwickeln eine massive Antriebslosigkeit mit Interessenverlust und Verwahrlosungstendenzen. Diese „Null-Bock"-Mentalität führt häufig dazu, dass Jugendliche „den Schulabschluss nicht schaffen" oder ihren „Ausbildungsplatz verlieren". In der Fachliteratur wird diese Einstellung als „Passivitätssyndrom" oder „amotivationales Syndrom" bezeichnet.
- Auch in Bezug auf die Psyche können gravierende Folgen auftreten: Betroffene berichten von plötzlich auftretenden Ängsten, Panikattacken, Depressionen, manchmal auch von kurzen psychotischen Episoden.
- In seltenen Fällen wird der Suchtstoff Cannabis zum Auslöser für eine schizophrene Erkrankung. Ursache hierfür ist eine genetische Disposition für Schizophrenie, die durch die THC-induzierte Veränderung des Hirnstoffwechsels aktiviert wird. In so einem Fall kann die schizophrene Störung auch nach Absetzen der Droge bestehen bleiben.
- In der ICD-10 wird klar unterschieden, ob eine drogeninduzierte psychotische Störung als Folge der Dauerintoxikation auftritt oder ob der Cannabiskonsum die Psychose nur ausgelöst, aber nicht verursacht hat. Die Dauer einer drogeninduzierten Störung beträgt maximal 6 Monate. Dauern die Symptome länger als 6 Monate an, kann nicht mehr von einer Folgeerscheinung des Cannabiskonsums ausgegangen werden: In diesem Fall ist die Diagnose in „Schizophrenie" abzuändern.

Wichtig zu wissen

Prävalenz

Die statistischen Zahlen für die Auftretenshäufigkeit von Cannabiskonsum sind unterschiedlich, je nachdem, ob man nur Jugendliche oder die Gesamtbevölkerung bei der Befragung heranzieht. Der Anteil der Jugendlichen, die innerhalb der letzten 12 Monate mindestens einmal Cannabis konsumiert haben, liegt bei 8–9 %. Die Zahlen für regelmäßigen Konsum liegen wesentlich niedriger: Etwa 1,5–2 % der Jugendlichen zwischen 12 und 17 Jahren haben im letzten Jahr regelmäßig Cannabis konsumiert. Insgesamt gesehen liegt Cannabis in Bezug auf die Konsumhäufigkeit an erster Stelle der illegalen Drogen. Bei 4–6 % der augenblicklichen Cannabiskonsumenten liegt eine psychische Abhängigkeit vor.

Ätiologie

Die Gefahr, regelmäßig Cannabis zu konsumieren, ist nicht für jeden gleich groß. Das Gefährdungsausmaß richtet sich danach, in welchem Maße sog. psychosoziale Risikofaktoren vorliegen. Manche Jugendliche kommen aus Neugier oder auch aus dem Bedürfnis nach Gruppenzugehörigkeit mit Cannabis in Berührung. In anderen Fällen soll „Kiffen" helfen, innere Spannungen zu reduzieren, Konflikte mit dem sozialen Umfeld zu verdrängen oder psychische Probleme durch Selbstmedikation zu „lösen". Bei Menschen mit Depressionen oder Angststörungen ist deshalb das Risiko einer Cannabisabhängigkeit beträchtlich erhöht.

Therapie

Ähnlich wie bei anderen psychotropen Substanzen steht die Entgiftung an erster Stelle. Da meist keine körperliche Abhängigkeit vorliegt, ist dies mit gesunder Ernährung, frischer Luft und viel Flüssigkeit gut zu handhaben. Bei Personen, die lange Zeit täglich gekifft haben, können aber auch leichtere Entzugssymptome auftreten, z. B. Schlafprobleme, Nervosität, Schwitzen oder Appetitlosigkeit. Hilfen für die Entgiftung und Entwöhnung finden Betroffene in den Drogenberatungsstellen aller größeren Städte.

In einem zweiten Schritt geht es um die psychische Abhängigkeit. Je nach Schwere der Abhängigkeit kann hier eine ambulante oder auch stationäre Psychotherapie helfen, die zugrunde liegenden Probleme zu erkennen und damit anders umzugehen als bisher. Hilfreich in diesem Zusammenhang ist für viele Betroffene das Bild von einem Bach oder Fluss, der sich beim Auftauchen von unangenehmen Gefühlen, Depressionen oder nicht lösbaren Konflikten mit Wasser (= unangenehmen Gefühlen) füllt, die direkt zum Belohnungszentrum des Gehirns fließen, um dort betäubt oder neutralisiert zu werden. Der häufige Griff zur Droge bewirkt, dass der Bach anschwillt, sich tiefer und tiefer eingräbt und schließlich zu einem breiten Fluss wird, der bei jeder Problemsituation ungehindert zum Belohnungszentrum führt.

Verbietet man dem Konsumenten, den Suchtstoff zu konsumieren, ist das wie eine Barriere im Fluss, die den Strom der belastenden Gefühle daran hindert, zum Lustzentrum zu fließen. Das Ergebnis: Es kommt zu einem Stau, zu einem Anschwellen der Wassermassen, was dazu führt, dass der Staudamm bricht und das Wasser so wieder zum Lustzentrum fließen kann. Der „Stau" entspricht symbolisch dem Suchtdruck, der bewirkt, dass die Betroffenen rückfällig werden.

Wenn es jedoch gelingt, ein zweites Flussbett „anzulegen" und das Wasser dorthin umzuleiten, kann ein zweiter tiefer Fluss entstehen, in dessen Verlauf andere Möglichkeiten der Problembewältigung angeboten werden. Das können Freunde sein, mit denen man seine Probleme bereden kann; eine Liebesbeziehung, in der Drogen keinen Platz haben; ein Beruf, der Erfüllung und Befriedigung bringt; oder eine Psychotherapie, die Problemlösungen anbietet, mit deren Hilfe Betroffene ihre Probleme anders als durch Drogen lösen können. Wichtig in diesem Zusammenhang ist, dass der Fluss, der zum Suchtgedächtnis führt, zwar lebenslang erhalten bleibt, durch die häufige Benutzung des „zweiten Flusses" jedoch mehr und mehr in den Hintergrund rückt, z. T. zuwächst, schmaler wird und evtl. sogar versickert.

11.4.3 Halluzinogene

Allgemeine Hinweise

Halluzinogene sind psychotrope Substanzen, die eine stark veränderte Wahrnehmung der Realität hervorrufen und das Bewusstsein der Konsumenten im Zustand der Intoxikation massiv verändern können. Allen gemeinsam ist, dass im Rausch Halluzinationen auftreten können, die dieser Gruppe von Suchtstoffen den Namen gegeben haben.

Zu den Halluzinogenen zählen:

- LSD (Lysergsäurediethylamid)
- Psilocybin („Wunderpilze" oder weißes, aus Pilzen gewonnenes Pulver)
- Meskalin (im Peyote-Kaktus enthalten, kann aber auch synthetisch hergestellt werden)
- Muskarin (Fliegenpilz)
- Atropin (Tollkirsche).

Das wichtigste und stärkste Halluzinogen ist LSD. Es ist meist als kleine, weiße Tablette erhältlich. Obwohl LSD keine körperliche Abhängigkeit bewirkt, entwickelt sich sehr schnell eine Toleranz mit Tendenz zur Dosiserhöhung.

Wie wirkt LSD?

- LSD intensiviert die **individuelle Wahrnehmung.** Konsumenten berichten von illusionären Verkennungen, von optischen, sensorischen und akustischen Halluzinationen bei voll erhaltener Wachheit. Reale Gegenstände können als plastischer empfunden werden, Töne verwandeln sich in farbige Wellen.
- LSD bewirkt ein verändertes Erleben von **Zeit und Raum:** Eine Note scheint viele Stunden nachzuklingen; einige wenige Schritte vermitteln den Eindruck, als habe man eine riesige Entfernung zurückgelegt.
- LSD kann intensive **spirituelle Erfahrungen** hervorrufen: Die Konsumenten haben während des Rauschs oft das Gefühl, mit einer größeren spirituellen oder kosmischen Ordnung in Kontakt zu treten. Einige User berichten von Einsichten in die Funktionsweise des Gehirns, andere erfahren lang anhaltende Veränderungen ihrer Lebensperspektiven.
- LSD versetzt viele Konsumenten in einen Zustand des Einsseins mit dem Kosmos. Dies kann in manchen Fällen kurzzeitig zu einem **Verlust des Ich-Bewusstseins** führen und Symptome hervorrufen, die einer Schizophrenie ähneln. Da die Symptome nur für die Dauer des Rauschs auftreten, ist die Diagnose „Schizophrenie" (Mindestdauer 4 Wochen) ausgeschlossen. Allerdings kann bei einer entsprechenden genetischen Disposition durch einen LSD-Trip eine schizophrene Erkrankung ausgelöst werden.
- Ähnlich wie bei Marihuana kommt es auch bei den Halluzinogenen zu **Echopsychosen** (Flashbacks). Die Ursache dafür ist ein pharmakologisches Phänomen: Da die stark fettlöslichen Substanzen im Fettgewebe gespeichert werden, können sie später irgendwann wieder freigesetzt werden und zu einem erneuten Rauschzustand führen.
- Die Art des LSD-Rauschs ist abhängig von der **Grundstimmung des Konsumenten.** Eine euphorische Grundstimmung kann den gesamten Verlauf der Erfahrung bestimmen. Bestehende Ängste können aber auch einen sog. **Horrortrip** hervorrufen, der vom Konsumenten als nicht mehr steuerbar empfunden wird. Eine erfahrene und vertraute Person als nüchterne Begleitung („Tripsitter") kann solche Erfahrungen durch geeignete Maßnahmen verhindern oder abmildern und dadurch den Verlust der willentlichen Einflussnahme des Konsumenten ausgleichen.

- LSD macht nicht körperlich und nur selten psychisch abhängig. Bei wiederholter Einnahme verliert LSD innerhalb von 1–2 Wochen einen großen Teil seiner Wirkung (Toleranzentwicklung) und führt bei manchen Konsumenten zu einer Dosiserhöhung. Viele LSD-Konsumenten verringern allerdings ihren Gebrauch mit der Zeit freiwillig oder stellen ihn ganz ein.

Diagnosekriterien für eine akute Halluzinogen-Intoxikation (F16.0)

A. Vegetative Symptome (mindestens zwei müssen vorhanden sein)
1. Erhöhter Puls (Tachykardie); Herzklopfen (Palpitationen)
2. Zittern, Schweißausbrüche, Kälteschauer
3. Pupillenerweiterung (Mydriasis) und Verschwommensehen
4. Mangelnde Koordination

B. Verhaltens- und Wahrnehmungsstörungen (mindestens eins der Merkmale muss vorhanden sein)
1. Optische, akustische oder taktile Illusionen oder Halluzinationen bei voll erhaltener Wachheit und gesteigerter Aufmerksamkeit
2. Depersonalisation und Derealisation
3. Paranoide Vorstellungen und Beziehungsideen
4. Affektlabilität
5. Hyperaktivität
6. Impulshandlungen

Erfahrungsbericht

Solomon Snyders Selbstversuche mit LSD

Nach der Einnahme eines Psychedelikums wird man als Erstes bemerken, dass sich die sensorische, insbesondere die visuelle Wahrnehmung verändert. Zunächst registrierte ich lediglich einen schwachen purpurfarbenen Saum um die Gegenstände in meiner Nähe. Anschließend begann jedes Objekt, das ich fixierte, eine wunderliche Gestalt anzunehmen. Die Dachfirste und Fassaden der Häuser erinnerten mich an das Lebkuchenhaus in *Hänsel und Gretel*, was mich zu unkontrolliertem Kichern veranlasste. Dann nahmen die Wahrnehmungsstörungen eine extremere Form an. Wenn ich meinen Blick auf meinen Zeigefinger richtete, schwoll er an. Wenn ich mir vorstellte, er sei unwichtig, schrumpfte er zu einem Nichts zusammen. Als ich zu den verschnörkelten Holzschnitzereien emporblickte, die die Decke einrahmten, begannen sie hin und her zu schwingen.

Eine der unglaublichsten Wahrnehmungsstörungen, die durch Psychedelika herbeigeführt werden, trägt den Namen Synästhesie. Dabei handelt es sich um ein Phänomen, bei dem die Sinne vertauscht werden, sodass man beispielsweise eine Berührung als Ton, einen Ton als Bild und so weiter empfindet. Ich selbst habe erlebt, wie eine Stunde nach LSD-Einnahme Schallwellen vor meinen Augen vorbeiliefen, als ich in die Hände klatschte. Klatschten zwei Personen mit unterschiedlichen Frequenzen, sah ich zwei Wellenzüge, die sich in ihrer Amplitude unterschieden und miteinander zu kollidieren schienen.

Auch der Zeitsinn ist stark gestört. Zwei Stunden nach Einnahme der Droge hatte ich den Eindruck, als stünde ich Tausende von Jahren unter ihrem Einfluss. Wenn ich Gitarre zu spielen versuchte, schien jede Viertelnote einen Monat lang nachzuklingen. Die räumliche Wahrnehmung ist ebenfalls gestört. Ich erinnere mich, wie ich von einem Raum in den anderen ging und dabei das Gefühl hatte, als überquerte ich das Universum in seiner gesamten Breite.

So aufwühlend diese Wahrnehmungsveränderungen sein können, noch außergewöhnlicher ist die unbeschreibliche Veränderung der Ich-Empfindung. Die Grenzen zwischen dem Ich und dem Nicht-Ich lösen sich auf und machen dem heiter-gelassenen Gefühl Platz, eins mit dem Universum zu sein. Ich erinnere mich noch, wie ich immer wieder vor mich hinmurmelte: „Alles ist eins, alles ist eins." Meine Frau war beunruhigt und fragte mich, was denn los sei, worauf ich nur erwidern konnte: „Was los ist? Alles ist eins." Nach psychiatrischer Lehrmeinung ist ein Verlust der Ich-Grenzen eines der Kennzeichen psychotischer Desintegration. In meinem Fall folgte dem mächtigen Gefühl, mit dem Universum eine Einheit zu bilden, ein Verlust des Ich-Bewusstseins. Ich begann zu rufen: „Wer bin ich? Wo ist die Welt?"

Auf dem Höhepunkt dieser Auflösung geriet ich in Entsetzen. Ich versuchte, mich mit aller Gewalt an meinen Namen zu erinnern – in der Hoffnung, so zur Realität zurückzufinden –, doch ich schaffte es nicht. Am Ende klammerte ich mich an den einzigen Namen, der mir überhaupt einfiel: San Francisco. Ich wiederholte ihn ein ums andere Mal: „San Francisco, San Francisco, San Francisco." – Es schien mir, als könne er mir verraten, wo ich mich befand und wer ich wohl war. Zu diesem Zeitpunkt – acht Stunden nach der Einnahme des LSD – begannen die Wirkungen der Droge nachzulassen. Indem ich mich an der Vorstellung festhielt, dass San Francisco für mich ein bedeutsamer Ort war, gelang es mir nach und nach, mich daran zu erinnern, wer und wo ich war und wer die Leute um mich herum waren. Sehr schnell brach dann meine Traumwelt zusammen, und die Realität hatte mich wieder.

(Quelle: Snyder Solomon S. Drogenwirkungen im Gehirn. Heidelberg: Spektrum 1988, S. 183–186 [gekürzt, Hervorhebungen RS])

11.4.4 Amphetamine

Allgemeine Hinweise

Nach ihren Wirkungsweisen werden zwei Gruppen von Amphetaminen unterschieden:
- **Gruppe 1:** Amphetamine mit vorwiegend antriebssteigernder Wirkung („Psychostimulanzien"). Dazu zählen das verschreibungspflichtige Medikament Ritalin® (Methylphenidat) und aufputschende illegale Drogen wie Speed oder Crystal Meth.
- **Gruppe 2:** Amphetamine, die neben der Antriebssteigerung auch eine Intensivierung der Gefühle bewirken („Entaktogene", wörtl. „Substanzen, die das Innere berühren"). Ein typisches Beispiel hierfür ist die Partydroge Ecstasy.

Amphetamine der Gruppe 1 setzen in den Nervenzellen des Gehirns vorwiegend die Neurotransmitter Adrenalin und Dopamin frei. Bei

Gruppe 2 – z. B. bei Ecstasy – wird durch die Einnahme der Droge vermehrt auch das Glückshormon Serotonin ausgeschüttet, das für die Intensivierung der positiven Gefühle verantwortlich ist.

Die meisten Amphetamine – mit Ausnahme des Medikaments Ritalin® – werden in illegalen Labors hergestellt. Dabei wird die Molekülstruktur abgeändert und neu entworfen („designt"), deshalb werden diese Drogen auch als Designerdrogen bezeichnet.

Ecstasy (MDMA)

Der Hauptwirkstoff von Ecstasy (kurz: XTC) ist MDMA (3,4-Methylendioxy-*N*-methylamphetamin). MDMA gehört von der Struktur her zur Gruppe der Amphetamine, die zwar antriebssteigernd wirken, bei Ecstasy aber vor allem eine Intensivierung der Gefühle bewirken. Die Droge löst 20–60 Minuten nach der Einnahme ein intensives Glücks- und Liebesgefühl aus. XTC wird deshalb auch als „heart opener" bezeichnet. Typisch sind auch eine Intensivierung des Fühlens und Wahrnehmens und ein Abbau von Hemmungen im Umgang mit anderen. Ecstasy unterdrückt aber auch die natürlichen Alarmsignale des Körpers, sodass viele User ihre körperlichen Grenzen überschreiten, keinen Hunger oder Durst empfinden und evtl. den Körper so überhitzen, dass manche einen Kreislaufkollaps bekommen oder ohnmächtig werden. Nach Abklingen der Wirkungen stellt sich ein Zustand körperlicher Erschöpfung ein, der oft von Schlafstörungen, Angstzuständen und einer 2 Tage andauernden Entzugsdepression („E-Kater") mit Weinkrämpfen begleitet wird.

XTC macht psychisch, nicht jedoch körperlich abhängig. Trotzdem entwickelt sich rasch eine Toleranz mit Dosissteigerung. Der Grund: XTC bewirkt eine vermehrte Ausschüttung von Serotonin. Bei mehrmaliger Einnahme der Droge reduziert sich der körpereigene Vorrat, sodass eine höhere Dosierung nötig ist, um dieselben „Glücksgefühle" hervorzurufen.

Die wichtigsten Symptome einer Ecstasy-Intoxikation im Überblick:

- Von Konsumenten als angenehm empfundene Wirkungen:
  1. Antriebssteigerung; Wachheit, kein Bedürfnis nach Schlaf
  2. Intensivierung der Gefühle
  3. Euphorie mit intensiven Glücks- und Liebesgefühlen (XTC als „heart opener")
  4. Wegfall von Hemmungen und Angst vor Nähe
  5. Intensivierung der Sinneswahrnehmungen, z. T. begleitet von Illusionen oder Halluzinationen
  6. Erhöhte Bewegungs- und Tanzlust bis hin zur Ekstase
  7. Verändertes Körperempfinden
- Unangenehme, z. T. gefährliche Wirkungen:
  1. Herzrasen, Schweißausbrüche, Schüttelfrost
  2. Übelkeit
  3. Schwindelgefühle
  4. Angstzustände
  5. Ansteigen der Körpertemperatur mit Gefahr der Austrocknung

Fallbeispiele

Mein erster Ecstasy-Rausch

Mara F. erzählt: „Wir waren zusammen in der Disco, Frank und ich. Ich nahm einen Schluck Cola und spülte die kleine Tablette mit dem Herz runter. Ich tanzte weiter, bis mir plötzlich übel wurde. Ich lehnte mich an die Wand und versuchte, die aufkommende Angst beiseitezuschieben, doch es war wie ein Schock – ich hatte Schüttelfrost, Herzklopfen, der Angstschweiß stand mir auf der Stirn. ‚Ich glaub, ich klapp zusammen', sagte ich. Frank legte mir den Arm um die Schulter und sagte: ‚Das geht gleich vorbei. Komm, trink was!'

Langsam beruhigte ich mich. Und dann hatte ich das Gefühl, etwas explodiert hinter meiner Stirn – eine irre Energie war das, die da auf einmal meinen Körper warm durchströmte. Gleichzeitig spürte ich, wie eine Art Schleier von meinem Herzen wegging und mein Herz sich öffnete. Das damit verbundene Gefühl von Liebe ist unbeschreiblich: Ich wollte die Welt umarmen. Ich tauchte ein in eine riesige Woge von Wärme und Geborgenheit, die sich im Rhythmus der Musik bewegte und dabei ständig die Farben wechselte. Wie eine tanzende Welle in einem riesigen Wellenmeer der Klänge bewegte sich im Tanz mein Körper, während meine Hände pantomimische Figuren formten. Ich fiel Frank um den Hals, wollte meine Liebe mit ihm teilen, mit ihm schlafen und sagte ihm das auch offen und ehrlich – meine Hemmungen, meine Angst vor Nähe oder Zurückweisung waren wie weggeblasen. Wir gingen zu mir nach Hause. Die Liebesnacht war wunderschön."

Typische Symptome in der Fallgeschichte

▶ Mara F. hat zu Beginn des XTC-Rauschs unangenehme Nebenwirkungen wie Übelkeit, Herzklopfen, Schüttelfrost und erhöhte Körpertemperatur (→ 8, 9, 12). Überdies hat sie Angst (→ 11).
▶ Dann setzen die als positiv empfundenen Wirkungen ein: Sie erlebt, wie eine „irre Energie" ihren Körper durchströmt (→ 1).
▶ Mara spürt, wie ihr Herz sich öffnet und sie „in eine Woge von Liebe, Wärme und Geborgenheit" eintaucht (→ 2 + 3).
▶ Sie fühlt sich mit allem und jedem verbunden, will „die Welt umarmen"; „ihre Hemmungen, ihre Angst vor Nähe sind wie weggeblasen" (→ 4).
▶ Mara beschreibt überdies eine Intensivierung der Sinneswahrnehmungen: Töne und Klänge verwandeln sich in ein Woge, die sich im Rhythmus der Musik bewegt und ständig die Farben wechselt (→ 5).
▶ Auch ihr Körperempfinden ist verändert: Im Tanz bewegt sich ihr Körper „wie eine tanzende Welle in einem riesigen Wellenmeer der Klänge, ihre Hände formen pantomimische Figuren" (→ 7).
▶ Die anschließende Liebesnacht mit Frank ist „wunderschön" (→ 2 und 3).

Diagnose **Akute Intoxikation mit Ecstasy (F15.0).**

Viele Konsumenten gehen davon aus, dass sie reines MDMA konsumieren, wenn sie Ecstasy zu sich nehmen. Dies ist jedoch nicht immer der Fall. Eine der Gesundheitsgefahren des MDMA-Konsums besteht in der ungewollten Aufnahme einer schwankenden Menge an unbekannten Streckungsmitteln oder gänzlich anderen Mitteln, die als „Ecstasy" verkauft werden (→ Fallbeispiel).

„Nie mehr Ecstasy"

„Bei unserer letzten Party hat mir einer aus meiner Clique eine ‚E' angeboten. Ich spülte sie runter, dann wurde mir schlecht, ich kotzte, wurde ohnmächtig und wachte in der Notaufnahme des Krankenhauses wieder auf. Ich hatte irre Angst: Wenn ich die Augen öffnete, flogen Gegenstände – z. B. Tasse, Stuhl, Fernseher – auf mich zu, bedrohliche Gestalten redeten auf mich ein, und das Gesicht der Frau, die meine Hand hielt – meine Mutter! – war eine Teufelsfratze.

‚Sie sind schon die fünfte an diesem Abend', sagte später der behandelnde Arzt zu mir. ‚Ihr müsst verunreinigten Stoff erwischt haben.' Meine Mutter hatte, so erzählte sie mir später, noch mehr Angst als ich. Die Ärzte meinten, wenn der Zustand nicht nachlasse, sei durch die Droge eine latent vorhandene Schizophrenie ausgelöst worden. Ich müsse dann in die Psychiatrie. Inzwischen bin ich wieder zu Hause, es hat allerdings 6 Wochen gedauert, bis es mir etwas besser ging. Aber Angstzustände habe ich noch immer. Eins weiß ich: Ecstasy oder sonst irgendeine Droge rühr ich nie wieder an."

Typische Symptome in der Fallgeschichte

▶ Als Erstreaktion berichtet die Erzählerin von Übelkeit, Erbrechen und Bewusstlosigkeit.
▶ Beim Aufwachen in der Klinik hat sie psychotische Symptome: Gegenstände fliegen auf sie zu, bedrohliche Gestalten reden auf sie ein, das Gesicht der Mutter wird zu einer Teufelsfratze.
▶ Die Symptome sind nicht typisch für eine paranoide Schizophrenie, eher für eine akute drogeninduzierte Psychose.
▶ Die Symptome klingen nach 6 Wochen ab.

Diagnosen

1. **Akute Intoxikation mit Ecstasy (F15.0)**
2. **Amphetamininduzierte psychotische Störung (F15.5)**

Langzeitfolgen

In verschiedenen Studien zu den Langzeitfolgen von häufigem XTC-Konsum stehen Depressionen und Konzentrationsstörungen an vorderster Stelle. In Befragungen wurde auch von Angstzuständen, Stimmungsschwankungen und Gedächtnisproblemen berichtet. Die Konzentrations- und Gedächtnisstörungen lassen Hirnforscher vermuten, dass es durch den häufigen Konsum der Droge zu einer Schädigung bestimmter Nervenzellen im Gehirn kommen könnte. Befragungen ehemaliger Ecstasy-Konsumenten lassen den Schluss zu, dass auch nach längerer Abstinenz noch kognitive Defizite festzustellen sind. Neurologisch lässt sich dies durch eine Schädigung der serotonergen Nervenzellen erklären: Durch die übermäßige Ausschüttung von Serotonin werden die Synapsen zwischen den Nervenzellen so geschädigt, dass die Reizweiterleitung zwischen den betroffenen Neuronen reduziert oder völlig unterbrochen wird.

Speed

Das Amphetamin „Speed" wirkt in niedriger Dosierung leicht euphorisierend, hält wach und bewirkt für 4–10 Stunden eine Steigerung der Leistungsfähigkeit. Bei nachlassender Wirkung kommt es zu Nervosität und Abgespanntheit; der Körper fordert die dringend benötigte Ruhe ein, aber das noch nicht abgebaute Amphetamin verhindert dies. Aus diesem Grund ist es verbreitet, sich durch den Konsum von Cannabis zu beruhigen („herunterzurauchen"). Teilweise werden auch Benzodiazepine eingenommen, um zur Ruhe zu kommen. Speed ist das am häufigsten konsumierte Amphetamin.

Die Wirkung von Amphetaminen wie Speed beruht im Wesentlichen auf der Freisetzung der Hirnbotenstoffe Dopamin und Noradrenalin. Bei niedriger Dosierung stellen sich Gefühle entspannter Aufmerksamkeit und Stärke ein; Schmerz, Müdigkeit, Hunger- und Durstgefühle werden unterdrückt. Die Konsumenten erleben oft ein gesteigertes Selbstvertrauen, überschätzen aber meist ihre körperliche und geistige Leistungsfähigkeit. Nachstehend sind einige der Merkmale einer Amphetamin-Intoxikation zusammengefasst.

Typische Symptome einer Amphetamin-Intoxikation

- **Körperliche Auswirkungen:**
  1. Unterdrückung von Hunger-, Durst- und Schmerzsignalen
  2. Unterdrückung des natürlichen Schlafbedürfnisses
  3. Erhöhte Körpertemperatur
  4. Steigerung von Blutdruck und Herzschlag
  5. Kurzzeitig: gesteigerte körperliche und psychische Leistungsfähigkeit
  6. Gesteigerte Libido
- **Psychische Symptome:**
  1. Gesteigertes Selbstvertrauen
  2. Gesteigertes Redebedürfnis
  3. Steigerung von Konzentration und Aufmerksamkeit
  4. Innere Unruhe, Nervosität
  5. Überschätzung der eigenen Fähigkeiten
  6. Gereiztheit, aggressives Verhalten bis hin zu Gewalttätigkeit
  7. Paranoide Ideen, die sich bis zum Verfolgungswahn steigern können
  8. Psychotische Symptome (Wahn, Halluzinationen)
  9. Kurzzeitig: erhöhte Konzentration und Aufmerksamkeit.

Amphetamine wie Speed machen in erster Linie psychisch abhängig. Trotzdem kommt es zu einer Toleranzentwicklung: Die Betroffenen müssen immer wieder die Dosis erhöhen, um dieselbe Wirkung zu erzielen. Nach dem Absetzen von Speed oder ähnlichen Substanzen kommt es bei Abhängigen zu Entzugserscheinungen mit Symptomen wie Apathie, Angstzuständen, Schlafstörungen und Depressionen. In manchen Fällen können auch psychotische Zustände auftreten. Das Risiko für die Entwicklung einer Psychose ist bei Amphetaminabhängigen 25-mal höher als in der Allgemeinbevölkerung.

Speed ist ein Psychostimulans und wirkt aufputschend. Durch die Freisetzung der Botenstoffe Noradrenalin und Dopamin steigen Körpertemperatur und Blutdruck, Puls und Atmung werden beschleunigt. Schmerzempfinden, Hunger und Schlafbedürfnis werden unterdrückt. Speed steigert die körperliche, in geringen Mengen auch die geistige Leistungsfähigkeit und ermöglicht so ein nächtelanges Durchtanzen ohne subjektiv empfundene Ermüdungs- und Erschöpfungszustände.

Kontaktfähigkeit und Rededrang sind erhöht („Laberflash"). Zudem können Amphetamine euphorisierend wirken und das Selbstvertrauen dermaßen erhöhen, dass die Betroffenen ihre Fähigkeiten überschätzen (→ Fallgeschichte 1). In manchen Fällen kann es zu Verfolgungsideen (paranoiden Vorstellungen) oder auch zu visuellen und akustischen Halluzinationen kommen (→ Fallgeschichte 2). Die Wirkdauer von Speed beträgt durchschnittlich 4–10 Stunden.

Fallbeispiele

1: „Ich lerne seit Wochen Tag und Nacht wie ein Verrückter"

Jonas K. (20) besucht die 12. Klasse. In 6 Wochen macht er Abitur. Bei einer Chemieübung gerät er mit seinem Übungspartner in Streit. Einem Mitschüler, der schlichten will, versetzt er einen Faustschlag ins Gesicht und bezeichnet den Lehrer als „Schwachkopf" und „Idioten". Laut schimpfend kommt er in Begleitung des Lehrers und dreier Mitschüler zum Schulpsychologen.

„Der Stress macht mich fertig", erzählt er mit lauter, aggressiver Stimme. „Ich lerne seit Wochen Tag und Nacht wie ein Verrückter! Ich muss mein Abi schaffen!" – Einer seiner Freunde berichtet, Jonas sei noch vor ½ Jahr oft ausgegangen, um in der Disco oder mit Freunden nächtelang durchzufeiern. Dabei habe er öfter Speed konsumiert. In letzter Zeit aber hocke er nur noch zu Hause, schlafe nicht mehr, esse kaum noch und vermittle den Eindruck, er sei – was die Prüfung betrifft – in Topform. Auf Nachfragen beschreibt Jonas K. seine Stimmung als „super". Wie nebenbei ergänzt er, dass er manchmal das Gefühl habe, seine Mitschüler schauten ihn seltsam an und wollten verhindern, dass er beim Abitur antritt. „Bei meinem Wissen bin ich eine große Konkurrenz für sie."

Typische Symptome in der Fallgeschichte

- Jonas K. hat früher nächtelang durchgefeiert und ist zu dieser Zeit schon mit Speed (Amphetamin) in Berührung gekommen.
- Inzwischen wendet er die Droge an, um sich nächtelang wachzuhalten und auf diese Weise intensiv auf sein Abitur vorbereiten zu können (→ 2).
- Als Folge der Drogenwirkung „isst er kaum noch", hat möglicherweise auch abgenommen (→ 1).
- Seine Stimmung beschreibt Jonas K. als „super" (→ 7); was sein Wissen betrifft, fühlt er sich „in Top Form" und überschätzt hierbei wahrscheinlich seine Fähigkeiten (→ 11).
- Durch die Ausschüttung von Stresshormonen ist er häufig gereizt und aggressiv, beschimpft den Lehrer und lässt sich sogar zu körperlicher Gewalt gegenüber einem Mitschüler hinreißen (→ 12).
- Wie häufig bei länger anhaltendem Konsum von Stimulanzien entwickelt Jonas K. paranoide Ideen, die allerdings nicht die Kriterien eines Wahns erfüllen: Er hat manchmal das Gefühl, „seine Mitschüler schauten ihn seltsam an und wollten verhindern, dass er beim Abitur antritt"; mit seinem Wissen sei er eine große Konkurrenz für sie (→ 13).

Diagnose **Akute Intoxikation mit Amphetamin (Speed) (F15.0).**

2: „Jetzt kriegen wir ihn"

Ein 18-Jähriger nahm bereits seit 1 Jahr Amphetamin, als er per Anhalter nach New York reiste, etwa 100 mg des Stimulans schluckte und einen Nachtclub betrat. Dort geriet er mit einem Mann in Streit und ging wieder. Wieder auf der Straße, wurde er von der Vorstellung beherrscht, dass der Mann womöglich Freunde gerufen habe, die ihn „kriegen" wollten. Jeder auf der Straße konnte das sein. Er bekam Angst, ging in sein Hotel und verbarrikadierte die Tür mit dem Bett. Als er im Flur laut ein Radio hörte, nahm er an, dass es extra aufgedreht wurde, um seine Schreie zu übertönen, wenn er ermordet würde. Dann hörte er plötzlich Stimmen, die sagten: „Jetzt kriegen wir ihn!" In seiner Panik schnappte er sich ein Messer und rannte aus dem Hotel. Draußen stieß er auf einen Polizisten, der veranlasste, dass er in eine psychiatrische Klinik eingeliefert wurde.

(Quelle: Angrist B. Amphetamine Psychosis: Clinical variations of the syndrome. New York u.a.: Academic Press 1994, zit. nach www.drugcom.de/topthema/horrortrip-auf-amphetaminen)

„Der Arzt Burton Angrist hat diesen Fall veröffentlicht, um zu veranschaulichen, dass der Konsum von Amphetamin eine Psychose auslösen kann. Lange Zeit nahm man an, dass Psychosen bei Amphetaminkonsumierenden nicht durch den Konsum, sondern auf vorher vorhandene Erkrankungen zurückzuführen sind. Zweifelsfrei nachgewiesen wurden Amphetaminpsychosen erst in den 1960er und 1970er Jahren. […] In aus heutiger Sicht ethisch fragwürdigen Experimenten wurde gesunden Testpersonen Amphetamin in ansteigender Dosierung verabreicht, und zwar solange sie es ertragen konnten. In einer Studie hatte ein Proband bereits 465 mg Amphetamin bekommen, als er plötzlich meinte, eine Horde Gangster auf dem Flur zu hören. Sie seien gekommen, um ihn zu töten. In seiner paranoiden Wahnvorstellung verstieg er sich zu der Annahme, dass die Versuchsleiter ihm eine Falle gestellt haben und der Ausgang des Experiments nur darauf hinauslaufe, ihn umzubringen. Mit solchen und anderen Experimenten wurde eindrucksvoll nachgewiesen, dass sich Psychosen durch hohe Dosen Amphetamin auslösen ließen."

zit. nach www.drugcom.de/topthema/horrortrip-auf-amphetaminen

Crystal Meth (Methamphetamin)

Crystal Meth ist die Kurzform für engl. *crystal methamphetamine.* Methamphetamin kann in kristalliner Form geraucht werden, manche spritzen es sich auch, meist wird Crystal Meth aber als Pulver geschnupft oder als Tablette geschluckt. Methamphetamin stimuliert das ZNS: Es bewirkt eine erhöhte Ausschüttung der Neurotransmitter Noradrenalin und Dopamin in den Synapsen des Gehirns sowie von Adrenalin im sympathischen Nervensystem („Sympathikus").

Crystal Meth putscht für mehrere Stunden auf, steigert Leistungsfähigkeit, Konzentration und sexuelles Verlangen und unterdrückt gleichzeitig Angstgefühle. Ähnlich wie unter Speed haben die User das Gefühl, als seien sie Superhelden, die alles schaffen könnten. Die meisten fühlen sich kurzzeitig euphorisch, evtl. vorhandene Ängste sind wie weggeblasen. Bei länger anhaltendem hoch dosiertem Konsum kann es allerdings zu nachhaltigen Hirnschäden kommen. Betroffen sind vor allem der Hippokampus, der für unser Erinnerungsvermögen zuständig ist, und das limbische System, das unsere Emotionen und unser Belohnungssystem steuert. Je nach Dosis und Konsumdauer können sich Gedächtnis-, Aufmerksamkeits- und Konzentrationsstörungen einstellen. Auch körperlich macht sich regelmäßiger Konsum früher oder später bemerkbar. Wer kaum mehr isst, nimmt ab; die Haut wird aschfahl und pickelig; die Wangen fallen ein; die Zähne werden so geschädigt, dass sie schließlich ausfallen.

Im Entzug kommt es dann zum Gegenteil von dem, wofür die Droge eigentlich genommen wurde: Die Abhängigen leiden an Anhedonie (Unfähigkeit, Freude und Lust zu empfinden), mangelndem Antrieb, Müdigkeit und depressiven Verstimmungen. Zu den Langzeitfolgen zählen auch Hautgeschwüre, Organblutungen und Psychosen.

Crystal Meth gilt als eine der gefährlichsten Drogen, weil die Substanz extrem schnell abhängig macht. Im Jahr 2010 untersuchten britische Forscher, welche Drogen die größten Schäden bei den Konsumenten anrichten. Crystal Meth landete hinter Heroin und Crack auf Platz 3. Methamphetamin erreicht schneller als „normales Speed" hohe Konzentrationen im Körper und im Gehirn. Zugleich verspürt der Konsument bei Crystal Meth deutlich weniger Nebenwirkungen (z. B. Herzrasen), die ihn sonst davor warnen, dass er eine gefährliche Substanz in zu hoher Dosis eingenommen hat. Hinzu kommt, dass sich der Körper schneller an Methamphetamin gewöhnt als an Speed und Kokain. Die Dosis muss dann erhöht werden, um die gewünschte Wirkung zu erzielen. Nachstehend findet sich der Bericht einer ehemaligen Konsumentin über die Auswirkungen von Crystal Meth.

Fallbeispiel

„Ich hatte das Gefühl, schlauer und besser als alle anderen zu sein"

Verena S. schreibt in einem Internet-Forum:

„Ich begann Crystal Meth zu nehmen, als ich in der Oberstufe war. Für einige Stunden hatte ich damals das Gefühl, schlauer und besser als alle anderen zu sein. Das war eine Zeit, in der ich besonders intensiv lebte, wenig schlief, mehr spürte als normal und mich mit Energie und Leidenschaft aufs Abi vorbereitet habe. Gegen Ende meines ersten Semesters an der Uni wurde Meth allerdings zu einem so großen Problem, dass ich das Studium abbrechen musste. Ich starrte mich stundenlang im Spiegel an – was ich da sah, waren grauenhafte Bilder: eingefallene Wangen, bleiche Haut, Pickel, Hautgeschwüre und ungepflegte Zähne. Ich verspürte ein Jucken am ganzen Körper, kratzte mich, bis ich aussah, als ob ich die Windpocken hätte. Crystal bestimmte mein gesamtes Leben: Ich dachte Tag und Nacht nur noch an den Konsum oder die Beschaffung von Meth, bis meine Eltern mich zwangen, in die Drogenberatung zu gehen. Inzwischen bin ich clean, aber es war ein langer Leidensweg mit vielen Rückfällen."

Typische Symptome in der Fallgeschichte

- Verena S. nimmt Crystal Meth, um sich „mit Energie und Leidenschaft" auf das Abitur vorzubereiten. In dieser Phase lebt sie besonders intensiv, schläft wenig und „spürt mehr als normal".
- Nach mehrmonatigem Konsum ist sie vollkommen von der Droge abhängig: Sie denkt Tag und Nacht nur noch an den Konsum oder die Beschaffung von Crystal Meth.
- Als Folge ihrer Abhängigkeit ist sie nicht mehr fähig zu studieren. Sie muss ihr Studium abbrechen.
- Infolge der drogenbedingten Unter- und Fehlernährung nimmt sie massiv ab („eingefallene Wangen"), hat eine bleiche Hautfarbe und leidet an Juckreiz, Pickeln, Hautgeschwüren und ungepflegten Zähnen.
- Der von den Eltern erzwungene Entzug ist zwar erfolgreich, war für Verena S. allerdings „ein langer Leidensweg mit vielen Rückfällen".

Diagnosen vor dem Entzug

1. **Akute Intoxikation mit Methamphetamin (Crystal Meth) (F15.0)**
2. **Methamphetaminbedingtes Abhängigkeitssyndrom (F15.2)**

Ritalin® (Methylphenidat)

Ritalin® ist ein Amphetaminderivat (chemische Abwandlung), das als Medikament gegen ADS/ADHS und die Schlafkrankheit Narkolepsie eingesetzt wird. Bei missbräuchlichem Gebrauch wird Ritalin® wegen seiner anregenden, euphorisierenden Wirkung zur Vertreibung von Müdigkeit, zur Aufmerksamkeitssteigerung und zur Verstärkung der Leistungsfähigkeit eingenommen. In der Drogenszene wird Ritalin® auch als „Ersatz"-Speed gehandelt. Die Tabletten werden zumeist oral eingenommen, manchmal auch pulverisiert und dann durch die Nase „gesnieft".

Wie bei allen Amphetaminen treten als Nebenwirkungen von Methylphenidat Schlafstörungen, Reizbarkeit, Appetitlosigkeit und psychomotorische Unruhe auf. Bei Überdosierung kann es zu Herzrhythmusstörungen, Angstzuständen, Übelkeit und Schweißausbrüchen kommen. Des Öfteren entwickeln die Konsumenten paranoide Vorstellungen, die sich bis zum Verfolgungswahn steigern können. In manchen Fällen berichten Betroffene von Illusionen oder Halluzinationen.

Fallbeispiel

„Mein Konkurrent will mich ausschalten"

Noah W. (42) ist Geschäftsführer einer Firma für Computer- und Druckerzubehör. Er kommt in Begleitung seiner Frau in die Praxis seines Psychiaters, weil er mit einer Schreckschusspistole blindlings in den Garten vor der Terrassentür geschossen hatte. „Er meinte, er habe Geräusche von Einbrechern gehört, die ihn umbringen wollten." – Noah W. begründet sein Verhalten damit, dass ein Konkurrenzunternehmer am selben Ort ihn ausschalten wolle.

Noah W. ist Besitzer eines Computerladens. Er hat drei Angestellte, die er inzwischen verdächtigt, mit seinem Konkurrenten unter einer Decke zu stecken. „Die haben schon Angebote von ihm und beraten unsere Kunden absichtlich schlecht, damit sie dorthin wechseln", erzählt Noah W. aufgeregt und läuft dabei unruhig auf und ab. Die Frau ergänzt, einer der

11

Angestellten habe inzwischen mit Kündigung gedroht, wenn sein Chef ihn weiterhin vor Kunden lautstark zurechtweise.

Aus der Krankenakte ist zu ersehen, dass bei Noah W. vor etwa 2 Jahren Narkolepsie diagnostiziert wurde. Sein Psychiater verschrieb ihm Ritalin® (Methylphenidat), woraufhin die Symptome weitgehend verschwanden. Im weiteren Verlauf des Gesprächs gibt der Patient zu, höhere Dosen Ritalin® genommen zu haben, um bis spät in die Nacht wach zu bleiben und Arbeiten zu erledigen, die er tagsüber nicht mehr schaffte.

Typische Symptome in der Fallgeschichte

▶ Noah W. nimmt das Medikament Ritalin® nicht mehr nach ärztlicher Anordnung ein (zur Behandlung von Narkolepsie), sondern hoch dosiert zur Antriebssteigerung und zum Vertreiben von Müdigkeit.

▶ Infolge der länger anhaltenden Überdosierung entwickelt er einen Verfolgungswahn, der dem einer anhaltenden wahnhaften Störung ähnelt.

▶ Begleitend entwickelt er Symptome, die auch bei anderen Amphetaminpräparaten auftreten: Er ist erregt, reizbar, redet laut und kritisiert seine Angestellten vor Kunden.

▶ Die drogeninduzierte psychotische Störung erfüllt das Zeitkriterium der ICD-10: Sie hält länger als 48 Stunden an und dauert nicht länger als 6 Monate.

Diagnosen

1. **Drogeninduzierte psychotische Störung, durch Stimulanzien (Methylphenidat) ausgelöst (F15.0)**
2. **Abhängigkeit von Stimulanzien (Methylphenidat/Ritalin®) (F15.2)**

11.4.5 Kokain

Allgemeine Hinweise

Kokain (Koks) wird aus den Blättern des Kokastrauchs gewonnen. In pulverisierter Form (Koks, Schnee) wird es mithilfe eines Röhrchens durch die Nase geschnupft. Die Wirkung von Kokain ist ähnlich wie die von Amphetaminen (Euphorie, Antriebssteigerung, Abbau von Hemmungen, Erhöhung der Libido etc.), nur um ein Vielfaches stärker, vor allem bei „Crack". Anders als bei den Amphetaminen kommt es bei Kokain nicht zur Toleranzentwicklung. Allerdings entwickelt sich insbesondere bei Crack rasch eine starke psychische Abhängigkeit. Die Symptome, die denen bei Amphetaminkonsumenten ähneln, sind hier nochmals zusammenfassend aufgeführt:

A. Merkmale einer Kokainintoxikation (nach ICD-10):

1. Euphorie; Gefühl von gesteigerter Energie; Rededrang
2. Erhöhte Vigilanz; kein Bedürfnis nach Schlaf
3. Übersteigertes Selbstbewusstsein
4. Streitlust, Aggressivität, beleidigendes Verhalten
5. Libidosteigerung (gesteigertes sexuelles Verlangen)
6. Paranoide Ideen, die sich zum Verfolgungswahn steigern können
7. Optische oder akustische Illusionen oder Halluzinationen
8. Hautjucken und taktile Illusionen („kleine Tierchen" unter der Haut)
9. Körperliche Symptome:
   - Schmerzen in der Brust
   - Herzrhythmusstörungen
   - Erhöhter Blutdruck (Hypertonie)
   - Schweißausbrüche oder Kälteschauer
   - Psychomotorische Unruhe
   - Übelkeit oder Erbrechen
   - Kein Hungergefühl
   - Gewichtsverlust
   - Krampfanfälle

B. Typische Symptome beim Entzug:

1. Unwiderstehliches Verlangen (Craving) nach Kokain
2. Depressionen
3. Angstzustände
4. Müdigkeit, Erschöpfungszustände
5. Schlaflosigkeit (Insomnie) oder übersteigertes Schlafbedürfnis (Hypersomnie)
6. Bizarre oder unangenehme Träume

Die Einnahme von Kokain belastet Herz und Kreislauf und steigert das Risiko, einen Herzinfarkt oder Schlaganfall zu erleiden oder an einem Herz- oder Atemstillstand zu sterben.

Fallbeispiel

Kleine Tierchen unter der Haut

Timo D. (25) ist Filmschauspieler. Er schnupft seit 3 Jahren Kokain, das ihm dabei hilft, die überlangen Arbeitszeiten bei der Produktion von Fernsehfilmen „durchzuhalten". Inzwischen hat er mehrmals die Dosis erhöht. Die Produktionsfirma hat inzwischen gedroht, ihn nicht wieder zu engagieren, wenn er die Filmarbeiten weiterhin mit seiner Aggressivität, seiner Streitlust und seinen Starallüren massiv störe. Trotzdem konnte er das „Koksen" nicht unterlassen. Als er in einem Restaurant mit einem Steakmesser auf zwei Männer am Nebentisch losgeht, wird er von der Polizei in die Psychiatrie eingeliefert. „Ich war mit meinem Lebensgefährten essen", erzählt Timo D. dem diensthabenden Psychiater. „Zwei Männer am Nebentisch haben mehrmals seltsam zu uns herübergeschaut, sich dann flüsternd unterhalten." Da sei ihm klar geworden, dass man ihn beobachte und verfolge, um ihn als „Schwulen" bei der Produktionsfirma anzuschwärzen. „Da hat mich die Wut gepackt. Ich wollte die beiden einfach nur erschrecken, hab das Messer ergriffen und bin auf sie losgegangen."

Auf Nachfragen berichtet er, er schlafe in letzter Zeit sehr wenig. Das komme wohl von dem Juckreiz am ganzen Körper, „so als ob kleine Tierchen sich unter meiner Haut eingenistet hätten." Er spüre das Krabbeln ganz deutlich. Seit einigen Wochen sehe er nachts auch flackernde Flammen um sein Bett, Schmetterlinge und liliputanische Gestalten, oder er höre Stimmen, die ihn als Schwulen beschimpfen.

„Ein paarmal wollte ich das Zeug absetzen, da fühlte ich mich völlig erschöpft, bekam Angstanfälle und schwere depressive Zustände. So blieb mir nichts anderes übrig, als wieder Kokain zu konsumieren."

1

Typische Symptome in der Fallgeschichte

▶ Timo D. schnupft seit 3 Jahren Kokain, hat mehrmals die Dosis erhöht und ist unfähig, die Dosis zu reduzieren oder das „Zeug" abzusetzen: Er ist abhängig von Kokain (ICD-10: F14.2).
▶ Als Folge der ständigen Kokainintoxikation ist er streitlustig, aggressiv (→ A.4) und hat ein übersteigertes Selbstbewusstsein („Starallüren" → A.3).
▶ Timo D. konsumiert Kokain wegen seiner aufputschenden Wirkung, „um die überlangen Arbeitszeiten durchzuhalten"; zudem schläft er weniger als normal (→ A.2).
▶ Infolge seines häufigen und hoch dosierten Konsums entwickelt er psychotische Symptome. Besonders typisch sind die taktilen Illusionen („kleine Tierchen unter der Haut" → A.8), der kokainbedingte Juckreiz und die optischen Halluzinationen von „liliputanischen Gestalten", „flackernden Flammen" und „Schmetterlingen" (→ A.7).
▶ Überdies hat er akustische Halluzinationen (Stimmen, die ihn als Schwulen beschimpfen, → A7).
▶ Die kokaininduzierte psychotische Störung erfüllt das Zeitkriterium der ICD-10: Sie hält länger als 48 Stunden an und dauert nicht länger als 6 Monate (Zeitangaben: „in letzter Zeit", „seit einigen Wochen").
▶ Beim Versuch, die Substanz abzusetzen, entwickelt er Entzugssymptome: Erschöpfung, Angstanfälle, schwere depressive Zustände (→ B2, B3, B4).

Diagnosen

1. **Akute Kokainintoxikation (F14.0)**
2. **Kokainabhängigkeit (F14.2)**
3. **Kokaininduzierte psychotische Störung (F14.5)**
4. **In der Vergangenheit: Kokain-Entzugssyndrom (F14.3)**

Crack

Crack (oder auch „Base") ist Kokain, das mit Streckmitteln (z. B. Backpulver) versetzt wird. Es wird in speziellen Pfeifen geraucht; beim Verbrennen der kleinen Klumpen entsteht ein knackendes Geräusch – daher der Name „Crack". Crack bewirkt ein etwa 5 Minuten andauerndes extremes High-Gefühl, auf das wenige Minuten später das Gegenteil folgt: depressive Verstimmung, Gereiztheit und ein gieriges Verlangen nach mehr. Wenn die Wirkung nachlässt, ist das „Craving" nach der Droge so stark, dass die Abhängigen nahezu alles tun, um erneut an Crack zu kommen: Betrug, Diebstahl, Einbruch, Prostitution, Raubüberfälle etc. sind dann keine Seltenheit.

Crack macht kaum körperlich, aber extrem psychisch abhängig. Die Symptome eines Rauschs ähneln denen von Kokain, sind aber um ein Vielfaches stärker. Psychotische Symptome wie Verfolgungswahn und Wahrnehmungsstörungen sind oft zu beobachten. Besonders typisch sind Halluzinationen oder Illusionen von Zwergen oder liliputanischen Gestalten. Auch die weiter oben erwähnten taktilen Illusionen oder Halluzinationen („Mini-Tierchen unter der Haut") sind charakteristisch für Crack-Psychosen, ganz zu schweigen von der Verwahrlosung im persönlichen Bereich und den Langzeitfolgen: schwere Herz-, Leber-, Lungen- und Nierenschäden, Gewichtsverlust, Mangelernährung und eine erhöhte Infektionsanfälligkeit. Als Beispiel hierfür dient ein Zeitungsartikel über den Musiker Konstantin Wecker, der wegen Kokainbesitzes im Jahr 2000 zu einer Bewährungsstrafe von 1 Jahr und 8 Monaten verurteilt wurde.

Conny und die 50 Zwerge

Konstantin Wecker über seine Erfahrungen mit Crack/Base: „Es war ein Horror." Bei seinen Konzerten sei er oft beinahe eingeschlafen, habe aber weitergespielt. Bis zu den Pausen sei es ihm viel zu lang gewesen, er musste zwischendurch raus und Base rauchen. Er hatte Wasser in den Beinen und ein Nierenversagen … Heute sei er „froh über die U-Haft, denn ich wäre sonst nie von dem Zeug weggekommen".

„Mit dem Übergang zu Crack", sagt Wecker, „kam die total schiefe Ebene, da hörte das klare Denken auf." Der Musiker suchte zwar wegen Atemnot seinen Hausarzt auf, gierte aber in immer kürzeren Abständen nach ein paar Zügen aus der Drogenpfeife, duschte nicht mehr und schnitt sich nicht mehr die Finger- und Zehennägel, weil er dann zu lange auf den nächsten Zug hätte warten müssen. Oft, sagt Wecker, habe er Halluzinationen gehabt, das Gefühl, aus sich herauszusteigen, habe Dutzende von Zwergen gesehen, die ihm das Kokain wegtrugen, manchmal auch den Teufel, der ihm an der Wand erschien.

Frau W. ergänzt das Bild: „In seinem Haus war eine Verwahrlosung, dass man es sich kaum vorstellen kann. Er war ein Menschlein, das man pflegen musste." Wenn sie für ihn die Droge abholte, habe sie nicht daran gedacht, eine Straftat zu begehen. Wenn sie es nicht getan hätte, „wäre er total verfallen". Der Gang zum Kokainlieferanten sei für sie „wie ein Gang zur Apotheke" gewesen, ihn zu verweigern eine unterlassene Hilfeleistung.

(Quelle: Süddeutsche Zeitung vom 27.9.1996, gekürzt und leicht bearbeitet)

11.4.6 Opioide: Opium – Morphium – Heroin – Codein

Allgemeine Hinweise

Opium wird aus den Kapseln des Schlafmohns gewonnen. Durch Anritzen tritt Milchsaft aus, der getrocknet in Pfeifen als Opium geraucht wird. Aus Opium wird über verschiedene chemische Prozesse Heroin gewonnen – ein weißes Pulver, das die User in Wasser auflösen und dann injizieren. Manchmal wird Heroin auch geschnupft.

Opium ist Grundlage für das Schmerzmittel Morphin (ugs. Morphium) – das Medikament mit dem höchsten Suchtpotenzial. Hustensaft auf Codeinbasis wird zwar nicht aus Rohopium hergestellt, zählt jedoch ebenfalls zu den Opioiden und wird von Abhängigen oft als Ersatzstoff für Heroin verwendet.

Heroin macht innerhalb von etwa 1 Woche körperlich abhängig. Im Heroinrausch sind die Pupillen stecknadelförmig verengt (Miosis). Eine Überdosierung von Heroin („goldener Schuss") führt zum Atemstillstand (= Atemdepression).

Ein User erzählt

„Beim ersten Schuss löst Heroin einen Flash aus, ein überwältigendes Glücksgefühl. Bei mir war es wirklich so das Gefühl, wenn ich gedrückt hab, dass ich mich gefühlt habe, wie wenn ich mich wieder im Mutterleib befinde. Ich war nicht mehr angreifbar, ich habe mich wohlgefühlt … diese innere, ganz extreme Wärme, die man von der Mutter bekommt, die habe ich gespürt."

(Quelle: Triathlet Andreas Niedrig in der Sendung „Welt der Wunder: Drogen")

Auf das etwa 15 Minuten andauernde High-Gefühl folgt ein traumähnlicher Zustand, durch den alle Probleme und Konflikte wie aufgelöst erscheinen. Je nach Dosis und Qualität des Heroins hält die Wirkung 5–8 Stunden an. Nach spätestens 8 Stunden entwickeln die „Junkies" Entzugssymptome, die sich von Stunde zu Stunde steigern. Sie erreichen ihren Höhepunkt nach 1–2 Tagen und können sich 1–2 Wochen hinziehen. Die typischen Symptome des Rauschs und Entzugs von Heroin sind ➢ Tab. 11.4 zu entnehmen.

Tab. 11.4 Intoxikations- und Entzugssymptome von Heroin

Intoxikation (Rausch)	Entzug
Entspannung der quergestreiften Skelettmuskulatur → Entspannung der Muskeln	**Verkrampfung** der quergestreiften Skelettmuskulatur → Muskelkrämpfe (Arme, Beine, Bauch)
Verkrampfung der glatten Muskulatur → • Zusammenziehen der Pupillen (Miosis) • Trockenheit der Schleimhäute (Nase, Auge) • Trockene, fahlgraue Haut • Appetitlosigkeit • Obstipation (Verstopfung) • Miktionsstörungen (erschwerte Harnblasenentleerung) • Reduzierte Atemtätigkeit • Bradykardie (verlangsamter Herzschlag)	**Entkrampfung** der glatten Muskulatur → • Vergrößerung der Pupillen (Mydriasis) • Laufende Nase, tränende Augen • Schwitzen, Hautrötung • Erbrechen • Durchfall (mit Leibschmerzen) • Blasentenesmen (Blasenschwäche mit ständigem Harndrang) • Erhöhte Atemtätigkeit • Tachykardie (Herzrasen)

Heroin macht extrem schnell abhängig. Die Fixierung auf die Droge und die Folgen des Konsums führen nicht selten in die völlige soziale und körperliche Verelendung. Die Abhängigen benötigen täglich einen Nachschub von Heroin. Die Mittel dafür werden oft aus Diebstählen oder über Prostitution beschafft. Bei vielen kommt es überdies zur Entwicklung einer Wesensänderung, eines Verfalls der Persönlichkeit mit einem Verlust von moralischen und sittlichen Normen. In der Fachliteratur findet sich hierfür der Begriff „Depravation" (lat. *depravare:* „verderben").

Die körperliche Folgen der Heroinabhängigkeit sind verheerend: Leberschäden, Magen- und Darmstörungen, Karies und Zahnausfall sowie Erkrankungen der Lunge (durch die reduzierte Atemtätigkeit) sind häufig. Durch Spritzen bilden sich Abszesse an den Einstichstellen. Viele Junkies infizieren sich mit HIV oder Hepatitis C. Psychisch stellen sich Konzentrations- und Lernschwierigkeiten ein. Die Sucht vermindert das geistige Aufnahme- und das Erinnerungsvermögen, führt zu Introvertiertheit und Appetitlosigkeit, macht ziellos, interesselos und depressiv.

Wichtig zu wissen

Zwar ist eine Heroinüberdosierung – auch in Verbindung mit anderen Substanzen – immer noch die Hauptursache für drogenbezogene Todesfälle, der Konsum von Heroin ist jedoch rückläufig. Im Jahr 2019 befanden sich etwa 79.500 Opioidabhängige in einer Substitutionstherapie (Drogenersatztherapie). Der am meisten verwendete Ersatzstoff ist Methadon. Für Schwerstabhängige gibt es inzwischen in verschiedenen Institutionen auch die Möglichkeit einer Substitutionsbehandlung mit reinem Heroin, sog. Diamorphin. Die rechtlichen Grundlagen hierfür wurden durch einen Parlamentsbeschluss im Jahr 2009 geschaffen. Im Rahmen eines Modellprojekts standen 2009 spezielle Ambulanzen bereits in Bonn, Frankfurt am Main, Hamburg, Hannover, Karlsruhe, Köln und München zur Verfügung. Zwischen 2013 und 2016 kamen weitere Ambulanzen in Berlin, Stuttgart und Düsseldorf hinzu. Derzeit erhält allerdings nur etwa 1 % der 79.500 Substitutionspatienten eine diamorphingestützte Behandlung.

Ähnlich wie bei der Therapie von Alkohol- und anderen Drogenabhängigkeiten stehen die Entgiftung, die Entwöhnung und – ganz wichtig – die Nachsorge der ehemals Abhängigen im Fokus.

11.4.7 Multipler Substanzgebrauch

Viele Konsumenten von Aufputschmitteln (Kokain, Amphetamine) verwenden Beruhigungsmittel als „Downer", um von der Droge „runterzukommen" und endlich wieder schlafen zu können. Andere greifen zu härteren Drogen, wenn die Wirkung der Droge nachlässt. Wenn beim gleichzeitigen Konsum mehrerer psychotroper Substanzen unklar ist, welche Substanz die Intoxikation oder eine etwaige psychotische Störung hervorgerufen hat, sollte die Kategorie „multipler Substanzgebrauch" verwendet werden. Hier ein Erfahrungsbericht eines ehemaligen Technofans:

Ina W. berichtet über ihre „Technophase"

„Zu dieser Zeit habe ich an jedem Wochenende XTC genommen und 3 Tage durchgemacht. Nach einiger Zeit habe ich gemerkt, dass die „E's" es nicht mehr bringen, da hab ich dann Speed eingeworfen oder Kokain geschnupft, um wach zu bleiben. Um nach dem Wochenende schlafen zu können, habe ich mich mit Kiffen beruhigt; wenn das nicht ausreichte, habe ich auch Schlaftabletten genommen.

Ich habe damals eine Friseurlehre gemacht, den Job aber verloren. Als meine Chefin mich aufforderte, das Regal mit Tönern und Haarwaschmitteln nachzufüllen und den Boden zu kehren, habe ich zu ihr gesagt: „Machen Sie die Scheißarbeit doch selber." Da war's vorbei mit der Friseurlehre. Auch Freunde habe ich durch meine Sucht verloren.

Einige Zeit später sah ich im Fernsehen eine Sendung, in der gezeigt wurde, dass Ecstasy die Nervenzellen schädigt. Da bin ich schon sehr erschrocken und habe beschlossen aufzuhören. Ich habe eine neue Lehrstelle gefunden und mache in 1 Jahr meine Gesellenprüfung."

KAPITEL

12 Kinder- und Jugendpsychiatrie

12.1 Begriffsklärung

Im Kindes- und Jugendalter können viele Krankheitsbilder auftreten, die auch bei Erwachsenen beschrieben werden, z. B. depressive oder somatoforme Störungen, Angst-, Zwangs- und Schlafstörungen, PTBS oder Anpassungsstörungen. Auch schizophrene Erkrankungen, bipolare Störungen, Essstörungen oder Missbrauch von psychotropen Substanzen werden oft schon in der Kindheit und Jugend beobachtet. Sie werden dann i. d. R. nach den Kriterien für Erwachsene diagnostiziert. Daneben gibt es Krankheitsbilder, die typischerweise nur im Kindes- und Jugendalter auftreten bzw. in dieser Altersstufe beginnen. Sie werden seit den 1960er-Jahren unter dem Begriff „Kinder- und Jugendpsychiatrie" zusammengefasst. In der ICD-10 finden sich die einzelnen Krankheitsbilder unter den Ziffern 7 bis 9.

Die Kinder- und Jugendpsychiatrie beschäftigt sich mit der Diagnose, der Therapie und der Vorbeugung (Prophylaxe) von psychischen und neuropsychiatrischen Störungen, die im Kindes- und Jugendalter, d. h. vor dem 18. Lj. beginnen. Das Wort „beginnen" ist hier wichtig, weil in manchen Fällen bestimmte Erkrankungen oder Störungen weit über das 18. Lj. hinaus andauern können. Dies ist z. B. der Fall bei Intelligenzminderung, Autismusstörungen, Asperger-Syndrom, Ticstörungen, Lese-Rechtschreib-Störung, ADS/ADHS oder Störungen des Sozialverhaltens, die im Erwachsenenalter häufig in eine dissoziale Persönlichkeitsstörung übergehen.

Viele der in der ICD-10 aufgeführten Störungen mit Beginn in der Kindheit und Jugend werden vorwiegend von Fachärzten für Kinder- und Jugendpsychiatrie und Kinder- und Jugendpsychotherapie behandelt. Bei manchen Störungen – z. B. bei Trennungsangst, Geschwisterrivalität, phobischen Störungen oder einer generalisierten Angststörung des Kindesalters – kann auch eine Therapie bei einem Heilpraktiker für Psychotherapie hilfreich sein, wenn er eine entsprechende Ausbildung absolviert hat. Auch bei der Beratung von Eltern kann er, wenn er über entsprechende Kenntnisse im diagnostischen Bereich verfügt, helfen, sie an einen Facharzt weiterzuleiten. In dieses Kapitel wurden deshalb vorwiegend Störungsbilder aufgenommen, mit denen ein Heilpraktiker oder Heilpraktiker für Psychotherapie aus den o. g. Gründen in seiner Praxis zu tun haben könnte.

12.2 Psychische Störungen mit Beginn in der Kindheit und Jugend im Überblick

In der ICD-10 sind die psychischen Störungen mit Beginn in der Kindheit und Jugend auf drei Kapitel verteilt:

- **F7:** Intelligenzminderung
- **F8:** Entwicklungsstörungen, darunter Entwicklungsstörungen schulischer Fertigkeiten und tiefgreifende Entwicklungsstörungen wie frühkindlicher Autismus oder Asperger-Syndrom

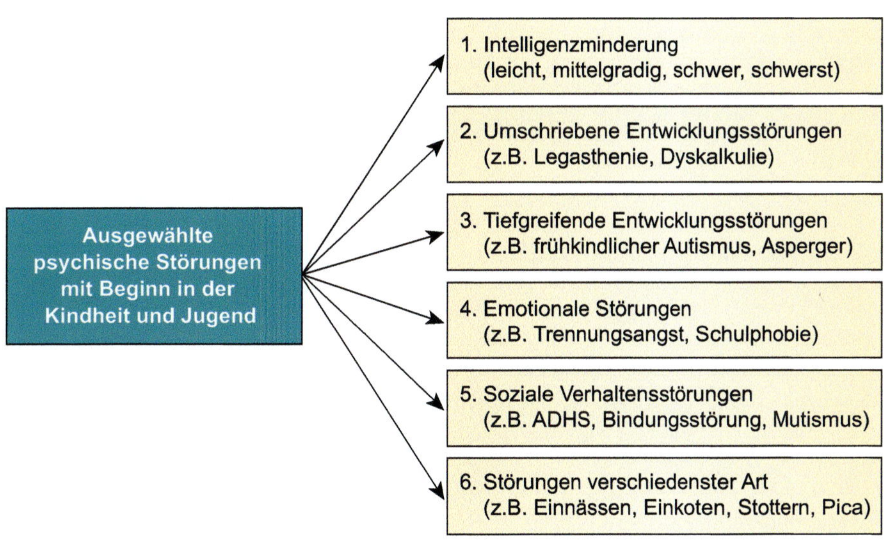

Abb. 12.1 Psychische Störungen in Kindheit und Jugend im Überblick [L143]

- **F9:** Verhaltens- und emotionale Störungen mit Beginn in der Kindheit und Jugend

Unter der Ziffer F9 finden sich sehr viele verschiedene Störungen, die in ➢ Abb. 12.1 zur besseren Übersicht in „soziale Verhaltensstörungen“ und „emotionale Störungen“ untergliedert sind.

12.3 Intelligenzminderung

12.3.1 Was versteht man unter Intelligenzminderung, was unter Lernbehinderung?

Als **Intelligenzminderung** wird ein Zustand verzögerter oder unvollständiger Entwicklung der geistigen Fähigkeiten bezeichnet, die sich im Denken, Verstehen, Sprechen, in sozialen Fähigkeiten, oft auch in einer verzögerten Motorik manifestieren. In älteren Psychiatriebüchern findet sich hierfür die Bezeichnung „Schwachsinn“ oder „Oligophrenie“.

Der Schweregrad der Intelligenzminderung ergibt sich aus der Ermittlung des **Intelligenzquotienten** (IQ) durch standardisierte Intelligenztests. Ein IQ von 100 beschreibt eine normale Begabung. Der IQ wird folgendermaßen errechnet:

$$\mathrm{IQ} = \frac{IA(Intelligenzalter)}{LA(Lebensalter)} \times 100$$

Beispiel: Ein Mädchen verfügt mit 5 Jahren schon über Fähigkeiten, die normalerweise erst bei einer 6-Jährigen zu erwarten sind (z. B. Lesen und Schreiben). Ihr Lebensalter ist 5, ihr Intelligenzalter jedoch 6. Als IQ ergibt sich: 6 ÷ 5 × 100 = 120; das Mädchen ist also überdurchschnittlich begabt. Der Intelligenzquotient ist eine Messgröße, die nicht nur dazu dient, die Stufen einer intellektuellen Beeinträchtigung anzuordnen (➢ Tab. 12.1), er bietet auch die Möglichkeit, in Intelligenztests eine „Hochbegabung“ festzustellen. Hochbegabte Schüler erfordern eine andere Pädagogik als „normal begabte“ Schüler, weshalb in verschiedenen Gymnasien inzwischen „Hochbegabtenklassen“ eingerichtet wurden, für die der Lernstoff so aufbereitet wird, dass die Schüler nicht unterfordert werden.

Die Verteilung der Intelligenz in der Bevölkerung entspricht in etwa der Normalverteilung nach Gauß in Form einer sog. Glockenkurve mit einem Mittelwert von 100. In der Fachliteratur finden sich für die Bereiche leichte, mittelgradige, schwere und schwerste Intelligenzminderung allerdings unterschiedliche Prozentangaben, da die spezifischen Intelligenztests je nach Stichprobenauswahl (Alter, ländliche oder städtische Regionen etc.) recht große Differenzen aufweisen. Die hier aufgeführten Zahlenwerte der unteren Intelligenzskala sind deshalb Mittelwerte, die z. T. nicht vollständig der Normalverteilung (oder auch Gauß-Verteilung; ➢ Abb. 12.2) entsprechen.

Tab. 12.1 IQ-Kriterien im Überblick

IQ	Erläuterung	Prävalenz
Normale oder überdurchschnittliche Intelligenz		
≥ 130	**Hochbegabung** Viele Hochbegabte werden nicht als solche erkannt. Häufig wird die Diagnose erst gestellt, nachdem soziale oder psychische Probleme aufgetreten sind.	ca. 2,5 %
116–129	**Überdurchschnittliche Intelligenz**	ca. 13,5 %
85–115	**Normale Intelligenz**	ca. 68 %
Lernbehinderung		
70–84	**Lernbehinderung** (Minderbegabung, engl. *slow learners*) Typisch für die Lernbehinderung ist ein allgemeines Schulleistungsversagen infolge einer Beeinträchtigung der kognitiven Fähigkeiten. Die Betroffenen haben Schwierigkeiten im Lernen und Behalten des normalen Unterrichtsstoffs, die „Lernbehinderung“ ist jedoch nicht so schwerwiegend, dass die Diagnose „Intelligenzminderung“ (IQ < 70) gerechtfertigt wäre. Viele Kinder und Jugendliche mit einer Lernbehinderung besuchen die Sonderschule, wo man ihre individuellen Fähigkeiten zu fördern versucht.	ca. 13,5 %
Intelligenzminderung (geistige Behinderung)		
50–69	**Leichte Intelligenzminderung** (früher: Debilität) Die Betroffenen haben große Schwierigkeiten in der Schule und erreichen als Erwachsene ein Intelligenzalter von 9 bis unter 12 Jahren. Viele Betroffene können einen für sie passenden Beruf ausüben und gute soziale Beziehungen pflegen.	ca. 2 %
35–49	**Mittelgradige Intelligenzminderung** (früher: Imbezillität) Erwachsene erreichen ein mentales Alter von 6 bis unter 9 Jahren. In der Kindheit sind schon deutliche Entwicklungsverzögerungen erkennbar. Die meisten Betroffenen können in Förderschulen für geistig behinderte Menschen so unterstützt werden, dass sie als Erwachsene in geschütztem Rahmen eine Tätigkeit ausüben können, die ihrer Intelligenz entspricht. Je nach Behinderungsgrad benötigen sie im Erwachsenenalter in unterschiedlichem Ausmaß Unterstützung im täglichen Leben und bei der Arbeit.	ca. 0,3 %
20–34	**Schwere Intelligenzminderung** (früher: schwere Imbezillität) Bei Erwachsenen ein mentales Alter von 3 bis unter 6 Jahren. Da die Betroffenen nicht lesen oder schreiben lernen können, sind sie nicht schulbildungsfähig, können aber im Rahmen einer Förderschule für geistig behinderte Menschen so weit gefördert werden, dass sie mit dauernder Unterstützung einige lebenspraktische Tätigkeiten ausführen können.	ca. 0,17 %
< 20	**Schwerste Intelligenzminderung** (früher: Idiotie) Bei Erwachsenen ein mentales Alter unter 3 Jahren. Die Betroffenen sind in ihrer Beweglichkeit, im Sprachvermögen und in der Kontrolle von Blase und Stuhlgang hochgradig eingeschränkt.	ca. 0,03 %

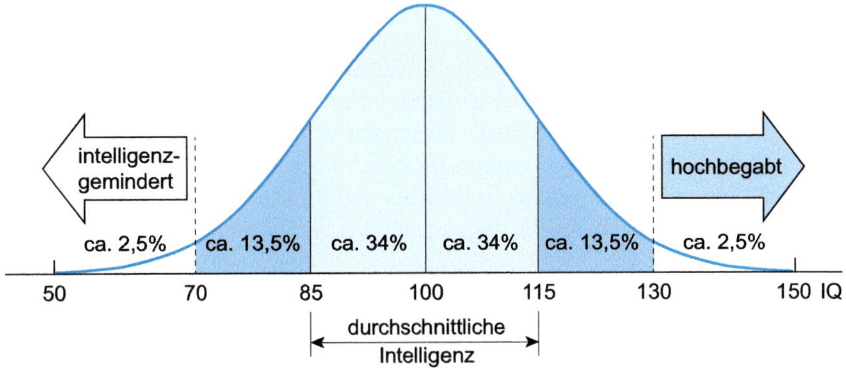

Abb. 12.2 Prozentuale Verteilung des Intelligenzquotienten in der Bevölkerung [L143]

12.3.2 Fallgeschichte

Mit 6 noch Strichmännchen ohne Hände und Füße

Eine Mutter kommt mit der 7-jährigen Lea in die Arztpraxis, weil ihre Tochter in der Schule nicht mitkommt. „Wir haben sie bewusst 1 Jahr später eingeschult, weil sie mit 6 noch sehr verspielt war und in der Förderklasse des Kindergartens sprachliche Defizite hatte. Auch motorisch war sie nach Aussagen der Kindergärtnerin eingeschränkt. Sie war z. B. ungeschickt beim Malen von Kreisen und Wellenlinien, zeichnete im Alter von 6 Jahren noch Strichmännchen ohne Füße und Hände und konnte sich auf Aufgaben oder Spiele nur kurze Zeit konzentrieren."

Auf Nachfragen berichtet die Mutter, dass Lea bis zum Alter von 3 Jahren nur Einwortsätze gesprochen habe und augenblicklich in der Schule in Deutsch und Rechnen so große Verständnisprobleme habe, „dass man uns geraten hat, sie die Klasse wiederholen zu lassen". – Der Arzt empfiehlt der Mutter, bei einem Kinder- und Jugendlichen-Psychiater einen Intelligenztest machen zu lassen und dann zu entscheiden, welche Fördermöglichkeiten für Lea infrage kommen.

Typische Symptome in der Fallgeschichte

▶ Lea wurde von den Eltern 1 Jahr später eingeschult, weil sie noch sehr „verspielt" war und nach Aussagen der Kindergärtnerin sprachliche Defizite hatte.

▶ Im Malen von Kreisen und Wellenlinien als Vorstufe für das Schreiben von Buchstaben war sie ungeschickt, beim Malen zeichnet sie Strichmännchen ohne Hände und Füße, was für ein Intelligenzalter von etwa 4 Jahren typisch ist.

▶ Mit 3 Jahren müsste Lea nach einer Phase von Zweiwortsätzen (1½–2 Jahre) schon fähig sein, Mehrwortsätze zu bilden – sie verständigt sich jedoch noch mit Einwortsätzen. Ihre frühkindliche Sprachentwicklung ist also deutlich verzögert.

▶ Dies alles liefert eine Erklärung für die – trotz späterer Einschulung – auftretenden massiven Schulprobleme. Bei Lea liegt in vielen Bereichen eine Entwicklungsverzögerung vor, welche die Diagnose „Intelligenzminderung" rechtfertigen könnte.

▶ Um die Diagnose zu sichern, sollte ein Intelligenztest durchgeführt werden, um den Schweregrad der geistigen Retardierung festzustellen und passende Fördermaßnahmen einzuleiten. Dies hat der Arzt der Mutter richtigerweise auch geraten.

Wahrscheinliche Diagnose **Intelligenzminderung (F7) (Schweregrad noch nicht feststellbar).**

12.3.3 Wichtig zu wissen

Die Ursachen einer Intelligenzminderung sind vielfältig und können nicht immer geklärt werden. Dazu zählen:

- Vererbung
- Erbkrankheiten (z. B. Down-Syndrom)
- Infektion oder sonstige Schädigung des ZNS vor, während oder nach der Geburt
- Rötelninfektion in der Schwangerschaft (führt zu Missbildungen und einer Schädigung des Gehirns)
- Toxische Schädigungen im Mutterleib (Alkohol, Drogen, Medikamente)
- Sauerstoffmangel während der Geburt, Frühgeburtlichkeit
- Schädigung des sich entwickelnden Gehirns durch:
  - Stoffwechselerkrankungen (z. B. Hypothyreose),
  - Verletzungen (Sturz vom Wickeltisch, Misshandlungen) oder
  - schwere Infektions- oder Viruserkrankungen (→ Masernenzephalitis)

NICHT VERWECHSELN

Eine Demenz ist keine Intelligenzminderung!

Eine **Intelligenzminderung** entsteht durch eine Schädigung des **sich entwickelnden Gehirns,** z. B. im Mutterleib, bei der Geburt, im Säuglingsalter oder in der – meist frühen – Kindheit.

Eine **Demenz** entsteht durch eine Schädigung bereits vorhandener Hirnstrukturen. Sie kann in seltenen Fällen auch schon bei Jugendlichen und jungen Erwachsenen auftreten – z. B. nach einem schweren Schädel-Hirn-Trauma, einer Hirnschädigung durch Drogen oder einer seltenen Erbkrankheit wie der neuronalen Zeroidlipofuszinose.

12.4 Entwicklungsstörungen

Die in der ICD-10 unter F8 aufgeführten Entwicklungsstörungen beginnen ausnahmslos im Kleinkindalter oder in der Kindheit. Die gestörten Funktionen (z. B. Sprechen, Sprachverständnis, Lesen,

Schreiben, Rechnen) sind Folge einer Entwicklungsverzögerung, die mit der biologischen Reifung des ZNS zusammenhängt. Häufig schwächen sich die Symptome ab, wenn die Kinder älter werden, gewisse Defizite im Erwachsenenalter bleiben jedoch meist zurück. Neben den in der ICD-10 aufgeführten Störungen in der frühen Kindheit (Artikulationsstörung, Probleme im Sprachverstehen oder im aktiven Gebrauch der gesprochenen Sprache) sind vor allem die „umschriebenen Entwicklungsstörungen schulischer Fertigkeiten" (➤ Kap. 12.4.1) und die „tiefgreifenden Entwicklungsstörungen" (➤ Kap. 12.4.2) wichtige Teilbereiche des Oberbegriffs „Entwicklungsstörungen".

12.4.1 Umschriebene Entwicklungsstörungen schulischer Fertigkeiten

Legasthenie (Lese-Rechtschreib-Störung)

Das Wort Legasthenie bedeutet wörtlich „Leseschwäche". Der Begriff ist von lat. *legere* („lesen") und griech. *asténeia* („Schwäche") abgeleitet. In der ICD-10 wird die Bezeichnung „Lese-Rechtschreib-Störung" (LRS) bevorzugt. Sie beinhaltet, dass es sich nicht um eine kurzzeitige *Schwäche* (s. u.), sondern um eine echte psychische *Störung* handelt, die z. T. genetisch bedingt ist. Menschen mit einer LRS haben Probleme mit der Umsetzung der gesprochenen in geschriebene Sprache und umgekehrt. In Deutschland sind schätzungsweise 4 % der Schüler betroffen.

MERKE

Von der Lese-Rechtschreib-*Störung* (Legasthenie) zu unterscheiden ist die Lese-Rechtschreib-*Schwäche*, die kurzzeitig auftreten kann, z. B. als Folge einer längeren Erkrankung und dem damit verbundenen Schulausfall, einer belastenden Familiensituation zur Zeit der Einschulung oder falschen Lern- und Lehrmethoden.
Im deutschsprachigen Raum werden die beiden Begriffe nur selten unterschieden. Dies sollte jedoch geschehen, denn die Förderansätze für die LRS und die Lese-Rechtschreib-Schwäche sind unterschiedlich:
- Bei der LRS liegt der Schwerpunkt auf einer Förderung in den Bereichen Aufmerksamkeit, Sinneswahrnehmungen und Umsetzung von Lauten in Buchstaben oder Wörter.
- Bei der Lese-Rechtschreib-*Schwäche* hingegen geht es vorwiegend darum, die Rechtschreibregeln zu lernen und am Auffinden und Korrigieren von Fehlern zu arbeiten.

Diagnosekriterien nach ICD-10

1. Das Hauptmerkmal ist eine umschriebene Beeinträchtigung der Lesefähigkeit (Verstehen des Gelesenen, Wiedererkennen gelesener Worte, Schwierigkeiten beim Vorlesen), die i. d. R. eine Rechtschreibstörung nach sich zieht.
2. Die Betroffenen haben einen normalen, manchmal auch einen überdurchschnittlich hohen IQ.
3. Die LRS wird nicht durch Seh- oder Hörstörungen verursacht.
4. Die LRS ist nicht durch eine geistige Behinderung oder eine neurologische Krankheit bedingt.
5. Zusatzsymptom: Häufig finden sich im Vorschulalter eine Verlangsamung der Sprachentwicklung und eine Beeinträchtigung der motorischen Koordination, der Aufmerksamkeit und der Aktivitätskontrolle.

Fallgeschichte

„Mit der Rechtschreibung steht er auf Kriegsfuß"

Eine Mutter kommt in die Praxis und bittet um Rat wegen ihres Sohnes Ludwig (9). Ludwig besucht die 3. Grundschulklasse, hat gute Noten im Rechnen und in den Sachfächern, aber große Probleme, wenn es um Lesen und Schreiben geht. „Wir haben seine Intelligenz messen lassen. Er hat einen IQ von 120", meint die Mutter. „Aber wenn wir ihn auf Anraten seiner Lehrerin zu Hause laut lesen lassen, liest er sehr langsam, scheint oft nicht zu verstehen, was er da liest und verwechselt einzelne Buchstaben. Mit der Grammatik hat er keine Probleme, er kann auch schöne Geschichten und Aufsätze schreiben, aber mit der Rechtschreibung steht er auf Kriegsfuß. Wir dachten zuerst, er sieht nicht richtig oder hat Hörprobleme. Untersuchungen beim Augen- und Ohrenarzt waren jedoch ohne Befund."

Auf Nachfragen erinnert sich die Mutter, dass Ludwig schon im Kleinkindalter Laute wie „a" „o" „e" verwechselt hat, ähnlich klingende Wörter nicht voneinander unterscheiden und sich die Aussprache bestimmter Wörter einfach nicht merken konnte. Auch motorisch sei er weniger geschickt gewesen als seine gleichaltrigen Freunde.

Typische Symptome in der Fallgeschichte

▶ Ludwig hat Probleme mit dem Lesen und der Rechtschreibung. In Rechnen, Grammatik und Sachfächern ist er gut, ebenso beim Erfinden von Geschichten. Er hat somit eine isolierte Lese-Rechtschreib-Störung (→ 1).
▶ Die Legasthenie wird nicht durch eine Intelligenzminderung verursacht: Ludwig hat einen IQ von 120 (→ 2).
▶ Die Störung wird weder durch Seh- noch durch Hörprobleme verursacht. Entsprechende Untersuchungen waren ohne Befund (→ 3).
▶ Im Vorschulalter war eine Beeinträchtigung des Hörverstehens (Verwechslung von Lauten), des Sprechens und der Motorik feststellbar (→ 5).
Diagnose **Lese- und Rechtschreib-Störung (F81.0).**

Wichtig zu wissen

Prävalenz Die LRS tritt bei 5–7 % der Bevölkerung auf und hat nichts mit der allgemeinen Intelligenz zu tun – auch Hochbegabte können an Legasthenie leiden. Jungen sind 2- bis 3-mal häufiger betroffen als Mädchen.

Ätiologie Bei der Verursachung der Störung spielen genetische Faktoren eine große Rolle, denn die LRS kommt mit familiärer Häufung vor. Bei eineiigen Zwillingen wurde sogar eine genetische Disposition von 60–70 % nachgewiesen. Von den genetisch bedingten Veränderungen im Gehirn sind vor allem Hirnareale betroffen, die mit der Verarbeitung von Gehörtem, der Buchstaben-Laut-Zuordnung, der visuellen Wahrnehmung des Schriftbildes und der Zuordnung von Buchstaben zu bestimmten Lauten zusammenhängen. Die Fähigkeit, einzelne Laute zu unterscheiden, im Gedächtnis zu speichern und bei Bedarf abzurufen, ist bei Legasthenikern unvollständig entwickelt.

Therapie Die LRS kann relativ gut behandelt werden, wenn sie frühzeitig erkannt wird. Am erfolgreichsten sind präventive Maßnahmen vor dem eigentlichen Schriftspracherwerb oder im ersten Schuljahr. In der Therapie werden u. a. Trainingsprogramme zur Förderung der Verbindung von Hören und Schreiben eingesetzt, z. B. zur Umsetzung einzelner Laute in Buchstaben, zur Unterscheidung langer oder kurzer Laute in Verbindung mit Schreiben, zur Aufteilung eines Wortes in Silben etc. Auch Rechtschreibstrategien, Übungen zur Förderung der verbalen Merkfähigkeit und zur schnelleren Aufnahme und besseren Speicherung visueller Informationen werden in der Legasthenietherapie eingesetzt.

Dyskalkulie (Rechenstörung)

Was versteht man unter Dyskalkulie?

Bereits im Kindergartenalter entwickelt sich bei Kindern ein Vorläuferwissen über die Bedeutung von Zahlen und Mengen. Diese Kenntnisse erweitern Kinder in den ersten Schuljahren – sie erlernen die Grundrechenarten und verinnerlichen die Grundlagen mathematischer Logik. Jeder Lernschritt baut dabei auf den vorangegangenen auf. Einige Kinder jedoch verstehen Zahlen – ähnlich wie Buchstaben – als reine Symbole, nicht als Mengenangaben. Damit fehlt ihnen das grundlegende Handwerkszeug, um die Lernschritte der Mathematik zu verstehen. Kinder mit dieser Problematik leiden an einer Rechenstörung, die auch als Dyskalkulie bezeichnet wird.

Diagnosekriterien nach ICD-10

1. Hauptmerkmal ist eine umschriebene Beeinträchtigung der Rechenfertigkeiten, die nicht durch eine Intelligenzminderung oder eine unangemessene Beschulung erklärbar ist.
2. Das Defizit betrifft vor allem die vier Grundrechenarten Addition, Subtraktion, Multiplikation und Division.
3. Lesegenauigkeit, Leseverständnis und Rechtschreibung liegen im Normbereich.
4. Die Rechenschwierigkeiten bestehen seit den frühesten Anfängen des Rechnenlernens.
5. Untersuchungen lassen den Schluss zu, dass bei der Dyskalkulie eine Hirnregion beeinträchtigt ist, die für die visuell-räumliche Vorstellung und das Mengenverständnis verantwortlich ist.

Fallgeschichte

„Wir üben und üben Mathe mit ihr, aber es gibt nur Stress"

Stephanie (11) geht in die 5. Klasse des Gymnasiums. Sie kommt mit ihren Eltern in die Praxis eines Kinder- und Jugendlichentherapeuten, weil sie trotz exzellenter Leistungen in Englisch und Deutsch wegen ihrer Defizite in Mathe Angst hat, das Klassenziel nicht zu erreichen. „Schon in der Grundschule haben ihr die Grundrechenarten große Schwierigkeiten bereitet", erzählt die Mutter. „Beim Addieren hat sie das Ergebnis an den Fingern abgezählt. Da wurde es dann bei Zahlen über 10 oder 20 extrem schwierig. Und wenn sie multiplizieren sollte, hat sie die beiden Zahlen einfach zusammengezählt. Irgendetwas versteht sie da nicht. Wir verstehen es übrigens auch nicht. Wir üben und üben mit ihr, aber das gibt nur Stress. Ihr Taschengeld gibt Stephanie übrigens nur aus, wenn jemand von uns dabei ist. Sie hat Angst, zu viel auszugeben oder nicht zu realisieren, wie viel jemand ihr als Wechselgeld zurückgibt. Manchmal haben wir das Gefühl, 5,50 Euro sind für sie dasselbe wie 550 Euro."

Wie sie da den Übertritt ins Gymnasium schaffen konnte, will der Therapeut wissen. „Ich habe alle nur möglichen Rechenaufgaben auswendig gelernt – viele oder ähnliche hat die Lehrerin dann in den ‚Proben' verwendet. Aber jetzt – am Gymnasium – funktioniert das nicht mehr."

Der Therapeut macht verschiedene Tests und stellt fest, dass Stephanie Zahlen wie eine alphabetische Abfolge von Ziffern wahrnimmt, nicht wie Mengenangaben. Begriffe wie „mehr" oder „weniger" kann sie deshalb nicht zuordnen. Auch das Zerlegen von Zahlen ($9 = 5 + 4$; oder auch: $9 = 3 + 6$) versteht sie nicht. Der Therapeut klärt die Eltern darüber auf, dass Stephanie eine angeborene Rechenstörung hat, die nicht durch häufiges Üben behoben werden kann, und empfiehlt ihnen eine spezielle Therapie bei einem Dyskalkulie-Therapeuten.

Typische Symptome in der Fallgeschichte

- Stephanie hat eine Beeinträchtigung der Rechenfähigkeiten, die nicht durch eine Intelligenzminderung bedingt ist: Sie erbringt exzellente Leistungen in Englisch und Deutsch (→ 1).
- Das Defizit betrifft vor allem die Grundrechenarten (→ 2).
- Die Rechenschwierigkeiten bestehen seit den Anfängen des Rechnenlernens (→ 4).
- Tests ergeben, dass Stephanie Zahlen und Mengenangaben nicht miteinander verknüpfen und so auch beim Bezahlen in Geschäften nicht abschätzen kann, wie viel sie z. B. als Wechselgeld zurückbekommen sollte (→ 5).
- Für viele Betroffene (und ihre Eltern) ist es eine große Erleichterung zu erfahren, dass sie nicht an mangelnder Intelligenz leiden, sondern an einer – meist angeborenen – Teilleistungsschwäche, die durch eine spezielle Therapie behandelt werden kann.

Diagnose **Rechenstörung (Dyskalkulie) (F81.2).**

Ziffern ohne Sinn

Einkaufen, Trinkgeld geben, Kontostand ansehen – für einige Menschen ist der Alltag eine Qual. Sie sind zahlenblind.

An der Supermarktkasse kommt die Angst. Butter, Käse und ein paar Äpfel liegen auf dem Band, die Kassiererin scannt die Einkäufe und nennt einen Betrag. Nadine Petersen kramt in ihrem

Portemonnaie. In der Schlange hinter ihr stöhnt jemand. Petersen wird hektisch. Groß kann der Betrag für die paar Sachen nicht sein, überlegt sie. Ob ein paar Silbermünzen reichen? Als die Menschen hinter ihr immer unruhiger werden, resigniert sie, nimmt einen Schein aus dem Portemonnaie und gibt ihn der Kassiererin. Keine Einwände, der Schein reicht also aus.

Menschen mit Dyskalkulie fehlt das Verständnis für den Wert, den eine Zahl symbolisiert. Normalrechnende haben mit der Zeit verinnerlicht, einem Zahlwort die entsprechende Menge zuzuordnen. Dadurch können sie Verhältnisse automatisch abschätzen, etwa dass 132 größer ist als 118. Menschen mit Dyskalkulie können das nicht. Betroffene beschreiben Zahlen als „Hieroglyphen". Mit kleineren Summen können manche umgehen, weil sie die Zahlenfolge ein Stück weit auswendig gelernt haben. Auch Ergebnisse für kleinere Rechnungen wie „vier plus fünf" können sie daher aufsagen. Bei krummen Geldbeträgen, wie sie im Alltag vorkommen, 18,83 Euro etwa, hilft das allerdings nicht mehr.

Wissenschaftler fangen gerade erst an, die Dyskalkulie zu verstehen. Rechnen ist ein komplexer Vorgang, bei dem mehrere Hirnregionen zusammenarbeiten: Einer Zahl muss eine Menge zugeordnet werden, bei vielen Aufgaben müssen Zwischenschritte im Kurzzeitgedächtnis gespeichert werden. Sind die neuronalen Verknüpfungen zwischen den beteiligten Hirnregionen zu wenig ausgeprägt, gibt es Probleme. Manchmal nur in Teilbereichen, manchmal geht fast gar nichts. Experte Schulte-Körne geht davon aus, dass es eine erbliche Veranlagung für Dyskalkulie gibt. Kommen ungünstige Umweltfaktoren hinzu, etwa schlechter Mathematikunterricht, entfaltet sich die Lernstörung.

Nadine ist derzeit auf der Suche nach einer Lehrstelle. Mit der Fünf in Mathe auf dem Abschlusszeugnis der Hauptschule ist es nicht so einfach, etwas zu finden. Ein paar Mal hat sie zur Probe gearbeitet, einmal in einem Kleidergeschäft. Es lief gut, bis sie einer Kundin das Wechselgeld herausgeben sollte. Wieder stand sie nervös an der Kasse, diesmal auf der anderen Seite. „Ich war starr vor Angst, es ging nichts mehr." Damit war ihre Probezeit vorbei.

(Quelle: Maike Brzoska in DIE ZEIT Nr. 29/2013, gekürzt und bearbeitet)

12.4.2 Tiefgreifende Entwicklungsstörungen

Autismus-Spektrum-Störungen

Autismus leitet sich von griech. *autos* (= „selbst") ab. In der Medizin wird die Bezeichnung „autistisch" im Sinn von „auf sich selbst bezogenes Verhalten" verwendet. In der ICD-10 wird Autismus den **„tiefgreifenden Entwicklungsstörungen" (F84)** zugeordnet. Zu den Krankheitsbildern des Autismus zählen dort:

1. **Frühkindlicher Autismus (F84.0)**
2. **Asperger-Syndrom (F84.5)**
3. **Atypischer Autismus (F84.1)**

In der Praxis hat sich gezeigt, dass die starre Einteilung in verschiedene Formen des Autismus diagnostische Probleme bereitet. Ob jemand unter frühkindlichem oder atypischem Autismus leidet oder seine Symptome einem Asperger-Autismus zuzuordnen sind, lässt sich oft nicht so leicht abgrenzen.

Hinweis zur ICD-11

Statt sich auf eine genaue Bezeichnung festzulegen, sprechen Fachärzte und Therapeuten inzwischen meist von einer **Autismus-Spektrum-Störung (ASS),** die unter dieser Bezeichnung in das DSM-5 und die ICD-11 eingegangen ist. Die Bezeichnung „Spektrum" soll die Vielfalt der Symptome zum Ausdruck zu bringen, die Menschen mit einer ASS haben können. Sie reichen von leichteren Symptomen im Übergang zwischen „normal" und „autistisch" bis hin zu tiefgreifenden Verlaufsformen mit körperlicher und/oder geistiger Behinderung.. Die Übergänge zwischen den Störungsbildern sind dabei oft fließend.

Autismus: Diagnosekriterien nach ICD-10

Typisch für die unter A bis C aufgeführten Formen des Autismus sind eine Vielzahl von Merkmalen, die sich folgenden drei Symptomgruppen zuordnen lassen:

A. **Defizite in der sozialen Interaktion:** Probleme im Aufbau von sozialen Kontakten (z. B. Unfähigkeit, durch Blickkontakt, Mimik, Gestik, Körperhaltung Beziehungen zu Gleichaltrigen aufzunehmen) oder auch Probleme, nonverbale Signale anderer Kinder zu erkennen und mit ihnen spontan Interessen oder Tätigkeiten zu teilen.
B. **Defizite in der sozialen Kommunikation:** eingeschränkte Fähigkeit, mit anderen verbal zu kommunizieren oder die eigenen sprachlichen Defizite durch entsprechende Gestik oder Mimik zu kompensieren. In den meisten Fällen (Ausnahme: Asperger-Syndrom) sind kognitive Defizite und eine Störung der Sprachentwicklung ursächlich nachweisbar.
C. **Stereotype oder repetitive Verhaltensmuster, Interessen oder Aktivitäten:** übertriebene Beschäftigung mit „abnormen" Spezialinteressen, sich wiederholende stereotype motorische Bewegungen, unflexibles Festhalten an ritualisierten Handlungsabläufen, stereotyp sich wiederholende Sprachäußerungen („Echolalie").

Autismus-Spektrum-Störung: Diagnosekriterien nach DSM-5 und ICD-11

Die unter A–C aufgelisteten Symptomgruppen finden sich – etwas anders formuliert – auch in den Diagnosekriterien der Autismus-Spektrum-Störung nach DSM-5 und ICD-11. Die dort aufgeführten Symptombeschreibungen werden aber nun nicht mehr einzelnen Unterformen des Autismus zugeordnet. Überdies müssen die typischen Symptome nicht mehr – wie beim frühkindlichen Autismus – vor dem 3. Lj. auftreten. Stattdessen heißt es im DSM-5:

„Die Symptome müssen bereits in den frühen Entwicklungsphasen vorliegen. Sie manifestieren sich möglicherweise aber erst dann, wenn die sozialen Anforderungen die begrenzten Möglichkeiten überschreiten. In späteren Lebensphasen können sie auch durch erlernte Strategien überdeckt werden."

Neu hinzugekommen sind im DSM-5 für jeden der Punkte A–C die zusätzlichen Diagnosekriterien

- mit oder ohne intellektuelle Beeinträchtigung
- mit oder ohne sprachliche Beeinträchtigung
- Schweregrad 1: Unterstützung erforderlich

- Schweregrad 2: umfangreiche Unterstützung erforderlich
- Schweregrad 3: sehr umfangreiche Unterstützung erforderlich

Unter Punkt C (stereotype/repetitive Verhaltensmuster) findet sich im DSM-5 eine Gruppe von Symptomen, die bisher noch nicht in der ICD-10 aufgelistet wurden: Hyper- oder Hyporeaktivität auf sensorische Reize. Weitere Details unter „Diagnostische Kriterien, B.3.e."

Da die ICD-10 momentan immer noch Gültigkeit besitzt, finden Sie in der Folge die wichtigsten dort aufgeführten Autismus-Spektrum-Störungen mit ihrer bisherigen Bezeichnung. In die ICD-10-Diagnosekriterien wurden hier einige wichtige Zusatzmerkmale des aktuellen DSM-5 integriert. Bei jeder der Fallgeschichten sind daher neben den Diagnosekriterien der ICD-10 auch die der Autismus-Spektrum-Störung (DSM-5/ICD-11) aufgeführt.

Frühkindlicher Autismus

Kinder mit frühkindlichem Autismus sind *entwicklungsverzögert;* oft liegt eine Störung der Intelligenz und der Sprachentwicklung vor, die individuell verschieden stark ausgeprägt sein kann. Die aktive Sprache ist affektarm und wird kaum von Gestik oder Mimik begleitet. Ritualisierte Handlungen mit immer gleichem Ablauf sind typisch. Die Kinder haben große Schwierigkeiten, nonverbale Signale (Mimik, Gestik, Tonfall der Sprache) bei anderen zu erkennen oder Blickkontakt mit anderen aufzunehmen. Neben diesen spezifischen Merkmalen finden sich begleitend oft unspezifische Störungsbilder wie Phobien, Angststörungen, Schlaf- und Essstörungen, Wutausbrüche und Autoaggression. Der Beginn der Störung liegt nach ICD-10 vor dem 3. Lj.

Diagnostische Kriterien nach ICD-10 und DSM-5 (z. T. neu formuliert)

A. In mindestens einem der folgenden Bereiche ist die Entwicklung beeinträchtigt:

1. Beeinträchtigung im Sprachverständnis und in der aktiven Verwendung von Sprache
2. Fehlendes Bedürfnis nach Zuwendung von engen Bezugspersonen oder gegenseitiger sozialer Interaktion
3. Fehlende Entwicklung im Bereich „funktionales oder symbolisches Spielen". Unter funktionalem Spielen versteht man das spielerische Erproben von Objekten (z. B. wiederholtes Fallenlassen eines Löffels, Dinge in den Mund nehmen, mit dem Buggy umherfahren etc.). Beim „symbolischen Spiel" (Rollenspiel) wird z. B. der Schuh zu einem Auto, in das die Puppe (= Mama) gesetzt wird.

B. Von den folgenden Symptomen müssen mindestens sechs vorliegen, davon mindestens zwei von 1 und mindestens je eins von 2 und 3:

1. **Störungen in der gegenseitigen sozialen Interaktion (mindestens zwei Symptome)**
   a. Mangelnde Fähigkeit, spontan Freude, Interessen oder Tätigkeiten mit anderen zu teilen oder Freundschaften zu schließen.
   b. Unfähigkeit, mittels Blickkontakt, Mimik, Körperhaltung und Gestik mit anderen in Kontakt zu treten. Besonders typisch: Die Betroffenen scheinen durch ihr Gegenüber „hindurchzusehen".
   c. Mangelnde Fähigkeit, bei anderen Menschen Emotionen zu erkennen und auf entsprechende nonverbale Signale (Mimik, Gestik) entsprechend zu reagieren.
2. **Auffälligkeiten in der Kommunikation mit anderen (mindestens ein Symptom):**
   a. Störung in der Entwicklung der gesprochenen Sprache (z. B. fehlendes kommunikatives Geplapper)
   b. Relative Unfähigkeit, einen sprachlichen Kontaktaustausch mit anderen zu beginnen oder aufrechtzuerhalten
   c. Stereotype, sich wiederholende Sprachäußerungen oder idiosynkratischer Gebrauch von Wörtern (d. h. von Wörtern, die nur die Betroffenen verstehen)
   d. Fehlen von entwicklungsgemäßen Rollenspielen oder spontanen Als-ob-Spielen (= symbolisches Spielen)
   e. Konkretismus (Zusatzsymptom): mangelnde Fähigkeit, die übertragene Bedeutung von Sprichwörtern oder ironischen Bemerkungen zu verstehen
3. **Stereotype Verhaltensmuster, Interessen und Aktivitäten (mindestens ein Symptom):**
   a. Übertriebene Beschäftigung mit Spezialinteressen, denen mit auffallender Intensität und Leidenschaft nachgegangen wird. Oft sind die Schwerpunkte und Inhalte der Sonderinteressen abnorm. Beispiele: stundenlanges Sortieren von Schrauben oder Spielkarten, exzessives Sammeln von Gegenständen oder sonstigen Dingen (z. B. Comics, speziell geformte Steine, Ein-Cent-Münzen etc.).
   b. Neigung zu ritualisierten Handlungen, festen Routinen und gleichen, sich wiederholenden Verhaltensweisen. Veränderungen (z. B. durch Umstellen von Möbeln oder Gegenständen, Veränderungen des Tagesablaufs oder des Schulwegs) können Stress, Angst und Panik hervorrufen.
   c. Sich wiederholende motorische Manierismen, z. B. Biegen oder schnelle Bewegungen von Händen oder Fingern oder komplexe Bewegungen des ganzen Körpers (eher selten).
   d. Beschäftigung mit Teilobjekten oder nichtfunktionalen Elementen des Spielmaterials, z. B. ihr Geruch, die Oberflächenbeschaffenheit, das von ihnen hervorgebrachte Geräusch oder ihre Vibration (eher selten); Faszination von Lichteffekten oder rotierenden Objekten.
   e. Hyper- oder Hyporeaktivität auf sensorische Reize (nur DSM-5): Überempfindlichkeit gegenüber Berührung; extreme Reaktion auf Geräusche, Gerüche, Geschmack von Lebensmitteln; übermäßiges Beriechen oder Berühren von Objekten. Oder: scheinbare Unempfindlichkeit gegenüber Schmerzen, Hitze oder Kälte.

Fallgeschichte

„Sie spielt immer allein"

Eine Mutter kommt mit ihrer 3-jährigen Tochter in die Praxis. „Lena ist unser einziges Kind, wir haben deshalb keine Vergleichsmöglichkeiten. Die Betreuerinnen in der KiTa haben uns aber erzählt, dass Lena sich anders verhält als andere Mädchen in ihrem Alter: Sie sitzt meist allein in einer Ecke, stapelt Bauklötze aufeinander, wirft sie um, beginnt von Neuem mit Stapeln, wirft das Ganze wieder um. So gehe das manchmal stundenlang. Andere Kinder interessieren sie nicht, so die Betreuerinnen. Sie spielt immer allein. Wenn die Betreuerinnen sie ansprechen, schaut sie zur Seite oder scheint durch sie hindurchzusehen. Neulich, als Sarah mit ihr eine Burg bauen wollte, habe Lena sie so heftig weggestoßen, dass Sarah mit dem Kopf an einer Stuhllehne aufschlug, an der Stirn blutete und geweint hat. Lena hat ihr ohne Mitgefühl zugeschaut und erstaunt gefragt: ‚Warum Tränen?'"

Auffällig sei auch, dass sie auf geringfügige Veränderungen in der täglichen Routine mit Angst und Wutausbrüchen reagiert. Als neulich in der KiTa die Sitzordnung beim Essen geändert wurde, weil ein Junge neu dazugekommen ist, habe Lena sich vehement geweigert, ihren Platz zu tauschen, und sich demonstrativ auf den Boden geworfen. Ein andermal habe die Putzfrau einen Hocker in Lenas Spielecke stehen gelassen: Auch da sei sie ganz aufgelöst und kaum zu beruhigen gewesen.

Sprachlich sei sie entwicklungsverzögert, wiederhole oft echoartig, was die Betreuerinnen zu ihr sagen, anstatt auf Fragen zu antworten. Die Mutter ergänzt, schon als Baby habe Lena ihre Mama kaum angeschaut und sich von ihr weggedrückt, wenn sie sie auf dem Arm hielt. „Wenn Lena mit ihren Bauklötzen am Boden geometrische Muster erstellte, durfte ich nicht mitspielen, da wurde sie richtig böse. Auch Rollenspiele habe ich bei ihr nie gesehen. Und wenn ich sie mal geschimpft habe, hat sie mich verständnislos angeschaut und nicht gemerkt, dass ich gerade wütend war."

Typische Symptome in der Fallgeschichte

► Lena interessiert sich nicht für andere Kinder: Sie spielt am liebsten allein, wird böse, wenn die Mutter mit ihr spielen will und stößt sogar ein anderes Kind weg, wenn es mit ihr „eine Burg bauen" will (→ B.1a).

► Wenn man Lena anspricht, weicht sie dem Blick aus oder scheint durch ihr Gegenüber „hindurchzusehen". Und wenn ihre Mutter sie auf den Arm nimmt, drückt sie sich weg von ihr (→ A.2 + B.1b).

► Sie ist offensichtlich unfähig, die Gefühle anderer oder entsprechende nonverbale Signale (das Weinen des Mädchens, den wütenden Gesichtsausdruck der Mutter) zu erkennen (→ B.1c).

► In ihrer Sprachentwicklung ist Lena entwicklungsverzögert (→ A.1 + B.2a); sie wiederholt oft stereotyp, was die Betreuerinnen gerade sagen (stereotype Sprachäußerungen, → B.2c).

► Lena spielt auch keine Spiele, wie sie für Kinder in den ersten Lebensjahren typisch sind (Rollenspiele, spontane „Als-ob-Spiele" → B.2d).

► Wichtig ist für Lena ein routinemäßiger Tagesablauf ohne Veränderungen der Umgebung und der gewohnheitsmäßigen Aktivitäten. Schon geringfügige Veränderungen machen ihr Angst und führen z.T. zu Wutausbrüchen (→ B.3b).

Diagnose nach ICD-10 **Frühkindlicher Autismus (F84.0).**
Diagnose nach DSM-5 **Autismus-Spektrum-Störung (299.00):**

- Diagnosekriterien B.1+2 (soziale Kommunikation und Interaktion)
- Diagnosekriterium B.3 (Neigung zu festen Routinen)
- Zusätzlich: **Mit** begleitenden sprachlichen und intellektuellen Beeinträchtigungen
- Wahrscheinlich Schweregrad 2 (umfangreiche Unterstützung erforderlich)

Wichtig zu wissen

Prävalenz Mit einer Prävalenz von 0,2–0,35 % ist der frühkindliche Autismus eine relativ seltene Erkrankung. Jungen sind 3- bis 4-mal häufiger betroffen als Mädchen.

Ätiologie Die Erkrankung ist vermutlich die Folge einer angeborenen (hirnorganischen) Störung der Wahrnehmung und Informationsverarbeitung, die sich schon im frühen Kindesalter bemerkbar macht.

Therapie Die Störung kann weder medikamentös noch durch Therapie geheilt werden. Durch therapeutische Maßnahmen und eine spezifische pädagogische Förderung können jedoch manche Symptome abgemildert oder sogar zum Abklingen gebracht werden. Durch verhaltenstherapeutische Trainingsprogramme können die Betroffenen z. B. lernen, Mimik und Gestik in ihrem sozialen Umfeld zu verstehen oder soziale Verhaltensweisen zu erlernen, die ihnen die Interaktion mit anderen erleichtern.

Atypischer Autismus: ein Sonderfall des frühkindlichen Autismus

Manche Kinder zeigen Auffälligkeiten, die man einem frühkindlichen Autismus zuordnen würde, die Diagnosekriterien hierfür sind jedoch in einem von zwei Bereichen nicht ausreichend:

1. **Atypisches Erkrankungsalter:** Die typischen Symptome treten erst nach dem 3. Lj. auf.
2. **Atypische Symptomatologie:** Nicht in allen drei für die Diagnose Autismus geforderten Bereichen (soziale Kommunikation, soziale Interaktion, stereotyp-repetitives Verhalten) treten genügend Symptome auf, um die Diagnose „frühkindlicher Autismus" zu rechtfertigen.

In manchen Fällen des atypischen Autismus sind die Symptome von 1 (atypisches Erkrankungsalter) und 2 (atypische Symptomatik) gleichzeitig vorhanden.

Fallgeschichte

„Sie stößt jeden weg, der ihr nahekommt""

Laura ist 4 Jahre alt. Ihre Eltern kommen mit ihr zur diagnostischen Abklärung in die kinderpsychiatrische Praxis, weil Laura im Kindergarten Probleme hat: „Ich bin die ersten 3½ Jahre zu Hause geblieben, um mich um Laura zu kümmern. Vor etwa ½ Jahr bekamen wir endlich einen Kindergartenplatz, aber seitdem hat Laura sich sehr verändert", berichtet die Mutter: Sie sei nicht fähig, sich in die Gruppe einzufügen, wolle

12

nicht mit anderen Kindern spielen, stoße jeden zurück, der sie nur leicht berühre. Und wenn die Betreuerinnen sich ihr zuwenden, reagiere Laura nicht auf Lächeln, ermutigende Worte oder auch einen strengen Blick.

„Laura verweigert übrigens im Kindergarten das Essen in der Gruppe, hat auch schon erbrochen, als man sie dazu gezwungen hat. Auch zu Hause isst sie meist wie ein Spatz. Inzwischen hat sie deshalb massiv abgenommen, das macht uns große Sorgen", ergänzt der Vater.

Auf Nachfragen berichten die Eltern, Laura habe als Baby viel geschrien, sich ansonsten aber in ihren Augen normal entwickelt: Krabbeln, Laufen, „Papa", „Mama", Einwortsätze, später Sätze mit 2–3 Wörtern – all das schien sich altersgemäß zu entwickeln. Doch irgendwann zwischen 3 und 4 habe die Sprachentwicklung stagniert, Laura habe weniger als zuvor geplappert, schien bereits Gelerntes vergessen zu haben. „Und wenn sie Strichmännchen malt, sind das seit Monaten einfache Kopffüßler ohne weitere Details, ganz anders als die detailreichen Zeichnungen, die mir meine Freundinnen von ihren Kindern zeigen."

Stereotype Verhaltensmuster oder eine übertriebene Beschäftigung mit ausgefallenen Hobbys oder Interessen sind den Eltern nicht aufgefallen. „Außer beim gemeinsamen Weg zum Kindergarten", erinnert sich die Mutter. „Da müssen wir immer den absolut gleichen Weg wählen und immer an genau derselben Stelle die Straße überqueren. Als die Straße völlig frei war, hab ich es ein paarmal woanders versucht, aber da wurde sie ganz aufgeregt, fast panisch. Und jetzt, wo ich darüber spreche, fällt mir noch etwas ein: Auch beim Aufstehen, der Morgentoilette, beim Frühstücken und beim Packen der Tasche für den Kindergarten muss alles genau nach einem festen Zeitplan ablaufen. Da kann es schon mal vorkommen, dass sie mich schimpft, wenn der Löffel nicht genau neben der Müslischüssel liegt oder der Stuhl am Frühstückstisch nicht an genau der Stelle steht, wo er immer steht."

„Was uns neben ihrem Essverhalten allerdings am meisten Sorge macht, ist Lauras Hypersensitivität – so nennt man das doch, oder?", ergänzt der Vater. „Wenn wir z. B. mal Freunde mit Kindern einladen und es emotional etwas lebhafter zugeht, zieht sie sich nach kurzer Zeit in ihr Zimmer zurück. Wenn der Besuch dann gegangen ist, rastet sie beim geringsten Anlass aus, wirft sich schreiend auf den Boden und stößt jeden weg, der ihr nahekommt."

Typische Symptome in der Fallgeschichte

▶ Laura hat sich in den ersten drei Lebensjahren sprachlich und motorisch anscheinend normal entwickelt. Damit entfällt das Zeitkriterium für die Diagnose eines frühkindlichen Autismus (Auftreten der Symptome vor dem 3. Lj.).
▶ Erst im Alter zwischen 3 und 4 Jahren zeigen sich Rückschritte in der Sprachentwicklung (→ A.1+B.2.a).
▶ Beim Malen von Strichmännchen zeichnet die 4-Jährige einfache Kopffüßler, wie sie für 3-Jährige typisch wären – ein Hinweis auf eine wahrscheinlich verzögerte Entwicklung der kognitiven Fähigkeiten (häufiges Zusatzsymptom).
▶ Laura hat Probleme, mit Gleichaltrigen zu spielen oder auf Spielangebote adäquat zu reagieren (→ B.1.a+B.3.e).
▶ Auffällig ist auch ihre Unfähigkeit, Gestik, Mimik, ermutigende Worte der Erzieherinnen zu deuten und darauf zu reagieren (→ B.1.b).
▶ Obwohl dies den Eltern zunächst nicht auffällt, neigt Laura manchmal zu sich wiederholenden ritualisierten Verhaltensweisen. Veränderungen beim Tischdecken oder auf dem Weg zum Kindergarten rufen bei Laura Stress, Angst und Panik hervor (→ B.3.b).
▶ Auffällig ist Lauras Überempfindlichkeit gegenüber sensorischen Reizen wie Lärm, Berührungen, emotionalem „Overload" („wenn es mal lebhafter zugeht") (→ B.3.e).
▶ Lauras Hypersensitivität/Hyperreaktivität in Bezug auf sensorische Reize ist offensichtlich auch der Grund dafür, dass sie mit den Kindern, dem Lärm, den Körperkontakten beim Spielen und Umhertollen nicht zurechtkommt und darauf mit vegetativen Angst- und Stresssymptomen reagiert (z. B. mit fehlendem Appetit, Essensverweigerung oder Erbrechen) (→ B.3.e).
▶ Als Folge der Reizüberflutung kommt es bei Laura zu verzögerten Reaktionen wie Schreien, Wutausbrüche, Sich-auf-den-Boden-Werfen (→ B.3.e).
▶ Vieles spricht dafür, dass bei Laura schon in den ersten Lebensmonaten einige milde Symptome für eine ASS vorlagen. Da die Mutter zu Hause war und sich um sie kümmern konnte, fielen sie den Eltern nicht auf. Das häufige Schreien in den ersten Lebensmonaten könnte z. B. eine Folge von Lauras Hypersensitivität sein. Mit Besuch des Kindergartens stiegen die sozialen Anforderungen und bewirkten, dass die z. T. vorher schon vorhandenen sozialen und kommunikativen Probleme nun verstärkt sichtbar wurden.

Diagnose nach ICD-10 **Atypischer Autismus (F84.1).**
Diagnose nach DSM-5 **Autismus-Spektrum Störung (299.00):**

- Diagnosekriterien B1 + B2 (soziale Kommunikation und Interaktion)
- Diagnosekriterium B3 (Neigung zu festen Routinen; Hyperreaktivität)
- Zusatzkriterium: mit begleitenden sprachlichen und intellektuellen Beeinträchtigungen
- Schweregrad 1 oder 2

Asperger-Syndrom

Allgemeine Hinweise

Der österreichische Kinderarzt Hans Asperger beschrieb 1944 eine Gruppe von Kindern, die intellektuell nicht beeinträchtigt waren, ein gutes Sprachvermögen hatten, deren gesamtes soziales Verhalten aber merkwürdig war. Er nannte sie „autistische Psychopathen", heute sprechen wir vom Asperger-Syndrom.

Im Gegensatz zu Kindern mit frühkindlichem Autismus werden Kinder mit Asperger-Syndrom erst relativ spät diagnostiziert: manchmal erst im Verlauf des Schulalters, in seltenen Fällen sogar erst im Erwachsenenalter. Da sie auf den ersten Blick recht normal wirken und die Auffälligkeiten zunächst anderen Ursachen zugeschrieben werden, wird die Störung häufig nicht ernst genommen. Die Folgen sind jedoch gravierend: Die Betroffenen gelten als Eigenbrötler und werden aufgrund ihres seltsamen Verhaltens und ihrer mangelnden Kommunikationsfähigkeit häufig gemobbt und ausgegrenzt.

Diagnosekriterien nach ICD 10 (sinngemäß gekürzt)

A. Im Gegensatz zum frühkindlichen Autismus
1. keine verzögerte Sprachentwicklung und
2. keine Beeinträchtigung der Intelligenz.

B.1. Bereich soziale Interaktion: Beeinträchtigungen in der gegenseitigen **sozialen Interaktion.** Die Kriterien entsprechen denen des frühkindlichen Autismus, z. B. eingeschränkte Fähigkeit, durch Blickkontakt, Mimik, Gestik in Kontakt mit anderen zu treten oder nonverbale Signale anderer zu deuten. Eingeschränkte Fähigkeit, Beziehungen zu Gleichaltrigen aufzunehmen oder Interessen/Tätigkeiten mit ihnen zu teilen.

B2. Bereich Kommunikation: Schwierigkeiten, wenn es darum geht, sprachlich oder nonverbal mit anderen in Kontakt zu treten oder den Kontakt aufrechtzuerhalten.

C. Stereotype Verhaltensmuster, Interessen und Aktivitäten:

1. Besonders typisch sind Spezialinteressen, die aufgrund der normalen oder überdurchschnittlichen Intelligenz manchmal in Form einer Sonder- oder Inselbegabung auftreten können, während andere Schulfächer Probleme bereiten.
2. Ähnlich wie beim frühkindlichen Autismus besteht die Neigung zu ritualisierten Handlungen, festen Routinen und immer wieder gleichen Handlungsabläufen. Änderungen (z. B. Umstellen von Möbeln oder Gegenständen, Veränderungen des Tagesablaufs etc.) können Stress, Angst und Panik hervorrufen.
3. Im Gegensatz zum frühkindlichen Autismus sind motorische Manierismen oder eine Beschäftigung mit nichtfunktionalen Elementen des Spielmaterials (Geruch, Oberflächenbeschaffenheit, Geräusche, Vibrationen) beim Asperger-Syndrom häufig zu beobachten.
4. Auch im späteren Alter richtet sich die Aufmerksamkeit nicht auf die Ganzheit eines Gegenstands oder einer Person, sondern wird von meist unwichtigen Details (Muster, Anordnung im Raum etc.) in Beschlag genommen.
5. Zusätzliche, häufig beobachtete Merkmale:
   a. Verzögerte motorische Entwicklung oder motorische Ungeschicklichkeit (häufiges, aber kein notwendiges diagnostisches Merkmal).
   b. Isolierte Spezialfertigkeiten oder Spezialinteressen.
   c. Konkretistische Sprache: Menschen mit Asperger-Syndrom nehmen das, was gesagt wird, wörtlich; sie verstehen keine Ironie, keine humorvollen Bemerkungen, auch nicht die übertragene Bedeutung von Sprichwörtern.

Fallgeschichte

„Er schaut wie durch mich hindurch"

Tim (15) besucht zurzeit die 12. Klasse eines naturwissenschaftlichen Gymnasiums. Er kommt in Begleitung seiner Eltern in die Praxis eines Psychotherapeuten für Kinder und Jugendliche. „Der Klassenleiter hat uns darauf aufmerksam gemacht, dass Tim sich nicht in die Klassengemeinschaft einfügen kann und z. B. bei Gruppenarbeiten einfach aufsteht und geht. Die Pausen verbringe er allein in einer Schulhofecke, oft vertieft in Bücher über Computer und Programmieren. „Davon ist er übrigens wie besessen. Er hat sich ohne Hilfe Programmieren beigebracht. Da kann ich leider nicht mithalten. Wenn ich ihn mal darauf anspreche, schaut er wie durch mich hindurch", erzählt der Vater.

Auf Nachfragen berichten die Eltern, Tim habe sich in den ersten Jahren ganz normal entwickelt und keine Auffälligkeiten in Bezug auf Sprache und Motorik gezeigt. „Allerdings musste der Tagesablauf bis ins kleinste Detail geregelt sein: Er kam schnell in Stress, wenn anstelle meiner Frau ich ihn in den Kindergarten bringen wollte oder er nach dem Aufstehen nicht sofort ins Bad konnte. Zudem ist uns aufgefallen, dass er auch jetzt noch alles, was man sagt, wörtlich nimmt. Neulich habe ich ihn gebeten, die Blumen zu gießen. „Die schreien nach Wasser", habe ich gesagt. – ‚Schreien'?, hat er erstaunt gefragt. ‚Ich höre nichts.' Als es am Wandertag Bindfaden geregnet hat, meinte mein Mann: ‚Da habt ihr euch ja ein tolles Wetter ausgesucht.' – ‚Wieso tolles Wetter?', meinte Tim daraufhin, ‚es regnet doch in Strömen.'"

Als kleinen Test zeigt der Therapeut Tim das Foto eines Vaters, der mit seinem Sohn auf dem Sofa sitzt und mit ihm spricht. „Erzähl mal, was du da siehst", fordert der Therapeut ihn auf. „Ich sehe einen Mann, der in einem Winkel von etwa 45° zu dem Jungen gedreht ist. Das Sofa ist leicht gemustert; die Kissen darauf sind quer gestreift. Die Bücher im Regal dahinter sind schlampig eingeordnet. Der Mann hat ein weißes Hemd an, der Junge einen gelben Rollkragenpullover." – „Und was, meinst du, sagt der Mann zu dem Jungen?" – „Steht das hinten auf dem Foto drauf?" – „Nein." „Wie soll ich das dann wissen?"

Typische Symptome in der Fallgeschichte

► Tim besucht die 12. Klasse des Gymnasiums, ist also wohl durchschnittlich oder überdurchschnittlich begabt (→ A2).
► Tim hat sich in den ersten Lebensjahren sprachlich und motorisch normal entwickelt (→ A1).
► Er hat jedoch Probleme, sich in die Klassengemeinschaft einzufügen, Gruppenarbeit bereitet ihm Unbehagen (→ B1).
► Seine Wahrnehmung ist nicht ganzheitlich, sondern auf unwichtige Details gerichtet: Bei der Beschreibung des Fotos sieht er das Muster des Sofas und des Kissens, die Bücher im Bücherregal, die Farbe von Hemd und Pullover. Er kann sagen, in welchem Winkel der Vater sich dem Jungen zuwendet, sich jedoch nicht in die Situation einfühlen oder erspüren, was der Vater wohl zu seinem Sohn sagt (→ C.4).
► Tim hat Spezialfertigkeiten und Spezialinteressen (→ C.5.b): Er hat sich z. B. ohne Hilfe Programmieren beigebracht, ist wie besessen von Computer und Programmieren.
► Tim liebt einen festen Tagesablauf; kurzzeitige Änderungen bereiten ihm Stress und Unbehagen (→ C.2).
► Überdies versteht er ironische oder witzige Bemerkungen nur im konkreten, nicht im übertragenen Sinn („Die Blumen schreien nach Wasser" – „Ich höre nichts" – „Da habt ihr euch ja ein tolles Wetter ausgesucht!" – „Wieso tolles Wetter? Es regnet doch in Strömen") → konkretistische Sprache (→ C.5.c).

Diagnose nach ICD-10 **Asperger-Syndrom (F84.5).**
Diagnose nach DSM-5 **Autismus-Spektrum Störung (299.00):**

- Diagnosekriterien B1 + B2 (soziale Kommunikation und Interaktion)
- Diagnosekriterium B3 (Neigung zu festen Routinen, isolierte Spezialinteressen)
- Zusatzkriterium: ohne begleitende sprachliche und intellektuelle Beeinträchtigungen
- Ohne ersichtlichen Schweregrad

Wichtig zu wissen

Prävalenz Die Häufigkeit des Asperger-Syndroms im Kindesalter liegt zwischen 0,2 und 0,3 %. Das Verhältnis zwischen Jungen und Mädchen liegt – je nach Untersuchung – zwischen 4 : 1 und 10 : 1. Repräsentative Untersuchungen zur Häufigkeit des Asperger-Syndroms im Erwachsenenalter liegen noch nicht vor (https://de.wikipedia.org/wiki/Asperger-Syndrom-cite_note-Roy-1). Man geht jedoch davon aus, dass die Symptomatik bis ins Erwachsenenalter fortbesteht.

Therapie Ähnlich wie der frühkindliche Autismus ist das Asperger-Syndrom nicht heilbar. Die Betroffenen können jedoch Strategien erlernen, wie sie ihre Defizite kompensieren und besser mit sich selbst und den eigenen Stärken und Schwächen umgehen können. In diesem Sinne sind Therapien zu verstehen, die für das Asperger-Syndrom angeboten werden. Dazu zählen Verfahren wie Ergotherapie, Training sozialer Kompetenzen, verhaltenstherapeutische Maßnahmen. Auch Musiktherapie oder eine Therapie mit Tieren (z. B. Reittherapie) finden bei Asperger-Patienten Anwendung.

In manchen Fällen kann auch eine Förderung bei der Berufswahl – wie im folgenden Zeitungsartikel beschrieben – die Lebensqualität von Menschen mit Asperger-Diagnose wesentlich verbessern.

Autisten in der IT-Branche. Stille Spezialisten

Manche Autisten haben einzigartige Talente, Arbeit finden die scheuen Einzelgänger aber selten. Eine Ausnahme ist das Berliner Software-Unternehmen Auticon.

Dass sie Autistin ist, weiß Melanie Altrock erst seit 1 Jahr. Dass sie anders ist als die meisten anderen schon fast ihr ganzes Leben. Altrocks Welt ist die der Logik. Mit 8 Jahren hat sie sich auf dem Rechner ihrer Eltern selbst das Programmieren beigebracht. Mathematik konnte sie in der Schule nie ausstehen. Um keinen Stress mit den Hausaufgaben zu haben, schrieb sie sich deshalb Programme dafür. Sie brauchte nur noch die Zahlen einzugeben, und der Rechner spuckte die richtigen Ergebnisse aus. In der zwölften Klasse schmiss sie das Gymnasium, weil es ihr zu viel wurde. Viele Leute in einem Raum, Lärm – damit kann sie nicht umgehen. „Ich habe hier oben keinen Filter", sagt sie und zeigt auf ihren Kopf. „Wenn zu viele Reize auf mich einströmen, überfordert mich das." Nach dem Schulabgang wollte Altrock eine Ausbildung zur Fachinformatikerin machen, aber niemand wollte sie haben. Es blieb nur die Arbeitslosigkeit. Seit ½ Jahr nun ist Melanie Altrock bei Auticon. Sie prüft Programme auf Nutzerfreundlichkeit oder sucht Fehler im Quellcode. Sie sucht nach dem kleinen Fehler in endlosen Reihen aus Zahlen und Buchstaben, der dafür sorgt, dass am Ende nichts so geht, wie es soll. Melanie Altrock nimmt die Welt so wahr, dass sie die Nadel im Heuhaufen nicht suchen muss – die Nadel leuchtet geradezu.

Am Anfang von Auticon stand die Sinnkrise des Gründers. Der 50. Geburtstag kam näher, Dirk Müller-Remus hatte als Software-Entwickler gearbeitet und Unternehmen in der IT-Branche wie in der Medizintechnik geleitet, als ihn die Diagnose aus der Bahn warf, dass sein Sohn am Asperger-Syndrom leidet. Über Jahre hinweg sammelte Müller-Remus Ideen für eine sinnvolle Beschäftigung, 60 insgesamt, bis er 2009 dann Auticon gründete. „Letzten Endes sollte es darum gehen, ein Umfeld zu schaffen, in dem Autisten ihre Stärken entfalten können."

Bei seinem Sohn hat er gesehen, dass ein Autist zwar erfolgreich seinen Interessen nachgehen kann, BMX-Fahren und Schlagzeug spielen in diesem Fall, er aber darüber vergisst, sich um sein Leben zu kümmern, einkaufen zu gehen oder einen Termin wahrzunehmen. Bei Auticon gibt es eigens Trainer, die den Softwaretestern bei alltäglichen Dingen helfen. Die sich am ersten Arbeitstag bei einem neuen Kunden um den Firmenausweis kümmern und den Weg zur Kantine weisen; die einen neuen Arbeitsweg herausfinden, wenn die angestammte Bahnstrecke gesperrt ist. Auch haben alle nichtautistischen Mitarbeiter bei Auticon mittlerweile gelernt, auf Höflichkeitsfloskeln und leeres Gerede gegenüber den autistischen Kollegen zu verzichten. Sie beschränken sich auf klare Botschaften.

Und trotzdem: Selbst in solch einem Umfeld ist nicht jeder Autist für den Arbeitsmarkt geeignet. Trotz hervorragender Fachkenntnisse bleibt Autisten am Ende meist nur Hartz IV. Dabei hat die Hälfte schon einmal studiert, jeder Vierte sogar abgeschlossen. Falls sie doch einmal eine Anstellung fanden, hielt es meistens nicht lange. „Die meisten Autisten erleben eine ständige Kette aus Ausgrenzungen, Niederlagen und Zurückweisungen", sagt Dirk Müller-Remus, „häufig sind sie depressiv, wenn sie sich hier vorstellen." Nach einiger Zeit bei Auticon blühen die scheuen Einzelgänger dann regelrecht auf: „Man sieht, dass die Leute lachen, das haben sie vorher nicht getan." Neulich haben seine Mitarbeiter sogar um einen Betriebsausflug gebeten. Irgendwohin konnte Müller-Remus mit ihnen natürlich nicht fahren, interessieren musste es sie schon. Die Fahrt ging ins Technikmuseum.

(Quelle: Frankfurter Allgemeine Zeitung 14.6.2013, gekürzt und bearbeitet)

Rett-Syndrom

Neben den drei typischen Autismus-Formen gibt es weitere tiefgreifende Entwicklungsstörungen, die in bestimmten Bereichen autistische Symptome aufweisen, aber die diagnostischen Merkmale für „Autismus" nicht erfüllen. Ein typisches Beispiel hierfür ist das Rett-Syndrom, das nach dem Wiener Kinderarzt Dr. Andreas Rett (1924–1997) benannt ist, der das Syndrom erstmals 1966 beschrieb.

Das Rett-Syndrom ist eine seltene Erkrankung, die durch einen Gendefekt auf dem X-Chromosom verursacht wird und eine Enzephalopathie (entzündliche Erkrankung des Gehirns) zur Folge hat. Die X-chromosomalen Mutationen kommen zum Zeitpunkt der Zeugung sowohl bei männlichen als auch bei weiblichen Embryonen vor, führen bei Ersteren allerdings immer zum Absterben und Abgang des Embryos, sodass die Erkrankung nur bei Mädchen vorkommt.

Da das Rett-Syndrom durch einen Gendefekt verursacht wird, findet sich die Erkrankung nicht mehr im DSM-5 (Diagnostisches Handbuch für PSYCHISCHE Störungen), obwohl einige der Symptome Ähnlichkeiten mit denen bei autistischen Krankheitsbildern aufweisen. Wenn allerdings bei Mädchen mit Rett-Syndrom gleichzeitig die diagnostischen Kriterien für eine Autismus-Spektrum-Störung erfüllt sind, besteht die Möglichkeit, die Diagnose „Autismus-Spektrum-Störung in Verbindung mit einer bekannten genetischen Erkrankung" (DSM-5, S.65) zu stellen.

Merkmale

In der ICD-10 zählt das Rett-Syndrom vorerst noch zu den tiefgreifenden Entwicklungsstörungen mit folgenden Merkmalen:

„Nach einer scheinbar normalen frühen Entwicklung erfolgt ein teilweiser oder vollständiger Verlust der Sprache, der lokomotorischen Fähigkeiten (= Gangstörungen) und der Gebrauchsfähigkeit der Hände. gemeinsam mit einer Verlangsamung des Kopfwachstums … Der Beginn dieser Störung liegt zwischen dem 7. und 24. Lebensmonat. Der Verlust zielgerichteter Handbewegungen, Stereotypien in Form von Drehbewegungen bzw. Wringen der Hände sowie Hyperventilation sind charakteristisch."

ICD-10, F84.2: Einleitung

Weitere Symptome:
1. Schwere psychomotorische Verlangsamung.
2. Schwere Beeinträchtigung des Sprechens (= expressive Sprache) und des Sprachverstehens (rezeptive Sprache).
3. Störungen der Kommunikation und der sozialen Interaktion.
4. Stereotype Handbewegungen wie Händewringen oder Händewaschen, die mit oder nach dem Verlust zielgerichteter Handbewegungen auftreten.
5. Der Kopfumfang ist bei der Geburt normal, auch die psychomotorische Entwicklung während der ersten Monate ist altersgemäß. Die Beeinträchtigungen beginnen i. d. R. erst zwischen dem 5. und 24. Lebensmonat.
6. Fast immer ist eine schwere Intelligenzminderung die Folge.

Fallgeschichte

Wringende Handbewegungen

Eine Mutter kommt in die Praxis ihres Kinderarztes und bittet um eine Entwicklungsdiagnostik bei ihrer 2-jährigen Tochter Jana. Das Mädchen habe sich zunächst normal entwickelt, mit 1 Jahr zu laufen und zu sprechen begonnen. Seit mehreren Monaten stagniere jedoch die Entwicklung, bereits erworbene Fähigkeiten habe sie wieder verlernt. Jana laufe zunehmend schlechter, spreche immer weniger und könne die Bewegungen ihrer Hände nicht mehr steuern. Sie müsse deshalb wieder gefüttert werden. Bei der Untersuchung fallen u. a. wringende und klatschende Bewegungen der Hände auf.

Diagnose nach ICD-10 Rett-Syndrom (F84.2).
Diagnose nach DSM-5 Nicht mehr im DSM-5 aufgeführt.

12.5 Emotionale Störungen mit Beginn in der Kindheit und Jugend

12.5.1 Allgemeine Hinweise

Alle Babys und Kleinkinder haben Ängste, die in der kindlichen Entwicklung als normal gelten: Angst vor Dunkelheit, vor Fremden („Fremdeln"), vor Gespenstern, Hunden, wilden Tieren, vor Gewitter; Angst, von einer Bezugsperson getrennt zu werden – all dies gehört zur normalen Entwicklung eines Kindes. Ebenso natürlich und unbedenklich ist die Trennungsangst, die i. d. R. das erste Mal deutlich zutage tritt, wenn ein Kind in den Kindergarten kommt und ohne Eltern oder Geschwister allein in der Kindergartengruppe bleiben soll. Ängste helfen Kindern, Neues auszuprobieren, ohne sich dabei in Gefahr zu bringen. Hat sich ein Kind an die neue Situation gewöhnt und erfahren, dass keine Gefahr davon ausgeht, verschwinden die Ängste meist auch wieder.

Ängste, die sich jedoch so verstärken oder so lange andauern, dass sie das normale Maß überschreiten, werden in der ICD-10 unter „emotionale Störungen des Kindesalters" verschlüsselt. Im DSM-5 sind sie dagegen nicht gesondert aufgeführt, sondern in die Diagnosekriterien der Angststörungen und Phobien von Erwachsenen integriert, sodass die Entwicklungskomponente hierbei außer Acht gelassen wird.

12.5.2 Trennungsangst im Kindesalter

Fast jedes Kind fremdelt in den ersten beiden Lebensjahren. Kinder mit Trennungsangst zeigen ein solches Verhalten jedoch auch noch im Vorschul- oder Schulalter – und dies in extremer Ausprägung. Die Störung tritt vor allem dann auf, wenn sich in der Vorgeschichte eine Situation findet, in der das Kind von einer engen Bezugsperson – meist der Mutter – getrennt wurde. In derartigen Fällen kann die übertriebene Angst vor Trennung bis in die spätere Kindheit andauern. Auch der Tod einer anderen geliebten Bezugsperson (z. B. Oma/Opa, Geschwisterkind) kann in manchen Fällen dazu führen, dass ein Kind die übertriebene Angst entwickelt, auch die Mutter könnte „gehen" und nicht wiederkommen.

Diagnosekriterien nach ICD-10

A. Drei oder mehr der folgenden Merkmale müssen mindestens 4 Wochen lang vorhanden sein:
1. Unrealistische Ängste im Zusammenhang mit der engsten Bezugsperson (Mutter, Vater, Oma, etc.):
   a. Angst, dass der Bezugsperson ein Unheil zustoßen könnte (Überfall, Entführung etc.)
   b. Angst, dass die Bezugsperson sterben könnte
   c. Angst, dass die Bezugsperson weggehen und nicht wiederkommen könnte
2. Unrealistische Ängste in Bezug auf die eigene Person:
   a. Angst, dass ein schlimmes Ereignis das Kind von der engsten Bezugsperson trennen könnte (z. B. dass das Kind gekidnappt werden könnte)

b. Angst, dass das Kind schwer erkranken oder durch einen Klinikaufenthalt von der Mutter getrennt werden könnte
3. Widerwille oder Weigerung, zur Schule/in den Kindergarten zu gehen mit dem Ziel, bei der Bezugsperson bleiben zu können
4. Angst davor, tagsüber allein zu Hause zu bleiben oder in Alltagssituationen ohne die enge Bezugsperson zu sein (z. B. mit dem Bus fahren, in die Schule gehen etc.)
5. Angst vor Trennung in Verbindung mit Schlaf
   a. Weigerung, ohne Beisein einer engen Bezugsperson schlafen zu gehen
   b. Weigerung, auswärts zu schlafen
   c. Nachts häufiges Aufstehen, um die Anwesenheit der Bezugsperson zu überprüfen oder ins Bett der Mutter/Eltern zu gehen
   d. Wiederholte Albträume zu Trennungsthemen
6. Psychische Reaktionen auf Trennungssituationen: Angstanfälle, Schreien, Wutausbrüche, Anklammern, manchmal auch Apathie und sozialer Rückzug
7. Körperliche Reaktionen auf Trennungssituationen: Übelkeit, Erbrechen, Zittern, Bauch- oder Kopfschmerzen, nächtliches Einnässen

B. Der Beginn liegt vor dem 6. Lj., kann aber bis ins höhere Schulalter andauern. Im DSM-5 kann der Beginn der Störung sich auch später zeigen: Die Grenze liegt dort bei 12 Jahren, wobei ergänzend zwischen einer Trennungsangst mit frühem Beginn (vor 6) und spätem Beginn (zwischen 6 und 12) unterschieden wird.

C. Differenzialdiagnostisch sollte eine generalisierte Angststörung des Kindesalters (➤ Kap. 12.5.3) ausgeschlossen werden.

Fallgeschichte

„Nina weigert sich, in die Schule zu gehen"

Eine Mutter kommt mit ihrer 10-jährigen Tochter Nina in die Praxis, weil das Mädchen sich seit 6 Wochen weigert, in die Schule zu gehen. „Wenn sie Schule hat, steht sie ganz normal auf, trinkt ihren Kakao, isst ein Brötchen, doch wenn sie ihre Schulsachen aus ihrem Zimmer holen soll, wird ihr übel, sie übergibt sich und klagt über Bauch- und Kopfschmerzen. Wir haben sie ein paarmal zu Hause gelassen, aber selbst da hängt sie wie eine Klette an mir, und wenn ich einkaufen gehe oder von der Bank Geld abhebe, weicht sie mir nicht von der Seite.

Sie allein zu Hause zu lassen ist ein Ding der Unmöglichkeit. Besonders krass ist es am Abend: Sie schläft nur ein, wenn ich an ihrem Bett sitze oder zumindest in ihrem Zimmer bin. Und wenn sie dann endlich eingeschlafen ist, kommt sie mitten in der Nacht zitternd zu mir ins Bett. – ‚Gut, dass du nicht tot bist … ich hab wieder mal schlecht geträumt', hat sie neulich zu mir gesagt."

Warum sie nicht zur Schule gehe, will die Therapeutin von Nina wissen. „Da könnten Räuber kommen und die Mama überfallen, sie umbringen oder verschleppen. Oder ich könnte einen Unfall haben, in eine Klinik eingeliefert werden und dann vielleicht sterben." Ob in den letzten Wochen und Monaten irgendetwas passiert sei, was mit den Trennungsängsten zusammenhängen könnte, fragt die Therapeutin die Mutter. „Vor 2 Monaten ist ihre geliebte Oma gestorben. Sie hat in unserem Haus gelebt. Dass die Oma einfach weg war, hat sie sehr mitgenommen."

Auf Nachfragen fällt der Mutter ein, dass es schon früher einmal eine Phase gegeben habe, in der Nina extrem anhänglich war und sich weigerte, in den Kindergarten zu gehen. „Das war die Zeit, als bei mir Brustkrebs diagnostiziert wurde und ich oft in der Klinik war. Damals – Nina war gerade 5 – hatte ich selbst große Angst. Nina hing ständig an meinem Rockzipfel, schlief jede Nacht in meinem Bett und hat ständig gefragt: ‚Du wirst doch wieder ganz gesund, Mami, oder?' Hierauf eine Antwort zu finden war nicht einfach für mich."

Typische Symptome in der Fallgeschichte

▶ Ninas Weigerung in die Schule zu gehen, hat nichts mit Problemen in der Schule zu tun, sondern mit der Angst, in dieser Zeit von der Mutter getrennt zu sein (→ A.3).
▶ Nina hat unrealistische Ängste in Bezug auf die Mutter: Sie will die Mutter nicht allein lassen, weil ihrer Mama dann etwas Schlimmes zustoßen könnte: Räuber könnten sie überfallen, sie umbringen oder verschleppen (→A. 1a–c).
▶ Nina hat auch unrealistische Ängste in Bezug auf die eigene Person: Wenn sie mit dem Fahrrad zur Schule fährt, könnte sie einen Unfall haben, in eine Klinik eingeliefert werden und „dann vielleicht sterben" (→ A.2b).
▶ Wenn man sie zwingen will, in die Schule zu gehen, treten körperliche Angstsymptome auf: Übelkeit, Erbrechen, Bauch- und Kopfschmerzen (→ A.7).
▶ Tagsüber hängt sie „wie eine Klette" an ihrer Mutter, kann nicht allein zu Hause bleiben und begleitet ihre Mama bei alltäglichen Besorgungen auf Schritt und Tritt (→ A.4).
▶ Die Angst vor Trennung prägt auch ihre Schlafgewohnheiten: Sie kann nur einschlafen, wenn die Mutter an ihrem Bett sitzt; sie hat Albträume vom Tod der Mutter und kommt nachts zitternd ins Bett ihrer Mama (→ A.5a, c, d).
▶ Wie die Mutter auf Nachfragen berichtet, hatte Nina schon mit 5 Jahren wegen der Krebserkrankung ihrer Mutter ähnliche Trennungsängste, verbunden mit der konkreten Angst, dass die Mutter sterben könnte. Möglicherweise wurde die damalige Angst um die Mutter durch den Tod der Lieblingsoma reaktiviert.

Diagnose **Emotionale Störung mit Trennungsangst (F93.0).**

Wichtig zu wissen

Prävalenz und Prognose Trennungsangst ist die häufigste Angststörung bei Kindern. Ihre Prävalenz wird auf etwa 2–4 % geschätzt. In vielen Fällen verschwinden die Symptome beim Übergang ins Erwachsenenalter. Die Remissionsrate liegt bei 70–95 %. Wenn die Trennungsangst allerdings extrem lange andauert und komorbid andere kindliche Angststörungen vorhanden sind, ist das Risiko erhöht, im späteren Alter an einer Angststörung zu erkranken.

Therapie Bei Kindern und Jugendlichen mit Trennungsangst gibt es verschiedene therapeutische Ansätze. Allgemein anerkannt sind

Methoden der Verhaltenstherapie, die helfen sollen, den Teufelskreis der Angst zu durchbrechen. Bei älteren Kindern kann es hilfreich sein, negative Gedankenmuster (z. B. „Ich muss dafür sorgen, dass Mama nicht weggeht oder stirbt") zu verändern oder durch verhaltenstherapeutische Interventionen (für kurze Zeit die Abwesenheit der Mutter aushalten lernen, Entspannungsübungen beim Auftauchen von Angst etc.) den Betroffenen helfen, ihre gewohnten Aktivitäten, Hobbys und Freizeitgestaltungen wiederaufzunehmen.

In manchen Fällen kann es von Vorteil sein, die Ursache für die Trennungsängste herauszufinden (Trennung der Eltern, Tod eines lieben Menschen, längerer Krankenhausaufenthalt des Kindes mit Trennung von engen Bezugspersonen) und mit passenden psychotherapeutischen Verfahren zu verarbeiten. Auch eine Veränderung belastender sozialer Umstände unter Einbeziehung der Eltern kann in diesem Zusammenhang sinnvoll sein.

12.5.3 Generalisierte Angststörung bei Kindern und Jugendlichen (F93.80)

Die generalisierte Angststörung des Kindesalters hat Ähnlichkeiten mit der unter F41.1 kodierten generalisierten Angststörung (GAS) bei Erwachsenen (➤ Kap. 1.7). Auch bei Kindern und Jugendlichen sind „frei flottierende" Ängste typisch. Allerdings haben die häufig wechselnden Ursachen der Sorgen und Befürchtungen vorwiegend mit dem Erlebnisbereich der Kinder und Jugendlichen zu tun: Schulleistungen, Sportwettbewerbe, richtiges Verhalten in der Gruppe oder gegenüber Lehrern, Ängste in Bezug auf Familie und Freunde. Im Gegensatz zur GAS bei Erwachsenen stehen ausgeprägte körperliche und vegetative Beschwerden weniger stark im Vordergrund. Stattdessen leiden die Betroffenen – begleitend zu ihren Befürchtungen und Sorgen – oft an Muskelverspannungen, Müdigkeit, Reizbarkeit, Konzentrationsschwierigkeiten sowie Ein- und Durchschlafproblemen. Viele Kinder neigen auch dazu, Nägel zu kauen oder Haare zu drehen, wenn sie sich Sorgen über etwas machen. In schweren Fällen kann es sogar zu Stottern, Einnässen, Herzklopfen oder Zittern kommen. In einem solchen Fall ist es wichtig, möglichst schnell einen Kinderpsychiater oder -psychotherapeuten aufzusuchen.

12.5.4 Phobische Störungen des Kindesalters (F93.1)

Ängste vor Dunkelheit, Gewitter, Monstern, Tieren, im späteren Alter dann Angst vor Blut, vor Höhen oder engen Räumen sind in der kindlichen Entwicklung normal. Sind Ängste dieser Art übermäßig ausgeprägt und mit deutlichen sozialen Beeinträchtigungen verbunden, werden sie in der ICD-10 unter der Bezeichnung „Phobische Störungen des Kindesalters" klassifiziert.

Bei den spezifischen Phobien lassen sich mehrere Subtypen unterscheiden:

- Angst vor Tieren (z. B. vor Hunden, Pferden)
- Angst vor Naturereignissen (Gewitter, Sturm, Hagel, Dunkelheit etc.)
- Angst vor spezifischen Situationen (Fahrstuhl, Tunnel, Brücken, engen Räumen)
- Angst vor medizinischen Maßnahmen oder Situationen (Blut, Spritzen, ärztliche oder zahnärztliche Behandlung).

Die Angst führt üblicherweise dazu, dass die betroffenen Kinder die gefürchtete Situation vermeiden oder aus ihr flüchten. Für die Diagnose ist eine Dauer von mindestens 4 Wochen Voraussetzung.

Die Prävalenzrate für phobische Störungen im Kindes- und Jugendalter liegt bei 3,3–3,5 %, wobei bei älteren Kindern die Angst vor Blut am häufigsten auftritt, während bei jüngeren Kindern die Angst vor Tieren an erster Stelle steht.

12.5.5 Störung mit sozialer Ängstlichkeit des Kindesalters (F93.2)

Wie weiter oben ausgeführt, zählen Ängste vor neuen unbekannten Situationen zur normalen Entwicklung von Kindern. Auch die Angst vor fremden Menschen – Gleichaltrigen, Erwachsenen, Autoritätspersonen – ist ein entwicklungsbedingter Schutzmechanismus, der sich durch positive Erfahrungen („Die anderen Kinder tun mir nichts" – „Die Kindergärtnerin/Lehrerin ist lieb" etc.) im Laufe der Zeit auf eine natürliche Vorsicht gegenüber absolut fremden Menschen reduziert.

Bei manchen Kindern und Jugendlichen – schätzungsweise 5–10 % – ist das Misstrauen gegenüber fremden Personen und neuen sozialen Situationen allerdings so stark ausgeprägt, dass sie die Kriterien einer Phobie erfüllen. Sozialphobische Ängste, die vor dem 6. Lj. beginnen und mindestens 4 Wochen andauern, werden in der ICD-10 als „Störung mit sozialer Ängstlichkeit des Kindesalters" (F93.2) klassifiziert. Im DSM-5 gelten andere Kriterien: Um die Störung von vorübergehenden sozialen Ängsten abzugrenzen, wird dort eine Mindestdauer von 6 Monaten angesetzt; überdies braucht die Störung nicht vor dem 6. Lj. zu beginnen (*„75 % der Betroffenen haben ein Ersterkrankungsalter zwischen 8 und 15 Jahren"*, DSM-5, S. 277).

Bei Kindern und Jugendlichen mit sozialphobischen Ängsten äußern sich die Symptome in drei Bereichen (www.psychologie.uni-freiburg.de/abteilungen/Klinische.Psychologie/studienteilnahme/mutstehtdirgut/soziale.phobie):

1. Auf der **körperlichen Ebene** zeigen sich z. B. Symptome wie Schwitzen, Herzklopfen, Bauchschmerzen, Zittern, Unruhe oder Anspannung.
2. Auf der **kognitiven Ebene** sorgen sich die Betroffenen vor allem über die eigene Unzulänglichkeit. Typisch ist hier, dass die Person befürchtet, ein peinliches oder unangemessenes Verhalten zu zeigen und von anderen als dumm, schwach oder ängstlich wahrgenommen zu werden, ohne dass dies notwendigerweise tatsächlich zutrifft.
3. Auf der **Verhaltensebene** zeigt sich hauptsächlich die Vermeidung von sozialen oder potenziell bedrohlichen Situationen, z. B. im Mittelpunkt zu stehen oder sich Bewertungen auszusetzen. Weiterhin wird von Betroffenen oftmals der Blickkontakt gemieden und nur wenig oder sehr leise gesprochen.

Wenn die sozialen Ängste und das damit verbundene Rückzugsverhalten im Verlauf der weiteren Entwicklung nicht nachlassen oder ganz verschwinden, besteht die Gefahr, dass sich im Erwachsenenalter daraus eine ängstliche (vermeidende) Persönlichkeitsstörung oder eine soziale Phobie mit den unter F40.1 beschriebenen Symptomen entwickelt (➤ Kap. 1.5).

12.6 Verhaltensstörungen mit Beginn in Kindheit und Jugend

In dieser Lerneinheit wurden Störungsbilder zusammengefasst, die alle mit gestörten Verhaltensweisen von Kindern und Jugendlichen zu tun haben, in der ICD-10 aber an verschiedenen Stellen kodiert werden. Die Verhaltensstörungen äußern sich z. B. in einer Störung der Aufmerksamkeit (ADS) oder in hyperaktivem Verhalten. Auch eine Störung des Sozialverhaltens, Tics verschiedenster Art, selektiver Mutismus oder Bindungsstörungen wurden hier aufgenommen.

12.6.1 Aufmerksamkeitsdefizit-Syndrom

Begriffsklärung

Das zentrale Merkmal des **Aufmerksamkeitsdefizit-Syndroms** (auch: Aufmerksamkeitsdefizitstörung) ist – wie der Name schon sagt – ein Defizit in Bezug auf die Fähigkeit, die Aufmerksamkeit für längere Zeit aufrechtzuerhalten. Hierbei gibt es zwei verschiedene Ausprägungsformen (➤ Abb. 12.3):

1. Aufmerksamkeitsdefizitstörung ohne Hyperaktivitätsstörung (abgekürzt: ADS)
2. Aufmerksamkeitsdefizitstörung mit gleichzeitig vorhandener Hyperaktivität (abgekürzt ADHS = Aufmerksamkeitsdefizit-/Hyperaktivitätsstörung).

Dem **ADS-Typ** sind z. B. Kinder zuzuordnen, die sich nur kurze Zeit auf ein Spiel, ein Buch oder einen Arbeitsauftrag konzentrieren können und schnell mit ihren Gedanken abschweifen, aber auch die „Träumer", die im Unterricht aus dem Fenster schauen oder sich in eine ganz eigene Fantasiewelt begeben und dabei vergessen, dass sie eigentlich gerade eine Rechenaufgabe lösen oder einen Aufsatz schreiben sollen, sowie Erwachsene, die immer gleichzeitig drei Bücher lesen, weil eines davon nach kurzer Zeit Langeweile auslöst.

Zum **ADHS-Typ** zählt man Kinder, die nicht nur Defizite in der Konzentration und Aufmerksamkeit aufweisen, sondern die sich zusätzlich nicht ruhig halten und ihre Impulsivität nicht kontrollieren können. Die Betroffenen können z. B. nicht stillsitzen, zappeln mit den Händen, wippen mit den Beinen, können nicht abwarten, bis sie beim Sport oder bei Spielen an der Reihe sind, oder platzen ungefragt im Unterricht mit Antworten heraus. Die Diagnose ADHS setzt sich hierbei aus den in ➤ Abb. 12.4 dargestellten drei Symptomclustern zusammen.

In der ICD-10 wird die Kombination dieser drei Kernsymptome als **„hyperkinetische Störung"** bezeichnet. Eine Aufmerksamkeitsstörung ohne Hyperaktivität wird in der ICD-10 nicht speziell kodiert. Anders im DSM-5: Dort finden sich zwei Kernsymptome, von denen mindestens eins vorhanden sein muss:

1. Unaufmerksamkeit *(inattention)*
2. Hyperaktivität in Kombination mit Impulsivität *(hyperactivity-impulsivity)*

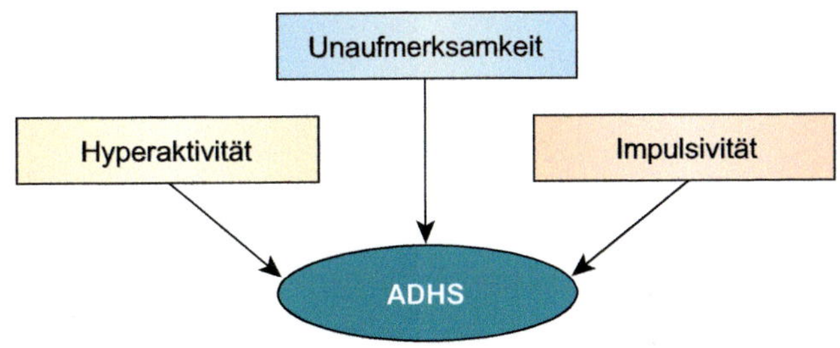

Abb. 12.4 Die drei Kernsymptome der ADHS [L143]

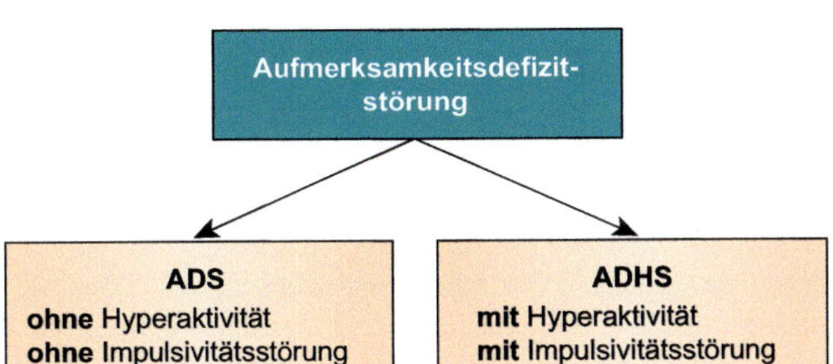

Abb. 12.3 ADS und ADHS [L143]

Diagnosekriterien für das ADS

G1. Unaufmerksamkeit (nach ICD-10 und DSM-5): Sechs (oder mehr) der folgenden Symptome von Unaufmerksamkeit waren während der letzten 6 Monate in einem mit dem Entwicklungsstand des Kindes nicht zu vereinbarenden und unangemessenen Ausmaß vorhanden. Der Beginn der Störung liegt laut ICD-10 vor dem 7. Lj., im DSM-5 vor dem 12. Lj.

Der/die Betroffene

1. lässt sich durch äußere Reize oder innere Vorstellungen und Gedanken („Tagträumen") leicht ablenken;
2. ist bei Alltagstätigkeiten häufig vergesslich;
3. hat oft Schwierigkeiten, längere Zeit die Aufmerksamkeit bei Aufgaben oder beim Spielen aufrechtzuerhalten;
4. kann die Konzentration nur kurzzeitig aufrechterhalten. Arbeitsaufträge, Hausaufgaben, Klassenarbeiten oder Pflichten am Arbeitsplatz werden deshalb nicht zu Ende gebracht;
5. übersieht Details; macht Flüchtigkeitsfehler bei den Schularbeiten, bei der Arbeit oder bei anderen Tätigkeiten;
6. verliert häufig Gegenstände, die für Aufgaben oder Aktivitäten benötigt werden (z. B. Spielsachen, Hausaufgabenhefte, Stifte, Bücher, Werkzeug);
7. scheint häufig nicht zuzuhören, wenn andere ihn/sie ansprechen;
8. hat häufig Schwierigkeiten, Aufgaben und Aktivitäten zu organisieren;
9. vermeidet ungeliebte Arbeiten, die geistiges Durchhaltevermögen erfordern (Hausaufgaben, Mitarbeit im Unterricht).
10. Die Symptome sollten in mindestens zwei Situationen (z. B. zu Hause, in der Schule, beim Sport) auftreten.

Fallgeschichte

„Rebecca, die Träumerin"

Frau H. kommt in Begleitung ihrer Tochter Rebecca (15) in die Praxis, weil sie sich das Schulversagen ihrer Tochter nicht erklären kann: „Sie hat einen IQ von 120, trotzdem schafft sie nur mit Mühe das Klassenziel." Im Anamnesegespräch stellt sich heraus, dass Rebecca sich zwar für 15–20 Minuten relativ gut konzentrieren kann, dann jedoch ihre Aufmerksamkeit rapide nachlässt. Oft hört sie nicht, was die Lehrer ihr sagen, vergisst ihre Hefte und Schulbücher und verliert immer wieder Dinge. „Ich habe mit dem Klassenlehrer gesprochen", ergänzt die Mutter. „Der meinte, Rebecca sei eine Träumerin. Oft schaue sie aus dem Fenster oder sitze gedankenverloren vor einem Arbeitsblatt und vergesse dabei vollständig, was sie gerade tun soll. Das sei leider auch bei Klassenarbeiten so."

Auch zu Hause und im Freundeskreis sei sie vergesslich und unkonzentriert. Sie habe schon zweimal ihr Handy verloren, einmal auch den Hausschlüssel. Und sie schaffe es nicht, ihre Hausaufgaben „in einem Schwung" zu erledigen. „Immer fällt ihr zwischendrin etwas ‚Wichtiges' ein, das sie sofort erledigen muss. Kein Wunder, dass ihre Klassenarbeiten und Hausaufgaben vor Flüchtigkeitsfehlern nur so strotzen. Das war in der Grundschule schon so. Es kommt auch öfter vor, dass ich sie etwas frage oder sie um etwas bitte und sie weitermacht, als hätte sie mich nicht gehört."

Typische Symptome in der Fallgeschichte

▶ Rebecca hat zahlreiche Symptome, die auf eine Aufmerksamkeitsdefizitstörung ohne Überaktivität hinweisen: Sie kann sich nur 15–20 Minuten konzentrieren (→ 3), vergisst ihre Hefte und Schulbücher (→ 2) und kann Hausaufgaben oder Arbeitsaufträge nicht zu Ende ausführen (→ 4).

▶ Sie ist leicht ablenkbar, sei es durch äußere Reize (aus dem Fenster schauen) oder innere Vorstellungen, Gedanken und Träumereien (sie sitzt gedankenverloren vor dem Arbeitsblatt) (→ 1).

▶ Sie verliert Gegenstände, z. B. ihr Handy oder den Hausschlüssel (→ 6).

▶ Sie macht Flüchtigkeitsfehler bei Hausaufgaben und Klassenarbeiten (→ 5) und hört oft nicht zu, wenn der Lehrer oder die Mutter sie ansprechen (→ 7).

▶ Die Störung ist nicht auf eine Intelligenzminderung zurückzuführen (IQ 120).

▶ Der Beginn der Störung liegt vor dem 12. Lj., wahrscheinlich sogar vor dem 7. Lj. („das war in der Grundschule schon so").

▶ Die Symptome treten in mindestens zwei Situationen auf (zu Hause, in der Schule, im Freundeskreis, → 10).

Diagnose nach DSM-5 **Aufmerksamkeitsdefizitstörung ohne Hyperaktivität (314.00).**

Diagnose nach ICD-10 In der ICD-10 wird die ADS nicht extra kodiert.

Diagnosekriterien für die ADHS nach ICD-10 und DSM-5

G1. Unaufmerksamkeit: Mindestens 6 der oben beschriebenen Diagnosekriterien für ADS müssen mindestens 6 Monate lang vorhanden sein.

G2. Überaktivität: Mindestens drei der folgenden Symptome waren mindestens 6 Monate lang vorhanden. Die Symptome sind nicht durch Alter und Entwicklungsstand des Kindes zu erklären.
Der/die Betroffene

1. zappelt häufig mit Händen oder Füßen oder rutscht auf dem Stuhl herum;
2. verlässt häufig seinen Platz in Situationen, in denen erwartet wird, dass er/sie sitzen bleibt (z. B. während des Unterrichts);
3. läuft ständig herum oder klettert exzessiv in Situationen, in denen dies unpassend ist (bei Jugendlichen oder Erwachsenen kann dies auf ein subjektives Unruhegefühl beschränkt bleiben);
4. ist unnötig laut beim Spielen oder hat Schwierigkeiten, sich mit Freizeitaktivitäten ruhig zu beschäftigen;
5. zeigt in verschiedenen sozialen Situationen (Restaurant- oder Kinobesuch, Aufführung des Schultheaters, Besuch bei Bekannten/Freunden etc.) übertriebene motorische Aktivitäten, die durch Verbote, Vorschriften oder Ermahnungen nicht durchgreifend beeinflussbar sind.

G3. Impulsivität: Mindestens eins der folgenden Symptome bestand mindestens 6 Monate lang in einem Ausmaß, das nicht durch Alter und Entwicklungsstand des Kindes erklärbar ist.
Der/die Betroffene

1. platzt häufig mit Antworten heraus, bevor die Frage beendet ist;
2. kann beim Spielen oder in Gruppensituationen nur schwer warten, bis er/sie an der Reihe ist;
3. unterbricht und stört andere häufig (platzt z. B. in Gespräche oder Spiele anderer hinein);
4. redet übertrieben viel, ohne sich an soziale Regeln zu halten.
5. Zusatzsymptom: Auf Anweisungen von Erwachsenen reagieren viele Betroffene – vor allem Jungen – mit Aggression und Wutausbrüchen.

Fallgeschichte

„Ich bin mit meinem Sohn nervlich am Ende"

Die Mutter eines 13-jährigen Jungen kommt in die Praxis, weil sie – wie sie sagt – wegen ihres Sohnes Chris mit den Nerven am Ende ist. „Er zappelt ständig herum, unterbricht mich, wenn ich mich mit jemandem unterhalte, und hört nicht auf das, was man ihm sagt. Beim Sport läuft er ständig unruhig umher, klettert unaufgefordert auf den Barren oder den Sprungbock und kann nicht abwarten, bis er an der Reihe ist. Mehrmals musste ich in der Schule erscheinen, weil er seine Arbeitsmaterialien vergisst, die Anweisungen der Lehrer nicht befolgt, im Unterricht ungefragt redet und plötzlich seinen Platz verlässt, um sich von einem Klassenkameraden Stifte auszuleihen. Chris ist immer in Bewegung, das war schon im Kindergartenalter so. Wenn wir mal Freunde besuchen oder zum Essen gehen, bin ich ständig damit beschäftigt, seinen Bewegungsdrang zu bremsen, damit andere nicht denken, ich könne mein Kind nicht erziehen. Schon am Morgen, wenn ich ihn in die Schule fahre, bin ich mit den Nerven meist am Ende:

Während ich bereits im Auto sitze, fällt ihm ein, dass er ein Heft vergessen hat oder noch Stifte einpacken muss. Wenn ich ihn bitte, doch endlich zu kommen, wird er laut und aggressiv."

Typische Symptome in der Fallgeschichte

▶ Es liegen diverse Symptome von Unaufmerksamkeit vor, die durch Nachfragen sicher noch erweitert werden können.
▶ Mehr als drei Symptome von **Hyperaktivität** sind vorhanden: Zappeln (→ 1), ständiges Herumlaufen oder Klettern beim Sportunterricht (→ 3), Verlassen des Platzes während des Unterrichts (→ 2), übertriebene motorische Aktivität in sozialen Situationen, in denen dies nicht angemessen ist (→ 5).
▶ Überdies finden sich zwei Symptome aus dem Bereich **Impulsivität:** Im Unterricht redet Chris, wenn er nicht gefragt wird (→ 1+3); er kann beim Sport nicht warten, bis er an der Reihe ist (→ 2), und er wird laut und aggressiv, wenn seine Mutter ihn ermahnt (→ 5: häufiges Zusatzsymptom).
▶ Der Beginn der Störung liegt vor dem 7. Lj. („das war schon im Kindergartenalter so").
▶ Die Symptome treten in mehr als zwei Situationen auf (zu Hause, in der Schule, in verschiedenen sozialen Situationen).

Diagnose nach ICD-10 **Hyperkinetisches Syndrom (F90.0).**
Diagnose nach DSM-5 **Aufmerksamkeitsdefizit-/Hyperaktivitätsstörung (gemischtes Erscheinungsbild (314.01).**

Wichtig zu wissen

Prävalenz Bei Kindern und Jugendlichen ist das Aufmerksamkeitsdefizit-Syndrom (ADS und ADHS) die häufigste psychische Erkrankung. Die Auftretenswahrscheinlichkeit liegt dort bei 4–7 %. Die bisherige Lehrmeinung, dass sich diese Störung im Erwachsenenalter auswächst, wird inzwischen durch diverse Studien widerlegt. Fachleute gehen davon aus, dass 30–50 % der von ADS/ADHS betroffenen Kinder auch im Erwachsenenalter ADHS-Symptome zeigen, die sie in ihrer Lebensgestaltung erheblich beinträchtigen. Etwa 4,4 % der Erwachsenen haben – oft ohne es zu wissen – die Symptomatik eines ADS oder einer ADHS.

Ätiologie Forscher gehen heute davon aus, dass die Symptomatik des ADHS durch eine Funktionsstörung bestimmter neuronaler Regelkreise zustande kommt, die mit einer Veränderung verschiedener Neurotransmitter (wichtig vor allem: Dopamin und Noradrenalin) gekoppelt sind. Wie diese neurobiologisch bedingten Funktionsstörungen zustande kommen, ist noch nicht endgültig geklärt.

Viele Studien weisen allerdings darauf hin, dass erbliche Faktoren eine bedeutende Rolle für die Entwicklung einer ADHS darstellen. Zwillingsstudien haben gezeigt, dass gut 80 % der eineiigen und knapp 30 % der zweieiigen Zwillinge die gleiche Symptomatik aufweisen. Daneben können auch andere Einflussfaktoren (z. B. Schwangerschafts- und Geburtskomplikationen) für die neuronalen Veränderungen verantwortlich sein. Auch psychosoziale Einflüsse (familiäre Konflikte, psychische Erkrankung eines Elternteils, mangelnde Kenntnisse über AD(H)S in Kindergarten und Schule) können hierbei eine Rolle spielen: Sie sind zwar nur zu einem kleinen Teil an der Verursachung der Störung beteiligt, können aber in erheblichem Maße die Stärke der Symptomatik, den weiteren Verlauf der Störung und die sich daraus entwickelnden Begleiterkrankungen (Lernprobleme, soziale Ausgrenzung etc.) mitbestimmen.

Komorbidität Um ihre Symptome besser bewältigen zu können, entwickeln viele Menschen mit AD(H)S als Eigentherapie unbewusst ein Suchtverhalten. Dadurch werden kurzzeitig Neurotransmitter ausgeschüttet, die die Symptome lindern. Deshalb finden sich begleitend oft stoffgebundene Süchte (Alkohol, Nikotin, Koffein), aber auch ein nichtstoffgebundenes Suchtverhalten ist bei Jugendlichen oder Erwachsenen mit AD(H)S häufig zu beobachten, z. B. Sportsucht, Kaufsucht, Spielsucht, süchtiges Internetverhalten oder süchtiges Sexualverhalten.

Die Schwierigkeiten im Umgang mit dem ständigen Bewegungsdrang und der mangelnden Impulskontrolle führt bei vielen Betroffenen zu aggressivem Verhalten und einer mangelhaften Fähigkeit, sich an die sozialen Regeln der Gesellschaft zu halten. Wenn die ADHS zusammen mit einer derartigen Störung des Sozialverhaltens vorkommt, wird sie in der ICD-10 als „hyperkinetische Störung des Sozialverhaltens" (F90.1) diagnostiziert.

Im späteren Alter entwickeln sich bei vielen Betroffenen Depressionen und Angststörungen. Auch Lernstörungen (Rechenstörung, Lese-Rechtschreib-Störung) und depressive Störungen sind häufige Begleitsymptome.

Differenzialdiagnose Da Symptome eines ADS bzw. einer ADHS auch bei Intelligenzminderung und Autismus vorkommen, sollten die beiden Störungen durch genaue Untersuchungen differenzialdiagnostisch ausgeschlossen werden. Auch Angststörungen, eine Anpassungsstörung oder affektive Störung im Jugendalter dürfen nicht mit einem ADS verwechselt werden.

Therapie Die typischen Verhaltensauffälligkeiten im Zusammenhang mit ADS/ADHS sind dank verschiedener Therapiemöglichkeiten meist gut behandelbar. Wichtigstes Ziel ist dabei, die unaufmerksamen, hyperaktiven und impulsiven Verhaltensweisen des Kindes zu normalisieren. Bei schweren Formen ist eine medikamentöse Behandlung mit Methylphenidat (Ritalin®) oft nicht zu umgehen. Sie sollte unbedingt mit verhaltenstherapeutischen Maßnahmen kombiniert werden, z. B. Einüben von Strategien zum besseren Umgang mit den bei AD(H)S auftretenden Problemen, Konzentrationstraining, positive Verstärkung von Lernerfolgen im Bereich Konzentration und Sozialverhalten. Auch eine Aufklärung der Familie und des engeren sozialen Umfelds, kombiniert mit verschiedensten pädagogischen Maßnahmen, zählt zu den Bausteinen einer „multimodalen Therapie", die sich bei der Behandlung des ADS bewährt haben.

12.6.2 Störung des Sozialverhaltens

Begriffsklärung

Die meisten Kinder und Jugendlichen zeigen im Laufe ihrer Entwicklung Verhaltensweisen, die nicht den Normen des sozialen Zusammenlebens entsprechen. Oppositionelles Trotzverhalten, Lügen, gelegentliche körperliche oder verbale Auseinandersetzungen, evtl. auch kleinere Diebstähle sind in den verschiedenen Entwicklungsphasen von Kindern und Jugendlichen normal. Sie dienen der Erkundung des eigenen Einflusses, der Abgrenzung und der Entwicklung des Ich-Bewusstseins. Die Mehrzahl von ihnen schafft es, ihre aggressiven und antisozialen Impulse im Zuge ihrer Entwicklung zu kontrollieren und ihr Verhalten an die sozialen Erwartungen anzupassen, z. B. in der Schule, in der Familie, im Umgang mit Gleichaltrigen oder Erwachsenen. Einem kleineren Teil der Kinder gelingen Impulskontrolle, Reifung und Sozialisation dagegen nicht oder nur unzureichend. Die entsprechenden Störungsbilder werden in der ICD-10 unter dem Oberbegriff „Störungen des Sozialverhaltens" kodiert.

Merkmale

Störungen des Sozialverhaltens sind durch ein sich wiederholendes und anhaltendes Muster dissozialen, aggressiven und aufsässigen Verhaltens charakterisiert. Dieses Verhalten übersteigt mit seinen gröberen Verletzungen die altersentsprechenden sozialen Verhaltensweisen, insbesondere dann, wenn dabei die grundlegenden Rechte anderer verletzt werden. Das anhaltende dissoziale Verhalten muss mindestens 6 Monate oder länger bestanden haben, um die Diagnose zu rechtfertigen. Die Störung kann vor dem 10. Lj. beginnen oder erst im Jugendalter (ab 10. Lj.) auftreten.

Leitsymptome nach ICD-10 und DSM-5 (zusammengefasst):

1. Deutliches Maß an Ungehorsam, Streiten, schwere Wutausbrüche.
2. Aggressivität oder Grausamkeit gegenüber Menschen oder Tieren (Tierquälerei, Tyrannisieren anderer).
3. Absichtliche Zerstörung von Eigentum.
4. Absichtliches Feuerlegen.
5. Häufiges Lügen oder Brechen von Versprechen.
6. Schulschwänzen.
7. Weglaufen von zu Hause oder nächtliches Fernbleiben von zu Hause (vor dem 13. Lj.).
8. Kriminelle Handlungen: Diebstahl, Betrug, Dealen mit Drogen, Straßenraub, Erpressung, Einbruch in Häuser oder Autos, schwere Körperverletzung.
9. In vielen Fällen ist das dissoziale Verhalten durch Gefühllosigkeit, mangelnde Einsicht und fehlende Angst vor Bestrafung gekennzeichnet (Diagnosekriterium nach DSM-5).

Fallgeschichte

Dealen, Stehlen und Tierquälerei

Eine Mutter kommt mit ihrem 14-jährigen Sohn Max in die Praxis, nachdem er zum zweiten Mal von der Schule geflogen ist. Er hatte auf dem Lehrerparkplatz die Reifen mehrerer Autos zerstochen, seinem Klassenlehrer eine „Abreibung" angedroht und in den Pausen mit Haschisch und Ecstasy (XTC) gedealt. Mehrmals bekam er Schulstrafen, weil er die Lehrer beleidigt, die Schule geschwänzt oder Mitschüler bestohlen hatte. – Als er die Nachricht von seiner Entlassung erfuhr, quälte er den Hamster seines Bruders mit einer brennenden Zigarette und schlug in seinem Zimmer ein Regal in Stücke.

Auf Nachfragen berichtet die Mutter, ihr Sohn sei schon in der Grundschule durch Lügen, Stehlen und gewalttätiges Verhalten aufgefallen und ergänzt: „Zweimal war im letzten ½ Jahr die Polizei bei uns. Das eine Mal hatte er einen Jungen vor der Schule zusammengeschlagen, um ihm sein Mountainbike zu stehlen. Das andere Mal stand die Polizei vor unserer Tür, weil er mehrmals in Autos eingebrochen war, um Navis oder CD-Player zu klauen. Wenn ich ihm mit Strafen drohe, sein Taschengeld sperre oder ihm sein Handy wegnehme, lacht er mich aus, verschwindet und kommt erst nach 2 oder 3 Tagen wieder nach Hause – mit einem Handy und genügend Geld, um sich ‚coole Klamotten' zu kaufen."

Als der Therapeut den Jungen fragt, ob er keine Angst vor Strafe habe, meint er: „Die Polizei kann mir nichts, ich bin ja noch nicht strafmündig." Ob er nicht merke, was seine Mutter alles durchmache mit ihm. „Die soll sich nicht so anstellen und sich um ihren eigenen Kram kümmern", meint er. „Ich weiß schon, wie ich zurechtkomme."

Typische Symptome in der Fallgeschichte

► Die Geschichte enthält eine Vielzahl von Symptomen, die typisch sind für eine Störung des Sozialverhaltens: Max bestiehlt Mitschüler, beleidigt und bedroht Lehrer, hält sich weder in der Schule noch zu Hause an soziale Regeln (→ 1, 5, 6).
► Er beschädigt mutwillig fremdes Eigentum (Autos von Lehrern, → 3) und quält den Hamster seines Bruders mit brennenden Zigaretten (Tierquälerei, → 2).
► Er begeht kriminelle Handlungen: bricht in Autos ein, schlägt einen Schüler zusammen, um ihm sein Mountainbike wegzunehmen, und kommt bei seinen nächtlichen Ausflügen zu einem neuen Handy und genügend Geld, um sich Klamotten zu kaufen. Überdies dealt er in der Schule mit Drogen (→ 8).
► Wenn seine Mutter ihm mit Strafe droht, läuft er weg, kommt tagelang nicht nach Hause (→ 7).
► Max ist überdies ohne Mitgefühl für andere (z. B. seine Mutter); er hat keine Einsicht in sein dissoziales Verhalten und auch keine Angst vor Strafe („die Polizei kann mir nichts") (→ 9).
► Die Störung zeigt sich schon im Grundschulalter, es handelt sich somit um eine Störung des Sozialverhaltens mit frühem Beginn (vor dem 10. Lj.).
► Bei Beginn der Störung vor dem 10. Lj. ist die Wahrscheinlichkeit, später eine dissoziale Persönlichkeitsstörung zu entwickeln, um ein Vielfaches höher als bei einer Störung des Sozialverhaltens mit Beginn in der Adoleszenz (nach dem 10. Lj.).

Diagnose **Störung des Sozialverhaltens (F91).**

Wichtig zu wissen

Untergruppen und Sonderfälle Abhängig davon, in welchen sozialen Bereichen eine Störung des Sozialverhaltens auftritt, unterscheidet die ICD-10 zwischen verschiedenen Untergruppen. Kinder oder Jugendliche, die ausschließlich im familiären Rahmen dissoziale Verhaltensweisen aufweisen, werden unter F91.0 kodiert. Darüber hinaus ist es manchmal sinnvoll zu unterscheiden, ob das dissoziale Verhalten die sozialen Bindungen zu Gleichaltrigen massiv beeinträchtigt (F91.1) oder ob die Störung bei Jugendlichen auftritt, die gut in ihre Altersgruppe integriert sind und Straftaten evtl. als Gruppe begehen.

Die Erfahrung zeigt, dass viele Kinder und Jugendliche mit einer Störung des Sozialverhaltens in schwierigen familiären Verhältnissen aufwachsen oder einschneidende Belastungssituationen erlebt haben, die Depressionen, Angststörungen, Phobien oder Zwangsstörungen zur Folge hatten. In der ICD-10 findet sich hierfür die Bezeichnung „kombinierte Störung des Sozialverhaltens und der Emotionen" (F92). Besonders wichtig erschien den Autoren die Untergruppe „Störung des Sozialverhaltens mit depressiver Störung" (F92.0), bei der sich Symptome einer depressiven Episode mit einer Störung des Sozialverhaltens verbinden.

Prävalenz und Prognose Störungen des Sozialverhaltens zählen – zusammen mit ADS und ADHS – zu den häufigsten Diagnosen in der Kinder- und Jugendpsychiatrie. Verschiedene Untersuchungen haben gezeigt, dass etwa 8 % der Jungen und 3 % der Mädchen im Alter zwischen 4 und 16 Jahren an einer Störung des Sozialverhaltens leiden. In der Adoleszenz steigt dieser Anteil bei Jungen sogar auf bis zu 16 %. Der Auftretensgipfel liegt bei etwa 17 Jahren, geht später aber stark zurück.

Die Prognose bei den Störungen des Sozialverhaltens ist möglicherweise davon abhängig, ob die Verhaltensauffälligkeiten erstmals im Alter von 3, 6 oder 9 Jahren auftreten oder erst ab dem 10. Lj. Bei einer Störung mit frühem Beginn ist der Verlauf eher ungünstig, viele Betroffene entwickeln im Erwachsenenalter eine dissoziale Persönlichkeitsstörung. Bei Verlaufsformen mit späterem Beginn weisen viele Jugendliche beim Übergang ins Erwachsenenalter nicht mehr genügend Symptome auf, um die Diagnose zu rechtfertigen.

Ätiologie Die Ursachen für Störungen des Sozialverhaltens im Kindes- und Jugendalter sind vielfältig: Eine genetische Disposition kann in gewissem Maß eine Rolle spielen, der Haupteinflussfaktor ist jedoch das familiäre Umfeld in der frühen oder späteren Kindheit. Verschiedene Untersuchungen kamen zu dem Ergebnis, dass rund 80 % der Betroffenen im Laufe ihrer kindlichen Entwicklung extrem belastende Erfahrungen gemacht haben: Dazu zählen z. B. körperliche Gewalt, sexueller Missbrauch, extreme Vernachlässigung.

Komorbidität Viele Kinder mit einer Störung des Sozialverhaltens leiden gleichzeitig an ADHS. Sie werden in der ICD-10 als Sonderform der ADHS unter „hyperkinetische Störung des Sozialverhaltens" (F90.1) kodiert. Neben komorbiden Angststörungen und Depressionen ist häufig auch ein Missbrauch psychotroper Substanzen (Alkohol, Nikotin, illegale Drogen) zu beobachten.

Therapie Für eine erfolgreiche Behandlung von Störungen des Sozialverhaltens sind frühzeitig einsetzende Maßnahmen am ehesten erfolgversprechend. Neben Techniken der Verhaltenstherapie, in der die Betroffenen u. a. lernen, impulsives oder aggressives Verhalten zu kontrollieren, spielt auch das Einbeziehen der Eltern eine wichtige Rolle. Elterntrainings können z. B. Möglichkeiten aufzeigen, dem Kind Regeln und Grenzen zu setzen und eine sinnvolle Kontrolle und Aufsicht wahrzunehmen. Sind die familiären Bedingungen (z. B. Alkohol- oder Drogenabhängigkeit der Eltern, gewalttätiges Familienklima, extreme Vernachlässigung) ein entscheidender Auslöser für das dissoziale Verhalten des Kindes, muss evtl. auch über eine außerfamiliäre Unterbringung nachgedacht werden.

12.6.3 Ticstörungen

Allgemeine Hinweise

Umgangssprachlich versteht man unter einem „Tic" die Marotten oder Macken eines Menschen („Der hat ja einen Tic"). In der Psychologie und Psychiatrie hingegen bezeichnen „Tics" nicht kontrollierbare Muskelbewegungen (z. B. Blinzeln, Stirnrunzeln) oder das unwillkürliche Äußern von Lauten oder Wörtern.

Die Ausprägung der Symptomatik kann situationsabhängig variieren: Tics können z. B. mehrmals täglich in Serien auftreten, dann manchmal über Wochen und Monate verschwinden, um kurze oder längere Zeit später unvermutet wieder zum Vorschein zu kommen.

Obwohl Tics i. d. R. nicht willkürlich beeinflussbar sind, können sie meist für einige Zeit unterdrückt werden. Bei Belastungen verstärken sich die Symptome, während des Schlafens verschwinden sie. Da ticähnliche Symptome auch bei Intelligenzminderung, Autismus, Zwangsstörungen, neurologischen Erkrankungen (z. B. Chorea Huntington, Hirnverletzungen) oder als Nebenwirkungen von Medikamenten (Antipsychotika!) auftreten können, sollten vor der endgültigen Diagnose Störungen dieser Art ausgeschlossen werden.

Für die Entstehung von Ticstörungen wird eine Neurotransmitterstörung im Mittelhirn diskutiert, die häufig genetisch bedingt ist, aber auch durch eine Schädigung des Gehirns verursacht sein kann.

Einteilung der Ticstörungen nach ICD-10

Die ICD-10 unterscheidet zunächst allgemein zwischen einfachen oder komplexen motorischen Tics und einfachen oder komplexen vokalen Tics. Darüber hinaus kann der Verlauf vorübergehend oder chronisch sein. Eine Sonderform ist das Tourette-Syndrom mit einer Kombination von vokalen und motorischen Tics.

1. Vorübergehende Ticstörung (F95.0)

- Dauer: mindestens 4 Wochen, maximal 12 Monate.
- Entweder einzelne oder multiple **motorische Tics** (z. B. Blinzeln, Stirnrunzeln, Grimassieren, Hochziehen der Augenbrauen, unwillkürliche Kopfbewegungen, Schulterzucken, Schlagen gegen den Kopf oder die Brust etc.) oder einzelne oder mehrere **sprachliche Tics** (z. B. Räuspern, Schniefen, Grunzen, Hüsteln etc.).
- Kein gleichzeitiges Auftreten von motorischen und sprachlichen Tics.

2. Chronische Ticstörung (F95.1)

- Dauer: mindestens 12 Monate.
- Motorische oder vokale Tics (aber nicht beides) treten mindestens 1 Jahr lang viele Male am Tag auf.
- Im aktuellen Zeitraum von 1 Jahr keine Remission, die länger als 2 Monate angedauert hat.
- Beginn: vor dem 18. Lj.
- In der Anamnese kein Tourette-Syndrom.

3. Tourette-Syndrom (F95.2)

Die Bezeichnung Tourette-Syndrom geht auf den französischen Arzt Georges Gilles de la Tourette zurück, der Ende des 19. Jh. in einer Fachzeitschrift neun Fälle von Ticstörungen beschrieb. Das Tourette-Syndrom zählt zu den chronischen Ticstörungen. Typische Merkmale:

- Dauer: mindestens 12 Monate.
- Vorkommen von mehreren motorischen Tics und mindestens einem vokalen Tic.
- Die vokalen Tics sind häufig multipel mit Räuspern, Grunzen, Hüsteln, oft auch einem Hervorstoßen von Wörtern, die im sprachlichen Zusammenhang keinen Sinn ergeben und manchmal auch obszöner Natur sein können.
- Im aktuellen Zeitraum von 1 Jahr keine Remission, die länger als 2 Monate angedauert hat.
- Beginn: vor dem 18. Lj.
- Die Störung verschlechtert sich meist während der Adoleszenz und neigt dazu, bis ins Erwachsenenalter anzuhalten.

Fallgeschichten

1: Räuspern und Stirnrunzeln

Eine Mutter kommt mit ihrem 12-jährigen Sohn Markus in die Praxis. Sie berichtet, dass Markus im Alter von 8 Jahren begonnen habe, bei Aufregung zu blinzeln oder mit dem rechten Mundwinkel zu zucken. Später sei ihr aufgefallen, dass er öfter die rechte Schulter ruckartig nach oben zieht.

„Es ging so auf und ab mit seinen Tics", ergänzt die Mutter. „Manchmal waren sie fast verschwunden, bei Aufregung oder Stress tauchten sie dann wieder auf, in den letzten 2 Jahren hatte er überhaupt keine Tics. Doch seit dem Übertritt ins Gymnasium hat er plötzlich angefangen, bei verschiedensten Gelegenheiten zusätzlich zu seinen vorherigen Tics auch noch die Stirn zu runzeln. Gleichzeitig räuspert er sich ständig, hüstelt oder stößt mitten im Gespräch gutturale Laute wie „uah" oder „äh" aus. Inzwischen wird Markus in der Schule so gemobbt, dass er sich weigert, den Unterricht zu besuchen."

Typische Symptome in der Fallgeschichte

► *Bis zum Alter von 10 Jahren* hatte Markus drei motorische Tics, die länger als 12 Monate andauerten. Vokale Tics waren in dieser Zeit nicht vorhanden.

► Trotz des „Auf und Ab" der Symptomatik gibt es keinen Hinweis, dass die Symptome länger als 2 Monate verschwunden waren.

Diagnose vor dem 10. Lj. **Chronische Ticstörung (F95.1).**

► *Seit dem 12. Lj.* leidet Markus an vier motorischen und drei vokalen Tics, die in seinem Fall oft gleichzeitig auftreten und dazu geführt haben, dass er in der Schule wegen seines seltsamen Verhaltens ausgegrenzt und gemobbt wird.

Augenblickliche Diagnose **Tourette-Syndrom (F95.2).**

Fallbeispiel aus dem 19. Jh. (nach Gilles de la Tourette)

Bernadette von D. stammt aus einer angesehenen Adelsfamilie. Seit ihrem 6. Lj. leidet sie an einem krampfhaften Zusammenziehen der Hand- und Armmuskeln, die sich zum ersten Mal einstellen, als sie zu schreiben versucht. Später kommt es auch zu ruckartigen Bewegungen des Kopfes und einem Muskelzucken im Bereich von Mund und Augen, das sie ebenso wenig willentlich steuern kann wie die Jahre später auftretenden vokalen Tics. Sie äußern sich darin, dass sie in einer normalen Unterhaltung plötzlich bizarre Schreie oder Worte ausstößt, die absolut keinen Sinn ergeben. Die besorgten Eltern bitten einen Nervenarzt um Hilfe, der das inzwischen 18-jährige Mädchen zur Kur in die Schweiz schickt.

Bernadette kehrt erfrischt aus ihrem Urlaub zurück. Sie hat nur noch selten einige leichte Zuckungen im Mund- und Halsbereich. Wenig später heiratet sie. Man hatte gehofft, dass ihr Gesundheitszustand sich dadurch stabilisieren würde, doch bald kommen ihre Ticstörungen wieder. Inzwischen stößt sie Schimpfwörter aus, die sie mit einer obszönen Gestik begleitet. „Bei einem Anfall krampft sich meine Zunge zusammen, und obwohl ich weiß, dass ich alle um mich herum damit schockiere, muss ich aussprechen, was mir auf der Zunge liegt. Es ist schrecklich", sagt sie.

Als die junge Frau im Alter von 28 Jahren stirbt, veröffentlichen die Zeitungen eine Liste der obszönen Wörter, die sie ausgestoßen hatte. „Merde" (Scheiße), „imbécile" (Schwachkopf), „salaud" (Drecksack) und „connard" (Arschloch) waren nur einige wenige davon.

(Anregungen für den Text aus: Gilles de la Tourette. Étude sur une affection nerveuse caracterisée par l'incoordination motrice accompagnée d'écholalie et de coprolalie. Archive de la Neurologie [Paris] 1885 [9])

Wichtig zu wissen

Prävalenz und Komorbidität Tics treten vor allem im Kindesalter mit einer Prävalenz von 4–12 % auf. Tics im Kindesalter sind häufig vorübergehender Natur, d. h., sie verschwinden innerhalb von 6 Monaten wieder. Jungen sind 3-mal häufiger betroffen als Mädchen. Das Tourette-Syndrom ist eher selten: Die Auftretenswahrscheinlichkeit bei Kindern und Jugendlichen liegt zwischen 0,2 und 0,5 %, bei Erwachsenen ist sie noch niedriger.

Patienten mit chronischen multiplen Tics oder mit Tourette-Syndrom weisen in etwa 50 % der Fälle zusätzlich ein hyperkinetisches

Syndrom (ADHS) auf. Auch Depressionen, Angst- und Zwangsstörungen treten oft begleitend auf. Beim Tourette-Syndrom werden häufig auch selbstverletzende Verhaltensweisen beobachtet.

Therapie Bei leichteren Fällen können verhaltenstherapeutische Maßnahmen und Entspannungsverfahren helfen, die Tics besser zu kontrollieren. Auch das Erlernen von Bewältigungsstrategien für sozial schwierige Situationen kann hilfreich sein. In schweren Fällen – z. B. bei Vorliegen eines Tourette-Syndroms – ist meist eine medikamentöse Behandlung durch atypische Antipsychotika indiziert.

Ein wichtiger Teil der Therapie ist die Aufklärung der Kinder, Jugendlichen und deren Eltern über die Krankheitsursachen. Da es sich um ein neuropsychiatrisches Störungsbild handelt, fühlen sich Eltern nicht mehr für das Verhalten ihrer Kinder verantwortlich, und auch Lehrer und Mitschüler können verstehen, dass Tics nicht willentlich kontrollierbar sind. Eine wichtige Unterstützung für Betroffene sind Selbsthilfegruppen, wie sie z. B. von der Tourette-Gesellschaft Deutschland e. V. angeboten werden (www.tourette.de). Sie helfen, die eigene Isolation zu überwinden, fördern den Austausch mit Betroffenen und stellen aktuelle Fachinformationen über die Erkrankung zur Verfügung.

12.6.4 Elektiver/selektiver Mutismus

Begriffsklärung

Der Fachausdruck „Mutismus“ ist von lat. *mutus*, engl. *mute* für „stumm“ abgeleitet, ergänzt durch „elektiv“ (engl. *elective:* „frei nach Wahl“) oder „selektiv“ (engl. *selective:* „auswählend, auf bestimmte Personen beschränkt“). Der Terminus **elektiver Mutismus** geht auf den Schweizer Kinder- und Jugendpsychiater Moritz Tramer (1934) zurück und wird aus historischen Gründen in Deutschland immer noch verwendet. Im DSM-5 findet sich stattdessen der Begriff **selektiver Mutismus,** der Fachleuten zufolge die Störung zutreffender beschreibt: Das Verstummen ist ja keinesfalls frei gewählt (elektiv), sondern auf bestimmte Personen beschränkt (selektiv).

Diagnosekriterien nach ICD-10 und DSM-5

1. Selektivität des Sprechens: In einigen sozialen Situationen – z. B. im familiären Umfeld – spricht das Kind fließend. In anderen Situationen – wenn Reden erwartet wird – verstummt das Kind.
2. Die Unfähigkeit zu sprechen ist nicht durch fehlende Kenntnisse der gesprochenen Sprache bedingt. In der Familie oder mit engen Freunden besteht eine altersentsprechende sprachliche Kompetenz.
3. Häufig wird die mangelnde sprachliche Kommunikationsfähigkeit durch nonverbale Kommunikation ersetzt (Mimik, Gestik, Zeichnen, Malen, Schreiben).
4. Die Störung behindert die schulischen oder beruflichen Leistungen oder die soziale Kommunikation.
5. Die Störung dauert mindestens 1 Monat und ist nicht auf den ersten Monat nach Schulbeginn beschränkt.
6. Die Störung ist nicht auf eine tiefgreifende Entwicklungsstörung (Autismus) oder auf vorübergehenden Mutismus bei einer Trennungsangst des Kindesalters zurückzuführen.

Fallgeschichte

„Zu Hause eine Plaudertasche, in der Schule stumm wie ein Fisch“

Eine Mutter kommt mit ihrer 7-jährigen Tochter Jana in die Praxis. Jana geht seit einem Vierteljahr in die Schule. „Beim letzten Elternsprechtag hat die Klassenlehrerin uns darauf aufmerksam gemacht, dass Jana im Unterricht nicht spricht. Sie erledigt zwar gewissenhaft alle Arbeitsaufträge und hört auch meist aufmerksam zu, aber wenn sie aufgerufen wird oder die Lehrerin nach dem Unterricht mit ihr reden will, bringt sie kein Wort heraus.“

Zu Hause oder beim Spielen mit Freundinnen, so die Mutter, unterhalte sich Jana völlig normal, oft erzähle sie sogar sehr viel von der Schule, den Freundinnen und ihrem Tagesablauf. „Zu Hause eine Plaudertasche, in der Schule stumm wie ein Fisch – wie kann das sein?“, will die Mutter wissen.

Auf Nachfragen erzählt die Mutter, man habe Jana ein Jahr später eingeschult, weil sie mit 6 Jahren nach einer Magen-Darm-Infektion mit hohem Fieber so schlimme Gelenkschmerzen bekam, dass sie 3 Wochen stationär behandelt wurde und anschließend wiederholte Kontrolluntersuchungen über sich ergehen lassen musste. „In dieser Zeit hat sie kein Wort mit den Ärzten und Pflegern gesprochen. Mir hat sie später gestanden, dass sie Angst hatte, nie mehr richtig laufen zu können. Aber das ist jetzt doch alles überstanden!“

Während des Gesprächs nickt Jana mehrmals bestätigend mit dem Kopf, ballt aber auch die Fäuste, als die Mutter von ihren Schmerzen und dem Klinikaufenthalt erzählt. Auf Fragen des Therapeuten antwortet sie mit Lächeln, Kopfnicken oder Kopfschütteln, spricht aber kein Wort.

Typische Symptome in der Fallgeschichte

- ▶ Jana spricht in der Familie und beim Spielen mit Freundinnen ganz normal, in der Schule ist sie „stumm wie ein Fisch“ (→ 1).
- ▶ Ihr Mutismus ist nicht durch fehlende Kenntnisse der gesprochenen Sprache bedingt (→ 2).
- ▶ Im Gespräch mit dem Therapeuten ersetzt Jana ihr Schweigen durch nonverbale Signale wie Kopfnicken, Kopfschütteln, Lächeln oder auch Ballen der Fäuste (→ 3).
- ▶ Die Störung ist seit dem Eintritt in die Grundschule vor 3 Monaten vorhanden, dauert also länger als 1 Monat und ist auch nicht auf den ersten Monat nach Schulbeginn beschränkt (→ 5).
- ▶ In manchen Fällen ist ein einschneidendes, extrem belastendes Erlebnis an der Entstehung des selektiven Mutismus beteiligt. Im Fall von Jana ist es wahrscheinlich die schmerzhafte bakterielle Arthritis („schlimme Gelenkschmerzen“), die dazu geführt hat, dass sie in der Klinik und auch später mit Ärzten und Pflegern „kein Wort gesprochen hat.“

Diagnose **Selektiver Mutismus (94.0).**

Wichtig zu wissen

Prävalenz Das Störungsbild des selektiven Mutismus ist relativ selten: Betroffen sind maximal 0,8–1 % aller Kinder. Bei Mädchen kommt die Störung häufiger vor als bei Jungen.

Ätiologie Es ist von einer multifaktoriellen Genese auszugehen, bei der genetische Faktoren, schwierige familiäre Verhältnisse, prämorbide Auffälligkeiten (z. B. erhöhte Ängstlichkeit), vereinzelt auch – wie in obiger Fallgeschichte – belastende Life Events die Voraussetzung für das „mutistische" Verhalten geschaffen haben.

Therapie Die Therapie besteht i. d. R. aus verschiedenen Behandlungselementen, die speziell auf die Situation des Kindes zugeschnitten sind. Dazu zählen neben dem Informationsaustausch mit Eltern, Kindergärtnerinnen oder Lehrern auch psychotherapeutische Verfahren zum Abbau sozialer Ängste und zur Erweiterung der kommunikativen Fähigkeiten. Auch Musik-, Bewegungs- oder Kunsttherapie sind wichtige Bausteine bei der Behandlung des selektiven Mutismus, die möglichst früh erfolgen sollte, um einer Chronifizierung vorzubeugen.

12.6.5 Bindungsstörung des Kindesalters

Begriffsklärung

Der biologische Sinn von Bindung ist der Schutz vor Gefahren. Spätestens wenn Kinder zu krabbeln und laufen beginnen, ist die Entdeckung der Umwelt ein wichtiger Teil ihrer Entwicklung. Naturgemäß kommt es hierbei kurzzeitig zu einer räumlichen Trennung von der Mutter (oder einer anderen Bezugsperson). Wenn dann eine unbekannte Situation auftaucht, die Angst macht, sucht ein „sicher gebundenes Kind" die Nähe zu einer Person, die ihm Sicherheit vermittelt. Wenn diese Bindungsperson signalisiert: „Ich bin für dich da", reduziert sich die Angst des Kindes, sodass es sich wieder der Entdeckung der Umwelt zuwenden kann ➤ Abb. 12.5).

Darauf aufbauend entwickelten Bowlby und Ainsworth ein Konzept von Bindungstypen, wonach es sicher gebundene Kinder gibt und Kinder, bei denen eine unsichere Bindung vorliegt.

„Unter Bindungsverhalten wird, kurz gesagt, jede Form des Verhaltens verstanden, das dazu führt, dass eine Person die Nähe eines anderen differenzierten und bevorzugten Individuums, das gewöhnlich als stärker und/oder klüger empfunden wird, aufsucht oder beizubehalten versucht."

Bowlby (1982: 159 f.), zit. nach www.tochter-vater.de/bindung

Es gibt allerdings auch Kinder, die diese Art von „Lebenshilfe" durch Mutter, Vater oder andere Personen nicht erfahren haben und zu diesen Bezugspersonen deshalb auch keine „sichere Bindung" aufbauen konnten. Ursache hierfür sind meist Erfahrungen von extremer Vernachlässigung, Gewalt, sexuellem Missbrauch, Heimaufenthalt oder häufigem Wechsel von Bezugspersonen. Als Folge davon entwickeln sich zwei Formen von „Überlebensstrategien" (➤ Abb. 12.6).

Zwei Formen von Bindungsstörungen

- Ähnlich wie bei Schockerlebnissen im Erwachsenenalter reagieren viele Betroffene mit Abschalten der Gefühle, sozialem Rückzug, Dissoziation und ständiger Alarmbereitschaft (Hypervigilanz; engl. *hyperarousal*). Als Folge davon reagieren sie selbst bei nicht bedrohlichen Begegnungen mit Erwachsenen oder

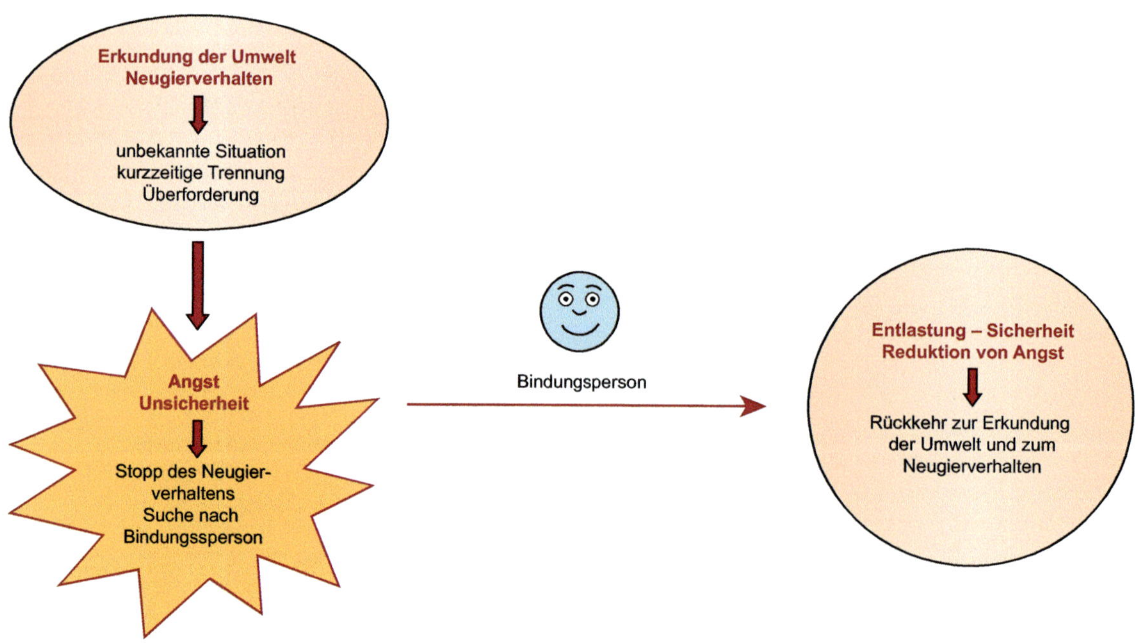

Abb. 12.5 Die Regulation von Angst und Unsicherheit durch eine sichere Bindung [L143]

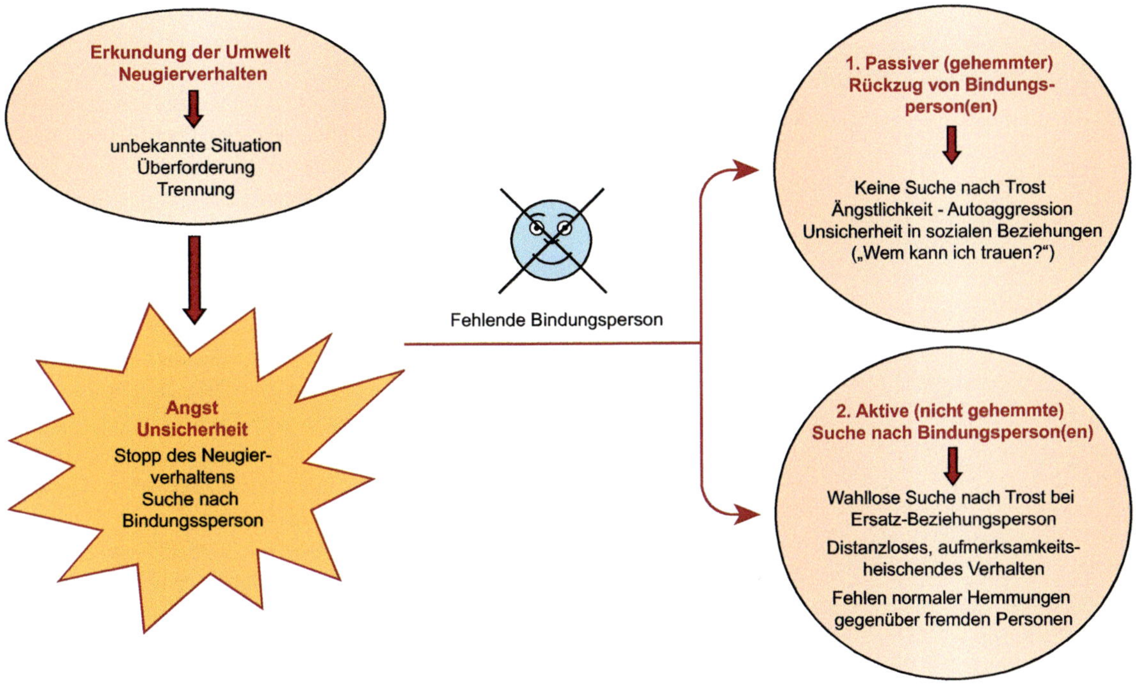

Abb. 12.6 Angst und Unsicherheit bei fehlender Bindungsperson [L143]

auf deren Trostangebote mit Angst, Ablehnung und Zurückweisung. Diese Form der Bindungsstörung wurde im DSM-IV als „gehemmte" (engl. *inhibited*) Form der Bindungsstörung klassifiziert. Im DSM-5 wie auch in der ICD-10 heißt sie **reaktive Bindungsstörung.**

- Ein anderer Teil der Kinder reagiert nicht mit Rückzugsverhalten, sondern mit der aktiven Suche nach Bindungspersonen, die sich in einem Verlust der altersgemäßen Hemmungen gegenüber fremden Personen äußert, in einem wahllosen, aufmerksamkeitsheischenden Zugehen auf unbekannte Menschen, oft verbunden mit distanzlosen, andere vereinnahmenden Verhaltensweisen. Diese Form der Bindungsstörung heißt im DSM-5 „disinhibited social engagement disorder" (in etwa zu übersetzen mit „Fehlen von Hemmungen beim Eingehen sozialer Beziehungen"). Die deutsche Bezeichnung **Bindungsstörung des Kindesalters mit Enthemmung** (= fehlenden Hemmungen) ist leider unglücklich gewählt und weckt Assoziationen, die nicht zu einer Bindungsstörung passen.

Diagnosekriterien nach DSM-5 und ICD-10 (sprachlich vereinfacht)

Typ 1: Reaktive Bindungsstörung des Kindesalters

A. Ein durchgehendes Muster von gehemmtem, emotional zurückgezogenem Verhalten gegenüber erwachsenen Bezugspersonen, das sich in zwei typischen Merkmalen zeigt:

1. Das Kind sucht selten oder nur geringfügig Trost, wenn es bedrückt ist.
2. Das Kind reagiert kaum auf Versuche von Erwachsenen, es zu trösten.

B. Eine soziale und emotionale Störung, die durch mindestens zwei der folgenden Merkmale gekennzeichnet ist:

1. Keine oder minimale emotionale Reaktionen, wenn das Kind angesprochen wird
2. Mangel an positiven Gefühlen, wie sie für Kinder dieses Alters typisch sind
3. Symptome von Hypervigilanz, die auch im Zusammensein mit nicht bedrohlichen Personen auftreten: Angst, Schreckhaftigkeit, ständige Alarmbereitschaft (engl. *frozen watchfulness*), Reizbarkeit, Aggression, plötzliche Traurigkeit, Rückzugsverhalten u. a. m.
4. Ambivalentes soziales Verhalten (z. B. abwechselnd anklammerndes Verhalten im Wechsel mit Rückzug oder aggressiv-abweisendem Verhalten gegenüber Bezugspersonen)
5. Schwierigkeiten bei der Regulation von Emotionen

C. Das Kind hat extrem unzureichende Fürsorge erfahren, wofür mindestens eins der folgenden Merkmale kennzeichnend ist:

1. Extreme Vernachlässigung: lang anhaltende Missachtung der grundlegenden emotionalen Bedürfnisse nach Geborgenheit, Schutz, Hilfe und des damit verbundenen Gefühls, von den Bezugspersonen angenommen und geliebt zu werden
2. Lang andauernde Missachtung der Grundbedürfnisse des Kindes nach Nahrung, Fürsorge und körperlicher Unversehrtheit
3. Wiederholter Wechsel der primären Bezugspersonen (z. B. häufiger Wechsel der Pflegefamilien); dadurch kaum Möglichkeiten, stabile Bindungen zu entwickeln
4. Aufwachsen in einem Umfeld (z. B. einem Heim für Säuglinge oder Kleinkinder), in dem für viele Kinder nur eine Bezugsperson vorhanden ist und so kaum Möglichkeiten bestehen, eine Bindung zur Betreuungsperson aufzubauen

Fallgeschichte zu Typ 1

„Es ist so schwer, an Isabel heranzukommen"

Isabel wurde von ihrer alkoholabhängigen Mutter (Vater unbekannt) etwa ½ Jahr nach der Geburt zur Adoption freigegeben. Wegen extremer Vernachlässigung der körperlichen und emotionalen Fürsorge war das Jugendamt eingeschaltet worden, weil die Mutter ihr Baby stundenlang allein ließ, Fütterungszeiten, Wickeln, Kleidung, Körperpflege vergaß und mit dem Säugling nicht zu den Vorsorgeuntersuchungen ging. Auf das Schreien des Babys reagierte sie mit Wut, Ablehnung oder Weggehen. Isabel kam zunächst in ein Heim; mit 2 Jahren wurde sie von ihrer jetzigen Familie adoptiert.

Als Isabel 5 Jahre alt ist, beschließt die Familie, sich wegen ihrer Verhaltensauffälligkeiten psychotherapeutische Hilfe zu holen. „Wir lieben Isabel wie unsere eigene Tochter, aber es ist so schwer, an sie heranzukommen. Wenn sie traurig oder bedrückt ist, kommt sie damit nicht zu mir oder meinem Mann. Und wenn man sie trösten will, schaut sie zur Seite und verschwindet stumm in ihrem Zimmer. Wenn ich dann trotzdem zu ihr komme, reagiert sie mit ‚Lass mich! Geh weg!' oder wirft mit Legosteinen um sich."

Manchmal hingegen sucht Isabel intensiv die Nähe ihrer Mutter. „Sie schläft erst ein, wenn ich ihre Hand halte. Und wenn ich mal kurz die Wohnung verlasse, klammert sie sich an meinen Rockzipfel und will unbedingt dabei sein." – Im Kindergarten gilt Isabel als Einzelgängerin, die oft ängstlich und verschreckt wirkt, nicht mit Freude und kindlicher Lebendigkeit an den Aktivitäten teilnimmt und, wie eine Kindergärtnerin einmal humorvoll sagte, ‚zum Lachen in den Keller' geht.

Typische Symptome in der Fallgeschichte

- Isabel hat in den ersten 6 Monaten extreme körperliche und emotionale Vernachlässigung erlebt und in dieser Phase sicher keine Bindung zu ihrer Mutter aufbauen können (→ C.1+2).
- In der Folge war sie 1 Jahr im Heim, wo sie – ohne dass dies speziell gesagt wird – wohl auch keine feste Bindung zu einer Vertrauensperson aufbauen konnte (→ C.4).
- Infolge der unzureichenden Fürsorge in den ersten beiden Lebensjahren entwickelt Isabel Verhaltensauffälligkeiten, die durch die liebevolle Betreuung und Fürsorge ihrer Adoptiveltern nicht wettgemacht werden können: Sie will nicht getröstet werden, wenn sie Kummer hat (→ A.1), und reagiert auf Tröstungsversuche der Eltern z.T. sogar mit Ablehnung („Lass mich", „Geh weg") (→ A.2).
- Isabel wirkt im Kindergarten oft ängstlich und verschreckt (→ B.3).
- Lachen, Lebensfreude und kindliche Lebendigkeit sind ihr offensichtlich abhandengekommen (→ B2).

Diagnose nach ICD-10 **Reaktive Bindungsstörung des Kindesalters (F94.1).**

Typ 2: Bindungsstörung mit nicht gehemmtem Verhalten (ICD-10: Bindungsstörung des Kindesalters „mit Enthemmung")

A. Typisch ist ein Verhaltensmuster von aktiver (= nicht gehemmter) Annäherung an unbekannte oder nicht vertraute Erwachsene. Dabei sind mindestens zwei der folgenden Verhaltensweisen vorhanden:

1. Reduzierte oder fehlende Hemmungen bei der Kontaktaufnahme und Interaktion mit unbekannten Erwachsenen
2. Übermäßig vertrautes Verhalten gegenüber Fremden mit verbaler oder körperlicher Distanzlosigkeit
3. Verminderte oder fehlende Rückversicherung, wenn das Kind sich von der Bezugsperson entfernt
4. Bereitschaft, ohne Zögern mit nicht vertrauten Personen mitzugehen

B. Die aktive Annäherung schließt sozial enthemmtes Verhalten ein (z. B. übergriffiges Verhalten gegenüber Erwachsenen). Es ist also nicht auf Impulsivität (wie bei ADHS) beschränkt.

C. Das Kind hat extrem unzureichende Fürsorge erfahren (Merkmale s. Typ 1, Merkmal C).

D. Das Kind hat ein Entwicklungsalter von mindestens 9 Monaten.

Kommentar Erst im Alter von 8–9 Monaten kann ein Baby zwischen bekannten und unbekannten Personen unterscheiden. Es lächelt nun nicht mehr alle Menschen freundlich an, sondern reagiert auf fremde Personen skeptisch oder verängstigt (es beginnt zu „fremdeln").

Fallgeschichte zu Typ 2

„Willst du meine Mama sein?"

Simon (6½) geht in die 1. Klasse. Er kommt in Begleitung seiner Pflegeeltern in die Praxis, weil es Klagen in der Schule gab: Simon verhalte sich öfter distanzlos gegenüber seiner Klassenlehrerin, könne sich im Unterricht nicht konzentrieren, vergesse oft seine Bücher oder Arbeitsmaterialien und zappele ständig auf seinem Stuhl herum. Neulich habe er sich nach Unterrichtsende an seine Lehrerin geschmiegt und sie gefragt: „Willst du meine Mama sein?"

Beim Betreten der Praxis stürzt Simon sich sofort auf den Therapeuten, springt auf seinen Schoß, packt seine Hände und will mit ihm „Raufen" spielen. Nur mit Mühe gelingt es dem Vater, den Jungen dazu zu bewegen, sich neben ihn auf den Stuhl zu setzen. „Das macht er auch, wenn Besuch kommt", erklärt der Stiefvater. „Seltsam kommt uns auch vor, dass er beim Spazierengehen oder sogar im Kaufhaus einfach auf Entdeckungsreise geht, ohne sich zu vergewissern, dass wir in seiner Nähe bleiben und aufpassen, dass ihm nichts passiert."

Auf Nachfragen berichten die Pflegeeltern, Simon sei in einer Familie aufgewachsen, in der Gewalt, Bestrafung und Vernachlässigung an der Tagesordnung waren. „Sein Vater war gewalttätig, hat Simon und die Mutter oft geschlagen. Simon kam zu verschiedenen Pflegefamilien, mit 2½ Jahren dann wieder zurück zu seiner Mutter; sie lebte inzwischen allein, hatte eine schwere Depression entwickelt und war mit der Situation völlig überfordert. Als Simon sie nach einem Suizidversuch regungslos im Bett fand, lief er laut schreiend aus der Wohnung. Die Mutter kam in die Psychiatrie, Simon kurzzeitig zu einer weiteren Pflegefamilie, dann zu uns."

„Wir tun für Simon, was wir können. Wir wissen auch um seine schlimme Vergangenheit", ergänzt die Mutter. „Aber er ist oft unnahbar, dann wieder klammert er sich an mich. Er ist auch nicht so lebendig und fröhlich wie andere Kinder. Am meisten Sorge macht uns allerdings sein übermäßig vertrauensseliges Verhalten gegenüber Fremden: Neulich war ich mit ihm am Spielplatz, da hat er sich einfach so auf den Schoß eines jungen Mannes gesetzt, der mit seiner Tochter auf dem Spielplatz war. Ein anderes Mal kam ich etwas zu spät zur Schule, um ihn abzuholen: Da hatte er schon eine Frau auf der Straße angesprochen und war gerade dabei, mit ihr wegzugehen."

Typische Symptome in der Fallgeschichte

- Simon hat keine Hemmungen, engeren Kontakt zu fremden Personen aufzunehmen: Er setzt sich am Spielplatz spontan auf den Schoß eines jungen Mannes oder will nach der Schule mit einer unbekannten Frau mitgehen. Nach dem Unterricht schmiegt er sich an seine Lehrerin und fragt sie: „Willst du meine Mama sein?" (→ A.1+4).
- Gegenüber der Pflegemutter hat Simon ein ambivalentes Verhalten mit einem Wechsel zwischen Anklammerung und Unnahbarkeit. Dies ist ein Symptom für die reaktive Bindungsstörung, kann aber auch beim ungehemmten Typ vorkommen (Typ 1, B4).
- Gegenüber dem ihm unbekannten Therapeuten verhält Simon sich extrem distanzlos und übergriffig: Er springt auf seinen Schoß und will mit ihm „Raufen" spielen. Ähnlich verhält er sich, wenn die Eltern Besuch haben (→ A.2+B).
- Wenn er sich beim Spazierengehen oder im Kaufhaus von den engen Bezugspersonen entfernt, achtet er nicht darauf, ob sie in sichtbarer Entfernung bleiben (→ A.3).
- Die Bindungsstörung ist zurückzuführen auf frühkindliche Erfahrungen mit Gewalt und auf eine schwer depressive Mutter, die offensichtlich nicht fähig war, ihre Fürsorgepflicht wahrzunehmen und schließlich wegen eines Suizidversuchs in die Psychiatrie eingeliefert wurde (→ C.1+2).
- Besonders häufig findet sich die ungehemmte Bindungsstörung bei Kindern, die wegen eines häufigen Wechsels der Bezugspersonen keine Möglichkeit hatten, selektive Bindungen zu entwickeln. Dies ist bei Simon der Fall.
- Im ersten Teil der Geschichte finden sich einige Symptome, die an eine hyperkinetische Störung denken lassen. Dies sollte durch weitere Fragen geklärt werden. Falls auch eine ADHS vorliegt, sollten beide Diagnosen gestellt werden.

Diagnose

1. **Nicht gehemmte Bindungsstörung des Kindesalters (F94.2)**
2. **Evtl. Zweitdiagnose: Hyperkinetisches Syndrom/ADHS (F90)**

Die heikle Diagnose. Für Ärzte und Psychologen ist es oft schwer, Kindesmisshandlungen zu erkennen

Der 5-jährige Junge ist verletzt und wird von den Eltern ins Krankenhaus gebracht. Er muss bleiben. Kaum ist er in der Klinik, läuft er auf die Mutter eines anderen Kindes zu, sagt Mama zu ihr, will sie umarmen. Als die Frau sagt, dass sie nicht seine Mutter sei, läuft der Junge auf eine Krankenschwester zu und fragt: „Willst du meine Mama sein?" Als ein anderer Besucher vorbeikommt, schmiegt er sich an ihn.

„Die normale Reaktion eines Kindes bei einer solchen Trennung bestünde darin, zu weinen und nach seiner Bindungsperson zu rufen", sagt Karl-Heinz Brisch, Bindungsforscher am Haunerschen Kinderspital der Universität München. „Stattdessen will dieses Kind zu jedem auf den Arm und würde mit jedem mitgehen. Wir nennen das *promiskuitives Verhalten (= mit wechselnden Bezugspersonen) oder indifferentes Verhalten (= sich nicht entscheiden können).* Das lenkt den Verdacht stark auf eine Bindungsstörung."

Im Fall des Fünfjährigen bestätigte sich, dass er immer wieder geschlagen worden war. Ein anderes typisches Verhaltensmuster bei Bindungsstörung ist eine *ängstliche Hemmung gegenüber den Eltern.* Man würde erwarten, dass ein Kind bei Gefahr auf die engsten Bezugspersonen zuginge, um Schutz und Sicherheit zu suchen – und nicht, dass es vor ihnen davonläuft.

„Kein Symptom ist spezifisch, aber eine Bindungsstörung ist typisch für Kinder, die früh und regelmäßig körperlich, sexuell oder emotional misshandelt und vernachlässigt werden", sagt Brisch.

(Quelle: Süddeutsche Zeitung. SZ Wissen 15.2. 2008, S.18, gekürzt und bearbeitet)

Wichtig zu wissen

Prävalenz und Ätiologie Bei Kindern bis etwa 6 Jahren liegt die Auftretenswahrscheinlichkeit bei unter 1 %. Deutlich höher sind die Zahlen bei bestimmten Risikogruppen: Bei Kindern aus Pflegefamilien liegt die Prävalenz bei etwa 25 % und bei Kleinkindern, die Misshandlungen oder Missbrauch erlebt haben, bei ca. 40 %.

Allein aus diesen Zahlen lässt sich schließen, dass die Hauptursache für Bindungsstörungen in den ersten Monaten und Jahren der kindlichen Entwicklung zu finden ist, wo Gewalt, Misshandlungen oder extreme Vernachlässigung dazu geführt haben, dass das Baby oder Kleinkind keine Bindung (engl. *bonding*) zu einer Bezugsperson aufbauen konnte (Details → Diagnosekriterien, Punkt C).

Prognose Kinder mit Bindungsstörungen entwickeln sich häufig zu Erwachsenen, die entweder Probleme haben, sich an eine Person des Vertrauens zu binden, oder von vornherein enge Bindungen meiden. Bei Menschen mit einer paranoiden, schizoiden, abhängigen oder narzisstischen Persönlichkeitsstörung lässt sich in der Anamnese deshalb oft eine frühkindliche Bindungsstörung feststellen.

Bindungsstörungen mit extrem traumatischen Erfahrungen im Babyalter oder in der frühen Kindheit werden in der Fachliteratur oft als „komplexe frühkindliche Traumatisierung" bezeichnet und gelten als Hauptursache für die Borderline-PS und die dissoziative Identitätsstörung (ICD-10: multiple Persönlichkeitsstörung).

Differenzialdiagnose und Komorbidität Einige Merkmale der reaktiven Bindungsstörung – z. B. das abweichende Sozialverhalten – treten auch bei Autismusstörungen auf. Durch Nachfragen sollte geklärt werden, ob sich in der Vorgeschichte eine soziale Vernachlässigung findet. Dies ist nicht typisch für Autismus.

Eine Bindungsstörung vom Typ 2 (mit ungehemmtem Verhalten) könnte wegen des impulsiven Verhaltens mit einem hyperkinetischen Syndrom (ADHS) verwechselt werden. Kinder mit einer Bindungsstörung haben allerdings meist keine Schwierigkeiten mit Aufmerksamkeit und Hyperaktivität, außer das ADHS tritt zusammen mit einer Bindungsstörung auf. In diesem Fall sind beide Diagnosen zu stellen.

Therapie Herkömmliche Psychotherapie ist bei Bindungsstörungen nicht erfolgreich. Die wichtigste Intervention besteht darin, ein stabiles und förderndes Umfeld für die betroffenen Kinder zu schaffen. Die erwachsenen Bezugspersonen benötigen hierbei meist selbst eine kontinuierliche Beratung und Unterstützung, denn Kinder und Jugendliche mit einer frühkindlichen Bindungsstörung sind für die Familie, in der sie aufwachsen, meist eine große Herausforderung. Ergänzend kann eine tiergestützte Psychotherapie helfen, das kindliche Fürsorge- und Anlehnungsverhalten über den Körperkontakt mit Tieren zu fördern.

12.7 Sonstige Störungen mit Beginn in der Kindheit

In diese Rubrik wurden Störungsbilder aufgenommen, die sich einer der vorherigen Gruppen von Krankheitsbildern nicht recht zuordnen lassen. Auch der für Kinder typische „Nachtschreck" (Pavor nocturnus) wurde hier aufgenommen, obwohl er eigentlich zu den Schlafstörungen (F51.4) zählt.

12.7.1 Bettnässen (Enuresis) und Einkoten (Enkopresis)

Bei beiden Störungen gilt es zunächst herauszufinden, ob eine organische Verursachung – bei Enuresis z. B. eine Harnwegsinfektion – vorliegt. Überdies ist wichtig zu wissen, ob das Kind noch nie „trocken" bzw. „sauber" war: Dann liegt wahrscheinlich eine Entwicklungsverzögerung vor, obwohl in manchen Fällen auch schwierige familiäre Verhältnisse dazu führen können, dass ein Kind länger als üblich einnässt oder einkotet.

Nichtorganische Enuresis (F98.0)

Begriffserklärung:
- Enuresis nocturna: nächtliches Einnässen.
- Enuresis diurna: Einnässen tagsüber.
- Primäre Enuresis: Kind war noch nie trocken.
- Sekundäre Enuresis: Kind war „trocken", nässt dann wieder ein.

Die wichtigsten Fakten im Überblick:
- Mindestalter: 5 Jahre.
- Mindestdauer: 3 Monate.
- Einnässen ist bei Kindern mit einem Intelligenzalter von unter 4 oder 5 Jahren normal.
- Enuresis tritt oft im Zusammenhang mit schweren familiären Konflikten oder emotionalen Störungen auf.
- In der Therapie werden meist verhaltenstherapeutische Maßnahmen eingesetzt, z. B. das Führen eines Kalenders mit Eintragung der trockenen Nächte (Sonne = trocken; Wolke = einnässen). Auch Weckgeräte wie die sog. „Klingelhose" kommen manchmal zur Anwendung: Die Geräte enthalten einen Feuchtigkeitsmesser, der ein Alarmsignal abgibt, sobald Urin an den Messfühler gelangt. Durch den Alarm werden die Kinder geweckt, der Miktionsreflex wird dadurch unterbrochen.
- Häufig ist es auch nötig, die Eltern darüber aufzuklären, dass familiäre Spannungen und Konflikte oder emotionale Probleme beim Kind dazu führen können, dass es (wieder) einnässt.

Nichtorganische Enkopresis (F98.1)

Die wichtigsten Merkmale im Überblick:
- Mindestalter: 4 Jahre.
- Mindestdauer: 6 Monate.
- Wiederholtes Absetzen von Stuhl/Kot an nicht dafür vorgesehenen Stellen, z. B. Bett, Fußboden, Kleidung etc., obwohl die normale Kontrolle über die Stuhlentleerung vorhanden ist. Dies kann darauf hindeuten, dass aus irgendeinem Grund eine Ablehnung oder ein Widerstand besteht, den elterlichen Vorschriften (Toilettengang) Folge zu leisten.
- Einkoten kann auch als sog. „Überlaufinkontinenz" (unwillkürliches „Überlaufen" infolge von Stuhlverhalt) auftreten. Eine solche Stuhlretention kann verschiedene Ursachen haben: Auf körperlicher Ebene können Schmerzen bei der Darmentleerung (z. B. durch eine Analfissur) dazu führen, dass ein Kind den Stuhl zurückhält. Auf psychischer Ebene kann ein anerzogener Ekel vor Ausscheidungen oder ein erzwungenes Darmtraining die Stuhlverhaltung erklären.

Eine wichtige Ursache für Einkoten ist – ähnlich wie beim Einnässen – in emotionalen Problemen zu suchen, die sich über die Darmentleerung ausdrücken. Fachleute gehen davon aus, dass die Enkopresis häufig einen Ruf des Kindes nach Zuwendung und Liebe darstellt, der in einem Teil der Fälle auf ein gestörtes Eltern-Kind-Verhältnis, Geschwisterrivalität, Überforderung oder überhöhte Leistungsanforderungen zurückgeführt werden kann.

12.7.2 Stottern/Stammeln (F98.5)

Fallgeschichte

„Hilfe, mein Kind stottert!"

Frau K. (31) kommt mit ihrem Sohn Martin (4) in die Praxis. „Er hat ganz normal laufen und sprechen gelernt, aber jetzt plötzlich stottert er", erklärt die ängstlich wirkende Mutter. „Ich hoffe, der Bub hat keinen Hirnschaden!" – „Ein hirnorganisch bedingtes Stottern ist sehr, sehr selten", erklärt der Therapeut. „Im Fall von Martin ist eher an eine Entwicklungsverzögerung zu denken. Wie heißt du denn?", fragt er den Jungen. „M … Martin Kö … König." – „Und wo wohnst du?" – „In … in der B … Bahn … Bahnhofstraße."

Der Therapeut beruhigt die Mutter. „Bei Kindern im Alter von 2–4 Jahren kommt es oft vor, dass die Sprachmotorik sich langsamer entwickelt als das Denken. Dies führt zu einem sog. physiologischen Entwicklungsstottern, das mit der Zeit von selbst verschwinden wird. Warten wir also noch einige Zeit. Wenn die Störung dann noch bestehen sollte, wären logopädische oder auch psychotherapeutische Verfahren sinnvoll."

Die wichtigsten Fakten im Überblick

- Vor dem 5. Lj. ist Stottern häufig entwicklungsbedingt, also keine psychopathologische Störung: Die Gedanken sind schneller, als die noch ungeübten Sprechmuskeln sie umsetzen können.
- Sprachstörungen wie Stammeln oder Stottern kommen bei Jungen häufiger vor als bei Mädchen.
- In der Therapie des Stotterns haben sich logopädische und psychotherapeutische Maßnahmen bewährt.
- Beim Stottern oder Stammeln wird die Symptomatik durch Aufregung verstärkt.
- Stottern kann auch infolge einer frühkindlichen Hirnschädigung auftreten. Dies ist vor etwaigen therapeutischen Maßnahmen differenzialdiagnostisch abzuklären.

12.7.3 Pavor nocturnus (F51)

Die Bezeichnung ist von lat. *pavor* („Angst") und *nocturnus* („nächtlich") abgeleitet. Umgangssprachlich spricht man auch von „Nachtschreck" (engl. *sleep terror*). In der ICD-10 ist der Pavor nocturnus zwar unter den Schlafstörungen klassifiziert, wurde aber in dieses Kapitel aufgenommen, weil die Störung vorwiegend bei Kindern auftritt.

Fallgeschichte

Nächtliche Panikschreie

Der 4-jährige Lars kommt in Begleitung seiner Eltern in die Praxis des Kinderarztes, „weil er seit ein paar Wochen im Schlaf laut schreit und wir nicht wissen, wie wir ihm helfen können". Erst gestern seien sie wieder durch sein panikartiges Schreien geweckt worden. „Er saß in seinem Bett mit weit offenen Augen, hat vor Angst um sich geschlagen und laut geschrien. Jeder Versuch, ihn zu beruhigen, hat seine Angst verstärkt, sodass er auch uns weggeschlagen hat." Nach etwa 2 Minuten habe er sich beruhigt, sich auf die Seite gedreht und sei wieder eingeschlafen. Am nächsten Tag habe er sich an nichts erinnern können.

Auf Nachfragen des Arztes berichtet die Mutter, dass Lars seit 4 Wochen in den Kindergarten gehe. Die Eingewöhnung sei ihm nicht leicht gefallen, er komme öfter mit Bauchschmerzen nach Hause, ohne sagen zu können, was im Kindergarten passiert sei.

Die wichtigsten Fakten im Überblick

- Hauptmerkmal der Störung: wiederholte Episoden von Erwachen aus dem Schlaf mit einem durchdringenden Panikschrei.
- Oft vermitteln die weit aufgerissenen Augen den Eindruck, das Kind sei wach. In Wirklichkeit ist es in einem desorientierten Zustand, der dem Schlafwandeln ähnelt.
- Die Episoden treten vorwiegend im ersten Drittel des Nachtschlafs auf, beim Übergang vom Tiefschlaf in die REM-Phase.
- Wenn versucht wird, das Kind zu beruhigen, reagiert es nicht oder schlägt in Panik um sich.
- Nach dem Erwachen fehlt die Erinnerung an das Geschehen oder ist auf ein oder zwei bruchstückhafte Erinnerungen begrenzt.
- Dauer: 1–10 Minuten.
- Vermutlich spielen bei der Entstehung des Nachtschrecks bestimmte Reifungsprozesse im ZNS eine Rolle, die bei Kleinkindern noch nicht abgeschlossen sind. In vielen Fällen verschwindet die Störung von selbst.
- Auch psychosoziale Belastungssituationen können – wie in obiger Fallgeschichte – bei der Entstehung des Nachtschrecks beteiligt sein (z. B. Einschulung, Eingewöhnung in KiTa oder Kindergarten, Trennung der Eltern, Krankheit oder Tod eines lieben Menschen, ungünstige Familien- oder Erziehungssituationen).

12.7.4 Stereotype Bewegungsstörungen (F98.4)

Als stereotype Bewegungsstörung bezeichnet man willkürliche, wiederholte, gleichförmige (= stereotype), meist rhythmische Bewegungen, die nicht Teil einer anderen psychischen oder neurologischen Krankheit sind. Wenn solche Bewegungen als Symptome einer anderen Störung (z. B. Hospitalismus, Autismus) vorkommen, soll nur die übergreifende Störung kodiert werden.

Die ICD-10 unterscheidet zwischen **nicht selbstbeschädigenden Bewegungen** (z. B. rhythmische Links-rechts-Kopfbewegungen [Jaktationen], Körperschaukeln, Haarezupfen, Haaredrehen, Fingerschnipsen, Händeklatschen etc.) und **stereotypen Selbstbeschädigungen** (z. B. in Hände oder Lippen beißen, in Augen oder Ohren bohren; wiederholt den Kopf anschlagen oder ins Gesicht schlagen).

Stereotypien beginnen i. d. R. vor dem 3. Lj. und wachsen sich in den meisten Fällen aus. Als typische Auslöser werden Aufregung, Stress, Freude, aber auch Langeweile beschrieben. Jugendliche berichten, dass ihnen die stereotypen Bewegungen meist Entspannung und Wohlbefinden bringen. Auch ein Einfluss der Bewegungen auf die Emotionsregulation (Stressabbau, Verstärkung von positiven/Abbau von negativen Gefühlen) wird beschrieben. Es ist anzunehmen, dass dieselben Wirkmechanismen auch bei Kleinkindern vorhanden sind.

Stereotype Bewegungsstörungen treten häufig in Verbindung mit Intelligenzminderung auf. Wenn dies der Fall ist, sind beide Störungen zu kodieren.

12.7.5 Pica im Kindesalter (F98.3)

Als Pica oder Pica-Syndrom – von lat. *pica* („Elster") – wird eine seltene Essstörung bezeichnet, bei der ungenießbare Substanzen oder Gegenstände (z. B. Steine, Kalk, Abfälle, Kot, Staub) verzehrt werden. Das Pica-Syndrom tritt meist bei Kindern mit geistiger Behinderung auf, im Erwachsenenalter manchmal auch bei Patienten mit fortgeschrittener Demenz.

KAPITEL

13 Grenzbereiche der Psychiatrie

13.1 Neurologische Erkrankungen

Bei einigen neurologischen Erkrankungen finden sich psychische Symptome, sodass man sie mit psychiatrischen Krankheitsbildern verwechseln könnte. Einige davon werden in Prüfungen immer wieder gefragt und wurden deshalb hier mit aufgenommen.

13.1.1 Wichtige neurologische Fachbegriffe

Neurologie

Die **Neurologie** ist die Lehre von den Erkrankungen des Nervensystems (griech. *neuron:* „Nerv" und *logos:* „Lehre"). Die Organsysteme, die in der Neurologie Berücksichtigung finden, sind das zentrale Nervensystem (ZNS), also Gehirn und Rückenmark, sowie das periphere (am Rand liegende) Nervensystem. Einige Fachbegriffe aus der Neurologie haben inzwischen Eingang in die Psychiatrie gefunden. Studierende der Psychiatrie, Psychologie und Psychotherapie sollten sie deshalb kennen.

Gehirn

Das lateinische Wort für (Ge-)Hirn lautet *cerebrum* (Zerebrum). Der Begriff findet sich in Fachausdrücken wie Commotio cerebri (Gehirnerschütterung) und Contusio cerebri (Hirnprellung). Auch das Adjektiv „zerebral" (z. B. zerebrale Krampfanfälle) ist davon abgeleitet.

Das griechische Wort für Gehirn lautet *encephalon.* In der medizinischen Fachsprache findet sich das Wort z. B. in den Begriffen „Wernicke-Enzephalopathie" und „Enzephalitis" (*-itis* = Entzündung) wieder.

Das Gehirn liegt geschützt in der Schädelhöhle und wird von den Meningen (Hirnhäuten) umhüllt. Eine Hirnhautentzündung heißt deshalb **Meningitis.** Werden die Hirnhäute im Rahmen einer Schädelverletzung verletzt, so spricht man von einem offenen **Schädel-Hirn-Trauma** (SHT), wenn sie intakt bleiben, von einem gedeckten SHT.

Schlaganfall

Unser Gehirn muss konstant mit Blut versorgt werden. Bei einem Schlaganfall kommt es in bestimmten Hirnarealen zu einer Durchblutungsstörung. Eine unzureichende Blutversorgung des Gehirns beeinträchtigt bereits nach kürzester Zeit die Funktion der Nervenzellen: Die Neurone sterben ab. Wie dramatisch ein Schlaganfall verläuft, hängt von der Dauer der Unterversorgung, aber auch von der Größe und der Lage des betroffenen Hirnareals ab. Zwei Hauptmechanismen sind i. d. R. hierbei beteiligt:

1. **Mangelhafte Blutversorgung (Ischämie):** Ursache einer Minderdurchblutung (Ischämie) ist in 80 % der Fälle ein verstopftes Blutgefäß. Diese Form des Schlaganfalls wird auch als **ischämischer Insult** oder Hirninfarkt bezeichnet. Ursache für das verstopfte Gefäß ist häufig eine Gefäßverkalkung (Arteriosklerose). Es kommt aber auch eine Embolie, d. h. eine Verstopfung durch ein Blutgerinnsel (Thrombus), in Betracht. Eine häufige Thrombusquelle ist das Herz. Vor allem beim Vorhofflimmern (einer Herzrhythmusstörung mit sehr rasch schlagendem linkem Herzvorhof) bilden sich Thromben, die ins Gehirn gespült werden können. Fällt bei einer ischämischen Attacke die gesamte Blutzufuhr aus (z. B. nach Herzstillstand), kommt es nach etwa 10 Sekunden zur Bewusstlosigkeit, nach ca. 10 Minuten tritt der **Hirntod** ein.
2. **Blutung (Hämorrhagie) im Gehirn:** Ein Schlaganfall kann aber auch durch eine Hirnblutung verursacht sein. Dabei reißt eines der Hirngefäße, Blut tritt in das umliegende Gehirngewebe ein. Die nachfolgenden Gebiete werden nicht mehr richtig versorgt. Zudem schädigt die Blutung das umliegende Hirngewebe. Bei Vorliegen einer Hirnblutung spricht man von einem **hämorrhagischen** (blutigen) **Schlaganfall.**

Infarkt

Als Infarkt bezeichnet man einen Gewebsuntergang (Nekrose) in einem Organ oder System des Körpers infolge einer Durchblutungsstörung (Ischämie). Ursache ist meist ein akuter Gefäßverschluss. Am bekanntesten ist der Herzinfarkt (Myokardinfarkt). Zu einem Gewebsuntergang kann es aber auch kommen, wenn ein Blutpfropf (Thrombus) sich löst und z. B. im Bereich der Niere, der Lunge, des Auges oder Gehirns eine wichtige Arterie verstopft (Embolie). Die Folge ist dann ein Nieren-, Lungen-, Augen- oder Hirninfarkt.

Transitorische ischämische Attacke (TIA)

Als transitorische ischämische Attacken bezeichnet man vorübergehende neurologische Ausfallerscheinungen, die meist 1–2 Stunden, auf keinen Fall länger als 24 Stunden anhalten. Ursache hierfür ist eine örtlich begrenzte Durchblutungsstörung (Ischämie) einer Gehirnregion, z. B. durch Arteriosklerose, evtl. auch durch einen Thrombus.

Synkope

Als Synkope bezeichnet man in der Psychiatrie eine kurzzeitige Minderdurchblutung des gesamten Gehirns mit kurzer, rasch vorübergehender Bewusstlosigkeit. Eine Synkope kann harmlos sein, z. B. bei plötzlichem Aufstehen, niedrigem Blutdruck oder Aufregung. Diese Art von Synkope tritt häufig bei Jugendlichen und jungen Erwachsenen auf. Eine Synkope kann aber auch Vorbote einer ernsteren Erkrankung sein, z. B. in Verbindung mit Herzrhythmusstörungen, Diabetes oder Symptomen, die einen Hirntumor vermuten lassen (→ starke Kopfschmerzen; neurologische Herdzeichen).

Hirntumor

Anzeichen für einen meist schnell wachsenden Hirntumor sind plötzlich auftretende Kopfschmerzen, die sich in der Nacht verstärken und im Tagesverlauf spontan bessern. Ursache hierfür ist ein erhöhter Druck im Schädelinnern, da das Gehirn dem wachsenden Tumor nur bedingt ausweichen kann. Die unterschiedliche Stärke der Kopfschmerzen nachts und tagsüber lässt sich dadurch erklären, dass sich das Blutvolumen im Gehirn während der Nacht erhöht und dann im Laufe des Tages durch die Bewegung wieder abnimmt. Eine Begleiterscheinung können Übelkeit und Erbrechen sein.

Die Kopfschmerzen werden innerhalb von Tagen bis Wochen immer heftiger, lassen sich durch normale Kopfschmerzmittel nur kurz oder gar nicht beeinflussen und nehmen in liegender Position weiter zu. Etwa 20 % der Hirntumorpatienten erleiden ohne Vorboten einen epileptischen Anfall.

13.1.2 Multiple Sklerose (MS)

Allgemeines

Die MS ist eine Erkrankung des ZNS mit Zerfallsherden der isolierenden Markscheiden (= Myelinscheiden) an ganz verschiedenen (multiplen) Stellen im Gehirn und im Rückenmark. An den Stellen, an denen die Markscheiden verletzt sind, wird die Reizweiterleitung verlangsamt oder unterbrochen. Im Rahmen der körpereigenen Reparaturmechanismen kommt es zu Verhärtungen an den erkrankten Stellen, daher der Name „Sklerose" (sklerotisch = verhärtet). Nach neueren Erkenntnissen handelt es sich bei der MS um eine Autoimmunerkrankung, bei der Abwehrzellen sich gegen körpereigenes Gewebe – hier die isolierenden Markscheiden – richten und es zerstören. Auslöser der Autoimmunreaktion ist, so wird vermutet, oft eine Virusinfektion. In Deutschland leben mehr als 200.000 MS-Kranke. Jährlich werden ca. 2.500 Menschen neu mit MS diagnostiziert. Frauen erkranken etwa doppelt so häufig wie Männer.

Die Krankheit zeigt sich bzgl. Verlauf, Beschwerdebild und Therapieerfolg von Patient zu Patient unterschiedlich. In den meisten Fällen manifestiert sich die MS in wiederholten Krankheitsschüben, die zu wechselnden und unterschiedlichen Symptomen führen können. Nach längerem Krankheitsverlauf kann die MS in ein chronisches Stadium mit bleibender, allmählich zunehmender Behinderung übergehen.

Mögliche Symptome und psychische Folgen der MS

- Sehstörungen, z. B. Verschwommensehen oder Sehen wie durch eine Milchglasscheibe (häufiges Frühsymptom)
- Sensibilitätsstörungen, z. B. Taubheitsgefühl in Händen oder Füßen (häufiges Frühsymptom!)
- Störungen der Motorik (z. B. Zittern), Lähmungserscheinungen, Koordinationsstörungen (etwa bei der Bewegung von der Hand zum Mund)
- Sprechstörungen (abgehackte Sprache)
- Störungen des Gleichgewichtssinns (Schwindel, Fallneigung)
- Ruckartige Augenbewegungen (Nystagmus)
- Blasenfunktionsstörungen (Blasenschwäche)
- Erektions- und Libidostörungen

Längerfristige psychische Folgen:

- Ängste (→ organische Angststörung)
- Depressionen (→ organische depressive Störung)
- Manische Störungen mit Enthemmung oder Euphorie (→ organische manische Störung)
- Entwicklung einer Demenz
- In seltenen Fällen: organische wahnhafte oder organische schizophreniforme Störung

Fallgeschichte

Kribbelgefühle und Sehstörungen

Die 25-jährige Journalistikstudentin Judith S. kommt in die Praxis, weil sie sich so erschöpft fühlt, schlecht schläft, keinen Appetit mehr hat und sich nur mit Mühe konzentrieren kann. Bis vor Kurzem hat ihr das Studium großen Spaß gemacht, aber seit etwa 4 Wochen hat ihr Interesse massiv nachgelassen. Inzwischen schafft sie es oft nur mit großer Mühe, an die Uni zu gehen oder Recherchen für ihre Seminararbeit anzustellen. Auch in der Beziehung zu ihrem Freund gebe es Probleme: Sie habe oft keine Lust, mit ihm zu schlafen.

Ergänzend fügt sie hinzu, dass sie vor oder nach einem Referat des Öfteren Sehprobleme hatte. „Da war alles verschwommen, vor allem am rechten Auge." Sie war deshalb beim Augenarzt, der konnte aber nichts finden. Und beim Wandern in den Bergen werde ihr manchmal plötzlich schwindelig, oder sie verspüre ein seltsames Kribbeln in den Füßen oder ein Taubheitsgefühl in den Händen, wenn sie ihre Stöcke beiseitelege.

Der Therapeut äußert den Verdacht auf MS und verweist Judith S. an einen Neurologen. Durch eine Liquoruntersuchung in der Klinik erhärtet sich der Verdacht: Judith S. leidet an beginnender multipler Sklerose.

Typische Symptome in der Fallgeschichte

▶ Judith S. leidet unter verschiedenen Symptomen, die zunächst an eine depressive Episode denken lassen: Antriebslosigkeit, Konzentrations- und Schlafstörungen, Verlust von Freude und Interesse, Appetitverlust, Libidoverlust.
▶ Im zweiten Teil finden sich allerdings einige Symptome, die oft in der Anfangsphase der MS auftreten: Sehstörungen, Parästhesien in den Füßen, ohne dass eine Stresssituation vorliegt. Auch der Libidoverlust und die depressive Symptomatik sind oft Begleitsymptome einer MS.
▶ Um eine endgültige Diagnose stellen zu können, sind oft umfangreiche Untersuchungen notwendig. In Judiths Fall wurde eine Lumbalpunktion durchgeführt, um das Nervenwasser (Liquor) zu untersuchen. Alternativ kann auch eine Untersuchung mittels Magnetresonanztomografie (MRT) Klarheit bringen.

Diagnose

1. **Verdacht auf multiple Sklerose (G35.0)**
2. **Organische depressive Störung (F06.32)**

13.1.3 Morbus Parkinson

Allgemeines

Die Parkinson-Krankheit ist nach dem britischen Arzt James Parkinson benannt, der 1817 in seiner Abhandlung *Über die Schüttellähmung* die Hauptsymptome der Erkrankung erstmals beschrieb (➤ Abb. 13.1). Ursache ist ein Mangel des Botenstoffs Dopamin, der an der Bewegungssteuerung des menschlichen Körpers beteiligt ist. Die Folgen sind Bewegungsstörungen mit den typischen Parkinson-Symptomen: Bewegungsverarmung bis hin zu Bewegungsstarre, Muskelversteifung, Zittern sowie eine instabile Körperhaltung.

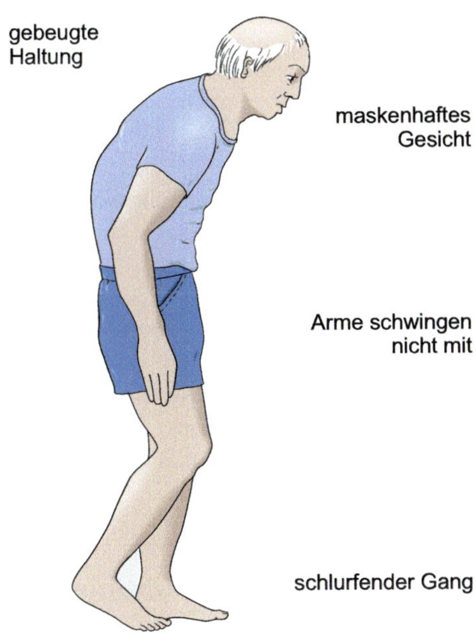

Abb. 13.1 Typische Körperhaltung bei Morbus Parkinson [L190]

Der Dopaminmangel wird durch eine fortlaufende Degeneration einer kleinen Hirnregion verursacht, der sogenannten Substantia nigra (schwarze Substanz). Wenn die ersten Parkinson-Symptome auffällig werden, sind etwa 60 % der dopaminproduzierenden Nervenzellen bereits abgestorben. Eine Heilung ist deshalb nicht möglich.

Symptomatik

Die **vier klassischen Hauptsymptome** beim Morbus Parkinson sind:

1. **Hemmung der Bewegung (Akinese):** Ein erstes Anzeichen für eine Bewegungsverlangsamung kann sein, dass ein Arm beim Gehen weniger mitschwingt als sonst. Willkürliche Bewegungen wie das Greifen nach einem Glas, Aufstehen, Drehen können nur verlangsamt und nur mit bewusster Konzentration ausgeführt werden. Die Haltung ist gebeugt, der Gang kleinschrittig; für eine Wendebewegung benötigen die Betroffenen viele kleine Zwischenschritte. Auch Gestik und Mimik verarmen, das Gesicht wirkt zunehmend wie eine starre Maske („Maskengesicht"). Die Stimme wird leiser und monotoner, die Sprache undeutlich, die veränderte Feinmotorik spiegelt sich oft in einer veränderten Handschrift wider.
2. **Muskelversteifung (Rigor):** Parkinson-Patienten leiden unter einer Versteifung der Muskeln (Rigor) bei voll erhaltener Kraft. Typischerweise sind zuerst die Nacken- und Schultermuskeln betroffen, anfangs meist einseitig. Durch den Rigor kommt es überdies zum sogenannten Zahnradphänomen: Der Versuch, beispielsweise den angewinkelten Arm zu strecken, gelingt einem Parkinson-Kranken nur mit abgehackten, ruckartigen Bewegungen.
3. **Zittern (Tremor):** Typisch für Parkinson-Patienten ist das anfangs meist einseitige Zittern der Hände, später auch der Füße. Im Schlaf oder während einer Bewegung verschwinden die Symptome vollständig.
4. **Instabile Körperhaltung:** Patienten mit Parkinson-Krankheit leiden unter Gangunsicherheit und Sturzneigung. Die Ursache hierfür liegt in einer Störung der sog. „Halte- und Stellreflexe". Wie alle Reflexe gehören die Halte- und Stellreflexe zu den unwillkürlichen Bewegungen oder Muskelanspannungen, die durch einen Reiz automatisch ausgelöst werden. Halte- und Stellreflexe ermöglichen einem gesunden Menschen, den Körper auch in der Bewegung auszubalancieren. Sind diese Reflexe gestört, können plötzliche Bewegungen nicht mehr aufgefangen werden: Es kommt zu Gangunsicherheit, Trippelschritt, Schwierigkeiten beim Ausbalancieren der Körperhaltung und Sturzneigung. Eine Störung der Halte- und Stellreflexe tritt meist erst in späteren Krankheitsstadien auf.

Neben diesen vier Leitsymptomen gibt es noch diverse **Begleitsymptome,** die oft schon lange vor Ausbruch der Erkrankung zu bemerken sind, aber häufig fehlgedeutet werden (➤ Tab. 13.1).

13

Tab. 13.1 Begleitsymptome beim Morbus Parkinson

Frühsymptome	Symptome im weiteren Verlauf
Depressionen (oft lange vor Auftreten der typischen Parkinson-Symptome)	Salbengesicht (übermäßige Talgproduktion der Talgdrüsen im Gesicht)
Schlafstörungen: Schreien und Um-sich-Schlagen in den REM-Schlaf-Phasen. Solche Störungen des Traumschlafs gehen der Parkinson-Erkrankung oft um Jahre voraus	Vermehrter Speichelfluss
Schmerzen und Verspannungen im Schulter-/Nackenbereich (oft einseitig)	Darmfunktionsstörungen (Verstopfung)
Verlangsamung der Darmfunktion (Verstopfung)	Harnverhalt oder Harndrang mit Einnässen
Verschlechterung des Geruchssinns	Potenz- und Erektionsprobleme
Veränderung der Handschrift (wird kleiner)	Bei einem Teil der Parkinson-Patienten entwickelt sich in der Spätphase eine Demenz (➤ Kap. 10.5.1)

Fallgeschichte

Einseitige Schmerzen im Nacken- und Schulterbereich

Walter B. (55) kommt in Begleitung seiner Frau in die neurologische Praxis. Vor 1 Jahr war ihm während eines Wanderurlaubs in den Bergen aufgefallen, dass er in einigen Situationen das Gleichgewicht nicht richtig halten konnte und beim Aufstützen auf die Wanderstöcke seine rechte Hand zitterte. Er führte es auf die ungewohnte Anstrengung zurück, doch in den folgenden Monaten konnte er immer schlechter schlafen. Seiner Frau fiel auf, dass er im Schlaf laut schrie und um sich schlug. „Seine Handschrift wurde kleiner und schlechter lesbar", ergänzt sie. „Und hin und wieder kam er unvermittelt ins Stolpern, wenn er mit dem rechten Fuß an einer Teppichkante hängen blieb."

Wegen heftiger Schmerzen im rechten Nacken- und Schulterbereich sei er mehrmals beim Orthopäden gewesen, vor allem, weil beim Gehen der rechte Arm nicht so mitschwang wie der linke. Der Arzt meinte, das komme wohl von den Verspannungen in der Schulter. „Massagen, Fango und Osteopathie haben leider nichts gebracht", sagt dazu Walter B. Er sei übrigens auch mehrmals beim HNO-Arzt gewesen. „Da bin ich hingegangen, weil ich fast nichts mehr riechen konnte." Der habe aber auch nichts gefunden.

Frau B. fügt hinzu, ihr Mann habe sich seit mehreren Monaten auch psychisch verändert: Er sei ständig müde, interessiere sich nicht mehr für seine Enkelkinder und habe keine Freude mehr an seinem geliebten Garten. Außerdem habe sein sexuelles Verlangen extrem nachgelassen.

Typische Symptome in der Fallgeschichte

► Walter B. hat mehrere Symptome, die oft in der Frühphase der Parkinson-Krankheit – und da nur hin und wieder – auftreten, aber häufig anderen Erkrankungen oder Störungen zugeordnet werden: Gleichgewichtsstörungen, Zittern der rechten Hand, Stolpern, einseitige Schmerzen im Nacken- und Schulterbereich und ein eingeschränktes Mitschwingen des rechten Arms.

► Außerdem schreit er öfter nachts im Traum und schlägt um sich – für Experten ein deutlicher Hinweis auf einen beginnenden Morbus Parkinson.

► Walter B. leidet überdies an einer Depression, die bei vielen Betroffenen einige Zeit vor den sichtbaren Parkinson-Symptomen auftritt (Verlust von Antrieb, Freude und Interesse, Schlafstörungen, Libidostörung). Weitere Symptome müssten erfragt werden.

Diagnosen

1. **Primäres Parkinson-Syndrom (G20.0)**
2. **Organische depressive Störung (F06.32)**

Wichtig zu wissen

Prävalenz

Das Parkinson-Syndrom tritt fast nur im höheren Lebensalter auf. Betroffen sind ca. 1 % der über 60-jährigen Männer und Frauen. In Deutschland schätzt man die Zahl der Parkinson-Kranken auf insgesamt 250.000–400.000. Das entspricht 0,3–0,5 % der Bevölkerung.

Ätiologie

In den meisten Fällen tritt die Erkrankung ohne erkennbare Ursache auf. Von der Parkinson-Krankheit zu unterscheiden sind Parkinson-ähnliche Symptome, die als Nebenwirkung einer Antipsychotikatherapie auftreten können. Die Symptome werden als **Parkinsonoid** bezeichnet (griech. *-oid:* „ähnlich wie, aber nicht dasselbe"; ➤ Kap. 9.9.2).

Therapie

Bei der Behandlung des Morbus Parkinson steht die **medikamentöse Therapie** an erster Stelle. Das Basismedikament ist Levodopa (L-Dopa) in Kombination mit Dopa-Decarboxylasehemmern. L-Dopa wird im Gehirn der Erkrankten in reines Dopamin umgewandelt. Auf diese Weise wird der verringerte Dopaminspiegel wieder angehoben. Der beigesetzte Decarboxylasehemmer verhindert, dass sich L-Dopa schon vor der Passage der Blut-Hirn-Schranke in Dopamin umwandelt.

Leider hat eine Langzeittherapie mit L-Dopa unangenehme Nebenwirkungen. Es kann z. B. zu einem unkontrollierten Wechsel von Bewegungshemmung und Überbewegungen kommen. In selteneren Fällen führt eine unbeabsichtigte Überdosierung von L-Dopa zu schizophrenieähnlichen Zuständen.

Die medikamentöse Therapie kann durch vielfältige **nichtpharmakologische Interventionen** unterstützt werden. Wichtig ist u. a. Physiotherapie, die helfen soll, dem Muskelabbau entgegenzuwirken. Auch Ergotherapie, Logotherapie und psychotherapeutische Hilfen zum besseren Umgang mit der Erkrankung sind Bausteine der ergänzenden nichtmedikamentösen Therapie.

13.1.4 Chorea Huntington (Huntington-Krankheit)

Allgemeines

„Chorea" leitet sich von griech. *choreia* ab. Als „choreia" bezeichnete Platon einen Chorreigen, aber auch Tänze von Wahnsinnigen. Im

Mittelalter gab es das Phänomen „tanzender Weiber“, die nach allgemeiner Meinung „vom Teufel besessen waren“. Um sie davon zu befreien, beteten die Angehörigen zu Sankt Veit; daher rührt auch der Name „Veitstanz“, der im 16. Jh. von Paracelsus eingeführt wurde.

Merkmale der Huntington-Krankheit

Die Chorea Huntington ist eine unheilbare erbliche Erkrankung des Gehirns. Betroffene leiden an der fortschreitenden Zerstörung des Striatums, eines Hirnbereichs, der für Muskelsteuerung und grundlegende mentale Funktionen wichtig ist. Die Folge sind Störungen der Muskelsteuerung (Hyperkinesien) und kognitive Defekte (Konzentrations- und Gedächtnisstörungen).

Erste Symptome der Krankheit zeigen sich meist zwischen dem 30. und 40./50. Lj. Psychische Beschwerden wie Depressionen, Antriebsstörungen und kognitive Defizite gehen den Bewegungsstörungen oft um mehrere Jahre voraus. Die Bewegungsstörungen beginnen meist mit **Hyperkinesien** bei verringertem Muskeltonus. Hyperkinesien sind unwillkürliche, unregelmäßige und nicht vorhersehbare Bewegungen von Extremitäten, Gesicht, Hals und Rumpf. Im weiteren Verlauf kann es zu psychotischen Symptomen (Wahn, Halluzinationen) kommen. Meist endet die Erkrankung in einer ausgeprägten Demenz (➤ Kap. 10.5.1).

Therapie

Die Chorea Huntington ist eine Erbkrankheit, die sich nicht ursächlich behandeln lässt. Bestimmte Medikamente lindern jedoch die Symptome. Antipsychotika können z. B. die unkontrollierten Bewegungsabläufe reduzieren, indem sie dem körpereigenen Botenstoff Dopamin entgegenwirken. Bei depressiven Verstimmungen können Antidepressiva aus der Gruppe der SSRIs die Symptome verbessern. Neben der medikamentösen Therapie können unterstützende Maßnahmen wie Physiotherapie, Ergotherapie und Logopädie die Beschwerden lindern helfen. Überdies kann eine Psychotherapie zu einer besseren Krankheitsbewältigung beitragen. Auch Selbsthilfegruppen stellen für Betroffene meist eine große Unterstützung dar.

13.1.5 Epilepsie

Allgemeine Hinweise

Das Wort Epilepsie ist von griech. *epilepsía* abgeleitet und bedeutet „Anfall“, genauer: „gepackt/heftig ergriffen werden“. Lange Zeit hielt sich nämlich die Vorstellung, dass die Kranken von Dämonen oder bösen Geistern ergriffen werden, gegen die man sich nur durch Einhalten der religiösen Riten schützen kann. Heute weiß man, dass die Erkrankung durch eine vorübergehende Funktionsstörung von Nervenzellen in bestimmten Hirnarealen verursacht wird, die alle gleichzeitig „feuern“. In manchen Fällen sind nur bestimmte Hirnareale betroffen (fokale Anfälle), in anderen Fällen „feuern“ die Neurone des gesamten Gehirns (generalisierte Anfälle).

Epileptische Anfälle können ganz unterschiedlich aussehen: Manche dauern nur wenige Sekunden und bleiben fast unbemerkt. Sie äußern sich z. B. als leichtes Muskelzucken, Kribbeln oder kleine Bewusstseinspause (Absencen). Andere halten über 1–2 Minuten an und gehen mit Bewusstseinsverlust, heftigen Krämpfen und unkontrollierbaren Zuckungen einher. Ein derartiger „großer Krampfanfall“ wurde früher als Grand Mal bezeichnet.

Einteilung der epileptischen Anfälle

Bezüglich der **Verursachung** einer Epilepsie unterscheidet man:

- **Idiopathische Epilepsien,** die ohne erkennbare Ursache meist im Alter zwischen 10 und 30 Jahren auftreten. Eine genetische Disposition scheint an der Bereitschaft für Krampfanfälle beteiligt zu sein.
- **Symptomatische Epilepsien,** bei denen die zerebralen Anfälle die Folge einer Schädigung des Gehirns sind, z. B. durch ein schweres Schädel-Hirn-Trauma („posttraumatische Epilepsie“), einen Hirntumor, eine Vergiftung, Sauerstoffmangel bei der Geburt oder den Entzug von Alkohol, Benzodiazepinen oder illegalen Drogen.

Bezüglich der **Art der Anfälle** wird zwischen generalisierten und fokalen Anfällen unterschieden:

- Bei **fokalen** (d. h. von einem „Fokus“ = Krankheitsherd ausgehenden) **Anfällen** krampfen nur die Nervenzellen eines bestimmten lokal begrenzten Hirnareals. Fokale Anfälle finden sich oft bei symptomatischen Epilepsien.
- Bei **generalisierten Anfällen** hingegen ist das gesamte Gehirn betroffen. Neurologen unterscheiden hierbei zwischen einem „großen Anfall“ (Grand Mal) mit Symptomen, die man allgemein mit Epilepsien in Verbindung bringt: Krämpfe, Zungenbiss, Einkoten, Einnässen, Bewusstseinsstörung etc. (➤ Box 13.1). Daneben gibt es „kleine Anfälle“ (Petit Mal) mit kurzzeitigen Absencen. **Absencen** sind Bewusstseinsstörungen, die meist nur 5–10 Sekunden andauern und für Außenstehende häufig nicht erkennbar sind. Trotzdem handelt es sich auch bei einer Absence um einen generalisierten, das gesamte Gehirn betreffenden Anfall.

BOX 13.1

Merkmale eines Grand-Mal-Anfalls

- Epileptische **Aura** (griech. für „Hauch“); nicht für alle Grand-Mal-Anfälle typisch. Vor dem Anfall empfinden die Betroffenen oft ein vom Magen aufsteigendes undefinierbares Gefühl, verbunden mit einem eigenartigen Gefühl der Entfremdung sowie optischen, akustischen oder Geruchshalluzinationen (z. B. Flecken, Kreise, Lichter; Akoasmen; Geruch nach Gummi).
- **Initialschrei** (initial = einleitend, beginnend). Bei vielen Anfällen fehlt der Initialschrei.
- **Krämpfe** (tonisch = zusammenziehend; klonisch = schüttelnd) + Bewusstseinsstörung.
- **Zungenbiss, Schaum vor dem Mund, Einkoten, Einnässen** und Bewusstseinsstörung.
- Anschließend: kurze **Bewusstlosigkeit** oder (postiktaler) **Dämmerzustand** (postiktal = nach dem Anfall).
- Abschluss: **Terminalschlaf** (kurz andauernd, nicht erholsam).

13

Fallgeschichte

Krampfanfälle nach Sturz von der Leiter

Bei Renovierungsarbeiten in seiner Studentenbude war Lukas N. (26) von einer 3 m hohen Leiter gestürzt und hatte sich dabei ein schweres Schädel-Hirn-Trauma zugezogen. Er befand sich 5 Monate im Krankenhaus und in diversen Rehabilitationsbehandlungen. Aufgrund einer Restlähmung, einer Einschränkung seiner kognitiven Fähigkeiten und Orientierungsstörungen konnte Lukas nicht mehr selbstständig leben und zog deshalb wieder zu seinen Eltern.

Sechs Monate nach dem Unfall hatte er zum ersten Mal einen großen epileptischen Anfall mit Einnässen, Einkoten sowie tonischen und klonischen Krämpfen. Wenige Tage später bekam er einen zweiten, dann einen dritten Anfall. Die Anfälle traten immer ohne vorhergehende Aura auf, sodass Lukas keine Vorkehrungen treffen konnte.

Inzwischen ist Lukas N. medikamentös eingestellt. Die Gabe von Valproinsäure hat die Anfälle reduziert, sie jedoch nicht vollständig zum Verschwinden gebracht. Lukas N. weiß aus Erfahrung, dass das Anfallsrisiko nach großer Anstrengung, optischer Überreizung oder Fieber stark erhöht ist, und verhält sich entsprechend.

Typische Symptome in der Fallgeschichte

- Lukas N. hat schwere epileptische Anfälle mit den typischen Symptomen.
- Der erste Anfall wurde durch eine schwere Schädel-Hirn-Verletzung ausgelöst: Es handelt sich deshalb wahrscheinlich um fokale Anfälle im Rahmen einer symptomatischen Epilepsie.
- Die medikamentöse Therapie erfolgt mit Valproinsäure – einem Antikonvulsivum, das heute häufig in der Behandlung der Epilepsie zur Anwendung kommt.

Diagnose Symptomatische Epilepsie mit komplexen fokalen Anfällen (G40.2).

Wichtig zu wissen

Prävalenz

Etwa 10 % aller Menschen haben eine erhöhte Krampfbereitschaft, die sich teilweise im EEG nachweisen lässt. Schätzungsweise 4–5 % aller Menschen erleiden ein oder wenige Male in ihrem Leben einen epileptischen Anfall, z. B. bei einer schweren Erkrankung, einem schweren Schädel-Hirn-Trauma, Entzug von Alkohol oder Beruhigungsmitteln, als Erstmanifestation eines Hirntumors etc. Von derartigen *Gelegenheitskrämpfen* zu unterscheiden ist eine *aktive Epilepsie.* Darunter leiden in Deutschland etwa 0,6 % der Bevölkerung. Ein erhöhtes Risiko für eine aktive Epilepsie haben Kinder, Jugendliche und junge Erwachsene sowie Menschen im höheren Lebensalter (ab 50/60 J.).

Status epilepticus

Ein epileptischer Anfall dauert normalerweise 1–1½ Minuten und ebbt dann ab. Wenn jemand hingegen eine Serie von Anfällen hat, die ineinander übergehen, spricht man von einem „Status epilepticus". Der Status epilepticus ist potenziell lebensbedrohlich, da durch die körperliche Belastung und die Beeinträchtigung der „Steuerzentrale" Gehirn wichtige Lebensfunktionen wie Atmung, Blutdruck, Körpertemperatur nicht mehr richtig funktionieren. Darüber hinaus können die lang andauernden elektrischen Entladungen der Nervenzellen – anders als bei einem „einfachen" epileptischen Anfall – zu massiven Schädigungen des Gehirns führen. Bei 10 % der Betroffenen führt ein Status epilepticus zum Tod.

Komorbidität

Menschen mit Epilepsie leiden oft unter Depressionen und Angststörungen. Als Langzeitfolge wurde früher häufig eine „epileptische Wesensänderung" diagnostiziert, die in der ICD-10 als organische Persönlichkeitsstörung (➤ Kap. 10.5.2) kodiert wird. Als formale Denkstörungen wurden oft „Apathie", „Konzentrationsstörungen", „umständliches und zähflüssiges Denken" und „Kleben am Thema" (Perseveration) beschrieben. Ob die Symptome eine Folge der Medikamente oder eine Langzeitfolge der Anfälle sind, wird in der Fachliteratur kontrovers diskutiert.

Therapie

Nicht jede Form von Epilepsie wird als große Belastung empfunden. Manche Patienten erleiden nur ganz selten Anfälle oder solche, die nicht besonders stören. Andere dagegen haben mit zahlreichen oder heftigen Anfällen zu kämpfen. Ob eine Therapie nötig ist und wie lange sie fortgeführt werden muss, ist deshalb immer auch eine individuelle Entscheidung. Eine Behandlung erfolgt i. d. R. spätestens dann, wenn mehr als zwei belastende Anfälle pro Jahr auftreten. Der Arzt verschreibt gezielt Medikamente, die das Risiko für weitere epileptische Anfälle senken (Antikonvulsiva, etwas unpräzise Antiepileptika genannt, z. B. Valproinsäure, Carbamazepin oder Benzodiazepine).

Wenn die Medikamente keine Wirkung zeigen, kann in seltenen Fällen eine Operation (Epilepsiechirurgie) erwogen werden. Voraussetzung hierfür ist, dass die Anfälle von einem möglichst kleinen Bereich des Gehirns ausgehen, der genau erfasst und entfernt werden kann, ohne dabei wichtige Funktionen zu beeinträchtigen.

13.2 Endokrine Störungen

13.2.1 Was sind endokrine Störungen?

In der Endokrinologie unterscheidet man zwei Arten von Drüsen: exokrine und endokrine Drüsen. **Exokrine** (griech. *exo:* „außen, heraus") **Drüsen** geben ihre Sekrete nicht ins Blut, sondern – wie Schweiß- und Speicheldrüsen oder die Prostata – an eine (innere oder äußere) Körperoberfläche ab. **Endokrine** (griech. *endo:* „innen, hinein") **Drüsen** hingegen geben ihre Stoffe (Hormone) direkt ins

Blut ab. Wenn dieser Vorgang gestört ist, handelt es sich um eine endokrine oder Hormonstörung.

Bei einigen endokrinen Erkrankungen finden sich Symptome, die auch bei einigen psychischen oder psychiatrischen Störungen zu finden sind und zu Verwechslungen führen könnten. Die wichtigsten davon – Schilddrüsenerkrankungen und Diabetes mellitus – wurden deshalb ergänzend in das Buch aufgenommen.

13.2.2 Schilddrüsenerkrankungen

Allgemeine Hinweise

Die Schilddrüse gehört zu den kleinsten Organen in unserem Körper, übernimmt aber eine Vielzahl an lebensnotwendigen Funktionen. So produziert sie die beiden lebenswichtigen Hormone Trijodthyronin (T_3) und Tetrajodthyronin (Thyroxin, T_4). Diese beiden Botenstoffe sind verantwortlich dafür, ob der gesamte Stoffwechsel auf Hochtouren oder auf Sparflamme läuft. Sauerstoff- und Energieverbrauch, Körperwärme, Herz und Kreislauf, Verdauungssystem, Nervenleitgeschwindigkeit, Versorgung der Muskeln mit Energie – all diese Vorgänge werden von der Schilddrüse gesteuert. Auch unser seelisches Befinden, Sexualität, Fruchtbarkeit, ja sogar das Wachstum von Haut, Haaren und Nägeln wird von der Schilddrüse beeinflusst.

Eine besondere Rolle spielt die Schilddrüsensekretion auch bei Feten, Babys und Kleinkindern: Von der ersten Entwicklungsphase im Mutterleib bis zum Jugendalter steuert die Schilddrüse die gesamte körperliche und geistige Entwicklung. Eine Schilddrüsenunterfunktion (Hypothyreose) in den ersten Phasen der körperlichen und geistigen Entwicklung kann zu Wachstumsstörungen (Kleinwuchs) führen und die geistige Entwicklung so stark beeinträchtigen, dass eine Intelligenzminderung die Folge ist.

Schilddrüsenunterfunktion (Hypothyreose)

Produziert die Schilddrüse nicht mehr genügend T_3 und T_4, spricht man von einer Schilddrüsenunterfunktion (Hypothyreose), die sich oft langsam und anfangs unbemerkt entwickelt.

Symptome

Ein Mangel an Schilddrüsenhormonen wirkt sich einerseits auf unsere Körperfunktionen aus, andererseits kommt es auch zu psychischen Symptomen, die eine psychische Erkrankung wie z. B. eine Depression oder eine Demenz vorspiegeln können (➤ Tab. 13.2).

Tab. 13.2 Symptome einer Schilddrüsenunterfunktion

Körperlich	Psychisch
• Gewichtszunahme und erhöhte Blutfettwerte • Kälteempfindlichkeit • Müdigkeit, Antriebslosigkeit • Verlangsamte Reflexe • Erniedrigter Blutdruck • Schuppige Haut • Spröde, brüchige Haare und Fingernägel • Vermehrter Haarausfall • Heisere, tiefe Stimme; langsame, verwaschene Sprache • Chronische Verstopfung • Unregelmäßige Monatsblutung bei Frauen • Verminderung des sexuellen Lustempfindens und der Potenz bei Männern	• **Depression** mit Symptomen wie Antriebsminderung, Verlust von Freude und Interesse, Libidostörungen, Teilnahmslosigkeit (Apathie), Konzentrations- und Gedächtnisstörungen, Obstipation (Verstopfung), verlangsamte Bewegungen, reduzierte Gestik und Mimik, verlangsamte Sprache etc. (→ Fallgeschichte „Depressionen, Haarausfall und Gewichtszunahme", ➤ Kap. 10.6.1). • **Demenzielles Syndrom:** Verlangsamung der kognitiven Funktionen mit Störungen von Konzentration, Gedächtnis und allgemeiner kognitiver Leistungsfähigkeit. Bei älteren Menschen kann eine scheinbare Demenz dieser Art durch Gabe von Schilddrüsenpräparaten rückgängig gemacht werden.

Ursachen

Nur in seltenen Fällen ist eine Hypothyreose angeboren. Meist ist sie Folge einer Zerstörung intakten Schilddrüsengewebes, z. B. nach operativer Entfernung eines Teils der Schilddrüse oder als Folge einer Entzündung. Die häufigste Ursache hierfür ist die **Hashimoto-Thyreoiditis,** bei der das Schilddrüsengewebe durch eine Autoimmunreaktion angegriffen wird, was zu entzündlichen Prozessen und letztlich zur Zerstörung des Drüsengewebes führt. Auch schwerer Jodmangel in der Ernährung kann zu einer Unterfunktion führen, die der Körper meist durch eine Vergrößerung der Schilddrüse (Kropf/Struma) auszugleichen versucht.

Therapie

Eine Hypothyreose wird i. d. R. durch Gabe des Schilddrüsenhormons T_4 (Thyroxin) in Tablettenform behandelt.

Schilddrüsenüberfunktion (Hyperthyreose)

Als Hyperthyreose bezeichnet man eine krankhafte Überfunktion der Schilddrüse, d. h. eine übermäßige Produktion von Schilddrüsenhormonen. Als Folge davon kann sich eine Vielzahl von körperlichen und psychischen Krankheitssymptomen entwickeln.

Symptome

Die wichtigsten Symptome einer Hyperthyreose sind ➤ Tab. 13.3 zu entnehmen.

Ursachen

Die zwei häufigsten Ursachen einer Hyperthyreose sind ein Morbus Basedow und eine Schilddrüsenautonomie (Schilddrüsenknoten), die beide mit einer erhöhten Sekretionsleistung der Schilddrüse einhergehen.

- Die **Basedow-Krankheit** wurde in Deutschland erstmals 1840 von dem Merseburger Amtsarzt Karl A. von Basedow beschrieben. Er beobachtete Patienten, die neben einer vergrößerten Schilddrüse hervortretende Augäpfel hatten und von Herzrasen

13

Tab. 13.3 Symptome einer Schilddrüsenüberfunktion

Körperlich	Psychisch
• Hervortreten der Augäpfel durch Entzündung der Augenmuskeln • Verdickung des Halses (Blähhals) • Zittern der vorgestreckten Hände • Gewichtsabnahme trotz Heißhunger • Neigung zu Diarrhö (Durchfall) • Neigung zu Blähungen oder Blähbauch • Hyperhidrosis (übermäßiges Schwitzen) • Wärmeempfindlichkeit • Herzjagen, Herzrhythmusstörungen • Muskelschwäche oder Muskelschmerzen • Schlafstörungen • Brüchige Fingernägel und Haare, Haarausfall • Müdigkeit, Erschöpfung, sich „ausgepowert" fühlen	• Nervosität, motorische Unruhe • Affektlabilität (z. B. unmotiviertes Weinen, plötzliche Aggressionen) • Konzentrationsschwierigkeiten • Gedächtnisstörungen • Neigung zu depressiven Verstimmungen • Angstsymptome verschiedenster Art • Angst vor geschlossenen, warmen Räumen • In Einzelfällen: Panikattacken

geplagt wurden. Tatsächlich finden sich diese drei Symptome, die auch **Merseburger Trias** genannt werden, bei den meisten Patienten mit Morbus Basedow. Wie die Hashimoto-Thyreoiditis ist auch der Morbus Basedow eine Autoimmunerkrankung. Antikörper, die normalerweise körperfremde „Eindringlinge" bekämpfen, aktivieren hierbei die auf den Schilddrüsenzellen liegenden Rezeptoren für das Thyreoidea-stimulierende Hormon (TSH). TSH ist ein Hormon des Hypothalamus, das die Ausschüttung von T_3 und T_4 anregt. Durch Aktivierung der TSH-Rezeptoren kommt es zu einer unkontrollierten und übermäßig erhöhten Ausschüttung von T_3 und T_4 ins Blut.

- Eine Schilddrüsenüberfunktion kann auch durch einen **heißen Knoten,** ein sog. **„autonomes Adenom"** verursacht sein. Vor allem in Gegenden mit Jodmangel vergrößert sich die Schilddrüse und bildet Knoten, die unabhängig von der Hormonsteuerung durch Hypophyse und Hypothalamus arbeiten. Bei erhöhter Durchblutung (z. B. durch Sport, Sauna), bei Aufregung oder erhöhter Jodzufuhr geben sie verstärkt Schilddrüsenhormone ins Blut ab und rufen dadurch eine Hyperthyreose mit den damit verbundenen Symptomen hervor. In manchen Fällen kann dies so weit führen, dass sich – wie in der folgenden Fallgeschichte – Panikattacken entwickeln, die fälschlicherweise als Symptome einer Panikstörung diagnostiziert werden könnten.

Fallbeispiel

Panikattacken und Erschöpfungszustände

Ulrike G. (48) kommt in die Praxis ihres Hausarztes, weil sie seit 5 Jahren an Erschöpfung und Ängsten leidet. „Ich war beim Psychologen, habe 1 Jahr lang Verhaltenstherapie gemacht, aber der Effekt war gleich null. Die Ängste sind eher mehr geworden".

Aus ihrer Anamnese ergibt sich, dass sie sich seit Jahren ständig müde und erschöpft fühlt, so „ausgepowert", dass sie manchmal kaum mehr Treppen steigen kann. „Ich hatte Herzschmerzen, Herzrhythmusstörungen, Bluthochdruck und diffuse Ängste und konnte mich bei der Arbeit kaum mehr konzentrieren. Ganz schlimm wurde es vor 2 Jahren: Da setzten plötzlich Panikattacken ein – wie aus heiterem Himmel, ohne äußeren Anlass. Ich bin seinerzeit mehrmals zusammengebrochen, dachte, das muss psychisch bedingt sein, denn etwa um die Zeit hat mein Mann mich verlassen. Psychotherapie, dachte ich, wird mir helfen. Hat es aber nicht."

Nach Abtasten der Schilddrüse, Ultraschalluntersuchung und Blutbild vermutet der Arzt einen oder mehrere Knoten in der Schilddrüse und überweist die Patientin zum Facharzt. Eine Schilddrüsenszintigrafie durch einen Nuklearmediziner bringt Gewissheit: Ulrike G. hat zwei heiße Knoten im rechten Schilddrüsenlappen, die für die Schilddrüsenüberfunktion verantwortlich sind. Um die Knoten zu verkleinern, schlägt der Facharzt eine Radiojodtherapie (→ Therapie) vor. „Innerhalb kürzester Zeit war ich beschwerdefrei", berichtet Ulrike G. später ihrem Hausarzt. „Meine Ängste waren wie weggeblasen; meine Unruhe, meine Erschöpfungszustände waren verschwunden. Danke! Jetzt kann ich mein Leben endlich wieder genießen."

Typische Symptome in der Fallgeschichte

▶ Ulrike G. hat seit Jahren Symptome, die an eine Angststörung denken lassen. Die vor 2 Jahren aufgetretenen Panikattacken ähneln in vielerlei Hinsicht einer Panikstörung.
▶ Ein Jahr Verhaltenstherapie bei einer Panikstörung hätte normalerweise bewirkt, dass Ulrike G. besser mit ihrer Erkrankung umgehen kann und die Ängste zurückgehen, anstatt sich zu verstärken
▶ Das Abtasten der (vergrößerten) Schilddrüse und eine Ultraschalluntersuchung durch den Hausarzt nähren den Verdacht, dass es sich um eine Überfunktion der Schilddrüse infolge eines oder mehrerer Knoten handeln könnte. Eine Schilddrüsenszintigrafie bestätigt die Verdachtsdiagnose: Ulrike G. hat zwei heiße Knoten.
▶ Heiße Knoten verhalten sich „autonom", d. h., sie produzieren unabhängig von den Steuermechanismen des Gehirns Schilddrüsenhormone, die bei Ulrike G. eine Hyperthyreose mit vielen dafür typischen Symptomen hervorrufen.
▶ Nach Reduzierung des überschüssigen Schilddrüsengewebes durch eine Radiojodtherapie ist Ulrike G. beschwerdefrei und kann ihr Leben wieder genießen.

Diagnose **Autonomes Schilddrüsenadenom (D34).**

Wichtig zu wissen

„Heiße" und „kalte" Knoten

Bei einer funktionellen Autonomie bilden Teile der Schilddrüse ungehemmt Schilddrüsenhormone, ohne der übergeordneten Kontrolle von Hypothalamus und Hypophyse zu gehorchen. Meist handelt es sich dabei um gutartige Geschwülste (Adenome), die in speziellen Situationen oder auch andauernd eine unkontrollierte Erhöhung der Schilddrüsenhormone verursachen. Die funktionelle Autonomie ist in Jodmangelgebieten wie Deutschland die häufigste Form der

Schilddrüsenüberfunktion. In der Medizin spricht man in diesem Zusammenhang von einem „heißen Knoten" oder einem „autonomen Adenom".

Es gibt aber auch Schilddrüsenknoten, die keine oder nur wenige Hormone mehr bilden. Sie werden als „kalte Knoten" bezeichnet. Kalte Knoten können – im Gegensatz zu heißen Knoten – maligne entarten (bösartig werden).

Therapie

Liegt der Verdacht einer Schilddrüsenüberfunktion nahe, wird eine Blut- und Ultraschalluntersuchung, in den meisten Fällen auch eine Szintigrafie durchgeführt. Bei der Szintigrafie wird dem Patienten eine radioaktiv markierte Substanz gespritzt. In Bereichen, in denen eine Schilddrüsenüberfunktion vorliegt, wird diese Substanz verstärkt von der Schilddrüse aufgenommen, was durch Bildgebungsverfahren sichtbar gemacht werden kann.

Bei Überfunktion der Schilddrüse im Rahmen eines **Morbus Basedow** werden Wirkstoffe verabreicht, welche die Produktion der Schilddrüsenhormone hemmen, sog. **Thyreostatika.** Die Dauer der Behandlung mit Thyreostatika beträgt meist 1 Jahr, im Einzelfall auch kürzer oder länger. Wenn die Behandlung mit Thyreostatika nicht ausreicht, kann eine **Radiojodtherapie** notwendig werden. Dabei wird radioaktives Jod verabreicht, das sich in der Schilddrüse anreichert und durch seine Strahlung das kranke Drüsengewebe zerstört. Als bewusst eingeplante Folge der Behandlung kommt es in 50–100 % der Fälle anschließend zu einer Unterfunktion. Da die Unterfunktion besser behandelt werden kann, wird sie als Nebenwirkung billigend in Kauf genommen. Ähnliches gilt für die operative Entfernung von Teilen der Schilddrüse: Auch hier müssen die Betroffenen lebenslang Schilddrüsenhormone einnehmen.

Im Fall von Ulrike G. geht es jedoch nicht um eine Basedow-Erkrankung, sondern um heiße Knoten. Auch hier wird von Ärzten inzwischen meist eine Radiojodtherapie empfohlen, durch die das überschüssige Schilddrüsengewebe relativ problemlos entfernt oder verringert werden kann.

13.2.3 Diabetes mellitus

Allgemeine Hinweise und Einteilung

Der Begriff Diabetes mellitus stammt aus dem Griechischen und bedeutet „honigsüßer Fluss" – eine Anspielung auf den Umstand, dass der Urin von Diabetikern einen durch den Zucker verursachten süßlichen Geschmack aufweist.

Die zentrale Rolle bei der Blutzuckerregulation spielt der Botenstoff Insulin. **Insulin** wird in den Inselzellen der Bauchspeicheldrüse (Pankreas) gebildet. Bei der „Zuckerkrankheit" kommt es durch eine Fehlfunktion der insulinproduzierenden Bauchspeicheldrüse (Typ 1) oder eine Resistenz der Körperzellen gegenüber Insulin (Typ 2) zu einer **Hyperglykämie** (Überzuckerung). Die Folge ist eine Entgleisung des Stoffwechsels mit Symptomen wie starker Durst, erhöhte Harnausscheidung, Schwächegefühl, Herzrasen, Blutdruckabfall und Erbrechen. Unbehandelt können sich diese Symptome weiter verschlimmern – bis hin zu Bewusstseinsstörung und Koma.

Bei *dauerhaft* erhöhtem Blutzuckerspiegel drohen Nerven- und Gefäßschädigungen, Bluthochdruck, Nierenerkrankungen und ein erhöhtes Schlaganfall- oder Herzinfarktrisiko. Eine gefährliche Folge des Diabetes ist überdies eine Schädigung der Netzhaut, die das Sehvermögen erheblich beeinträchtigen und bis zur vollständigen Erblindung führen kann. Eine gefürchtete Komplikation bei Diabetes ist auch das sog. diabetische Fußsyndrom. Hier sorgt eine Schädigung der Blutgefäße für eine erhöhte Infektionsanfälligkeit und eine mangelhafte Wundheilung, sodass schon kleine Druckstellen am Fuß zu Geschwüren führen können. Jedes Jahr müssen wegen des diabetischen Fußsyndroms rund 29.000 Amputationen durchgeführt werden. In der Medizin werden zwei Diabetestypen unterschieden:

- Beim **Typ-1-Diabetes** wird die Bauchspeicheldrüse durch eine **Autoimmunreaktion** so geschädigt, dass die insulinproduzierenden Inselzellen nicht mehr genügend Insulin produzieren, um die mit der Nahrung aufgenommene Glukose (Zucker) im Muskelgewebe zu verbrennen oder im Fettgewebe zu speichern. Der Typ-1-Diabetes tritt deutlich seltener auf als der Typ-2-Diabetes. Nur etwa 5–10 % der Diabeteserkrankungen werden dem Typ 1 zugeordnet. Die Krankheit kann in jedem Alter auftreten, wird jedoch vermehrt in jungen Jahren erstmals festgestellt. Menschen mit Typ-1-Diabetes müssen lebenslang mehrmals täglich Insulin spritzen, um akuten Stoffwechselentgleisungen, aber auch ernsten Folgeerkrankungen der erhöhten Blutzuckerwerte vorzubeugen.
- Beim **Typ-2-Diabetes** leiden die Patienten (in Deutschland etwa 7 Mio. Betroffene) nicht an den Folgen eines Insulinmangels, sondern an einer **Insulinresistenz** der Körperzellen. Dies bedeutet: Die Zellen blockieren die Aufnahme von Insulin, sodass das Hormon den Zucker nicht in die Zellen schleusen kann. Zum Ausgleich produziert die Bauchspeicheldrüse zunächst größere Mengen an Insulin, die i. d. R. aber nicht ausreichen, um die Insulinresistenz zu überwinden. Die Hauptursachen eines Typ-2-Diabetes sind Übergewicht und Bewegungsmangel. Anders als der Typ-1-Diabetes entwickelt sich ein Typ-2-Diabetes oft erst im fortgeschrittenen Alter.

Wichtig zu wissen

Symptome einer Hypoglykämie

Hypoglykämie (Unterzuckerung) ist der medizinische Fachbegriff für einen zu niedrigen Blutzuckerspiegel. Dieser ist vor allem für das Gehirn gefährlich, weil es auf Zucker als Energiequelle angewiesen ist. Bei Menschen mit Diabetes kann eine Unterzuckerung entstehen, wenn sie Insulin spritzen und anschließend zu wenig essen oder zu viel Insulin gespritzt haben, weil sie den Kohlenhydratgehalt des Essens überschätzt haben. Auch Sport, schwere körperliche Arbeit oder Alkoholkonsum können eine Hypoglykämie begünstigen. Um die Unterzuckerung auszugleichen, entwickelt der Körper gegenregulatorische Maßnahmen. Hierbei können zahlreiche Symptome auftreten, die von Mensch zu Mensch sehr verschieden sein können.

Erste **Warnzeichen** sind oft Schwitzen, Zittern, Herzjagen, Heißhunger und weite Pupillen. Sinkt der Zuckerspiegel weiter, kommt es durch den Energiemangel im Gehirn zu Kopfschmerzen, Konzentrationsstörungen, Sprach- und Sehstörungen. Wenn der Zuckergehalt weiter sinkt, können aggressive Verhaltensweisen, Koordinationsstörungen, Bewusstseinsstörungen und Krampfanfällen auftreten, die sich bis zum Koma steigern können.

Therapie

Die primäre Therapie des Typ-2-Diabetes besteht im Abbau von Übergewicht durch Umstellung der Ernährung und viel Bewegung. Übergewicht ist – das weiß man heute – maßgeblich an der Entstehung des Typ-2-Diabetes beteiligt, denn durch das Missverhältnis zwischen Energiezufuhr und Energieverbrauch kommt es zu einer erhöhten Konzentration an freien Fettsäuren im Blut, was wiederum die Glukoseverwertung im Muskel- und Fettgewebe stört. Diese Störung in der Glukoseverwertung ist die Ursache für die Insulinresistenz. Als Reaktion kommt es zu einer gesteigerten Insulinausschüttung, in der Folge dann zur Herunterregulation der Insulinrezeptoren an den Körperzellen: Die Resistenz nimmt weiter zu. Durch Gewichtsreduktion können Typ-2-Diabetiker ihre Zuckerwerte wesentlich verbessern oder sogar normalisieren. Wenn Betroffene bereits Medikamente nehmen, können sie ihre Dosis durch Ernährungsumstellung, Steigerung der körperlichen Aktivität und Gewichtsabnahme deutlich verringern.

Langzeitfolgen des Typ-1- oder Typ-2-Diabetes im Überblick

1. Schädigung des Nervensystems (Neuropathien):
   - Diabetische Polyneuropathie (Ameisenlaufen; Kribbeln etc.)
   - Gestörte Regulation der Herztätigkeit
   - Gestörte Regulation des Blutdrucks
2. Schädigung der Blutgefäße (Angiopathien):
   - Erhöhte Anfälligkeit für Arteriosklerose
   - Erhöhte Gefahr einer vaskulären Demenz
   - Herzrhythmusstörungen
   - Erhöhtes Schlaganfall- oder Herzinfarktrisiko
   - Schädigung der Nieren bis hin zum Nierenversagen
   - Schädigung der Augennetzhaut mit Gefahr der Erblindung
   - Schädigung der Durchblutung von Füßen und Beinen
   - Beeinträchtigte Wundheilung, erhöhte Infektionsgefahr (diabetisches Fußsyndrom)
   - Erektionsstörungen

KAPITEL

14 Psychopathologischer Befund

14.1 Wie erstellt ein Psychiater seine Diagnose?

Wenn ein praktischer Arzt oder ein Internist seine Diagnose stellt, untersucht er den Patienten: Bei Husten und Atembeschwerden horcht er z. B. die Lunge ab, überprüft Blutdruck, Puls und Körpertemperatur, setzt manchmal auch Ultraschall ein. Die Symptome ergeben den (pathologischen) Befund, der wiederum Grundlage ist für seine Diagnose. In der Regel stellt der Arzt sicher, dass er eine oder mehrere andere Erkrankungen mit ähnlichen Symptomen ausschließen kann. Im Fall von Husten und Atembeschwerden schließt er z. B. aus, dass es sich um eine Lungenentzündung oder gar um einen bösartigen Lungentumor handelt. In der Medizin spricht man hier von Differenzialdiagnose (abgekürzt: DD) oder differenzialdiagnostischen Überlegungen. Im obigen Fall z. B. DD Ausschluss Tumor der Lunge. Oder: Differenzialdiagnostisch ist eine Lungenentzündung (Pneumonie) in Betracht zu ziehen bzw. auszuschließen.

Bei Menschen, die an einer psychischen Erkrankung leiden, gibt es oft kaum körperlich überprüfbare Symptome. An was also hält sich ein Psychiater beim Erstellen seines Befunds? – Er hält sich an Merkmale oder Eigenschaften, die zusammengenommen ein Bild unserer psychischen Verfassung abgeben. Diese „Eigenschaften" heißen in der Sprache der Psychiatrie **Elementarfunktionen** (➤ Kap. 14.3.2).

14.2 Psychopathologischer Befund und Elementarfunktionen

Die Elementarfunktionen sind Grundlage der psychologischen Befunderhebung, die wiederum Grundlage für die Verdachtsdiagnose ist, die nach Ausschluss einer oder mehrerer Differenzialdiagnosen in die endgültige Diagnose einmündet. Die Befunderhebung erfolgt hierbei meist in vier Schritten:

1. **Allgemeine Beobachtungen:** Schon beim Betreten der Praxisräume, bei der Begrüßung und anschließend auch während des Anamnese- und Explorationsgesprächs erhält der Therapeut nonverbal meist schon wichtige Informationen über den Klienten: Wie ist er gekleidet? Gibt es Hinweise auf Vernachlässigung der Körperpflege? Wie sind Gestik, Mimik, Körperhaltung? Wie bewegt sich der Betroffene? Wie ist sein Augenkontakt, wie seine Art zu sprechen? Kann er dem Gespräch konzentriert folgen? Hat er Gedächtnisprobleme? Angst? Zeigt er mangelnde oder übermäßige emotionale Reaktionen? Oder äußert er gar, das Leben habe keinen Sinn, er habe oft schon daran gedacht, dass es gut wäre, nicht mehr hier zu sein (→ Hinweis auf möglicherweise akute Suizidalität).
2. **Anamnese:** Der Klient/Patient kommt mit einem bestimmten Anliegen in die Praxis und berichtet in diesem Zusammenhang oft spontan, wann welche Symptome aufgetreten sind. Oft erzählen die Betroffenen in dieser Phase auch schon wichtige Details aus ihrer Lebensgeschichte; auch ob es körperliche Probleme gibt, unter denen sie leiden etc. Im Anamnesegespräch stellt der Untersucher vor allem offene Fragen, um den Patienten zum freien Bericht zu motivieren. Dieser Teil dient dazu, einen Eindruck von der Persönlichkeit, den Beschwerden und dem allgemeinen psychischen Zustand des Klienten zu erlangen.
3. **Explorationsgespräch:** Nach der Anamnese wird in den strukturierten Teil gewechselt, der auch als „gezielte Exploration" bezeichnet wird (engl. *explore:* „erforschen, detailliert untersuchen"). Im Explorationsgespräch werden hauptsächlich geschlossene, zielgerichtete Fragen gestellt, die klären sollen, ob es psychische Auffälligkeiten oder Symptome gibt, die auf eine psychische Störung oder Erkrankung hinweisen.
4. **Elementarfunktionen:** Die einzelnen Symptome, die der Therapeut bisher in Erfahrung bringen konnte, werden in einem nächsten Schritt in einer standardisierten Auflistung störungsrelevanter Symptomgruppen – dem psychologischen oder psychopathologischen Befund – zusammengefasst. Der psychopathologische Befund ist ähnlich wie ärztliche Untersuchungen in anderen medizinischen Fachgebieten eine standardisierte Zusammenfassung von bedeutsamen Symptombildern und dient der schnellen Information darüber, „was der Arzt oder Psychologe herausgefunden hat" (deshalb die Bezeichnung „Befund"). Der wichtigste Teil des psychopathologischen Befunds sind die Elementarfunktionen. Zusammen mit den allgemeinen Beobachtungen bilden sie die Grundlage für die Diagnosefindung.

14.3 Erstellung des psychopathologischen Befunds

14.3.1 Überblick

Einen Überblick über die Erstellung des psychopathologischen Befunds gibt ➤ Abb. 14.1 (Zusammenfassung in ➤ Kap. 14.3.2 in ➤ Tab. 14.7).

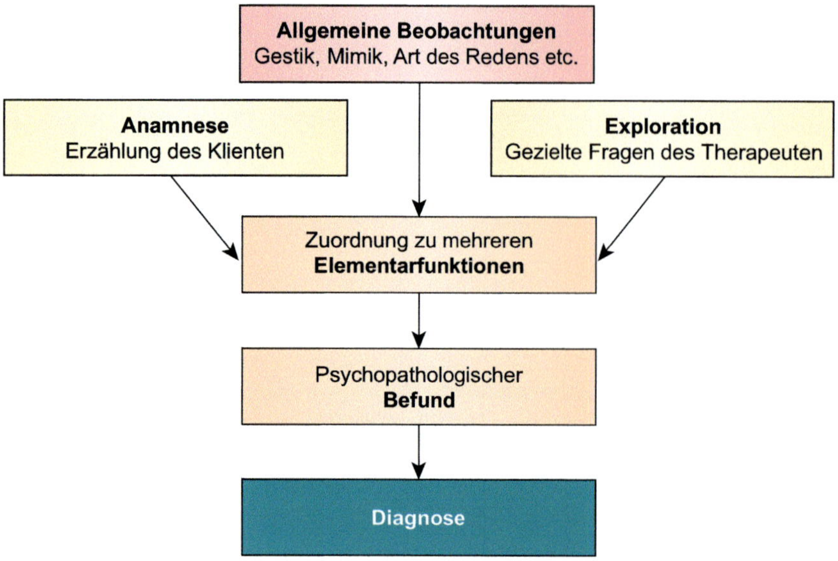

Abb. 14.1 Erstellung des psychopathologischen Befunds [L143]

14.3.2 Elementarfunktionen und zugehörige Krankheitsbilder

1. Bewusstsein

Die Begriffe „bewusst" und „Bewusstsein" werden im Deutschen in zwei sehr unterschiedlichen Bedeutungen verwendet:

1. Wenn jemand das *Bewusstsein verliert* oder *bewusstlos* wird, bedeutet dies, dass seine **körperliche Wachheit (Vigilanz)** stark beeinträchtigt ist. Die verschiedenen Grade der Wachheit reichen von „hellwach" über „schläfrig" bis hin zum Koma (➤ Tab. 14.1). In der Psychiatrie spricht man in diesem Zusammenhang von einer **quantitativen Bewusstseinsstörung.** Quantitative Bewusstseinsstörungen gehören zum klinischen Alltag; in der Praxis eines Heilpraktikers für Psychotherapie kommen sie so gut wie nie vor, wurden jedoch in Prüfungen mehrmals gefragt.
2. In Formulierungen wie den Folgenden wird das Wort „bewusst" in ganz anderer Bedeutung verwendet: Wenn jemand z. B. „im vollen *Bewusstsein* seiner großen Verantwortung die Leitung eines Projekts übernimmt", „*pflichtbewusst* seinen Job erledigt" oder sich entschuldigt mit „Ich war mir nicht *bewusst*, dass meine Worte dich verletzen würden" geht es nicht um den Grad der Wachheit, sondern inwieweit jemand im Zustand des Wachseins **bewusstseinsklar** ist oder das Gegenteil davon: **bewusstseinsgetrübt.** Eine Bewusstseinstrübung zählt in der Psychiatrie zu den **qualitativen Bewusstseinsstörungen** (➤ Tab. 14.2).

Vorkommen quantitativer Bewusstseinsstörungen Schädel-Hirn-Trauma, Vergiftungen, schwerer Alkoholrausch, Hypo- oder Hypoglykämie, Schlaganfall, Epilepsie, Meningitis, Hirntumor etc.

2. Orientierung

Wenn ein Patient im Explorationsgespräch den Wochentag oder die Jahreszeit nicht nennen kann, evtl. auch nicht angeben kann, wo und in welcher Situation er sich befindet und Lücken in der persönlichen

Tab. 14.1 Quantitative Bewusstseinsstörungen: Wachheitsstufen

Wachheitsstufe		Erläuterung	Vorkommen
1.	**Benommenheit**	Verlangsamtes Denken, eingeschränkte Orientierungsfähigkeit	Nach dem Aufwachen, bei Meditation, nach Einnahme von Tranquilizern, nach einem Schock (Depersonalisation), bei niedrigem Blutdruck, Dehydratation (Flüssigkeitsmangel) u. a. m.
2.	**Somnolenz** (lat., Schläfrigkeit)	Anhaltende Schläfrigkeit oder Schlafneigung, die durch einfache Weckreize (Ansprechen, Berühren) noch jederzeit unterbrochen werden kann	Dehydratation, Missbrauch von Tranquilizern, hypoaktives Delir, Nebenwirkung von Medikamenten (Antidepressiva, Antipsychotika, Schmerzmittel), Hypoglykämie, Vergiftungen u. a. m.
3.	**Sopor** (lat., „tiefer Schlaf")	Schlafähnlicher Zustand, aus dem der Patient auch durch stärkere Reize nicht mehr geweckt werden kann. Erst bei stärksten Reizen (z. B. Schmerzreizen) zeigt der Betroffene eine Reaktion	Schwere Hirnverletzungen, Hirnerkrankungen (Enzephalitis, Meningitis), Intoxikation durch Schlafmittel, Alkoholvergiftung, Zustand nach Schlaganfall oder Hirnblutung, fortgeschrittene Unterzuckerung (Hypoglykämie) bei Diabetes, CO-Vergiftung u. a. m.
4.	**Koma**	Der Patient kann durch äußere Reize nicht mehr erweckt werden	Schwerste Schädigung des Gehirns durch Schädel-Hirn-Trauma, Hirntumor, Hirnblutung oder Hirnerkrankungen, chronische Niereninsuffizienz, Hypoglykämie u. a. m.

Tab. 14.2 Qualitative Bewusstseinsstörungen

Störung	Erläuterung	Vorkommen
Bewusstseinstrübung	Verwirrtheitszustand, in dem der Betroffene Umweltreize nicht oder nur eingeschränkt („eingetrübt") wahrnimmt und deshalb auch nicht fähig ist, im Denken, Sprechen und Handeln adäquat darauf zu reagieren. Nahezu immer finden sich bei den Betroffenen auch Orientierungsstörungen (→ 2) sowie Störungen der Konzentration und Aufmerksamkeit	Delir, Intoxikation/Entzug von psychotropen Substanzen, hirnorganische Erkrankungen
Bewusstseinseinengung	Traumähnlicher Zustand im Wachbewusstsein, in dem Denken, Fühlen und Wahrnehmung nur auf bestimmte Themen oder auf ein bestimmtes Erleben ausgerichtet sind. Der Betroffene reagiert meist eingeschränkt auf Außenreize (verminderte Ansprechbarkeit), ist jedoch zu geordneten Handlungsabläufen fähig, sodass die Bewusstseinseinengung für Außenstehende oft nicht sofort erkennbar ist	Organisch bedingter Dämmerzustand (z. B. nach einem epileptischen Anfall), dissoziativer Dämmerzustand (z. B. als Folge eines Schocks), akute Belastungsreaktion, Trancezustände Im Alltag: starke Konzentration am Arbeitsplatz, beim Lesen eines Buchs etc.
Bewusstseinsverschiebung (Bewusstseinsveränderung/-steigerung)	Ungewöhnliche Veränderung der Bewusstseinslage gegenüber dem üblichen oder normalen Wachbewusstsein. Typisch: veränderte Wahrnehmung in Bezug auf Wachheit, Helligkeitssteigerung, eigene Gefühle (z. B. Ekstase)	Manie, psychotrope Substanzen, Trancezustände, intensive Meditation

Biografie zeigt (Geburtsdatum, Lebensereignisse, Familienstand, Kinder, Enkelkinder etc.), hat er mehr oder minder gravierende Orientierungsstörungen.

MERKE

In der Psychiatrie unterscheidet man zwischen verschiedenen Formen einer Orientierungsstörung: in Bezug auf die **Z**eit, den **O**rt, die **S**ituation und die eigene **P**erson, gut zu merken durch die Buchstabenkombination **Z-O-S-P.**

Vorkommen Delir, Demenz, Schädel-Hirn-Trauma, Korsakow-Syndrom, Vergiftungen, Drogenrausch, Entzug von psychotropen Substanzen, hirnorganische Erkrankungen verschiedenster Art.

Näheres zu Orientierungsstörungen finden Sie in ➤ Kap. 10.3.1.

NICHT VERWECHSELN

Patienten mit einer Orientierungsstörung haben nicht automatisch auch eine Bewusstseinsstörung!

Im Frühstadium einer Demenz, beim amnestischen Syndrom oder bei einer Alkoholhalluzinose sind die Betroffenen zwar desorientiert, aber nicht bewusstseinsgetrübt. Umgekehrt sind Patienten mit einer Bewusstseinstrübung meist so verwirrt, dass auch die Orientierung gestört ist. Typisch hierfür ist z. B. das Delir.

3. Konzentration und Aufmerksamkeit

Viele Menschen sind zu gewissen Zeiten nicht voll konzentriert oder können ihre Aufmerksamkeit nicht längere Zeit einer bestimmten Tätigkeit zuwenden. Bei Müdigkeit, Stress, Überlastung sind dies normale Reaktionen. Wenn jemand allerdings über einen längeren Zeitraum unter Aufmerksamkeits- und Konzentrationsstörungen leidet, ist dies ein wichtiger Hinweis auf eine zugrunde liegende Störung. Das Aufmerksamkeitsdefizit-Syndrom ist ein typisches Beispiel hierfür. Auch bei depressiven Erkrankungen sind Konzentrationsstörungen ein wichtiges Begleitsymptom, ebenso auch bei der Manie, bei schizophrenen Erkrankungen und vielen organisch bedingten Störungen.

4. Gedächtnis

Als Gedächtnisstörungen bezeichnet man Beeinträchtigungen der Merk- und Erinnerungsfähigkeit. Abhängig von der Dauer des Erinnerungsvermögens wird zwischen drei Arten von Gedächtnis unterscheiden:

1. **Immediatgedächtnis** (früher: Ultrakurzzeitgedächtnis): Speicherdauer: wenige Sekunden.
   Bei einer Störung des Immediatgedächtnisses kann jemand sich z. B. nicht erinnern, was er oder jemand anders gerade eben gesagt oder getan hat. Vorkommen: Delir
2. **Kurzzeitgedächtnis** (auch: Arbeitsgedächtnis)**:** Die Speicherdauer bei einmaliger Einspeicherung: 10–20 Sekunden. Bei starker emotionaler Beteiligung, mehrmaliger Wiederholung oder Einbettung der Information in größere Zusammenhänge kann die Speicherdauer sich auf mehrere Minuten, manchmal sogar mehrere Stunden oder einige Tage verlängern.
   Störung des Kurzzeitgedächtnisses: Demenz, Korsakow-Syndrom, Schädel-Hirn-Trauma, Vergiftungen etc.
3. **Langzeitgedächtnis (Altgedächtnis):** Speicherdauer meist lebenslang. Störungen des Langzeitgedächtnisses führen zu biografischen Lücken, häufig auch zu einer Zeitgitterstörung, bei der die zeitliche Abfolge vergangener Ereignisse durcheinandergerät.
   Störung des Langzeitgedächtnisses: fortgeschrittene Demenz, schwere Verletzungen oder Erkrankungen des Gehirns.

NICHT VERWECHSELN

Gedächtnisstörungen treten auch bei Depressionen auf und können zu Verwechslungen mit einer Demenz führen. Anders als bei einer Demenz normalisiert sich bei der sog. Pseudodemenz das Gedächtnis nach erfolgreicher Behandlung der Depression.

Zu den Gedächtnisstörungen zählen auch zeitlich begrenzte Erinnerungslücken, die als **Amnesien** (griech.: *a-*: „ohne"; *mnesis:* „Erinnerung") bezeichnet werden. Eine Amnesie kann psychisch bedingt (dissoziative Amnesie) oder durch eine kurzzeitige oder länger andauernde Schädigung des Gehirns (Alkohol, Drogen, Gehirnerschütterung, Schädel-Hirn-Trauma, Schlaganfall etc.) verursacht sein. Mediziner unterscheiden hierbei vier verschiedene Arten von amnestischen Störungen:

1. **Kongrade Amnesie:** kurze Erinnerungslücke für die Zeit rund um das schädigende Ereignis.
2. **Retrograde Amnesie:** Erinnerungslücke für die Zeit vor dem schädigenden Ereignis. In manchen Fällen sind dies nur einige Minuten, in seltenen Fällen können alle Erinnerungen an die Vergangenheit „gelöscht" sein.
3. **Anterograde Amnesie:** Aussetzen der Merkfähigkeit nach dem schädigenden Ereignis. Neue Informationen können nur 1–2 Minuten lang im Gedächtnis erhalten werden, ehe sie wieder vergessen werden.
4. **Globale Amnesie:** Vorliegen einer retrograden und anterograden Amnesie.

Vorkommen Schwere Unfälle (z. B. Schädel-Hirn-Trauma), Schädigung des Gehirns durch Alkohol (Korsakow-Syndrom), Vergiftungen (CO-Vergiftung), Hirnerkrankungen, traumatische Erlebnisse (dissoziative Amnesie, PTBS).

5. Intelligenz

Intelligenz ist in der Psychologie ein Sammelbegriff für die kognitive Leistungsfähigkeit des Menschen. Da einzelne kognitive Fähigkeiten unterschiedlich stark ausgeprägt sein können und keine Einigkeit besteht, wie diese zu bestimmen und zu unterscheiden sind, gibt es keine allgemeingültige Definition der Intelligenz. Einig ist man allerdings, dass es zwei **Ursachen für kognitive Defizite** gibt:

- **Intelligenzminderung** (meist angeboren, messbar durch den IQ)
- **Intellektuelle Einbußen** (im späteren Leben erworben, z. B. durch Schlaganfall, Herzinfarkt, Hirnerkrankung/-verletzung oder Demenz)

Wenn keine bereits diagnostizierte Intelligenzminderung nach ICD-10 vorliegt (➤ Kap. 12.3), ergeben sich erste Hinweise auf das intellektuelle Niveau des Klienten bereits aus der Lebensgeschichte (Schulbildung, Schulabschluss, Stellung im Beruf, Freizeitinteressen). Auch aus der Wortwahl, dem Verstehen von Fragen und Erklärungen des Therapeuten lassen sich Rückschlüsse auf das Intelligenzniveau ziehen.

6. Denken

Begriffsklärung: inhaltliche und formale Denkstörungen

In der Psychiatrie unterscheidet man üblicherweise zwischen inhaltlichen und formalen Denkstörungen. Um die beiden Begriffe zu klären, ist es hilfreich sich vorzustellen, dass ein Patient mit einer psychischen Erkrankung über seine Erlebnisse oder Ideen spricht, sie evtl. sogar niederschreibt.

- Wie ein Deutschlehrer konzentrieren Sie sich bei seinem „Aufsatz" zunächst auf den **Inhalt:** Was sagt oder schreibt er? Ist der **Denkinhalt** für unseren Kulturkreis normal? Oder sind die Gedanken seltsam, bizarr, für die Mitmenschen nicht nachvollziehbar? Wenn Letzteres der Fall ist, leidet der Betroffene an einer **inhaltlichen Denkstörung,** genauer: an einem **Wahn.** In anderen Fällen hat jemand fixe Ideen. Diese Vorstufe eines Wahns bezeichnet man als **überwertige Idee.** Zu den inhaltlichen Denkstörungen zählen auch **Zwangsgedanken,** die sich ständig wiederholen, ohne dass der Betroffene sie abstellen kann.
- Stellen Sie sich jetzt vor, dass Sie sich wie ein Lehrer auf die **Form** konzentrieren: Wie spricht oder schreibt der vor Ihnen sitzende Patient? Klar gegliedert oder zusammenhanglos? Bleibt er beim Thema, oder sind sein Denken und Reden so zerfahren, dass Sie den Gedankengängen nicht mehr folgen können? Bricht er vielleicht sogar mitten im Satz ab? Ist seine Logik nicht nachvollziehbar? Verwendet er evtl. Worte, die wir so nicht kennen? Dies alles sind Beispiele für **formale Denkstörungen.**

➤ Abb. 14.2 fasst den Unterschied zwischen inhaltlichen und formalen Denkstörungen nochmals zusammen.

Formale Denkstörungen im Überblick

- **Denkverlangsamung:** langsame, stockende Sprache. Vorkommen: Depression
- **Logorrhö:** übersteigerter Rededrang („Sprechdurchfall"). Vorkommen: Manie
- **Gedankenrasen/Ideenflucht:** Springen von einem Gedanken zum anderen. Der Zuhörer kann den Gedankengängen nur mühsam noch folgen. Vorkommen: Manie
- **Denkzerfahrenheit:** Die Sprache ist so zerfahren, dass man den Gedankengängen nicht mehr folgen kann und evtl. nur noch ein „Wortsalat" vorhanden ist. Vorkommen: Schizophrenie

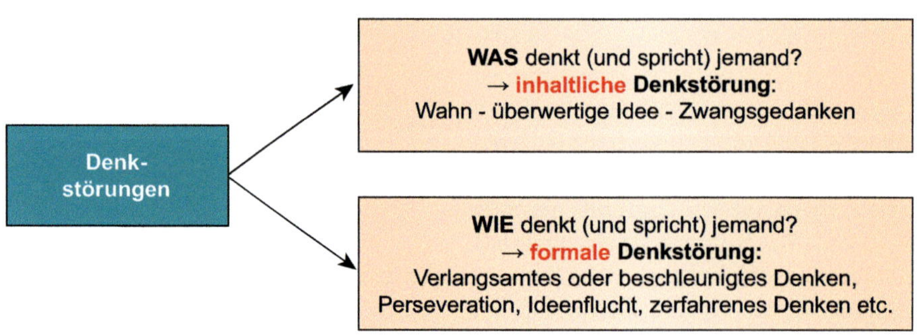

Abb. 14.2 Inhaltliche und formale Denkstörungen [L143]

- **Inkohärenz:** Zusammenhanglosigkeit der einzelnen Gedanken, in etwa gleichbedeutend mit Denkzerfahrenheit. Vorkommen: Schizophrenie
- **Gedankenabreißen:** Mitten im Reden reißt der Gedankenfluss ab. Vorkommen: Schizophrenie
- **Paralogik:** unlogische Verknüpfung von Wörtern und Sätzen. Vorkommen: Schizophrenie
- **Vorbeireden:** Der Patient gibt auf eine Frage keine sinnvolle Antwort, sondern redet inhaltlich daran vorbei. Vorkommen: Schizophrenie
- **Umständliches Denken:** Wesentliches kann nicht von Unwesentlichem unterschieden werden; langatmiges Erzählen von Begebenheiten, ohne „auf den Punkt" zu kommen. Vorkommen: organische psychische Störungen
- **Perseveration** (lat. *perseverare:* „beharrlich bei etwas bleiben"): beharrliches Haftenbleiben an zuvor verwendeten Denkinhalten, Wörtern oder Sätzen, die im aktuellen Zusammenhang keinen Sinn mehr ergeben. Vorkommen: Alzheimer-Demenz, vaskuläre Demenz, Epilepsie
- **Neologismen:** Wortneuschöpfungen. Vorkommen: Schizophrenie
- **Konkretismus:** Sprichwörter oder ironische Bemerkungen werden nur „konkret" verstanden. Vorkommen: Schizophrenie, frühkindlicher Autismus, Asperger-Syndrom

Inhaltliche Denkstörungen

Wahn und überwertige Ideen

Was genau ist ein Wahn?

Wir erinnern uns: Als Wahn bezeichnet man krankhafte Gedanken, die im Widerspruch zur Realität oder zur Überzeugung der Mitmenschen stehen. Trotzdem halten die Betroffenen unbeirrbar daran fest (→ Schizophrenie, ➢ Kap. 9.3.1). Dabei sei nochmals an die drei Merkmale von Wahn (nach Karl Jaspers) erinnert:

1. Subjektive Gewissheit.
2. Unkorrigierbarkeit.
3. Die Überzeugungen stehen im Gegensatz zu den Überzeugungen der Mitmenschen.

Es gibt Wahnarten, die in der Realität so vorkommen könnten (z. B. Verfolgungswahn, Liebeswahn). Es gibt aber auch Wahnarten, die völlig unrealistisch sind, etwa die Überzeugung, nachts kämen Außerirdische, um Organe zu entnehmen. Ein derartiger „bizarrer Wahn" findet sich häufig bei der paranoiden Schizophrenie.

Wichtige Informationen zum Thema „Wahn"

- Die Art des Wahns ist oft abhängig von der Stimmung (griech. *thymos*) des Kranken. Passt der Wahn zur Stimmung, spricht man von **synthymem Wahn** (z. B. Schuldwahn bei schweren Depressionen). Passt der Wahn nicht zur Stimmung, spricht man von **parathymem Wahn** (griech. *para:* „Gegenteil von …/neben …").
- Ein Wahn kündigt sich oft durch ein „Vorstadium" an. Diese **Wahnstimmung** ist durch eine unheilvolle, nicht näher fassbare Gestimmtheit gekennzeichnet („Es liegt etwas in der Luft"). Die Wahnstimmung findet sich häufig in der Prodromalphase der Schizophrenie.
- Eine Vorstufe des Wahns sind **überwertige (= fixe) Ideen,** die so beherrschend sein können, dass der Übergang zum Wahn fließend ist. Im Gegensatz zum länger andauernden Wahn oder einem kurzen Wahneinfall kann sich eine Person mit einer überwertigen Idee noch mit der Möglichkeit auseinandersetzen, evtl. eine fehlerhafte Vorstellung zu haben. Überwertige Ideen finden sich z. B. bei religiösen, esoterischen oder politischen Fanatikern.
- Wenn jemand seinen Wahn durch Erklärungsversuche und das Herstellen von Beziehungen zu einem mehr oder minder geschlossenen System ausbaut, spricht man von Wahnarbeit oder **systematisiertem Wahn;** das daraus entstehende „Wahngebäude" heißt **Wahnsystem.**
- Oft interpretieren Patienten mit Wahn reale Personen oder Gegebenheiten so um, dass sie zu ihrem **Wahnsystem** passen („Der Mann vor der Tür schaut zwar aus wie ein Postbote, aber das ist einer vom Geheimdienst, der sich nur als Postbote verkleidet hat"; → **Wahnwahrnehmung** ➢ Kap. 9.3.1).
- Aus der Psychoanalyse stammt der Begriff **Wahndynamik.** Darunter versteht man die Stärke der Affekte, die im Wahn zutage treten. Manche Kranke schildern ihre Wahnsymptome mit starker emotionaler Beteiligung und dazu passender Gestik und Mimik (= starke Wahndynamik); andere hingegen erzählen von ihren Wahnideen ohne emotionale Bewegtheit (= geringe Wahndynamik).
- Wenn nach Abklingen einer Wahnerkrankung noch ein Rest wahnhaften Denkens weiter besteht, spricht man von **Residualwahn.**

Welche Formen von Wahn finden sich bei welchen Erkrankungen?

- Verfolgungswahn: Schizophrenie; wahnhafte Störung, akute psychotische Störung, Drogenmissbrauch.
- Beziehungswahn (Patient bezieht alles um ihn herum auf sich): Schizophrenie.
- Beeinflussungswahn („Mein Denken und Handeln wird von außen beeinflusst"): Schizophrenie.
- Kontrollwahn („Ich werde von anderen kontrolliert"): Schizophrenie.
- Bizarrer, völlig unrealistischer Wahn: Schizophrenie.
- Kulturell unangemessener Wahn: Schizophrenie.
- Größenwahn: Manie, Schizophrenie, Kokainmissbrauch, Frontalhirnsyndrom.
- Sendungswahn („Ich bin von Gott gesandt, um …"): Manie, Schizophrenie, wahnhafte Störung.
- Schuld- oder Versündigungswahn: depressive Episode.
- Nichtigkeitswahn („Ich bin ein Nichts"): depressive Episode.
- Hypochondrischer Wahn: depressive Episode, wahnhafte Störung.
- Wahnhafte Dysmorphophobie: depressive Episode, wahnhafte Störung.
- Eifersuchtswahn: langjährige Alkoholabhängigkeit, wahnhafte Störung.
- Vergiftungswahn: Demenz, psychotrope Substanzen, Schizophrenie.
- Bestehlungswahn: Demenz.
- Wahn von drohenden Katastrophen: Schizophrenie, depressive Episode.
- Liebeswahn: wahnhafte Idee, die Liebe zu einer anderen, meist höhergestellten Person werde von dieser erwidert; der Wahn wird durch fehlgedeutete Gesten oder Handlungen genährt. Vorkommen: wahnhafte Störung (früher: Erotomanie), Begleitsymptom bei anderen psychotischen Störungen.

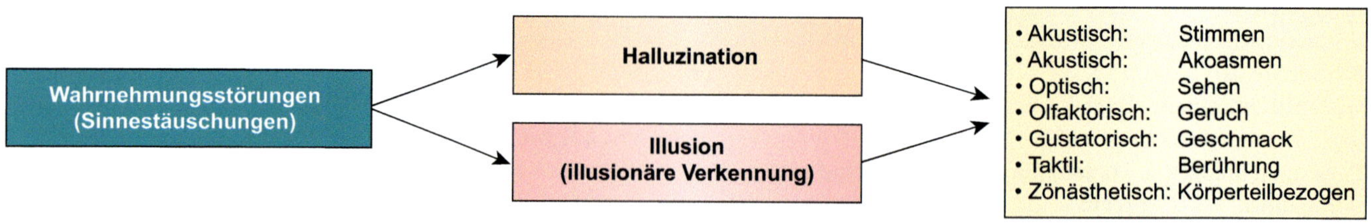

Abb. 14.3 Wahrnehmungsstörungen [L143]

- Symbiotischer/symbiontischer/induktiver Wahn: Ein Partner, mit dem jemand symbiotisch verbunden ist, übernimmt den Wahn des anderen. In der Literatur findet sich hierfür auch die Bezeichnung „Folie à deux" (franz. „Verrücktsein zu zweit"). In der ICD-10 heißt die Störung „induzierte wahnhafte Störung" (F24). Der Begriff „induziert" stammt aus der Elektrizitätslehre, wo durch „Induktion" die elektrische „Ladung" eines Drahtes auf einen daneben verlaufenden Draht übertragen wird.

Zwangsgedanken

Wenn Menschen unter ständig wiederkehrenden aufdringlichen, sinnlosen Gedanken leiden, gegen die sie sich nicht wehren können oder durch die sie sich zu immer gleichen Handlungen genötigt fühlen, leiden sie an einer Zwangsstörung (➤ Kap. 1.8). Um von einer Zwangserkrankung sprechen zu können, müssen die Zwangshandlungen (Zähl-, Wasch-, Kontroll- oder Ordnungszwang) zeitaufwendig sein und zu einer deutlichen Beeinträchtigung im Alltag führen.

Zwangsgedanken sind typisch für die Zwangsstörung, finden sich aber auch als Begleitsymptome bei anderen Erkrankungen, z. B. bei Depressionen, schizophrenen Erkrankungen oder hirnorganisch bedingten Störungen.

7. Wahrnehmung

Was genau bedeutet „Wahrnehmung"

Wahrnehmung beinhaltet die Aufnahme von Sinnesreizen aus unserer Umwelt und ihre Verarbeitung im Gehirn. Bei einer Wahrnehmungsstörung kommt es entweder bei der Aufnahme der Außenreize über unsere Sinne oder bei der Verarbeitung der Sinneswahrnehmungen im Gehirn zu Störungen, Verzerrungen, Täuschungen. Deshalb werden Wahrnehmungsstörungen gleichbedeutend auch als „Sinnestäuschungen" bezeichnet. Wahrnehmungsstörungen können alle Sinne betreffen; besonders häufig betroffen sind die Sinne für Hören, Sehen und Riechen. Bei der Diagnostik psychischer Erkrankungen sind vor allem zwei Arten von Wahrnehmungsstörungen wichtig (➤ Abb. 14.3): Halluzinationen und illusionäre Verkennungen (verkürzt oft als „Illusionen" bezeichnet).

Halluzinationen

Unter **Halluzination** versteht man eine Form der Sinnestäuschung, bei der mit den Sinnen etwas wahrgenommen wird, was nachweisbar nicht im Außen vorhanden ist. Solche Wahrnehmungen können in jedem Sinnesgebiet auftreten. Das bedeutet z. B., dass nicht vorhandene Objekte gesehen oder Stimmen gehört werden, ohne dass jemand spricht. Halluzinationen haben für den Halluzinierenden Realitätscharakter. In manchen Fällen allerdings (z. B. beim Konsum von LSD) merken die Betroffenen, dass ihre Wahrnehmungen nicht der Realität entsprechen. In diesem Fall spricht man von **Pseudohalluzinationen.**

Tab.14.3 Halluzinationen (H.): Formen, Beispiele und Vorkommen

Form	Beispiel	Vorkommen
Akustische H.	**Hören** von Stimmen, ohne dass jemand spricht	Schizophrenie, manische oder depressive Episode mit psychotischen Symptomen, Alkoholhalluzinose, organische psychische Störungen
Optische H.	**Sehen** von Personen oder Tierchen, die nicht vorhanden sind	Alkoholentzugssyndrom, Delir, Epilepsie, Entzug von Benzodiazepinen, halluzinogene Drogen (LSD, „Pilze")
Olfaktorische H.	**Riechen** von Gas oder Fäulnis	Schizophrenie, epileptische Aura im Vorstadium eines epileptischen Anfalls, schwere depressive Episode
Gustatorische H.	**Schmecken** von Gift im normalen Essen	Vergiftungswahn bei Schizophrenie oder fortgeschrittener Demenz
Taktile H.	Das Gefühl, von einer nicht vorhandenen Person **berührt** zu werden. Oder jemand spürt, wie winzige unsichtbare Tierchen über die Haut krabbeln und Hautjucken verursachen	Hautjucken bei Intoxikation mit Kokain, Dermatozoenwahn (organische Halluzinose). Andere taktile Halluzinationen: Epilepsie; Schizophrenie
Bizarre Leibh. (Zönästhesien)	Wahrnehmung von **Lava** in der Wirbelsäule oder einem rieselnden Gefühl im Kopf oder in den Beinen	Schizophrenie

Halluzinationen können alle Sinnesgebiete betreffen. Besonders häufig sind Halluzinationen im Bereich des Sehens, Hörens und Riechens. In ➤ Tab.14.3 finden sich die wichtigsten Halluzinationen zusammen mit den Erkrankungen, bei denen sie besonders häufig vorkommen.

Illusionen (illusionäre Verkennungen)

Im Gegensatz zu Halluzinationen wird bei einer Illusion etwas real Vorhandenes verändert wahrgenommen, die Sinne werden also „getäuscht", deshalb auch die Bezeichnung „Sinnestäuschung". Ähnlich wie bei den Halluzinationen können illusionäre Verkennungen alle Bereiche unserer Sinneswahrnehmung betreffen. Besonders häufig sind optische Illusionen, wenn z. B. ein Baum oder Nebelstreif als Gestalt wahrgenommen wird (→ Goethes Ballade „Der Erlkönig“). Wenn jemand allerdings im Rauschen des Wassers die Stimme seines Vaters zu hören glaubt oder im Geräusch des Motors die Stimme eines bösen Geistes wahrnimmt, handelt es sich um eine (eher seltene) akustische Illusion. Häufig sind illusionäre Verkennungen im olfaktorischen Bereich: Jemand glaubt, im Hausflur Giftgas zu riechen, in Wirklichkeit sind es die Essensgerüche aus der Nachbarwohnung; oder ein an Verfolgungswahn leidender Restaurantbesitzer riecht beim Andrehen der Heizung eklige Dämpfe, die seine Gäste vertreiben sollen.

Optische Illusionen treten oft im Zusammenhang mit bestimmten Drogen auf (z. B. LSD, Cannabis, „Zauberpilze“, Psilocybin, Ecstasy u. a.). Auch beim Entzug von Alkohol und Benzodiazepinen oder beim Delir sind optische Illusionen (zusammen mit optischen Halluzinationen) typisch. Bei schizophrenen Erkrankungen finden sich neben den typischen akustischen Halluzinationen manchmal Illusionen in Form der Personenverkennung (eine real vorhandene Person wird als eine andere gesehen).

Akustische Illusionen sind eher selten, genauso wie Illusionen im Bereich Schmecken (gustatorische Illusionen) oder Berührung (taktile Illusionen). Etwas häufiger kommen **olfaktorische Illusionen** vor. Sie finden sich – ähnlich wie olfaktorische Halluzinationen – manchmal bei der paranoiden Schizophrenie oder bei schweren depressiven Erkrankungen.

8. Ich-Erleben

Normalerweise empfinden Menschen ihre auftretenden Gedanken, Emotionen, Handlungsimpulse als dem eigenen Ich zugehörig. Sie empfinden sich als ein eigenständiges Wesen, dessen Ich-Erleben von eigenen Gedanken, Gefühlen und Handlungsimpulsen beherrscht wird. Wenn jemand jedoch sein Ich nicht von der Umwelt abgrenzen kann und das Gefühl hat, dass andere entweder sein Denken, Fühlen und Handeln beeinflussen oder dass er selbst die eigenen Gedanken nicht mehr bei sich behalten kann, leidet der Betroffene an einer Störung der Ich-Grenze, wie sie für schizophrene Erkrankungen typisch ist.

Es gibt allerdings auch Störungen des Ich-Erlebens, bei denen die Betroffenen sich oder die Umwelt als seltsam fremd und unwirklich fühlen, jedoch nicht von außen beeinflusst werden. Diese Veränderungen des Ich-Gefühls werden als Depersonalisation oder Derealisation bezeichnet.

Einen Überblick über die Störungen des Ich-Erlebens geben ➤ Abb. 14.4 sowie ➤ Tab. 14.4.

9. Affektivität

Affekt und Affektivität leiten sich her vom lat. *affectus* („Stimmung, Gemütsverfassung“). Der Begriff „Affektivität“ wurde erstmals von dem Schweizer Psychiater Eugen Bleuler (1857–1939) verwendet. Bleuler bezeichnete damit die Gesamtheit des menschlichen Gefühlslebens, kurz andauernde Emotionen (Affekte) ebenso wie länger andauernde Gefühlszustände. Wenn die Affektivität eines Menschen gestört ist, kann sich dies in vielen Bereichen auswirken. In ➤ Tab. 14.5 sind die wichtigsten Störungen der Affektivität zusammengefasst.

10. Antrieb

Unter Antrieb versteht man die Fähigkeit eines Menschen, seine Energie und seinen Willen in eine zielgerichtete Aktivität umzusetzen. Bei einer Antriebsstörung kann der Antrieb gesteigert oder vermindert sein:

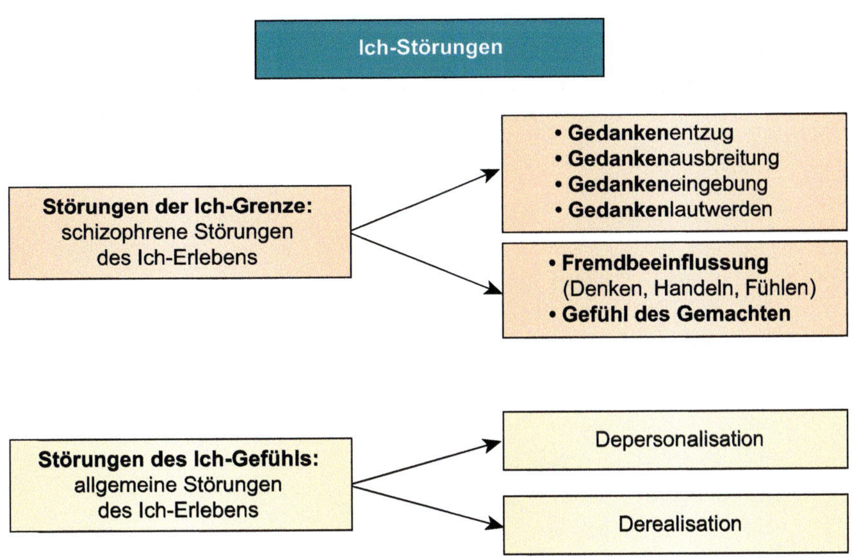

Abb. 14.4 Störungen des Ich-Erlebens [L143]

14

Tab. 14.4 Störungen des Ich-Erlebens: schizophrene Ich-Störungen und Störungen des Ich-Gefühls

Schizophrene Ich-Störungen	
Fremdbeeinflussungserlebnisse	Der Betroffene empfindet nicht nur sein Denken, sondern auch sein Handeln und Fühlen als von außen gesteuert. Manchmal findet sich hierfür die Bezeichnung „Gefühl des Gemachten" („Da wird etwas mit mir gemacht").
Gedankeneingebung	Der Betroffene hat das Gefühl, seine Gedanken würden ihm von außen eingegeben oder gesteuert.
Gedankenentzug	Jemand glaubt, dass man ihm seine Gedanken wegnimmt und evtl. durch andere ersetzt.
Gedankenausbreitung	Patienten mit Schizophrenie haben oft das Gefühl, dass sie ihre Gedanken nicht bei sich behalten und andere ihre Gedanken empfangen oder abhören könnten.
Gedankenlautwerden	Personen, die an Schizophrenie erkrankt sind, hören oft ihre ganz eigenen Gedanken im Außen. Sie sind dann überzeugt davon, dass sie ihre Gedanken nicht bei sich behalten, sondern dass andere sie mithören können.
Störungen des Ich-Gefühls	
Depersonalisation	Das Ich oder Teile des Körpers werden als fremd, unwirklich oder verändert erlebt.
Derealisation	Die Umwelt erscheint für Betroffene unwirklich, verändert und fremd.

- Ein **verminderter Antrieb** äußert sich in einem Mangel oder einer Hemmung des Antriebs, die bis zum Stupor gehen kann. Vorkommen: alle Arten von Depressionen, Schizophrenie, PTBS, Anpassungsstörungen, organische psychische Störungen, Hypothyreose
- Ein **gesteigerter Antrieb** äußert sich in einer deutlichen Zunahme der Energie und der Initiative der Betroffenen. Sie sind überaktiv und erleben sich selbst als einfallsreicher oder kreativer als im Normalzustand. Je nach Persönlichkeitsstruktur kann dieser Zustand als positiv oder störend erlebt werden. Vorkommen: Manie, Schizophrenie; hyperkinetisches Syndrom (ADHS), Missbrauch von Drogen (Amphetamine), hirnorganische Syndrome

Die Diagnose ergibt sich meist aus der Beobachtung des Klienten (Sprechweise, Gestik, Mimik, Art des Gehens etc.).

11. Psychomotorik

Unter „Psychomotorik" versteht man in der Medizin die Gesamtheit der Bewegungsabläufe, die von der Psyche gesteuert werden und eng mit unseren Emotionen, unserem Denken und unserem Antrieb zusammenhängen. Störungen der Psychomotorik können sich in einer psychomotorischen Hemmung, psychomotorischer Unruhe, psychomotorischer Überaktivität oder psychomotorischer Agitiertheit äußern. Auch Erregungszustände oder Zustände von Erstarrung (Stupor) zählen zu den Störungen der Psychomotorik:

- Eine **psychomotorische Hemmung/Verlangsamung** findet sich bei depressiven Störungen, bei Schizophrenien mit Negativsymptomatik, bei Morbus Parkinson (Akinesie), bei regelmäßigem Konsum von Beruhigungsmitteln, Missbrauch bestimmter Drogen (Heroin, Cannabis) oder Entzug von Stimulanzien.
- Eine **psychomotorische Unruhe,** Agitiertheit oder übersteigerte Aktivität findet sich bei der Manie, beim ADHS, bei Missbrauch von Amphetaminen, beim Entzug von Beruhigungsmitteln oder Alkohol (Delirium tremens), aber auch bei der agitierten Depression.
- Daneben gibt es auch einen **Wechsel zwischen psychomotorischer Hemmung und psychomotorischer Unruhe/Agitiertheit.** Typisch hierfür sind das Delir (rascher Wechsel zwischen Hypo- und Hypermotorik) und die katatone Schizophrenie mit den Symptomen „katatoner Stupor" und „katatone Erregung".

Tab. 14.5 Störungen der Affektivität im Überblick

Störung	Erläuterung	Vorkommen
Euphorie		Manie, Intoxikation mit Drogen (z. B. Amphetamine wie XTC), organische psychische Störungen (z. B. Frontalhirnsyndrom)
Dysphorie, depressive Stimmung		Depression, Anpassungsstörung, PTBS, Abhängigkeit oder Entzug von psychotropen Substanzen, Schlaganfall („post-stroke depression"), Persönlichkeitsstörungen (Borderline-PS)
Angst, Ängstlichkeit		Angststörungen, Phobien, Depression, Anpassungsstörung, PTBS, Drogenmissbrauch, Entzug von psychotropen Substanzen (z. B. Delirium tremens)
Affektlabilität, mangelnde Affektkontrolle	Rasch wechselnde Stimmungslage	Emotional instabile PS (Borderline-, dissoziale PS), organische psychische Störungen, Missbrauch von psychotropen Substanzen (Alkohol, Amphetamine), PTBS, Anpassungsstörung
Affektarmut, Affektverflachung, Gefühl der Gefühllosigkeit		Depressive Störungen, PTBS, Schizophrenieformen mit Negativsymptomatik (z. B. schizophrenes Residuum, Schizophrenia simplex)
Ambivalenz	Gleichzeitiges Vorhandensein gegensätzlicher Gefühle	Schizophrenie
Parathymie	Gefühlsausdruck des Betroffenen stimmt nicht mit seinem gegenwärtigen Erleben überein	Schizophrenie

NICHT VERWECHSELN

Ein Zustand psychomotorischer Unruhe oder Agitiertheit ist nicht automatisch ein Hinweis auf eine Antriebssteigerung!

Eine Antriebssteigerung oder Antriebsminderung äußert sich immer auch in der Psychomotorik. Allerdings ist ein Zustand von Agitiertheit nicht automatisch mit einer Antriebssteigerung im Sinne einer „zielgerichteten Aktivität" gleichzusetzen. Bei der sog. agitierten Depression z. B. spiegelt sich die innere Agitiertheit in motorischer Unruhe: Die Betroffenen können nicht stillsitzen, sie wirken unruhig und getrieben, dabei sind die Bewegungen oft sinnlos, ohne Ziel. Ob die Betroffenen hierbei im Antrieb gesteigert sind, wird in der Fachliteratur kontrovers diskutiert.

12. Körperliche Begleitsymptome

Da bei vielen psychischen Störungen auch körperliche Symptome auftreten, ist es sinnvoll, im Explorationsgespräch auch nach vegetativen Störungen, Schmerzsyndromen, Schlafgewohnheiten oder evtl. vorhandenen Konversionssyndromen zu fragen. Einige ausgewählte Beispiele sind ➤ Tab. 14.6 zu entnehmen.

13. Zusammenfassung

Eine Zusammenschau aller Komponenten des psychopathologischen Befunds findet sich in ➤ Tab. 14.7.

Tab. 14.6 Körperliche Begleitsymptome bei psychischen Störungen

Somatische Begleitsymptomatik	Vorkommen
Schlafstörungen	Manie, depressive Störungen, Anpassungsstörung, PTBS, Angststörungen, Entzug von Alkohol oder Benzodiazepinen, Konsum von Amphetaminen
Schmerzsyndrome	Somatoforme Schmerzstörung, Somatisierungsstörung
Lähmungserscheinungen, Sprachverlust	Dissoziative Bewegungsstörung (Konversionsstörung)
Taubheitsgefühle	Dissoziative Sensibilitätsstörung (Konversionssyndrom)
Seh-, Hör- oder Riechverlust	
Herzrasen	Panikattacken bei Angststörungen
Übelkeit	
Verdauungsprobleme	Somatoforme autonome Funktionsstörung
Hyperventilation, Kurzatmigkeit	
Brustschmerzen; Druckgefühl in der Herzgegend	
Schwindel	Depressive Störung, Begleitsymptom von Panikattacken, somatoformer Schwindel („phobischer Schwankschwindel")

Tab. 14.7 Bestandteile des psychopathologischen Befunds

A.	**Allgemeine Beobachtungen**		Gestik, Mimik, Sprechen, Körperhaltung, Augenkontakt etc.
B.	**Hinweise auf Suizidalität**		Passive Todeswünsche oder akute Suizidalität (➤ Kap. 15)
C.	**Elementarfunktionen**		
1.	Bewusstsein:		• Qualitative Bewusstseinsstörung (Bewusstseinstrübung) • Quantitative Bewusstseinsstörung (Somnolenz – Sopor – Koma)
2.	Orientierung:		Merkwort: Z-O-S-P (zeitlich, örtlich, zur Situation, zur eigenen Person)
3.	Konzentration, Aufmerksamkeit:		Fähigkeit, die Konzentration längere Zeit aufrechtzuerhalten
4.	Gedächtnis:		Störungen des Immediat-, Kurz- oder Altzeitgedächtnisses
5.	Intelligenz:		1. Meist angeboren: Intelligenzminderung 2. Erworben: Demenz
6.	Denken		
6.1	Formales Denken:		„Wie" denkt und redet jemand?
6.2	Inhaltliches Denken:		„Was" denkt jemand? 1. Wahnhaftes Denken 2. Zwanghaftes Denken
7.	Wahrnehmung:		1. Halluzinationen 2. Illusionen (illusionäre Verkennung)
8.	Ich-Erleben:		1. Schizophrene Ich-Störungen (Störungen der Ich-Grenze) 2. Allgemeine Ich-Störungen (Störungen des Ich-Gefühls)
9.	Affektivität:		Depressive oder euphorische Stimmung, Angst, Wechsel der Stimmung (Affektlabilität)
10.	Antrieb:		Antriebsarmut (Depression) oder übertriebener Antrieb
11.	Psychomotorik:		Psychomotorische Unruhe
12.	Körperliche Symptome:		Vegetative Symptome Schmerzen Konversionssymptome

KAPITEL

15 Suizidalität

15.1 Begriffsklärung

Das Wort **„Suizid"** ist von lat. *sui [manu] cadere* abgeleitet, was wörtlich „sich durch eigene Hand fällen" bedeutet. Dies entspricht dem deutschen Begriff „Selbsttötung". Das christlich geprägte Wort Selbst*mord* beinhaltet, dass eine Selbsttötung mit Mord gleichzusetzen wäre. Von Selbstmord wird deshalb in der Fachliteratur nicht mehr gesprochen, obwohl das Wort umgangssprachlich noch häufig anzutreffen ist. Meist verwenden Mediziner und Psychotherapeuten stattdessen die Begriffe „Suizidalität", „Suizidversuch", „Suizidgefährdung", „Suizidhandlung" oder „vollendeter Suizid". Die wichtigsten Fachbegriffe hierzu lauten:

- **Suizidalität/suizidal:** zusammenfassende Bezeichnungen für alles, was mit dem Thema Selbsttötung zusammenhängt.
- **Allgemeine Suizidalität/Suizidgefährdung:** Suizidgedanken ohne konkrete Pläne.
- **Akute Suizidalität/Suizidgefährdung:** Suizidgedanken mit konkreter Planung (Notfallsituation).
- **Suizidhandlung:** alle im Zusammenhang mit Suizidalität geplanten oder bereits durchgeführten Handlungen.
- **Suizidversuch:** Suizidhandlung, die den eigenen Tod bezweckt, aber nicht zum Tod führt.
- **Parasuizid:** Suizidhandlung als Hilferuf (engl. *cry for help*), bei der nicht die Absicht besteht, sich das Leben zu nehmen.
- **Suizid/vollendeter Suizid.**
- **Erweiterter Suizid:** Nahestehende Personen (keine Fremden!) werden gegen ihren Willen mit in den Tod genommen.
- **Mitnahmesuizid:** Willkürlich ausgewählte fremde Menschen werden in den Tod mitgenommen, z. B. wenn ein Autofahrer frontal in ein anderes Auto fährt, um sich umzubringen.
- **Doppelsuizid (gemeinsamer Suizid):** Zwei Menschen beschließen, sich zusammen zu töten.
- **Internetsuizid:** Zwei Personen verabreden sich über das Internet, sich zu einem bestimmten Zeitpunkt gemeinsam das Leben zu nehmen.

15.2 Ursachen für Suizid(alität)

Suizidale Handlungen werden häufig in Krisenzeiten begangen, in denen die Betroffenen ihre Situation als hoffnungs- und ausweglos einschätzen. Ursache hierfür können Partnerschaftskonflikte sein, Trennungen, Verlust des Arbeitsplatzes, längere Arbeitslosigkeit, Vereinsamung, schwere Erkrankungen, chronische Schmerzzustände, lang andauernde Schlaflosigkeit, Verlust der Heimat, Liebeskummer, Versagen in der Schule etc. Allerdings wäre es falsch anzunehmen, derartige Belastungssituationen seien die einzige Ursache für suizidale Handlungen: Nur ein kleiner Teil der Betroffenen reagiert hierbei suizidal, während die große Mehrheit in der Lage ist, Schicksalsschläge dieser Art zu verarbeiten. Wenn die Betroffenen jedoch unter einer psychischen Erkrankung leiden oder als Folge der Belastungssituation eine psychische Störung entwickeln, ist das Suizidrisiko erheblich erhöht. So ist es nicht verwunderlich, dass bei 90 % der Suizidopfer im Vorfeld eine psychische Erkrankung nachweisbar war (> Abb. 15.1). Vor allem bei Depressionen ist das Suizidrisiko extrem hoch: 15–20 % aller Patienten mit schweren depressiven Störungen nehmen sich das Leben. Aber auch bei Menschen mit anderen psychischen Störungen (> Kap. 15.3) ist das Suizidrisiko erhöht.

15.3 Risikogruppen

Ein hohes Suizidrisiko liegt bei psychischen Erkrankungen vor, z. B.:

- Depressionen (depressive Episode; Anpassungsstörung mit depressiver Reaktion)
- Abhängigkeit oder langjähriger Missbrauch von Alkohol
- Missbrauch von Drogen oder Medikamenten („Tendenz zur Flucht")
- Akute Belastungsreaktion
- Akute psychotische Störung
- Posttraumatische Belastungsstörung
- Schizophrene Erkrankungen und schizotype Störung

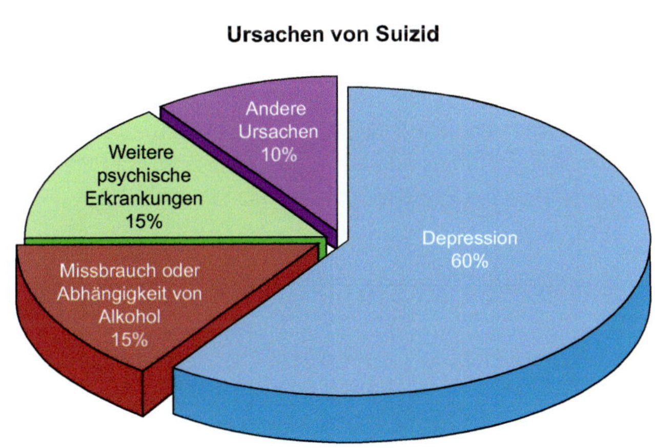

Abb. 15.1 Suizidursachen [L143]

- Manische Episode
- Essstörungen (Magersucht als versteckter Suizid!)
- Multiple Persönlichkeitsstörung
- Organische psychische Störungen
- Persönlichkeitsstörungen (u. a. Borderline-, paranoide, histrionische, narzisstische, dissoziale PS)

Ein hohes Suizidrisiko besteht überdies bei Suizidversuchen in der Vorgeschichte oder bei direkter Ankündigung eines Suizids. Auch bei einschneidenden Verlusterlebnissen ist die Gefahr einer Suizidhandlung sehr groß (Organverlust, Verlust des Arbeitsplatzes, Verlust der Heimat, Verlust einer geliebten Person).

Weitere Risikofaktoren für eine erhöhte Suizidgefährdung sind: soziale Isolation, Einsamkeit (vor allem im Alter), eine schwere oder unheilbare Erkrankung, chronische Schmerzzustände, lang andauernde Schlaflosigkeit, biologische Krisenzeiten (Pubertät, Wechseljahre, Präsenium), Suizide in der näheren Umgebung.

15.4 Motive für einen Suizid oder Suizidversuch

Hinweise zu den Motiven für Suizidversuche stammen aus der Befragung von Menschen, die einen solchen Versuch überlebt haben. Die wichtigsten davon hier im Überblick:

1. Wunsch nach Änderung einer ausweglos erscheinenden Lebenssituation, oft mit dem Gedanken: „Es muss einfach aufhören“, „Einfach nur Ruhe haben“, „Lieber tot, als weiterhin diesen Zustand ertragen zu müssen“. Häufig bei schweren Depressionen, Gebrechen, Schmerzen, einer unheilbaren körperlichen Erkrankung
2. Flucht vor einem nicht lösbaren Konflikt
3. Enttäuschung oder Wut bei fehlender Aggressionsabfuhr, dadurch Aggressionsumkehr (Autoaggression)
4. *Cry for help* = Appell an die Umwelt mit der Bitte um Hilfe
5. Rache: „Schau her, wie weit du mich gebracht hast“
6. Parasuizid als Mittel zur Manipulation anderer (z. B. um in einer Beziehung den Partner daran zu hindern, den Betroffenen zu verlassen)
7. Spektakuläre Suizidhandlung, um „ein Zeichen zu setzen“ oder politische Ziele zu verfolgen (z. B. Selbstverbrennung, Hungerstreik, Selbstmordattentäter)
8. Wunsch, einem Menschen, den man sehr liebt, nach „drüben“ zu folgen (z. B. bei Kindern, die früh Mutter, Vater oder ein Geschwisterkind durch Tod verloren haben)
9. Psychotische Motive, z. B. Selbstbestrafung bei einer schweren Depression; Stimmen, die zum Suizid auffordern, oder Fremdbeeinflussung des Denkens und Tuns bei Schizophrenie

15.5 Statistiken zum Thema Suizidalität

15.5.1 Statistische Zahlen für Deutschland

In Bayern sterben jährlich 1.700 Menschen durch Suizid – mehr als durch Verkehrsunfälle, Gewalttaten, Drogen und Aids zusammen. Die Suizidrate in Deutschland hat sich von 1980 (18.400 Suizide) bis 2008 fast halbiert (9.450 Suizide). Seit 2009 sind die Zahlen leicht steigend. Derzeit versterben in Deutschland zwischen 10.000 und 11.000 Menschen pro Jahr durch Suizid.

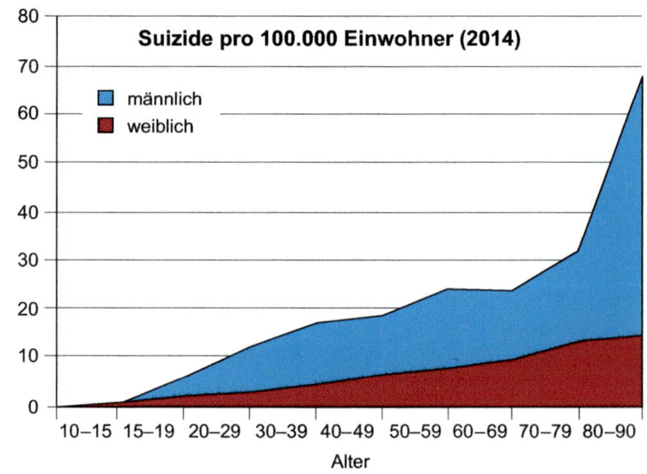

Abb. 15.2 Vollendeter Suizid bei Männern und Frauen [L143]

Unter den gewählten Methoden der Selbsttötung steht an erster Stelle Erhängen oder Ersticken, wobei als Ort für die Suizidhandlung am häufigsten die eigene Wohnung gewählt wird. Männer begehen über alle Altersgruppen hinweg signifikant (2- bis 3-mal) häufiger Suizid als Frauen. Im höheren Lebensalter steigt die Gefahr einer Suizidhandlung bei Männern wie auch Frauen rapide an (➤ Abb. 15.2).

Aus der Statistik nicht zu ersehen sind vollendete Suizide bei Jugendlichen und jungen Erwachsenen zwischen 15 und 25 Jahren. Obwohl sich davon nur 6–12 pro 100.000 Einwohner (0,01 %) das Leben nehmen, ist für diese Altersgruppe der Suizid die häufigste Todesursache (andere Todesursachen sind in diesem Alter noch selten!). Junge Menschen männlichen Geschlechts sind 3-mal häufiger betroffen als Mädchen und junge Frauen.

Suizidversuche erfolgen in bis zu 90 % der Fälle mithilfe von Medikamenten (z. B. Schlaftabletten). Die Gesamtzahl der Suizidversuche ist 10- bis 20-mal höher als beim vollendeten Suizid. Anders als beim vollendeten Suizid beträgt das Verhältnis von Männern zu Frauen bei Suizidversuchen 1 : 2. Suizidversuche kommen bei jungen Menschen zwischen 15 und 25 Jahren um ein Vielfaches häufiger vor als bei älteren Menschen.

15.5.2 Geschlechts- und schichtspezifische Unterschiede

Beim vollendeten Suizid bestehen hinsichtlich der Methoden und Gründe geschlechtsspezifische Unterschiede:

- Männer wählen eher „harte Methoden“ wie Erhängen, Erschießen, Sprung aus großer Höhe, Sprung vor S-Bahn oder Zug. Frauen tendieren zu „weichen Methoden“ (Tabletten, Ertrinken). Aus der Wahl der Methode kann allerdings nicht gefolgert werden, wie ernst es den Betroffenen war.
- Bei Männern liegen einer geplanten Suizidhandlung häufig berufliche Probleme (Verlust des Arbeitsplatzes, Insolvenzver-

fahren, unbezahlbare Schulden) zugrunde, bei Frauen überwiegen Konflikte im persönlichen Bereich (unlösbare Konflikte in der Partnerschaft, Trennung oder Scheidung, unerfüllte Liebe etc.).

Interessant ist auch, dass in bestimmten Schichten und Berufsgruppen eine erhöhte Suizidgefahr zu beobachten ist. In der Mittelschicht sind Suizide und Suizidversuche z. B. seltener als bei Personen aus der niedrigsten und aus der höchsten gesellschaftlichen Schicht. Zu den besonders suizidgefährdeten Berufsgruppen zählen z. B. Künstler, Ärzte, Psychotherapeuten. Die Suizidrate von Ärzten ist etwa 3-mal so hoch wie in der Allgemeinbevölkerung, bei Ärztinnen ist sie sogar noch höher.

15.6 Stadien der suizidalen Entwicklung nach Pöldinger

Bei mehr als der Hälfte der durch Suizid verstorbenen Personen weiß man aus dem Umfeld, dass sie in den 6 Monaten vor der Suizidhandlung einen Arzt oder Therapeuten aufgesucht haben. Der Suizid war also keine Kurzschlusshandlung, sondern das Ergebnis einer langsamen Entwicklung, die der österreichische Psychiater Walter Pöldinger (1949–2002) in seinem Phasenmodell der suizidalen Entwicklung (1968) beschrieben hat. Danach verläuft die Entwicklung bis hin zur Suizidhandlung in drei Stadien oder Phasen, die in ➤ Abb. 15.3 zusammengefasst sind:

1. Im **Erwägungsstadium** wird der Suizid als *mögliche* Problem- oder Konfliktlösung *in Betracht gezogen.* In diese Richtung gehende Gedanken werden oft durch psychische Erkrankungen – vor allem Depressionen – ausgelöst. Aber auch suggestive Einflüsse des Umfelds (Suizide in der Umgebung, Presseberichte etc.) oder Besonderheiten in der Persönlichkeitsstruktur sind oft an der weiteren Entwicklung hin zur suizidalen Krise beteiligt. In dieser ersten Phase können die Betroffenen ihre Gedanken und Handlungen noch steuern.
2. Im **Ambivalenzstadium** sind die Betroffenen hin- und hergerissen zwischen den konkreter werdenden Suizidimpulsen und den selbsterhaltenden Kräften, die sich dem Leben zuwenden wollen. In diesem Stadium drängen sich phasenweise Suizidgedanken auf, dann wieder siegt der Wunsch zu leben. In dieser Phase kommt es häufig zu Hilferufen in Form von Andeutungen, manchmal auch ziemlich konkreten Aussagen wie „Es wäre besser, wenn ich nicht mehr hier wäre", „Ich habe schon öfter daran gedacht, dem Ganzen ein Ende zu machen" etc. Diese meist versteckten Hilferufe zu erkennen und entsprechend zu reagieren, ist eine wichtige Aufgabe von Ärzten und Therapeuten. Deshalb wird Suizidalität nahezu immer in der mündlichen Prüfung thematisiert.
3. Im **Entschlussstadium** erscheinen die Betroffenen oft gelöst und entspannt. In Wirklichkeit befinden sie sich jedoch in einer psychischen Ausnahmesituation, die oft als „Ruhe vor dem Sturm" bezeichnet wird. Oft drängen sich Suizidfantasien so sehr auf, dass die Betroffenen – wie es oft in der Prüfung heißt – nicht mehr ansprechbar sind. Ein Klient, der sich im Entschlussstadium befindet, muss schnellstmöglich in eine psychiatrische Klinik, sei es durch freiwillige Selbsteinweisung, sei es auf dem Wege der zwangsweisen Unterbringung durch Polizei bzw. Ordnungsamt und richterliche Anordnung. Grundlage hierfür ist das „Unterbringungsgesetz" bzw. das „Psychisch-Kranken-Gesetz" des jeweiligen Bundeslandes (➤ Kap. 16.2).

Die drei Stadien in der Entwicklung zur Suizidhandlung können bei der Entscheidung über die **weitere Vorgehensweise** bei einem suizidgefährdeten Klienten eine große Hilfe sein. Ist jemand noch im *Erwägungsstadium,* steht meist die Behandlung der Grunderkrankung im Vordergrund, entweder durch Medikamente (etwa bei einer schweren Depression, einer bipolaren oder manischen Störung, einer schweren PTBS oder einer organisch bedingten psychischen Störung) oder durch psychotherapeutische Verfahren (heute meist Verhaltenstherapie). In vielen Fällen kann die angebahnte Entwicklung zum Suizid in dieser Phase noch aufgehalten werden. Auch in der Erwägungsphase ist es wichtig darauf zu achten, ob der Klient versteckte Hilferufe, Andeutungen oder sonstige Informationen liefert, die vermuten lassen, dass er sich inzwischen schon in der *Ambivalenzphase* befindet, wo das Hauptgewicht der Therapie auf

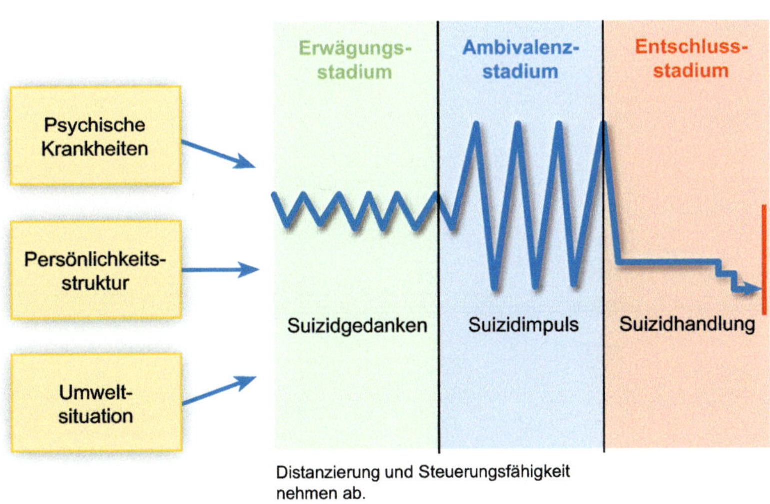

Abb. 15.3 Ursachen und Entwicklung der Suizidalität nach Pöldinger [L141]

Krisenintervention liegt (➤ Kap. 15.8). Sollten alle Anzeichen darauf hindeuten, dass jemand sich schon in der *Entschlussphase* befindet, ist – wie oben unter (3) beschrieben – eine freiwillige oder zwangsweise Unterbringung in einer psychiatrischen Klinik verpflichtend. Der Fragenkatalog in ➤ Tab. 15.1 kann helfen, das Suizidrisiko eines Klienten einzuschätzen.

Die Antworten auf Fragen 1–8 ergeben Hinweise darauf, wie akut die Suizidalität des Klienten einzuschätzen ist. Bei den Fragen 9–12 geht es um die konkrete Lebenssituation und Hinweise auf eine Depression. Die Frage 13–16 hingegen beschreiben Lebensumstände, die sich positiv auf den Lebenswillen auswirken können und im therapeutischen Gespräch als Ressourcen genutzt werden sollten.

MERKE

Je mehr der Fragen 1–12 mit „Ja" und je mehr der Fragen 13–16 mit „Nein" beantwortet werden, desto höher ist das Suizidrisiko.

Tab. 15.1 Fragenkatalog zur Einschätzung der Suizidalität in Anlehnung an Pöldinger (1968)

		Ja/Nein
1.	Haben Sie in letzter Zeit daran gedacht, sich das Leben zu nehmen?	
2.	War das häufig so?	
3.	Hatten Sie das Gefühl, dass die Suizidgedanken sich aufdrängen und Sie nichts dagegen tun können?	
4.	Haben Sie sich schon überlegt, wann, wo und auf welche Weise Sie sich umbringen wollen?	
5.	Haben Sie sich schon Tabletten besorgt oder sonst irgendwelche konkreten Vorbereitungen getroffen?	
6.	Haben Sie schon mit jemandem über Ihre Suizidpläne gesprochen?	
7.	Hat sich in Ihrer Familie oder Ihrem Freundeskreis schon jemand das Leben genommen?	
8.	Haben Sie selbst schon einmal einen Suizidversuch unternommen?	
9.	Halten Sie Ihre augenblickliche Lebenssituation für aussichts- und hoffnungslos?	
10.	Fällt es Ihnen schwer, an etwas anderes als an Ihre Probleme zu denken?	
11.	Haben Sie noch Interesse an Ihrem Beruf, Ihrer Familie, Ihren Hobbys?	
12.	Haben Sie in letzter Zeit weniger Kontakte zu Ihrer Familie, Ihren Freunden und Bekannten?	
13.	Wohnen Sie mit anderen Menschen zusammen: Familie, Freunden, Verwandten?	
14.	Haben Sie jemanden, mit dem Sie offen und vertraulich über Ihre Probleme sprechen können?	
15.	Gibt es in Ihrem Umfeld Menschen, für die Sie große Verantwortung haben (z. B. Kinder)? Oder haben Sie einen verantwortungsvollen Beruf mit wichtigen beruflichen Verpflichtungen?	
16.	Empfinden Sie sich als religiös? Fühlen Sie sich mit einer religiösen Gemeinschaft verbunden?	

15.7 Das präsuizidale Syndrom nach Ringel

Der Wiener Psychiater Erwin Ringel befragte in den 1950er-Jahren mehr als 700 Patienten, die einen Suizidversuch überlebt hatten, nach typischen Symptomen, die vor ihrem Suizidversuch aufgetreten waren (➤ Abb. 15.4). Bei der Mehrzahl der Patienten fand er drei typische Merkmale, die erkennen lassen, dass jemand sich augenblicklich in einer „prä-suizidalen" Phase, also „vor" einem Suizid befindet. Diese Merkmale fasste er unter der Bezeichnung „präsuizidales Syndrom" zusammen:

1. **Einengung** in mindestens einem der folgenden Bereiche:
   a. Im sozialen Bereich: Die Betroffenen fühlen sich alleingelassen, isoliert, ohne Kontakt zum sozialen Umfeld.
   b. Im Denken: Das gesamte Denken dreht sich nur noch um die ausweglos erscheinende Lebenssituation. Andere Denkinhalte haben keinen Platz.
   c. Im Fühlen: Das Fühlen der Betroffenen ist auf Bereiche eingeengt, die augenblicklich problembeladen sind. Gefühle in Bezug auf andere Menschen („Wie geht es denen, wenn ich

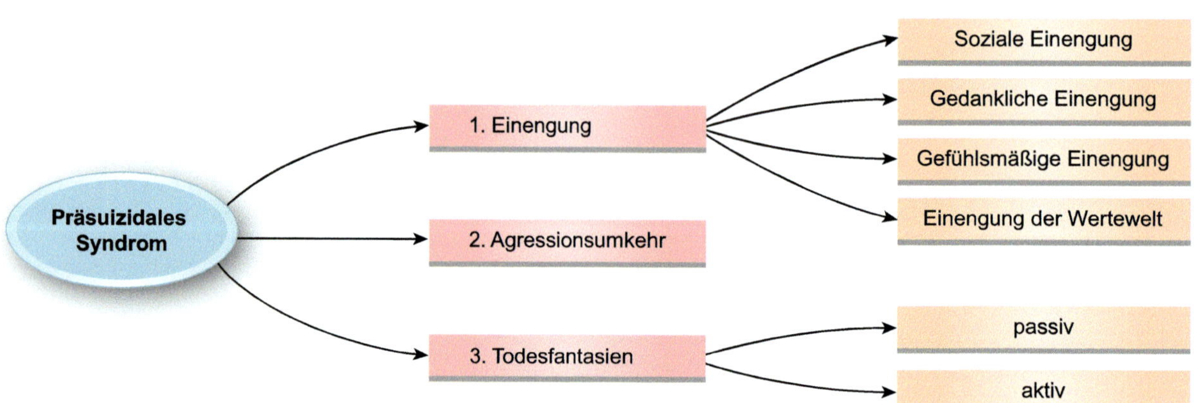

Abb. 15.4 Präsuizidales Syndrom nach Ringel [L157]

mich umbringe?") oder Situationen sind nicht mehr vorhanden.

d. Im Bereich Sinnhaftigkeit des Lebens: Für die Betroffenen gibt es nichts mehr, für das es sich zu leben lohnt.

2. **Aggressionsumkehr:** Jeder suizidgefährdete Mensch ist für Ringel *„ein zutiefst frustrierter, von Aggressionen beherrschter Mensch, der aber nicht imstande ist, diese Aggressionen nach außen abzureagieren und sie daher schließlich gegen die eigene Person wendet"* (https://lexikon.stangl.eu/919/praesuizidale-syndrom/).
3. **Todesfantasien:**
   e. Vorstellung, tot zu sein (passiver Todeswunsch)
   f. Vorstellung, sich zu töten (aktiver Todeswunsch)
   g. Konkrete Pläne zur Durchführung
   Die Todesfantasien werden anfangs bewusst heraufbeschworen. Mit zunehmender Einengung verselbstständigen sie sich und drängen sich schließlich passiv auf.

NICHT VERWECHSELN

- Das **präsuizidale Syndrom** nach Ringel beschreibt drei typische **Symptome,** die i. d. R. **gleichzeitig** vor einem Suizid auftreten.
- Die drei Stadien der **suizidalen Entwicklung** nach Pöldinger beschreiben **aufeinanderfolgende** Phasen bis hin zum endgültigen Suizidentschluss.

15.8 Krisenintervention bei Suizidgefahr

Was in einem Fall von Selbstgefährdung zu tun ist, wird unter dem Begriff Krisenintervention zusammengefasst. Dabei sind folgende Elemente zu unterscheiden:

- Aufbau von Vertrauen zum Therapeuten
- Medikamentöse Behandlung einer etwaigen Grunderkrankung durch einen Arzt oder Psychiater (z. B. schwere Depression, Schizophrenie, organische psychische Störung etc.)
- Bewusstes Ansprechen der Suizidgedanken (wichtig!!!); hierbei Klärung der akuten Suizidgefahr durch Fragen wie: „Haben Sie sich schon mal Gedanken gemacht, wie Sie es tun wollen? Wo? Haben Sie sich schon Tabletten etc. besorgt? Wann planen Sie es? Gibt es einen Abschiedsbrief? Ein Testament?" etc.
- Einbeziehen des sozialen Umfelds (Familie, Freunde, Verwandte; Achtung: Schweigepflicht!), auf diese Weise Durchbrechen der sozialen Einengung
- Stabilisierung der Betroffenen durch verständnisvolles Eingehen auf ihre Gefühle von Angst, Verzweiflung, Hoffnungslosigkeit, dadurch Minderung des emotionalen Drucks
- Kurzschrittige Zukunftsplanung, um so die gedankliche Einengung zu durchbrechen. Beispiele: „Was werden Sie direkt nach dieser Sitzung tun? Und anschließend? Gehen Sie einkaufen? Was kaufen Sie da? Und am Abend, was tun Sie da? Fernsehen? Lesen? Gibt es jemanden, den Sie anrufen könnten? Wann gehen Sie zu Bett? Und morgen früh, wann frühstücken Sie da? Was frühstücken Sie?" etc. Ziel dieser kurzschrittigen Planung der nächsten Stunden und Tage ist es, den Patienten aus seinen Suizidgedanken herauszuholen und die Aufmerksamkeit auf die Bewältigung des Alltags zu fokussieren.
- Sinngebung: Durchbrechen des Gefühls der Sinnlosigkeit durch gemeinsames Herausfinden von Dingen oder Aufgaben, die das Weiterleben notwendig und sinnvoll machen (Kinder, Partner, Hilfe für Betroffene, evtl. religiöse Vorstellungen)
- Gemeinsame Erarbeitung alternativer Lösungen für die aktuelle Krise und für künftige Krisen
- Kontaktangebote zur Selbsthilfe, z. B. Selbsterfahrungsgruppen, Telefonseelsorge
- Nonsuizid-Bündnis, bei dem sich der Betroffene verpflichtet, sich vor einer Suizidhandlung noch einmal mündlich oder schriftlich mit dem Therapeuten in Verbindung zu setzen

MERKE

Auf keinen Fall sollte bei einer erkennbaren Suizidgefährdung aufdeckend gearbeitet werden. Es geht um konkrete Hilfen für die augenblicklich anstehenden Probleme. Das einfühlende Gespräch und konkrete Hilfestellungen für die Alltagsbewältigung haben absoluten Vorrang. Falls akute Suizidalität besteht, ist eine freiwillige oder zwangsweise Unterbringung in einer psychiatrischen Klinik meist unerlässlich.

15

KAPITEL

16 Rechtsvorschriften und Gesetzesgrundlagen

16.1 Gesetzesgrundlagen für die Ausübung der Heilkunde als Heilpraktiker für Psychotherapie: das Heilpraktikergesetz

Das **Heilpraktikergesetz** wurde ursprünglich nur für „große Heilpraktiker" erlassen. Es stammt aus dem Jahr 1939 und wurde 1974 mit Art. 53 des Einführungsgesetzes zum Strafgesetzbuch (EGStGB) durch wichtige Änderungen, Kürzungen und Erweiterungen den politischen und gesellschaftlichen Veränderungen angepasst. Die Passagen, die nicht nur für den „großen" Heilpraktiker, sondern auch für einen Heilpraktiker für Psychotherapie bindend sind, lassen sich wie folgt zusammenfassen:

1. Wer die Heilkunde, ohne als Arzt *bestallt*[1] zu sein, ausüben will, bedarf dazu der Erlaubnis.
2. Ausübung der Heilkunde im Sinne des Gesetzes ist jede *berufs- oder gewerbsmäßig*[2] vorgenommene Tätigkeit zur *Feststellung, Heilung oder Linderung von Krankheiten, Leiden oder Körperschäden*[3] bei Menschen, auch wenn sie im Dienste von anderen ausgeübt wird.
3. Die Erlaubnis nach § 1 berechtigt nicht zur Ausübung der Heilkunde *im Umherziehen*[4].
4. Wer, ohne zur Ausübung des ärztlichen Berufs berechtigt zu sein und ohne eine Erlaubnis nach § 1 zu besitzen, die Heilkunde ausübt, wird mit einer Freiheitsstrafe von bis zu 1 Jahr oder mit Geldstrafe bestraft.

16.1.1 Ausführungsbestimmungen zum Heilpraktikergesetz

In der „ersten Durchführungsverordnung zum Gesetz über die berufsmäßige Ausübung der Heilkunde ohne Bestallung" (Heilpraktikergesetz) vom 18.2.1939 werden verschiedene praktische Punkte aufgeführt, die Bedingung sind, um eine Heilerlaubnis zu erhalten. Sie finden sich z. T. in den Ausführungsbestimmungen der einzelnen Bundesländer wieder, so etwa in einer Bekanntmachung des Bayerischen Staatsministeriums für Umwelt und Gesundheit vom 27.1.2010 (Az. 32-G8584–2009/1–5).

16.1.2 Benötigte Unterlagen für die Antragstellung

Bei der Antragstellung sind der Kreisverwaltungsbehörde folgende Nachweise und Unterlagen vorzulegen:

1. Geburtsurkunde als Nachweis, dass der Antragsteller das 25. Lj. vollendet hat.
2. Kurz gefasster (tabellarischer) Lebenslauf.
3. Ärztliches Zeugnis (nicht älter als 3 Monate), demzufolge keine Anhaltspunkte dafür vorliegen, dass der Antragsteller in gesundheitlicher Hinsicht zur Ausübung des Berufs ungeeignet ist.
4. Nachweis der „sittlichen Zuverlässigkeit" durch ein behördliches Führungszeugnis (Belegart „O"), das nicht älter als 3 Monate sein darf. Damit soll der Nachweis erbracht werden, dass der Antragsteller nicht vorbestraft ist, d. h., dass keine strafrechtlichen oder sittlichen Verfehlungen vorliegen, die ihn für einen Heilberuf ungeeignet machen würden.
5. Persönliche Erklärung, dass gegen den Antragsteller kein gerichtliches Straf- oder staatsanwaltschaftliches Ermittlungsverfahren anhängig ist.
6. Nachweis über einen erfolgreichen Hauptschulabschluss oder einen anderen gleich- oder höherwertigen Schulabschluss.
7. Nachweis von Kenntnissen und Fähigkeiten, die gewährleisten, dass die Ausübung der Heilkunde durch den Antragsteller keine „Gefahr für die Volksgesundheit" bedeutet. Welche Kenntnisse und Fähigkeiten ein Heilpraktiker für Psychotherapie nachweisen muss, ist dem Urteil des Verwaltungsgerichts vom 21.1.1993 in ➤ Box 16.1 zu entnehmen.

BOX 16.1

Urteil des Bundesverwaltungsgerichts vom 21.1.1993

In seinem Urteil vom 21.1.1993 (BVerwG 3 C 34.90) gab das Bundesverwaltungsgericht der Klage einer Diplom-Sozialpädagogin statt, die sich dagegen gewehrt hatte, dass von ihr „allgemein heilkundliche Kenntnisse aus den Bereichen Anatomie, Physiologie, Pathologie und Arzneimittelkunde" verlangt wurden, obwohl sie angegeben hatte, dass sie nach der Prüfung ausschließlich psychotherapeutisch arbeiten werde. Hier die zwei wichtigsten Passagen des Urteils im Original:

---

[1] Unter „Bestallung" ist eine staatliche Berufszulassung (Approbation) zu verstehen.

[2] *„Berufsmäßig"* bedeutet: Jemand übt die Heilkunde wiederholt aus und macht sie so zu seinem Erst- oder Zweitberuf. Auch eine unentgeltliche Ausübung der Heilkunde kann „berufsmäßig" erfolgen (BGH-Urteil vom 16.12.1954). *„Gewerbsmäßig"* **bedeutet: Jemand nimmt für seine Behandlung Geld.**

[3] Bei einem Heilpraktiker für Psychotherapie beschränkt sich die „Feststellung, Heilung oder Linderung von Krankheiten/Leiden" auf psychische Erkrankungen (s. BVerwG-Urteil, ➤ Box 16.1).

[4] Das Verbot des Umherziehens bezieht sich auf „Quacksalber" aus vergangenen Zeiten, die ohne festen Wohnsitz an verschiedenen Orten ihre Heilkunst ausübten. Wenn ein Heilpraktiker einen festen Wohnsitz hat und seine Praxis ordnungsgemäß angemeldet ist, kann er natürlich auch – wie ein Arzt – Hausbesuche machen oder als freier Mitarbeiter in einer Institution (z. B. Flüchtlingshilfe, sozialer Notdienst) tätig sein. Diese Tätigkeit „außer Haus" hat nichts mit „Umherziehen" zu tun.

24: Im Hinblick darauf, dass die Klägerin nur die Ausübung der Psychotherapie erstrebt, muss sie zwar, um nicht die Volksgesundheit zu gefährden, ausreichende Kenntnisse über die Abgrenzung heilkundlicher Tätigkeit, insbesondere im psychotherapeutischen Bereich, gegenüber den Ärzten und den allgemein als Heilpraktiker tätigen Personen vorbehaltenen heilkundlichen Behandlungen besitzen; sie muss ferner auch ausreichende diagnostische Fähigkeiten in Bezug auf das einschlägige Krankheitsbild und die Befähigung haben, Patienten entsprechend der Diagnose psychotherapeutisch zu behandeln; es wäre aber eine unverhältnismäßige Einschränkung der Berufsfreiheit, von ihr allgemeine heilkundliche Grundkenntnisse einschließlich der Kenntnisse im Bereich der Anatomie, Physiologie, Pathologie und Arzneimittelkunde zu verlangen.

25: Vom Erfordernis allgemeiner heilkundlicher Kenntnisse hat der erkennende Senat […] bei Diplom-Psychologen, die Psychotherapie betreiben wollen, abgesehen, weil sie diese Kenntnisse für ihre Praxis nicht brauchen. Nichts anderes gilt für Bewerber anderer Vorbildung mit dem gleichen Berufsziel wie etwa die Klägerin als einer Diplom-Pädagogin. Für diese Gleichbehandlung ist nicht die Vorbildung entscheidend, sondern die Gleichartigkeit der geplanten Betätigung.

Das Urteil findet sich in leicht veränderter Form in allen Merk- und Informationsblättern über die Anforderungen in der schriftlichen und mündlichen Amtsarztprüfung zur „Heilkunde, eingeschränkt auf den Bereich Psychotherapie" wieder, die im nächsten Abschnitt zusammengefasst sind.

16.1.3 Voraussetzungen für die Zulassung als Heilpraktiker für Psychotherapie

1. Der Prüfling muss *„die Befähigung haben, seelische Krankheiten und Leiden differenzialdiagnostisch wie auch hinsichtlich des Ausmaßes der Ausprägung zu erkennen"*.
2. Er muss die Befähigung haben, *„Anzeichen, die auf eine Selbsttötungsgefahr hindeuten, als solche zu erkennen"*.
3. Er muss gewährleisten, dass er seine Tätigkeit auf die Ausübung der Psychotherapie beschränkt und fähig ist, psychische Krankheiten *„von körperlichen Krankheiten und Psychosen, deren Primärbehandlung in die Hände entsprechend befugter Therapeuten gehört,"* zu unterscheiden.
4. Er muss *„ausreichende diagnostische Fähigkeiten in Bezug auf das einschlägige Krankheitsbild"* aufweisen, um eine passende Diagnose zu stellen.
5. Er muss *„die Befähigung besitzen, Patienten entsprechend der Diagnose psychotherapeutisch zu behandeln"*.
6. Er muss fähig sein, mit seiner Art von Psychotherapie *„therapeutisch auf den Befund so zu reagieren, dass der Patient durch die konkrete Behandlung keinen gesundheitlichen Schaden erleidet"*.

(Zitate aus dem Merkblatt für Antragsteller des Landratsamtes Ansbach)

Aus dem in ➤ Box 16.1 zitierten BVerwG-Urteil und den Durchführungsbestimmungen der Bundesländer ergibt sich folgende **Rechtslage:**

- Wer die Prüfung zum Heilpraktiker für Psychotherapie ablegen möchte, muss i. d. R. keine Nachweise oder Zertifikate über eine abgeschlossene Psychotherapieausbildung erbringen – davon ist in den gesetzlichen Grundlagen nirgendwo die Rede.
- Er muss allerdings nachweisen, dass er psychische Erkrankungen richtig diagnostizieren und von *„körperlichen Krankheiten und Psychosen"* abgrenzen kann. Wichtig in diesem Zusammenhang: Der Prüfling muss auch wissen, an welchen Arzt oder Therapeuten er den Patienten abgibt, wenn der Klient Psychopharmaka braucht oder wenn seine Therapie nach allgemeiner Auffassung für die Behandlung des Klienten nicht geeignet ist.
- Er muss die Befähigung besitzen, Patienten nicht nur beratend, sondern auch *„psychotherapeutisch zu behandeln"* und in diesem Zusammenhang darauf zu achten, *„dass der Patient durch die konkrete Behandlung keinen gesundheitlichen Schaden erleidet"*. Dies ohne eine Ausbildung in Psychotherapie zu gewährleisten wäre realitätsfremd. Behauptungen, man benötige für den „HP-Psych" keine Psychotherapieausbildung, widersprechen den gesetzlichen Vorgaben und Bedingungen des oben zitierten Urteils (BVerwG 3 C 34.90 vom 31.1.1993).
- In der Wahl der Therapieverfahren ist ein Heilpraktiker für Psychotherapie frei. Da er meist nicht mit Krankenkassen abrechnen kann, kann er aus der Vielzahl anerkannter psychotherapeutischer Verfahren dasjenige auswählen, das am besten zu seiner Person und seiner zukünftigen Klientel passt.

16.2 Unterbringung nach dem Psychisch-Kranken-Gesetz

Alle Bundesländer haben Gesetze erlassen, die es ermöglichen, Menschen mit einer psychischen Störung oder einer schweren psychischen Erkrankung in ein psychiatrisches Krankenhaus einzuliefern, wenn sie entweder **sich selbst** oder **andere Personen** oder die **öffentliche Sicherheit** gefährden. Die Unterbringung bzw. Zwangseinweisung erfolgt normalerweise auf Beschluss des zuständigen Amtsgerichts (Abteilung Betreuungsgericht), das auf Antrag der Kreisverwaltungsbehörde, in manchen Bundesländern auch auf Antrag des Gesundheitsamts tätig wird. Um eine Zwangseinweisung zu rechtfertigen, müssen, wie ➤ Abb. 16.1 zu entnehmen ist, **zwei Dinge zusammenkommen.**

Muss in einer Gefahrensituation schnell reagiert werden („Gefahr in Verzug"), ist es i. d. R. nicht möglich, einen Beschluss des Amtsgerichts abzuwarten. In diesem Fall kommt eine **vorläufige Unterbringung** in Betracht. Bei einer vorläufigen Unterbringung kann die Kreisverwaltungsbehörde die betroffene Person zunächst ohne Zustimmung des Richters zwangseinweisen lassen, notfalls unter Mithilfe der Polizei. Der Richter muss in diesem Fall bis spätestens 12:00 Uhr mittags benachrichtigt werden und dann unverzüglich (bis spätestens 24:00 Uhr) persönlich in der Psychiatrie erscheinen, um das psychiatrische Gutachten zu studieren und mit dem Betroffenen selbst zu sprechen. Aufgrund des ärztlichen Gutachtens und seiner persönlichen Einschätzung unterschreibt er dann die Einweisung (oder auch nicht). Eine vorläufige Unterbringung kann für maximal 6 Wochen angeordnet werden.

16.3 Sonderregelung in einigen Bundesländern

Bundesländer wie z. B. Bayern, Hessen oder Baden-Württemberg haben das bisherige Psychisch-Kranken-Gesetz in Psychisch-Kranken-

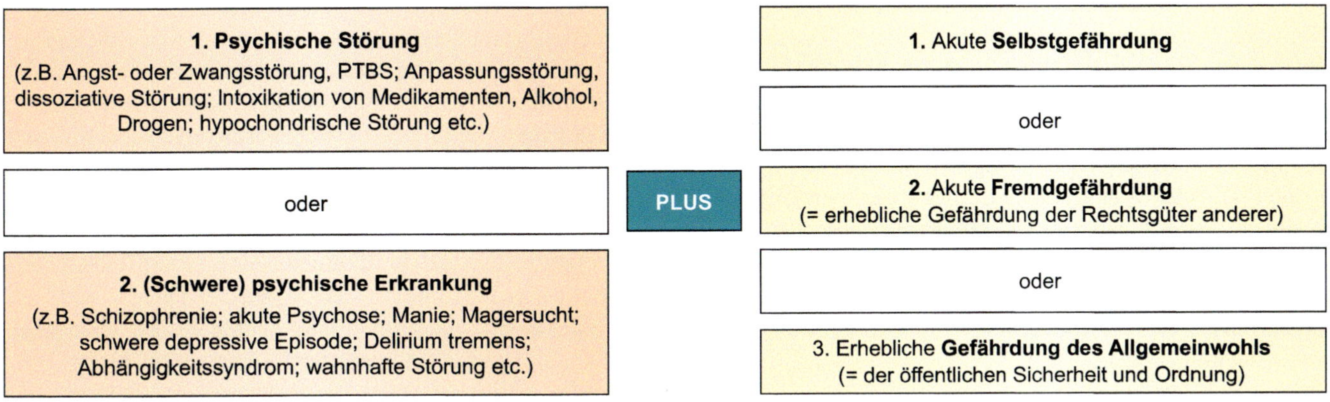

Abb. 16.1 Voraussetzungen für eine zwangsweise Unterbringung [L143]

Hilfe-Gesetz (PsychKHG) umbenannt. Die neue Bezeichnung soll zum Ausdruck bringen, dass es vor einer Zwangseinweisung Hilfen geben soll, die eine Unterbringung in die Psychiatrie abwenden können. Im Bayerischen PsychKHG vom 11.7.2018 z. B. wurde die gesetzliche Grundlage dafür gelegt, dass in ganz Bayern ein Netzwerk von Krisendiensten mit mobilen Fachkräften aufgebaut wird, das für Menschen in einer psychischen Krise und ihre Angehörigen **rund um die Uhr erreichbar** ist. Bereits bei den Voraussetzungen der Unterbringung müssen Polizei, Kreisverwaltungsbehörde oder Gericht nun prüfen, ob die Unterbringung nicht durch Hinzuziehung eines Krisendienstes vermieden werden kann. In der Präambel des Gesetzestextes heißt es hierzu:

„Mit diesem Gesetz wird die psychiatrische, psychotherapeutische, psychosomatische und psychosoziale Versorgung für Menschen mit psychischem Hilfebedarf gestärkt. Ziel ist es, psychische Erkrankungen weiter zu entstigmatisieren sowie den Menschen in psychischen Krisen Anlaufstellen zu bieten und durch eine frühzeitige Unterstützung wirksam zu helfen. Damit sollen auch Unterbringungen ohne oder gegen den Willen der betroffenen Menschen sowie Zwangsmaßnahmen vermieden werden. […]“

In den vorläufigen Verwaltungsvorschriften zum BayerPsychKHG vom 2.1.2019 heißt es ergänzend:

„Für die Versorgung von Menschen in psychischen Krisen soll ein … täglich und rund um die Uhr erreichbares psychosoziales Beratungs- und Hilfeangebot (Krisendienst) flächendeckend in Bayern auf- bzw. ausgebaut und betrieben werden. Damit wird eine wichtige Lücke im psychiatrischen, psychotherapeutischen, psychosomatischen und psychosozialen Versorgungssystem geschlossen. … Die Versorgungslücke ist mit ein Grund, dass Krisen derzeit häufig nicht rechtzeitig abgefangen werden können und betroffene Personen mangels anderer, niedrigschwelliger Angebote in stationäre psychiatrische Behandlung eingewiesen werden müssen. Mit den Krisendiensten kann sich die Zahl von stationären psychiatrischen Behandlungen verringern.“

VVBayPsychKHG, Az. II5/2181.01-1/11, Az. 27-G8096-2018/156 (S.8)

Wichtig zu wissen

- Bei freiwilliger Selbsteinweisung bedarf es keines richterlichen Beschlusses. Die Betroffenen können auf Wunsch die Klinik wieder verlassen, außer es besteht Lebensgefahr.
- Bei Fremdgefährdung ohne Vorliegen einer psychischen Störung kommt zwar die Polizei und nimmt den Betroffenen vorläufig fest, er kommt jedoch in Haftgewahrsam, nicht in die Psychiatrie!

Unterbringungsgesetz sieht ärztliche Anordnungsbefugnis nicht vor

Rosenheim. Siegt „Polizeigewalt über medizinischen Sachverstand“, wie es der Rosenheimer Internist Herbert Steffes formuliert? Genauer gesagt: Entscheidet in einem unaufschiebbaren Fall ein Mediziner oder ein Polizeibeamter, ob eine psychisch gestörte Person in ein psychiatrisches Krankenhaus eingewiesen wird? Aktuell geworden ist diese Frage durch den Fall einer 17-jährigen Schülerin, die an einem Sonntagvormittag auf dem Rosenheimer Bahnhof aufgefallen war. Beamte der Bahnpolizei hatten die 17-Jährige wegen Ordnungswidrigkeiten und Verhaltensauffälligkeit vorläufig festgenommen und den Internisten Steffes als diensthabenden Notarzt hinzugerufen. Dieser hielt eine stationäre Behandlung der Festgenommenen für notwendig und wollte die Jugendliche ins Bezirkskrankenhaus Gabersee einweisen. Weil sich die Patientin nicht freiwillig nach Gabersee bringen ließ, forderte die Bahnpolizei einen Beamten der Einsatzleitung bei der Polizeidirektion Rosenheim an, um eine Einweisung nach dem Bayerischen Unterbringungsgesetz zu erreichen. Zuständig für eine solche Einweisung ist laut Gesetz die örtliche Kreisverwaltungsbehörde (Stadtverwaltung), an deren Stelle aber in unaufschiebbaren Fällen die Polizei treten kann.

Glücklicher Zufall

Über die Kompetenzen für die Einweisung gingen dann allerdings im Fall der psychisch kranken Jugendlichen die Meinungen auseinander. Während der Arzt eine „möglichst rasche Versorgung einer schwerkranken Person“ für notwendig hielt, entschied der Polizeibeamte, die Patientin zunächst zur nächstgelegenen Polizeidienststelle zu bringen und am Montag die zuständigen Stellen der Stadt über das weitere Schicksal der jungen Frau entscheiden zu lassen. „Allein einem glücklichen Zufall ist es zu verdanken, dass die Patientin in einem lichten Moment die Sachlage erfasste und einen freiwilligen Krankenhausaufenthalt dem Polizeigewahrsam vorzog", schildert Internist Steffes den Ausgang des Vorfalls. Weil er sich aber durch das Verhalten des Polizeibeamten in seiner „Berufsausübung behindert" sah, beschwerte er sich bei der Polizeidirektion Rosenheim, beim Polizeipräsidium Oberbayern und bei der Bayerischen Landesärztekammer – mit überraschendem Ergebnis: Alle Stellungnahmen bestätigten die Rechtsauffassung des Polizeibeamten, der gegen die Einweisung war.

„Massiver Eingriff"

Unter Hinweis auf das Bayerische Unterbringungsgesetz machte der Einsatzleiter der Rosenheimer Polizeidirektion den Beschwerdeführer darauf aufmerksam, dass – sofern psychisch Kranke die öffentliche Sicherheit und Ordnung gefährden – *„die Polizei in unaufschiebbaren Fällen eine Person in ein psychiatrisches Krankenhaus zur Behandlung einweisen kann"*. Und noch deutlicher: *„Eine ärztliche Anordnungsbefugnis sieht das Gesetz nicht vor."* Das oberbayerische Polizeipräsidium äußerte sich ebenfalls in diesem Sinne und konnte deshalb *„kein dienstaufsichtlich zu beanstandendes Fehlverhalten"* feststellen. Auch die Landesärztekammer beurteilte die Argumentation der Rosenheimer Polizei als *„absolut zutreffend"*, weil die Befugnisse für die Einweisung in eine psychiatrische Klinik *„in unaufschiebbaren Fällen ausschließlich der Polizei"* zukämen. Deshalb habe der Polizeibeamte auch die Konsequenzen allein zu tragen, *„wenn er die aus ärztlicher Sicht notwendige Unterbringung nicht durchführt"*.

Eine Überarbeitung und Ergänzung des Unterbringungsgesetzes, wie der Mediziner Steffen dies fordert, wäre nach Ansicht der Landesärztekammer nicht erfolgversprechend und auch nicht im Sinn der Ärzte: *„Es handelt sich immerhin um einen Eingriff in ein Grundrecht, der dann, wenn er zu Unrecht erfolgt ist, ganz erhebliche rechtliche und tatsächliche Probleme aufwirft"*, gibt die Geschäftsführung der Ärztekammer zu bedenken.

(Quelle: Süddeutsche Zeitung 1997, Nr. 48, S. 54)

16.4 Betreuungsrecht

16.4.1 Allgemeine Hinweise zum Betreuungsrecht

Durch einen Unfall, eine Krankheit oder fortschreitendes Alter kann jeder von uns in eine Situation kommen, in der er seine Angelegenheiten nicht mehr selbst regeln kann und auf die Hilfe anderer angewiesen ist. Wenn diese Hilfe im privaten Bereich nicht vorhanden oder aus bestimmten Gründen nicht möglich ist, kann für die betroffene Person eine Betreuung angeregt werden. Wie eine solche Betreuung aussieht, regelt das seit 1992 existierende Betreuungsrecht, das die frühere Entmündigung abgelöst hat. Mit diesem als „Jahrhundertreform" bezeichneten Gesetz war beabsichtigt, den Betroffenen mehr persönliche Rechte und Verantwortlichkeiten zu belassen und Eingriffe in Persönlichkeitsrechte nur ausnahmsweise vorzunehmen. Ein wichtiger Teil der Reform war deshalb, dass eine Betreuung nur für jene Bereiche ausgesprochen wird, in denen jemand wirklich Hilfe benötigt, v. a. aber auch, dass jemand, der unter Betreuung steht, „geschäftsfähig bleibt". Die betreute Person kann also ohne Mitwirkung des Betreuers Rechtsgeschäfte tätigen, außer das Gericht spricht für einen oder mehrere Bereiche einen sog. Einwilligungsvorbehalt aus (➤ Kap. 16.4.6). Die wichtigsten gesetzlichen Grundlagen und Vorschriften des Betreuungsrechts finden sich in § 1896 ff. Bürgerliches Gesetzbuch (BGB). Das Betreuungsrecht ist also ein Gesetz, das für die gesamte Bundesrepublik gilt, im Gegensatz zum Unterbringungs-/Psychisch-Kranken-(Hilfe)-Gesetz, das in den Gesetzen der einzelnen Bundesländer verankert ist.

16.4.2 Voraussetzungen für die Bestellung eines Betreuers

Wenn ein Volljähriger an einer psychischen Krankheit oder einer körperlichen, geistigen oder seelischen Behinderung leidet (➤ Box 16.2) und seine (rechtlichen) Angelegenheiten ganz oder teilweise nicht besorgen kann, kann das Betreuungsgericht auf seinen Antrag oder von Amts wegen für ihn einen Betreuer bestellen. Eine Betreuung ist nicht erforderlich, wenn die Angelegenheiten anderweitig besorgt werden können, z. B. durch einen Bevollmächtigten, einen juristischen Berater, eine Haushaltshilfe, den Sozial- oder Pflegedienst etc.

BOX 16.2

Was ist eine Behinderung?

Nach dem deutschen Sozialgesetzbuch (SGB) gilt ein Mensch als behindert,

1. *„wenn seine körperliche Funktion, geistige Fähigkeit oder seelische Gesundheit mit hoher Wahrscheinlichkeit länger als sechs Monate von dem für das Lebensalter typischen Zustand abweicht*
2. *und daher seine Teilhabe am Leben in der Gesellschaft beeinträchtigt ist."*

Beispielhaft sind für die genannten **vier Voraussetzungen** einer Betreuung zu nennen:

- **Psychische Krankheit** (vorübergehend): z. B. schwere Depression, Manie, Schizophrenie, Angststörung, Abhängigkeitserkrankung
- **Körperliche Behinderung:** z. B. dauernde Bewegungsunfähigkeit infolge von Muskeldystrophie, MS, Querschnittlähmung, Blindheit
- **Geistige Behinderung:** schwere Intelligenzminderung, frühkindlicher Autismus, Down-Syndrom
- **Seelische Behinderung:** Demenz, Schizophrenia simplex, organische Persönlichkeitsstörung

16.4.3 Beantragung oder Anregung einer Betreuung

Damit ein Betreuer bestellt werden kann, muss dem Betreuungsgericht ein entsprechender Antrag vorliegen. Diesen Antrag kann nur der Betroffene selbst stellen. Wenn er dazu nicht fähig ist, weil er aufgrund einer psychischen Erkrankung oder Behinderung seinen freien Willen nicht kundtun kann, geschieht dies „von Amts wegen" durch das Betreuungsgericht selbst, vorausgesetzt jemand hat die Betreuung „angeregt". Eine Betreuung anregen kann jedermann: Meist sind es Familienangehörige, Nachbarn, ein behandelnder Arzt oder ein Pflegedienstmitarbeiter.

16.4.4 Das Betreuungsverfahren

Die Bestellung eines Betreuers setzt ein **Sachverständigengutachten** voraus, das vom Gericht in Auftrag gegeben wird. Falls der Sachverständige in seinem Gutachten zu dem Ergebnis kommt, dass eine Betreuung notwendig ist, hat er in seinem Gutachten auch zu vermerken, welche Aufgabenkreise die Betreuung umfassen und auf welche Dauer sie angelegt sein sollte. Wenn der zu Betreuende selbst den Antrag auf Betreuung stellt, genügt ein von ihm vorgelegtes ärztliches Zeugnis.

In seinen eigenen Betreuungsrechtsangelegenheiten ist der Betreute immer **verfahrensfähig.** Das bedeutet, dass er innerhalb des Betreuungsverfahrens Anträge stellen, Einsicht in die Gerichtsakte nehmen, einen Rechtsanwalt bestellen und Rechtsmittel (Beschwerde) einlegen kann. Wenn der Betroffene hierbei Hilfe benötigt, kann vom Gericht ein **Verfahrenspfleger** bestellt werden. Der Verfahrenspfleger soll dem Betroffenen erklären, wie das gerichtliche Verfahren abläuft, ihm Inhalte und Gerichtsmitteilungen erläutern und seine Wünsche an das Gericht übermitteln. Im Betreuungsverfahren hat er die Aufgabe, die Interessen des zu Betreuenden zu vertreten: Er kann hierbei Anträge stellen, Rechtsmittel einlegen und an den Anhörungen teilnehmen.

Im Vorfeld der Betreuung wird der **Betreuungsbehörde** i. d. R. Gelegenheit gegeben, sich zur Notwendigkeit einer Betreuung zu äußern. Um eine begründete Aussage treffen zu können, führen Mitarbeiter der Betreuungsbehörde gewöhnlich einen Hausbesuch durch und erstellen einen **Sozialbericht.** Der Bericht enthält u. a. Angaben zur sozialen Situation des Betroffenen, Empfehlungen in Bezug auf den möglichen Betreuer und Hinweise auf die notwendigen Aufgabenkreise. Auch Ehe-/Lebenspartner, Eltern und Kinder erhalten üblicherweise Gelegenheit, sich in diesem Verfahren zu äußern.

Vor einer endgültigen Entscheidung über die Bestellung eines Betreuers muss der Betreuungsrichter den Betroffenen **persönlich anhören** und sich einen unmittelbaren Eindruck von ihm verschaffen. Dies sollte nach Möglichkeit in seiner persönlichen Umgebung stattfinden. Soweit ein Verfahrenspfleger bestellt ist, soll die Anhörung in dessen Gegenwart durchgeführt werden.

Im Betreuungsverfahren legt der Richter auch die **Dauer der Betreuung** fest. Je nach Erkrankung kann sie auf 1 Jahr, 2 Jahre oder länger begrenzt werden. Die Höchstdauer beträgt 7 Jahre. Nach dieser Zeit muss geprüft werden, ob eine Betreuung weiterhin notwendig ist. Auch die **Aufgabenkreise,** für die eine Betreuung erfolgen soll, werden vom Gericht festgelegt.

16.4.5 Aufgabenkreise

Durch die Anordnung einer Betreuung wird nach dem neuen Betreuungsgesetz vom 1.1.1992 die Geschäftsfähigkeit des Betreuten nicht berührt, er wird also – anders als früher – nicht mehr entmündigt. Die Betreuung umfasst auch nicht mehr die gesamte Person, sondern nur jene Aufgabenkreise, die der Betroffene nicht mehr selbst regeln kann. Bei Bedarf können für verschiedene Aufgabenkreise auch zwei oder mehr Betreuer bestimmt werden.

Häufige Aufgabenkreise:

- **Gesundheitssorge:** Organisation von regelmäßigen ärztlichen Untersuchungen, Entscheidung über bestimmte medizinische Maßnahmen, Vereinbarungen mit dem ambulanten Pflegedienst, Organisation von Essen auf Rädern, Einnahme von Medikamenten, Abrechnung mit der Krankenversicherung etc.
- **Vermögenssorge:** Verwaltung des Spar- und Girokontos, Regulierung von Schulden.
- **Wohnungsangelegenheiten,** z. B. Kündigung, Umzug, Mietzahlungen etc.
- **Aufenthaltsbestimmung:** Verbleib in der häuslichen Umgebung oder Umzug in ein Alten- bzw. Pflegeheim? Entscheidung über eine Unterbringung oder unterbringungsähnliche Maßnahmen.
- **Vertretung gegenüber Behörden:** Versicherungen, Sozialhilfe, Renten- und Sozialversicherung, Hilfe bei der Beschaffung des Personalausweises/Reisepasses, Vertretung gegenüber Heimen.
- **Vertretung bei einem Gerichtsverfahren.**
- **Entgegennahme und Öffnen der Post:** Dies setzt eine ausdrückliche richterliche Anordnung voraus, auch wenn dem Betreuer „alle Angelegenheiten" übertragen sind. Auch ein Betreuer, dem der Aufgabenkreis „Bank- und Sparkassenangelegenheiten" übertragen wurde, darf die an den Betroffenen gerichteten Schreiben der Kreditinstitute nicht öffnen, wenn ihm nicht auch der Aufgabenkreis bzgl. des Postverkehrs übertragen wurde. Die Übertragung dieses Aufgabenkreises ist nur zulässig, wenn der Betreuer seine Aufgaben zum Wohl des Betreuten sonst nicht erfüllen kann.

16.4.6 Einwilligungsvorbehalt

Wie einleitend erwähnt, beeinträchtigt die Bestellung eines Betreuers nicht eine bestehende Geschäftsfähigkeit. Der Betreuer ist demzufolge eine Art Berater, der den freien Willen des Betreuten respektieren muss. Wenn die Willensentscheidungen des Betreuten dazu führen würden, dass er sich selbst Schaden zufügt, kann das Betreuungsgericht einen sog. Einwilligungsvorbehalt anordnen. Das Wort umschreibt die Möglichkeit des Betreuers, sich die „Einwilligung" zu einem Rechtsgeschäft „vorzubehalten". Es ist also eine Art Vetorecht des Betreuers. Nur etwa 5 % aller Betreuten sind von einem Einwilligungsvorbehalt betroffen, in allen anderen Fällen bleiben die Betroffenen geschäftsfähig.

Die Voraussetzungen für einen Einwilligungsvorbehalt sind in § 1903 BGB geregelt. Danach kann ein Einwilligungsvorbehalt nur festgelegt werden, wenn ohne einen solchen eine erhebliche Gefahr für die Person oder das Vermögen des Betreuten drohen würde. Die

Anordnung eines Einwilligungsvorbehalts setzt voraus, dass der Betreute aufgrund einer psychischen Erkrankung seinen freien Willen nicht kundtun kann, etwa bei Vorliegen einer Wahnerkrankung, einer manischen Episode oder bei fortgeschrittener Demenz. Im Gesetzestext heißt es hierzu:

„Soweit dies

1. zur Abwendung einer erheblichen Gefahr für die Person oder

2. zur Abwendung einer erheblichen Gefahr für das Vermögen des Betreuten erforderlich ist, ordnet das Betreuungsgerichtgericht an, dass der Betreute zu einer Willenserklärung ➤ *Abb. 16.1*[5] *die Einwilligung des Vormundschaftsgerichts bzw. des Betreuers benötigt. Ein Einwilligungsvorbehalt kann sich nicht erstrecken auf Rechtsgeschäfte, zu denen ein beschränkt Geschäftsfähiger*[6] *nicht der Zustimmung seines gesetzlichen Vertreters bedarf."*

Eine **erhebliche Gefahr für die Person** kommt meist dann in Betracht, wenn der Betreute es ablehnt, bestimmte Geschäfte zu tätigen, die für seine **Gesundheit** wichtig sind. Beispiele:

- Eine Frau mit fortgeschrittener Alzheimer-Demenz lehnt es ab, sich operieren zu lassen.
- Ein Depressiver mit Verarmungswahn weigert sich, Heizmaterial zu kaufen, obwohl die finanziellen Mittel dafür vorhanden sind.
- Ein Wahnkranker kündigt Strom und Wasser, weil er glaubt, dadurch bestrahlt und beeinflusst zu werden.
- Ein Mann mit schweren Depressionen weigert sich, Medikamente zu nehmen, obwohl der Hausbesitzer wegen der vermüllten Wohnung mit einer Zwangsräumung droht.

Eine **erhebliche Gefahr für das Vermögen** liegt dann vor, wenn der Betreute Ausgaben tätigt, die mit seinen Einkommens- und Vermögensverhältnissen nicht zu vereinbaren sind, sodass Vermögensverfall droht. Beispiele:

- Ein Maniker will sich einen Sportwagen kaufen, obwohl er und seine Frau kaum das Geld haben, um die Raten für ihr Hypothekendarlehen zu bedienen.
- Ein junger Mann mit Intelligenzminderung schafft sich ständig teure wissenschaftliche Werke an.
- Ein Betreuter ohne eigenes Einkommen und ohne Ersparnisse gibt erhebliche Beträge aus, um im Internet über Partnervermittlungen eine Partnerin zu finden.
- Eine Alzheimer-Patientin beschließt, ihr Haus weit unter dem normalen Verkaufspreis an eine Baufirma zu veräußern.

16.4.7 Fallbeispiel

Einwilligungsvorbehalt

Bei Elvira K. (79) ist eine beginnende Demenz diagnostiziert worden. Es wird eine Betreuung für sie eingerichtet, welche die Aufgabenkreise „Gesundheitssorge", „Vermögenssorge" und „Aufenthaltsbestimmung" umfasst. Für den Aufgabenkreis „Vermögenssorge" besteht ein Einwilligungsvorbehalt. Elvira K. kommt mit ihrem Arzt nicht mehr zurecht und möchte deshalb zu einem anderen Arzt wechseln. Ihr Betreuer verweigert hierzu seine Einwilligung. Zu Recht?

Kommentar zur Fallgeschichte

Elvira K. braucht für die Wahl des Arztes keine Einwilligung ihres Betreuers, denn ein Einwilligungsvorbehalt besteht nur für den Aufgabenkreis Vermögenssorge, nicht für die Bereiche Gesundheit und Aufenthalt. In Bezug auf die Wahl des Arztes bleibt Frau K. in vollem Umfang geschäfts- und handlungsfähig. Sie kann sich von einem Arzt ihrer Wahl behandeln lassen.

16.4.8 Unterbringung nach dem Betreuungsrecht

Wenn eine unter Betreuung stehende Person akut suizidal ist oder die eigene Gesundheit in erheblichem Maße gefährdet, kann der Betreuer sie nach Rücksprache mit dem zuständigen Richter selbst unterbringen oder durch den Notarzt unterbringen lassen. Voraussetzung hierfür ist allerdings, dass der Betreuer einen Einwilligungsvorbehalt für den Aufgabenkreis „Gesundheitssorge" hat. Eine Unterbringung nach dem Betreuungsrecht („zivilrechtliche Unterbringung") ist überdies nur dann zulässig,

1. wenn Gefahr besteht, dass der Betreute Suizid begeht oder sich erheblichen gesundheitlichen Schaden zufügt,
2. wenn eine Untersuchung des Gesundheitszustands, eine Heilbehandlung oder ein ärztlicher Eingriff notwendig sind, um vom Betreuten einen erheblichen gesundheitlichen Schaden abzuwenden.

NICHT VERWECHSELN

Wenn jemand unter Betreuung steht und aufgrund einer psychischen Erkrankung nicht sich selbst, sondern die öffentliche Sicherheit und Ordnung gefährdet, greift nicht das Betreuungsrecht, sondern das Unterbringungsrecht des jeweiligen Bundeslandes: Im Falle einer Fremdgefährdung z. B. wird die unter Betreuung stehende Person nicht vom Betreuer, sondern von der Polizei untergebracht.

Unterbringungsähnliche Maßnahmen

Viele Betreute leben in Alten- oder Wohnheimen oder müssen wegen Erkrankung einige Zeit in einer Klinik verbringen. Wenn einem Betreuten hier regelmäßig (z. B. nachts) oder für längere Zeit (länger als 2 Tage) die Freiheit entzogen werden soll, so ist dies nur mit Einwil-

[5] **„Willenserklärung"** ist der juristische Fachausdruck für ein *geplantes* Rechtsgeschäft (z. B. Kauf eines Autos). Zu einem Rechtsgeschäft wird die Willenserklärung erst, wenn die zweite Person (z. B. der Verkäufer) zustimmt.

[6] Als **„beschränkt geschäftsfähig"** gelten Minderjährige zwischen dem vollendeten 7. und dem vollendeten 18. Lj. Kinder und Jugendliche dürfen sich in diesem Alter ohne Zustimmung der Eltern ein Eis kaufen, mit dem Bus fahren, sich vom Taschengeld Stifte, kleinere Hygieneartikel oder Jugendzeitschriften kaufen. Analog darf ein Betreuter sich z. B. ohne Einwilligung des Betreuers einen Kaffee, einen Döner, eine Zeitung kaufen, mit dem Bus fahren oder ins Kino gehen.

ligung des Betreuers und mit Genehmigung des Betreuungsgerichts zulässig. Infrage kommen z. B. freiheitsentziehende Maßnahmen durch Bettgitter, Bauchgurt, Fixierung, komplizierte Türschließeinrichtungen, evtl. auch sedierende Medikamente.

Eine einmalige Fixierung, z. B. aufgrund eines Fieberanfalls oder eines akuten Durchgangssyndroms nach Narkose, fällt nicht unter die Genehmigungspflicht. In Notsituationen wie diesen ist ein „rechtfertigender Notstand" (§ 34 StGB) gegeben, bei dem die Gesundheit des Patienten Vorrang vor seinem Recht auf Freiheit hat. Ein rechtfertigender Notstand liegt allerdings nicht mehr vor, wenn die Maßnahmen regelmäßig erfolgen oder länger als 2 Tage andauern.

Aufgabe des Betreuers ist es in jedem Fall, darauf zu achten, dass der Betreute nicht unter Missachtung dieser Schutzvorschriften fixiert oder anderweitig festgehalten wird. Gegebenenfalls ist darauf zu drängen, weniger einschneidende Maßnahmen anzuwenden, z. B. nächtliches Herunterfahren des Pflegebetts statt eines Bettgitters.

16.5 Sonstige Rechtsvorschriften

16.5.1 Schweigepflicht

Bereits der hippokratische Eid enthält die ärztliche Selbstverpflichtung:

„Was ich bei der Behandlung sehe oder höre oder auch außerhalb der Behandlung im Leben der Menschen, werde ich, soweit man es nicht ausplaudern darf, verschweigen und solches als ein Geheimnis betrachten."

Die Schweigepflicht ist die rechtliche Verpflichtung bestimmter Berufsgruppen, ihnen anvertraute Geheimnisse nicht unbefugt an Dritte weiterzugeben. Dazu zählen neben Ärzten, Priestern, Anwälten, Psychologischen Psychotherapeuten und Angehörigen der Pflegeberufe auch Heilpraktiker und Heilpraktiker für Psychotherapie. Die Schweigepflicht dient dem Schutz der Privatsphäre des Patienten und ist Grundlage für den Aufbau und die Unterhaltung eines vertrauensvollen Verhältnisses zwischen Psychotherapeut und Patient.

Die Schweigepflicht gilt auch für Minderjährige über 15 Jahren. Ausschlaggebend ist die Einsichtsfähigkeit der jungen Klienten, die i. d. R. ab 15 Jahren gegeben ist. Angehörige oder Begleitpersonen von 15- bis 18-Jährigen sollten darüber informiert werden, dass auch bei Jugendlichen die Schweigepflicht gilt. Bei Minderjährigen unter 15 Jahren ist der Therapeut i. d. R. berechtigt, die Eltern zu informieren, aber auch da ist von Fall zu Fall abzuwägen, was den Eltern erzählt werden sollte und was nicht.

Schweigepflichtentbindung bei „begleitender" Psychotherapie

Die Schweigepflicht ist auch zu berücksichtigen, wenn ein Heilpraktiker für Psychotherapie begleitend mit einem Klienten arbeitet, der gleichzeitig bei einem Psychiater oder sonstigen Facharzt in Behandlung ist. Um sich mit dem Arzt auszutauschen, bedarf es einer Schweigepflichtentbindung gegenüber dem Facharzt wie auch gegenüber dem Therapeuten. Die Entbindung von der Schweigepflicht sollte schriftlich erfolgen und könnte wie in ➤ Box 16.3 formuliert sein:

BOX 16.3

Entbindung von der Schweigepflicht: Muster

Hiermit entbinde ich Herrn/Frau XX YY (Heilpraktiker/in für Psychotherapie) gegenüber Herrn/Frau Dr. med. XX YY von der Schweigepflicht.

____
(Datum, Unterschrift)

Und umgekehrt:
Hiermit entbinde ich Herrn/Frau Dr. med. XX YY gegenüber Herrn/Frau XX YY (Heilpraktiker/in für Psychotherapie) von der Schweigepflicht.

____
(Datum, Unterschrift)

Brechen der Schweigepflicht bei geplanten Straftaten

Es gibt seltene Fälle, in denen ein Therapeut rechtlich verpflichtet ist, seine Schweigepflicht zu brechen (Offenbarungspflicht). Die genaueren Voraussetzungen sind in § 138 StGB aufgeführt. Dort findet sich eine Auflistung von Straftaten und Verbrechen, die ein Therapeut der Polizei melden muss,

1. wenn es sich um eine schwere Straftat handelt (z. B. Mord, Totschlag, Raub, räuberische Erpressung, Landesverrat, Geldfälschung, Sprengstoffattentat, Menschenhandel, Geiselnahme, Verbrechen gegen Leib und Leben)
   und
2. wenn die Straftat **geplant** ist, d. h., wenn der Therapeut davon glaubhaft *„zu einer Zeit erfährt, zu der die Ausführung oder der Erfolg noch abgewendet werden kann"*.

Daraus geht indirekt hervor, dass ein Therapeut weniger schwere Vergehen, die in der Zukunft passieren könnten (z. B. Ladendiebstahl bei Kleptomanie), nicht anzuzeigen braucht. Überdies unterliegt er – wie ein Priester oder Anwalt – gegenüber **vergangenen Straftaten** (ob leicht oder schwer) der Schweigepflicht. Er darf also jemanden, der in der Vergangenheit eine schwere Straftat begangen hat, psychotherapeutisch behandeln, ohne entsprechende Informationen an Polizei oder Staatsanwaltschaft weitergeben zu müssen.

16.5.2 Rechtfertigender Notstand

Neben den o. g. Beispielen gibt es noch andere Situationen, in denen ein Therapeut seine Schweigepflicht brechen darf oder sogar muss. Wenn z. B. ein akut suizidgefährdeter Patient die Praxis verlässt, dürfen wir zu seinem Schutz die Schweigepflicht brechen und die Polizei oder Angehörige benachrichtigen. In einem Fall wie diesem sind – was den suizidalen Patienten betrifft – zwei Rechtsgüter im Widerstreit: einerseits die Schweigepflicht des Therapeuten, andererseits das Leben des Klienten. Das Leben des Klienten ist in diesem Fall ein höheres Rechtsgut als die Verpflichtung des Therapeuten, keine Informationen über den Klienten preiszugeben. Der Therapeut darf in diesem Fall also seine Schweigepflicht durchbrechen. Rechtsgrundlage hierfür ist der sog. rechtfertigende Notstand" (§ 34 StGB):

„Wer in einer gegenwärtigen, nicht anders abwendbaren Gefahr für Leben, Leib, Freiheit, Ehre, Eigentum oder ein anderes Rechtsgut eine Tat begeht, um die Gefahr von sich oder einem anderen abzuwenden, handelt nicht rechtswidrig, wenn bei Abwägung der widerstreitenden Interessen […] das geschützte Interesse das beeinträchtigte wesentlich überwiegt. Dies gilt jedoch nur, soweit die Tat ein angemessenes Mittel ist, die Gefahr abzuwenden."

Neben der Schweigepflicht gibt es noch andere Beispiele für einen rechtfertigenden Notstand, die in Prüfungen manchmal gefragt werden (➤ Box 16.4).

BOX 16.4

Rechtfertigender Notstand: Beispiele

Beispiel 1
Dürfen Sie einen akut suizidgefährdeten Klienten festhalten, wenn er das Fenster öffnet und hinausspringen will? – Ja, denn es handelt sich um eine gegenwärtige, nicht anders abwendbare Gefahr für das Leben des Klienten. Da ist die Freiheitsberaubung weniger gewichtig als die Gefahr für Leib und Leben.

Beispiel 2
Ein Klient erzählt, er habe schon Schlaftabletten in der Hosentasche und werde sich damit umbringen. Dürfen Sie ihn daran hindern, die Praxis zu verlassen, z. B. ihn festhalten oder die Tür versperren? – Nein. Es handelt sich in diesem Fall nicht um eine *„gegenwärtige*, nicht anders abwendbare Gefahr" für das Leben des Klienten. Ich darf ihn also nicht festhalten, aber angesichts der glaubhaft geäußerten Suizidabsichten die Schweigepflicht brechen und der Polizei seine Adresse und eine Personenbeschreibung durchgeben. Dasselbe gilt, wenn ein Klient droht, seine Frau mit ihrem Liebhaber zu überraschen und diesen umzubringen.

Beispiel 3 (im Pflegeheim)
Eine 79-jährige Patientin mit Schizophrenie sieht an den Wänden Fratzen, die sie beschimpfen. Um die Gestalten zu vertreiben, beschmiert sie die Tapete mit Markierstiften. Zwei Pflegekräfte fixieren sie daraufhin für 5 Stunden mit einem Gurtsystem im Rollstuhl, um weitere Schmierereien zu unterbinden. Dürfen sie das? – Nein. In diesem Fall liegt kein Notfall vor. Eine Tapete zählt zu den eher geringwertigen Wirtschaftsgütern. Überdies kann ein Entzug der Freiheit nur dann mit einem rechtfertigenden Notstand begründet werden, wenn andere Maßnahmen – z. B. ein begleiteter Spaziergang zur Beruhigung und Ablenkung – nichts nützen. Außerdem müsste die Fixierung unverzüglich beendet werden, wenn die Frau sich beruhigt hat.

NICHT VERWECHSELN

- **Notwehr** ist die Verteidigung gegen einen rechtswidrigen Angriff auf die **eigene Person.**
- Beim **rechtfertigenden Notstand** hingegen geht es um den Schutz einer **anderen Person,** zu welchem Zweck ein geringerwertiges Rechtsgut (z. B. das Recht auf Freiheit, das Recht auf Verschwiegenheit des Therapeuten) verletzt wird, um ein höheres Rechtsgut (z. B. das Leben des Patienten) zu schützen.

16.5.3 Berufspflichten des Heilpraktikers für Psychotherapie

Die Berufspflichten für Heilpraktiker sind weder gesetzlich festgelegt, noch existiert eine staatlich anerkannte Berufsordnung. Dies wird teilweise dahin gehend missverstanden, als gebe es keinerlei Vorgaben oder Verpflichtungen für die berufliche Tätigkeit eines Heilpraktikers für Psychotherapie. Diese Annahme ist unzutreffend. Analog den Vorschriften für Ärzten und Psychologische Psychotherapeuten gelten diverse Berufspflichten auch für Heilpraktiker und Heilpraktiker für Psychotherapie. Die meisten Heilpraktikerverbände haben diese Grundsätze in ihre Satzung aufgenommen. Zu den wichtigsten Berufspflichten des Heilpraktikers/Heilpraktikers für Psychotherapie zählen:

- **Schweigepflicht:** ➤ Kap. 16.5.1
- **Sorgfaltspflicht:** „Sorgfältig" ist das Gegenteil von „fahrlässig". Um nicht fahrlässig mit einem Klienten umzugehen, sollte ein Heilpraktiker für Psychotherapie z. B. vor Übernahme einer psychotherapeutischen Behandlung für sich prüfen, ob sein erlerntes psychotherapeutisches Verfahren für die diagnostizierte psychische Störung geeignet ist oder ob er den Klienten an einen Facharzt für Psychiatrie oder einen besser geeigneten Psychotherapeuten verweisen sollte. Auch die Abklärung etwaiger somatischer Befunde zählt ebenso zur Sorgfaltspflicht eines Heilpraktikers für Psychotherapie wie ein verantwortungsbewusstes Handeln bei Anzeichen von Suizidalität oder Hinweisen auf eine Verschlechterung der Symptomatik.
- **Informationspflicht:** Gemäß § 630c BGB ist der Behandelnde verpflichtet, dem Klienten in verständlicher Form alle für die Behandlung wichtigen Umstände zu erläutern, insbesondere die Diagnose, die Art der Therapie, die voraussichtliche Dauer der Behandlung, die geschätzten Kosten, vor allem auch, dass die Kosten nur in Ausnahmefällen von den Krankenkassen übernommen werden.
- **Dokumentationspflicht:** Analog der Dokumentationspflicht bei Ärzten sollten über Inhalte und Ergebnisse der Psychotherapiesitzungen Aufzeichnungen angefertigt werden, die für eine spätere Weiterbehandlung, insbesondere aber auch bei etwaigen juristischen Auseinandersetzungen eine wichtige Grundlage darstellen. Die Aufzeichnungen sind 10 Jahre an einem Ort aufzubewahren, der für Außenstehende nicht zugänglich ist (verschließbarer Schrank o. Ä.).
- **Fortbildungspflicht:** Um die fachlichen Qualifikationen auf dem aktuellen Stand zu halten und Erkenntnisse der Wissenschaft über neue Behandlungsmöglichkeiten psychischer Störungen in die eigene Therapie zu integrieren, sollten sich Heilpraktiker für Psychotherapie – ähnlich wie Ärzte und Psychologische Psychotherapeuten – in dem Umfang beruflich fortbilden, wie es zur Erhaltung und Entwicklung des jeweils ausgeübten psychotherapeutischen Verfahrens notwendig ist.
  Hierzu ein Urteil des Bundesgerichtshofes (BGH) vom 29.1.1991:

„Darüber hinaus ist der Heilpraktiker selbstverständlich auch verpflichtet, sich über die Fortschritte der Heilkunde und auch anderweitig gewonnene Erkenntnisse von Nutzen und Risiken der von ihm angewendeten Heilverfahren zu informieren."

KAPITEL

17 Psychotherapie

17.1 Allgemeine Hinweise

17.1.1 Was genau ist unter „Psychotherapie" zu verstehen?

Das Wort Psychotherapie setzt sich zusammen aus griech. *psyche* („Seele") und *therapeia*. Zur Zeit des griechischen Philosophen Platon bedeutete *therapeia* „begleiten, dienen", Psychotherapie somit „die Seele begleiten, der Seele dienen". Ab dem 18. Jh. wurde der Begriff „Therapie" eher im Sinne von „Heilung oder Linderung einer Erkrankung" verwendet; das gilt auch heute noch. Psychotherapie bedeutet nach augenblicklichem Verständnis also „Heilung oder Linderung einer seelischen Erkrankung". Techniken, die man bei gesunden Menschen anwendet, zählen nach dieser Definition somit nicht zur Psychotherapie, sondern zu „Beratung" und „Coaching", wofür es keiner Zulassung als Psychotherapeut oder Heilpraktiker für Psychotherapie bedarf.

Jemand, der Psychotherapie ausübt, kann sich – nach Platons Verständnis – durchaus als „Diener" oder „Begleiter" der Seele verstehen, der nicht selbst die Seele heilt, sondern als „achtsamer Begleiter und Weggefährte" den Betroffenen hilft, ihre psychischen Probleme zu lindern und ihrer Seele auf diese Weise Heilung zukommen zu lassen.

17.1.2 Psychiater, Psychologe, Psychotherapeut, Psychoanalytiker: Was ist der Unterschied?

Psychiater

Ein Psychiater hat Medizin studiert und nach Abschluss des Medizinstudiums eine mehrjährige Facharztausbildung zum Psychiater absolviert. In seiner Ausbildung hat er sich spezielle Kenntnisse über die Entstehung und Verlaufsformen von psychischen Erkrankungen angeeignet und gelernt, sie zu diagnostizieren und mit Medikamenten (Psychopharmaka) zu behandeln. Erst eine psychotherapeutische Zusatzausbildung berechtigt einen Psychiater, auch Psychotherapie auszuüben. Er darf sich dann „Facharzt für Psychiatrie und Psychotherapie" nennen.

Psychologe

Ein Psychologe hat an der Universität das Fach Psychologie (nicht Psychotherapie!) studiert und mit einem Diplom oder dem akademischen Grad *Master of Science* (M.Sc.) abgeschlossen. Im Hauptstudium kann er sich auf verschiedene Fachbereiche spezialisieren und nach Abschluss des Studiums als Werbepsychologe, Arbeitspsychologe, Betriebspsychologe, Verkehrspsychologe, Markt- und Meinungsforscher, Gerichtssachverständiger oder als Fachmann im Bereich Erziehungs-, Familien-, Umgangs- und Schulberatung arbeiten. Diese Tätigkeitsfelder haben nichts mit Psychotherapie als „Heilung oder Linderung einer seelischen Erkrankung" zu tun.

Im Hauptstudium kann sich der Psychologe allerdings auch auf den Schwerpunkt „Klinische Psychologie" spezialisieren. Hierbei erarbeitet er sich umfassende Kenntnisse über die seelisch-körperliche Gesundheit oder Krankheit sowie die Grundlagen der wissenschaftlichen Psychotherapie. Nach Abschluss des Psychologiestudiums kann er eine mindestens 3-jährige psychotherapeutische Ausbildung absolvieren, die ihn für die eigenverantwortliche Ausübung der Psychotherapie qualifiziert. Der so ausgebildete Psychologe darf sich „Psychologischer Psychotherapeut" nennen.

Psychotherapeut

Der Beruf des Psychotherapeuten wird im Gesetz zur Reform der Psychotherapeutenausbildung vom 15.11.2019 neu geregelt. Im Bundesgesetzblatt vom 22.11.2019 heißt es hierzu:

§ 1 (1) Wer die Psychotherapie unter der Berufsbezeichnung „Psychotherapeutin" oder „Psychotherapeut" ausüben will, bedarf der Approbation als „Psychotherapeutin" oder „Psychotherapeut". [...] Die Berufsbezeichnung nach Satz 1 darf nur führen, wer nach § 1 (1) + (2) zur Ausübung des Berufs befugt ist.

§ 1 (2) Ausübung der Psychotherapie im Sinne dieses Gesetzes ist jede mittels wissenschaftlich geprüfter und anerkannter psychotherapeutischer Verfahren oder Methoden berufs- oder geschäftsmäßig vorgenommene Tätigkeit zur Feststellung, Heilung oder Linderung von Störungen mit Krankheitswert, bei denen Psychotherapie indiziert ist. Im Rahmen einer psychotherapeutischen Behandlung ist eine somatische Abklärung herbeizuführen. Tätigkeiten, die nur die Aufarbeitung oder Überwindung sozialer Konflikte oder sonstige Zwecke außerhalb der Heilkunde zum Gegenstand haben, gehören nicht zur Ausübung der Psychotherapie.

Bis die Absolventen des neuen Studiengangs „Psychotherapie" in eigener Praxis arbeiten, werden noch einige Jahre vergehen. Bis dahin

gelten die „alten" Berufsbezeichnungen für Psychotherapeuten mit Berufszulassung (Approbation):
1. Psychologischer Psychotherapeut
2. Ärztlicher Psychotherapeut (z. B. Facharzt für Psychiatrie und Psychotherapie)
3. Kinder- und Jugendlichen-Psychotherapeut.

Ein Heilpraktiker für Psychotherapie darf sich nicht „Psychotherapeut" nennen. Auch die Bezeichnung „Psychotherapeutische Praxis" könnte zu Verwechslungen mit der Praxis eines Psychotherapeuten führen und ist deshalb verboten.

Psychoanalytiker

Jemand mit der Berufsbezeichnung „Psychoanalytiker" hat als Therapieverfahren die Psychoanalyse nach Freud erlernt (➤ Kap. 17.3). Die Kosten für eine Psychoanalyse werden von den Krankenkassen übernommen, wenn die Therapie von einem Psychologischen Psychotherapeuten durchgeführt wird.

17

NICHT VERWECHSELN

Psychoanalyse ist nicht dasselbe wie Psychotherapie!
- **Psychotherapie** ist ein Oberbegriff für zahlreiche Verfahren zur „Heilung oder Linderung einer psychischen Erkrankung".
- **Psychoanalyse** ist eine spezielle psychotherapeutische Richtung, die sich an die Erkenntnisse und Behandlungsformen der Psychoanalyse nach Freud anlehnt.

17.1.3 Welche Therapieverfahren werden von den Krankenkassen bezahlt?

Die gesetzlichen Krankenkassen bezahlen nur Behandlungen nach den derzeit anerkannten Psychotherapie-Richtlinien des Gemeinsamen Bundesausschusses (G-BA) („Richtlinienverfahren"). Nur sie gelten als „wissenschaftlich anerkannt" und „wirtschaftlich". Dazu gehören im Moment:
- Verhaltenstherapie
- Psychoanalyse (analytische Psychotherapie)
- Tiefenpsychologisch fundierte Psychotherapie (Weiterentwicklung der Psychoanalyse)
- EMDR (seit Januar 2015, Voraussetzung: Weiterbildung mit 40 Stunden Theorie und 40 Stunden Einzeltherapie in Traumatherapie mit EMDR).
- Systemische Therapie (seit 1.7.2020, ➤ Kap. 17.4.3)

Die aufgezählten Verfahren werden von den gesetzlichen Krankenkassen nur bezahlt, wenn die Behandlung von einem Ärztlichen oder Psychologischen Psychotherapeuten mit Approbation durchgeführt wird.

Zwar gilt auch die Gesprächspsychotherapie nach Rogers in Deutschland als wissenschaftlich anerkannt, sie ist bisher allerdings noch nicht als „erstattungsfähig" eingestuft worden und kann daher meist nicht mit den „Gesetzlichen" abgerechnet werden. Viele Psychologische Psychotherapeuten haben sie allerdings in ihre Therapie als Form der Gesprächsführung integriert.

17.1.4 Nach welchen Therapieverfahren wird in der Prüfung häufig gefragt?

In der schriftlichen und mündlichen Prüfung zum Heilpraktiker für Psychotherapie geht man davon aus, dass bei vielen Krankheitsbildern die eigene Psychotherapie nicht ausreicht und wir deshalb den Klienten an einen Psychotherapeuten verweisen, dessen Therapie für die jeweilige psychische Störung besonders erfolgversprechend ist. Dazu zählt in der Mehrzahl der Fälle die **Verhaltenstherapie,** die in der schriftlichen wie auch in der mündlichen Prüfung immer gefragt wird (➤ Kap. 17.2).

Psychoanalytische Verfahren sind in der Ausbildung der psychologischen Psychotherapeuten augenblicklich etwas in den Hintergrund getreten, doch einige Erkenntnisse von Freud (z. B. Abwehrmechanismen, Übertragung und Gegenübertragung, Verdrängung, Widerstand etc.) spielen auch in anderen Therapieformen ein wichtige Rolle und finden sich deshalb immer wieder in Prüfungsfragen. Sie bilden in der folgenden Zusammenfassung der Psychoanalyse nach Freud den Schwerpunkt, während andere Aspekte (beispielsweise die Phasen der kindlichen Entwicklung) heute umstritten sind und deshalb nicht oder nur kurz Erwähnung finden (➤ Kap. 17.3).

Ein dritter Schwerpunkt ist die **Gesprächspsychotherapie** nach Carl Rogers. Sie gilt als wissenschaftlich anerkanntes Therapieverfahren, wurde bisher aber noch nicht als „erstattungsfähig" eingestuft. Trotzdem kommen in den Prüfungen in Abständen immer wieder Fragen zur Gesprächstherapie vor, und zwar nicht nur bei Heilpraktikern für Psychotherapie, sondern auch bei angehenden Medizinern oder bei Pflegeberufen, wo eine nondirektive Gesprächsführung und ein empathisches Eingehen auf den Patienten eine wichtige Rolle spielen. Die wichtigsten Aspekte der Gesprächspsychotherapie nach Carl Rogers wurden deshalb in die folgende Zusammenfassung mit aufgenommen (➤ Kap. 17.5).

Fragen zur **Systemischen Therapie** (ST) wurden in der Vergangenheit bis auf wenige Ausnahmen nur im Mündlichen gestellt, und dann auch nur, wenn die Prüflinge eine entsprechende Ausbildung hatten. Dies dürfte sich nach Zulassung der ST als weiteres Richtlinienverfahren in Zukunft wohl ändern. Da zu erwarten ist, dass Fragen zur ST vermehrt in der schriftlichen und mündlichen Überprüfung kommen werden, wird die Systemische Therapie deshalb in ➤ Kap. 17.4 ausführlich beschrieben.

17.2 Verhaltenstherapie

17.2.1 Theoretische Grundlagen

Die Verhaltenstherapie (VT) geht davon aus, dass psychische Störungen auf falschen Denk- und Verhaltensmustern gründen, die im Laufe des Lebens erlernt wurden und deshalb auch wieder verlernt werden können. Theoretische Grundlagen hierzu sind u. a. die Experimente von Pawlow und Watson zum **„klassischen Konditionieren"** und die Experimente von Skinner zum Belohnungslernen, das in der Sprache der Behavioristen als **„operantes Konditionieren"** bezeichnet wird.

MERKE

Behaviorismus und Behavioristen – was versteht man darunter?

Lernpsychologen wie John Watson und Burrhus F. Skinner werden als Behavioristen bezeichnet, die von ihnen vertretende Richtung der Psychologie heißt „Behaviorismus" (engl. *behaviour,* „Verhalten"), eine psychologische Richtung, die jede Art von Introspektion leugnete und nur äußerlich messbare Werte gelten ließ. Die Behavioristen glaubten z. B., der Mensch sei bei Geburt eine Tabula rasa (lat., „leere Tafel"), in die sich alle Erfahrungen einprägen und so unser Verhalten bestimmen.
Der Behaviorismus bestimmte in der ersten Hälfte des 20. Jh. die Psychologie in den USA und hat seit den 1950er-Jahren die Entwicklung der VT maßgeblich beeinflusst.

Klassisches Konditionieren (Pawlow)

Der russische Mediziner und Forscher Iwan Petrowitsch Pawlow (1849–1936) hatte beobachtet, dass bei Zwingerhunden schon die Schritte des Besitzers Speichelfluss auslösten, obwohl noch gar kein Futter in Sicht war. Er vermutete, dass das Geräusch der Schritte, dem regelmäßig die Fütterung folgte, für die Hunde mit Fressen verbunden war. Um diese Hypothese zu prüfen, gestaltete er 1905 sein berühmt gewordenes Experiment:

1. Er bot seinen Hunden Futter an (= natürlicher, unkonditionierter Reiz). Daraufhin produzierten die Hunde Speichel (= natürliche, unkonditionierte Reaktion).
2. Dann läutete er mehrmals eine Glocke (= neutraler Reiz); bei den Hunden erfolgte keine Reaktion.
3. Daraufhin ließ er mehrmals die Glocke zusammen mit dem Darbieten des Futters ertönen. Die Hunde reagierten mit Speichelfluss.
4. In einem vierten Schritt bot er nur noch den Klang der Glocke an (= erlernter Reiz): Die Hunde reagierten darauf mit der gleichen Speichelmenge wie auf ihr Futter (= erlernte Reaktion). Dieses Phänomen bezeichnete Pawlow als Konditionierung bzw. Konditionierungslernen. Der Glockenton wird in Pawlows Experiment zu einem erlernten/konditionierten/bedingten Reiz (engl. *conditioned stimulus*), die Reaktion darauf zu einer konditionierten/ bedingten Reaktion (engl. *conditioned response/reaction*).

MERKE

Was bedeutet „konditioniert" oder „konditionieren"?

1. Das Wort **„konditioniert"** (engl. *conditioned by*) bedeutet **„bedingt durch/unter der Bedingung, dass".** Ein konditionierter Reiz (z. B. Glockenklang) als Auslöser für eine konditionierte Reaktion (hier: Speichelfluss) ist also nur unter der Bedingung möglich, dass er vorher mit einem natürlichen Reiz gekoppelt wurde.
2. Ein **unkonditionierter Reiz** bzw. eine **unkonditionierte Reaktion** heißt im Englischen *unconditioned stimulus* bzw. *unconditioned reaction.* Im Deutschen findet sich hierfür – leider unglücklich übersetzt – die Bezeichnung „unbedingter Reiz" bzw. „unbedingte Reaktion", was bei Nichtpsychologen völlig falsche Assoziationen auslöst.

1927 machte Pawlow in diesem Zusammenhang eine weitere wichtige Entdeckung: Er bemerkte, dass ein Hund, der sich nach einer Morphiuminjektion regelmäßig übergeben musste, auch dann erbrach, wenn er lediglich eine Kochsalzlösung gespritzt bekam. Dieses Experiment gilt als die Geburtsstunde der Placebo-/Nocebo-Forschung.

Konditionierte Reaktionen kommen im Alltag häufig vor: Nach dem Krieg lösten z. B. Sirenen oder Flugzeuggeräusche bei vielen Menschen Angst vor Bombenangriffen aus. Das Klappern des Fressnapfs lässt den Hund oder die Katze erscheinen, denen schon der Speichel aus dem Maul tropft. Oder ein bestimmtes Lied lässt Erinnerungen an den ersten Kuss oder die erste Liebe aufkommen, mit allen damals beteiligten Gefühlen.

Klassisches Konditionieren: Fachbegriffe

Extinktion Pawlow erkannte, dass seine Hunde nur für eine gewisse Zeit mit Speichelfluss reagierten, wenn der Glockenton ohne Futter präsentiert wurde. Nach einiger Zeit kam es zu einem Verschwinden oder „Verlöschen" der konditionierten Reaktion. Dieses Phänomen wird in den behavioristischen Lerntheorien als **Extinktion** (engl. *extinction,* Löschung, Verlöschen) bezeichnet.

Reizgeneralisierung Der Speichelfluss der Hunde kann oft auch durch Reize ausgelöst werden, die der Glocke ähnlich sind – etwa eine Glocke mit einer anderen Tonhöhe, einen Gong, eine Fahrradklingel. In so einem Fall wurde der Reiz auf andere, *ähnliche* Reize ausgeweitet. Der Fachausdruck hierfür ist **Reizgeneralisierung.** Ein typisches Beispiel aus dem Alltag: Das Geräusch der Bohrmaschine kann Erinnerungen an das Bohren beim Zahnarzt auslösen – das Geräusch des Zahnbohrers hat sich „generalisiert". Ein berühmt gewordenes Experiment zur Reizgeneralisierung stammt von John Watson. Er hat sein Experiment übrigens gefilmt. Es ist unter dem Namen „Baby Albert" oder „Little Albert" in die Literatur eingegangen und kann von jedem Interessierten über YouTube angesehen werden.

John Watsons Experiment mit „Little Albert"

Um zu testen, ob bei Menschen Angst konditionierbar ist, ließ Watson ein 8 Monate altes Baby namens Albert mit einer weißen Laborratte und einem Kaninchen spielen. Ohne Angst kroch der Junge auf die Tiere zu. Drei Monate später änderte Watson das Experiment: Jedes Mal, wenn Albert sich der Ratte oder dem Kaninchen näherte, schlug Watsons Assistentin mit einem Hammer auf eine dicht hinter dem Kopf des Babys platzierte Eisenstange. Das Kind erschrak fürchterlich und begann zu weinen. Nach 7-maliger Wiederholung reagierte der kleine Albert auch ohne das laute Geräusch auf den Anblick der Ratte und des Kaninchens mit Angst und Fluchtverhalten. Und nicht nur das: Auch pelz- oder fellartige Gegenstände (Pelzmantel, Pelzkragen, Mann mit langem Bart) lösten bei ihm große Angst aus: Die Angst vor Ratte oder Kaninchen hatte sich auf andere ähnliche Objekte ausgeweitet, sie hatte sich „generalisiert". Watson kommentierte sein Experiment mit Little Albert mit einem Seitenhieb auf die Psychoanalyse:

„Wenn nun Freudianer in zwanzig Jahren Alberts Angst vor dem Pelzmantel analysieren, werden sie, falls er sich denn einer Psychoanalyse unterzieht und solange sie ihre Hypothesen nicht ändern, vermutlich einen Traum aus ihm herauskitzeln, der darlegen wird, dass Albert im Alter von drei Jahren mit den Schamhaaren seiner Mutter spielen wollte, weswegen er gewaltig ausgeschimpft wurde. Ha, Ha!"

„Was geschah mit Baby B.", Süddeutsche Zeitung vom 15.6.2014

Operantes Konditionieren (Thorndike/Skinner)

Das operante Konditionieren ist eine Weiterentwicklung des Lernens durch Versuch und Irrtum (engl. *trial and error), das von Edward Lee Thorndike* (1874–1949) anhand zahlreicher Tierexperimente beschrieben wurde: Ein Verhalten, das zum Erfolg geführt hat (z. B. Finden von Nahrung in der freien Natur, Öffnen eines Käfigs, Aufspüren von Futter, das sich am Ende eines Labyrinths befindet etc.), wird in der Folge beibehalten, weil es durch eine Belohnung verstärkt wurde. 1913 postulierte Thorndike seine Theorie des Lernens am Erfolg, die er als operantes Konditionieren (*operant conditioning*) bezeichnete. Diese von B. F. Skinner perfektionierte Methode ist eine wichtige Säule im Konzept des Behaviorismus. Das operante Konditionieren basiert auf **zwei Grundprinzipien:**

1. Folgt auf ein bestimmtes Verhalten ein angenehmer Zustand (z. B. eine Belohnung), so wird dieses Verhalten in Zukunft häufiger gezeigt.
2. Folgt auf ein bestimmtes Verhalten ein unangenehmer Zustand (z. B. Bestrafung), wird dieses Verhalten in Zukunft seltener auftreten.

Dieses Prinzip wird häufig bei der Erziehung von Kindern genutzt, aber auch beim Abrichten oder Dressieren von Tieren ist das Belohnen erwünschter Verhaltensweisen durch Futter (z. B. im Zirkus, bei Delfinshows, beim „Erziehen" des eigenen Hundes etc.) ein zentraler Faktor. Natürlich kann das operante Konditionieren auch bei Erwachsenen erfolgversprechend sein, z. B. in der Führung von Mitarbeitern: Ein bewusstes Wahrnehmen und positives Rückkoppeln von erwünschten Eigenschaften im Mitarbeitergespräch wirkt motivierend und führt dazu, dass die Betroffenen sich verstärkt für das Unternehmen einsetzen.

Für Belohnung benutzt die Lernpsychologie den Begriff **Verstärker.** Ein Verstärker ist ein „Reiz", der die Häufigkeit eines bestimmten Verhaltens erhöht. Hierbei kann zwischen primären und sekundären Verstärkern unterschieden werden.

Primäre und sekundäre Verstärker

Um ein Verhalten zu verstärken, kann man eine Form der Belohnung verwenden, die unsere fundamentalen biologischen Bedürfnisse befriedigt. Derlei Belohnungen nennt man **primäre Verstärker.** Primäre Verstärker sind z. B. Essen, Trinken, Körperkontakt, Sexualität und Anerkennung durch die Gruppe oder die Gesellschaft.

Es gibt aber auch Verstärker, die erst durch einen Lernvorgang zu einer Belohnung werden, sog. sekundäre Verstärker. Ein Beispiel ist Geld, das erst dann als Belohnung empfunden wird, wenn die Münzen oder Scheine gegen Eis, Süßigkeiten oder andere lohnenswerte Dinge „eingetauscht" werden können. Auch die Bildchen, die Grundschulkinder sammeln, um am Ende Süßigkeiten zu bekommen, oder das Sammeln von Bonuspunkten im Supermarkt zählen zu den sekundären Verstärkern.

Positive Verstärkung

Ein Verhalten kann dadurch verstärkt werden, dass man jemanden belohnt, *indem etwas Positives hinzugefügt wird* (Lob, Anerkennung, leckeres Essen, Süßigkeiten). In der behavioristischen Lerntheorie spricht man von **positiver Verstärkung.** Wenn in den Experimenten von Skinner z. B. eine Ratte einen Hebel betätigt und dafür eine Futterpille bekommt, wird das Drücken des Hebels **positiv verstärkt;** als Ergebnis dieser positiven Verstärkung drückt die Ratte den Hebel immer häufiger (➤ Abb. 17.1).

Negative Verstärkung

Ein erwünschtes Verhalten kann allerdings auch dadurch belohnt bzw. verstärkt werden, dass ein *negatives Gefühl reduziert wird* oder wegfällt (➤ Abb. 17.1). Skinner führte dazu folgendes Experiment durch: Er setzte eine Ratte auf ein Gitter, das unter Strom stand. Durch Drücken eines Hebels konnte die Ratte den negativen Reiz „Strom" ausschalten. Die Folge: Die Ratte drückte den Hebel immer häufiger, um den Schmerz zu reduzieren. Skinner nannte diese Art von Belohnung *negative Verstärkung.*

Beispiele:

- Wenn jemand bei Schmerzen eine Schmerztablette nimmt und sich daraufhin besser fühlt, *wird das Einnehmen der Tablette belohnt* – er wird schon beim geringsten Schmerz wieder eine Tablette einwerfen.
- Ein Patient, der unter Depressionen leidet, greift als „Fluchtmittel" zum Alkohol. Durch das Trinken fühlt er sich weniger depressiv; das Trinken von Alkohol wird auf diese Weise verstärkt.

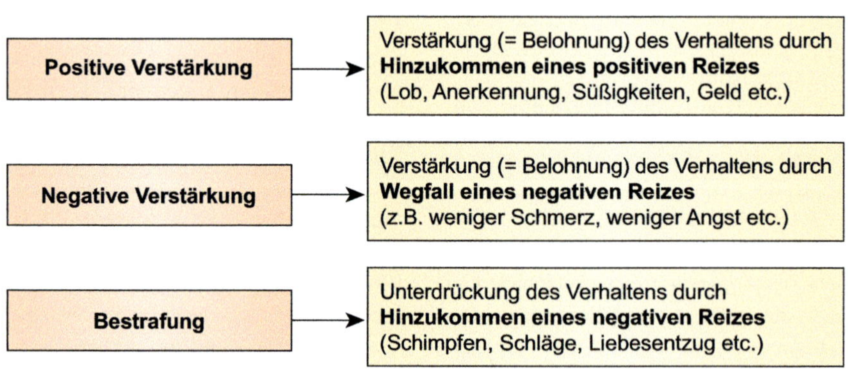

Abb. 17.1 Positive Verstärkung – negative Verstärkung – Bestrafung [L143]

- Auch das zunehmende Vermeidungsverhalten bei Phobien kann durch negative Verstärkung erklärt werden. Das Vermeiden der angstbesetzten Situation führt zu einem Nachlassen oder Verschwinden der Angst: Das Vermeidungsverhalten wird damit häufiger, es wird negativ verstärkt. Bei manchen Agoraphobikern kann dies so weit gehen, dass sie kaum noch die Wohnung oder das Haus verlassen.

NICHT VERWECHSELN

Bestrafung ist keine negative Verstärkung!

- **Negative Verstärkung** bedeutet: Verwendung eines **Belohnungsreizes,** um ein *erwünschtes* Verhalten zu *verstärken.*
- **Bestrafung** bedeutet: Verwendung eines **Strafreizes,** um ein *unerwünschtes* Verhalten zu *unterdrücken*.

Bestrafung

In den behavioristischen Lerntheorien findet sich auch das Mittel der Bestrafung. In Experimenten mit Ratten konnte Skinner nachweisen, dass mit Bestrafung nicht nur Verhalten unterdrückt, sondern auch neues Verhalten aufgebaut werden kann, sofern ein alternatives Verhalten angeboten wird. Damit Strafe das unerwünschte Verhalten effektiv abbaut, müssen **bestimmte Bedingungen** erfüllt sein. Dazu gehören:

- Der Einsatz eines unangenehmen Reizes („positive Bestrafung") oder der Entzug eines angenehmen Reizes („negative Bestrafung"). Die Begriffe „positiv" und „negativ" haben nichts damit zu tun, ob jemand etwas als positiv oder negativ empfindet. Ähnlich wie bei Aussagen wie „Ich bin HIV-negativ", „Sie hat positiv auf den Allergietest reagiert" bedeuten die Begriffe „positiv/negativ" hier, dass ein wichtiges Merkmal entweder vorhanden oder nicht vorhanden ist.
- Die Strafe muss zeitnah erfolgen, d. h., der Bestrafte muss erkennen, dass die Strafe eine Folge seines Verhaltens ist.
- Der Bestrafte muss erkennen können, dass eine andere Verhaltensweise möglich ist. Dieses erwünschte Verhalten sollte gleichzeitig verstärkt werden.

In aktuellen Lerntheorien wurde das Wort „Bestrafung" durch das Konzept der **„Konsequenz"** ersetzt. Anstatt einer Bestrafung soll der Betroffene erkennen, welche Konsequenzen sein unerwünschtes Verhalten nach sich zieht. Bei Kindern kann dies der Entzug von angenehmen Dingen sein (Fernsehen, Computer, Ausgehen mit Freunden, längeres Aufbleiben etc.), bei Erwachsenen evtl. auch der Entzug des Führerscheins oder ein Wochenende allein zu Haus, nachdem der Betreffende seine Freunde beleidigt oder vor den Kopf gestoßen hat. Bei „Konsequenzen" geht es nicht um Schuld und Demütigung, sondern um Selbstverantwortung der Betroffenen, die bei der Wiedergutmachung oder der Beseitigung von Schäden aktiv beteiligt werden sollten.

In diesem Zusammenhang betonen Lerntheoretiker, dass es Fälle gibt, in denen eine **Bestrafung ein unerwünschtes Verhalten verstärken kann.** Ein Schüler z. B., der nie beachtet wird und deshalb in der Schule den Klassenclown spielt, erfährt allein dadurch Beachtung und Aufmerksamkeit, dass der Lehrer ihn schimpft oder anderweitig bestraft. Besser sei es, so die Behavioristen, das unerwünschte Verhalten nicht zu beachten und stattdessen erwünschtes Verhalten konsequent zu verstärken.

Belohnungsmuster (Verstärkerpläne)

Beim operanten Konditionieren sollte die Belohnung/Verstärkung unmittelbar auf die Verhaltensänderung erfolgen. Im Zirkus z. B. bekommt ein Tier sofort nach Eintreten des gewünschten Verhaltens Futter. Auch beim Menschen ist eine Verhaltensänderung umso wirksamer, je schneller die Belohnung auf das gewünschte Verhalten folgt. In Bezug auf die Häufigkeit und die Wirkweise von Belohnungen gibt es verschiedene Möglichkeiten:

1. Um ein Verhalten schnell zu verändern, sollte man es *oft und ohne Unterbrechung* belohnen. Man spricht in diesem Zusammenhang von **kontinuierlicher Verstärkung.** Ein so gelerntes Verhalten verschwindet allerdings relativ rasch, wenn es nicht mehr belohnt wird.
2. Wird ein erwünschtes Verhalten nicht jedes Mal, sondern in unregelmäßigen Abständen verstärkt, wird das neue Verhalten zwar weniger schnell gelernt, bleibt aber länger erhalten. Der Fachausdruck hierfür ist **intermittierende Verstärkung** (lat. *intermittere:* „unterbrechen"). Damit lässt sich z. B. spielsüchtiges Verhalten erklären: Der Spieler setzt das Glücksspiel, bestärkt durch den Auswurf von Münzen am Spielautomaten oder durch kleinere Gewinne in der Spielbank, trotz Verlusten fort, weil irgendwann ja wieder ein Gewinn kommt, der das Belohnungssystem im Gehirn aktiviert.
3. Oft bedarf es mehrerer Zwischenschritte, um ein neues Verhalten zu erlernen, z. B. wenn ein Delfin durch einen 5 m hohen Reifen springen soll. Dieses *schrittweise Formen* eines bestimmten Verhaltens nennt man **Shaping** (engl. *shape:* „Form/formen").
4. In der modernen Verhaltenstherapie gibt es noch die Möglichkeit, dass der Therapeut aktiv in den Lernprozess eingreift. Bei Kindern mit motorischen Schwierigkeiten z. B. kann der Therapeut die Hand des Kindes führen, um eine Acht oder einen Kreis zu zeichnen. Dabei lobt er das Kind. Nach einiger Zeit versucht das Kind es allein, wird wieder und wieder gelobt und erlernt so das neue Verhalten. Diese Vorgehensweise nennt sich **Prompting** (engl. *prompt:* „veranlassen").

Habituation

Der Begriff „Habituation" (Gewöhnung, ➤ Box 17.1) geht auf den britischen Biologen und Verhaltensforscher William Thorpe (1902–1986) zurück, der herausfand, dass bei allen Lebewesen die Reaktion auf einen gleichbleibenden Reiz nach einiger Zeit nachlässt. Diese Reaktion ist schon bei Säuglingen nachweisbar, wenn z. B. bei mehrmaliger Darbietung eines Spielzeugs das Interesse nachlässt. Auch die Gewöhnung an Lärm am Arbeitsplatz oder den Straßenlärm in einer neuen Wohnung ist auf Habituation zurückzuführen. Habituation sollte nicht mit einer Ermüdung der Muskulatur oder einer Abstumpfung der Sinnesorgane gleichgesetzt werden: Beim Vorgang der Habituation handelt es sich um eine Verringerung der neuronalen Aktivität in den verarbeitenden Arealen des zentralen Nervensystems.

BOX 17.1

Definition von Habituation

Habituation tritt auf, wenn nicht bedingte Reize unter gleichen Bedingungen wiederholt ausgelöst werden. Es kommt zu einer Gewöhnung an den Reiz, die angeborene Reaktion nimmt immer weiter ab, bis sie schließlich ganz ausbleibt. Habituation kann keine neuen Reaktionen aufbauen, sie führt ausschließlich zum Nachlassen instinktiver Antwortreaktionen. Habituation ist bei allen Organismen nachzuweisen. Die verwendete Literatur führt das Beispiel einer jungen Katze an, welche durch das auf Tonband aufgezeichnete Piepsen einer Maus in Jagdstimmung versetzt werden kann. Der oben angeführten Theorie folgend nimmt die Reaktion der Katze immer weiter ab, je öfter man ihr das Tonband vorspielt.

(Quelle: Clauß G. Wörterbuch der Psychologie. Köln: Pahl-Rugenstein 1976)

Eine zentrale Rolle spielt die Habituation im Rahmen der Verhaltenstherapie von Angststörungen (Näheres ➤ Kap. 17.2.2).

17.2.2 Klassische Verhaltenstherapie

Klassische Konditionierung

Das klassische Konditionieren findet u. a. Anwendung, wenn es darum geht, eine alte Konditionierung zu „löschen" und durch eine neue Reiz-Reaktions-Verknüpfung zu ersetzen. Diese Technik der „Gegenkonditionierung" wendete als einer der Ersten der Psychiater und Psychotherapeut Joseph Wolpe an. In seinem 1958 veröffentlichten Werk *Psychotherapy by Reciprocal Inhibition* („Psychotherapie durch reziproke Hemmung)" beschreibt er, wie man durch die Kopplung von Angstreizen mit Entspannung die ursprünglich phobischen Reaktionen verringern kann. Da Angst und Entspannung nicht gleichzeitig existieren können, sich sogar gegenseitig (reziprok) hemmen, führt diese Vorgehensweise dazu, dass die Betroffenen weniger empfindlich (engl. *sensitive*) auf den Angstreiz reagieren und so systematisch desensibilisiert werden.

Systematische Desensibilisierung nach Joseph Wolpe

Bei der Technik der systematischen Desensibilisierung wird der Klient im Zustand der Entspannung langsam an das angstbesetzte Objekt (Spinne, Maus etc.) gewöhnt. Vorher wird eine Stufenleiter der Angst (Angsthierarchie) erarbeitet; dann schätzt der Klient für die verschiedenen Angstsituationen den Angstpegel auf einer Skala von 0–100. Bei einer Spinnenphobie könnte das Bild einer Spinne in weiter Entfernung vielleicht eine Angstreaktion von 10 hervorrufen; bei einem Foto in 1–2 m Entfernung läge der Angstpegel vielleicht bei 20, beim Anblick einer realen Spinne aus größerer Entfernung bei 50, bei einem Film mit einer Spinne in Großaufnahme bei 60. Eine reglose Spinne in nächster Nähe könnte auf der Angstskala mit 80 oder 90 bewertet werden, und eine Spinne, die auf den Patienten zu krabbelt, den Skalenhöchstwert von 100 erreichen.

Vor Beginn der Konfrontation mit dem angstauslösenden Objekt wird der Patient angeleitet, sich in einen Zustand der Entspannung zu versetzen (z. B. durch progressive Muskelentspannung). Dann wird mit einer Situation begonnen, die auf der Angstskala am wenigsten Angst auslöst. Wenn bei der folgenden Steigerung des Reizes Angst auftritt, wird sofort abgebrochen und zur Entspannung übergegangen, bis die Angst zurückgegangen ist (Grundannahme: Entspannung und Angst hemmen sich gegenseitig; s. o.).

Hat der Patient sich an den niedrigsten Angstreiz gewöhnt, kann er die nächste, dann die übernächste Stufe in Angriff nehmen – immer mit der Option, bei aufkommender Angst den Entspannungszustand zu aktivieren und so die aufkommende Angst zu reduzieren. Auf diese Weise wird die Reiz- oder Angsthierarchie schrittweise abgearbeitet, bis der Klient fähig ist, eine Konfrontation direkt mit dem angstauslösenden Objekt ohne Panik oder Todesangst zu bewältigen. Meist werden die Betroffenen hierbei nicht vollständig von ihrer Phobie geheilt, können in Zukunft jedoch zumindest besser mit den angstauslösenden Objekten oder Situationen umgehen.

Weitere Anwendungsmöglichkeiten der klassischen Konditionierung

Das klassische Konditionieren ist auch die Grundlage für die **Aversionstherapie.** Bei diesem Verfahren wird ein unerwünschtes Verhalten so lange mit einem aversiven (Abneigung/Ekel verursachenden) Reiz gekoppelt, bis die Betroffenen ihr Verhalten ändern. Um z. B. jemandem das Rauchen oder Trinken abzugewöhnen, hat man versucht, dem Suchtstoff Wirkstoffe beizumischen, die Übelkeit und Erbrechen hervorrufen. Die Therapieversuche waren nur in den seltensten Fällen erfolgreich.

Eine andere Anwendungsmöglichkeit sind beim **Bettnässen** Apparate (z. B. das „Klingelhöschen"), die schon beim geringsten Tropfen einen Weckmechanismus in Gang setzen und so das Kind darauf programmieren, bei starkem Harndrang aufzuwachen und die Toilette aufzusuchen.

Auch bei der Technik der **Stimuluskontrolle,** die bei Essattacken oder Schokoladensucht eingesetzt wird, spielen Erkenntnisse der klassischen Konditionierung eine Rolle. Grundlage der Stimuluskontrolle ist die Erkenntnis, dass ein bestimmter Reiz (Stimulus) – z. B. Essen im Kühlschrank, eine auf dem Tisch liegende Tafel Schokolade – die Essattacke auslöst. Die Kopplung Essen/Schokolade + Essattacke kann dadurch unterbrochen werden, dass man die Schokolade im Schrank verstaut, weniger Essen einkauft oder den Topf in der Küche lässt, wenn man die Mahlzeit im Esszimmer einnimmt. Auch bei der Kontrolle des Rauchens (Zigaretten in Greifweite oder nicht sichtbar im Schrank) kann die Stimuluskontrolle helfen, den Zigarettenkonsum zu reduzieren.

Expositions-/Konfrontationstechniken

Verschiedene Formen der Verhaltenstherapie nutzen die Erkenntnisse über Habituation (➤ Kap. 17.2.1), um den Klienten an typische angstauslösende Situationen und die damit verbundenen Ängste zu gewöhnen und es ihm so zu ermöglichen, besser mit seinen Ängsten umzugehen oder sie gar zu „besiegen". Eine weitverbreitete Methode der Verhaltenstherapie besteht darin, dass der Klient sich so lange dem angstauslösenden Reiz aussetzt, bis die Angstreaktion nachlässt. Der Fachausdruck hierfür lautet: **Exposition mit Reaktionsverhinderung.**

Für Ängste, die durch ein bestimmtes Objekt oder eine bestimmte Situation ausgelöst werden, verwenden Verhaltenstherapeuten oft eine Technik, bei der die Patienten sich – anders als bei Wolpe – der Angstsituation ohne vorherige Entspannung aussetzen (engl. *expose*) bzw. ihr bewusst gegenübertreten (sie „konfrontieren"), die normale Reaktion („Flucht") dabei aber verhindert wird. In der Verhaltenstherapie werden für diese Vorgehensweise die Fachbegriffe Expositions- oder Konfrontationstechnik nahezu synonym (gleichbedeutend) verwendet. Meist wird der Klient hierbei ganz real mit einer angstauslösenden Situation konfrontiert (Exposition „in vivo"). Dies kann mit einer Exposition „in sensu" (in der Vorstellung) kombiniert werden, die dabei hilft, die Annäherung an die angstbesetzte Situation zu erleichtern und schon vor der Exposition „in vivo" in der Imagination neue Reaktions- und Verhaltensmuster einzuüben.

Ziel der Konfrontation mit der angstauslösenden Situation ist es, dass die betroffene Person nicht – wie sonst üblich – mit Vermeidungsverhalten reagiert, sondern die Angst aushält. Der Patient lernt hierbei, dass die Angst zwar massiv ansteigt, dass sich der Organismus jedoch – wie in ➤ Box 17.1 unter „Habituation" ausgeführt – nach einiger Zeit daran gewöhnt und die Angstsymptome nachlassen. Auf diese Weise machen die Betroffenen die Erfahrung, dass sie ihrer Angst nicht ausgeliefert sind. Diese Erfahrung und die damit einhergehenden veränderten Kognitionen („Ich bin meinen Ängsten hilflos ausgeliefert" → „Ich kann mit meiner Angst umgehen") werden in der Tiefe des Gehirns gespeichert, müssen aber häufig wiederholt werden, damit die neuen Kognitionen und Verhaltensmuster die alten Fluchtmechanismen im Gehirn „überschreiben" können.

Vorgehensweisen Bei der Konfrontation mit der angstauslösenden Situation bieten sich zwei Vorgehensweisen an:

- Beim **Flooding** (Reizüberflutung) wird der Patient sofort mit dem höchstmöglichen Angstreiz konfrontiert und macht hierbei die Erfahrung, dass selbst in einer solchen Extremsituation die Angst oder Panik nachlässt. Beispiele hierfür wären, dass der Therapeut den Patienten bei Höhenangst an den höchstmöglichen Ort der Stadt begleitet, bei Angst vor dem Aufzugfahren stundenlang mit ihm Aufzug fährt oder sich mit ihm, wenn er unter Agoraphobie leidet, zur Hauptverkehrszeit in eine U-Bahn-Station begibt. Die Konfrontation „in vivo" kann – wie oben beschrieben – durch eine Exposition „in sensu" vorbereitet werden.
- Das Gegenteil von Flooding ist die **graduierte Exposition,** bei welcher der Angstreiz langsam gesteigert wird. Auch hier kann eine vorbereitende Exposition in der Vorstellung („in sensu") hilfreich sein.

Anwendungsbereiche Verhaltenstherapeuten setzen die Expositionstechnik vor allem bei **Angststörungen** ein, wo Vermeidungsverhalten und starke körperliche Reaktionen im Vordergrund stehen, z. B. bei der Agoraphobie, der Angst vor Höhe oder engen Räumen, aber auch bei Angst vor bestimmten Objekten oder Tieren (Angst vor Spritzen, vor Blut, vor Mäusen, Spinnen, Federn, Hunden etc.). Auch bei der **Panikstörung** und dem Herzangstsyndrom kann es hilfreich sein, wenn Patienten die Erfahrung machen, dass ein Angstanfall wellenförmig ansteigt, um später wieder abzuebben, sie den Panikattacken also nicht hilflos ausgeliefert sind.

Einen Sonderfall stellt die **generalisierte Angststörung (GAS)** mit ihren ganz vielen, oft wechselnden Sorgen und Befürchtungen dar (z. B. „Ich könnte schwer erkranken", „Meine Kinder/meine Eltern könnten einen Unfall haben", „Ich könnte meinen Job verlieren" etc.). In diesem Fall gibt es keine erkennbaren Auslöser für die Ängste und Sorgen, sodass eine Konfrontation „in vivo" meist nicht sinnvoll erscheint. Stattdessen wenden Verhaltenstherapeuten bei der GAS eine Technik an, die als **Sorgenkonfrontation in sensu** bezeichnet wird. Die Betroffenen stellen sich hierbei eine oder mehrere Situationen vor, die ihnen Sorgen bereiten. Dabei malen sie sich die Konsequenzen bis zum schlimmstmöglichen Ausgang bildhaft aus und halten die dabei auftretenden Angstgefühle so lange aus, bis sie im Zuge der Gewöhnung (Habituation) absinken. Dies kann bei einem Teil der Betroffenen langfristig zu einer Verringerung der Ängste und Sorgen führen.

Ähnlich wie bei Phobien geht die klassische VT bei **Zwangshandlungen** vor: Menschen mit einem Kontroll- oder Ordnungszwang werden z. B. einer Situation ausgesetzt, in der sie die Haus- oder Autotür nur einmal abschließen, um daraufhin die aufkommende Angst auszuhalten. Da Zwangshandlungen häufig von Zwangsgedanken ausgelöst werden, kommt bei Zwangsstörungen meist eine Kombination aus klassischer und kognitiver Verhaltenstherapie (➤ Kap. 17.2.3) zur Anwendung.

Auch in der Behandlung der **posttraumatischen Belastungsstörung** (PTBS) wird die Technik der Exposition eingesetzt. Die Betroffenen erstellen z. B. ein Drehbuch über ihr Trauma und wiederholen zusammen mit dem Therapeuten den Text so lange, bis die Belastung durch Habituation merkbar sinkt. Manchmal suchen die Betroffenen nach längerer Vorbereitung auch den Ort des Traumas auf, um die Erfahrung zu machen, dass der Angstpegel gesunken ist und sie sagen können: „Ich werde nicht mehr von Erinnerungen überrollt. Ich kann jetzt mit meiner Erfahrung umgehen, denn ich habe erkannt: Es war zwar schlimm, aber heute ist es vorbei."

Operante Konditionierung

Dass man das Verhalten von Kindern durch Belohnung verändern kann, ist in der Pädagogik schon lange bekannt. Auch in der freien Wirtschaft wird die operante Konditionierung inzwischen häufig im Rahmen der Mitarbeiterführung eingesetzt. Und auch in der Psychiatrie gibt es Krankheitsbilder, bei denen Verfahren des operanten Konditionierens mit Erfolg angewendet werden, u. a. bei der Technik des Biofeedbacks („biologische Rückmeldung").

Beim **Biofeedback** werden unbewusst ablaufende Körperfunktionen wie Atemfrequenz, Herzfrequenz, Blutdruck, Hautwiderstand, Körpertemperatur und Muskelspannung mit Sensoren auf der Haut gemessen und entweder mit Bildsignalen sichtbar oder über akustische Signale hörbar gemacht. Der Patient kann auf diese Weise sofort sehen oder hören, wie sein Körper reagiert. Die positiven Veränderungen (z. B. Sinken des Blutdrucks oder Verlangsamung des Herzschlags, Verbesserung der Konzentration, Entspannung bestimmter Muskelgruppen etc.) werden durch die sofortige Rückmeldung positiv verstärkt. Biofeedback wird u. a. eingesetzt bei Angststörungen, psychogenen Kopfschmerzen, somatoformen Schmerzstörungen, Hypochondrie, ADHS, Burnout u. v. m.

Auch ohne Wissen über das operante Konditionieren gehört das **Belohnungs-Bestrafungs-Prinzip** seit jeher zu den Erziehungsprinzipien in Schule und Familie. Auch in der Klinik wird es manchmal angewendet, z. B. bei Patienten mit Anorexia nervosa (Magersucht): Bei Gewichtszunahme bekommen die Betroffenen mehr Freiheiten, mehr Ausgang, können Besuch empfangen. Weigern sie sich zu essen, werden Annehmlichkeiten gestrichen. Wie weiter oben beschrieben, geht es hier eher darum zu erkennen, welche Konsequenzen ein weiteres Hungern hat (im Extremfall den Tod) und welche Alternativen es im Bereich Selbstverantwortung gibt, um die negativen Konsequenzen zu verhindern.

Bestrafung wird von Verhaltenstherapeuten allerdings nur selten eingesetzt. Wichtiger und erfolgversprechender ist ihrer Ansicht nach das Nichtbeachten von unerwünschtem Verhalten bei gleichzeitiger Verstärkung erwünschter Verhaltensweisen. Dieses Prinzip wird bei der **operanten Schmerztherapie** angewandt, die allerdings nur indiziert ist, wenn körperliche Ursachen für die Schmerzen ausgeschlossen wurden. Ein Klinikpatient mit psychisch bedingten Schmerzen soll hierbei lernen, dass Schmerzäußerungen nicht durch Mitleid/Zuwendung von Angehörigen oder eine vermehrte Aufmerksamkeit des Pflegepersonals verstärkt werden. Statt Schon- und Rückzugsverhalten werden Aktivitäten verstärkt, die den Schmerz in den Hintergrund treten lassen, z. B. Entspannungstechniken, Pflege von sozialen Kontakten in Therapiegruppen, Bewegungsübungen, Meditation, Biofeedback etc.

Eine spezielle Form des operanten Konditionierens nennt sich **Token Economy** (engl. *economy:* „Sparen, Ansparen"); im Deutschen spricht man auch von **Token-Programmen.** Tokens sind Wertmarken, Wertmünzen, Gutscheine oder Bons, die man sammeln/ansparen und gegen eine größere Belohnung eintauschen kann, wenn eine bestimmte Anzahl von „Bonuspunkten" gesammelt wurde. Token-Programme können in der Klinik auch bei Patienten mit schweren psychischen Erkrankungen (z. B. Schizophrenie) eingesetzt werden, bei denen andere Formen der Verhaltenstherapie nicht möglich sind. Immer wenn die Betroffenen z. B. ihre Tasse abwaschen, ihr Zimmer aufräumen oder Anordnungen des Pflegepersonals befolgen, erhalten sie ein Token. Bei einer bestimmten Anzahl von Tokens bekommen sie zur Belohnung dann z. B. einen freien Nachmittag oder einen Kinobesuch. Auch bei Kindern wird diese Art des Belohnungslernens erfolgreich angewandt, z. B. in Form von Bildchen, Smileys, Sternchen am Spiegel etc.

Eine Mischform von Imitationslernen und Lernen durch Verstärkung sind Trainingsprogramme zur Stärkung der Selbstsicherheit **(Selbstbehauptungstraining)** und zur Verbesserung der sozialen Fertigkeiten **(soziales Kompetenztraining).** Die Einübung alternativer Verhaltensweisen erfolgt meist im Rollenspiel, z. T. mit Videounterstützung. Sie findet u. a. Anwendung bei Menschen mit einer ängstlichen (vermeidenden) Persönlichkeitsstörung oder einer sozialen Phobie. Dabei werden bestimmte Situationen mehrmals anhand von Kurzfilmen oder vorgespielten Szenen „nachgespielt" (Imitationslernen) und im Rollenspiel geübt. Positive Verhaltensänderungen werden so lange positiv verstärkt, bis das Verhalten dann auch im Alltag eingeübt werden kann.

17.2.3 Kognitive Verhaltenstherapie

Hintergrund

Die klassische Verhaltenstherapie in der Nachfolge von Pawlow, Watson und Skinner war in den USA lange Jahre sehr verbreitet. Die extreme Vorstellung der Behavioristen, dass alle Fähigkeiten, Begabungen und Charaktereigenschaften durch Umwelteinflüsse erworben seien, gipfelten in einer viel zitierten und entsprechend oft auch kritisierten Aussage von John B. Watson aus dem Jahr 1930:

„Gebt mir ein Dutzend wohlgeformter, gesunder Kinder und meine eigene, von mir entworfene Welt, in der ich sie großziehen kann, und ich garantiere euch, dass ich jeden von ihnen zufällig herausgreifen und ihn so trainieren kann, dass aus ihm jede beliebige Art von Spezialist wird – ein Arzt, ein Rechtsanwalt, ein Kaufmann und, ja, sogar ein Bettler und Dieb, ganz unabhängig von seinen Talenten, Neigungen, Tendenzen, Fähigkeiten, Begabungen und der Rasse seiner Vorfahren. […] Beachten Sie bitte, dass dieses Experiment voraussetzt, dass ich festlegen darf, wie genau die Kinder großgezogen werden und in welcher Welt sie zu leben haben."

Watson (1924: 82, dt. Übers.: https://de.wikipedia.org/wiki/John_B._Watson)

Mitte der 1950er-Jahre wurde allerdings immer deutlicher, dass sich menschliche Verhaltensweisen und Prozesse nicht immer mit behavioristischen Theorien erklären lassen. Inzwischen gab es unter Wissenschaftlern viele kritische Stimmen, u. a. von dem Sprachwissenschaftler Noam Chomsky, der im Hinblick auf den menschlichen Spracherwerb zu der Überzeugung gelangte, dass die Verwendung von Sprache und das damit verknüpfte Denken nicht durch behavioristische Lerntheorien zu erklären sind. Im weiteren Verlauf der Entwicklung entstand ab den 1960er-Jahren eine neue Generation von Psychologen, die dem Behaviorismus den Rücken kehrten und sich der Erforschung der höheren kognitiven Prozesse widmeten: der Art und Weise, wie Menschen Informationen aufnehmen, verarbeiten, verstehen und erinnern. Das war die Geburtsstunde der kognitiven Psychologie und Psychotherapie.

Die Vertreter kognitiver Theorien gehen davon aus, dass Umweltreize allein nicht ausmachen, wie wir die Welt erleben, wie wir uns verhalten, ob wir glücklich oder unglücklich sind. Viel wichtiger hierbei ist, wie ein Mensch Umweltereignisse wahrnimmt, gedanklich verarbeitet und bewertet. In diesem Zusammenhang wird gern der griechische Philosoph und Stoiker Epiktet zitiert, der einmal sagte:

„Nicht die Dinge selbst beunruhigen die Menschen, sondern ihre Meinungen und Urteile über die Dinge."

Als einer der ersten Psychotherapeuten übertrug der amerikanische Psychologe Albert Ellis die Theorien des Kognitivismus auf die Therapie von psychischen Störungen. Er entwickelte in den 1950er-Jahren eine Form der Behandlung von psychisch kranken Menschen, die als „Rational-emotive Therapie" großen Einfluss auf die Psychotherapie hatte. Ein weiterer wichtiger Vertreter kognitiver Behandlungsmodelle ist Aaron T. Beck, dessen „Kognitive Therapie" auch heute noch in der Behandlung von Depressionen und Angststörungen angewandt wird.

Rational-emotive Therapie (RET)

Die von Albert Ellis 1955 begründete RET führte zur „kognitiven Wende" in der Verhaltenstherapie und gilt als Pionieransatz der kognitiven Verhaltenstherapie (KVT). Nach Ellis sind viele psychische Störungen durch irrationale Überzeugungen/irrationale (negative) Kognitionen bedingt. Ziel seiner Therapie ist es, die verzerrten irrationalen Bewertungen zu erkennen und zu verändern. Dies soll den Patienten in die Lage versetzen, zukünftige Probleme angemessen zu bewältigen. Basis seiner Therapie ist das sog. **ABC-Modell** (➢ Box 17.2 und ➢ Abb. 17.2).

BOX 17.2

Das ABC-Modell von Albert Ellis im Überblick

A (**A**ctivating event): auslösendes Ereignis (z. B. „Die Leute grüßen mich nicht")
B (**B**eliefs): innere Überzeugungen und Glaubenssätze als Reaktion auf das Ereignis
- **B.1:** Die Kognitionen sind **rational begründbar:** „Die sind in Eile", „Der denkt gerade an die Arbeit".
- **B.2:** Die Kognitionen sind **irrational,** nicht logisch begründbar: „Die haben etwas gegen mich", „Ich bin nichts wert", „Niemand mag mich".

C (**C**onsequence): das daraus resultierende Verhalten:
- **C.1: Angemessene Reaktion** auf das auslösende Ereignis (z. B. die Person ansprechen)
- **C.2: Unpassende Reaktion,** „dysfunktionale" Verhaltensweisen (Rückzug, Ausweichverhalten)

Grundlage des ABC-Modells ist die Annahme, dass jedem Handeln bestimmte Gedanken vorausgehen. Wenn jemand ein Verhalten zeigt, das auf eine psychische Störung hinweist, liegen dahinter meist irrationale Denkmuster und Glaubenssätze. Wenn der Patient es mithilfe des Therapeuten schafft, seine Kognitionen zu verändern, ändert sich auch sein „dysfunktionales" Verhalten. Um die irrationalen Überzeugungen und Denkmuster besser zu erkennen, werden auch Selbst- und Fremdwahrnehmung geübt.

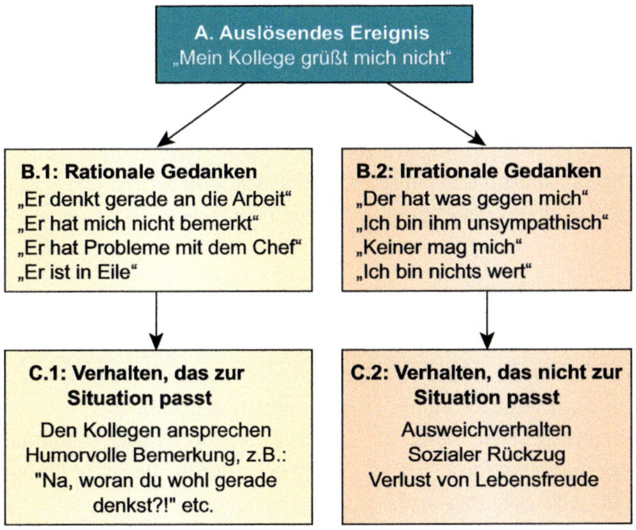

Abb. 17.2 Das ABC-Modell von Ellis [L143]

Kognitive Therapie der Depression

Auch Aaron T. Beck betont in seinem Ansatz die Bedeutung von irrationalen Glaubenssätzen und Denkmustern für psychische Störungen. Er geht davon aus, dass bereits in der Kindheit Überzeugungen (= **„Schemata"**) gelernt werden, die später durch *Situationen im Außen* automatisch ausgelöst werden. Diese automatischen Gedanken treten „blitzartig", ohne verstandesmäßige Kontrolle auf. Beck bezeichnet sie als **negative Kognitionen.** Bei depressiven Patienten finden sich drei Arten von negativen Kognitionen:

1. in Bezug auf die eigene Person,
2. in Bezug auf die Umwelt (andere Personen),
3. in Bezug auf die Zukunft.

Beck bezeichnete diese drei Arten irrationaler Kognitionen als **„kognitive Triade"** (➢ Box 17.3).

BOX 17.3

Die „kognitive Triade" nach Aaron Beck (1967)

Bei depressiven Patienten finden sich negative Kognitionen in drei Bereichen:

1. **Negative Kognitionen in Bezug auf die EIGENE PERSON**
   Beispiele: „Ich bin ein Versager", „Ich mache alles falsch", „Ich bin dumm", „Ich bin hässlich", „Ich bin es nicht wert, geliebt zu werden"
2. **Negative Kognitionen in Bezug auf ANDERE MENSCHEN**
   Beispiele: „Niemand mag mich", „Alle halten mich für unfähig", „Mädchen/Jungs finden mich hässlich und unattraktiv", „Ich fühle mich ausgegrenzt und ausgeschlossen", „Niemand versteht mich"
3. **Negative Kognitionen in Bezug auf DIE ZUKUNFT**
   Beispiele: „Ich werde nie Freunde finden", „Man wird mich nie akzeptieren", „Ich bin und bleibe ein Versager", „So, wie ich bin, werde ich nie eine Frau/einen Mann fürs Leben bzw. einen Freund/eine Freundin finden", „Niemand wird mich jemals lieben"

Bei Menschen mit verzerrten Denkmustern haben die negativen Kognitionen nicht nur Konsequenzen für das Handeln, sie beeinträchtigen auch die Gefühle. Die Gefühle wiederum verstärken die negativen Gedanken und haben gleichzeitig auch Verhaltensänderungen zur Folge. Wenn die Betroffenen sich infolge ihrer negativen Gedanken zurückziehen, wirkt sich das ebenfalls auf die Gefühle aus, die wiederum weitere negative Gedanken auslösen. Dieses Zusammenspiel von Denken, Fühlen und Handeln bei depressiven Patienten bezeichnet Beck als **Depressionsdreieck** (➢ Abb. 17.3).

Beck fand heraus, dass sich diese drei Faktoren (Denken, Fühlen und Handeln) bei depressiven Menschen mehr und mehr zum Negativen verändern. Ihre kreisenden Gedanken und Gefühle gleichen einer nach unten hin immer breiter werdenden Spirale, welche die Betroffenen herunterzieht und schließlich ganz vereinnahmt. Ziel von Becks kognitiver Therapie ist es, durch Veränderungen der negativen Gedanken (kognitive Umstrukturierung) auch Handeln und Emotionen zum Positiven zu verändern und die **Negativspirale** (➢ Abb. 17.4) auf diese Weise umzukehren.

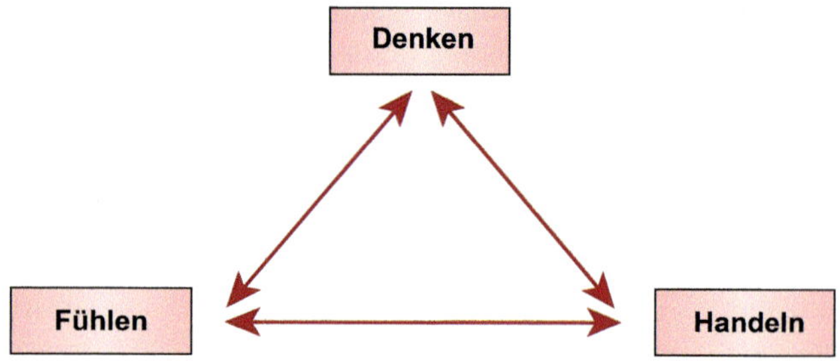

Abb. 17.3 Depressionsdreieck [L143]

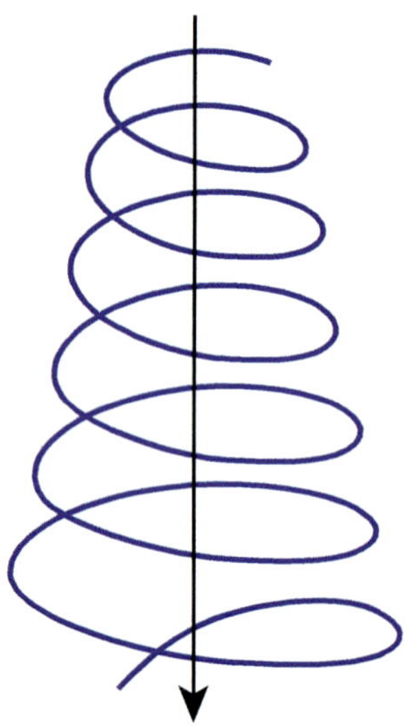

Abb. 17.4 Negativspirale [L143]

Kognitive Verhaltenstherapie: Therapie in drei Schritten

Die kognitive VT geht davon aus, dass wir durch Veränderung unserer Gedanken unser Fühlen und Handeln beeinflussen können. Die Veränderung verzerrter Gedankenmuster und des damit verknüpften Verhaltens erfolgt hierbei in *drei Schritten*, die man sich mit dem Merkwort **„E-V-A"** einprägen kann:

- **E: Erkennen** der realitätsfremden Gedankenmuster (negativen Kognitionen)
- **V: Verändern** der verzerrten Gedankenmuster (kognitive Umstrukturierung)
- **A: Anwenden** und **Einüben** der neuen positiven Kognitionen im Alltag

In Anlehnung an das ABC-Modell von A. Ellis und die „kognitive Triade" von A. Beck haben Verhaltenstherapeuten **Techniken** und **Interventionen** entwickelt, die man gut dem oben beschriebenen dreischrittigen Vorgehen zuordnen kann. Sie finden vor allem bei der Behandlung von Angststörungen und Depressionen Anwendung.

Schritt 1: Erkennen irrationaler Kognitionen

- Gedankliches Durchspielen einer belastenden Situation mit der Aufforderung, die damit verknüpften irrationalen Denkmuster und die zugehörigen dysfunktionalen Reaktionsmuster zu erkennen und ihren Realitätsgehalt zu überprüfen (= ABC-Modell nach Ellis)
- Realitätstest: Bewertung der subjektiven Richtigkeit einer auftauchenden negativen Kognition auf einer Skala von 0 bis 10 mit späterer Neubewertung
- Führen eines Angsttagebuchs, in dem die Klienten z. B. notieren, was sie kurz vor einem Angstanfall oder einer depressiven Reaktion gedacht haben
- Achtsamkeitstraining (MBCT, Mindfulness Based Cognitive Therapy), um bestimmte Auslösesituationen zusammen mit den dabei automatisch ablaufenden Gedanken bewusst wahrzunehmen (➤ Kap. 17.7)
- Führen von dreispaltigen Protokollen nach dem ABC-Modell von Ellis (➤ Box 17.2):

Belastendes Ereignis (Activating Event)	Begleitende Gedanken (Beliefs)	Resultierendes Verhalten (Consequence)
…	…	…
…	…	…
…	…	…

Schritt 2: Verändern der krankmachenden Gedanken (kognitive Umstrukturierung)

- Reattribution (wörtl.: Neuzuschreibung, Neudeutung): Versuch, mithilfe des Therapeuten Situationen im Außen neu zu deuten.
- Kognitive Umstrukturierung: Versuch, mithilfe des Therapeuten irrationale Kognitionen durch rationale Denkmuster zu ersetzen.
- Sokratischer Dialog: Diese Form der Gesprächstechnik geht auf den griechischen Philosophen Sokrates zurück, der in seinen Gesprächen mit Schülern vorgab, naiv und unwissend zu sein, und sie durch geschickte Fragen dazu brachte, selbst zu neuen Erkenntnissen in Bezug auf eigenes Denken und Handeln zu gelangen.
- Entkatastrophisieren: Die Betroffenen stellen sich eine Situation vor, die ihnen Angst macht. Dabei malen sie sich die Konsequenzen bis zum schlimmstmöglichen Ausgang bildhaft aus und überprüfen dann, ob ihre angstbesetzten Kognitionen wirklich zur realen Situation passen.
- Distanzierung: „Stellen Sie sich vor, 30 Jahre sind vergangen, und Sie blicken auf den heutigen Tag zurück. Wie beurteilen Sie da Ihre Ängste oder depressiven Gedanken?"

Schritt 3: Anwenden im Alltag

- „Erfolgstagebuch": Einüben der neuen Denkmuster im Alltag unter Zuhilfenahme von Aufzeichnungen zum Thema: „Wann und wie habe ich eine schwierige Situation gemeistert?"
- Bewusstes Erkennen und Verändern dysfunktionaler Denkmuster durch kognitive Hausaufgaben oder Protokolle auf Grundlage des ABC-Schemas nach Ellis.
- Training der Achtsamkeit durch regelmäßige Übungen am Morgen oder Abend (Konzentration auf den Atem; Bodyscan

etc.). Ergänzend dazu dann: Versuch, die Achtsamkeit in Alltagssituationen anzuwenden (Essen, Kochen, Hausarbeit, Autofahren, Gespräch mit Freunden/Kollegen etc.).

- Einüben neuer Denk- und Verhaltensweisen durch die Technik der Antizipation (gedankliches Vorwegnehmen). „Stellen Sie sich vor, morgen beim Weg in die Arbeit grüßen Sie einen Kollegen. Der geht an Ihnen vorbei, als kenne er Sie nicht. Wie geht es Ihnen da? Welche Gedanken tauchen in diesem Moment bei Ihnen auf? Welche anderen Erklärungsmöglichkeiten gibt es für das Verhalten des Kollegen? Wie ändert sich in diesem Fall Ihr Verhalten?
- Einüben der Technik des Gedankenstopps: Der Therapeut lässt den Klienten die Augen schließen und längere Zeit an etwas Negatives denken. Dann klatscht er in die Hände und sagt „Stopp!". In der Folge lernt der Betroffene, auch ohne äußere Hilfe seine negativen Gedanken zu stoppen und durch andere zu ersetzen.

Sonderfall: Das SORKC-Modell

Das **SORKC-Modell** stammt von dem Verhaltenstherapeuten Frederic Kanfer (1925–2002). Darin erweiterte Kanfer die drei Elemente des operanten Konditionierens (S: Stimulus/Reiz → R: Reaktion → C: Folgen, engl. *consequence*) um die Variablen **O** (Organismus) und **K** (Kontingenz) – Begriffe, die wörtlich aus dem Englischen übernommen wurden und für deutschsprachige Leser einer Erklärung bedürfen (➤ Box 17.4).

BOX 17.4

Das SORKC-Modell im Überblick

1. **S (= Stimulus):** äußere oder innere Auslösesituation. In welcher Situation oder unter welcher Bedingung tritt das Reaktionsverhalten „R" auf?
2. **O (= Organismus):** Ausgangsbedingungen, z. B. genetische Disposition, typische Charaktereigenschaften, vorausgehende psychische Störungen
3. **R (= Reaktion/Verhalten):** Welche psychischen oder körperlichen Reaktionen treten auf? Wie verhält sich die betreffende Person?
4. **K (= Kontingenz):** Wie häufig sind in der Vergangenheit die Folgen/Konsequenzen aus Punkt 5 aufgetreten? Unter welchen Bedingungen? Wie ist die Prognose für die Zukunft?
5. **C (= „Consequence"/Folgen):** Was sind die Folgen des unter (3) auftretenden Verhaltens? Wurde es verstärkt und tritt deshalb häufiger auf? Oder wurde es bestraft und tritt nun seltener auf?

Unter **„Organismus"** fasst Kanfer alle emotionalen, vegetativen, kognitiven und motorischen Symptome zusammen, die als Reaktion des Gesamtorganismus auf einen bestimmten Reiz auftreten. Im SORKC-Modell geht es vor allem darum zu erfragen, ob diese Reaktionen schon früher nachweisbar waren, ob evtl. eine körperliche Vorschädigung vorliegt, ob es eine angeborene Disposition für bestimmte psychische Auffälligkeiten gibt oder ob die Symptome als Persönlichkeitsmerkmale einzustufen sind.

Die zweite Variable nennt er **Kontingenz** (engl. *contingent:* „bedingt durch, abhängig von"): Hier hinterfragt der Therapeut, wie häufig und unter welchen Bedingungen das Folgeverhalten von Punkt 5 (Consequence/Folgen) bisher aufgetreten ist oder evtl. verstärkt auftreten wird.

Fallgeschichte

Ist der Herd wirklich ausgeschaltet?

Dennis C. (28) kommt in die Praxis, weil er am Tag zuvor wieder einmal nicht zur Arbeit gegangen ist und nun der Verlust des Arbeitsplatzes droht. „Ich habe die Wohnung pünktlich verlassen, dann aber gedacht: Hab ich den Herd wirklich ausgeschaltet? Den Stecker des Wasserkochers gezogen? Was ist, wenn ein Kabel durchbrennt? Und was, wenn ich die Tür nicht richtig abgeschlossen habe und jemand einbricht?". Er sei sofort umgekehrt, habe alles mehrmals kontrolliert, „obwohl ich doch sicher war, dass alles in Ordnung sein musste."

„Wie ist es Ihnen denn gegangen, als Sie die Wohnung verlassen hatten?", will der Therapeut wissen. „Ich war total angespannt, unruhig, hatte ein flaues Gefühl im Bauch. Ich hatte echt Angst. Ja, und dann bin ich sofort zurück in die Wohnung und habe alles überprüft." Da sei es ihm viel besser gegangen. „Die Angst war weg, der Kloß im Bauch war weg, es ging mir kurzzeitig gut."

Beim Verlassen des Hauses sei die Angst allerdings wiedergekommen. „Ich musste umkehren, nochmals kontrollieren, obwohl ich doch eigentlich wusste, dass alles in Ordnung war." Die mehrmaligen Kontrollen dauerten bis zum frühen Nachmittag. „Da konnte ich doch nicht einfach in der Arbeit erscheinen, also blieb ich zu Hause."

Ob das früher schon so war, will der Therapeut wissen. „Ich war eigentlich immer schon ängstlich, habe oft meine pessimistischen Gedanken nicht abstellen können und habe irgendwann – so mit 18 – begonnen, mir mehr als sonst die Hände zu waschen oder Dinge zu kontrollieren. Da bin ich eigentlich immer gut mit zurechtgekommen, obwohl die Kontrollzwänge sich verschlimmert haben. Vor 1–2 Jahren war es allerdings viel weniger schlimm als heute: Da habe ich es immerhin noch geschafft, rechtzeitig zur Arbeit zu kommen. Inzwischen fällt es mir schwer, die Wohnung zu verlassen – wenn mich im Hausflur oder auf der Straße die Angst überfällt, gehe ich sofort zurück in meine Wohnung und überprüfe, ob alles in Ordnung ist. Da fühle ich mich dann zwar sofort besser, aber ich verlasse kaum noch die Wohnung, verabrede mich nicht mehr mit Freunden und habe jetzt auch Probleme mit dem Job."

Verhaltensanalyse nach dem SORKC-Modell

► **Punkt 1 – Auslösesituation:** Verlassen der Wohnung, um in die Arbeit zu gehen.

► **Punkt 3 – Reaktion:** Dennis C. bekommt Angst, hat vegetative Symptome von Anspannung, Unruhe, ein flaues Gefühl im Bauch. Auf der Handlungsebene reduziert er seine Anspannung, indem er in die Wohnung zurückgeht und alles mehrmals kontrolliert.

► **Punkt 5 – Konsequenz:** Die kurzfristige Konsequenz seines kontrollierenden Verhaltens ist ein Rückgang der Angst. Dennis C. empfindet Erleichterung und Entspannung, wenn er umkehrt und in die Wohnung zurückgeht. Die Zwangshandlungen werden auf diese Weise negativ verstärkt, treten deshalb immer häufiger auf – so häufig, dass er seine Wohnung derzeit kaum noch verlässt und alle sozialen Kontakte abgebrochen hat. – Die zweite Konsequenz ist, dass ihm wahrscheinlich der Job gekündigt wird. Lerntheoretisch ist das zwar eine Bestrafung, die jedoch im Vergleich zur Belohnung kaum Einfluss auf sein Zwangsverhalten hat.
► **Punkt 2 – Organismus:** Dennis C. berichtet, dass er immer schon ängstlich war und unter pessimistischen Gedanken litt, die er nicht abstellen konnte. Schon vor mehr als 10 Jahren hat er einen Wasch- und Kontrollzwang entwickelt. Der Kontrollzwang hält bis heute an und hat sich im Laufe der Jahre verstärkt.
► **Punkt 4 – Kontingenz:** Abhängig von einer bestimmten Situation (dem Verlassen der Wohnung) sind in der Vergangenheit immer häufiger Zwangshandlungen aufgetreten, die sich in der Zukunft wohl kaum reduzieren lassen, außer Dennis C. ist bereit, ein anderes Antwortverhalten einzuüben. In seinem Fall käme eine „Exposition mit Reaktionsverhinderung" in Betracht, evtl. kombiniert mit Fragen nach etwaigen Zwangsgedanken, die durch kognitive Therapie verändert werden könnten.

Dialektisch-behaviorale Therapie (DBT)

Eine Sonderform der kognitiv-behavioralen Therapie ist die dialektisch-behaviorale Therapie (DBT), die von der amerikanischen Psychologin Marsha M. Linehan in den 1980er-Jahren zur Behandlung der Borderline-PS entwickelt wurde. Das Wort „dialektisch" bedeutet in diesem Zusammenhang, dass jemand – wie früher bei einer „Erörterung" im Deutschunterricht – zwei widersprüchliche „Thesen" zu einer „Synthese" verbinden soll. Übertragen auf die Borderline-PS bedeutet dies, dass die Betroffenen ihre widersprüchlichen Denkmuster erkennen und im Verlauf der Therapie lernen sollen, sie miteinander zu verbinden. Ein Beispiel für solch widersprüchliche Denkmuster ist der Titel Buches von Kreisman und Straus (2012): „Ich hasse dich, verlass mich nicht".

Bei der DBT geht es u. a. um Hilfen zur Spannungsregulierung. Dazu ist es zunächst notwendig, die eigenen widersprüchlichen Gedanken und Emotionen wahrzunehmen und zu erkennen, durch welche Auslöser sie flashbackartig verursacht werden. Dann sollen die Betroffenen neue Strategien zur Spannungsregulierung entwickeln: indem jemand beim Auftreten von Wut z. B. Liegestützen macht, einen Igelball knetet, in eine Chilischote beißt oder eine Hand ins Eisfach hält. Auf diese Weise wird die Wahrnehmung weg von den Flashbacks auf Empfindungen des Körpers im Hier und Jetzt umgelenkt.

Die DBT basiert z. T. auf der KVT, sie enthält aber auch Achtsamkeitstechniken (engl. *mindfulness*), die Linehan aus dem Buddhismus, vor allem der Zen-Meditation, übernommen und in die DBT integriert hat.

EMDR-Traumatherapie

Die Buchstabenkombination **EMDR** steht für **E**ye **M**ovement **D**esensitization and **R**eprocessing („Desensibilisierung und Neuverarbeitung durch Augenbewegungen"). Dahinter steht die Erkenntnis, dass eine Links-rechts-Stimulierung des Gehirns eine Neuvernetzung von bisher abgespaltenen Teilen der Erinnerung bewirken kann: Emotionen, Körperreaktionen, Sinneseindrücke, die bei einem Schockerlebnis oft fragmentiert abgespeichert werden, formen sich nach einigen EMDR-Sitzungen wieder zu einer ganzheitlichen Erinnerung. Im Verlauf der Neuverarbeitung verändern sich auch die mit dem Trauma verknüpften negativen Kognitionen zum Positiven. Dadurch erleben die Betroffenen, dass das traumatische Erlebnis zwar noch existiert, in der Erinnerung aber nicht mehr ständig präsent ist, sodass viele Klienten nach einer Anzahl von EMDR-Sitzungen sagen können: „Ich weiß, es ist geschehen. Es war schlimm! Aber nun ist es vorbei."

EMDR wurde von Francine Shapiro, einer Schülerin von Joseph Wolpe, zufällig entdeckt. Im Jahr 1989 machte die an Krebs erkrankte Psychologin einen Spaziergang durch den Park. Obwohl die Erkrankung überwunden schien, konnte sie gedanklich nicht abschalten. Zufällig bewegte sie während des Gehens die Augen zwischen den Bäumen hin und her und erlebte eine deutliche Entlastung von ihren Ängsten und depressiven Gedanken.

„Ich merkte schließlich, dass meine Augen immer dann, wenn mir belastende Gedanken kamen, spontan anfingen, sich diagonal hin und her zu bewegen. Danach verschwanden die Gedanken, und wenn ich sie mir bewusst erneut vergegenwärtigte, war der mit ihnen verbundene negative Affekt stark verringert. Nachdem ich dies festgestellt hatte, fing ich an, die Augenbewegungen absichtlich zu vollführen, während ich mich jeweils auf bestimmte belastende Gedanken und Erinnerungen konzentrierte. Auch bei diesem absichtlichen Einsatz der Augenbewegungen verschwanden die betreffenden Gedanken und verloren ihren belastenden Charakter."

Shapiro (2012: 29)

Shapiro machte zahlreiche Versuche mit Freunden und Bekannten und entwickelte daraus ihre EMDR-Therapie, die inzwischen weltweit Anerkennung gefunden hat und vor allem zur Behandlung der posttraumatischen Belastungsstörung (PTBS) angewandt wird. Viele Erfahrungen der letzten 20 Jahre sind in die heutige EMDR-Therapie eingegangen, sodass in der von Shapiro autorisierten EMDR-Ausbildung inzwischen nicht nur Augenbewegungen eingesetzt werden, sondern u. a. auch ein abwechselndes Klopfen („Tapping") auf die Knie oder Hände.

EMDR enthält viele Elemente der KVT, ist also eine Sonderform der in der Psychotherapie-Richtlinie als wissenschaftlich anerkannt aufgeführten Verhaltenstherapie. Deshalb übernehmen inzwischen die Krankenkassen die Kosten für die Behandlung, sofern es sich um eine PTBS bei einem erwachsenen Patienten/Klienten handelt.

17.3 Psychoanalyse

17.3.1 Einführung

Im Jahre 1896 prägte Sigmund Freud den Begriff Psychoanalyse für die von ihm begründete und entwickelte Wissenschaft von den unbewussten Vorgängen im Seelenleben. „Psychoanalyse" setzt sich zusammen aus griech. *psyche* („Seele") und *analysis* („Zerlegung, [wissenschaftliche] Untersuchung"). Der Begriff „Psychoanalyse" wird einerseits für Freuds Theorie über unbewusste psychische Vorgänge (z. B. seine Konflikttheorie; das Instanzenmodell vom Ich – Es – Über-Ich) verwendet. Andererseits verbinden die meisten Menschen mit „Psychoanalyse" eine spezielle Richtung der Psychotherapie, in der es u. a. darum geht, verdrängte Konflikte aus der Kindheit ins Bewusstsein zu heben. Im Unterschied zur Verhaltenstherapie zählt die Psychoanalyse zu den aufdeckenden Therapien, die versuchen, dem Patienten ein vertieftes Verständnis der ursächlichen, meist unbewussten Zusammenhänge seines Leidens zu vermitteln, was oft mit dem Begriff der Einsicht verbunden wird.

Die **klassische Psychoanalyse** findet in drei bis fünf einstündigen Sitzungen pro Woche statt, oft über mehrere Jahre. Der Patient liegt auf einer Couch und sagt möglichst unzensiert alles, was ihm gerade durch den Kopf geht. Freud hat hierfür den Begriff „freies Assoziieren" geprägt. Der Analytiker sitzt hinter dem Patienten, hört mit einer Haltung „gleichschwebender Aufmerksamkeit" zu, deutet und erklärt, wann immer er es für günstig hält, und teilt dem Patienten die während des psychoanalytischen Prozesses gewonnenen Erkenntnisse mit.

Die Psychoanalyse nach Freud hat sich im Laufe der Jahre weiterentwickelt. Neben dem Begriff „Psychoanalyse" existiert heute auch die zusammenfassende Bezeichnung **analytische Psychotherapie,** für eine Form der Langzeittherapie, die auf Freud basiert, aber auch verschiedene neuere Entwicklung der Psychoanalyse einbezieht. Der Begriff grenzt die analytische Psychotherapie auch von den sonstigen zugelassenen Verfahren ab: der tiefenpsychologisch fundierten Psychotherapie und der Verhaltenstherapie (➤ Kap. 17.2).

Die **tiefenpsychologisch fundierte Psychotherapie** basiert zwar auf der psychoanalytischen Theorie nach Freud, die Behandlung erfolgt aber meist im Sitzen. Der Schwerpunkt der Behandlung liegt auf Konflikten und Entwicklungsstörungen, die in der aktuellen Lebenssituation des Patienten auftreten. Eine ausführliche Aufarbeitung von Konflikten aus der frühen Kindheit spielt bei den tiefenpsychologisch fundierten Verfahren keine zentrale Rolle. Die Dauer einer Therapie liegt i. d. R. bei 50 Sitzungen. Tiefenpsychologisch fundierte Verfahren kommen sowohl als Einzel- wie auch als Gruppentherapie zur Anwendung.

17.3.2 Freuds Instanzenmodell

Freud ging davon aus, dass es drei innerhalb der Psyche existierende Instanzen gibt, die das Denken und Handeln einer Person bestimmen. Ihr Zusammenspiel ist nicht fest programmiert, sondern dynamisch. Freud verwendet hierfür den Begriff **Psychodynamik.**

Für Freud gehen die meisten Probleme im Erwachsenenalter auf einen frühkindlichen Konflikt zurück, bei dem das bewusste **Ich** sich zwischen den Bedürfnissen des **Es** (z. B. Wunsch nach Autonomie/sexueller Lust) und den Anforderungen des **Über-Ichs** („Du musst brav sein", „Sex ist Sünde") nicht entscheiden kann und deshalb mit Angst reagiert. Dieser frühkindliche Konflikt wird oft durch aktuelle Auslösesituationen reaktiviert. Ist der frühere Konflikt nicht gelöst, reagiert der Erwachsene wie das kleine Kind von damals (➤ Tab. 17.2).

Tab. 17.2 Das Instanzenmodell nach Freud

Es	Ich	Über-Ich
Triebhaftes Denken (ererbte Triebe und Instinkte); (meist) unbewusst	Logisches, realistisches Denken (Vernunft); (meist) bewusst	Gebote und Verbote (erworbenes Gewissen); z. T. bewusst, z. T. unbewusst
Lust-Unlust-Prinzip	Realitätsprinzip	Moralitätsprinzip

Eine häufig verwendete Möglichkeit, nicht lösbare Konflikte und die damit verbundene Angst nicht mehr wahrzunehmen, ist die **Verdrängung:** Wenn z. B. ein Kind von den Eltern für aggressives Verhalten bestraft wird, sind Aggression und Sich-Wehren mit Angst gekoppelt. Um diese Angst nicht mehr spüren zu müssen, wird der aggressive Impuls so „verdrängt", dass unser bewusstes „Ich" ihn nicht mehr wahrnimmt: Die damit verbundene Angst ist auf diese Weise nicht mehr zu spüren, die Betroffenen gelten als „lieb" und „pflegeleicht."

Die Verdrängung eines aggressiven (oder auch sexuellen) Impulses ist nach Freud allerdings nur ein schlechter „Kompromiss", denn der verdrängte Impuls äußert sich häufig über Umwege, z. B. über **Fehlhandlungen** wie Sich-Versprechen, Vergessen wichtiger Termine, „zufälliges" Kaputtmachen. Ein Beispiel hierfür wäre eine junge Frau, die zur Hochzeit ihres ehemaligen Freundes eingeladen wird und „versehentlich" Rotwein über das Brautkleid der Rivalin schüttet, oder ein Steuerprüfer, der zum Firmenleiter sagt: „Bei der Durchsicht Ihrer Bücher sind eine Menge Unregelmäßigkeiten zum Vorschwein gekommen."

Neben der Verdrängung gibt es noch andere Möglichkeiten, Triebregungen, die vom Über-Ich verboten sind, nicht wahrnehmen zu müssen. Wenn Aggressionen, sexuelle Lust oder das Bedürfnis nach Autonomie durch Strategien des Ichs scheinbar nicht mehr vorhanden sind, gibt es auch keinen Konflikt mehr, der Ängste auslöst. Freud bezeichnet diese speziellen Strategien zur Abwehr von Unlust- oder Angstgefühlen als **Abwehrmechanismen.**

17.3.3 Abwehrmechanismen

Verdrängung

Definition Nach klassischer Vorstellung Verschiebung von **inneren** Konflikten, Ängsten oder Triebimpulsen ins Unbewusste, sodass das bewusste Ich sie nicht mehr wahrnimmt.

Beispiele Ein Kind in der Trotzphase verdrängt seine Wünsche nach Selbstständigkeit, weil es dafür bestraft wird. – Eine 15-Jährige verdrängt ihre sexuellen Impulse, weil sie streng katholisch erzogen wurde und Sex vor der Ehe mit Sünde gleichsetzt.

Verleugnung

Definition Ereignisse im **Außen** werden abgewehrt, damit sie nicht einen verdrängten Konflikt und die damit verknüpfte Angst reaktivieren können.

Beispiel Jemand klärt seinen Freund über die Gefahren des Rauchens auf, der daraufhin meint: „Ich will nichts weiter davon hören. Was ich nicht weiß, macht mich nicht heiß."

Sonderform Eine spezielle Form der Verleugnung ist das **Bagatellisieren** (Verharmlosen, Herunterspielen).

Beispiele Der Arzt klärt einen Patienten über die Gefahren des Rauchens auf. Dieser erwidert: „Eigentlich rauche ich nur ganz wenig." – Eine Frau mit ständigen Magenschmerzen geht nicht zum Arzt mit der Begründung: „Die Schmerzen sind nur zeitweise vorhanden, so schlimm kann es also nicht sein."

Ungeschehenmachen

Definition Jemand fühlt sich wegen eines „unmoralischen" Gedankens oder einer „unmoralischen" Handlung schuldig. Um das Verhalten „ungeschehen" zu machen, greift er zu einem Verhalten, das einem frühkindlichen magischen Denken ähnelt, z. B. zwanghaft zu zählen oder zu beten.

17

Beispiel Ein 8-jähriger Junge hat massive Aggressionen gegenüber seiner jüngeren Schwester. Wenn er sie quält oder schlägt, fühlt er sich anschließend schuldig und denkt: „Wenn ich 20 Vaterunser bete oder mir 10-mal die Hände wasche, hat Gott mir vergeben."

Rationalisierung

Definition Um die Trauer, Wut oder Enttäuschung nach einer schmerzhaften Erfahrung nicht spüren zu müssen, suchen die Betroffenen nach einer scheinbar rationalen Erklärung.

Beispiele „Ich bin froh, dass man mich entlassen hat. Der Job hat mir sowieso nicht gefallen." – „Was kann ich dafür, dass ich ihm eins in die Fresse gegeben habe? Warum auch hat er mich so blöd angegrinst!"

Sonderform Eine spezielle Form der Rationalisierung ist die **Intellektualisierung,** bei der jemand emotionale Konflikte durch abstrakt-wissenschaftliches Denken kontrollieren oder minimieren will.

Beispiel „Ich habe keine Angst. Mich interessiert nur generell das Problem der Ängste des Menschen in unserer Zeit."

Verschiebung

Definition Triebimpulse (z. B. Aggressionen) werden an Ersatzobjekten abreagiert.

Beispiele Ein Schüler ist wütend auf den Lehrer und zerreißt die mit 6 benotete Klassenarbeit. Dann geht er nach Hause und schlägt seinen jüngeren Bruder. – Ein 4-jähriger Junge wird bei einem Streit mit seinem jüngeren Bruder zunächst zornig, dann zerstört er dessen Lieblingsspielzeug.

Sonderform Einen Sonderfall stellt die Verschiebung der Wut auf die eigene Person dar (**Wendung gegen das Selbst**).

Beispiel „Ich weiß nicht, wohin mit der Wut! Am liebsten würde ich mich umbringen!"

Reaktionsbildung

Definition Verkehrung ins Gegenteil.

Beispiele Ein 5-jähriger Junge, der sein neugeborenes Brüderchen am liebsten umbringen würde, darf dies nicht zeigen und ist stattdessen überfreundlich und übertrieben hilfsbereit. – Ein Lehrer, der einen seiner Schüler nicht leiden kann, will besonders gerecht sein und gibt ihm im Zweifelsfall die bessere Note.

Isolierung (Affektisolierung)

Definition Jemand kann zwar ein einschneidendes Ereignis beschreiben, der dazugehörige Affekt (Angst, Trauer) wird jedoch vom Erlebnisinhalt abgespalten (isoliert). In der Traumaforschung spricht man in diesem Zusammenhang meist davon, dass jemand dissoziiert ist.

Beispiele Eine Frau, deren Tochter wegen eines Blinddarmdurchbruchs in akuter Lebensgefahr schwebt, spricht mit dem behandelnden Arzt und später mit dem Ehemann ohne gefühlsmäßige Beteiligung, so als ginge es um ein fremdes Kind. – Ein junger Mann, der Zeuge eines Bombenattentats vor einem Schnellrestaurant war, kann alle Einzelheiten des Vorfalls erklären, zeigt dabei aber keine emotionalen Regungen.

Regression

Definition Rückkehr (lat. *regredi:* „zurückgehen") zu „unreifen", frühkindlichen Verhaltensweisen, z. B. in Situationen, in denen jemand Zuwendung haben will.

Beispiele Bei der Geburt eines Geschwisterchens beginnt ein 4-jähriges Mädchen wieder einzunässen und möchte seinen Kakao wieder aus der Flasche trinken. – Eine 42-jährige Frau hat ihren Mann so gereizt, dass er sagt: „Jetzt reicht es mir. Ich gehe." Daraufhin umklammert sie wie ein kleines Mädchen seine Knie, beginnt bitterlich zu weinen und sagt mit kindlicher Stimme: „Bitte nicht böse sein, ich tu's nie wieder."

Sublimierung

Definition Befriedigung triebhafter Bedürfnisse durch gesellschaftlich anerkannte Ersatzhandlungen, z. B. Malen, Gedichteschreiben, Musizieren, aber auch Sport (Boxen!).

Beispiele Eine 17-Jährige findet einen Jungen aus der Nachbarklasse toll, würde gern auch sexuell mit ihm zusammen sein. Sie hat allerdings nicht den Mut, ihn anzusprechen, und schreibt stattdessen Liebesgedichte an einen Unbekannten oder setzt ihre erotischen Fantasien in Bilder um. – Ein 18-Jähriger, der voll Aggressionen gegen seine Eltern ist, geht in einen Boxverein oder erlernt Karate, um so seine Aggressionen auszuleben.

Konversion

Definition Bei diesem Abwehrmechanismus wird ein Teilaspekt eines nicht lösbaren Konflikts symbolhaft in ein körperliches Symptom umgewandelt. Durch somatische Symptome wie Lähmungen, Seh- oder Hörstörungen, Verlust der Sprache oder Krampfanfälle wird der Konflikt so gelöst, dass die betreffende Person in der entsprechenden Situation keine Entscheidung treffen muss, die mit Angst oder Unlust verknüpft wäre.

Beispiele Eine Frau will ihrem Freund das Bügeleisen an den Kopf werfen, als sie zum Wurf ansetzt, ist ihr Arm gelähmt. – Eine verheiratete Frau hat eine heftige Auseinandersetzung mit ihrem autoritären Mann. Als sie versucht, ihm die Meinung sagen, kann sie plötzlich nicht mehr sprechen. – Eine Frau, die ihren Job hasst, weil sie stundenlang am Computer E-Mails schreiben muss, aber aus finanziellen Gründen nicht kündigen kann, bekommt Taubheitsgefühle in den Händen, sodass sie nicht mehr am PC arbeiten kann.

Identifikation

Definition Identifikation ist nicht automatisch ein Abwehrmechanismus. Ein Film oder Roman wird z. B. nur dann als spannend empfunden, wenn der Leser oder Zuschauer sich mit einer der fiktiven Figuren identifizieren kann. Auch eine Identifikation mit einem Vorbild (z. B. dem Vater, der Mutter, einem Lehrer, der Geschlechterrolle etc.) ist ein normaler Teil der Entwicklung, kein Abwehrmechanismus. Zu einem Abwehrmechanismus wird die Identifikation allerdings, wenn sie dazu dient, Angst vor äußerlichen Bedrohungen abzuwehren. Durch das „Einverleiben" äußerer Einflüsse, z. B. der Normen und Werte einer bestimmten Gruppe, zu der man gehören will, oder einer Person, die einem gefährlich werden könnte, ist es möglich, Angst vor Zurückweisung oder Angst vor Ausgrenzung abzuwehren.

Beispiel Um zu einer Clique von Jugendlichen dazugehören, übernimmt ein Junge/Mädchen deren Sprache, Kleidung, auch ihr Verhalten gegenüber Außenstehenden (z. B. Erwachsenen), nach dem Motto: „Wenn ich nicht dazu gehöre, werde ich gemobbt oder ausgegrenzt."

Sonderform Eine besondere Bedeutung hat in diesem Zusammenhang die sog. **Identifikation mit dem Angreifer** (Aggressor): Wenn ein Kind mit seinem Verhalten bei einem Elternteil verbale oder körperliche Gewalt auslöst, gibt es sich selbst die Schuld für die Bestrafung und übernimmt gleichzeitig die Vorstellungen und Verhaltensweisen des Aggressors.

Beispiel Ein junger Vater schlägt seinen Sohn, obwohl er sehr unter den Gewalttätigkeiten seines eigenen Vaters gelitten hat. Wenn er sagt „Mir haben die Schläge nicht geschadet", identifiziert er sich mit den Wertvorstellungen seines damaligen „Aggressors" und braucht sich so nicht mit ihm auseinanderzusetzen, denn Kritik am Vater macht Angst!

Introjektion

Definition Um sich – wie im Beispiel mit dem gewalttätigen Vater beschrieben – bestimmte Wertvorstellungen einer Bezugsperson anzueignen, muss die betreffende Person sie zunächst „verinnerlichen" (internalisieren). Diesen Prozess nennt man in der Psychoanalyse Introjektion. Sätze, die eigentlich vom Vater oder von der Mutter stammen („Ohne Fleiß kein Preis" – „Mach schnell" – „Ein Junge muss … " etc.) werden als eigene Ansichten und Vorstellungen empfunden, doch in Wirklichkeit stammen sie von frühen Bezugspersonen, die man in Fällen wie diesen oft als **Introjekte** bezeichnet.

Beispiel Eine Abteilungsleiterin hat von ihrem Vater den Satz übernommen: „Wenn man Erfolg haben will, darf man keine körperliche Schwäche zeigen." Ihre Härte gegen sich und andere wird von Kunden und Mitarbeitern als Gefühlskälte empfunden. – Ein Mann mittleren Alters ist überzeugt davon, dass er nicht rechnen kann, obwohl er sich um alle Abrechnungen in seiner Firma selbst kümmert. In der Therapie erinnert er sich: „Mein Vater hat wiederholt gesagt, ich sei in Mathe eine Null. Auch in der Schule war Mathe mein schlechtestes Fach." – „Und die Abrechnungen in der Firma?" – „Die stimmen immer. Das kann ich keinem anderen überlassen."

Idealisierung

Definition Um die Angst vor einem gewalttätigen Vater oder einer unberechenbaren Mutter zu vermeiden, wird die betreffende Person idealisiert.

Beispiel Eine Klientin mit einer Angststörung berichtet in der Therapiesitzung von einer glücklichen, sorgenfreien Jugend. Als sich herausstellt, dass die Mutter möglicherweise emotional instabil war und die Frau als kleines Mädchen deshalb oft Ängste hatte, meint die Klientin: „Das möchte ich nicht weiterverfolgen. Ich will das Bild meiner tollen Mutter doch nicht in den Dreck ziehen."

Spaltung

Definition Bei diesem Abwehrmechanismus findet die Reaktivierung eines frühkindlichen psychischen Zustands statt, in dem das Baby oder Kleinkind positive und negative Aspekte einer Bezugsperson noch nicht miteinander verbinden kann. Ein Kind z. B., das seinen alkoholkranken Vater in manchen Momenten als fürsorglich und liebenswert, in anderen Momenten als aggressiv und bedrohlich erlebt, spaltet diesen Vater in zwei Personen auf: den lieben Papa und das böse Monster. Im späteren Leben wird diese Spaltung in „nur gut" und „nur böse" in Beziehungen aller Art beibehalten. Der Abwehrmechanismus der Spaltung findet sich besonders häufig bei der Borderline-PS.

Beispiele Eine Patientin mit einer Borderline-PS hat einen Therapeuten gefunden, der ihr bei einem bestimmten Problem helfen kann. Sofort wird er zum „Supertherapeuten", den sie allen Interessierten weiterempfiehlt. Als die Patientin allerdings feststellt, dass auch er ihre Probleme nicht alle lösen kann und ihr sogar Grenzen setzt, reagiert sie mit völliger Entwertung und erzählt allen, das sei der schlechteste Therapeut, den sie jemals kennengelernt habe. – Ein junger Mann mit Borderline-Tendenzen verliebt sich in eine junge, attraktive Frau. „Ich habe meine große Liebe gefunden", erzählt er im Bekanntenkreis. Als sie ihm gesteht, dass sie vor ihm schon drei Beziehungen hatte, beschimpft er sie als „Schlampe", die auch ihn betrügen werde, und erzählt allen Freunden, er sei vorher noch nie einer so verlogenen, berechnenden Frau begegnet.

17

Projektion

Definition Die Schwachpunkte, die jemand bei sich selbst nicht akzeptieren kann, werden – wie mit einem Diaprojektor – auf andere projiziert und dann an diesen kritisiert.

Beispiel Ein Mann, der selbst nicht Ordnung halten kann, kritisiert vehement den Partner oder eines seiner Kinder, weil sie so schlampig sind.

NICHT VERWECHSELN

Projektion oder Übertragung?

Nach psychoanalytischer Vorstellung ist Projektion immer eine Eigenschaft, die ich **an MIR nicht leiden kann** und deshalb **an ANDEREN kritisiere.** Umgangssprachlich verwenden viele Menschen die Worte „Projektion" und „projizieren" in anderer Bedeutung. In Sätzen wie „Der projiziert die Beziehung zu seiner Mutter auf mich" oder „Sie projiziert ihre Sehnsucht nach Vaterliebe auf alle Männer, die sie kennenlernt" geht es **nicht um Abwehr,** sondern um **Übertragung** einer früheren Beziehung auf eine andere Person. **Übertragung ist deshalb kein Abwehrmechanismus!**

17.3.4 Primärer und sekundärer Krankheitsgewinn

Fallgeschichte

Blind beim Anblick des Ehemanns

Eine junge Frau leidet seit längerer Zeit unter psychogener Blindheit, vor allem, wenn sie ihrem wesentlich älteren Ehemann gegenübersitzt. Als der Ehemann stirbt, kann sie wieder klar sehen. Im Gespräch stellt sich heraus, dass der Ehemann äußerlich große Ähnlichkeiten mit ihrem Vater hatte, von dem sie in ihrer Kindheit körperliche und sexuelle Gewalt erfahren hat.

Kommentar zur Fallgeschichte

Immer, wenn die junge Frau ihren Mann anschaut, kommen Erinnerungen an die Kindheit hoch. Um die damit verbundene Angst, Ohnmacht oder Aggression nicht spüren zu müssen, erblindet sie. Die Folge: Die durch den Mann ausgelösten Gefühle verschwinden. Das Erblinden bewirkt also eine zeitweilige Verringerung der schmerzhaften Gefühle. Dies ist nach Freud ein Beispiel für einen **primären Krankheitsgewinn.**
Gleichzeitig *nimmt die Umwelt vermehrt Rücksicht auf sie,* sie bekommt verstärkt Zuwendung. In manchen Fällen wird auch eine Versicherungssumme ausbezahlt, oder jemand muss nicht mehr arbeiten. Diese zusätzlichen Vorteile zählen in der Psychoanalyse zum **sekundären Krankheitsgewinn.**

17.3.5 Typische Elemente einer analytischen Therapiesitzung

Die klassische, von Freud entwickelte Methode der Psychoanalyse mit fünf bis sechs Therapiestunden in der Woche und einem auf der Couch liegenden Patienten wird nur noch selten durchgeführt. Die Hauptaufgabe des Psychoanalytikers bleibt jedoch – wie bei Freud – die Aufdeckung und Bearbeitung verdrängter Konflikte. Ziel einer psychoanalytischen Behandlung ist es, das Verdrängte bewusst zu machen und die verdrängten Emotionen wiederzubeleben. In der Therapie sollen diese Affekte dann abreagiert werden. Dies bewirkt eine Art seelischer Läuterung, die auch als *Katharsis* bezeichnet wird (griech. für „Reinigung, Läuterung"). Die Wiederbelebung der verdrängten Affekte erfolgt häufig durch Übertragung (s. u.).

Die Vorgehensweise des Therapeuten basiert auf fünf Grundannahmen, welche die Therapie steuern:

- **Freies Assoziieren:** Der Patient wird aufgefordert, alles zu sagen, was ihm spontan einfällt. Grundlage dafür sind häufig Träume, Erlebnisse aus der Kindheit oder aktuelle Konflikte. Der Psychoanalytiker hilft dem Patienten, seine unbewussten Anteile zu deuten und zu analysieren (deshalb der Name „Psychoanalyse"). Die Aufforderung, alles zu sagen, was dem Patienten gerade einfällt, wird auch als „Grundregel" bezeichnet.
- **Übertragung:** Freud ging davon aus, dass der Patient seine verdrängten Gefühle, Wünsche, Erwartungen oder Ängste in der sozialen Interaktion mit dem Therapeuten unbewusst zeigt. Wenn in einer Sitzung z. B. alte Konflikte mit dem Vater oder der Mutter aktualisiert werden, werden sie i. d. R. auf den Therapeuten übertragen. Der Therapeut steht dann stellvertretend für eine enge Bezugsperson aus der Kindheit. Manchmal werden hierbei Liebesgefühle oder Liebeswünsche auf den Therapeuten übertragen („positive Übertragung"), manchmal aber ist der Therapeut auch Zielscheibe von Wut, Aggression, Ablehnung (negative Übertragung).
- Wenn hierbei keine Fehlreaktionen des Therapeuten im Sinne einer unerwünschten **Gegenübertragung** ausgelöst werden, können die verdrängten Gefühle erkannt und bearbeitet werden.
- **Regression:** Um Konflikte oder belastende Ereignisse aus der frühen Kindheit aufzudecken, ist es notwendig, dass der Patient sich während der Behandlung auf die damalige Entwicklungsstufe zurückversetzt, um den Konflikt mithilfe des Therapeuten nicht mehr mit „kindlichen", sondern mit „erwachsenen" Strategien zu lösen.

- **Widerstand:** Da ein Aufdecken des Urkonflikts mit großen Ängsten verknüpft ist, hält der Patient meist an seinen Symptomen fest und setzt der Arbeit des Therapeuten Widerstand entgegen. Unter „Widerstand" versteht man in der Psychoanalyse alles, was der Patient bewusst oder unbewusst „inszeniert", um die Aufdeckung schmerzhafter Erinnerungen zu verhindern, z. B. offene oder versteckte Aggressionen gegenüber dem Therapeuten („Sie verstehen nicht, was ich sagen will"), Vergessen von Terminen, ständiges Zuspätkommen, Schweigen, Missverstehen des Therapeuten, Vergessen wichtiger Ereignisse aus der Lebensgeschichte etc. Die vom Therapeuten geleitete Widerstandsanalyse kann dazu beitragen, dem Patienten klarzumachen, dass eine Aufdeckung des alten Konflikts seine Lebensqualität und Handlungsfähigkeit im Hier und Jetzt zum Positiven verändern kann.

17.3.6 Voraussetzungen für das Gelingen von analytischer Therapie

Nach Freud sollte jemand, der sich in psychoanalytische Therapie begibt, folgende vier Voraussetzungen erfüllen:

1. wirkliche **Motivation** (z. B. durch Leidensdruck),
2. ein gewisser **Intelligenzgrad,**
3. **Verbalisierungsfähigkeit** (die Fähigkeit, sich sprachlich auszudrücken) und
4. die Fähigkeit zur **Introspektion** (= Selbsteinsicht).

17.4 Systemische Therapie

17.4.1 Theoretische Grundlagen

Die Systemische Therapie (ST) hat sich aus der (systemischen) Familientherapie entwickelt. Sie hat ihre Wurzeln in den USA der 1950er-Jahre. Schon damals haben Sozialarbeiter und Psychotherapeuten erkannt, dass viele Probleme von Patienten im Kontext der Familie betrachtet werden müssen, denn die eigene Familie hat einen maßgeblichen Einfluss auf die Gesundheit und die psychische Entwicklung eines Menschen. In der weiteren Entwicklung hat man erkannt, dass nicht nur die Familie, sondern viele andere soziale Beziehungen – z. B. in einer Partnerschaft, zu Freunden, Mitschülern, Arbeitskollegen etc. – im System des Klienten eine Rolle spielen. Deshalb wurden von Helfern und Therapeuten in sozialen Bereichen die Ansätze der Familientherapie erweitert und in die umfassendere Bezeichnung „Systemische Therapie" integriert. Ihre Erkenntnis:

MERKE

Jeder Mensch ist in ein System von Beziehungen eingebunden, das unser Agieren und Reagieren beeinflusst.

Häufig übernehmen wir im Alltag alte Glaubenssätze und überholte Lösungsstrategien, die auf Erfahrungen in unserer Ursprungsfamilie zurückgehen, in aktuellen Problem- oder Konfliktsituationen jedoch nicht zielführend sind. Ziel der ST ist es deshalb, die einzelnen Mitglieder eines sozialen „Systems" (z. B. des Systems „Familie" oder „Paarbeziehung") darin zu unterstützen, einen tieferen Einblick in ihre verborgenen Beziehungsmuster zu gewinnen – in die verborgenen Prozesse, die im Zusammenleben oft automatisch ablaufen, sich aber verändern lassen, wenn überholte Bindungs- und Denkmuster erkannt und erfahrbar gemacht werden.

Da wir andere Menschen nicht ändern können, gilt es, sich selbst zu verändern, um auf diese Weise Veränderungen in den Beziehungen zu anderen zu bewirken. In der ST verwendet man hierfür oft das symbolische Bild eines Mobile: Wenn ein Teil des Mobiles sich verändert und zu schwingen beginnt, kommen andere Teile in Bewegung; diese wiederum bringen weitere Teile zum Schwingen, bis schließlich das ganze System „Mobile" in Bewegung gerät und sich neu ausbalanciert.

Die ST bezieht deshalb Familienangehörige, bei Bedarf auch weitere Personen des sozialen Umfelds in die Behandlung ein. Die Sitzungen finden hierbei oft im Mehrpersonensetting statt, insbesondere bei Kindern und Jugendlichen, aber auch bei einer Paartherapie.

17.4.2 Methoden der ST

Zu den vielfältigen Methoden der systemischen Therapie gehören spezielle Gesprächs- und Fragetechniken, kreative Gestaltung der Familiensituation (z. B. Collagen; Bild der Familie in Form von Tieren etc.), Aufstellung von Personen oder Gegenständen als „Familienskulptur", grafische Darstellung der Beziehungsmuster in Form eines Soziogramms oder Genogramms u. a. m. Im Folgenden werden die bekanntesten Therapiemethoden vorgestellt.

Zirkuläre Fragen

Bei den zirkulären Fragen fragt der Therapeut z. B. den Vater, wie er die Beziehung seines 13-jährigen Sohnes zur Mutter beschreiben würde. Oder er fragt den Jungen: Wie, glaubst du, geht es deinem Vater, wenn deine Mutter sich beleidigt in ihr Zimmer zurückzieht?" Dieser Perspektivenwechsel ermöglicht es, dass der Blick sich nicht auf das einzelne Familienmitglied, sondern auf das Zusammenspiel aller im gesamten System richtet.

Paradoxe Intention/Intervention (Symptomverschreibung)

Die **paradoxe Intention** ist eine von Viktor Frankl entwickelte psychotherapeutische Methode, bei welcher der Klient dazu angeleitet wird, eine neurotische Verhaltensweise absichtlich auszuüben. Bei der ST wird z. B. einem Familienmitglied das problematische Verhalten aktiv „verordnet" (**Symptomverschreibung**) Eine Mutter, die beim geringsten Anlass weint und sich ins Schlafzimmer zurückzieht, bekommt z. B. den Auftrag, so oft wie nur möglich beleidigt zu reagieren und sich dann weinend zurückzuziehen. Meist führt dies zu einer Veränderung des vorher nicht kontrollierbaren Verhaltens. Ähnlich kann man z. B. vorgehen, wenn kleine Kinder sich weigern einzuschlafen („Ab sofort bleibst du abends so lange wie möglich wach!") oder

Jugendliche zu Hause ständig herumalbern („Ab sofort alberst du den ganzen Tag über so viel wie möglich herum!").

Familienskulptur

Bei der sog. Familienskulptur positioniert ein Familienmitglied sich und seine Familie so im Raum, wie er oder sie die Beziehung der Familienmitglieder zueinander wahrnimmt: Manche Familienmitglieder stehen besonders nahe zusammen, andere weit auseinander oder gar außerhalb des Systems, wieder andere stehen evtl. mit dem Rücken zueinander. Diese Methode macht sichtbar, wie ein Familienmitglied das System Familie wahrnimmt. Das kann bei allen Beteiligten starke Gefühle auslösen. Im Einzelsetting können stellvertretend auch Gegenstände (z. B. Hocker oder Kissen) aufgestellt werden.

Soziogramm

Bei einem Soziogramm werden die Beziehungen zwischen den einzelnen Familienmitgliedern oder auch mit Personen außerhalb der Familie wie auf einer Landkarte festgehalten. Dabei können z. B. gute und schwierige, sehr enge oder distanzierte Beziehungen mit farbigen Linien oder Pfeilen dargestellt werden (➤ Abb. 17.5).

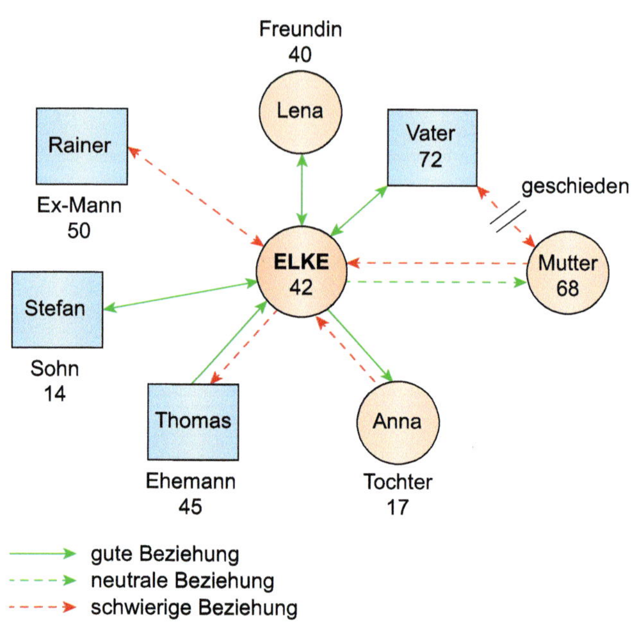

Abb. 17.5 Beispiel für ein Soziogramm [L143]

Genogramm

In manchen Fällen ist es hilfreich, nicht nur die Beziehungen der Familienmitglieder untereinander, sondern auch die Beziehung zu früheren Generationen dazustellen. Dies kann in Form eines Genogramms geschehen. Mithilfe einer Art von Stammbaum können hierbei sich wiederholende Verhaltensmuster, Süchte, psychische Störungen oder die Anfälligkeit für bestimmte körperliche Erkrankungen sichtbar gemacht werden (➤ Abb. 17.6).

17.4.3 Systemische Therapie – demnächst als Kassenleistung

Obwohl die ST in anderen Ländern schon längere Zeit als wirksame Psychotherapie angewandt wird, ist sie in Deutschland erst seit 2008 wissenschaftlich anerkannt. Bis zur Zulassung als Kassenleistung war es ein langer Weg, der mit Beschluss des Gemeinsamen Bundesausschusses (G-BA) vom 28.11.2019 endlich in die Wege geleitet wurde. Weitere Infos hierzu in einer Presseveröffentlichung des G-BA vom 28.11.2019:

Systemische Therapie für Erwachsene als neues Psychotherapieverfahren zugelassen
Für die ambulante psychotherapeutische Behandlung von Patienten steht künftig mit der Systemischen Therapie ein weiteres Richtlinienverfahren als Kassenleistung zur Verfügung. Der Gemeinsame Bundesausschuss hat dazu die Änderung der Psychotherapie-Richtlinie beschlossen.

Der Beschluss des Gemeinsamen Bundesausschusses (G-BA) bezieht sich lediglich auf Systemische Therapie bei Erwachsenen ab 18 Jahren – für Kinder und Jugendliche ist Systemische Therapie nicht möglich. Der G-BA hat allerdings angekündigt, zeitnah die Beratungen zur Systemischen Therapie bei Kindern und Jugendlichen aufzunehmen.

Das neue Verfahren kann – wie die bestehenden Psychotherapieverfahren tiefenpsychologisch fundierte Psychotherapie, analytische Psychotherapie und Verhaltenstherapie – für alle in der Psychotherapie-Richtlinie festgelegten Indikationen angewendet werden.

Der Beschluss zur Änderung der Psychotherapie-Richtlinie wurde am 23.1.2020 im Bundesanzeiger veröffentlicht und ist seit dem 24.1.2020 rechtskräftig (BAnz AT 23.01.2020 B4). Am 11.6.2020 wurden vom Bewertungsausschuss neue Gebührenordnungspositionen für die Systemische Therapie in die GOP aufgenommen. Nach Angaben der Kassenärztlichen Bundesvereinigung (KBV) wurde damit die Voraussetzung geschaffen, dass Ärzte und Psychologische Psychotherapeuten mit entsprechender Zusatzausbildung ab dem 1.7.2020 die Systemische Therapie mit den gesetzlichen Krankenkassen abrechnen können (Systemische Therapie: Bewertungsausschuss hat Vergütung festgelegt. Ärzteblatt, 12.6.2020).

17.5 Gesprächspsychotherapie nach Rogers

17.5.1 Theoretische Grundlagen

Carl Rogers bezeichnet die Gesprächspsychotherapie in seinen Werken als „nondirektive Psychotherapie" oder auch als „klientenzentrierte Psychotherapie". Im Gegensatz zum Verfahren der Psycho-

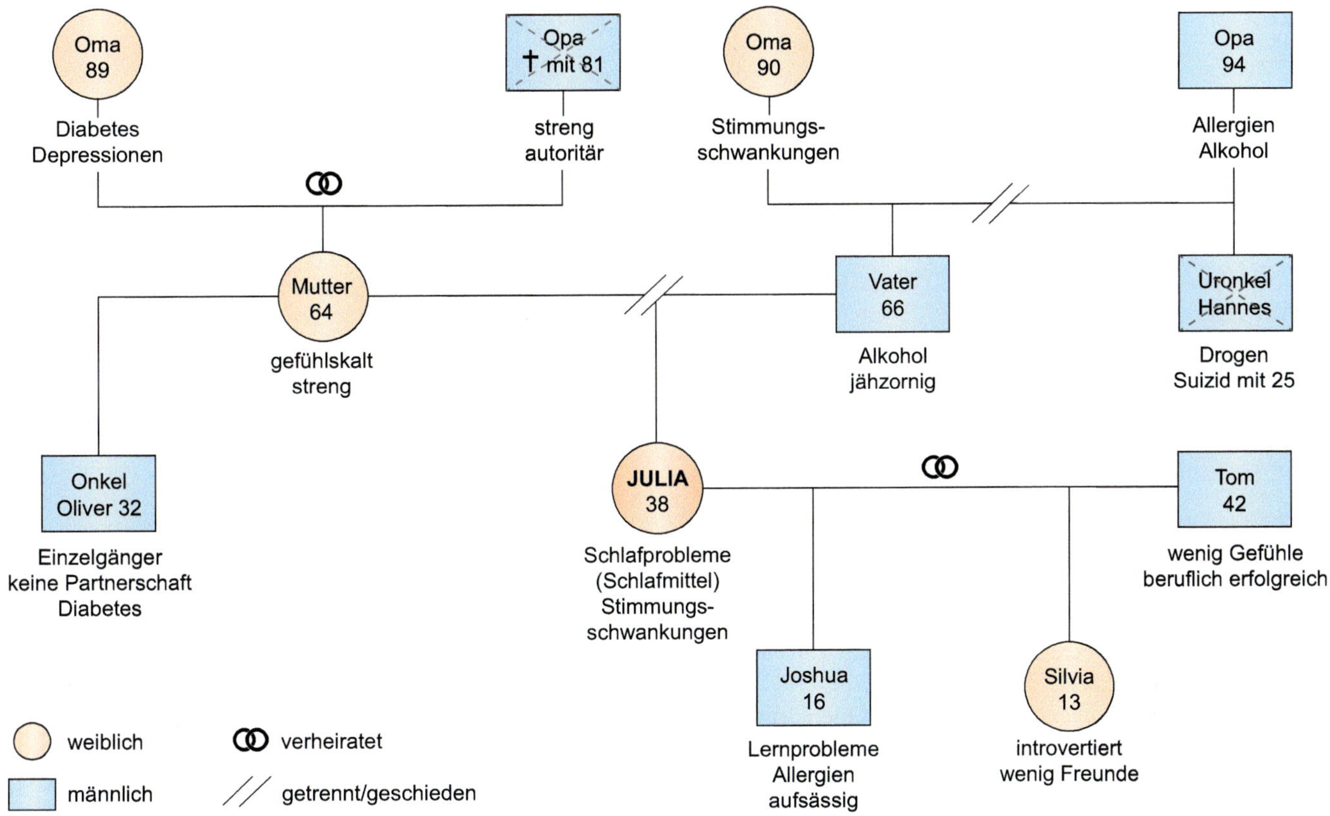

Abb. 17.6 Beispiel für ein Genogramm [L143]

analyse, bei dem der Therapeut eine zentrale Rolle spielt, steht bei Rogers der hilfesuchende Mensch im Mittelpunkt, den er nicht als „Patienten", sondern als „Klienten" bezeichnet. Der Gesprächstherapeut deutet nicht und gibt keine Ratschläge, sondern hilft dem Klienten, sich seinen Anlagen entsprechend zu entwickeln und hierbei seine Selbstheilungskräfte zu aktivieren. Diese Selbstheilungskräfte können sich nur durch **Erfahrungen** mit der Umwelt entfalten, denn Erfahrungen sind für Rogers – wie das folgende Zitat zeigt – „die höchste Autorität".

„Experience is, for me, the highest authority. No other person's ideas, and none of my own ideas, are as authoritative as my experience."

[Frei übersetzt: „Erfahrung ist für mich die höchste Autorität. Keine Ideen eines anderen Menschen, auch keine meiner eigenen Vorstellungen sind so machtvoll und prägend wie die eigene Erfahrung."]

Rogers (2012: 36)

Im Idealfall entwickelt sich ein Mensch durch seine Erfahrungen zu einer *„fully functioning person"* mit einem **Selbstbild** („self-concept"), das sich durch Kontakt mit seinem sozialen Umfeld weiterentwickelt. Das Selbstbild setzt sich nach Rogers aus dem Idealselbst und dem Realselbst zusammen:

- Das **Idealselbst** beinhaltet die Eigenschaften und Fähigkeiten, die das Ich gerne hätte, um z. B. den Erwartungen der Eltern oder der Umwelt zu entsprechen.
- Das **Realselbst** umfasst die Eigenschaften und Fähigkeiten, die jemand tatsächlich hat.

Das Realselbst ändert sich normalerweise durch die Erfahrungen des Lebens und zeigt dem Menschen, welche Ziele er sich setzen sollte und welche für ihn nicht passen. Orientiert sich das Selbstbild vorwiegend am Idealbild und nicht an den im Laufe der Entwicklung gemachten Erfahrungen, dann führt dies zu neurotischen Störungen.

Beispiel Ein junger Mann hat sich vorgenommen, wie sein Vater Arzt zu werden. Das Abitur schafft er mit Mühe und Not und studiert im Ausland Medizin, wo er in allen Zwischenprüfungen durchfällt. Wenn er erkennt, dass er nicht für den Arztberuf geeignet ist und nur die Erwartungen der Eltern erfüllen wollte, ändert sich sein Selbstbild, und er orientiert sich neu in seinem Leben. Versucht er nach wie vor sein Idealselbst zu verwirklichen, führt dies zu verschiedensten psychischen Störungen.

17.5.2 Merkmale der Gesprächstherapie

Rogers geht davon aus, dass seelische Störungen in erster Linie dadurch entstehen, dass bestimmte Emotionen vom Klienten nicht wahrgenommen werden dürfen, sodass Erfahrungen, die mit diesen Gefühlen verknüpft sind, vermieden werden. Der Grund dafür liegt nach Rogers darin, dass bestimmte Gefühle und Erfahrungen von dem Betroffenen als nicht zu seinem Selbst passend empfunden

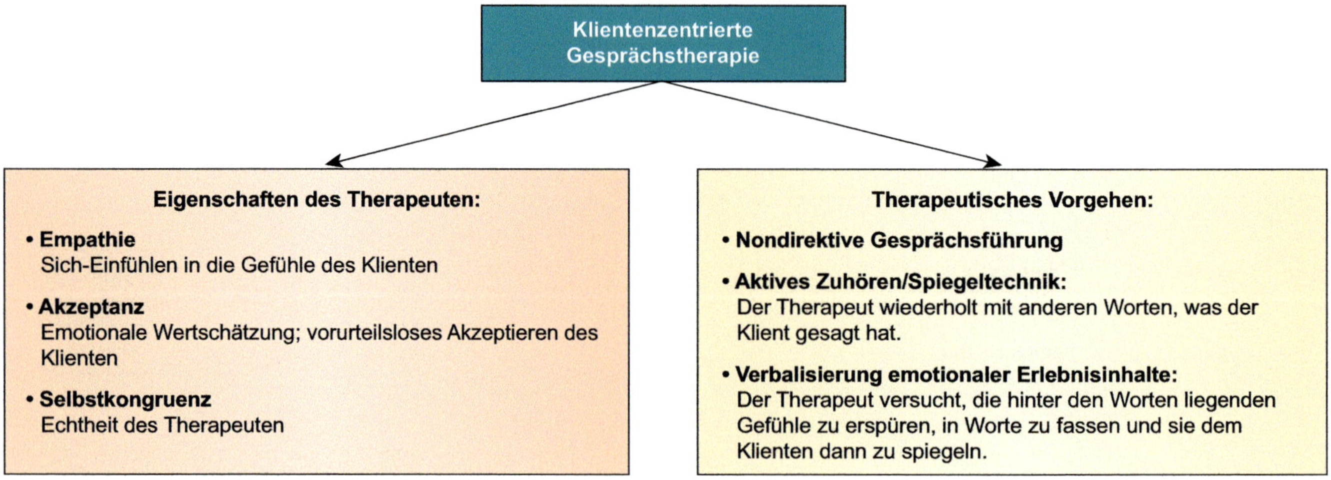

Abb. 17.7 Gesprächspsychotherapie nach Rogers [L143]

werden. Das Nicht-wahrnehmen-Wollen bestimmter Emotionen ist ein unbewusster Vorgang, der neue Erfahrungen und damit auch die Weiterentwicklung des Selbstbilds blockiert.

Aufgabe des Gesprächstherapeuten ist es, den therapeutischen Prozess so zu gestalten, dass der Klient erkennt, dass bisher nicht erlaubte emotionale Erfahrungen zu seinem Selbst gehören. Wenn er sie als zu seinem Ich gehörig anerkennt, eröffnen sich ihm Möglichkeiten, seine Fähigkeiten und Lebensziele realistisch einzuschätzen. Um dieses therapeutische Ziel zu erreichen, bedarf es bestimmter Eigenschaften des Therapeuten, die für das Gelingen einer Gesprächspsychotherapie Voraussetzung sind:

1. **Akzeptanz:** Der Therapeut *akzeptiert* den Klienten vorurteilslos mit all seinen Schwächen und Problemen. Er nimmt Anteil an dessen Gefühls- und Erlebniswelt, ohne sie zu bewerten.
2. **Empathie:** Der Therapeut versucht, sich in den Klienten *einzufühlen,* seine unausgesprochenen Gefühle und Reaktionen zu erspüren und ihm diese dann verbal mitzuteilen.
3. **Echtheit:** Der Therapeut ist in seinem Verhalten und in der Kommunikation mit dem Klienten ehrlich. Er darf Gefühle zeigen und sollte in dem, was er über sich selbst sagt, *echt und authentisch* sein. Rogers nennt diese Eigenschaft „Selbstkongruenz".

Eine der Besonderheiten der Gesprächspsychotherapie liegt in der Rückmeldung der vom Klienten indirekt oder verschlüsselt ausgedrückten Emotionen durch aktives Zuhören und Sich-Einfühlen in die innere Erlebnis- und Wahrnehmungswelt des Klienten. Wenn dieser spricht, versucht der Therapeut, die dahinterliegenden Gefühle zu erspüren, sie zu verbalisieren und dann dem Klienten zu „spiegeln" (➤ Abb. 17.7).

17.6 Focusing

Eugene Gendlin – ein Schüler von Rogers – hat die Gesprächspsychotherapie dahingehend weiterentwickelt, dass er bei der Suche nach Quellen und Ursachen persönlicher Probleme Körperempfindungen einbezieht. Ausgangspunkt ist die Tatsache, dass belastende Erlebnisse körperliche Reaktionen hervorrufen (Angstschweiß, Beklemmung im Brustraum, Druck in der Magengegend, stockender Atem, weiche Knie etc.). Während die auslösenden Ereignisse oft vergessen oder verdrängt werden, bleiben die Körpersignale erhalten, sodass man sich auf sie konzentrieren kann. Die körperlichen Empfindungen werden dann zu einem Pfad, auf dem man der Lösung des Problems näherkommt. Die durch Focusing wiederhergestellte Erinnerung lässt eine neue Sicht auf das Problem zu und eröffnet – oft schon während der Sitzung – Wege zur Lösung, die vorher blockiert waren.

17.7 Achtsamkeitstraining: MBSR und MBCT

17.7.1 Entstehung und Entwicklung des Achtsamkeitstrainings

Jon Kabat-Zinn gilt als Begründer des Achtsamkeitstraining. Als Arzt konnte er es kaum mit ansehen, wenn er z. B. Schmerzpatienten, denen medizinisch nicht mehr zu helfen war, als „austherapiert" entlassen musste. Da er selbst Zen praktizierte, wusste er um die Kraft der Achtsamkeit und kam auf die Idee, zur Reduktion von Stress bei seinen Patienten Praktiken der buddhistischen Achtsamkeitsmeditation anzuwenden. Das war die Geburtsstunde von *Mindfulness-Based Stress Reduction* (MBSR; ➤ Kap. 17.7.3), was im Deutschen etwa so viel bedeutet wie „Stressreduktion durch Achtsamkeit". In den folgenden mehr als 40 Jahren hielt sein Achtsamkeitstraining weltweit Einzug in Gesundheitszentren, Unternehmen, Schulen, ja sogar in Gefängnisse und in die US Army.

Auch in der kognitiven Verhaltenstherapie werden in neuerer Zeit immer häufiger Techniken der Achtsamkeit (*mindfulness*) eingesetzt, um beispielsweise bei Depressionen und Angststörungen negative oder angstmachende Gedanken besser kontrollieren zu können. Diese Weiterentwicklung des MBSR hat inzwischen auch einen eigenen Namen bekommen: *Mindfulness-Based Cognitive Therapy* (MBCT; ➤ Kap. 17.7.4), übersetzt in etwa: achtsamkeitsbasierte kognitive Therapie.

17.7.2 Grundlagen der Achtsamkeit im Zen-Buddhismus

Das Konzept der Achtsamkeit stammt aus dem Buddhismus, wo es in der Meditation eine wichtige Rolle spielt. Dabei gilt es, sich nicht mit den eigenen Gefühlen und Gedanken zu identifizieren, sondern sie einfach nur bewusst und nicht wertend wahrzunehmen. Diese Hinwendung zum momentanen Augenblick kann man in einer Achtsamkeitsmeditation üben, aber auch im Alltag praktizieren, wie die folgende Geschichte aus der Zen-Überlieferung beispielhaft zeigt:

Tu, was du tust
Ein Schüler kam zu einem Zen-Meister und fragte ihn: „Was ist das Geheimnis deiner Weisheit? Was tust du, um dich in Wahrheit zu üben?“

„Wenn ich esse, dann esse ich. Wenn ich arbeite, dann arbeite ich. Wenn ich rede, dann rede ich.“

„Das ist doch nichts Besonderes. Macht das nicht jeder so?“

„Nicht ganz“, sagte der Meister. „Wenn andere essen, denken sie an die Arbeit. Wenn sie arbeiten, denken sie an das, was sie nach der Arbeit tun werden. Und wenn sie mit jemandem reden, ist ihr Geist bei tausenderlei Dingen, nur nicht bei ihrem Gegenüber. Bei mir ist das anders:

Wenn ich esse, dann esse ich. Wenn ich arbeite, dann arbeite ich. Und wenn ich mich mit jemandem unterhalte, dann bin ich mit meinen Worten ganz bei ihm. Das ist das ganze Geheimnis.“

17.7.3 Mindfulness-Based Stress Reduction (MBSR)

Die Grundlagen der Achtsamkeit haben sich vor allem bewährt, wenn es um körperliche oder psychische Probleme geht, die mit Belastungen (engl. *stress*) im Alltag zu tun haben. Achtsamkeit kann helfen, Symptome von Alltagsstress, Burnout, stressbedingten vegetativen Störungen oder körperlichen Schmerzen zu reduzieren und so im Alltag mehr Gelassenheit zu entwickeln.

Das MBSR-Achtsamkeitstraining nach Jon Kabat-Zinn ist die Methode, die am weitesten verbreitet ist, um Achtsamkeit zu lernen. Ein klassischer MBSR-Kurs dauert 8 Wochen. Er besteht aus einer wöchentlich stattfindenden 2½-stündigen Gruppensitzung, einem Achtsamkeitstag zur Vertiefung der Praxis und der Anregung, täglich mindestens 45 Minuten die grundlegenden Übungen der Achtsamkeit eigenverantwortlich zu praktizieren.

Hierbei wird zwischen informellen und formellen Achtsamkeitsübungen unterschieden.

- Zu den **informellen Achtsamkeitsübungen** zählt z. B. der achtsame Umgang mit privaten oder beruflichen Alltagssituationen, nach dem Motto *„Tu was du tust“*, wie in der Zen-Geschichte oben beschrieben. Ergänzend gibt es oft Arbeitsaufträge wie z. B. das Beobachten und Protokollieren von angenehmen oder unangenehmen Ereignissen, von Stress- oder schwierigen Kommunikationssituationen.
- Daneben gibt es auch diverse **formelle Achtsamkeitsübungen,** die im Rahmen der MBSR-Ausbildung in einem bestimmten Zeitrahmen (i. d. R. 45 Minuten) durchgeführt werden sollen und anfangs meist vom Therapeuten oder Übungsleiter angeleitet werden. Beispiele für formelle Achtsamkeitsübungen:
  - Sitzmeditation mit Achtsamkeit auf Atem, Körperempfindungen, Geräusche, Gedanken, Gefühle.
  - Ausführen langsamer Bewegungen in Form der traditionellen Gehmeditation.
  - Sanftes, achtsames Ausführen einer Anzahl von Yogastellungen.
  - Achtsame Körperarbeit, z. B. Bodyscan: Beim „Durchscannen“ des Körpers nehmen die Betroffenen bei jedem „Stopp“ bewusst wahr, welche Körpergefühle, Emotionen oder Kognitionen sich hierbei einstellen.

Nach Ablauf des MBSR-Trainings wird die Fortsetzung der formellen und informellen Achtsamkeitspraxis mit einem täglichen Zeitbedarf von 20–30 Minuten empfohlen.

17.7.4 Mindfulness-Based Cognitive Therapy (MBCT)

Übungen zur Achtsamkeit haben in der neueren Zeit auch in die **kognitive Verhaltenstherapie** (KVT) Eingang gefunden. Hierbei geht es darum, durch Achtsamkeit in Bezug auf die eigenen Gedanken und die damit verknüpften Gefühle negative Kognitionen zu erkennen und dann „gehen“ zu lassen. MBCT wird inzwischen häufig zur Vorbeugung von Depressionen, bei leichten depressiven Episoden, bei Angststörungen und Zwangsgedanken eingesetzt. Sie zählt inzwischen zu den anerkannten Techniken der KVT.

17.8 Entspannungsverfahren

17.8.1 Einleitung

Methoden der Entspannung haben das Ziel, körperliche und geistige Anspannung zu reduzieren und so Gelassenheit und Wohlbefinden hervorzurufen. Auf neuronaler Ebene führt die Entspannung zu einer Aktivierung des Parasympathikus und einer Abschwächung des Sympathikus. Auf körperlicher Ebene zeigt sich dies u. a. in einer Verringerung des Muskeltonus, einer Erweiterung der peripheren Blutgefäße und einer Senkung von Herzfrequenz und Blutdruck.

Methoden der Entspannung haben eine lange Tradition. Sie werden z. B. für Menschen, die als psychisch gesund gelten, zur Reduktion von Alltagsstress und körperlichen Verspannungen an Volkshochschulen oder Gesundheitszentren angeboten. In Reha-Kliniken sind sie oft zur Reduktion von muskulären Verspannungen in den Therapieplan aufgenommen. Entspannungs- und Achtsamkeitsübungen werden aber auch bei der Behandlung von psychischen Erkrankungen in die Therapie integriert, so z. B. in der klassischen und kognitiven VT zur Vorbeugung oder Reduktion von Angstsymptomen (➤ Kap. 17.2.2), in der Dialektisch-behavioralen Therapie bei der Behandlung der Borderline-PS (➤ Kap. 17.2.3) oder zur Rückfallprophylaxe bei depressiven Störungen.

Zu den auf wissenschaftlicher Basis entwickelten Entspannungsverfahren gehören die progressive Muskelrelaxation nach Edmund Jacobson und das Autogene Training nach Johannes H. Schultz.

17.8.2 Progressive Muskelentspannung/Muskelrelaxation (PME/PMR) nach Jacobson

Die progressive Muskelentspannung geht auf den amerikanischen Arzt Edmund Jacobson (1888–1983) zurück. In den 1920er-Jahren fand Jacobson heraus, dass Personen, die unter Stress stehen oder Ängste haben, oftmals eine erhöhte Muskelanspannung aufweisen. Umgekehrt müsste es also doch möglich sein – so Jacobsen – durch gezielte Entspannung der Muskeln Ängste, Stress, Nervosität zu reduzieren.

Er fand heraus, dass diese Entspannung der Muskeln sich durch willentliche Anspannung und sich daran anschließende Lockerung bestimmter Muskelgruppen erreichen lässt. Der Wechsel zwischen Anspannung und Lockerlassen führt i. d. R. bereits nach kurzer Zeit dazu, dass Herzschlag und Atmung ruhiger werden, sich eine entspannende Müdigkeit einstellt und gleichzeitig Ängste zurückgehen, denn – so die Erkenntnis: Angst und Entspannung können nicht gleichzeitig existieren.

Die Methode der progressiven Muskelrelaxation wird deshalb u. a. bewusst eingesetzt, um Menschen zu helfen, besser mit ihren Ängsten umzugehen. Wenn jemand z. B. Angst vor dem Busfahren oder vor sozialen Situationen hat, kann er sich durch PMR auf die Situation vorbereiten. In der Verhaltenstherapie wird PMR u. a. bei der *systematischen Desensibilisierung* eingesetzt, wenn es darum geht, den Patienten im Zustand der Entspannung schrittweise an ein angstbesetztes Objekt (Spinne, Maus, Hund etc.) zu gewöhnen (➤ Kap. 17.2.2).

17.8.3 Autogenes Training (AT)

Das autogene Training ist ein auf Autosuggestion basierendes Entspannungsverfahren. Es wurde von dem Berliner Psychiater J. H. Schultz aus der Hypnose entwickelt, der in seiner Arbeit mit Patienten herausfand, dass die meisten Menschen allein mithilfe ihrer Vorstellungskraft einen Zustand tiefer Entspannung erreichen können. Bei Personen, die sich intensiv Wärme in ihren Armen vorstellten, konnte man tatsächlich eine Zunahme der Oberflächentemperatur messen, die auf eine Zunahme der Durchblutung zurückzuführen war.

Heute ist das AT eine weitverbreitete und in Deutschland und Österreich sogar gesetzlich anerkannte Psychotherapiemethode, die in Gruppen, aber auch im Einzeltraining erlernt werden kann. Der Lernende gibt sich bzw. seinem Körper hierbei hypnotische Befehle wie „Meine Arme sind schwer" – „Meine rechte Hand ist warm" – „Mein Atem geht ruhig und regelmäßig" – „Mein Sonnengeflecht ist strömend warm" – „Meine Stirn ist angenehm kühl" etc. Die Abfolge dieser verschiedenen Schritte führt bei den meisten Menschen zu einem Gefühl tiefer Entspannung.

In der Übungsphase wird die Entspannung heute häufig durch Hilfe von außen (Trainer; Tonträger) herbeigeführt. Ziel ist jedoch die Entspannung ohne äußeres Zutun. Beherrscht man das AT, kann man es an jedem beliebigen Ort anwenden.

17.8.4 Indikationen und Kontraindikationen

Klassische Indikationen

Entspannungsverfahren wie AT oder PMR werden gern zur Reduktion stressbedingter vegetativer Beschwerden eingesetzt, z. B. Spannungskopfschmerz, Bluthochdruck, Verdauungsstörungen, psychisch bedingte Schmerzsyndrome. Auch bei leichteren Angststörungen können Entspannungstechniken durch das Prinzip der reziproken Hemmung den Betroffenen helfen, ihre Ängste besser in den Griff zu bekommen oder sich durch PMR oder AT besser auf eine bevorstehende Angstsituation (z. B. eine Prüfung; ein Gespräch mit dem Chef) vorzubereiten.

Kontraindikationen

Bei psychotischen Erkrankungen (Schizophrenie, akute Psychosen), bei manischen Erkrankungen oder schweren depressiven Episoden sind Entspannungsverfahren kontraindiziert: Sie können dazu führen, dass bei den Betroffenen Kontrollmechanismen des Gehirns teilweise außer Kraft gesetzt werden, was bewirken kann, dass die Kranken eine psychotische oder affektive Episode entwickeln. Ähnliches gilt für Menschen mit einer PTBS oder einer Borderline-Störung: Hier können durch Tiefenentspannung Flashbacks ausgelöst werden, die das Gegenteil dessen bewirken, wofür die Entspannung eigentlich gedacht ist.

Bei neurologischen Erkrankungen (Epilepsie, MS, Parkinson-Krankheit) und Herzfunktionsstörungen sollte vor Anwendung von Entspannungsverfahren Rücksprache mit dem behandelnden Arzt gehalten werden.

17.9 Weitere Therapieverfahren

17.9.1 Welche Therapie darf ein Heilpraktiker für Psychotherapie in seiner Praxis anwenden?

Diese Frage ist relativ eindeutig zu beantworten: Für jeden Heilpraktiker gelten die Prinzipien der Therapiefreiheit und der Sorgfaltspflicht. Ein Heilpraktiker für Psychotherapie darf also jede Art von Psychotherapie anwenden, wenn er aufgrund seiner Ausbildung *„die Befähigung besitzt, Patienten entsprechend der Diagnose psychotherapeutisch zu behandeln"* und hierbei gewährleistet ist, *dass der Patient durch die konkrete Behandlung keinen gesundheitlichen Schaden erleidet* (BVerwG 3 C 34.90 vom 21.01.1993; ➤ Kap. 16.1.2, ➤ Box 16.1).

Ein Heilpraktiker für Psychotherapie darf also auch mit Therapieverfahren arbeiten, die ein Psychologischer Psychotherapeut nicht anwendet oder zumindest nicht mit der „Kasse" abrechnen kann – vorausgesetzt, er hat eine fundierte Ausbildung hierzu absolviert. Er darf z. B. mit Hypnose arbeiten, mit Kunst-, Gestalt- und Gesprächstherapie, mit Systemischer Therapie, Traumatherapie, Musiktherapie und vielen weiteren Richtungen der Psychotherapie, solange es sich dabei um Verfahren handelt, die nach allgemeinem Wissensstand als Psychotherapie anerkannt sind. Ein Überblick über häufig praktizierte anerkannte Psychotherapieverfahren findet sich in ➤ Kap. 17.9.3.

17.9.2 Mit welcher Form von Psychotherapie will ich später in eigener Praxis arbeiten?

Mit Bestehen der Prüfung zum Heilpraktiker für Psychotherapie erwirbt jeder Prüfling die Berechtigung, in eigener Praxis psychotherapeutisch zu arbeiten. In der Regel lernen die zukünftigen Therapeuten bereits vor der Prüfung ein psychotherapeutisches Verfahren, das sie später in ihrer Praxis anwenden werden. Bevor jemand sich darauf einlässt, eine fundierte, oft 1–3 Jahre dauernde Ausbildung in einem psychotherapeutischen Verfahren zu erlernen, ist es ratsam, sich in einer ersten Entscheidungsphase drei wichtige Fragen zu stellen:

1. Ist die Therapie, die ich erlernen möchte, eine Therapieform, zu der ich mich so hingezogen fühle, dass ich sie in meiner zukünftigen Praxis mit Überzeugung und Begeisterung ausüben werde?
2. Ist es eine Therapie, die NICHT von Psychologischen Psychotherapeuten angeboten wird? Auch wenn in der Prüfung viel Wissen über Verhaltenstherapie und tiefenpsychologische Verfahren verlangt wird, bedeutet dies nicht, dass Sie mit diesen Therapieformen eine erfolgreiche Praxis aufbauen können. Im Gegenteil: Warum sollte jemand Therapiesitzungen bei einem Heilpraktiker für Psychotherapie aus eigener Tasche bezahlen, wenn die Kosten für dieselbe Therapie bei einem Psychologischen Psychotherapeuten von der Krankenkasse übernommen wird? Sinnvoller ist es, eine Therapie zu wählen, die für viele Suchende eine Alternative zur Verhaltenstherapie oder Psychoanalyse darstellt: z. B. Hypnotherapie oder Kunsttherapie, Tanz- und Bewegungstherapie oder imaginative Verfahren wie katathymes Bilderleben oder Tagtraumtechnik. Die Auswahl ist groß (➤ Kap. 17.9.3). Wichtig ist allerdings, dass das von Ihnen gewählte Psychotherapieverfahren zu Ihnen passt und Sie in Ihrer Ausbildung sowohl in der Rolle als Klient wie auch in der Rolle als Therapeut schon Erfahrungen gesammelt haben.
3. Wo plane ich, meine Praxis zu eröffnen? Wenn Sie in einer größeren Stadt wohnen und in nächster Nähe z. B. von der Volkshochschule oder von anderen Therapeuten Entspannungstechniken, Achtsamkeitstraining oder Gesprächsführung nach Rogers angeboten werden, dürfte es schwierig werden, mit diesen Verfahren Klienten für Ihre zukünftige Praxis zu gewinnen. Sinnvoller ist es, eine Therapieform zu wählen, mit der Sie in Ihrer Gegend ein „Alleinstellungsmerkmal" besitzen, sodass Menschen, die z. B. nach Hypnotherapie, Focusing, Kunsttherapie, Arbeit mit dem inneren Kind oder körperorientierter Psychotherapie suchen, automatisch auf Ihrer Website landen und Sie weiterempfehlen, wenn Ihre Therapie ihnen geholfen hat.

17.9.3 Anerkannte Psychotherapieverfahren im Überblick

- **Richtlinienverfahren für Psychologische Psychotherapeuten. Die Kosten werden i. d. R. von den gesetzlichen Krankenkassen übernommen:**
  - Klassische und kognitive Verhaltenstherapie
  - Analytische Psychotherapie (Psychoanalyse)
  - Tiefenpsychologisch fundierte Psychotherapie
  - Systemische Therapie (ab 2020, nur für Erwachsene)
  - EMDR-Traumatherapie (nur für Erwachsene mit diagnostizierter PTBS)
- **Anerkannte psychotherapeutische Verfahren, meist nicht von den Krankenkassen bezahlt:**
  - Gesprächspsychotherapie nach C. Rogers (als Gesprächstechnik häufig in VT, ST, Psychoanalyse integriert; auch ein wichtiger Bestandteil vieler anderer Formen von Psychotherapie)
  - Focusing (nach E. Gendlin)
  - Hypnose/Hypnotherapie (nach M. H. Erickson u. a.)
  - Logotherapie (nach V. Frankl)
  - Gestalttherapie (nach F. Perls)
  - Ego-State-Therapie (nach John und Helen Watkins)
  - Arbeit mit inneren Kindanteilen
  - Internal Family System/IFS (nach R. C. Schwartz)
  - Traumatherapie
  - Somatic Experiencing/SE (nach P. Levine)
  - Katathymes Bilderleben/Katathym-imaginative Psychotherapie (nach H.-C. Leuner)
  - Körperorientierte Psychotherapie (nach W. Reich, G. Boyesen, A. Lowen u. a. m.)
  - Atemtherapie
  - Psychodrama (nach J. L. Moreno)
  - Transaktionsanalyse (nach E. Berne)
  - Kunsttherapie
  - Musiktherapie
  - Tiergestützte Therapie (z. B. Reittherapie)
  - Arbeit am Tonfeld
- **Entspannungstechniken für psychisch „Gesunde", die in verschiedensten psychotherapeutischen Verfahren begleitend eingesetzt werden:**
  - Achtsamkeitstraining (MBSR/MBCT)
  - Progressive Muskelrelaxation (PMR, nach E. Jacobson)
  - Autogenes Training (AT nach H. J. Schultz)
  - Entspannung durch Atmen
  - Meditation
  - Traumreisen
  - und andere mehr

Die hier vorgestellten Therapieverfahren erheben keinen Anspruch auf Vollständigkeit. Die Reihenfolge der einzelnen Methoden ist zufällig gewählt. Weitere Informationen zu den aufgeführten Therapieformen finden Sie unter dem jeweiligen Stichwort im Internet.

Quellenangaben

Allgemeine Quellen-/Literaturangaben

American Psychiatric Association (APA) DSM-5-TM. Diagnostic and Statistical Manual of Mental Diseases. Washington DC, London: American Psychiatric Publishing 2013 [zitiert als DSM-5].

Degwitz R. Helmschen H. Kockott G. Mombour W. Diagnosenschlüssel und Glossar psychiatrischer Krankheiten. 5. A. Berlin: Springer 1980.

Dilling H. Freyberger H.-J. Taschenführer zur ICD-10-Klassifikation psychischer Störungen. Göttingen: Hogrefe 2016 [zitiert als ICD-10].

Dilling H. Mombour W. Schmidt M. H. Internationale Klassifikation psychischer Störungen. ICD-10 Kapitel V (F). Klinisch-diagnostische Leitlinien. Göttingen: Hogrefe 2015 [zitiert als Klin.-diagn. Leitlinien].

Falkai P. Wittchen H.-U. et al. Diagnostisches und Statistisches Manual Psychischer Störungen DSM-5®. Dt. Ausgabe des DSM-5. Göttingen: Hogrefe 2014 [zitiert als DSM-5].

Lieb K, Frauenknecht S (Hrsg.). Intensivkurs Psychiatrie und Psychotherapie. 9. A. München: Elsevier Urban & Fischer 2019.

Möller HJ, Laux G, Deister A. Psychiatrie, Psychosomatik und Psychotherapie. 6. A. Stuttgart: Thieme 2015.

Sass H, Wittchen H-U, Zaudig M, Houben I. Diagnostisches und Statistisches Manual Psychischer Störungen DSM-IV-TR, Textrevision. Göttingen: Hogrefe 2003 [zitiert als DSM-IV].

Schneider R. Schriftliche Prüfung Heilpraktiker für Psychotherapie. München: Elsevier Urban & Fischer 2014.

Schneider R. Heilpraktiker für Psychotherapie – Mündliche Prüfung. 2. A. München: Elsevier Urban & Fischer 2015.

WHO – World Health Organization. ICD-11. International Classification of Diseases 11th Revision. The global standard for diagnostic health information; https://icd.who.int/en

Die folgenden Webseiten enthalten Informationen zu den meisten Kapiteln des Buches. Sie werden unter Kap. 1–17 nicht mehr einzeln aufgeführt.

http://lexikon.stangl.eu/
http://psychiatrie.uni-bonn.de/
www.apotheken-umschau.de
www.christoph-dornier-klinik.de
www.neuro24.de
www.neurologen-und-psychiater-im-netz.org
www.netdoktor.de
www.onmeda.de
www.psychosoziale-gesundheit.net
www.schoen-kliniken.de
www.seele-und-gesundheit.de
www.psychenet.de/
www.therapie.de
www.tk.de
www.who.int/classifications/icd/en/
www.wikipedia.de

Störungs-/kapitelspezifische Quellen- und Literaturangaben

Kap. 1: Angst- und Zwangsstörungen

www.angst-panik-hilfe.de/angst-koerper.html
www.angstselbsthilfe.de/angststoerungen/hilfe-zur-selbsthilfe/
www.lifeline.de/krankheiten/angst-und-panikstoerungen-ursachen-id39099.html
www.netdoktor.de/symptome/angst/
www.ratgeber-panik.de/
www.spektrum.de/lexikon/neurowissenschaft/angst/641
www.zwaenge.de

Kap. 2: Dissoziative Störungen

van der Kolk BA, McFarlane AC, Weisaeth L. Traumatic Stress. Grundlagen und Behandlungsansätze. Theorie, Praxis und Forschungen zu posttraumatischem Stress sowie Traumatherapie. Paderborn: Junfermann 2000.

www.aerzteblatt.de/archiv/43054/Dissoziative-Stoerungen-Haeufig-fehlgedeutet

www.btonline.de/krankheiten/konversionsstoerungen/konversionsstoerungen.html

www.nervenarzt-heidelberg.de/achimwolfram1/konversionsstoerungen.htm

www.sekten-info-nrw.de

Kap. 3: Belastungsstörungen

Bowlby J. Verlust, Trauer und Depression. Frankfurt/M.: Fischer 1983.

Gysi J. Veränderungen im ICD-11 im Bereich Trauma & Dissoziation. Sollievo.net. Interdisziplinäres Zentrum für Psychische Gesundheit. Nov. 2018, S. 2; www.jangysi.ch/.cm4all/uproc.php/0/Trauma & Dissoziation im ICD-11_1.pdf?_=16…

Herman J. Die Narben der Gewalt. Traumatische Erfahrungen verstehen und überwinden. Paderborn: Junfermann 2014.

Kast V. Sich einlassen und loslassen. Neue Lebensmöglichkeiten bei Trauer und Trennung. 2. A. Freiburg: Herder 2008.

Shapiro F. EMDR. Theorie und Praxis. Paderborn: Junfermann 2012.

van der Kolk BA, McFarlane AC, Weisaeth L. Traumatic Stress. Grundlagen und Behandlungsansätze. Theorie, Praxis und Forschungen zu posttraumatischem Stress sowie Traumatherapie. Paderborn: Junfermann 2000.

https://psychiatrie.charite.de/fuer_patienten/krankheitsbilder/posttraumatische_belastungsstoerungen_ptbs/de/

www.aerzteblatt.de/archiv/55204/Anpassungsstoerungen-Wenig-beachtet-und-kaum-untersucht

www.trauerphasen.de/

www.zeit.de/zeit-wissen/2011/06/Psychologie-Trauer

Kap. 4: Somatoforme Störungen

www.angstselbsthilfe.de/

www.aerztezeitung.de/medizin/krankheiten/neuro-psychiatrische_krankheiten/article/496352/haesslich-wenn-kritische-blick-koerper-dysmorphophobie.html

www.psychenet.de/de/psychische-gesundheit/informationen/somatoforme-stoerungen.html

www.psychotherapie-mainz.de/somatoforme-stoerungen.html

Kap. 5: Persönlichkeitsstörungen

Claessens D. Familie und Wertsystem. Eine Studie zur „zweiten, sozio-kulturellen Geburt" des Menschen und der Belastbarkeit der „Kernfamilie". Berlin: Duncker und Humblot 1979.

Erikson EH. Kindheit und Gesellschaft. Stuttgart: Klett-Cotta 2005.

Herman J. Die Narben der Gewalt. Traumatische Erfahrungen verstehen und überwinden. Paderborn: Junfermann 2014.

Kreisman JJ, Straus H. Ich hasse dich, verlass mich nicht. München: Kösel 2012.

Linehan M. Dialektisch-Behaviorale Therapie der Borderline-Persönlichkeitsstörung. München: CIP-Medien 1996.

Miller WR, Rollnick S. Motivierende Gesprächsführung. Freiburg: Lambertus 2015.

Parnell L. Attachment-Focused EMDR. Healing relational trauma. New York: Norton 2013.

Reddemann L. Imagination als heilsame Kraft. Zur Behandlung von Traumafolgen mit ressourcenorientierten Verfahren. Stuttgart: Klett-Cotta 2001.

Reddemann L. Psychodynamisch Imaginative Traumatherapie. PITT das Manual. Stuttgart: Pfeiffer bei Klett-Cotta 2004.

Sack M, Sachsse U, Dulz B. Ist die Borderline-Persönlichkeitsstörung eine Traumafolgestörung? Stuttgart: Schattauer 2011.

Shapiro F. Frei werden von der Vergangenheit. München: Kösel 2013.
https://psychowissen.jimdo.com/persönlichkeitsstörungen
www.btonline.de/krankheiten/persoenlichkeit/pkstoerungen.html
www.seelischegesundheit.net/themen/psychische-erkrankungen/erkrankungen-von-a-z

Kap. 6: Essstörungen

www.anad.de
www.anorexie-heute.de
www.binge-eating-online.de
www.bundesfachverbandessstoerungen.de/
www.bzga-essstoerungen.de
www.therapienetz-essstoerung.de

Kap. 7: Sexualstörungen

Fisher H. Anatomie der Liebe. Warum Paare sich finden, sich binden und auseinandergehen. München: Knaur 1995.
Menkens S. Bindungsforschung. „Dann folgt die Trennung – und eine neue Beziehung mit gleicher Erwartung". Welt+ vom 16.12.2019.
Müller T. WHO. Das sind die neuen Krankheiten im ICD-11. ÄrzteZeitung vom 23.5.2019; www.aerztezeitung.de/Medizin/Das-sind-die-neuen-Krankheiten-im-ICD-11-255342.html
Tutmann L. Verliebt zu sein, ist purer Stress. Paartherapeut Holger Kuntze im Interview. SZ 28.6.2019.
https://de.wikipedia.org/wiki/Sexualit%C3 %A4t
www.apotheken.de/krankheiten/hintergrundwissen/5608-was-ist-sexualitaet
www.apotheken-umschau.de/Erektile-Dysfunktion
www.apotheken-umschau.de/schmerzen-beim-sex-frauen
www.seele-und-gesundheit.de/diagnosen/sexuelle-stoerungen.html
www.frauenaerzte-im-netz.de/erkrankungen/sexualstoerungen/ursachen/
www.spektrum.de/ratgeber/sexuelle-lustlosigkeit/1335075
www.stern.de/gesundheit/sexualitaet/grundlagen/hirnforschung-was-beim-sex-im-kopf-passiert-3152392.html

Kap. 8: Affektive Störungen

Holsboer F. Der Terror brennt sich ins Genom. Interview Neue Osnabrücker Zeitung 2009; www.noz.de/deutschland-welt/politik/artikel/214977/der-terror-brennt-sich-ins-genom
Holsboer F. Biologie für die Seele: Mein Weg zur personalisierten Medizin. 2. A. München: Beck 2011.
https://depressive-störungen.info/affektive-stoerungen
www.depression.ch
www.deutsche-depressionshilfe.de
www.lecturio.de/magazin/affektive-stoerungen/
www.welt.de/wissenschaft/article156854652/Die-Krankheit-die-sich-am-Tiefpunkt-so-gut-anfuehlt.html

Kap. 9: Schizophrenie und schizophrener Formenkreis

Bäuml J. Psychosen aus dem schizophrenen Formenkreis. Ratgeber für Patienten und Angehörige, Leitfaden für professionelle Helfer, Einführung für interessierte Laien. 2. A. Berlin, Heidelberg: Springer 2008.
Jaspers K. Allgemeine Psychopathologie. Ein Leitfaden für Studierende, Ärzte und Psychologen. Berlin: Springer 1913.
www.bptk.de/psychische-krankheiten/?cookie-state-change=-1597575037393#1574782869608-62e770a0-5d9a
www.leben-mit-schizophrenie.com
www.meine-gesundheit.de/schizophrenie
www.spektrum.de/lexikon/neurowissenschaft/schizophrenie/11371

Kap. 10: Organische psychische Störungen

www.allgemeinarzt-online.de/a/1631442
www.alz.org/de/was-ist-demenz.asp
www.delir-netzwerk.de
www.deutsche-alzheimer.de
www.gesundheit.gv.at/krankheiten/psyche/psychische-stoerungen/inhalt
www.heilpraxisnet.de/symptome/gedaechtnisluecken/#Vielerlei_Erinnerung
www.verhaltenswissenschaft.de/Psychologie/Psychische_Storungen/Organische_psychische_Storunge/organische_psychische_storunge.htm
www.wegweiser-demenz.de/startseite.html
www.zi-mannheim.de/fileadmin/user_upload/downloads/lehre/flyer/Flyer-Organische_psychische_Stoerungen.pdf

Kap. 11: Psychotrope Substanzen

Angrist B. Amphetamine Psychosis: Clinical variations of the syndrome. New York u. a.: Academic Press 1994.
Jellinek EM. The Disease Concept of Alcoholism. 7th edn. New Haven, Conn.: University Press 1983.
Snyder SS. Drogenwirkungen im Gehirn. Heidelberg: Akademischer Spektrum Verlag 1988.
http://de.drugfreeworld.org/
http://mindzone.info/drogen/
www.dhs.de/
www.drugcom.de/drogenlexikon
www.partypack.de

Kap. 12: Kinder- und Jugendpsychiatrie

Bowlby J. Über das Wesen der Mutter-Kind-Bindung. Psyche 1958; 13: 415–456.
Bowlby J. Bindung. Eine Analyse der Mutter-Kind-Beziehung. München: Kindler 1975.
Parnell L. Attachment-Focused EMDR. Healing relational trauma. New York: Norton 2013.
http://auticon.de/autismus/
https://autismus-kultur.de/autismus/dsm-5-diagnosekriterien.html
http://blog.vitos.de/allgemein/bindungsstoerung-eine-stoerung-durch-traumata-in-der-kindheit
www.adhs-deutschland.de
www.adhs-hyperaktivitaet.de
www.aerzteblatt.de/archiv/55038/Das-Asperger-Syndrom-eine-Autismus-Spektrum-Stoerung
www.asperger-kinder.de/was_ist_asperger.htm
www.autismus.de/fileadmin/user_upload/Elternratgeber_2._Auflage_Januar_2018.pdf
www.autismus.de/was-ist-autismus.html
www.baby-und-familie.de/Gesundheit/Autismus-Mehr-Kinder-betroffen-als-frueher-168845.html
www.bvl-legasthenie.de/
www.die-gute-hand.de/behandeltestoerungsbilder/bindungsstoerungen/
www.legasthenie-lvl-bw.de/def_dys.htm
www.martinsack.de/_downloads/Sack_Komplexe_PTBS_2005.pdf
www.mutismus.de/informationen-und-aufklaerung/leitlinien-fuer-paedagogen
www.neurologen-und-psychiater-im-netz.org/kinder-jugend-psychiatrie/erkrankungen/autismus-spektrum-stoerung-ass/was-sind-autismus-spektrum-stoerungen/
www.psychologie.uni-freiburg.de/abteilungen/Klinische.Psychologie/studienteilnahme/mutstehtdirgut/soziale.phobie
www.real.de/meine-familie/kinderangst-was-ist-normal.html
www.t-online.de/eltern/gesundheit/id_65659868/selektiver-mutismus-warum-konrad-7-einfach-nicht-spricht.html
www.tourette.de
www.tourette-syndrom.de/drtourette.htm

Kap. 13: Grenzgebiete der Psychiatrie

Neurologische Störungen

www.amsel.de/multiple-sklerose/
www.dmsg.de
www.dr-gumpert.de/html/epilepsie.html
www.epilepsie-vereinigung.de
www.gesundheit.de/krankheiten/gehirn-und-nerven/multiple-sklerose/ms
www.lecturio.de/magazin/chorea-huntington
www.morbus-parkinson-aktuell.de/
www.praxisvita.de/parkinson-952.html

www.uniklinik-freiburg.de/neurologie/behandlung/bewegungsstoerungen/chorea-huntington.html

Endokrine Störungen

www.diabetes-deutschland.de
www.diabetes-ratgeber.net
www.forum-schilddruese.de
www.medizinfo.de/endokrinologie/schilddruese/schilddruese.htm

Kap. 14: Psychopathologischer Befund

Jaspers K. Allgemeine Psychopathologie. Ein Leitfaden für Studierende, Ärzte und Psychologen. Berlin: Springer 1913.
www.gesundheit.de/medizin/untersuchungen/psyche/der-psychopathologische-befund-bestandsaufnahme-von-bewusstsein-und-psyche
www.klinikum.uni-heidelberg.de/fileadmin/zpm/psychatrie/psych4psych/PP-Vorlesung.pdf

Kap. 15: Suizidalität

Pöldinger W. Die Abschätzung der Suizidalität. Bern: Huber 1968.
Ringel E. Der Selbstmord. Abschluss einer krankhaften Entwicklung. Wien, Düsseldorf: Maudrich 1953.
https://de.statista.com/statistik/daten/studie/585/umfrage/selbstmordmethoden-in-deutschland-2006/
https://lexikon.stangl.eu/919/praesuizidale-syndrom/
www.deutsche-depressionshilfe.de/stiftung/volkskrankheit-depression.php?r=p
www.stern.de/gesundheit/suizid-verhalten-in-deutschland-einsamkeit-und-falsches-ehrgefuehl-3633796.html

Kap. 16: Rechtsvorschriften und Gesetzesgrundlagen

BVerwG, Urteil vom 21.1.1993, Az. 3 C 34.90, Volltext = NJW 1993; 2395 ff. (Gesetzesgrundlage für die Voraussetzung einer Zulassung als Heilpraktiker für Psychotherapie).
Heilpraktikergesetz: www.gesetze-im-internet.de/heilprg/index.html
Heilpraktikergesetz, erste Durchführungsverordnung von zuletzt geändert durch Art. 1939; www.gesetze-im-internet.de/heilprgdv_1/index.html
Prüfung zum Heilpraktiker für Psychotherapie: Ausführungsbestimmungen des Bayerischen Staatsministeriums für Umwelt und Gesundheit vom. 27.1.2010.
Psychotherapeutengesetz vom 16.6.1998: www.gesetze-im-internet.de/psychthg/BJNR131110998.html
https://de.wikipedia.org/wiki/Psychisch-Kranken-Gesetz
www.gesetze-bayern.de/Content/Document/BayPsychKHG-G2
www.zbfs.bayern.de/imperia/md/content/blvf/oeffentlich-rechtliche-unterbringung/7_2_vorlaufige_verwaltungsvorschriften.pdf

Kap. 17: Psychotherapie

Beck AT. Kognitive Therapie der Depression. Hrsg. von M. Hautzinger. 3. A. Weinheim. Beltz 1975.
Erikson EH. Kindheit und Gesellschaft. Stuttgart: Klett-Cotta 2005.
Linehan M. Dialektisch-Behaviorale Therapie der Borderline-Persönlichkeitsstörung. München: CIP-Medien 1996.
Miller W, Rollnick S. Motivierende Gesprächsführung. Freiburg: Lambertus 2015.
Parnell L. EMDR – der Weg aus dem Trauma: Über die Heilung von Traumata und emotionalen Verletzungen. Paderborn: Junfermann 1999.
Pöldinger W. Die Abschätzung der Suizidalität. Bern: Huber 1968.
Rogers C. On Becoming a Person: A Therapist's View of Psychotherapy. Boston: Houghton Mifflin Harcourt 2012, S. 36.
Shapiro F. EMDR – Grundlagen und Praxis. Handbuch zur Behandlung traumatisierter Menschen. Paderborn: Junfermann 2012.
Shapiro F. Frei werden von der Vergangenheit. München: Kösel 2013.
Servan-Schreiber D. Die neue Medizin der Emotionen. München: Kunstmann 2005.
van der Kolk B. Verkörperter Schrecken. Traumaspuren in Gehirn, Geist und Körper und wie man sie heilen kann. Lichtenau: Probst 2019.
Watson JB. Behaviorism. Revised edition. Chicago: University of Chicago Press 1930.
Urteil zum HP-Psych: BVerwG, Urteil vom 21.1.1993, Az. 3 C 34.90, Volltext = NJW 1993; 2395 ff. (Gesetzesgrundlage für die Zulassung als Heilpraktiker für Psychotherapie).
http://arbeitsblaetter.stangl-taller.at
https://de.wikipedia.org/wiki/Achtsamkeitsbasierte_Kognitive_Therapie
https://de.wikipedia.org/wiki/Achtsamkeitsbasierte_Stressreduktion
https://de.wikipedia.org/wiki/Atemtherapie
https://de.wikipedia.org/wiki/Autogenes_Training
https://de.wikipedia.org/wiki/Ego-State-Therapie
https://de.wikipedia.org/wiki/Focusing
https://de.wikipedia.org/wiki/Gestalttherapie
https://de.wikipedia.org/wiki/Hypnotherapie
https://de.wikipedia.org/wiki/Katathym_Imaginative_Psychotherapie
https://de.wikipedia.org/wiki/Logotherapie_und_Existenzanalyse
https://de.wikipedia.org/wiki/Eye_Movement_Desensitization_and_Reprocessing
https://de.wikipedia.org/wiki/Musiktherapie
https://de.wikipedia.org/wiki/Progressive_Muskelentspannung
https://de.wikipedia.org/wiki/Somatic_Experiencing
https://de.wikipedia.org/wiki/Transaktionsanalyse
https://systemische-gesellschaft.de/verband/aufgaben/berufspolitik/systemische-therapie-berufspolitik/st-als-kassenleistung/
www.aerzteblatt.de/nachrichten/113735/Systemische-Therapie-Bewertungsausschuss-hat-Verguetung-festgelegt
www.aok.de/pk/bayern/inhalt/progressive-muskelentspannung-5/
www.apotheken-umschau.de/Entspannung/Was-bewirkt-Achtsamkeitstraining-494995.html
www.apotheken-umschau.de/Psychoanalyse
www.begleitungundperspektive.de/systemische-beratung/methoden-und-techniken-der-systemischen-beratung/
www.bundesanzeiger.de/pub/de/suchergebnis?10
www.dpv-psa.de
www.dvg-gestalt.de/was-ist-gestalttherapie/
www.forum-gilching.de/ausbildung/emdr-traumatherapie/theoretische-grundlagen.html
www.g-ba.de/downloads/39-261-4028/2019-11-22_PT-RL_Systemische-Therapie-Erwachsene_BAnz.pdf
www.g-ba.de/presse/pressemitteilungen/826/
www.gesetze-im-internet.de/psychthg/BJNR131110998.html (Psychotherapeutengesetz)
www.gesundheitsstadt-berlin.de/systemische-therapie-ab-2020-als-neue-kassenleistung-13822/
www.hausmed.de/gesund-leben/verhaltenstherapie
www.ifs-europe.net/
www.martinsack.de/_downloads/Sack_Komplexe_PTBS_2005.pdf
www.netdoktor.de/stress/progressive-muskelentspannung/
www.netdoktor.de/therapien/psychotherapie/systemische-therapie/
www.psychogen.de
www.psychologytoday.com/us/therapy-types/internal-family-systems-therapy#:~:text=Internal%20Family%20Systems%20%28IFS%29%20is%20an%20approach%20to,person%20from%20the%20pain%20of%20the%20wounded%20parts.
www.psychomeda.de/psychotherapie/gespraechstherapie.html

Register

C

D

E

T